常见消化系统疾病
影像图库

主编 ◎ 刘广健　孟晓春　张　波　张占文

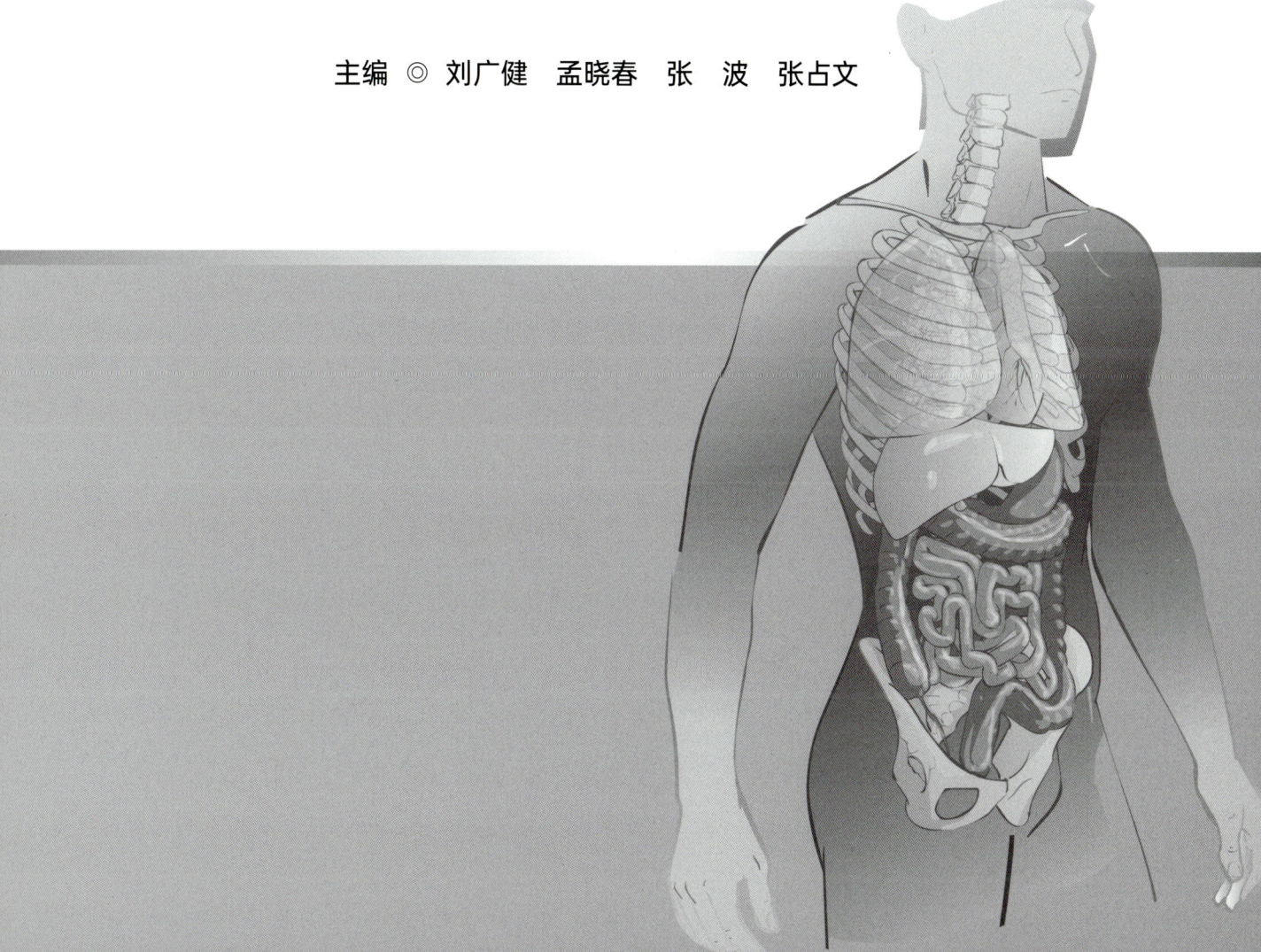

科学技术文献出版社
·北京·

图书在版编目（CIP）数据

常见消化系统疾病影像图库 / 刘广健等主编.
北京：科学技术文献出版社，2025.2. -- ISBN 978-7
-5235-2260-8

Ⅰ．R570.4

中国国家版本馆 CIP 数据核字第 2025AV5895 号

常见消化系统疾病影像图库

策划编辑：张　蓉　责任编辑：崔凌蕊　郑　鹏　责任校对：彭　玉　责任出版：张志平

出 版 者	科学技术文献出版社
地　　　址	北京市复兴路15号　邮编 100038
编 务 部	（010）58882938，58882087（传真）
发 行 部	（010）58882868，58882870（传真）
邮 购 部	（010）58882873
官方网址	www.stdp.com.cn
发 行 者	科学技术文献出版社发行　全国各地新华书店经销
印 刷 者	北京地大彩印有限公司
版　　　次	2025年2月第1版　2025年2月第1次印刷
开　　　本	889×1194　1/16
字　　　数	927千
印　　　张	35.5
书　　　号	ISBN 978-7-5235-2260-8
定　　　价	398.00元

版权所有　违法必究

购买本社图书，凡字迹不清、缺页、倒页、脱页者，本社发行部负责调换

主编简介

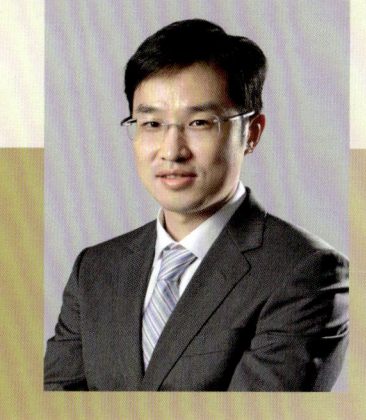

刘广健

主任医师，博士研究生导师
中山大学附属第六医院超声科主任
中山大学附属第六医院影像医学中心教职工党支部书记

【社会任职】

现任海峡两岸医药卫生交流协会超声医学分会副主任委员，中华医学会超声医学分会介入诊疗学组委员，中国超声医学工程学会介入超声专业委员会青年委员会副主任委员，中国超声医学工程学会腹部超声专业委员会青年委员会委员，中国医师协会超声医师分会青年委员会常务委员，广东省基层医药学会超声诊疗专业委员会主任委员，广东省医师协会超声医师分会副主任委员，广东省医学会超声医学分会常务委员，广东省超声医学工程学会常务理事等。

【专业特长】

从事腹部超声与介入超声工作23年。擅长消化系统疾病的超声诊断及介入治疗，在肝脏局灶性病变超声造影诊断、肛肠疾病经直肠超声诊断、炎症性肠病超声评估、肝脏恶性肿瘤超声引导消融治疗等方面有较深入的研究并取得一定成绩。

【工作经历】

2001—2007年，中山大学附属第一医院超声科；2007—2009年，东京医科大学附属病院消化内科；2009—2013年，中山大学附属第一医院超声科；2013年至今，中山大学附属第六医院超声科。

【学术成果】

作为团队重要成员，于2008年获广东省科学技术奖一等奖，于2008年和2018年两次获中华医学科技奖二等奖；2018年入选首批广东省杰出青年医学人才，并获第四届"羊城好医生"称号；2020年入选岭南名医录；主持和参与国家自然科学基金及省部级项目等14项，发表论文180多篇，其中，以第一作者或通讯作者发表论文72篇，SCI收录论文33篇。主译《胃肠道超声诊断学（第2版）》，参编、参译各类医学专著近10部。

主编简介

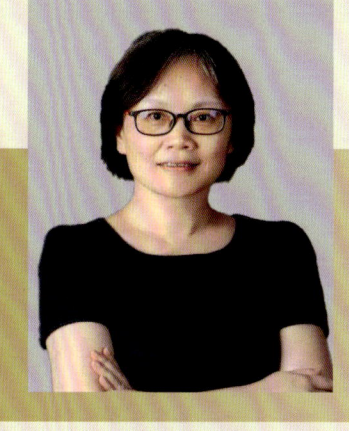

孟晓春

主任医师，博士研究生导师
中山大学附属第六医院放射诊断科主任
中山大学附属第六医院影像医学与核医学教研室主任
中山大学医学院放射与影像学教研室主任

【社会任职】

现任中华医学会放射学分会腹部学组委员，中国抗癌协会肿瘤影像专业委员会委员，中国研究型医院学会肿瘤影像诊断学专业委员会常务委员，广东省医学会放射医学分会副主任委员，广东省医学会肿瘤影像与大数据分会常务委员，广东省医师协会放射科医师分会常务委员兼腹部学组组长，广东省抗癌协会肿瘤影像专业委员会常务委员等。

【专业特长】

长期从事肝胆及消化系统疾病的影像诊断与研究，主要研究领域包括肝胆疾病的影像诊断、肝移植围手术期影像评估及消化道肿瘤/非肿瘤病变、炎症性/缺血性肠病的影像诊断，基于影像的疾病生物学特征分析、疗效与预后评估，以及智能化诊断技术的开发。此外，在消化系统疾病的分子影像学领域也进行了一定的研究。

【工作经历】

1995年毕业于湖南医科大学临床医学系，并获学士学位，同年进入中山大学附属第三医院就职，分别于2004年、2007年获得影像医学与核医学专业硕士和博士学位，2016年调入中山大学附属第六医院工作至今。

【学术成果】

以第一作者（共同）/通讯作者（共同）身份在国内外高水平期刊发表论文40余篇，包括 *Nature Communications*、*EBioMedicine*（1篇为封面文章）、*Eurpean Radiology*、*ESMO Open*、*Small Structures* 及《中华医学杂志》《中华放射学杂志》等，在中科院二区以上期刊发表论文10余篇；作为副主编、参编者完成多部专著，其中《肝脏移植影像学》一书为国内最早的肝移植领域影像学专著；参与制订各类指南与共识6项；承担多项国家自然科学基金、省部级科研项目；2018年获"羊城好医生"称号。

主编简介

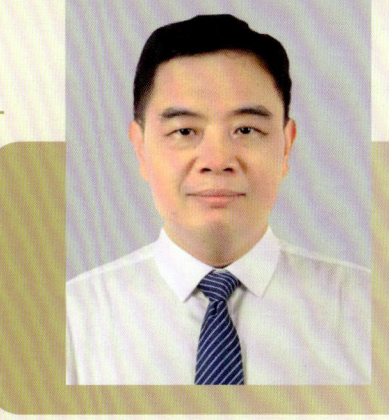

张 波

主任医师，博士研究生导师
中山大学附属第六医院介入科主任

【社会任职】

现任广东省基层医药学会介入医学专业委员会主任委员，中华医学会放射学分会介入学组委员，广东省健康管理学会门静脉高压微创治疗专业委员会副主任委员，中南区域妇儿介入联盟常务理事，广东省医师协会介入医师分会常务委员，广东省抗癌协会肿瘤微创介入专业委员会常务委员，广东省健康管理学会放射专业委员会常务委员，广东省医学会介入医学分会委员等。

【专业特长】

从事肿瘤及血管性疾病介入诊疗工作20年。擅长腹部脏器病变的介入微创治疗，特别是原发性肝癌、转移性肝癌、消化道出血、梗阻性黄疸、布-加综合征、肝硬化门脉高压症、脾功能亢进及妇产科病变的介入治疗。对外周血管性疾病，如动脉硬化闭塞症、下肢静脉曲张、深静脉血栓、肺栓塞及全身各部位出血性病变的介入治疗具有丰富的临床经验。对多种影像学引导下穿刺活检、引流、射频/微波/冷冻消融、放射性粒子植入术等诊疗也具有较丰富的临床经验。

【工作经历】

2005—2008年，于中山大学附属第三医院超声科工作；2008—2012年，于中山大学附属第三医院介入血管科工作；2012年至今，于中山大学附属第六医院介入科工作。

【学术成果】

作为团队重要成员，于2024年获第五届广东医学科技奖一等奖，获2019年、2020年、2021年岭南名医及2022年"羊城好医生"等荣誉称号；已连续主办了4届"中山大学消化道介入论坛"及4期国家级继续教育"胃肠道疾病介入诊治新进展"学习班；近年来，主持国家级、省部级及厅局级基金项目5项，发表论文20余篇，申请国家专利3项。

主编简介

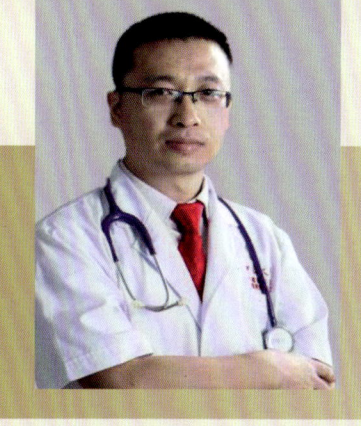

张占文

副主任医师，医学博士，硕士研究生导师
中山大学附属第六医院核医学科副主任（主持工作）

【社会任职】

现任广东省医学会核医学分会青年委员会副主任委员，广东核学会核药学专业委员会副主任委员，广东省抗癌协会肿瘤核医学专业委员会常务委员，广东省中西医结合学会核医学专业委员会常务委员，广东省抗癌协会多原发和不明原发肿瘤专业委员会常务委员，广东省临床医学学会甲状腺专业委员会委员，广东省健康管理学会甲状腺病学专业委员会委员，广东省医师协会核医学医师分会委员。

【专业特长】

擅长全身各系统疾病的PET/CT、SPECT/CT影像诊断，甲状腺癌和甲状腺功能亢进（甲亢）的碘-131治疗及长期随访管理，甲状腺炎、甲状腺结节、甲亢、甲状腺功能减退（甲减）的规范化诊疗。

【工作经历】

2011年7月至今，于中山大学附属第六医院核医学科工作。

【学术成果】

主持国家自然科学基金项目1项，广东省自然科学基金面上项目2项，广东省医学科学技术研究基金项目1项，广东省援疆农村科技项目1项，中山大学青年教师培育项目1项，省部共建中亚高发病成因与防治国家重点实验室-重点项目1项；近年来以第一作者在核医学领域的主流期刊发表SCI收录论文及中文核心期刊论文10余篇；获第九届"羊城好医生"称号，第十批省市优秀援疆干部（记功一次）。

编委会

主　　编：刘广健　孟晓春　张　波　张占文
副 主 编：李文儒　张　峰　吴可通　张蓉琴
编　　者：（按姓氏笔画排序）
　　　　　王怡敏　刘　炼　刘　洋　刘一铭
　　　　　孙　艺　李　志　张文静　邵丹琪
　　　　　林　静　林诗扬　胡美玉　胡添源
　　　　　夏　婷　黄俊浩　梁焯华　蒋清凌
　　　　　赖海洋
编写秘书：梁焯华

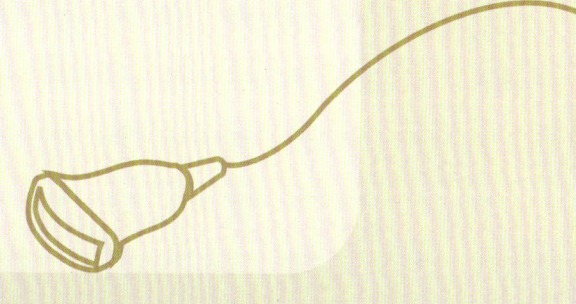

前　言

随着医学影像技术的不断发展与革新，以X线、CT、MRI、超声成像、正电子发射计算机断层扫描（positron emission tomography CT，PET/CT）、数字减影血管造影（digital subtraction angiography，DSA）为代表的影像技术已广泛应用于临床，可多角度提供人体解剖结构和病理变化的影像信息，显著提高了检测和诊断疾病的能力，为临床诊疗方式带来了革命性的进步。

消化系统涵盖器官众多，实质性与空腔性器官并存，同时疾病类型繁多、病因复杂、表现多样，为影像学诊断带来一定挑战。本书的撰写目的是提供临床实际应用场景下消化系统疾病诊断与评估的全方位影像学资料，展示疾病的多种典型影像学特点，为临床相关科室及影像专业医务人员提供一个全面系统的影像病例图谱，以期更好地理解消化系统疾病各种影像学检查的表现、应用价值和局限性，更好地指导临床应用。

本书由中山大学附属第六医院影像医学科（放射科、超声医学科、核医学科和介入科）多位知名且经验丰富的影像专家历经两年时间收集了大量高质量的病例图像，围绕着肝、胆、胰、脾、胃肠道等常见疾病以典型病例影像的形式进行展示，并辅以流行病学、症状、影像表现及诊治原则等理论知识展开讨论，以使读者得以理论结合实践、临床结合影像进行学习，更好地理解消化系统疾病的影像学表现和应用价值。

本书各章节以简洁的描述为特色，每一种疾病除展示原始影像学图像外，还提供了精心标注的对应图像，以突出关键的解剖标志和典型的影像表现，将有助于医学生、住院医师规范化培训学员及临床各专业同道识别和理解消化系统疾病的常见表现与诊断。必须强调的是，本书是医学影像学教育过程中的一本辅助材料，为读者提供了一批典型临床病例，在增加读图经验的同时辅以理论知识的学习，能够有效增强读者对消化系统疾病影像诊断的理解和认识。

最后，我们向为本书做出贡献的所有同道表示衷心的感谢，他们利用业余时间，无私奉献，辛苦劳动，用心血和汗水以及优秀的专业知识汇集成了这本消化系统图谱。但由于水平有限，本书不足之处在所难免，恳请各位前辈、同道和读者们不吝指教。

目 录

第一章　肝胆疾病 … 1

第一节　正常肝脏及胆道 … 2
第二节　肝脏弥漫性病变 … 8
第三节　肝脏血管性疾病 … 38
第四节　肝脏囊性病变 … 46
第五节　肝脏肿瘤 … 69
第六节　胆道畸形 … 122
第七节　胆道炎症 … 129
第八节　胆道占位性病变 … 144

第二章　脾脏疾病 … 167

第一节　正常脾脏 … 168
第二节　脾大 … 173
第三节　脾脓肿 … 178
第四节　脾肿瘤 … 186

第三章　胰腺疾病 … 197

第一节　正常胰腺 … 198
第二节　胰腺形态先天性改变 … 203
第三节　胰腺感染 … 206
第四节　胰腺假性囊肿 … 215
第五节　胰腺肿瘤 … 224

第四章 胃肠疾病 ········· 249

第一节 食管疾病 ········· 250
第二节 胃疾病 ········· 261
第三节 小肠疾病 ········· 286
第四节 结直肠疾病 ········· 352
第五节 消化道异物 ········· 396
第六节 消化道穿孔 ········· 399

第五章 腹壁、腹膜、腹腔病变 ········· 403

第一节 腹壁病变 ········· 404
第二节 腹膜病变 ········· 415
第三节 腹腔感染性病变 ········· 432
第四节 腹腔积液、气腹 ········· 440

第六章 常见消化系统疾病介入影像 ········· 447

第一节 常见消化系统肿瘤性疾病 ········· 448
第二节 常见消化系统血管性疾病 ········· 482
第三节 消化系统梗阻性疾病 ········· 512
第四节 消化系统疾病伴发病 ········· 543

第一章

肝胆疾病

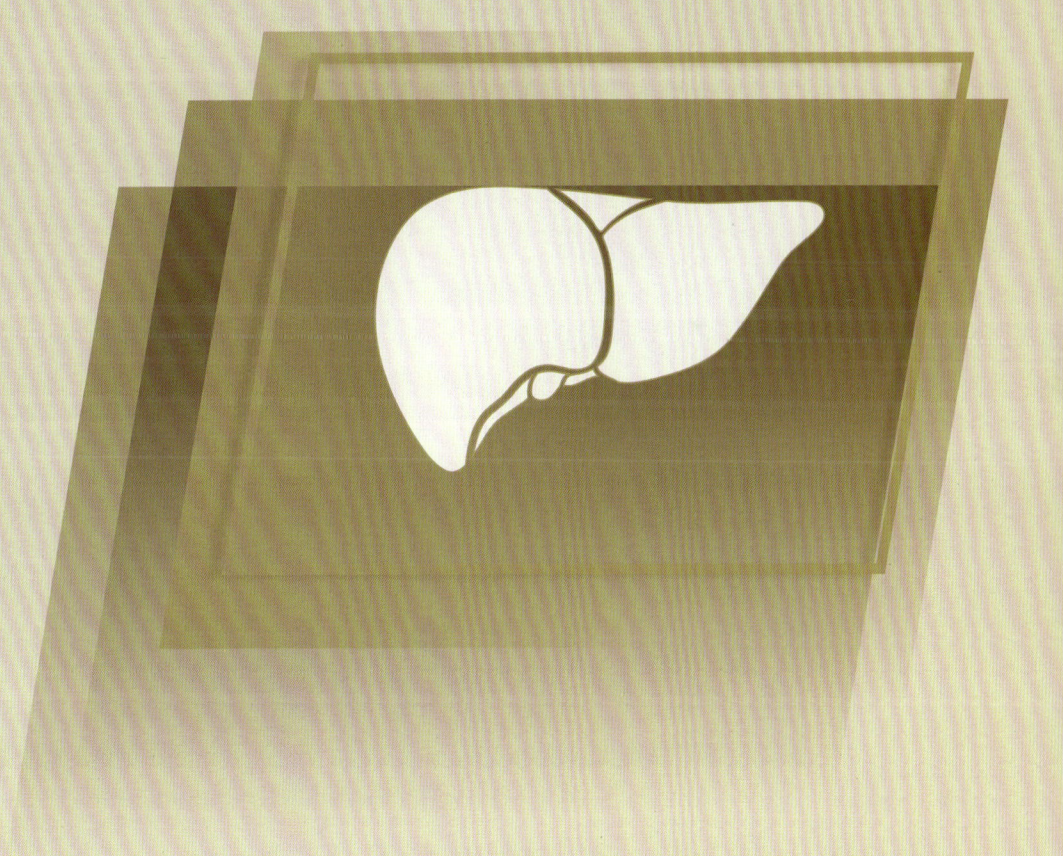

第一节　正常肝脏及胆道

患者女性，37岁，平素健康状况良好，否认传染病史及食物药物过敏史，无疫区居住史，无疫水、疫源接触史。无吸烟史，无嗜酒史。实验室检查未见明显异常。该患者的以下图片资料为均为正常肝脏及胆道的图像。

【图片资料】

1.超声表现

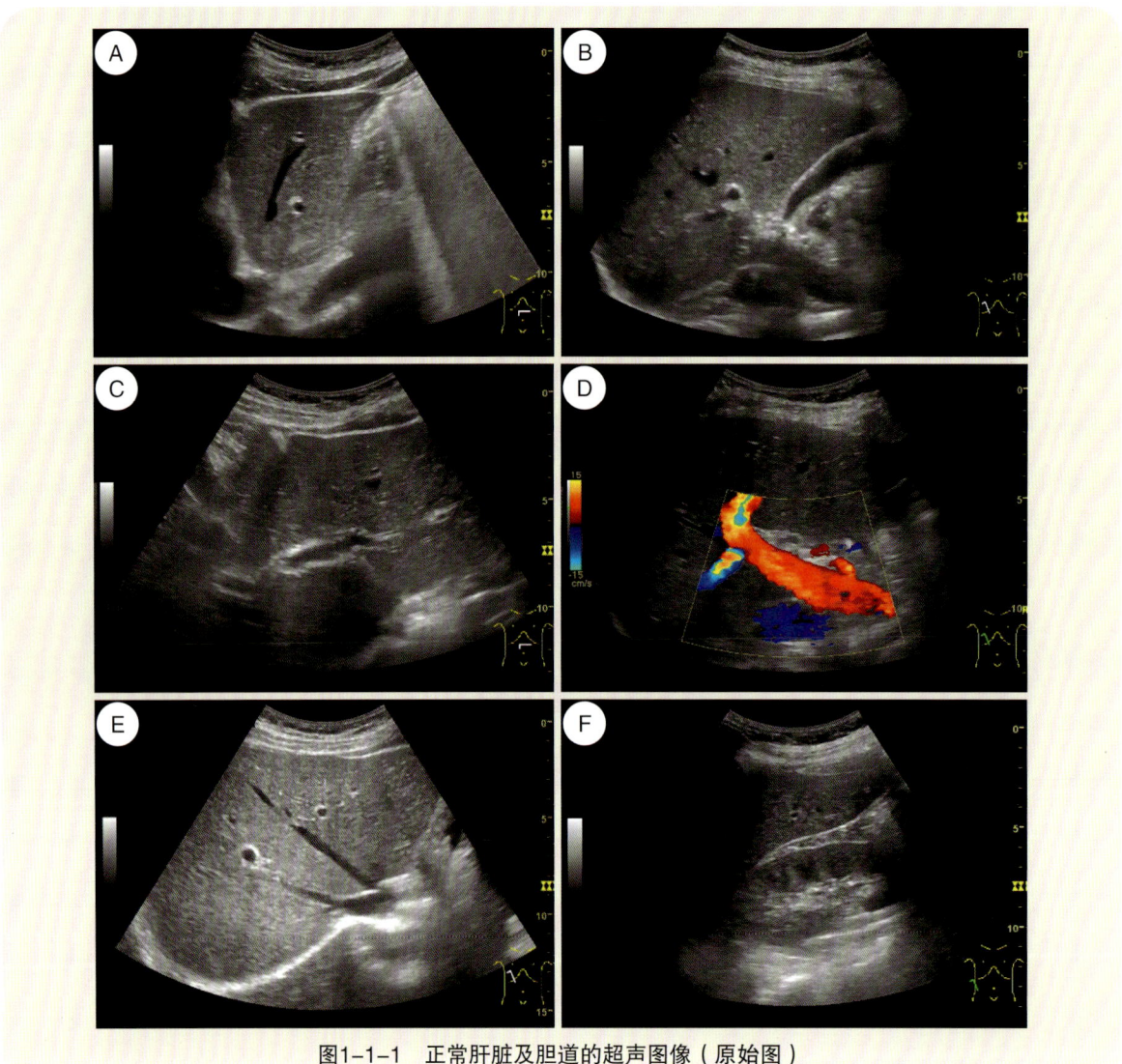

图1-1-1　正常肝脏及胆道的超声图像（原始图）

第一章 肝胆疾病

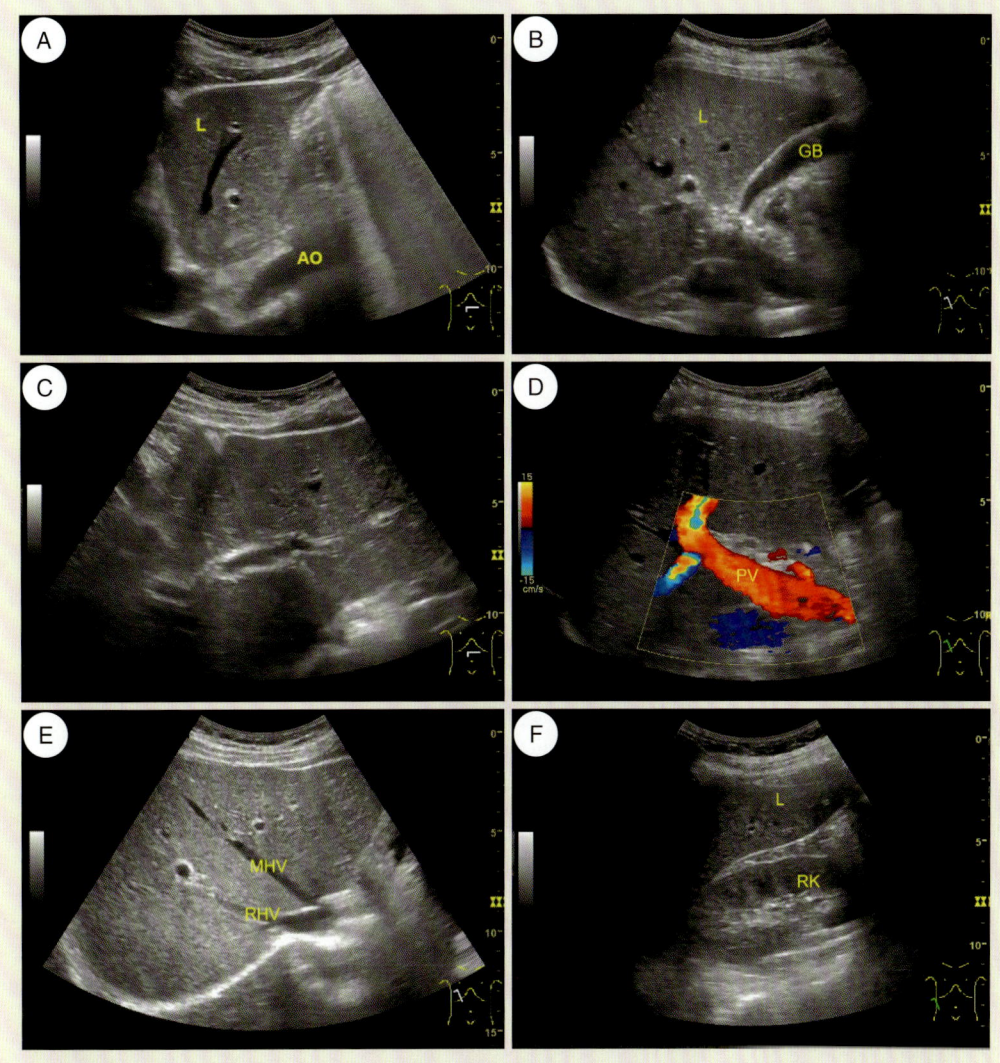

A.肝左叶长轴切面（L：肝脏；AO：腹主动脉）；B.肋间胆囊长轴切面（L：肝脏；GB：胆囊）；C.右肋下第一肝门切面；D.右肋间第一肝门切面（PV：门静脉）；E.右肋下第二肝门切面（RHV：肝右静脉；MHV：肝中静脉）；F.右肋下肝肾切面（L：肝脏；RK：右肾）。

图1-1-2 正常肝脏及胆道的超声图像（标示图）

2.CT表现

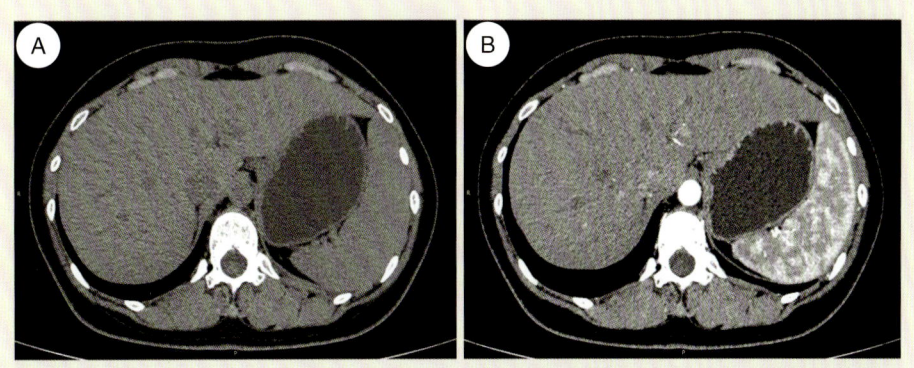

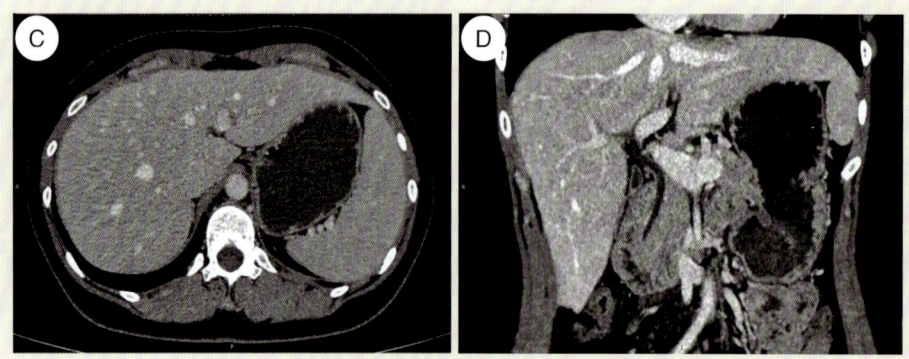

图1-1-3　正常肝脏及胆道的CT图像（原始图）

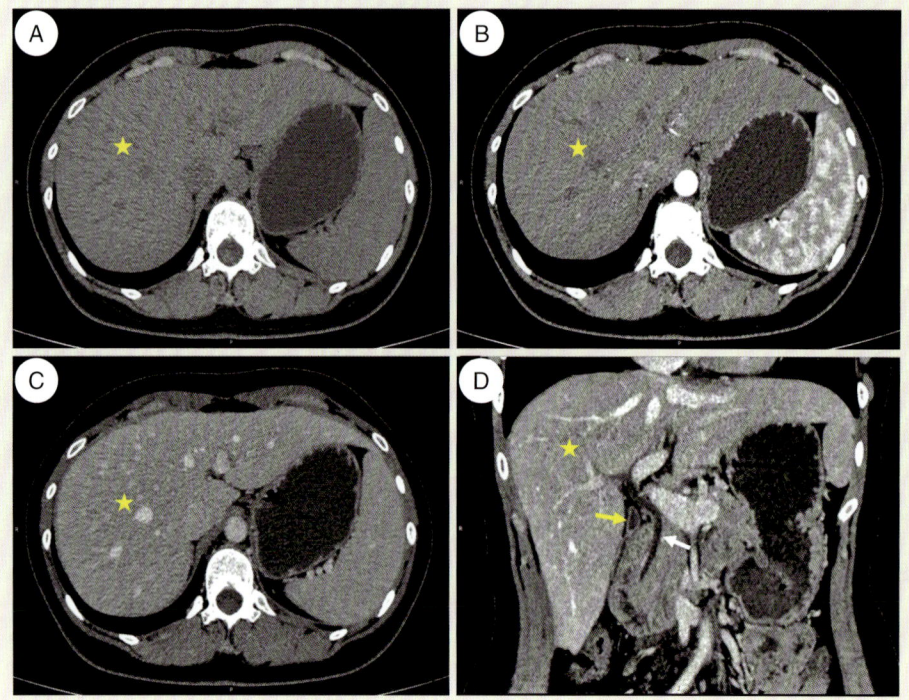

肝脏大小、形态正常，未见明显异常密度及强化（图A~图D，五角星）。胆囊大小、形态正常，腔内未见明显异常（图D，黄箭头）。肝内外胆管未见扩张（图D，白箭头）。

图1-1-4　正常肝脏及胆道的CT图像（标示图）

3.MRI表现

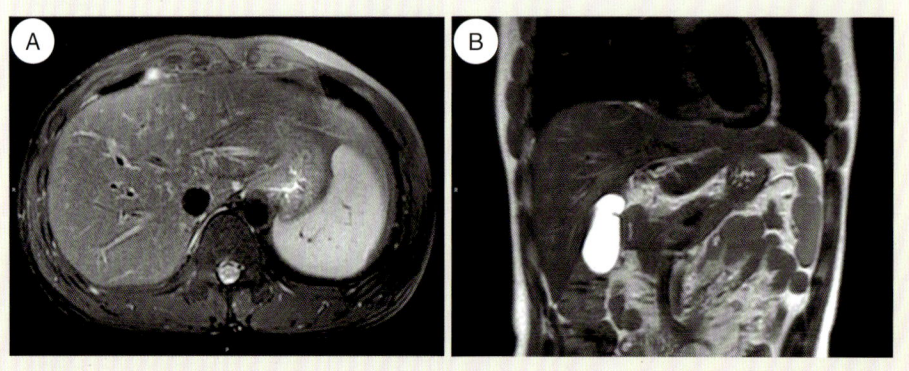

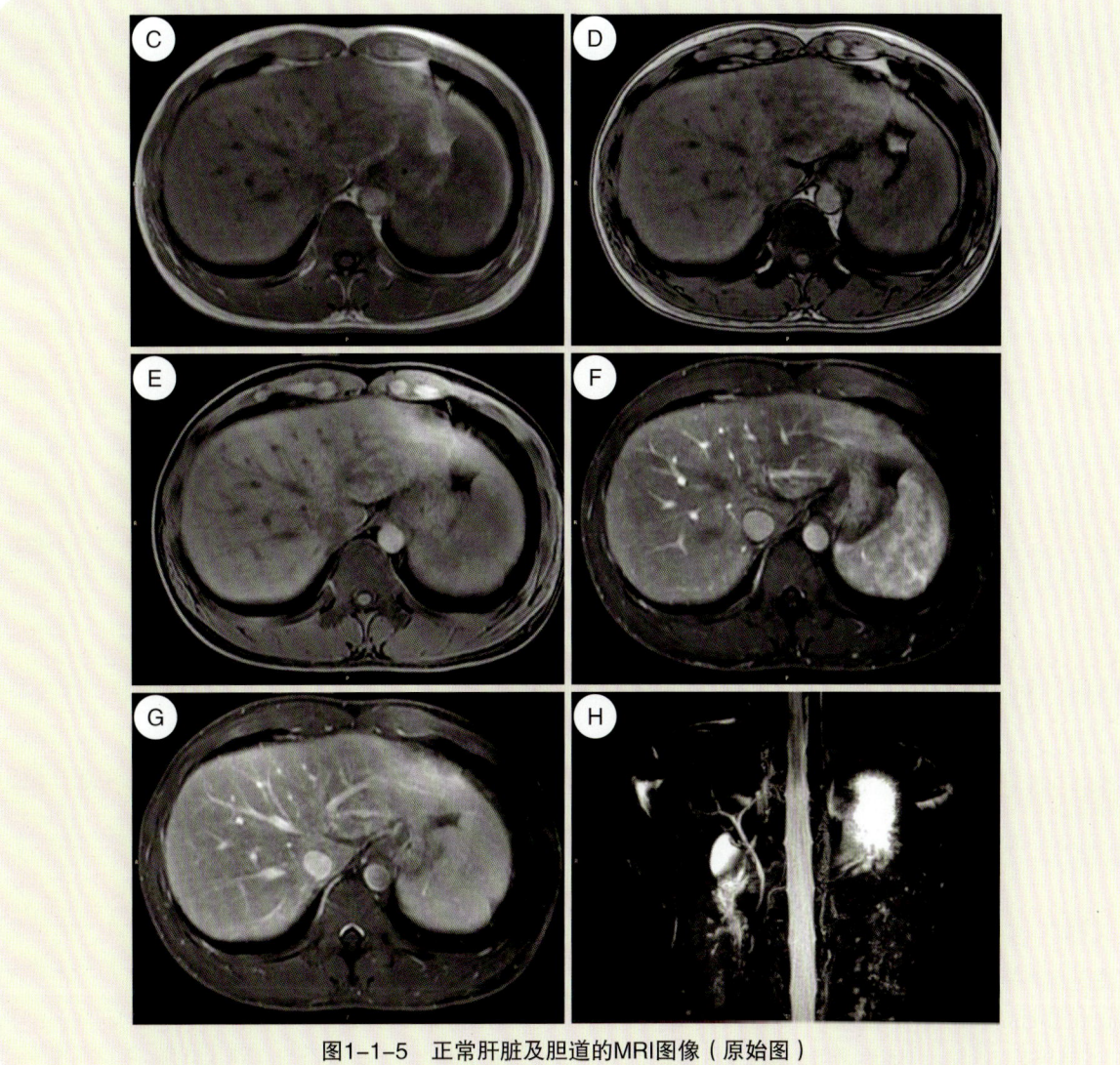

图1-1-5 正常肝脏及胆道的MRI图像（原始图）

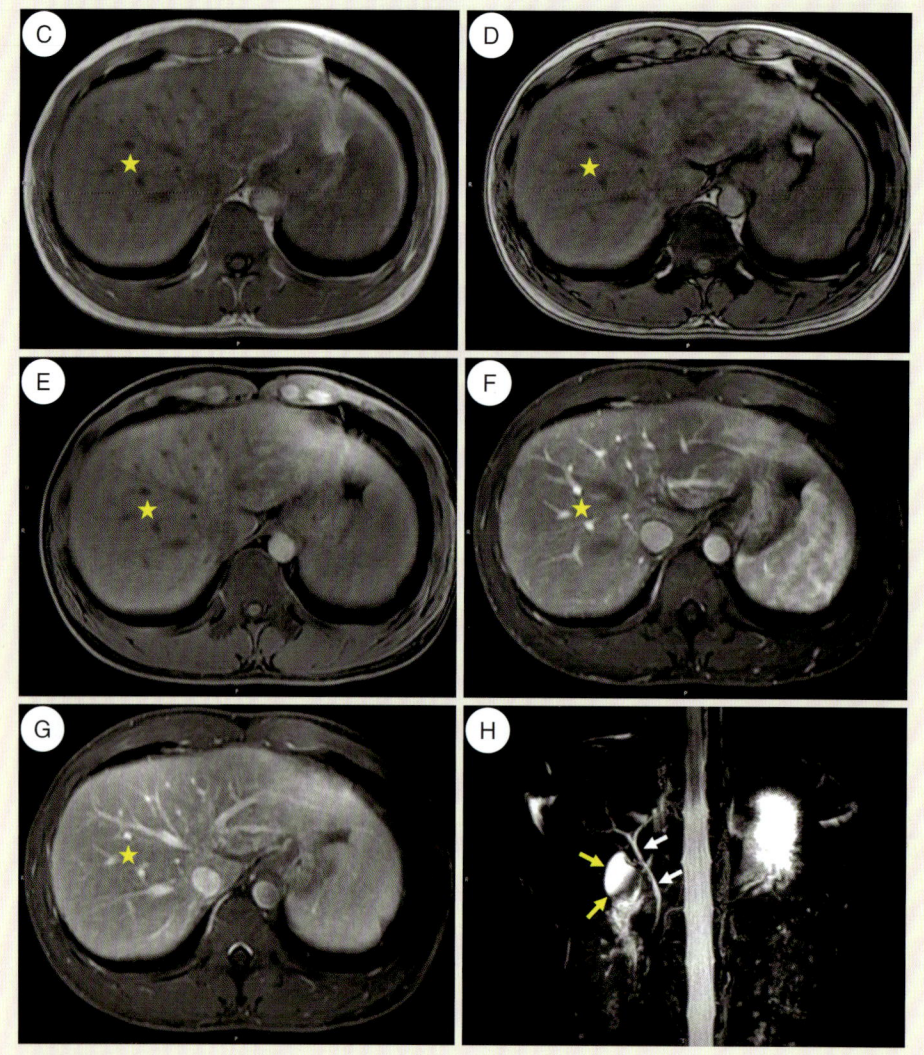

肝脏大小、形态正常，未见明显异常信号及强化（图A～图G，五角星）。胆囊大小、形态正常，腔内未见明显异常（图B、图H，黄箭头）。MRCP示肝内外胆管未见扩张（图H，白箭头）。

图1-1-6　正常肝脏及胆道的MRI图像（标示图）

【正常肝脏的影像学特点】

1.超声

正常肝脏右侧叶大而厚，左侧叶小而薄，肝脏右叶最大斜径正常参考值：正常成年人10～14 cm，肝左叶厚径≤6 cm，肝左叶长径≤9 cm。正常肝脏轮廓光滑、规整，轮廓线由含纤维结缔组织的肝包膜形成，呈一条线状纤细、光滑强回声。正常肝实质灰阶呈均匀中低回声，通常略低于胰腺，略高于肾皮质。肝脏有双重供血，约3/4来自门静脉，1/4来自肝动脉。门静脉、肝动脉及胆管相伴行于Glisson鞘内，于第一肝门处超声可清晰显示门静脉、胆总管及肝动脉管道，门静脉管径最宽（门静脉主干宽度<1.4 cm），胆总管内径居中（0.4～0.6 cm），肝动脉管腔最细。彩色多普勒可显示肝动脉及门静脉内血流信号，有助于判断血流通畅性和方向，并有效鉴别血管与胆道。脉冲多普勒可测得血流速度，通常门静脉流速15～25 cm/s，肝动脉流速57～66 cm/s。左中右三条肝静脉管径5～10 mm，为薄壁管道，于第二肝门汇入下腔静脉，流速30～50 cm/s。超声检查无创、实时、无辐射、性价比高，便于反复进行，是最常用的肝脏影像学检查方法之一[1-3]。

2.CT

平扫肝实质密度（CT值）个体差异较大，一般稍高于上腹部其他脏器（如脾脏），CT值范围多在45～70 Hu。肝脏密度主要与糖原储量有关，糖原储量高，脂肪含量少，则肝脏密度偏高，反之则低。除肝血管影外，正常肝实质密度相对均匀。肝血管（如肝静脉和门静脉）靠近肝门区域较粗大，血液密度低于正常肝实质，表现为条状、分支状或圆点状低密度影；越靠近肝门区域下腔静脉横截面越宽大。严重贫血时，血液密度下降，与肝实质密度差异扩大，血管影显示更清楚；但肝脂肪浸润时，肝实质密度下降，与血管影之间密度差异缩小，甚至消失；严重脂肪浸润时，血管反而成为相对高密度。

静脉内团注含碘对比剂后，肝实质和血管得到强化，CT值升高，在峰值期，肝实质的CT值可达140～150 Hu，视对比剂的注入量和速度而异。在血管期（动脉期和门静脉期），血管的强化高于肝实质，血管呈高密度，在CT上显示十分清楚。在增强早期，可显示较细的肝动脉。用螺旋容积扫描的动脉期、门静脉期图像可以分别重建肝动脉、门静脉和（或）肝静脉的投影图，即CT血管成像（CT angiography，CTA）[4]。

3.MRI

正常肝实质信号均匀，肝实质的T1和T2值均较脾脏短，因此在T_1WI上肝实质的信号较脾实质高，在T_2WI上肝实质的信号强度低于脾实质。肝内胆管和血管在T_1WI上通常表现为低信号，T_2WI上胆管常为高信号。增强MRI检查使用钆对比剂，在多期增强T_1WI上，肝实质强化表现与CT相类似[4]。

参考文献

[1] 郭万学. 超声医学[M]. 北京：人民军医出版社，2011.

[2] HAGOPIAN E J. Liver ultrasound: a key procedure in the surgeon's toolbox[J]. J Surg Oncol, 2020, 122（1）：61-69.

[3] WANG F, NUMATA K, NIHONMATSU H, et al. Application of new ultrasound techniques for focal liver lesions[J]. J Med Ultrasond（2001），2020，47（2）：215-237.

[4] GUNTER D, RIAZ S, HAIDER E A, et al. Hepatic perfusional changes on CT and MRI: a radiology primer[J]. Abdom Radiol（NY），2021，46（1）：179-196.

第二节 肝脏弥漫性病变

一、感染性病变

（一）急性肝炎（acute hepatitis）

【病例概要】

患者男性，54岁，5天前无明显诱因出现头痛、食欲缺乏，自服解热镇痛药未见好转，遂到当地门诊就诊，给予药物对症治疗，症状未见改善。3天前患者再次复诊，自觉乏力、恶心。实验室检查：丙氨酸转氨酶（ALT）＞7000 U/L，天冬氨酸转氨酶（AST）6564 U/L，总胆红素（TBIL）92.8 μmol/L，直接胆红素（DBIL）82 μmol/L。拟诊急性肝炎进一步入院诊治，入院后完善检查提示血丙肝IgM抗体阳性。最终诊断为：急性戊型肝炎。

【图片资料】

1.超声表现

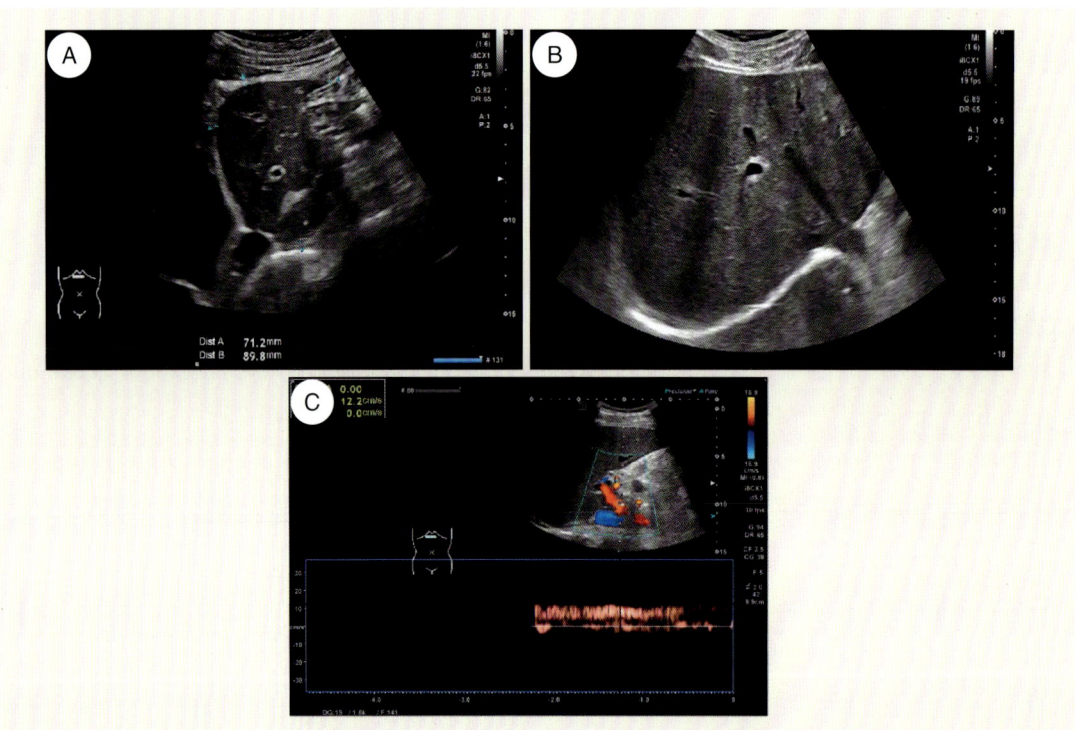

二维超声所见：肝脏增大，左肝前后径90 mm，左右径71 mm（图A），右肝斜径160 mm（图B），表面平滑，实质回声均匀，未见占位性病变。彩色多普勒显示：门静脉血流通畅（图C），入肝。肝内外胆管未见扩张。

图1-2-1 急性肝炎超声检查的二维灰阶及彩色多普勒图像

2.CT表现

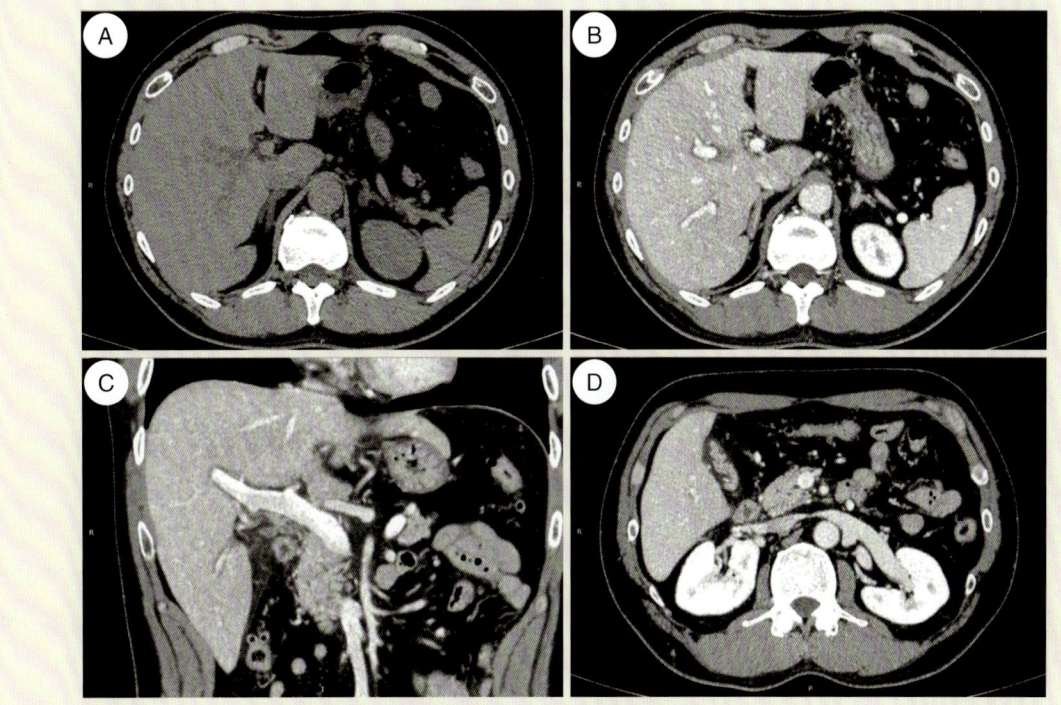

图1-2-2 急性肝炎的CT检查图像（原始图）

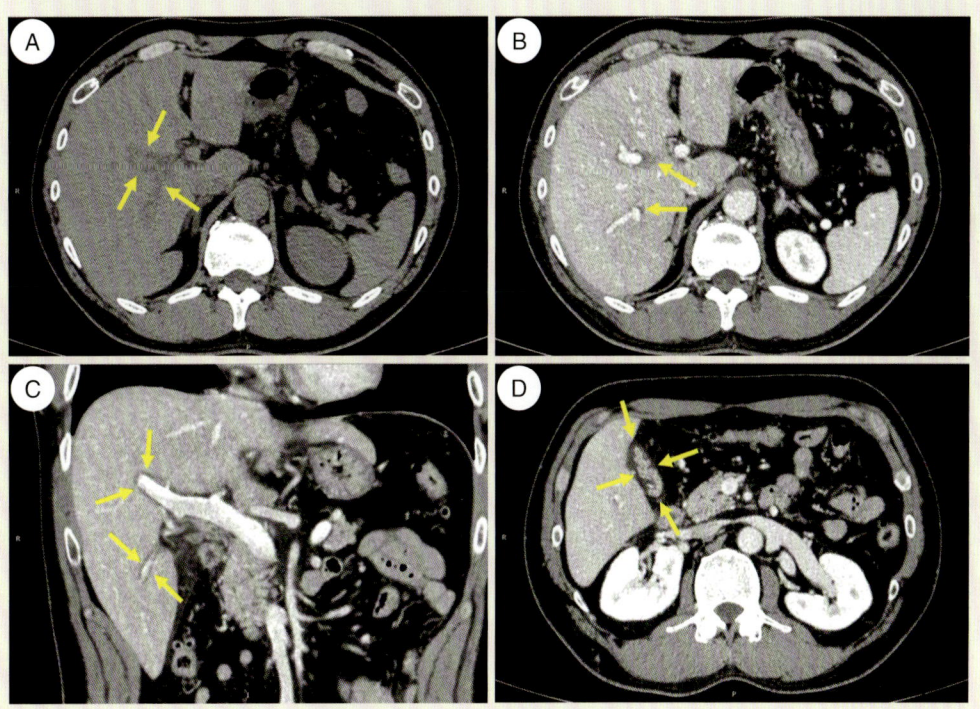

肝内门静脉分支周围可见"晕环征"或"轨道征"，平扫（图A，黄箭头）呈低密度，增强扫描门静脉期（图B、图C，黄箭头）未见强化。同时可见胆囊炎改变（图D，黄箭头），胆囊腔萎陷，胆囊周围脂肪间隙模糊。

图1-2-3 急性肝炎的CT检查图像（标示图）

【急性肝炎的临床表现及影像学诊断要点】

肝炎（hepatitis）可由各种类型的肝炎病毒、细菌、螺旋体、阿米巴原虫等感染或某些毒素、药物及化学品中毒而导致。临床表现依病因不同而有差异。急性肝炎是指肝炎病程不超过6个月者，在我国最常见的急性肝炎是急性甲型肝炎、急性乙型肝炎，前者多可治愈，后者则往往转为慢性肝炎。

临床表现：根据临床表现可分为无黄疸型肝炎和黄疸型肝炎，以前者多见，有食欲缺乏、腹胀、肝区疼痛、乏力等，肝功能有轻度损害；后者起病较急，常表现畏寒、发热、恶心呕吐、腹胀乏力等，2~8天后出现黄疸，并逐渐加深，肝功能损害较严重。

实验室检查：急性肝炎患者常表现为转氨酶显著升高（ALT或AST＞500 U/L）。

诊断：起病较急，常有畏寒、发热、乏力、食欲缺乏、恶心、呕吐等急性感染症状。肝大质偏软，ALT或AST显著升高。黄疸型肝炎血清胆红素＞17.1 μmol/L，尿胆红素阳性。

影像学表现

1.CT及MRI

急性病毒性肝炎的CT及MRI表现多样，包括CT平扫肝实质密度减低，MRI平扫T_2WI肝实质信号均匀增高；增强扫描肝实质内小斑片状强化及"反转"强化，门静脉周围"晕环征"或"轨道征"，胆囊壁增厚水肿，腹腔淋巴结增大，腹腔积液。部分影像表现具有普遍性，部分为特异性表现。CT及MRI平扫异常影像改变的病理机制主要为肝细胞水肿、变性及肝内胆汁淤积所致，药物性肝损害亦可出现，主要与脂肪肝进行鉴别。增强扫描肝实质密度和信号异常主要分为两种：①动脉期门静脉周围和近肝包膜下肝实质多发小斑片状及楔形强化，静脉期及延迟期肝脏边缘区域强化高于肝脏中央区域。强化机制主要与肝细胞小灶性坏死，汇管区炎细胞浸润，炎细胞从汇管区渗出到周围肝实质引起小叶周围炎症及肝脏局部血流动力学变化有关，包括肝动脉充血、区域性门静脉及肝静脉血流瘀滞。②肝实质大块坏死在CT平扫表现为地图样分布的低密度改变，增强后坏死区在静脉期明显强化，密度显著高于周围肝组织，此种表现即为"反转"强化，为重型肝炎的特征性影像表现，多见于药物性肝损害所致亚急性肝衰竭，急性病毒性肝炎较少出现。强化机制主要与肝脏内病变区的炎细胞浸润，动脉血供增加，细胞间隙增大且和血管间隙的扩散速率改变有关。门静脉周围"晕环征"或"轨道征"指在CT或MRI图像上显示的围绕在肝内门静脉左、右支周围的环状影。其形成的原因主要为血管周围的淋巴液产生过多，淋巴组织水肿致淋巴回流受阻。门静脉周围"晕环征"应与肝内胆管扩张及门静脉周围脂肪浸润相鉴别。扩张的肝内胆管仅伴行于血管的一侧，且肝内胆管扩张常有肝门部占位或肝外胆管梗阻。门静脉周围脂肪浸润多发生于酒精中毒的肥胖患者，表现为肝内门静脉周围低密度区，同反相位MRI能够明确诊断。此外，其他多种肝脏或全身性疾病也会导致门静脉周围间隙增宽，包括药物性肝损害、肝脏钝性创伤、充血性心力衰竭、肿瘤、肝移植和骨髓移植等所致水肿、出血、纤维化、淋巴管扩张、髓外造血及肿瘤细胞浸润，综合临床及影像表现不难鉴别[1-3]。

2.超声

①轻度急性肝炎无明显异常。②中重度急性肝炎肝脏增大，增厚；肝脏实质回声减低，切面均匀，回声点细小，后方回声增强，若进一步发展，肝脏实质回声逐渐增密、增高、增粗，高低回声分布不均匀。③部分患者在超声上可出现胆系改变，常见的有胆囊腔缩小，胆囊壁增厚，黏膜水肿而呈低回声，胆囊充盈欠佳或充满低至中等的点状回声。④肝静脉走行多清晰，门静脉和脾静脉内径无增宽。⑤脾可轻度增大。⑥部分病例肝门处可见数目不等的椭圆形肿大淋巴结、腹腔积液等表现[4-5]。

轻度急性肝炎影像学表现缺乏特异性，中重度急性肝炎出现肝脏大小、肝实质变化、胆囊壁增厚水肿，腹腔淋巴结增大，腹腔积液，CT及MRI易于做出诊断。

参考文献

[1] YOO S M, LEE H Y, SONG I S, et al. Acute hepatitis a：correlation of CT findings with clinical phase[J]. Hepatogastroenterology，2010，57（102-103）：1208-1214.

[2] DEKKER S E, GREEN E W, AHN J. Treatment and prevention of acute hepatitis B Virus[J]. Clin Liver Dis，2021，25（4）：711-724.

[3] CHUNDRU S, KALB B, ARIF-TIWARI H, et al. MRI of diffuse liver disease：characteristics of acute and chronic diseases[J]. Diagn Interv Radiol，2014，20（3）：200-208.

[4] JOSHI G, CRAWFORD K A, HANNA T N, et al. US of right upper quadrant pain in the emergency department：diagnosing beyond gallbladder and biliary disease[J]. Radiographics，2018，38（3）：766-793.

[5] REVZIN M V, SCOUTT L M, GARNER J G, et al. Right upper quadrant pain：ultrasound first[J]！J Ultrasound Med，2017，36（10）：1975-1985.

（二）慢性肝炎（chronic hepatitis）

【病例概要】

患者女性，60岁，因腹痛1个月就诊。患者1个月前无明显诱因出现腹痛，呈阵发性隐痛不适，上腹部较明显，疼痛无进行性加重，无向它处放射，与进食、活动无明显关系，现为进一步诊治就诊。既往乙型肝炎病史。实验室检查：TBIL 24.28 μmol/L，ALT 52.13 U/L，AST 71.42 U/L，γ-谷氨酰转移酶（γ-GT）100.20 U/L，总胆汁酸53.12 μmol/L，血乳酸脱氢酶258.48 U/L，HBsAg阳性，HBeAg阳性，抗HBc阳性。

【图片资料】

1.超声表现

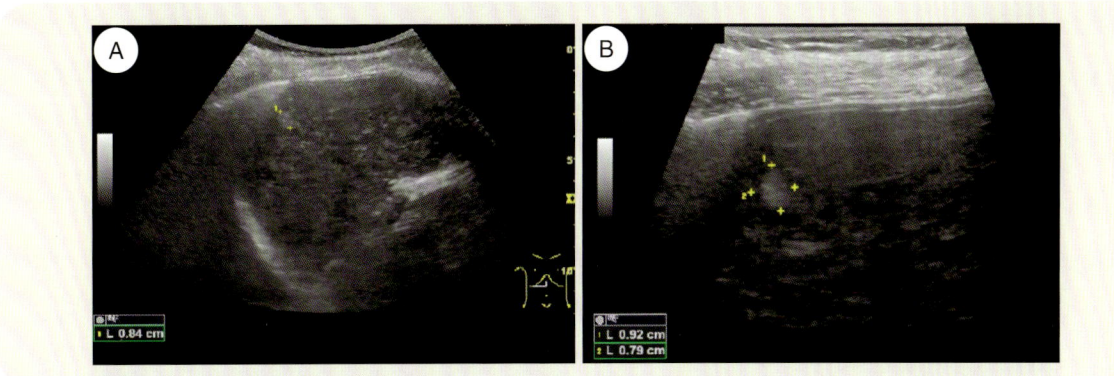

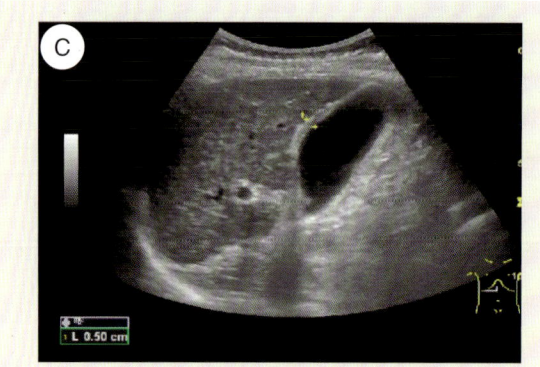

图1-2-4　慢性肝炎的超声检查二维灰阶图像（原始图）

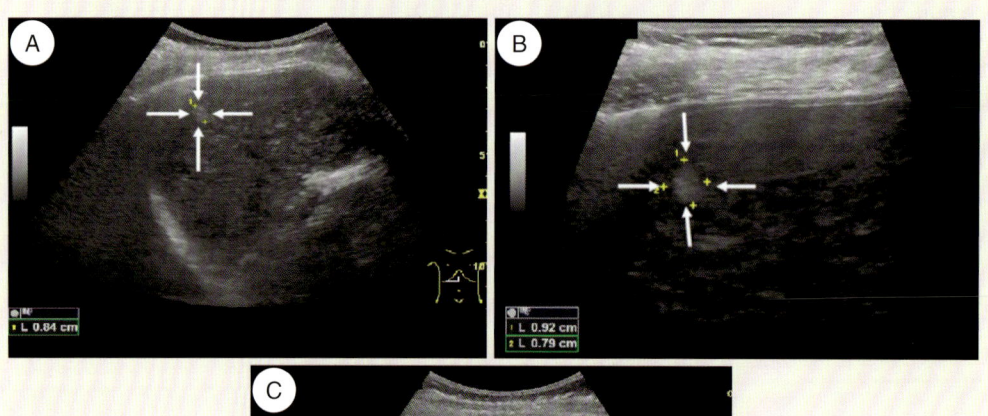

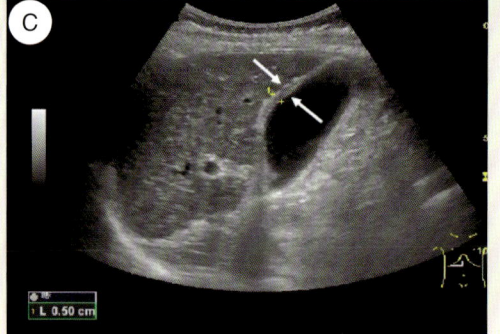

二维超声所见：肝脏体积稍小，形态欠规则，包膜不光滑，边缘变钝，实质回声增粗不均，肝内可见多个稍高回声结节（图A，图B，箭头），直径为6~9mm，边界尚清，回声欠均。胆囊壁增厚（图C，箭头），厚约5mm，回声增强。

图1-2-5　慢性肝炎的超声检查二维灰阶图像（标示图）

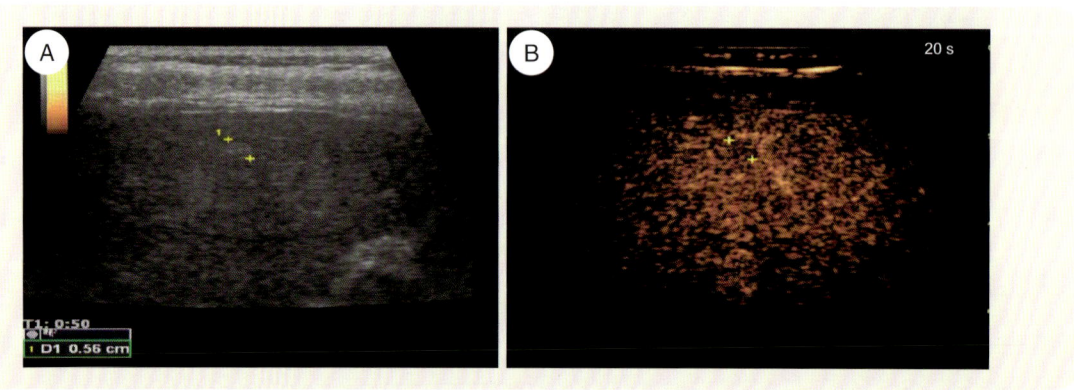

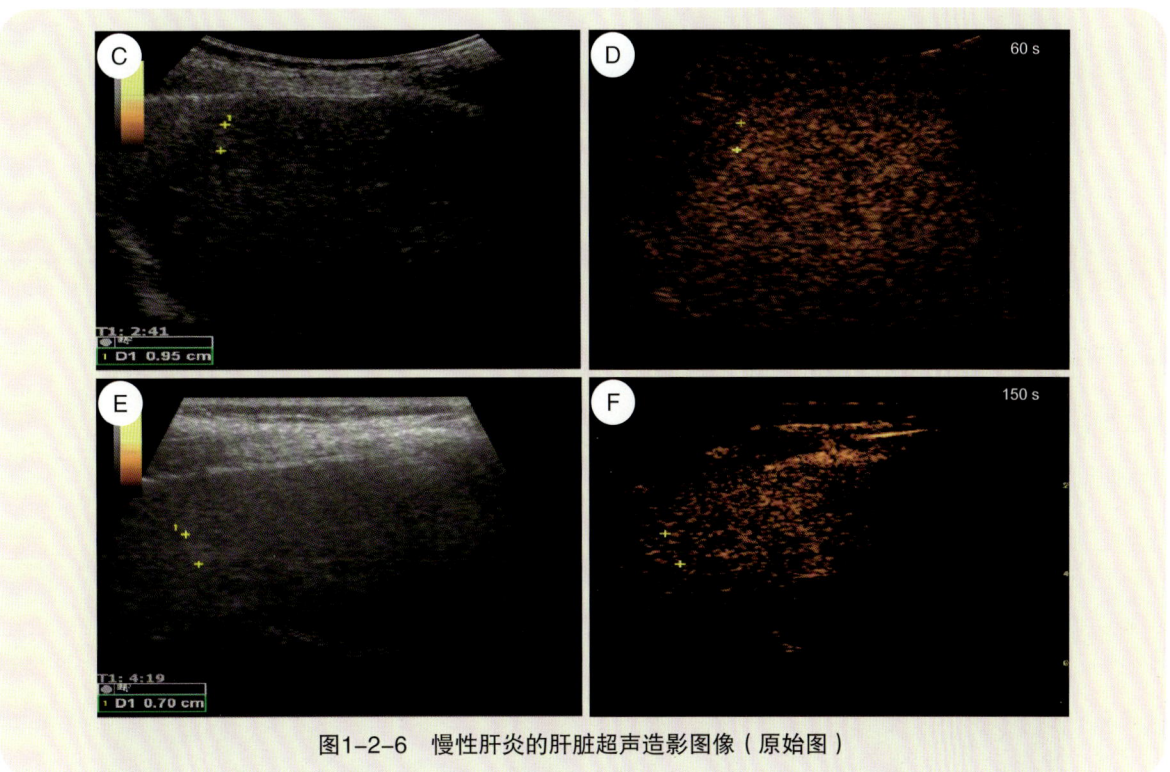

图1-2-6 慢性肝炎的肝脏超声造影图像（原始图）

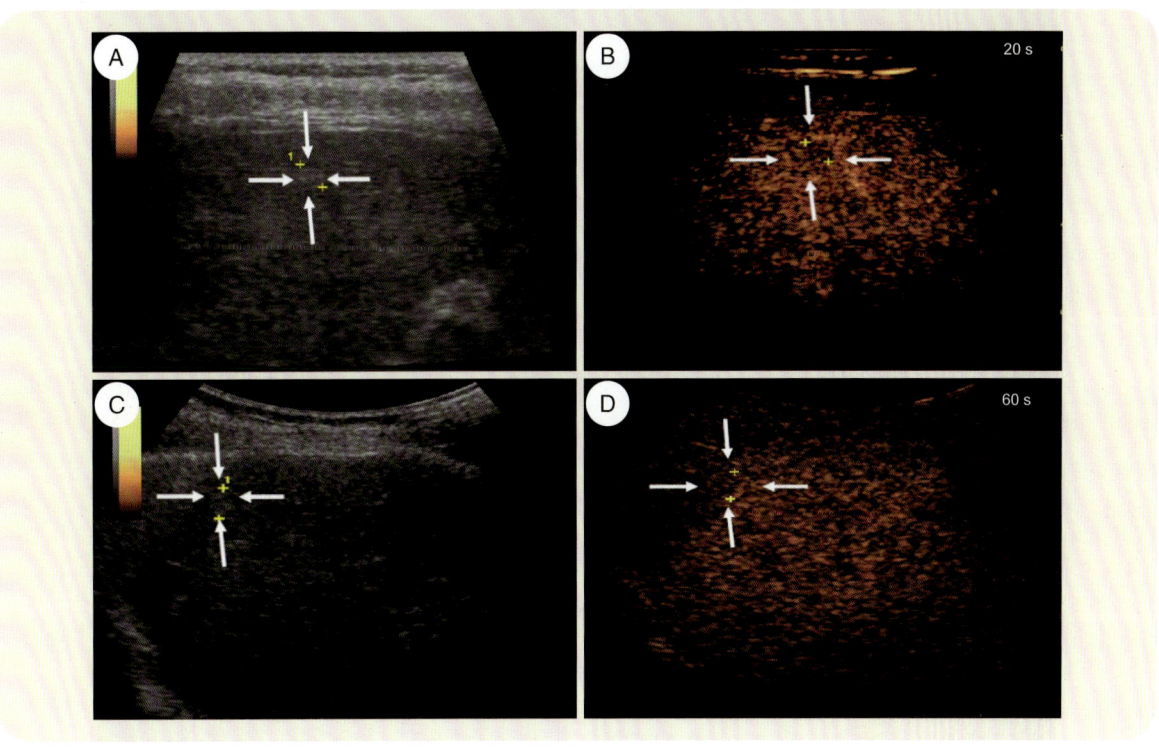

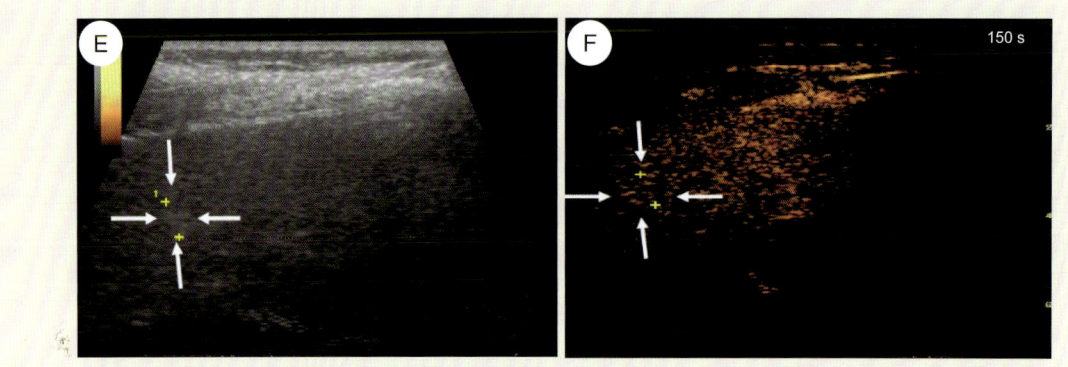

超声造影所见：肝内结节动脉期（20秒）未见明显异常高增强（图A、图B，箭头），门静脉期（60秒）（图C、图D，箭头）及延迟期（150秒）（图E、图F，箭头）呈等增强，未见明显消退。

图1-2-7　慢性肝炎的肝脏超声造影图像（标示图）

2.CT表现

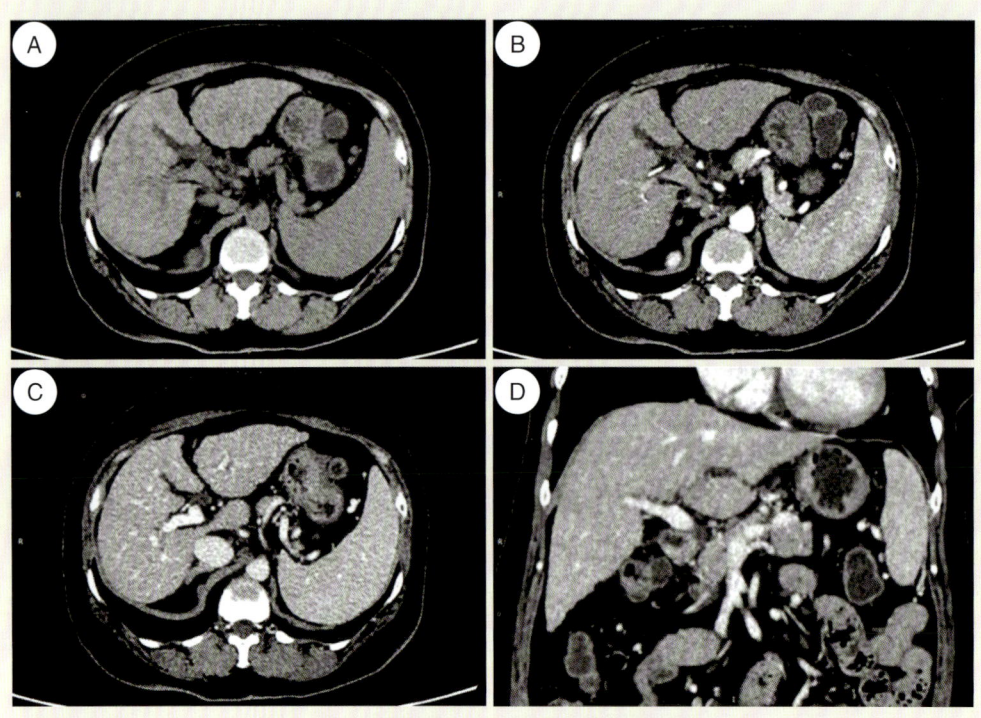

图1-2-8　慢性肝炎的CT检查图像（原始图）

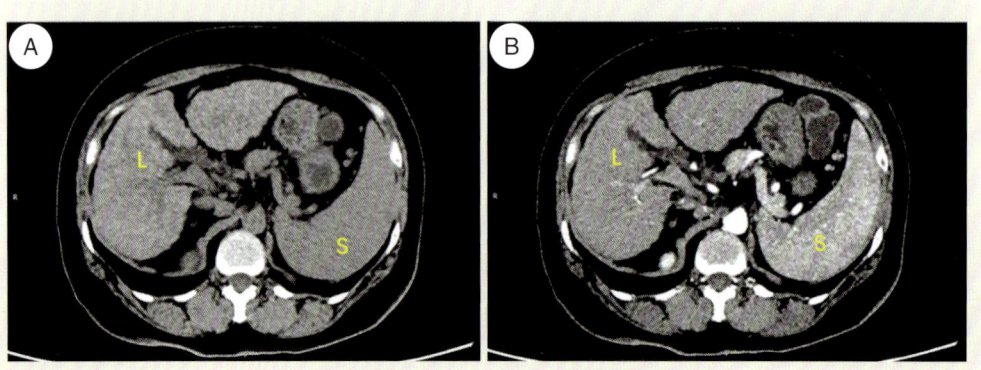

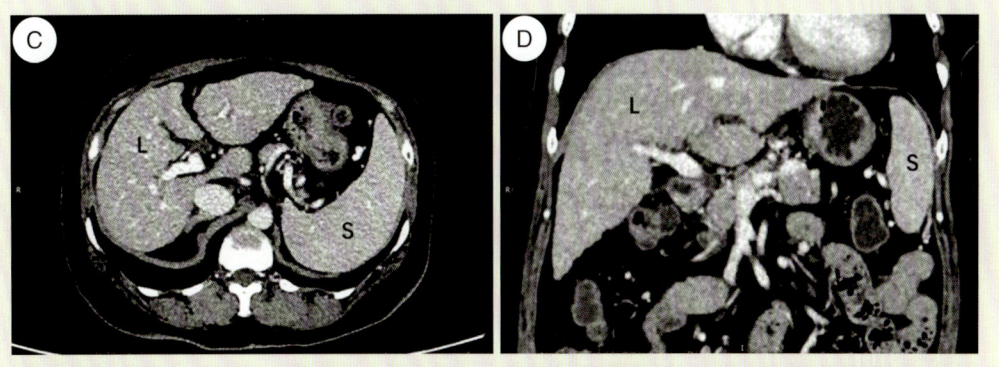

CT表现：肝脏（L，图A～图D）体积稍小，肝左外叶及尾状叶相对增大，表面不光滑，略呈波浪状改变。平扫（图A）肝实质颗粒感明显，增强扫描动脉期（图B）和静脉期（图C、图D）示肝实质强化尚均匀，未见明显占位征象。门静脉稍增宽。同时可见脾脏（S）体积增大，强化均匀。扫描范围腹腔未见积液。

图1-2-9　慢性肝炎的CT检查图像（标示图）

3.MRI表现

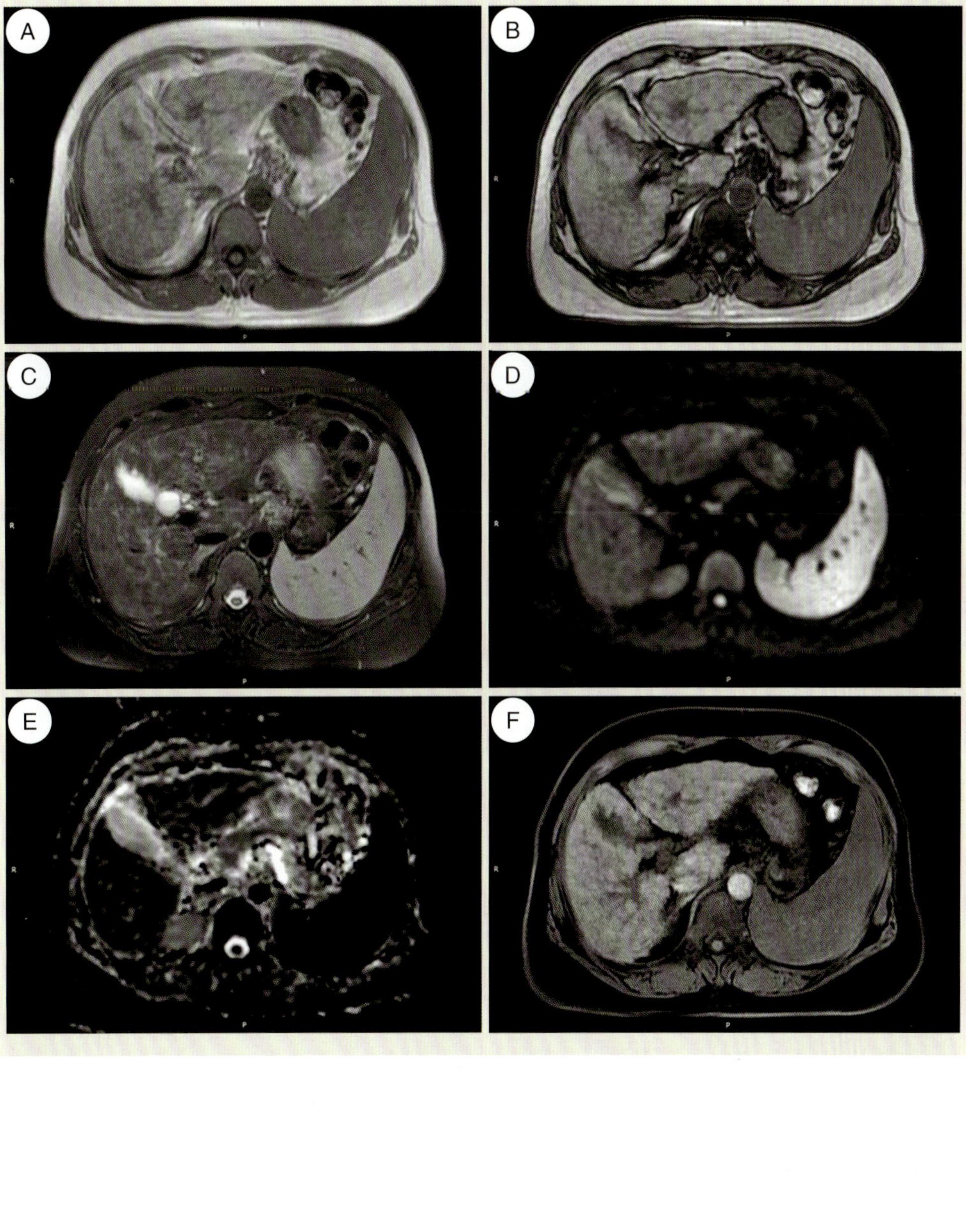

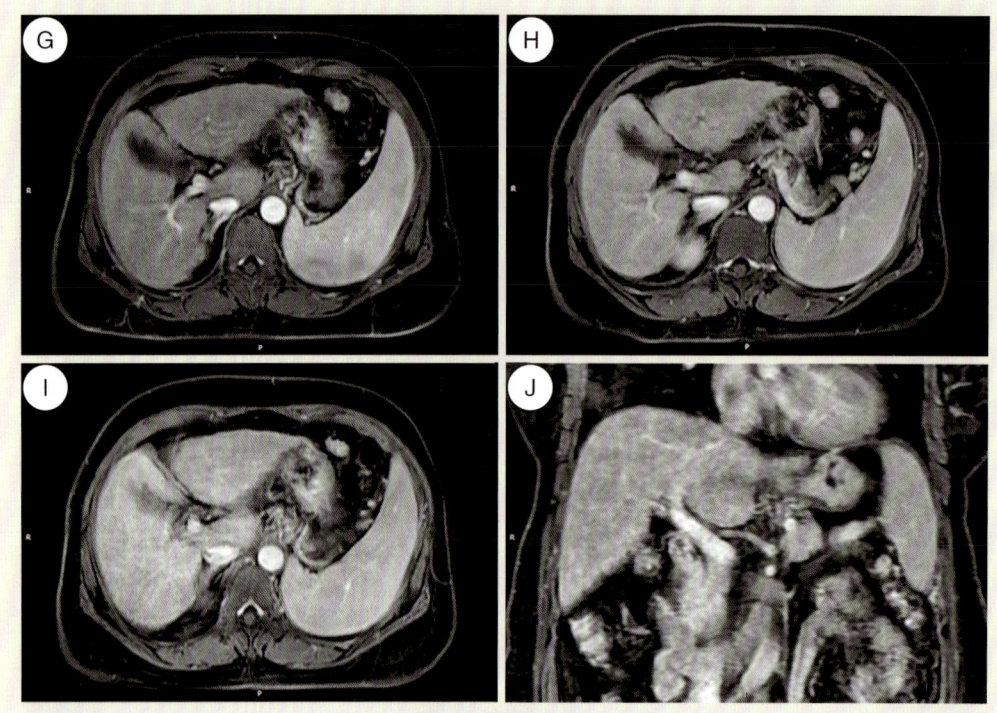

图1-2-10 慢性肝炎的MRI检查图像（原始图）

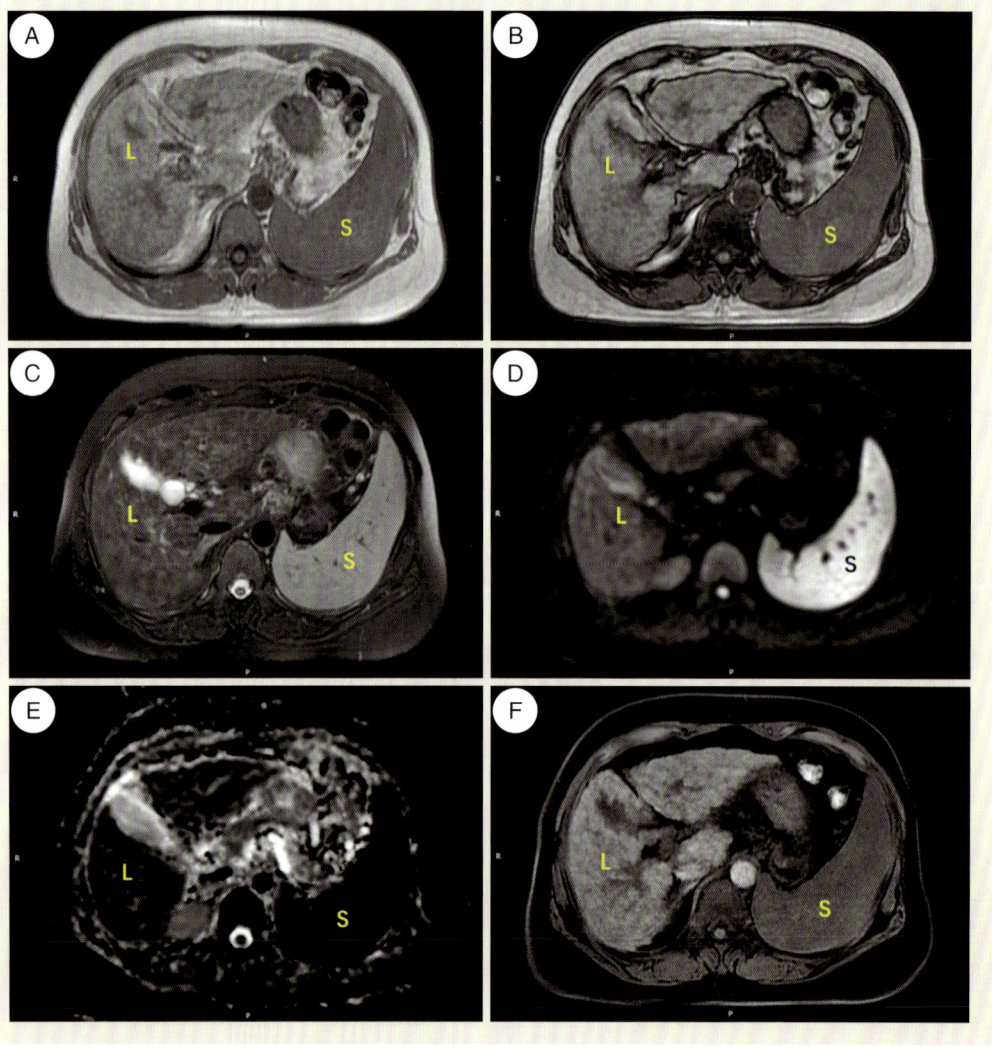

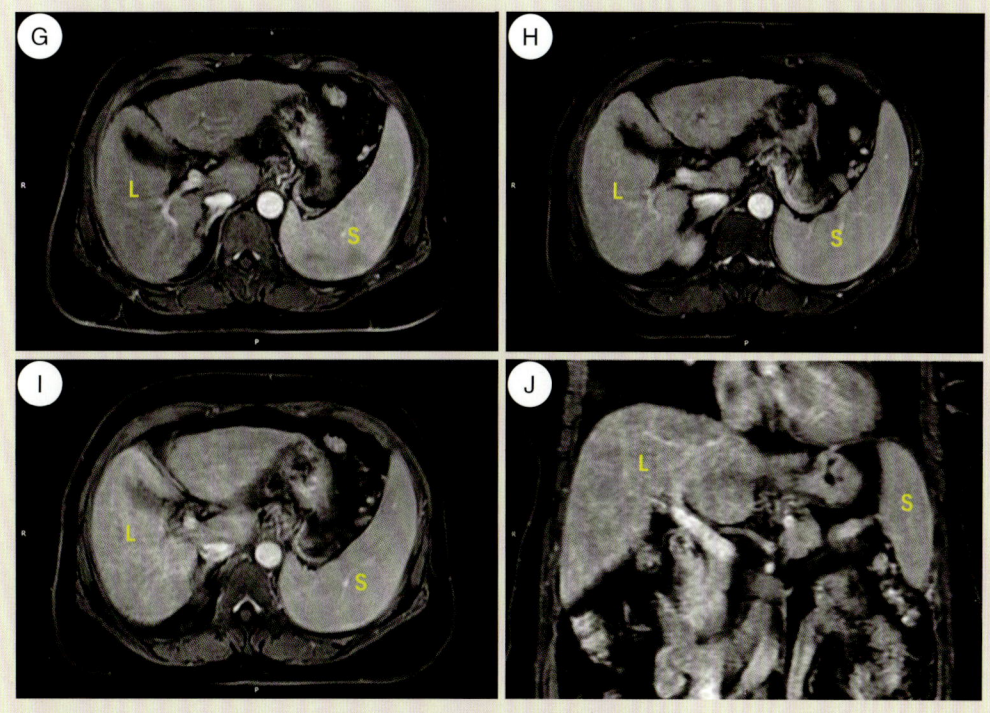

MRI表现：肝脏（L，图A～图J）体积稍小，肝左外叶及尾状叶相对增大，表面不光滑，略呈波浪状改变。平扫各序列（图A～图C）示肝实质颗粒感明显，肝内可见多发网格状影，代表纤维间隔形成，间隔所包围成的小叶状结构为"假小叶"。平扫各序列肝内未见明显局灶性病变，DWI（图D）及ADC（图E）示肝内未见弥散受限病灶，增强扫描动脉期（图G）、静脉期（图H）、延迟期（图I、图J）示肝实质强化尚均匀，未见明显占位征象。门静脉稍增宽。同时可见脾脏（S）体积增大，增强后强化均匀。扫描范围腹腔未见积液。

图1-2-11 慢性肝炎的MRI检查图像（标示图）

【慢性肝炎的临床表现及影像诊断要点】

肝炎是我国最为常见的弥漫性肝病之一。2/3以上肝炎患者是由病毒引起的，病程超过6个月迁延而来，如甲型肝炎病毒（hepatitis A virus，HAV）、乙型肝炎病毒（hepatitis B virus，HBV）、丙型肝炎病毒（hepatitis C virus，HCV）、丁型肝炎病毒（hepatitis D virus，HDV）、戊型肝炎病毒（hepatitis E virus，HEV），但也有其他原因，包括自体免疫疾病、代谢疾病（如Wilson病）、中毒性损伤及药物反应。

1.临床表现

临床上一般无特异性的表现，主要为食欲缺乏、疲乏困倦、腹胀等。

2.实验室检查

（1）血清学检查：目前为慢性肝炎感染的首选检测方法。以慢性乙型肝炎为例，血清学标志物一般包括HBsAg、抗-HBs、HBeAg、乙型肝炎e抗体（抗-HBe）、乙型肝炎核心抗体（抗-HBc）和抗-HBc-IgM。

（2）DNA定量检测：主要用于判断慢性肝炎病毒复制水平，可用于抗病毒治疗适应证的选择和疗效判断。DNA定量多采用实时定量聚合酶链反应法。

（3）生物化学检查如下。

1）ALT和AST：血清ALT和AST水平是反映肝细胞炎症损伤的敏感指标，但与病情轻重并不完全平行。临床上，还应排除其他原因所导致的ALT升高。

2）血清胆红素：血清胆红素水平与胆汁代谢、排泄程度有关，胆红素升高的主要原因包括肝细胞损伤、肝内外胆管阻塞和溶血。在肝功能衰竭患者中，血清总胆红素可呈进行性升高＞

171 μmol/L，或每天上升幅度＞17.1 μmol/L，且有出现胆红素升高与ALT和AST下降的所谓"胆酶分离"现象。

3）外周血常规：慢性肝炎导致肝硬化伴脾功能亢进时，可出现红细胞、白细胞和血小板计数"三系"减少。

3.诊断

根据典型症状、体征、实验室和影像学检查可做出相应诊断，肝组织活检和病理检查可对慢性肝病的类型和程度做出进一步评估[1]。

4.影像学表现

（1）超声：①代偿期慢性肝炎肝脏大小、轮廓尚可基本正常，肝内回声增粗、欠均匀；肝静脉走行多清晰，门静脉和脾静脉内径无增宽。②失代偿期慢性肝炎肝脏体积缩小，比例失调，肝包膜欠光整，边缘变钝；肝内回声增粗，肝静脉显示欠清，门静脉和脾静脉内径增宽；脾增大；胆囊壁增厚，有时可见"双层征"；常伴有腹腔积液[2-3]。

（2）CT：CT常用来评价和监测慢性肝病患者，因其能够准确显示肝硬化和门静脉高压患者肝内和肝外病变。但是，CT在评价肝硬化之前的肝脏病变及纤维化早期并不敏感。据报道，慢性肝炎的异常CT征象包括：肝脏外形不光滑，密度不均；肝内血管周围"晕环征"；胆囊壁增厚和胆囊窝水肿；脾脏增大；腹腔和腹膜后淋巴结肿大；门静脉高压侧支循环的表现；腹腔积液；继发胸部改变（胸膜增厚、胸腔积液和心包积液）等，以上征象可在一定程度上反映慢性肝炎的严重程度及预后[4]。

（3）MRI：由于MRI固有的高软组织分辨率，其在评价慢性肝脏疾病较CT敏感。肝炎与炎症细胞浸润肝脏有关，从而导致肝细胞损伤和水肿。这种肝脏变化可被视为门静脉周围水肿，其特征是T2加权图像上平行于门静脉的高信号带，但此征象缺乏特异性，除急性、慢性肝炎外，胆道梗阻、肝损伤、移植排斥反应等也可以出现。MRI显示门静脉周围间隙增宽和叶间裂增宽是诊断早期肝硬化的有用标志。随着肝硬化的进展，会引起肝内和肝外的几种变化，包括肝脏形态变化、肝表面结节样改变、脾肿大、再生结节、铁和脂肪沉积、腹腔积液，以及静脉曲张和侧支形成等。晚期肝硬化典型的肝脏形态学变化包括尾状叶和左外叶肥大，右后叶和肝左叶内侧段萎缩，胆囊窝增宽，肝右后叶后缘切迹等[5]。

对于代偿期慢性肝炎，超声及CT并不敏感；失代偿期慢性肝炎，超声及CT易于做出诊断，CT常用来评价和监测慢性肝病患者，MRI在评价慢性肝脏疾病时较CT敏感。

参考文献

[1] SETO W K，LO Y R，PAWLOTSKY J M，et al. Chronic hepatitis B virus infection[J]. Lancet，2018，392（10161）：2313-2324.

[2] YANG D，HU H，LI R，et al. The diagnostic value of contrast-enhanced ultrasound LI-RADS for hepatocellular carcinoma in patients with cirrhosis and chronic hepatitis B[J]. Abdom Radiol（NY），2022，47（2）：630-639.

[3] TREBICKA J，GU W，DE LEDINGHEN V，et al. Two-dimensional shear wave elastography predicts survival in advanced chronic liver disease[J]. Gut，2022（71）：402-414.

[4] 罗小华，宋彬，陈卫霞. 慢性乙型肝炎CT表现与病情程度的关系[J]. 中华肝脏病杂志，2005，13（3）：190-193.

[5] TONAN T，FUJIMOTO K，QAYYUM A. Chronic hepatitis and cirrhosis on MR imaging[J]. Magn Reson Imaging Clin N Am，2010，18（3）：383-402.

二、代谢性疾病

（一）脂肪肝（fatty liver disease，FLD）

【病例1概要】

患者青年男性，急性病程，因"上腹疼痛1天"入院。患者1天前进食后出现上腹疼痛，疼痛呈烧灼样/撕裂样，伴恶心呕吐，于我院就诊。入院后完善相关检查，①全腹+盆腔增强CT：a.急性水肿型胰腺炎，伴周围炎症渗出及积液；b.重度弥漫性脂肪肝。②超声提示：a.急性胰腺炎；b.脂肪肝声像。③实验室检查：淀粉酶528.52 U/L↑；总胆固醇12.9 mmol/L↑；甘油三酯25.52 mmol/L↑；ALT 41.55 U/L↑。

最终诊断：①急性胰腺炎；②糖尿病；③高脂血症。

【图片资料】

1.超声表现

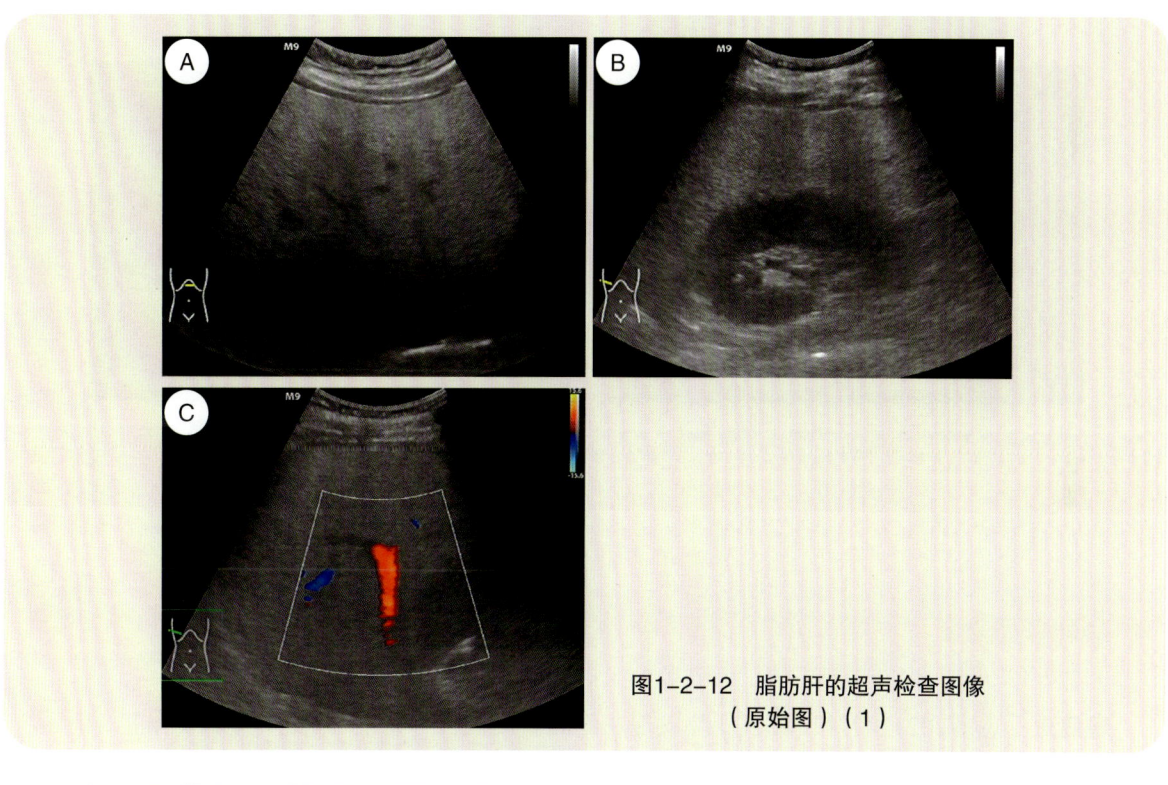

图1-2-12 脂肪肝的超声检查图像（原始图）（1）

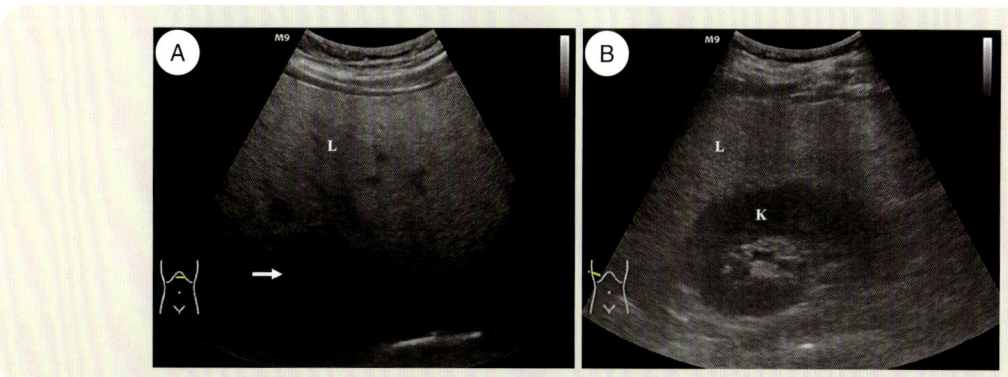

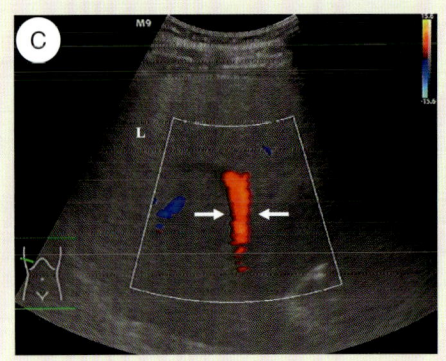

二维超声所见：肝脏形态饱满，近腹壁区域的肝实质回声密集、增强，深部回声衰减（图A，箭头）。肝实质回声增强，回声细密，肾实质回声呈低回声，肝肾对比征阳性（图B）。L：肝脏，K：肾脏。彩色多普勒超声所见：肝内血流信号显示较正常减弱，门静脉右支血流充盈欠佳（图C，箭头）。

图1-2-13　脂肪肝的超声检查图像（标示图）（1）

2.CT表现

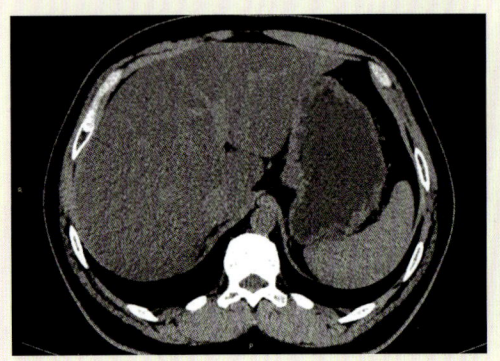

图1-2-14　脂肪肝的CT图像（原始图）（1）

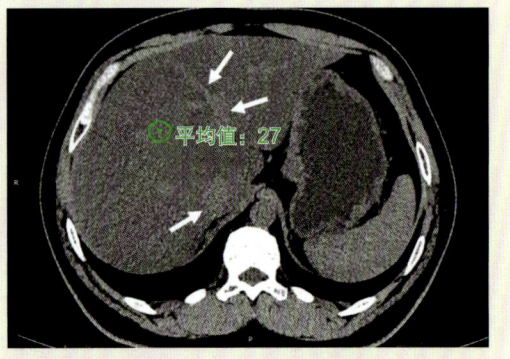

平扫示肝实质密度明显减低，肝内血管呈相对高密度（白箭头），测量肝实质密度CT值为27 Hu（○）。

图1-2-15　脂肪肝的CT图像（标示图）（1）

【病例2概要】

患者青年女性，慢性病程，因"左乳腺癌术后2月余"入院。

现病史：患者2021年7月17日于外院发现左侧乳腺浸润性导管癌（2级）并腋窝淋巴结转移。于2021年8月7日起行多程化疗，于2022年1月20日行左侧乳房根治性切除术。

辅助检查：入院后完善相关检查：①肝胆脾胰彩色多普勒超声提示脂肪肝声像；②胸腹盆CT提示轻度脂肪肝；③实验室检查：总胆固醇5.05 mmol/L；甘油三酯1.03 mmol/L。

最终诊断：①左侧乳房浸润性导管癌术后（ypT1cN2aM1，Ⅳ期，Luminal A型）；②脂肪肝。

1.超声表现

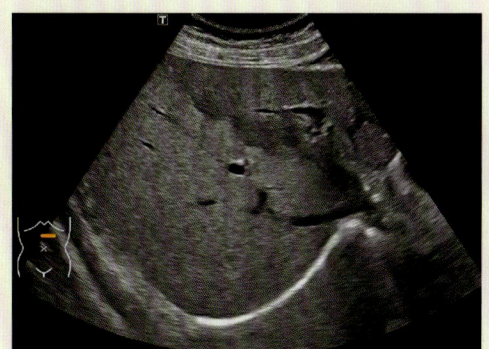

图1-2-16 脂肪肝的超声检查图像（原始图）（2）

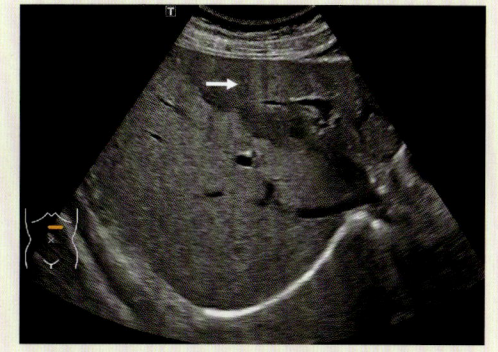

二维超声所见：不均匀性脂肪肝，肝左叶呈相对低回声，即脂肪含量相对较少或无脂肪浸润的正常肝组织（箭头），其他区域呈相对高回声，即脂肪浸润区域。

图1-2-17 脂肪肝的超声检查图像（标示图）（2）

2.CT表现

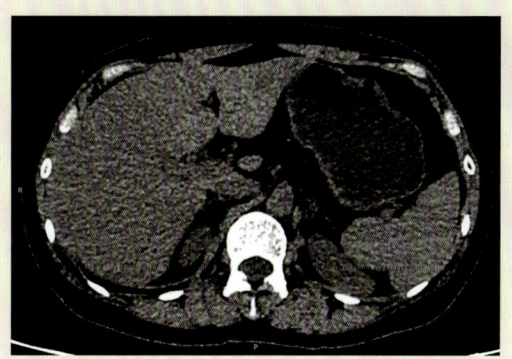

图1-2-18 脂肪肝的CT图像（原始图）（2）

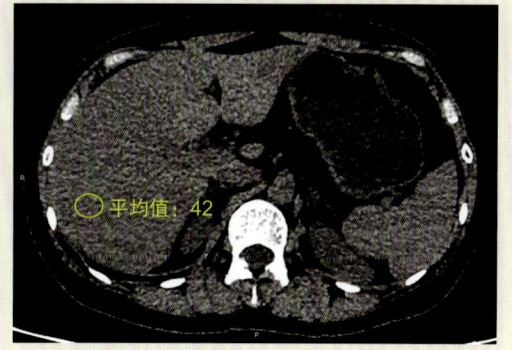

不均匀性轻-中度脂肪肝，平扫示肝实质密度欠均匀减低，低于同层面脾实质密度，测量密度较低区域CT值为42 Hu（○）。

图1-2-19 脂肪肝的CT图像（标示图）（2）

【病例3概要】

患者青年女性，慢性病程，因"反复便血2年余，加重伴腹痛1月余"入院。患者于2年余前无明显诱因出现便后滴鲜血，遂于外院行肠镜及全身正电子发射计算机断层扫描（positron emission tomography CT，PET/CT）检查提示乙状结肠结肠癌并转移。

辅助检查：入院后完善相关检查：①CT提示轻度脂肪肝。②超声提示脂肪肝声像。③上腹部MRI提示提示脂肪肝。④实验室检查：肿瘤相关标志物大致正常；总胆固醇5.06 mmol/L↑；低密度脂蛋白胆固醇3.88 mmol/L↑；甘油三酯2.14 mmol/L↑。

最终诊断：①乙状结肠高-中分化腺癌T3N0M0；②轻度脂肪肝。

1.超声表现

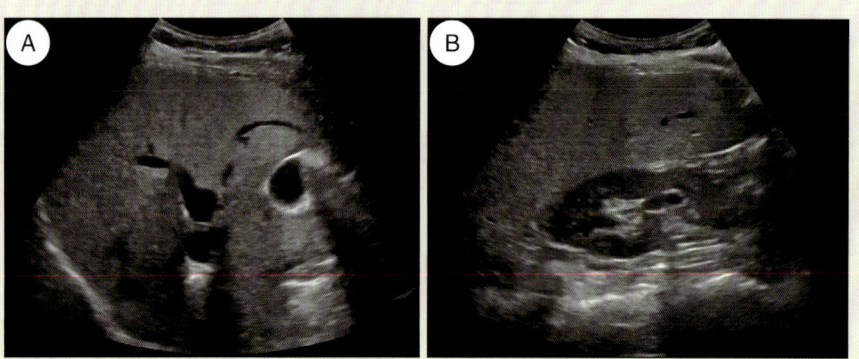

图1-2-20 脂肪肝的超声检查图像（原始图）（3）

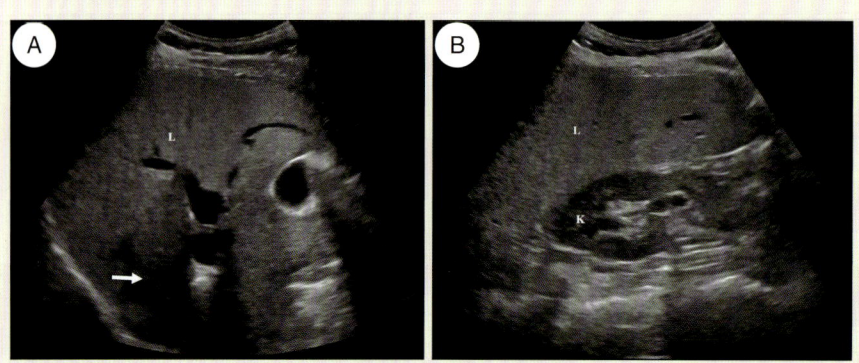

二维超声所见：肝脏形态饱满，近腹壁区域的肝实质回声密集增强，后方回声衰减（图A，箭头）。肝实质回声增强，肾实质回声呈低回声，肝肾对比征阳性（图B）。L：肝脏，K：肾脏。

图1-2-21 脂肪肝的超声检查图像（标示图）（3）

2.CT表现

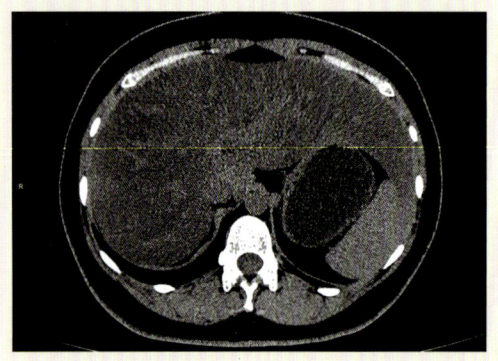

图1-2-22 脂肪肝的CT图像（原始图）（3）

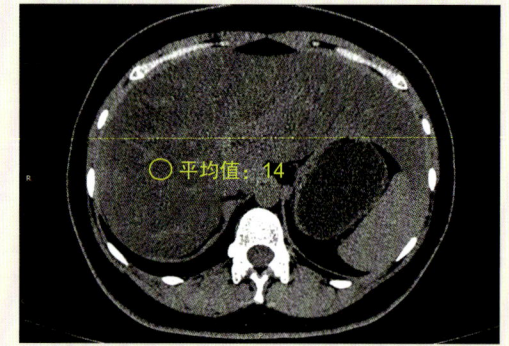

重度脂肪肝，平扫肝实质密度明显减低，肝内血管呈相对高密度，测量肝实质CT值约14 Hu（○）。

图1-2-23 脂肪肝的CT图像（标示图）（3）

3.MRI表现

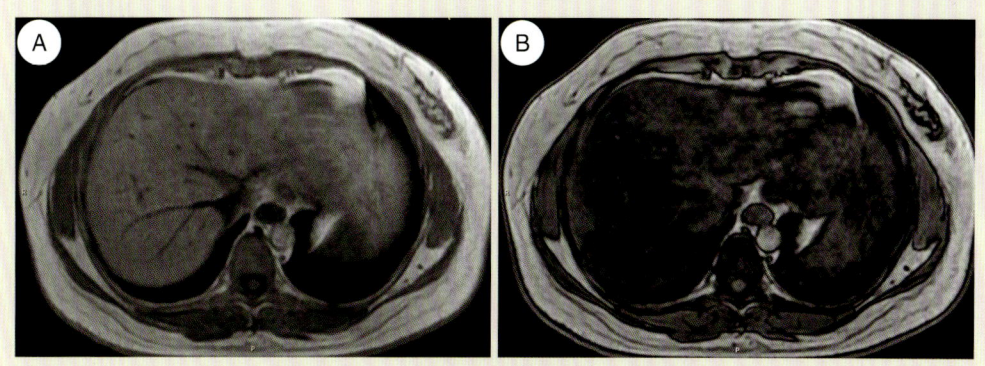

图1-2-24 脂肪肝的MRI图像（原始图）

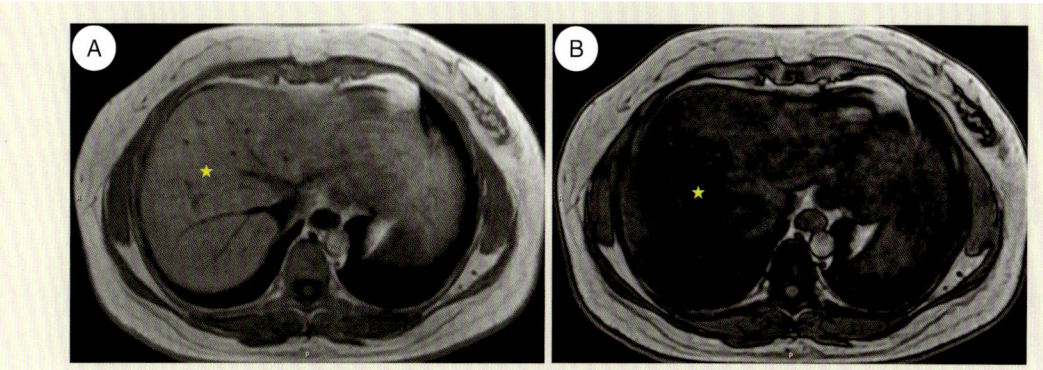

A.T₁WI同相位；B.T₁WI反相位。反相位图像肝实质信号显著低于同相位（五角星），提示脂肪肝。

图1-2-25 脂肪肝的MRI图像（标示图）

【影像诊断要点分析及小结】

脂肪肝（FLD）是我国目前最常见的慢性肝病，是一种肝细胞发生脂肪异常堆积的代谢性疾病，后期可发展至脂肪性肝炎、纤维化、甚至肝硬化，多由肥胖、酒精、糖尿病、药物等因素引起[1]。在正常情况下，肝脏中含有少量的脂肪，不会超过肝脏总重量的4%～5%，如果肝内脂肪累积过多，超过肝脏重量的5%或在组织学上肝细胞50%以上有脂肪变性时，可称为FLD[2]，其典型病理为肝细胞脂肪变，伴或不伴炎性细胞浸润及纤维化。

临床上将FLD分为两大类，酒精相关性脂肪性肝病（alcohol related fatty liver disease，AFLD）和非酒精性脂肪性肝病（non-alcoholic fatty liver disease，NAFLD）[3]。有不少研究认为胰岛素抵抗是促进NAFLD发生和发展的重要因素，在高胰岛素血症的作用下，肝脏新生脂肪形成增多，肝细胞摄取游离脂肪酸增多，脂肪水解减少，脂肪沉积过量，最终形成单纯性脂肪肝，严重时可发展成肝纤维化、肝硬化甚至肝细胞癌[4]。患者临床上多无自觉症状，部分可表现为乏力、食欲减退、腹胀、恶心、呕吐等症状；严重脂肪肝时，肝肿大，肝包膜膨胀，可引起肝区疼痛。肝生化检查可引起胆固醇、转氨酶、胆红素等升高，也可正常。一般而言，FLD属于可逆性疾病，早期诊断并及时改变生活方式和治疗可恢复正常。

FLD的确诊依赖于肝组织活检，但因其有创性和风险，患者难以接受，不能在临床广泛应用。因此，采用超声、CT、MRI等影像学检查手段对于诊断FLD至关重要[5]。

经腹部超声：可初步对肝脏脂肪变性的范围和程度进行评估，具有经济快捷、方便无创等优点，常作为脂肪肝首选检查方法。

弥漫性FLD超声表现：肝脏形态饱满，边缘变钝；肝实质回声增强呈细密高回声，后方回声衰减。肝-肾或肝-脾实质回声对比反差增大；肝内管道结构管壁显示欠清；彩色多普勒探及肝内血流信号明显减弱，甚至消失[6]。

非均匀性FLD超声表现：脂肪肝发生、发展过程中，受门静脉内胰岛素和胰高血糖素含量等因素的影响，脂肪浸润出现不均，可表现为局灶或区域性脂肪浸润或缺失。脂肪变性区域多表现为正常回声肝实质内的局灶或区域性回声增高，而脂肪缺失区域则表现为高回声脂肪变性肝脏实质内局灶或区域性回声减低，两者均边缘清楚，形态可不规则，但不具备占位感，肝内管道走行正常，彩色多普勒血流成像（color Doppler flow imaging，CDFI）示肝内血管血流信号通畅，局灶性脂肪浸润或缺失以发生于肝门区和胆囊旁肝实质最为多见。超声造影检查非常有助于局灶性或区域性脂肪浸润或缺失的鉴别诊断，注射造影剂后，异常回声区域与周围肝实质三期呈等增强，对于排除局灶性病变具有决定性意义。

既往多采用常规二维超声检查将FLD分成轻、中、重3种程度，缺乏科学性和客观性。随着超声新技术的发展，在脂肪肝的量化方面有了相对新颖的应用，文献报道振动控制瞬时弹性成像（vibration controlled transient elastography，VTE）、剪切波弹性成像（shear wave elastography，SWE）及剪切波频散成像（shear wave dispersion imaging，SWD）等技术可通过测量肝脏的黏弹性量化脂肪肝，受控衰减参数（controlled attenuation parameter，CAP）、超声引导衰减参数（ultrasound guided attenuation parameter，UGAP）、衰减系数（attenuation coefficient，ATT）和声衰减成像（attenuation imaging，ATI）技术可通过测量射频的衰减来量化肝脏脂肪，在一定程度上可提高脂肪肝分度的诊断准确性[7-8]。脂肪肝的分度受检查者及仪器的影响较大，且分度与病理或实验室检查并不匹配，因此不建议超声对脂肪肝进行分度。

上腹部CT：CT对肝脏的整体解剖显示清楚，而且可对肝脏做出密度的测定。脂肪肝在CT上表现为脂肪累及部位密度降低，浸润越明显，其密度越低；可用CT值来测定密度，表现为CT值较正常降低。不同个体肝脏CT值不同，但应高于脾脏的CT值，相差5~10个CT值单位，因此在CT上肝脏CT值低于脾脏可诊断为脂肪肝。国内外指南与共识一般将轻度脂肪肝定义为肝脏/脾脏CT值比为0.7~0.9，中度脂肪肝相应比值为0.5~0.7，重度脂肪肝相应比值小于0.5。临床工作中，常常简单地将肝脏密度稍低于脾脏密度示作轻度脂肪肝；肝脏密度与肝内血管密度相等（即平扫图像不易发现肝内血管）为中度脂肪肝；肝脏密度低于肝内血管密度（两者密度反转）为重度脂肪肝。

上腹部MRI：MRI检查的主要目的是对超声和CT检查中可疑占位的患者进一步检查。轻度脂肪肝时可表现为正常，脂肪肝严重时T_1WI和T_2WI可出现肝实质信号增高，采用脂肪抑制序列扫描可见肝实质信号降低。化学位移梯度回波图像包含同相位和反相位，正常肝脏在同、反相位上信号类似，脂肪肝反相位图像比同相位信号减低。磁共振成像-质子密度脂肪分数（magnetic resonance imaging-proton density fat fraction，MRI-PDFF）是定量检测肝脏脂肪含量的一种新方法，其结果与肝组织学脂肪变性分级（HSG）显著相关，为目前推荐定量评估肝脏脂肪含量非侵入性检查的金标准，但由于检查费用高、普及性差、扫描时间长，具有一定的局限性[9]。

小结：典型弥漫性脂肪肝影像学诊断较容易，但不常见的情况如脂肪局部沉积、局部缺失、多发沉积、血管旁沉积较容易误诊，需要与坏死、炎症、肿瘤等鉴别，评估病灶的成分、形态、强化程度等有助于鉴别诊断。常规超声是脂肪肝诊断、随访的首选影像学检查方式，CT检查有助于评估肝脏脂肪浸润程度，必要时超声造影、MRI化学位移成像等技术在诊断与鉴别诊断中有一定的应用价值。

参考文献

[1] 中华医学会肝病学分会. 代谢相关（非酒精性）脂肪性肝病防治指南（2024年版）[J]. 中华肝脏病杂志，2024，32（5）：418-434.

[2] MA N，WANG Y K，XU S，et al. PPDPF alleviates hepatic steatosis through inhibition of mTOR signaling[J]. Nat Commun，2021，12（1）：3059. Published 2021 May 24.

[3] PERUMPAIL B J，KHAN M A，YOO E R，et al. Clinical epidemiology and disease burden of nonalcoholic fatty liver disease[J]. World J Gastroenterol，2017，23（47）：8263-8276.

[4] SAKURAI Y，KUBOTA N，YAMAUCHI T，et al. Role of Insulin Resistance in MAFLD[J]. Int J Mol Sci，2021，22（8）：4156.

[5] CASTERA L，FRIEDRICH-RUST M，LOOMBA R. Noninvasive Assessment of Liver Disease in Patients With Nonalcoholic Fatty Liver Disease[J]. Gastroenterology，2019，156（5）：1264-1281. e4.

[6] KHOV N，SHARMA A，RILEY T R. Bedside ultrasound in the diagnosis of nonalcoholic fatty liver disease[J]. World J Gastroenterol，2014，20（22）：6821-5.

[7] 李亚雪，薛红元，武晓静，等. 超声SWE、SWD技术在代谢功能障碍相关性脂肪肝病中的初步研究[J]. 中国超声医学杂志，2022，38（10）：1128-1131.

[8] OZTURK A，GRAJO J R，GEE M S，et al. Quantitative hepatic fat quantification in non-alcoholic fatty liver disease using ultrasound-based techniques：a review of literature and their diagnostic performance[J]. Ultrasound Med Biol，2018，44（12）：2461-2475.

[9] TANG A，DESAI A，HAMILTON G，et al. Accuracy of MR imaging-estimated proton desity fat fraction for classification of dichotomized histologic steatosis grades in nonalcoholic fatty liver disease[J]. Radiology，2015，274（2）：416-425.

（二）糖原贮积症

【病例概要】

患者女性，20岁，因"反复腹痛11年余"入院。

现病史：患者11年前反复上腹部阵发性隐痛，伴有呕吐、解黏液水样便，至外院就诊并确诊为克罗恩病。现因病情加重至我院就诊。

既往史：曾患有"肝糖原贮积症Ⅰb型"，基因检测示c.446G＞A。查体：身高1.45 m，体重36 kg，面容幼稚，身材矮小，腹部膨隆，肝脏、脾脏触及肿大。

辅助检查：①腹部超声提示脂肪肝、肝脾肿大、脾静脉曲张、肾结石。②腹部CT示重度弥漫性脂肪肝，脾脏大，脾静脉曲张（门静脉高压）。③实验室检查示血红蛋白58 g/L↓、白细胞1.1×10^9/L↓、嗜中性粒细胞绝对值0.260×10^9/L↓、嗜中性粒细胞比例0.237↓、葡萄糖7.39 mmol/L↑、尿酸445.14 μmol/L↑、白蛋白12.10 g/L↓、总胆汁酸63.38 μmol/L↑、甘油三酯2.27 mmol/L↑、总胆固醇1.52 mmol/L↓、高密度脂蛋白胆固醇0.36 mmol/L↓、血清铁2.2 μmol/L↓。④人体成分分析示水肿，重度营养不良。

最终诊断：①肝糖原贮积症Ⅰb型；②克罗恩病可能；③重度脂肪肝；④脾肿大；⑤白细胞减少症、粒细胞缺乏症。

1.超声表现

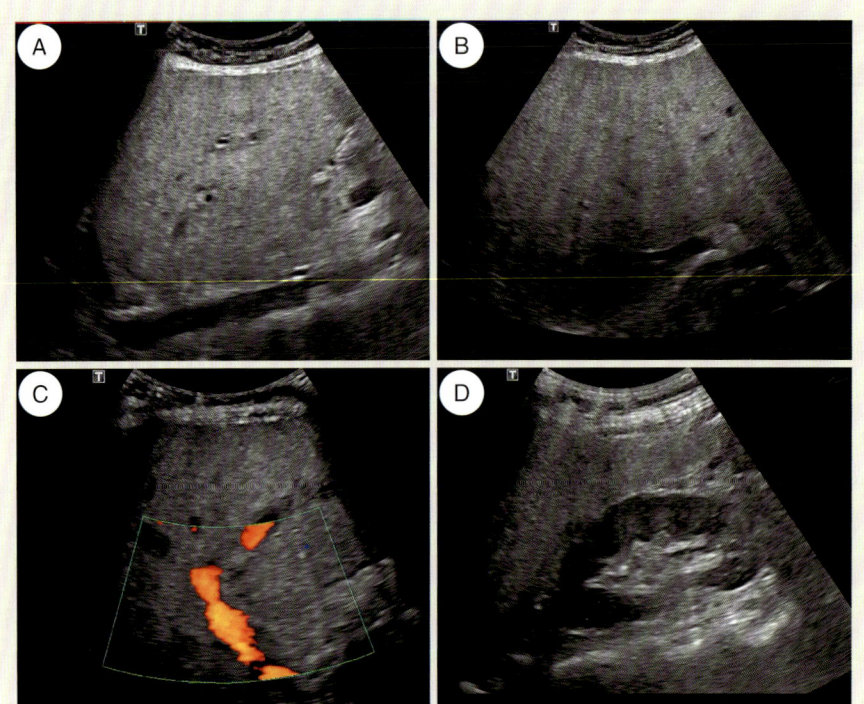

图1-2-26 糖原贮积症患者的经腹肝脏超声检查（原始图）

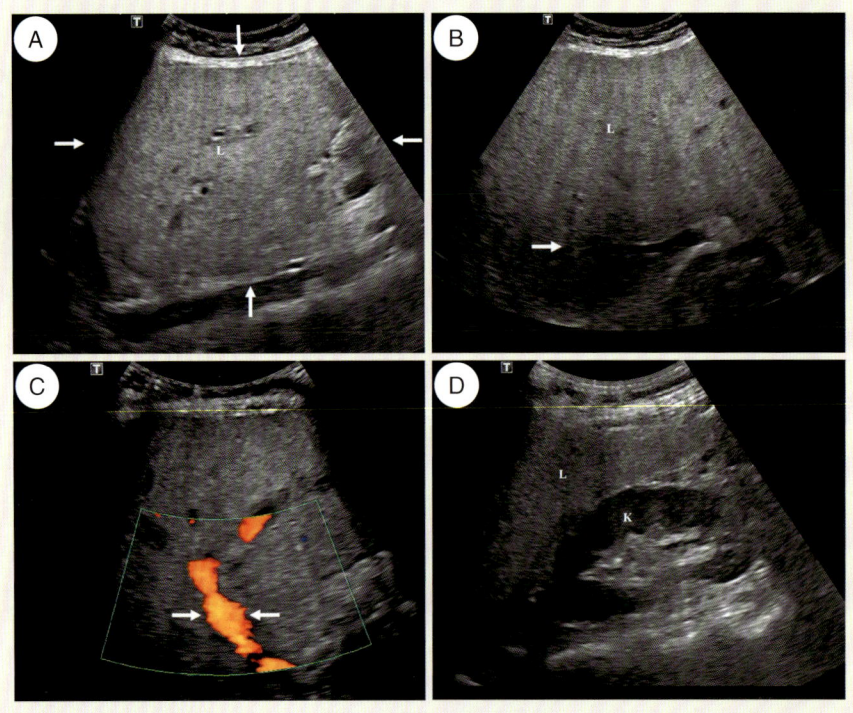

二维超声所见：剑突下纵切面显示肝左叶上下径：129 mm，前后径：96 mm（图A，箭头），肋缘下斜切面显示肝右叶斜径：152 mm，肝脏肿大，实质弥漫性回声增高，近场回声增强，远场回声明显衰减，肝内血管结构包括肝动静脉、门静脉、肝内胆管等清晰度降低，纹理不清（图B，箭头）；肝实质回声对比度强于肾脏（图D）。CDFI：门静脉血流通畅（图C，箭头）。L：肝脏，K：肾脏。

图1-2-27 糖原贮积症患者的经腹肝脏超声检查（标示图）

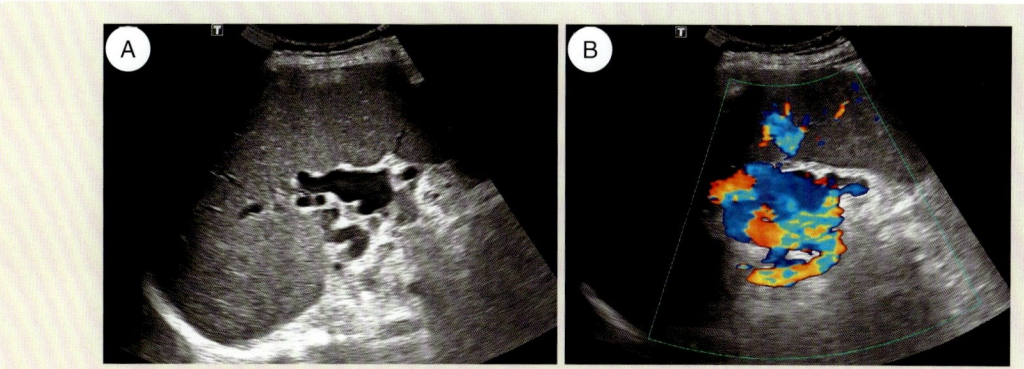

图1-2-28 糖原贮积症患者的经腹脾脏超声检查（原始图）

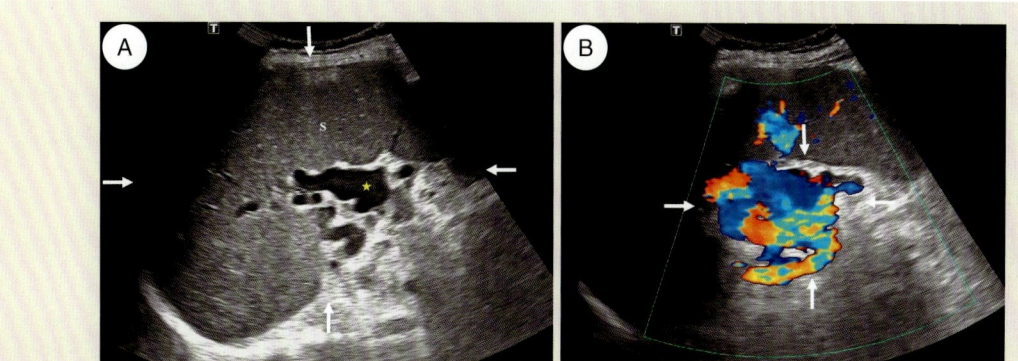

A.二维超声所见：脾脏体积明显增大（箭头），脾静脉迂曲、扩张（五角星）；B.CDFI：脾门血流通畅（箭头）。S：脾脏。

图1-2-29 糖原贮积症患者的经腹脾脏超声检查（标示图）

2.CT表现

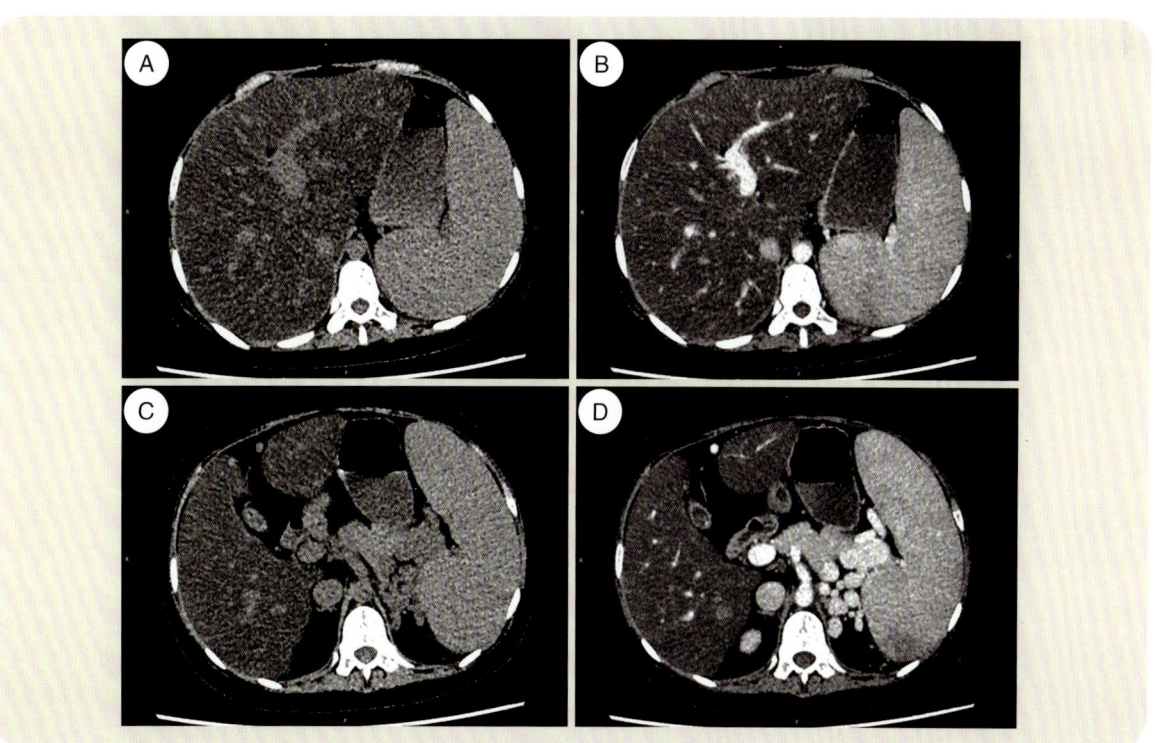

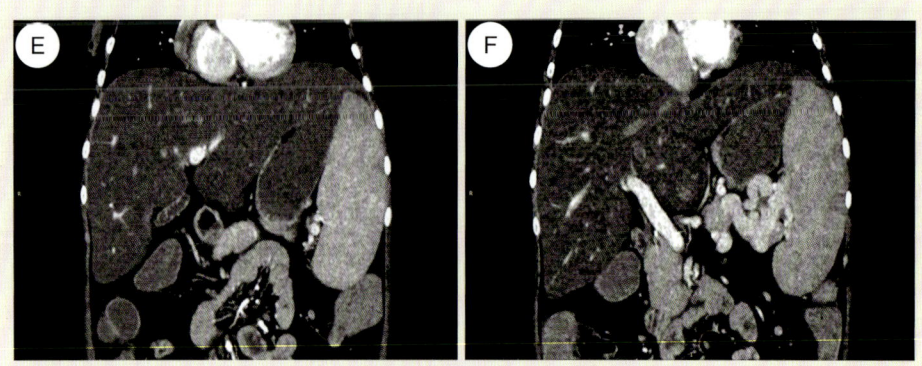

图1-2-30 糖原贮积症的CT检查图像（原始图）

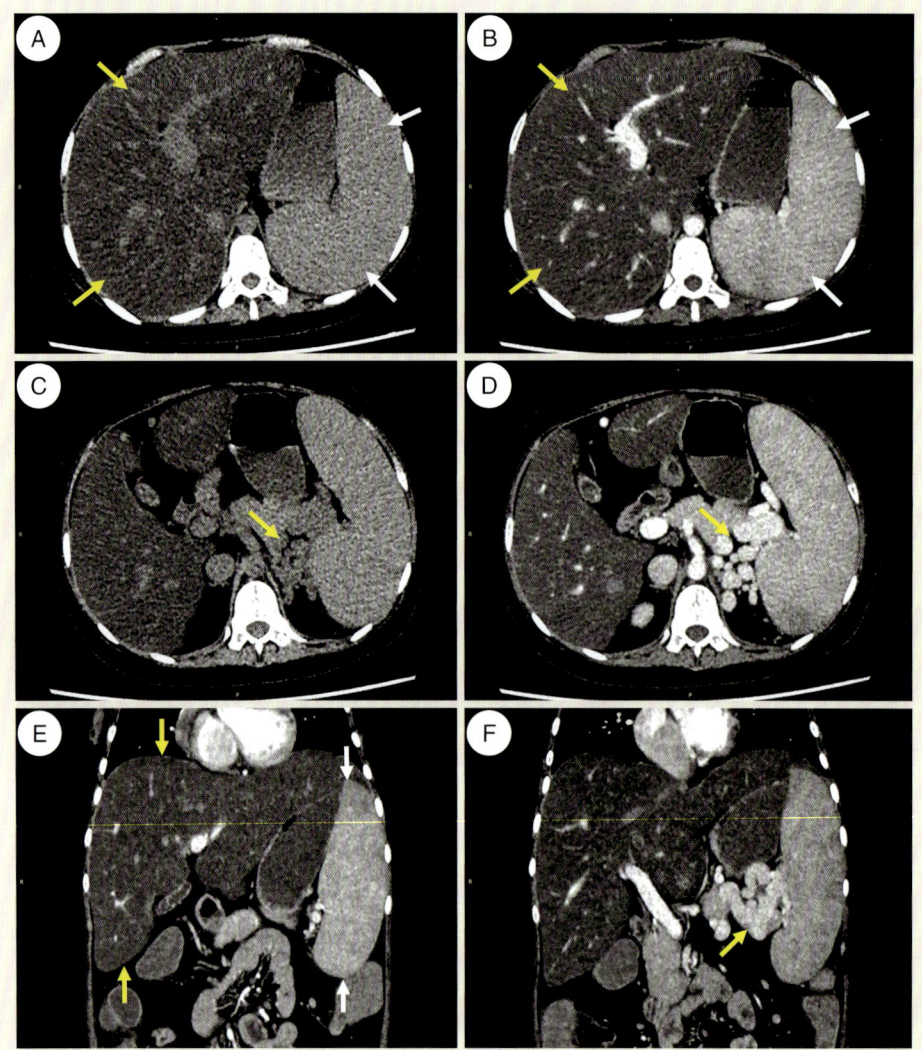

A、B、E.肝脏（黄箭头）、脾脏（白箭头）弥漫性增大，平扫CT示肝实质密度弥漫性减低，低于同层面脾实质密度，肝实质内见相对高密度血管影走行，提示弥漫性重度脂肪肝；C、D、F.脾门区见多发增多迂曲静脉影（黄箭头）。

图1-2-31 糖原贮积症的CT检查图像（标示图）

【影像诊断要点分析及小结】

糖原贮积症（glycogen storage disease，GSD）是一种先天性糖代谢酶缺陷所造成的代谢障碍疾病，总体患病率为1/100 000[1]，表现为糖原在全身各器官组织中过度沉积，以肝脏或（和）肌肉受累为著，根据受累部位，又被分为肝糖原贮积症和肌糖原贮积症，前者包括Ⅰ、Ⅲ、Ⅵ、Ⅸ型等，其中Ⅰa型最常见，占Ⅰ型GSD的80%[2-3]；肌糖原贮积症包括Ⅱ、Ⅴ、Ⅶ型，其中Ⅱ型最常见，又称庞贝病（pompe disease）。

GSDⅠ型为常染色体隐性遗传，GSDⅠa型、Ⅰb型分别因*G6PC*、*SLC37A4*基因突变使肝脏葡萄糖-6-磷酸酶、葡萄糖-6-磷酸转移酶缺乏所致[4-5]。二者典型表现为婴幼儿期起病的肝脏肿大、生长迟缓、空腹低血糖、高脂血症、高尿酸血症和高乳酸血症等[6]，多因腹部膨隆、生长发育落后、低血糖抽搐、反复鼻出血、腹泻和呕吐而就诊，查体可见身材矮小和肝脏明显增大[4]。Ⅰb型还可有反复感染伴中性粒细胞减少、白细胞减少、口腔溃疡、脾大及炎症性肠病等表现[5]，本患者为GSDⅠb型。

GSDⅡ型为常染色体隐性遗传，可分为婴儿型、晚发型，经典婴儿型主要累及心肌、骨骼肌，多于生后1年之内卒于左心衰竭或肺部感染后心肺功能衰竭。GSDⅡ型晚发型患者于1岁后起病，可晚至60岁发病，主要累及躯干肌、呼吸肌等，晚发型呼吸功能衰竭是主要的致死原因。

GSDⅠ型腹部超声表现：肝脏体积增大、弥漫性病变或有脂肪肝样改变。肝前部分实质回声增高，分布不均，后方回声减弱，肝内管道变细，甚至模糊不清。彩色多普勒示血管内径变细，血流量减少。可见单发或多发性肝腺瘤，为形态规则的低回声或中高回声，可伴有钙化灶。发展为肝硬化、门静脉高压或肝脏肿瘤时可有相应超声表现。

GSDⅠ型腹部CT表现：平扫肝脏体积明显增大、肝实质密度改变，当肝细胞内糖原贮积至一定量时，肝密度增高，可明显高于脾。增强扫描未见明显改变。当肝糖原贮积症并发弥漫性脂肪浸润时，可部分或完全抵消糖原对肝密度的影响，此时肝脏密度值高低取决于糖原和脂肪的相对含量，可表现为肝实质密度的升高、正常或降低。

GSDⅠ型腹部MRI表现：平扫示肝体积增大。肝细胞内糖原及脂肪积聚较多时，一般T_1WI为高信号，T_2WI为明显高信号。

GSDⅠ型累及其他脏器的影像表现：患者肾脏体积增大，可伴弥漫性病变、泌尿系结石。少数患者可有心脏超声异常，如房间隔缺损和肺动脉高压等。极少数出现颈动脉及大脑动脉狭窄。

GSDⅡ型经典婴儿型心脏检查：超声心动图见心肌肥厚，早期伴或不伴左心室流出道梗阻，晚期表现为扩张型心肌病。

影像学检查如CT、MRI等可用于观察内脏器官的异常，辅助诊断GSD。某些类型的GSD可导致心脏肥大或心肌病，心脏超声和MRI可用于评估心脏结构和功能。利用超声、CT或MRI监测肝脏中糖原沉积情况，评估疾病进展。

参考文献

[1] LEI K J, SHELLY L L, PAN C J, et al. Mutations in the glucose-6-phosphatase gene that cause glycogen storage disease type 1a[J]. Science, 1993, 262（5133）：580-3.

[2] MASSESE M, TAGLIAFERRI F, DIONISI-VICI C, et al. Glycogen storage diseases with liver involvement: a literature review of GSD type 0, Ⅳ, Ⅵ, Ⅸ and Ⅺ[J]. Orphanet J Rare Dis, 2022, 17（1）：241.

[3] FROISSART R, PIRAUD M, BOUDJEmLINE A M, et al. Glucose-6-phosphatasc deficiency[J]. Orphanet J Rare Dis, 2011, 6(1): 27.

[4] DERKS T G J, RODRIGUEZ-BURITICA D F, AHMAD A, et al. Glycogen Storage Disease Type Ⅰa: Current Management Options, Burden and Unmet Needs[J]. Nutrients, 2021, 13(11): 3828.

[5] HEXNER-ERLICHMAN Z, VEIGA-DA-CUNHA M, ZEHAVI Y, et al. Favorable outcome of empagliflozin treatment in two pediatric glycogen storage disease type 1b patients[J]. Front Pediatr, 2022, 10: 1071464.

[6] RAKE J P, VISSER G, LABRUNE P, et al. European Study on Glycogen Storage Disease Type Ⅰ(ESGSD Ⅰ). Guidelines for management of glycogen storage disease type Ⅰ- European Study on Glycogen Storage Disease Type Ⅰ(ESGSD Ⅰ)[J]. Eur J Pediatr, 2002, 161(1): S112-S119.

（三）肝豆状核变性

【病例概要】

患者女性，23岁，确诊肝豆状核变性（肝型+脑型）肝硬化2年余，基因检测提示*ATP7B*突变，铜蓝蛋白降低，K-F阳性，给予驱铜治疗（青霉胺片+葡萄糖酸锌，具体不详），症状好转，2年前复查CT提示肝硬化并再生结节、脾大。4个月前行经导管部分脾动脉栓塞术，1个月前复查CT提示：①脾动脉栓塞术后，脾重度肿大，考虑脾脏多发梗死灶；②门静脉高压，胃底静脉曲张，肝硬化；③肝S6低密度灶。给予二巯丙磺酸钠（sodium dimercaptosulphonate, DMPS）驱铜治疗，症状好转。现患者为求进一步诊治来我院就诊，复诊查铜蓝蛋白<3 mg/dL↓，白细胞2.030×10^9/L↓，血小板28×10^9/L↓，ALT、AST、γ-GT均正常。

1.超声表现

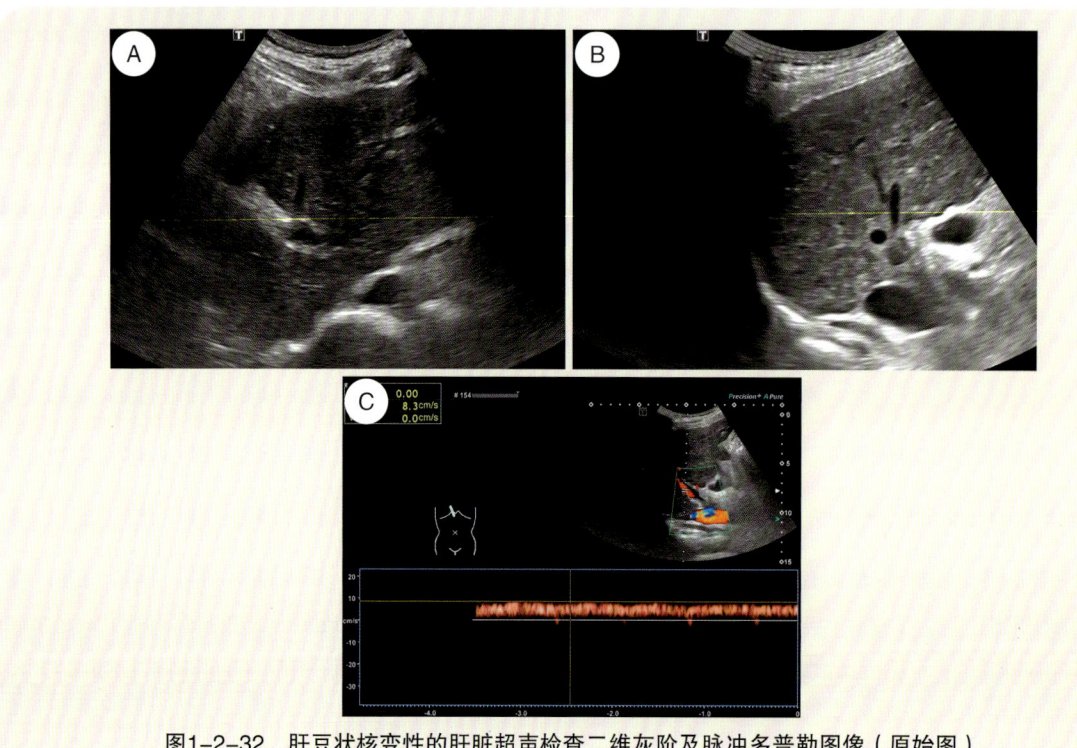

图1-2-32　肝豆状核变性的肝脏超声检查二维灰阶及脉冲多普勒图像（原始图）

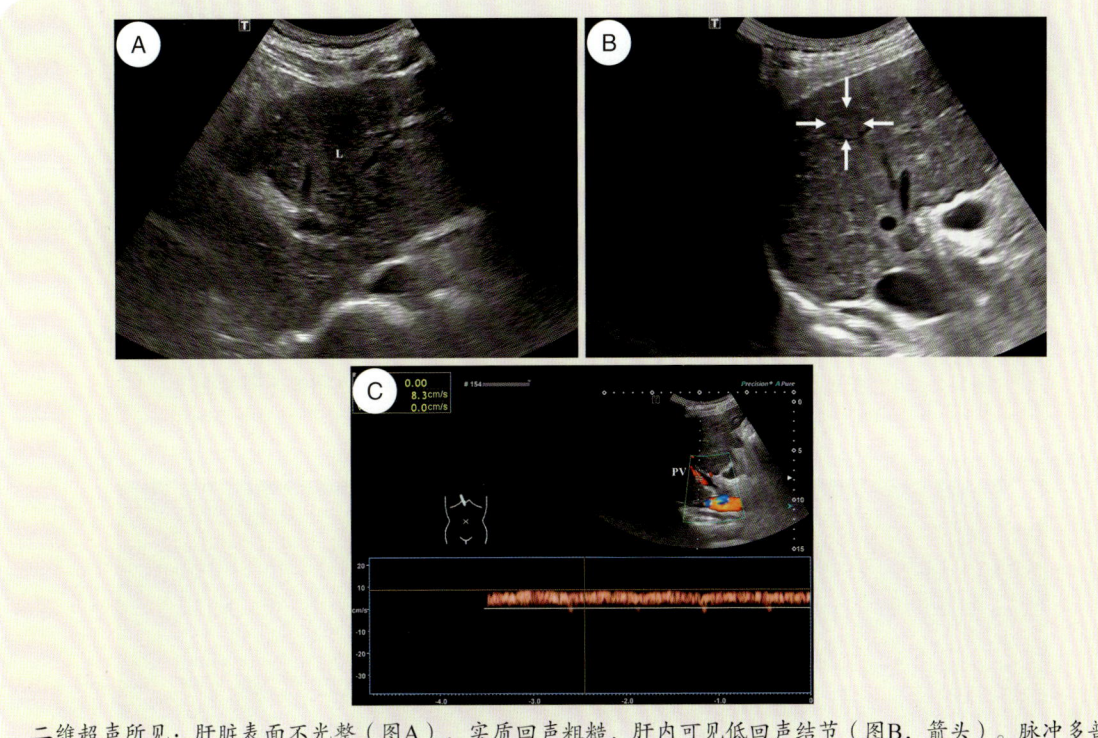

二维超声所见：肝脏表面不光整（图A），实质回声粗糙，肝内可见低回声结节（图B，箭头）。脉冲多普勒所见：门静脉平均血流流速降低（图C）。L：肝脏。PV：门静脉。

图1-2-33 肝豆状核变性的肝脏超声检查二维灰阶及脉冲多普勒图像（标示图）

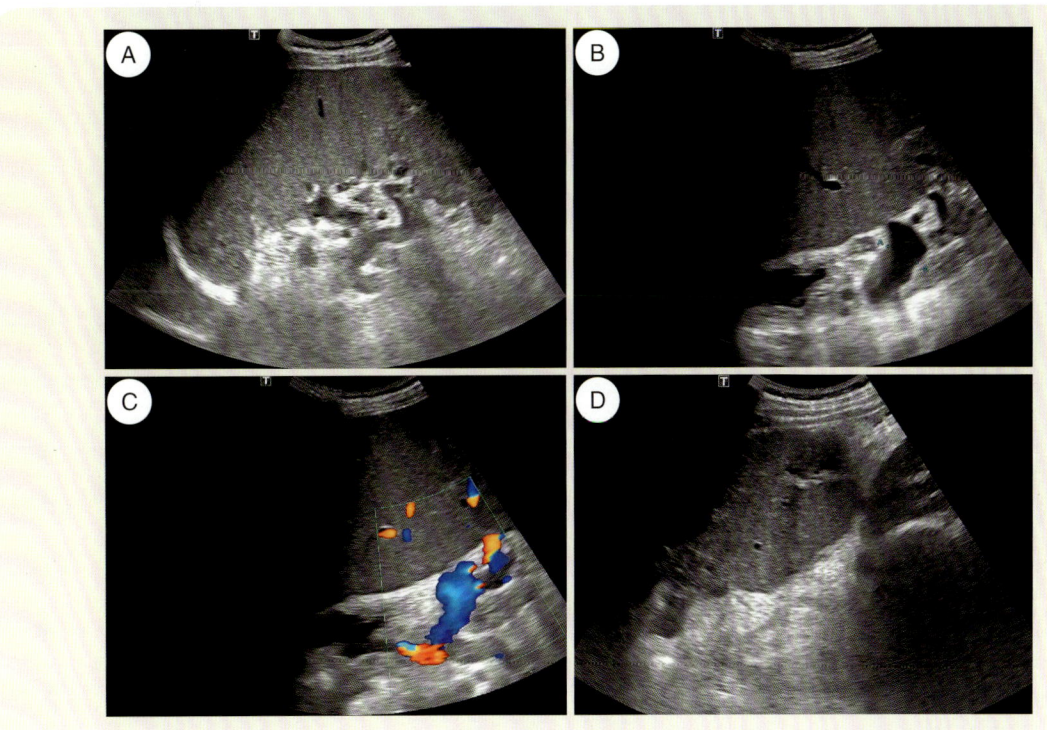

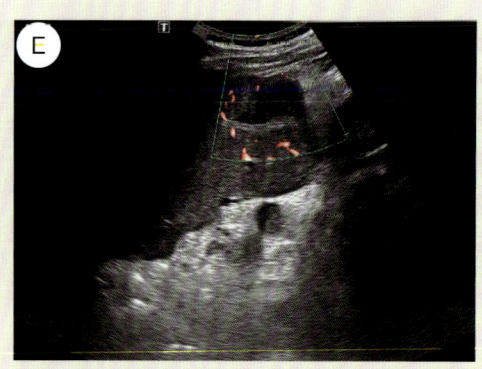

图1-2-34 肝豆状核变性的脾脏超声检查二维灰阶及彩色多普勒图像（原始图）

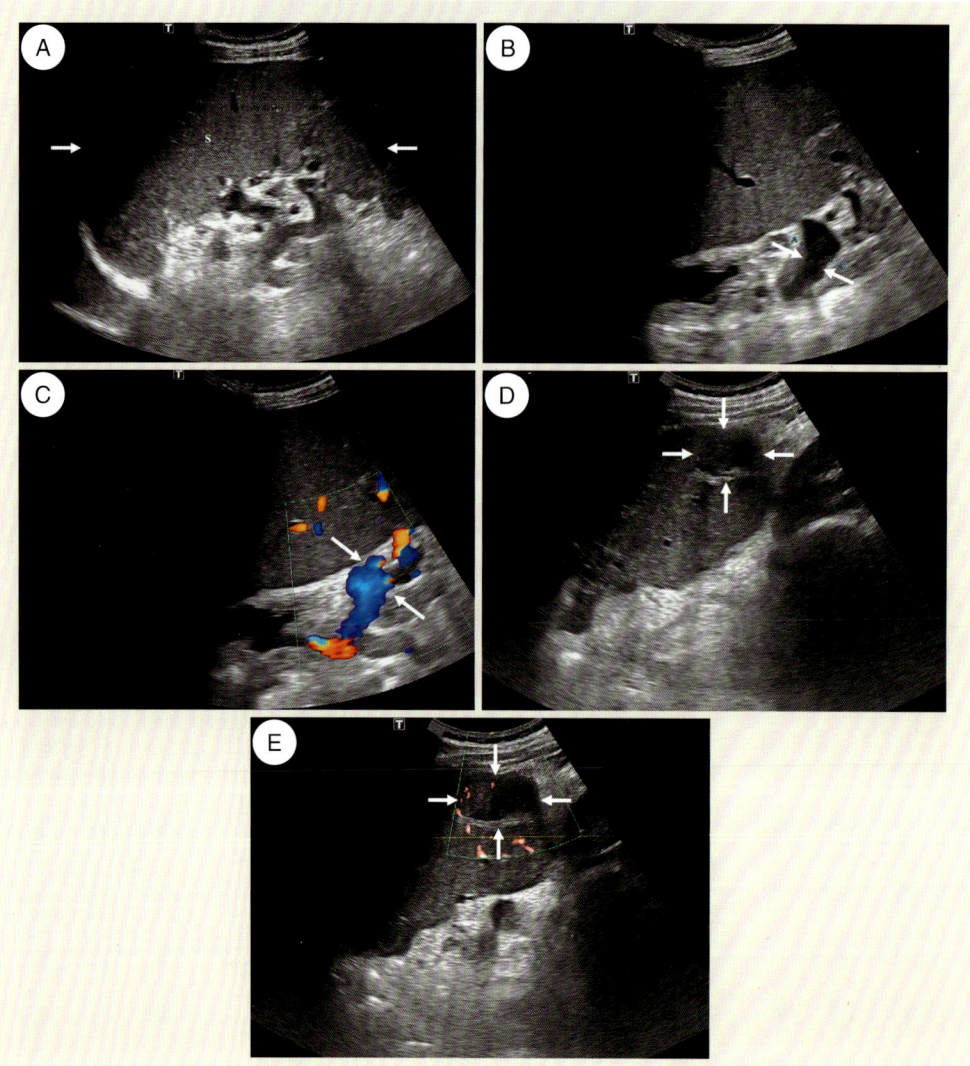

二维超声所见：脾脏体积增大（图A，箭头），脾静脉扩张（图B，箭头）。CDFI：可见扩张的脾静脉内血流通畅（图C，箭头）。脾内多处片状低回声区（图D，箭头），超微血管成像（super microflow image，SMI）：低回声区内可探及点状血流信号（图E，箭头）。S：脾脏。

图1-2-35 肝豆状核变性的脾脏超声检查二维灰阶及彩色多普勒图像（标示图）

2.CT图像

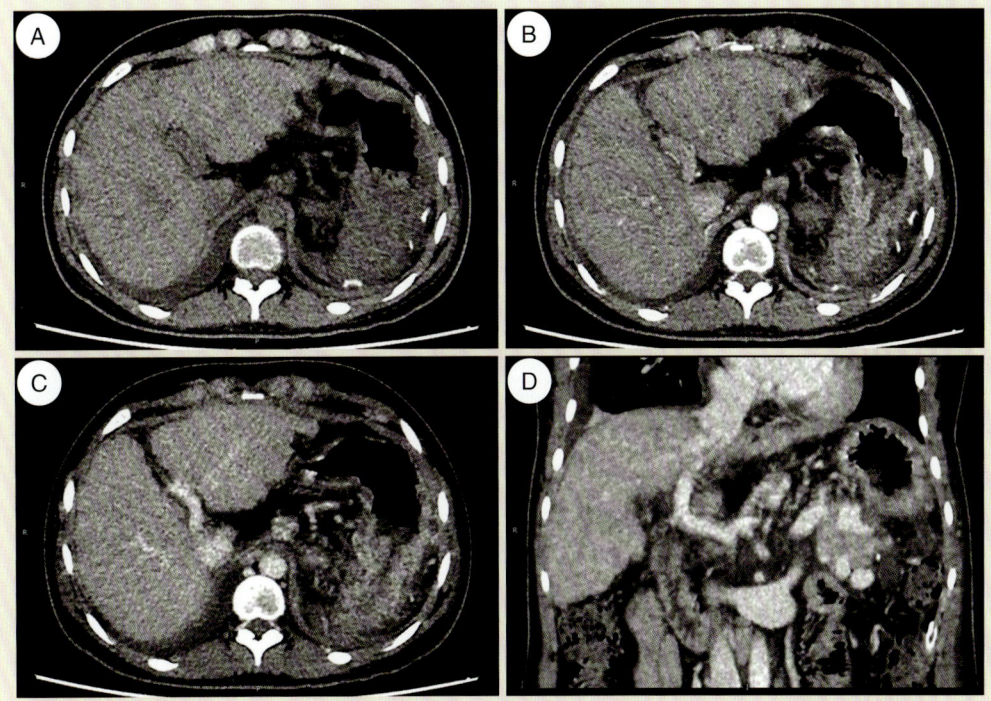

图1-2-36 肝豆状核变性患者脾脏切除术后的CT检查图像（原始图）

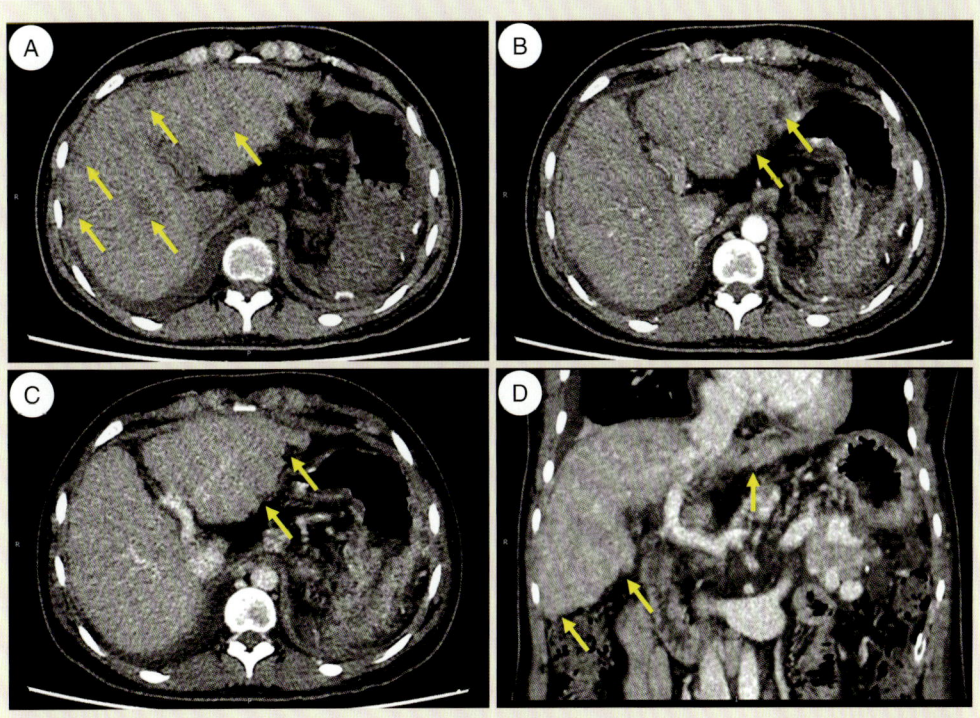

平扫示肝实质内多处灶性密度减低区（图A，箭头），边界模糊，增强后（图B～图D）强化与其余肝实质相近，显示不清。另见肝脏体积缩小，以冠状面（图D）显示较直观，肝脏边缘呈结节状/波浪状（图B～图D，箭头）。说明：本患者CT检查在MRI检查之后，脾脏已切除，CT图像不可见。

图1-2-37 肝豆状核变性患者脾脏切除术后的CT检查图像（标示图）

3.MRI图像

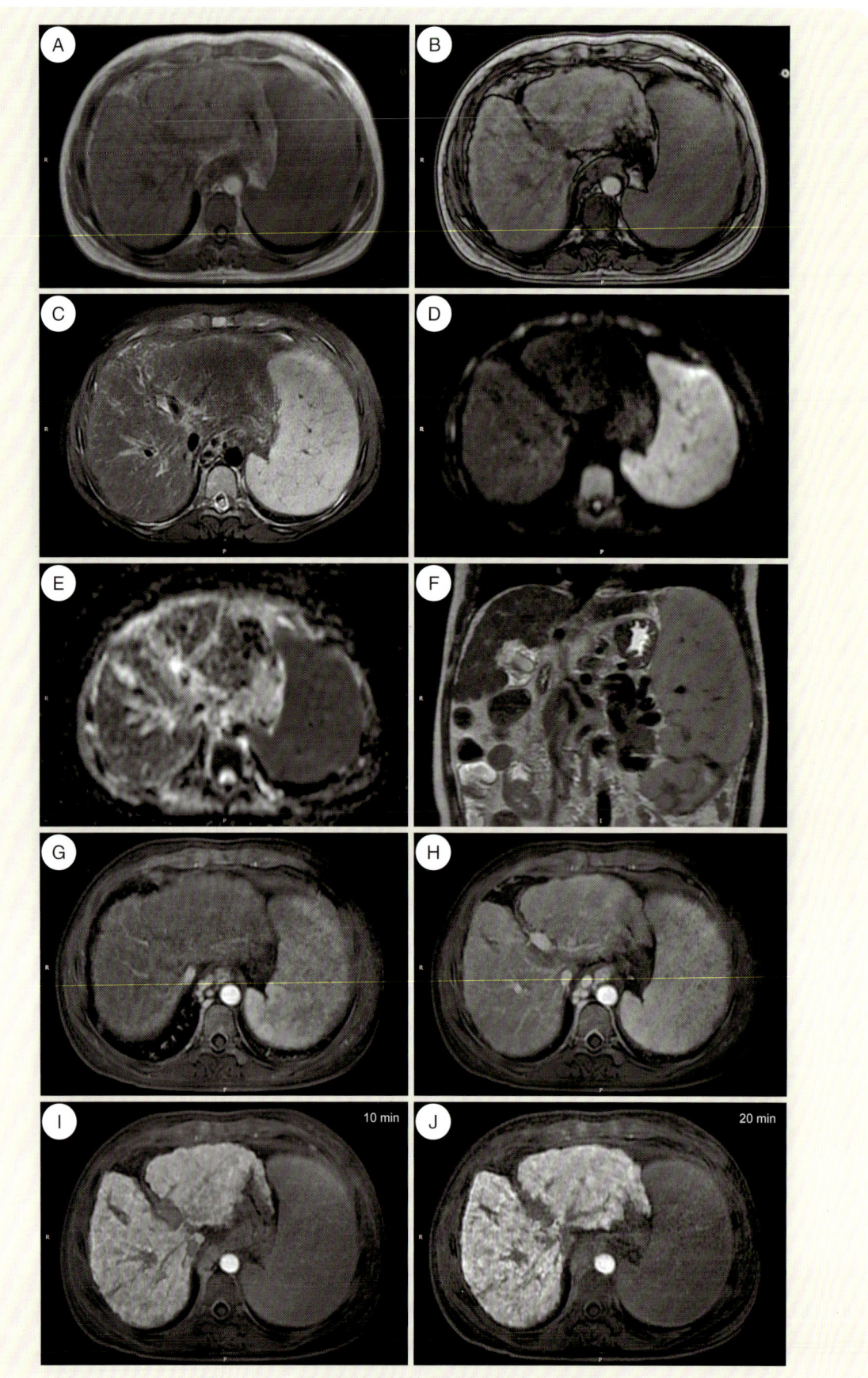

图1-2-38 肝豆状核变性的MRI检查图像（原始图）

第一章 肝胆疾病

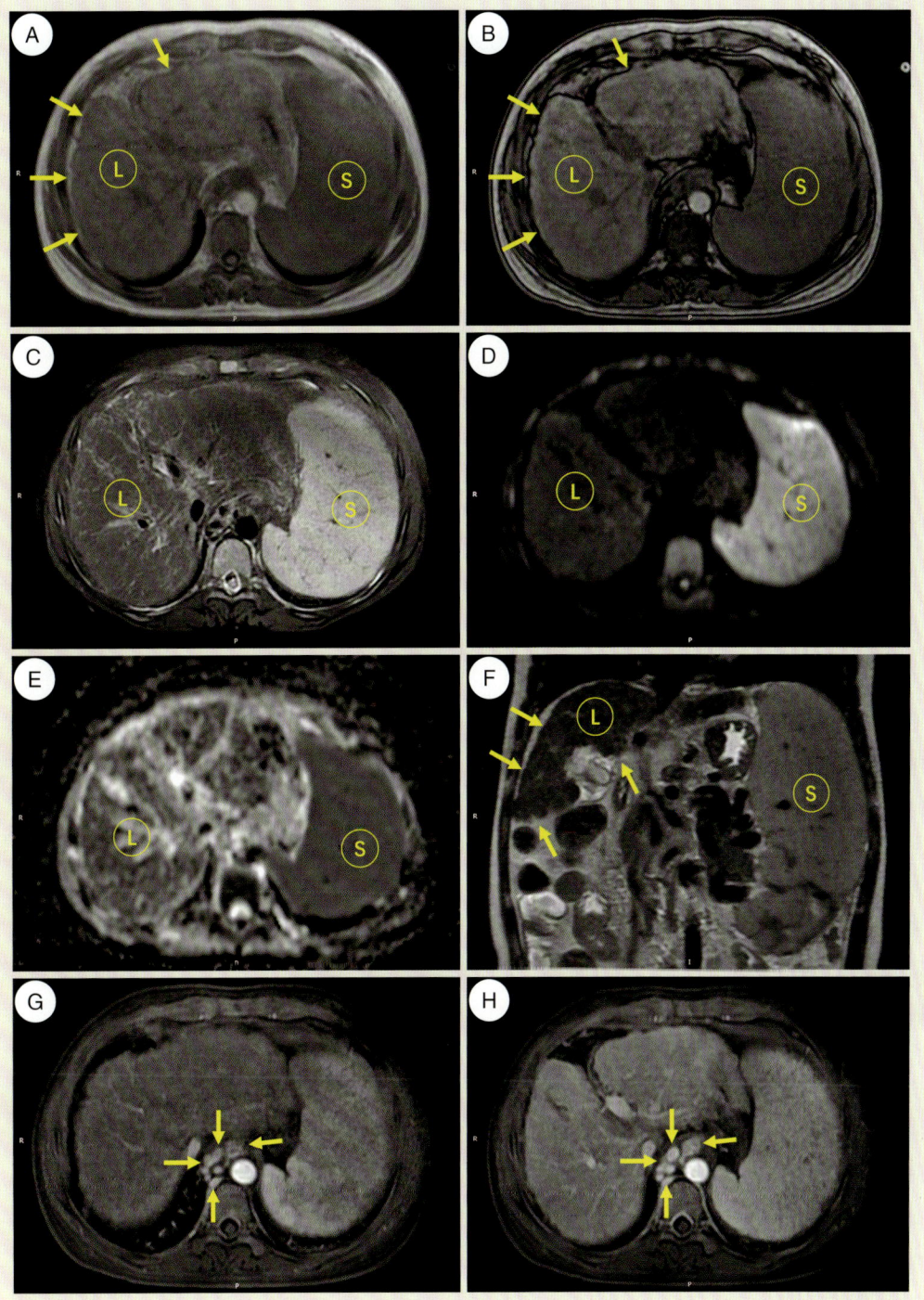

T1加权同、反相位（图A、图B）示肝实质信号无明显变化，提示没有脂肪肝。DWI（图D）示肝实质信号减低，提示一定程度铁沉积可能。各图（图A～图H）显示肝脏体积缩小，以冠状面（图F）显示较直观，伴肝裂、胆囊窝增宽，肝脏边缘呈结节状/波浪状（图A、图B、图F，箭头）。带圈L为肝脏，带圈S为脾脏。

图1-2-39 肝豆状核变性的MRI检查图像（标示图）

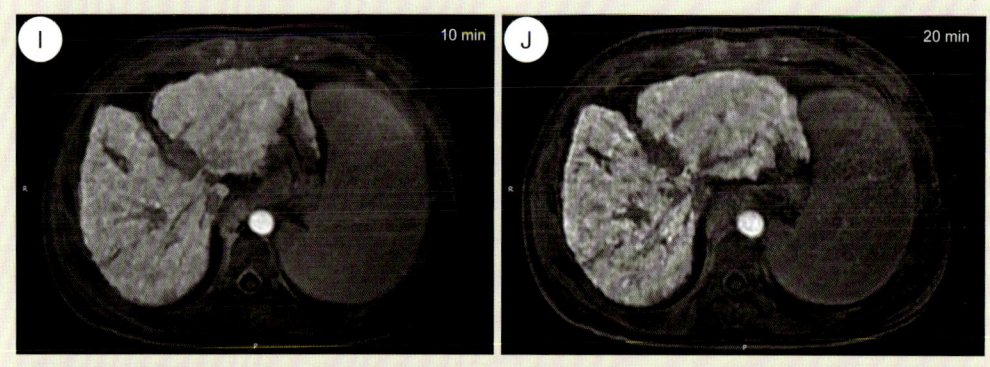

肝内纤维组织在T₁WI（图A、图B）和肝胆期（肝细胞特异性对比剂，普美显，图I、图J）显示较清晰。另见脾脏（带圈S）体积明显增大。增强扫描（图G-动脉期，图H-门脉期）贲门周围可见静脉曲张（箭头）。

图1-2-39　肝豆状核变性的MRI检查图像（标示图）（续）

【影像诊断要点分析及小结】

肝豆状核变性（hepatolenticular degeneration，HLD），又称Wilson病（Wilson disease，WD），是一种常染色体隐形遗传疾病，在世界范围内的患病率为1/30 000～1/2600[1-2]，多见于儿童、青少年，小于10岁的患者首发症状多为肝脏损害，10岁以后发病以神经系统损害多见[3]。WD因*ATP7B*基因突变导致铜代谢异常，铜在肝脏、脑部、肾脏、角膜等多脏器过量沉积，从而产生一系列症状[4]。

临床表现：包括但不限于出现肝损害表现，如急性肝炎、急性肝衰竭（acute liver failure，ALF）、慢性肝炎、肝硬化等，以及出现神经系统症状，如肌张力障碍、震颤、肢体僵硬和运动迟缓、精神行为异常等[5]。而无症状患者通常是常规体检发现转氨酶增高、肝脾肿大或脂肪肝，或意外发现角膜Kayser-Fleischer环（简称K-F环）阳性，经进一步检查后确诊。

实验室检查：血清铜蓝蛋白降低（<200 mg/L），尿铜升高（24 h尿铜≥100 μg）。

超声：随着铜沉积增加，肝损伤加重，HLD的超声检查可表现为肝实质弥漫性光点增粗、回声增高甚至多发小结节样改变，后期可呈肝硬化表现，部分患者可见脾脏肿大[6]，门静脉平均血流速度降低。

CT：肝脏受损时可表现为肝脏密度减低，甚至呈肝硬化表现，以密度增高的不均匀分布的小结节为主，增强扫描结节强化不显著。高达60%的患者在发病时有神经或精神症状[2]，头颅CT表现为双侧基底节区对称性低密度改变，最常受累的核团是豆状核，包括壳核及苍白球，表现为两者体积缩小伴软化灶形成，即豆状核内可见条状或新月形低密度区，还可累及尾状核、丘脑、脑干、小脑齿状核及大脑皮层，增强扫描无强化。

MRI：肝脏受损时主要表现为肝脏轮廓改变及多发再生结节，再生结节内的铁沉积导致结节T₁WI呈高信号，T₂WI呈低信号，再生结节被高信号间隔包围，形似"蜂窝"。神经系统受损时，头颅MRI典型表现为双侧豆状核对称性信号异常，以壳核为著，T₁WI病变部位多表现为低信号或稍低信号，T₂WI则多表现为高信号，形态呈"八字征""蝴蝶征"表现，增强无明显强化，中脑可见"熊猫脸征"[7]，表现为被盖高信号，红核低信号，其中红核构成"熊猫"的眼睛，中脑导水管（常T₂WI高信号）及其周围灰质核团（T₂WI低信号）构成"熊猫"脸的下半部分。

肝豆状核变性是一种常染色体隐形遗传（定位于染色体13长链q14-q21的*ATP7B*基因突变所致）的铜代谢障碍性疾病，多见于儿童和青少年，以铜代谢障碍引起的小叶性肝硬化、脑豆状核变性、角膜K-F环为主要表现。WD是至今少数几种可治疗的神经遗传病之一，关键是早发现、早诊断、早治疗。其诊断需结合临床、影像及基因检测等综合考虑，各项检查中MRI可作为检测患者疾病严重程度和治疗效果的重要手段。

参考文献

[1] BANDMANN O，WEISS K H，KALER S G. Wilson's disease and other neurological copper disorders[J]. Lancet Neurol，2015，14（1）：103-113.

[2] LO C，BANDMANN O. Epidemiology and introduction to the clinical presentation of Wilson disease[J]. Handb Clin Neurol，2017，142：7-17.

[3] HEDERA P. Wilson's disease：a master of disguise[J]. Parkinsonism Relat Disord，2019，59：140-145.

[4] SHRIBMAN S，POUJOIS A，BANDMANN O，et al. Wilson's disease：update on pathogenesis，biomarkers and treatments[J]. J Neurol Neurosurg Psychiatry，2021，92（10）：1053-1061.

[5] 中华医学会肝病学分会遗传代谢性肝病协作组. 肝豆状核变性诊疗指南（2022年版）[J]. 中华肝脏病杂志，2022，30（1）：9-20.

[6] 中华医学会神经病学分会神经遗传学组. 中国肝豆状核变性诊治指南2021[J]. 中华神经科杂志，2021，54（4）：310-319.

[7] CAPONE K，AZZAM R K. Wilson's Disease：a review for the general pediatrician[J]. Pediatr Ann，2018，47（11）：e440-e444.

第三节　肝脏血管性疾病

一、门静脉海绵样变

【病例概要】

患者男性，43岁，腹胀腹痛伴肛门停止排气排便2周入院，患者于2周前无明显诱因出现腹痛腹胀，伴肛门停止排气排便，无恶心、呕吐，无发热，无咳嗽、咳痰，就诊于外院行CT提示"缺血性肠炎、门静脉血栓形成、胰腺炎、腹腔积液、腹膜炎"，治疗上予以禁食、胃肠减压，解痉补液等对症处理，效果欠佳，后为求进一步治疗，就诊于我院门诊，门诊拟以"腹痛查因"收入院进一步治疗。我院CTA示门静脉、门静脉左右主干及其属支、脾静脉、肠系膜上下静脉、肝总静脉、下腔静脉、双侧髂总静脉、双侧髂内外静脉血栓形成，考虑缺血性肠炎。排除手术禁忌证后行经动脉置管溶栓术，术后给予患者置管溶栓、护肝、抑酸、营养、镇痛、抗感染等对症支持治疗。患者腹胀、腹痛症状明显缓解。

【图片资料】

1.超声表现

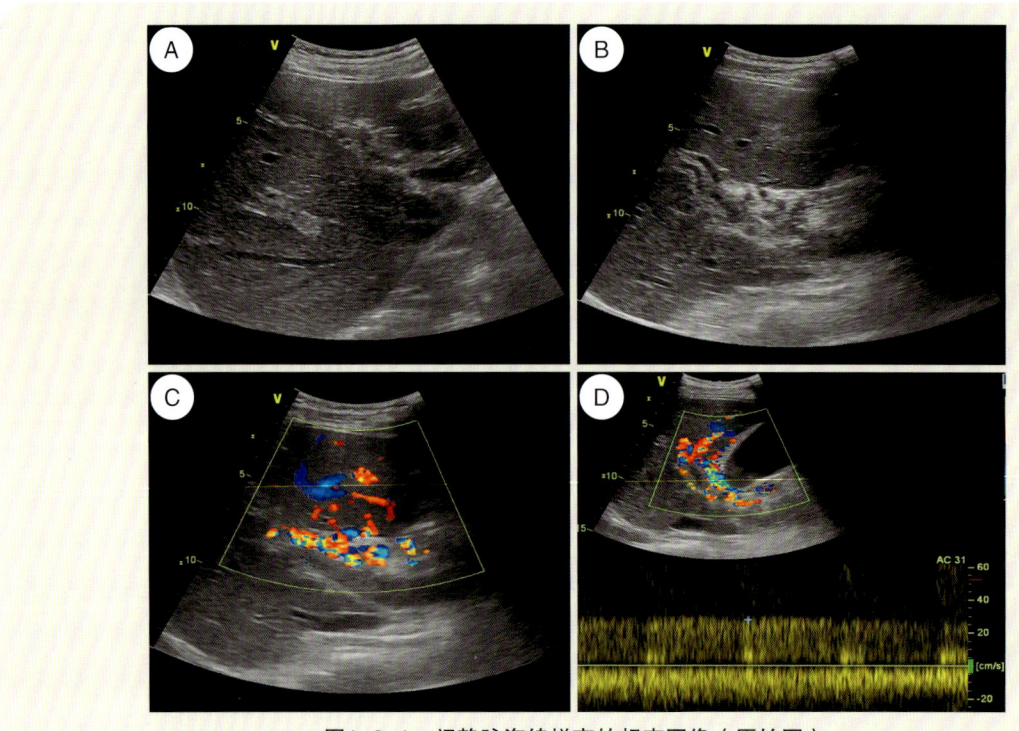

图1-3-1　门静脉海绵样变的超声图像（原始图）

第一章 肝胆疾病

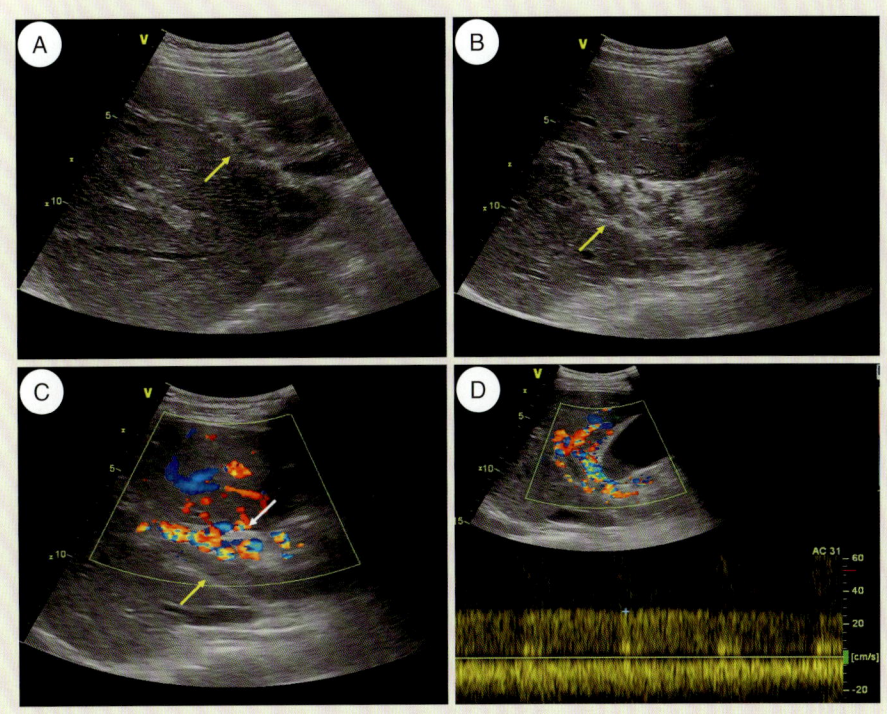

门静脉主干管腔内可见不均质低回声充填，门静脉主干周围可见多发迂曲扩张的管状无回声结构（图A、图B，黄箭头），CDFI示门静脉主干管腔未见血流充盈（图C，黄箭头），门静脉主干周围迂曲扩张管腔内见花色血流充盈（图C，白箭头），频谱多普勒显示为静脉血流信号（图D）。

图1-3-2 门静脉海绵样变的超声图像（标示图）

2.CT表现

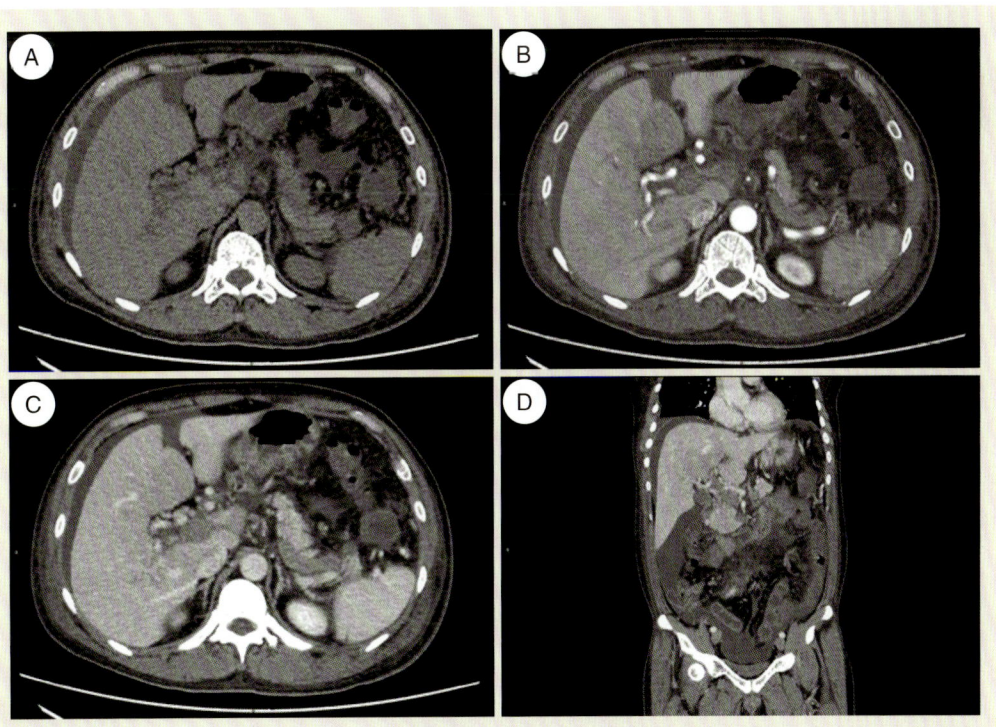

图1-3-3 门静脉海绵样变的CT图像（原始图）

39

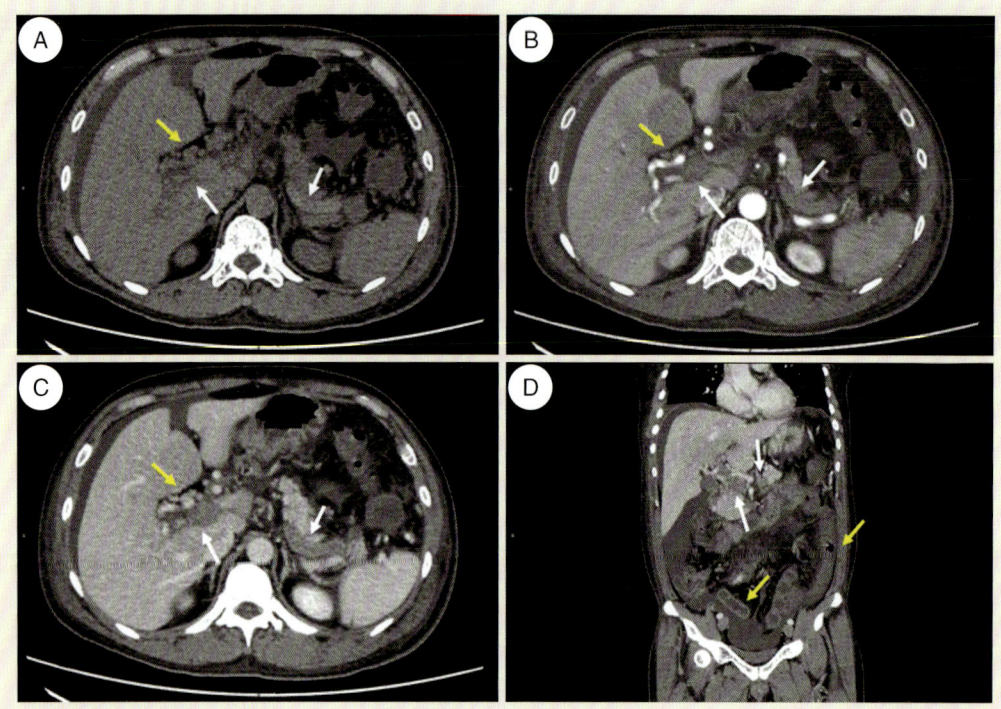

A.平扫；B.动脉期；C.门静脉期；D.门静脉期冠状位图像；肝脏体积增大，左外叶萎缩，尾状叶稍增大。门静脉及其属支、脾静脉管腔增宽，平扫密度不均匀稍增高（图A，白箭头），增强扫描门静脉期未见强化，呈广泛充盈缺损影（图B～图D，白箭头）。肝动脉分支增粗（图B，黄箭头），门静脉主干周围可见多发迂曲静脉影（图A、图C，黄箭头）；腹腔见较多积液，降结肠、乙状结肠、横结肠及部分小肠肠壁水肿增厚，周围脂肪间隙模糊（图D，黄箭头）。

图1-3-4 门静脉海绵样变的CT图像（标示图）

【影像诊断要点分析及小结】

门静脉海绵样变（cavernous transformation of the portal vein，CTPV）是由门静脉主干和（或）分支部分或完全阻塞后引起门静脉高压，门静脉周围侧支循环代偿性建立而形成的疾病。根据其致病原因，可以将其分为原发性CTPV和继发性CTPV。原发性CTPV是由于门静脉先天性发育畸形或出生后脐静脉与导管闭锁过程中累及门静脉，使门静脉管腔狭窄甚至闭塞所致，常见于儿童；继发性CTPV常见于成年人，任何导致门静脉闭塞或狭窄的疾病均有可能引起CTPV，最常见的是门静脉内血栓、癌栓所引起的门静脉狭窄或闭塞。CTPV的患者可无明显临床症状，当合并门静脉高压时，可出现脾大、腹腔积液、消化道出血等症状[1]。

原发性CTPV超声检查声像图特征[2]：灰阶超声显示Gllison鞘不均匀增厚、回声增强；肝门部及肝内门静脉走行区结构紊乱，门静脉主干和（或）左、右支管腔显示不清、管径纤细或正常结构消失；门静脉主干和（或）左、右支走行区可见迂曲的管网状回声，呈蜂窝样改变。CDFI示迂曲的管网状结构内可见红蓝相间的彩色血流信号，管腔内血流信号可呈单向正常向肝方向、完全反向或双向血流。当管腔内有弱回声完全或部分充填或门静脉管腔闭锁时，管腔内血流信号充盈缺损或未探及血流信号。频谱多普勒呈连续性低速频谱，频谱形态平直。继发性CTPV主要表现为门静脉周围出现蜂窝状血管，门静脉管腔细窄或呈闭塞状，管腔内可见完全或部分栓塞，大部分蜂窝状血管结构内部呈红蓝相间丰富的血流信号。门静脉CT成像技术直接征象为门静脉内可见癌栓或血栓形成，门静脉走行区结构紊乱，可见多发迂曲走行侧支静脉，可伴有动静脉瘘形成。间接征象包括：①肝动脉分支增粗；②动脉期肝实质一过性异常灌注，侧支循环出现；③肝左右动脉和或分支增粗，表明肝脏动脉供血增加，主要由于门静脉系统栓塞后代偿不足所致；④肝脏左外叶萎缩、尾叶及Ⅳ段增生；⑤门静脉性胆道病（当胆道周围曲张静脉扩张到一定程度时，可压迫胆道而引起的胆管壁增厚、狭窄并梗阻）；⑥门静脉继发属支血流循环障碍时，可出现肠管壁淤血水肿、脾大。

磁共振胰胆管造影（magnetic resonance cholangiopancreatography，MRCP）有助于发现胆总管的不规则狭窄及慢性胆囊炎等情况。21%的CTPV患者肝内可出现肝局灶性结节性增生（focal nodular hyperplasia，FNH）样病变（FNH-like lesions），多为单发，少数多发，T_1WI呈稍低信号，T_2WI呈稍高信号，信号均匀，边缘光滑，增强扫描动脉期病灶明显强化，部分可出现低信号晕环，门静脉期及实质期病灶信号降低为等信号，动脉期病灶周边低信号环此时也呈等信号改变[3-4]。

CT/MRI除可了解门静脉栓塞程度及侧支情况外，还可同时显示肝脏本身及腹部其他脏器的情况，有助于发现CTPV的病因。

参考文献

[1] 何英，周琛云，张梅，等．少儿原发性门静脉海绵样变的超声诊断价值[J]．四川医学，2019，40（6）：558-561．

[2] 殷志勇，王连双，张瑶．超声检查门静脉海绵样变特征表现[J]．实用肝脏病杂志，2021，24（4）：540-543．

[3] 丁霞，赵斌．门静脉海绵样变性的影像学表现[J]．医学影像学杂志，2009，19（2）：3．

[4] VILGRAIN V，PARADIS V，VAN WETTERE M，et al. Benign and malignant hepatocellular lesions in patients with vascular liver diseases[J]. Abdom Radiol（NY），2018，43（8）：1968-1977．

二、布-加综合征

【病例概要】

患者女性，39岁，因"发现右侧卵巢囊肿并肝内多发占位病变2周余"收入院。查体：腹壁平坦，腹软，无压痛、反跳痛。右下腹可触及一直径约8 cm的肿物，质韧，可推动。肝脾肋下未触及。肝区双肾区无叩痛。腹部移动性浊音阴性。肠鸣音正常，4次/分。辅助检查：肝胆胰脾彩色多普勒超声（外院）：肝静脉走行不清，肝右后叶静脉囊性扩张，门静脉较窄，不除外血管变异。PET/CT（外院）：①盆腔囊性占位病变，考虑卵巢囊肿；②全身显像未见明确恶性肿瘤代谢影像。上腹部+盆腔增强MRI（外院）：①原发性肝癌并肝内多发转移，脾大；②子宫右上方囊性为主占位，考虑囊腺瘤。入院后完善相关检查，查血常规、凝血、生化、肿瘤相关标志物等均未见异常。超声造影提示肝内局灶性病变为肝增生结节；肝静脉所见，考虑布-加综合征。行彩色多普勒超声引导肝局灶性病变穿活检，提示（肝脏）灶性区域肝细胞胞浆呈水样变性，核轻度固缩，肝窦轻度扩张，间质纤维组织稍增生，未见恶性证据。完善上腹部CTV后提示符合布-加综合征。遂先后行下腔静脉球囊扩张术和全身麻醉下腹腔镜下盆腔粘连松解+右侧附件切除术。术后病理结果提示：（右侧附件）纤维性囊壁组织，局部披覆黏液柱状上皮及单层扁平上皮，伴囊壁内陈旧性出血，病变符合卵巢黏液性囊腺瘤，卵巢子宫内膜异位囊肿。免疫组化：CD10阳性。

常见消化系统疾病影像图库

【图片资料】
1.超声表现

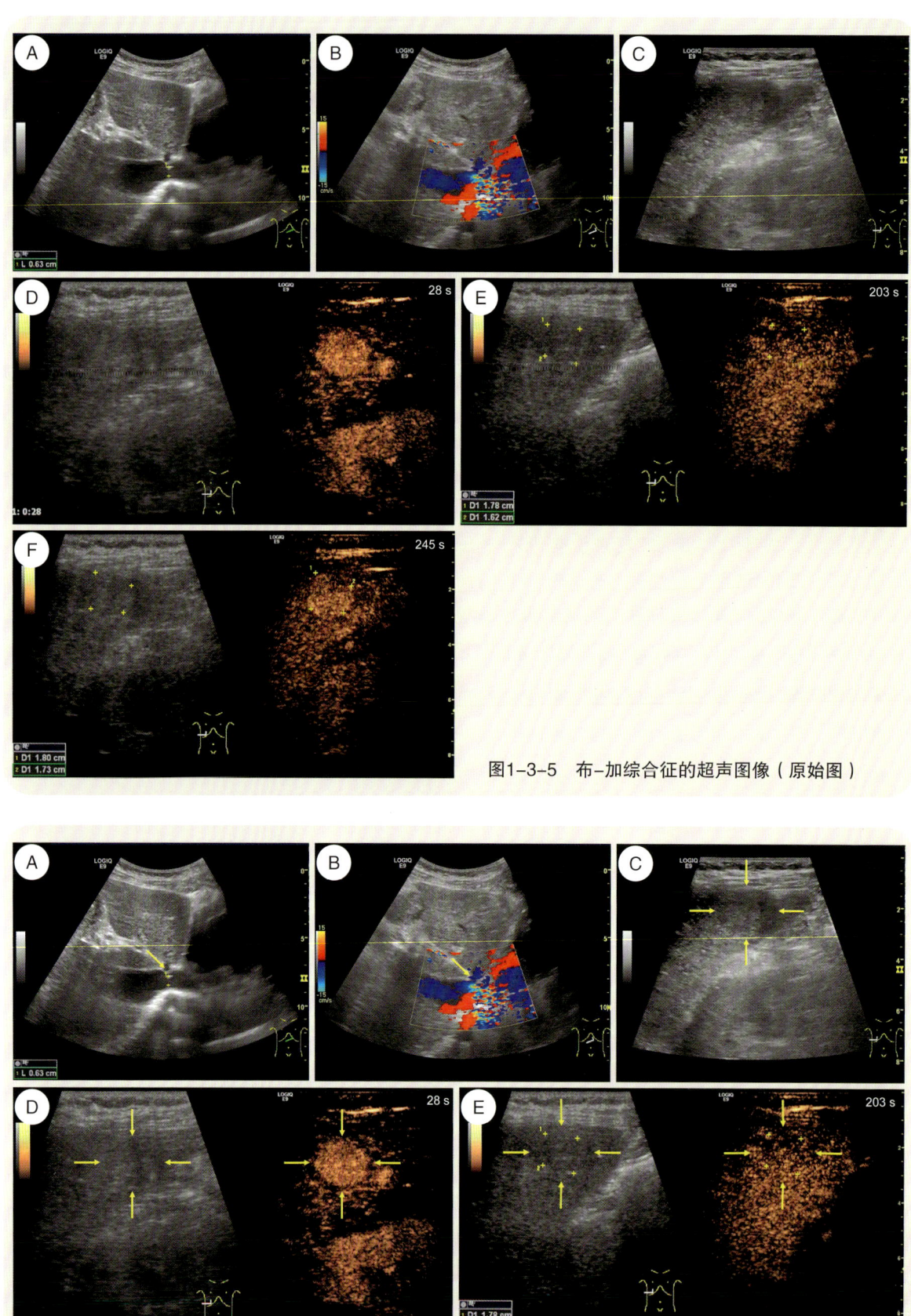

图1-3-5　布-加综合征的超声图像（原始图）

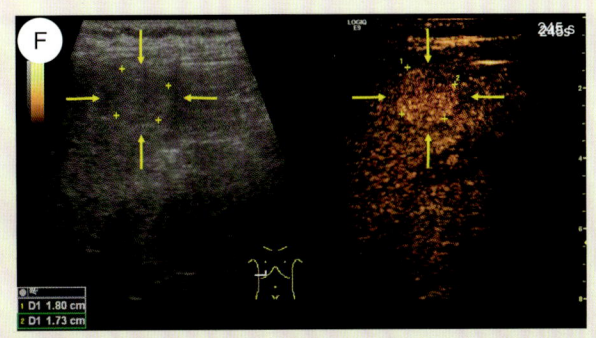

肝脏形态失常，体积稍小，肝包膜不整，肝实质回声增粗、不均。肝内可见多发稍高回声结节，最大位于肝S6（图C，箭头），大小约22 mm×20 mm，边界尚清，CDFI示结节内未探及血流信号。肝静脉走行弯曲，左肝与中肝静脉管腔细小，右肝静脉管腔扩张，肝右静脉最大内径约15 mm。下腔静脉肝后段内径增宽，最大内径约24 mm，于右心房入口处管腔狭小，可见管壁强回声光点，最大内径约6 mm（图A，箭头），血液湍流（图B，箭头）。超声造影示肝S6结节动脉期呈均匀高增强（图D，箭头），门脉期及延迟期未见明显增强消退，仍呈稍高-等增强（图E~图F，箭头）。

图1-3-6　布-加综合征的超声图像（标示图）

2.CT表现

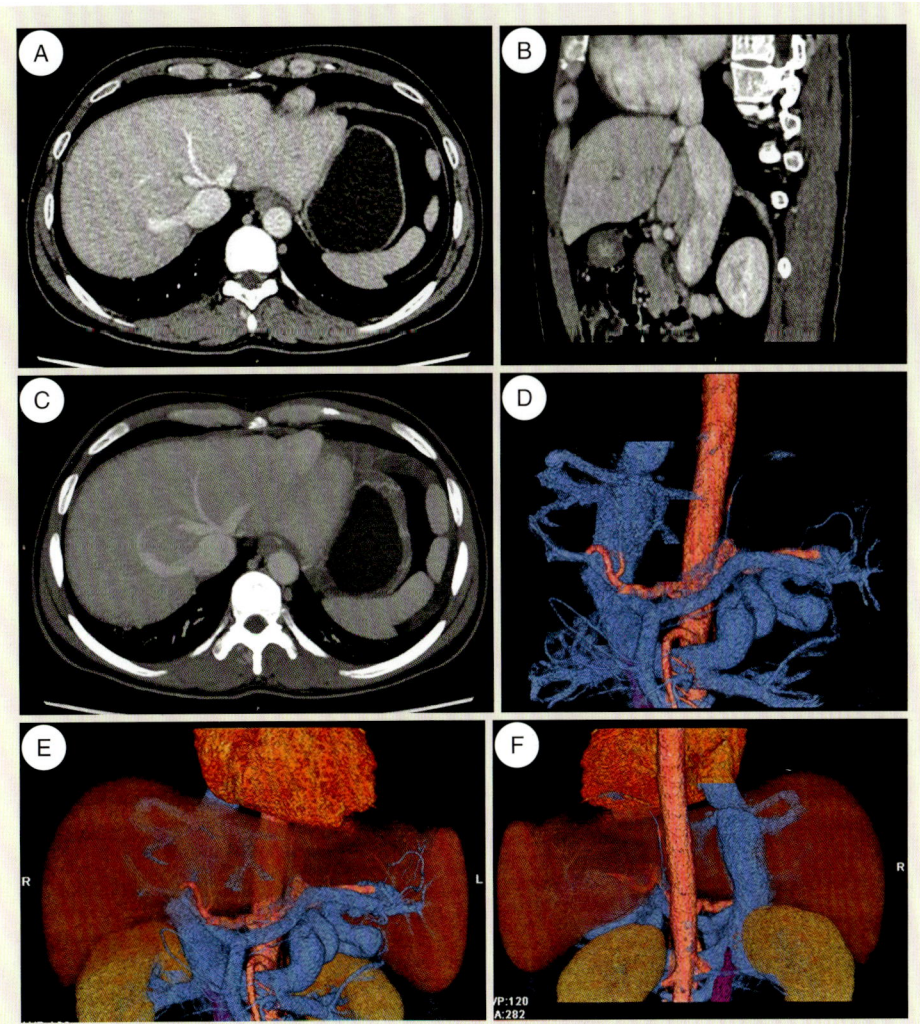

图1-3-7　布-加综合征的CTV、MIP和三维重建血管图像（原始图）

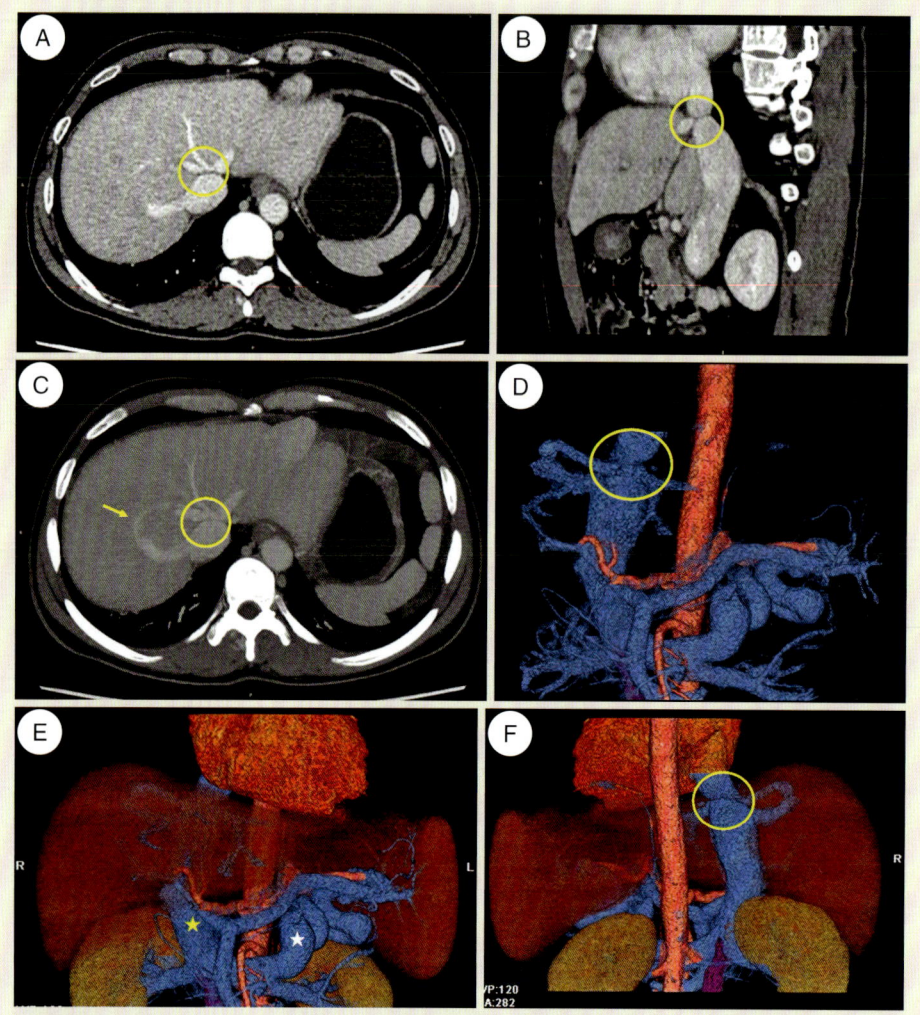

CTV（图A、图B）和MIP图（图C）示第二肝门水平下腔静脉与肝中静脉、肝左静脉可见线样分隔并局部狭窄（黄圈），肝右静脉与肝中静脉形成侧支循环（图C，黄箭头）。三维重建血管图（图D、图F）显示肝左静脉、肝中静脉汇入下腔静脉处狭窄（黄圈）；三维重建前面观（图E）、后面观（图F）显示下腔静脉（黄五角星）与脾静脉（白五角星）沟通开放。

图1-3-8 布-加综合征的CTV、MIP和三维重建血管图像（标示图）

【影像诊断要点分析及小结】

布-加综合征（Budd-Chiari syndrome，BCS）被定义为各种原因所致的肝静脉或其开口以上的下腔静脉阻塞性病变。肝静脉流出道阻塞导致肝窦压力升高，进行性肝细胞缺氧坏死、肝小叶纤维化最终造成肝硬化。本病的病因较为复杂，在西方国家，本病的发生与机体的高凝状态密切相关；我国病例的主要病理表现为静脉隔膜的形成。根据静脉阻塞的位置和速度，BCS临床表现各异，可表现为无症状，也可表现为暴发性肝炎。常见的临床表现包括发热、腹痛、腹胀、腹腔积液、肝衰竭、下肢水肿、胃肠道出血、腹壁和躯干浅表静脉扩张等[1-2]。

多普勒超声是BCS的一线影像学检查方法之一。优点是简便易行，性价比高，无电离辐射。它可以准确评估阻塞的原因、部位和程度，描绘肝内静脉侧支循环情况，了解血流方向、速度和流动方式（湍流）以及肝脏形态变化、门静脉高压等信息。局限性包括对操作人员的依赖，肥胖患者和肠内气体导致扫查技术难度增加。多普勒超声的敏感性和特异性分别为87.5%和85%。急性BCS的超声表现为肝静脉狭窄，常伴有较厚的隔膜和近端静脉管腔扩张及血管内血栓。在慢性病例中，肝脏呈慢性肝病改变，尾状叶增大、右叶萎缩，实质回声增粗，肝静脉可能显示不清、伴肝内交通支形成，部分患者可伴腹腔积液。下腔静脉也可能因肝脏严重肿胀而狭窄。彩色多普勒超声显示如下：①肝静脉扩张，无血流信号或有反向或湍流信号；②粗大的肝内或被膜下连接肝静脉或心包膈静脉或肋间静脉的侧支循环形成；③肝静脉开口附近出现蜘蛛网样表现，通常该处没有正常的肝静脉；④肝静脉波形消失或平坦，无波动；⑤条索样高回声取代正常肝静脉。对于偶然发现肝内占位性病变的患者，超声造影检查可初步判断病变性质，根据动脉期有无异常血流灌注，伴随门脉期或延迟期造影剂有无消退可有效鉴别病变良恶性。

CT的优势在于发现血管异常，评估肝脏形态变化，在血管内干预或手术前绘制血管解剖图。CT静脉造影诊断BCS的敏感性和特异性分别为86.1%和97.3%。急性BCS平扫CT表现为肝脏增大，弥漫性密度减低，下腔静脉和肝静脉狭窄，下腔静脉和门静脉内的高密度血栓等。在慢性BCS中，平扫CT主要表现为肝密度不均，右叶萎缩、尾状叶增大、下腔静脉和肝静脉显示不清等。在急性BCS中，对比增强CT表现为典型的"翻转"模式，即尾状叶和下腔静脉周围中央部分早期强化，外周肝实质强化减弱，随后中心强化减弱，外周强化增强。在慢性BCS中，增强CT的主要表现为肝静脉和（或）下腔静脉血管形态和走行的异常，以及慢性肝病表现伴肝内较大的再生结节。虽然大部分再生结节是良性的，但放射学上与肝细胞癌的鉴别有时仍然困难。

MRI的优势在于，无论是否使用对比剂，都可以全面评估BCS，尤其是对于不能使用对比剂的肾功能不全患者。稳态自由进动（steady-state free procession，SSFP）或梯度回波序列可在不需对比剂的情况下最大限度显示血管结构及走行。在T2加权成像上，流空信号和等或低信号的再生结节也是一个主要的诊断线索。此外，MRA可显示血栓和静脉阻塞程度。

超声是BCS的一线影像学检查方法之一，它可以准确评估阻塞的原因、部位和程度；CT的优势在于发现血管异常；MRI的优势在于，无论是否使用对比剂，都可以全面评估BCS，尤其是对于不能使用对比剂的肾功能不全患者。

参考文献

[1] SHUKLA A, SHRESHTHA A, MUKUND A, et al. Budd-Chiari syndrome: consensus guidance of the Asian Pacific Association for the study of the liver（APASL）[J]. Hepatol Int, 2021, 15（3）: 531-567.
[2] 周璀, 沈波, 曲颖, 等. 布加综合征的临床管理现状[J]. 临床肝胆病杂志, 2022, 38（7）: 1474-1476.

第四节 肝脏囊性病变

一、肝囊肿

【病例1概要】

患者男性，57岁，因"腰背部疼痛，饱餐后腹胀10年余"就诊。入院完善检查，最后诊断为：①胆囊结石伴胆管炎；②肝多发囊肿。

【图片资料】

1.超声表现

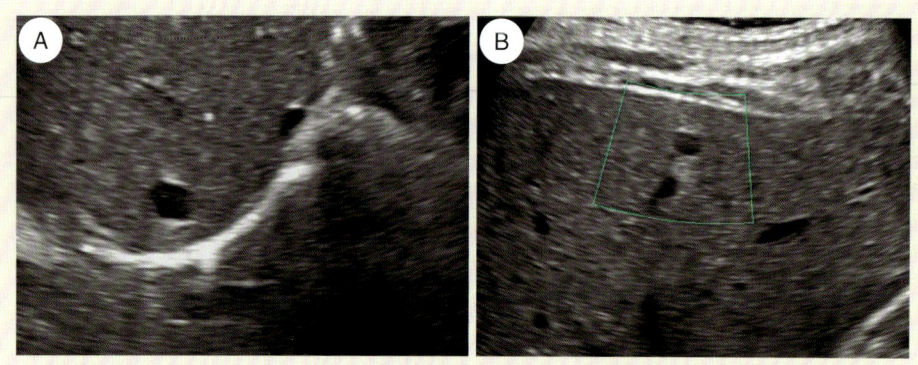

图1-4-1 肝囊肿的超声图像（原始图）

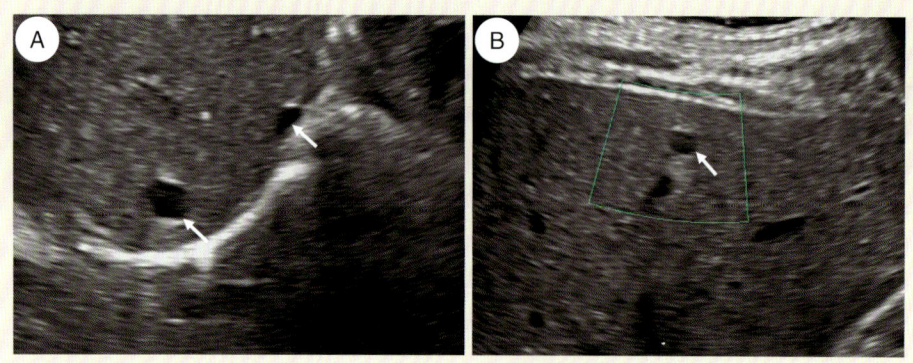

肝实质内可见类圆形无回声区，边界清晰，形态规则，内透声可，后方回声增强（图A，箭头）。彩色多普勒示囊肿内部未见血流信号（图B，箭头）。

图1-4-2 肝囊肿的超声图像（标示图）

2.CT表现

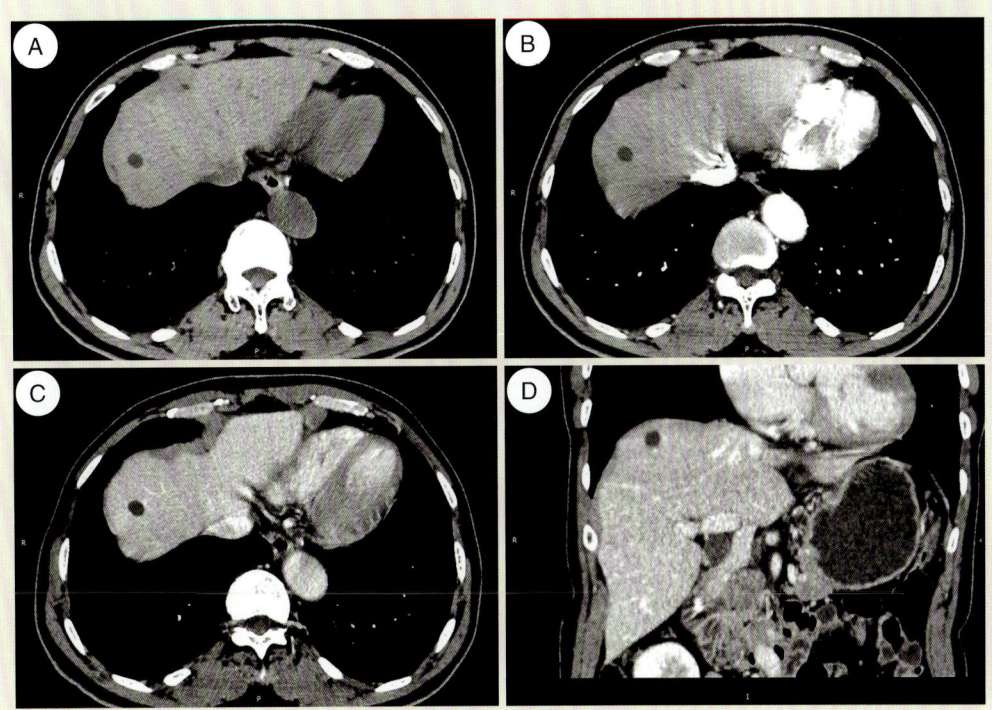

图1-4-3　肝囊肿的CT图像（原始图）

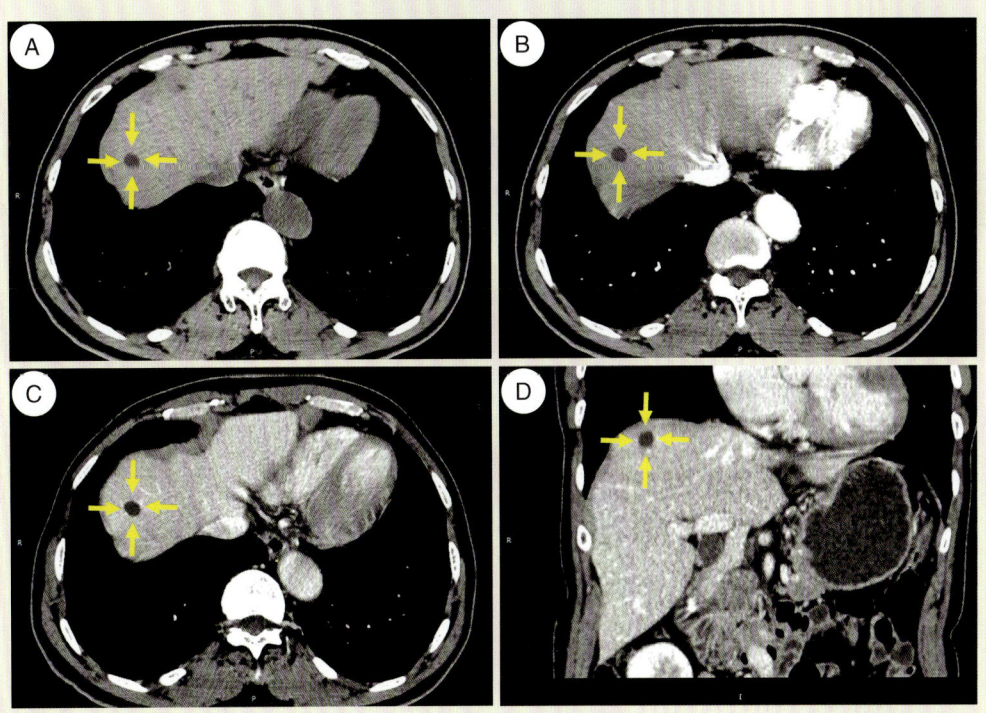

平扫肝S8见一个类圆形低密度灶（图A，箭头），增强扫描动脉期（图B，箭头），静脉期（图C、图D，箭头）均未见明确强化，边界清晰。

图1-4-4　肝囊肿的CT图像（标示图）

3.MRI表现

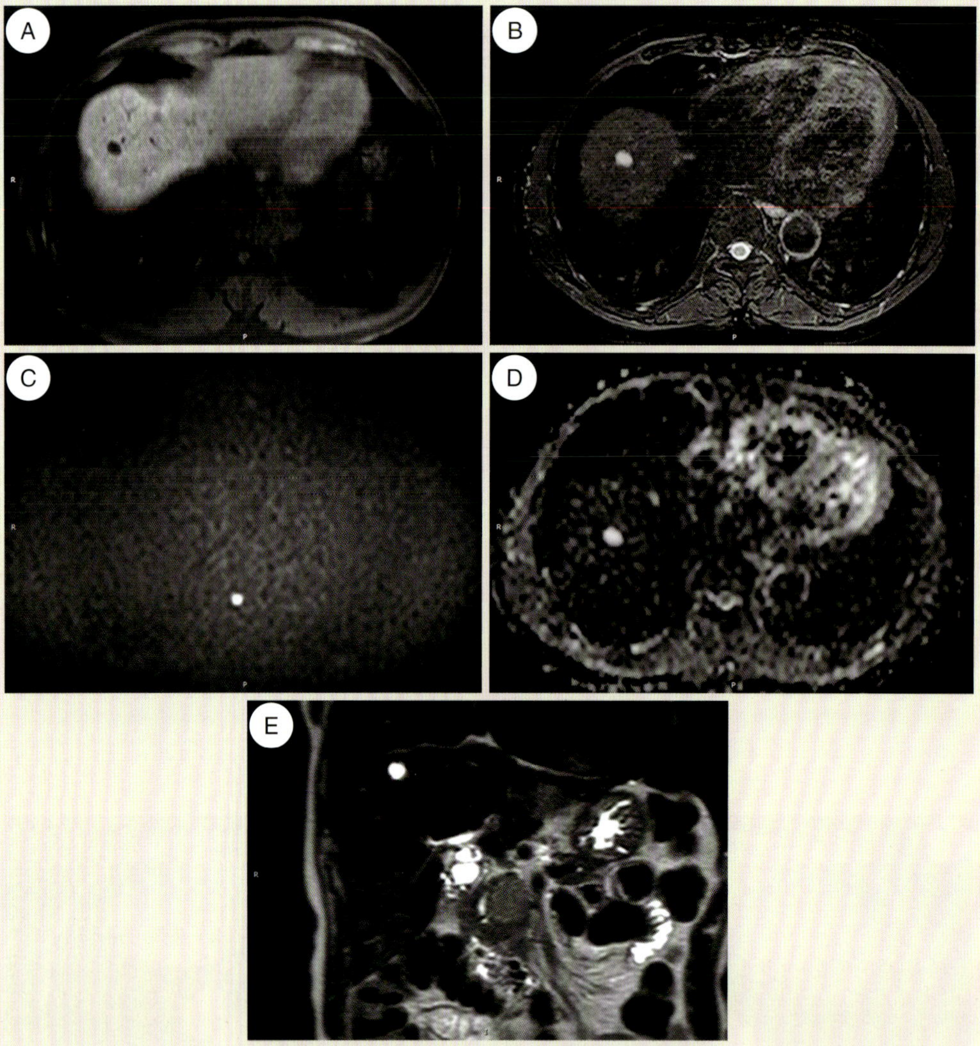

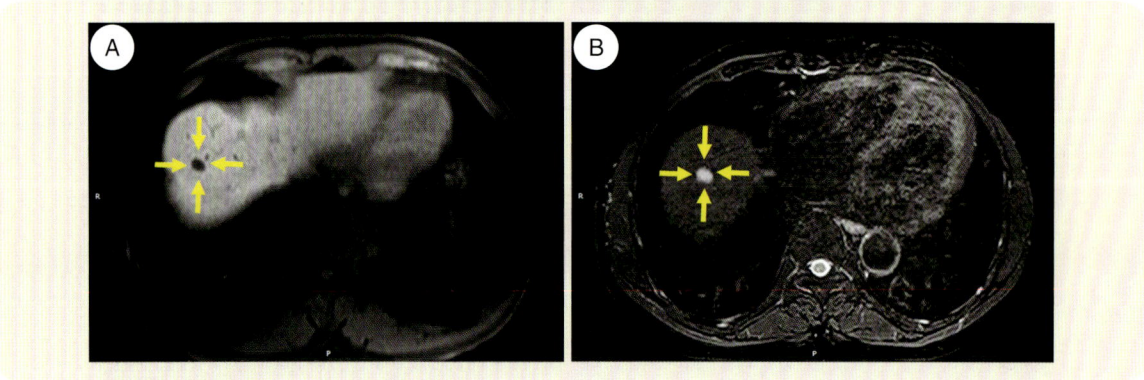

图1-4-5　肝囊肿的MRI平扫图像（原始图）

第一章 肝胆疾病

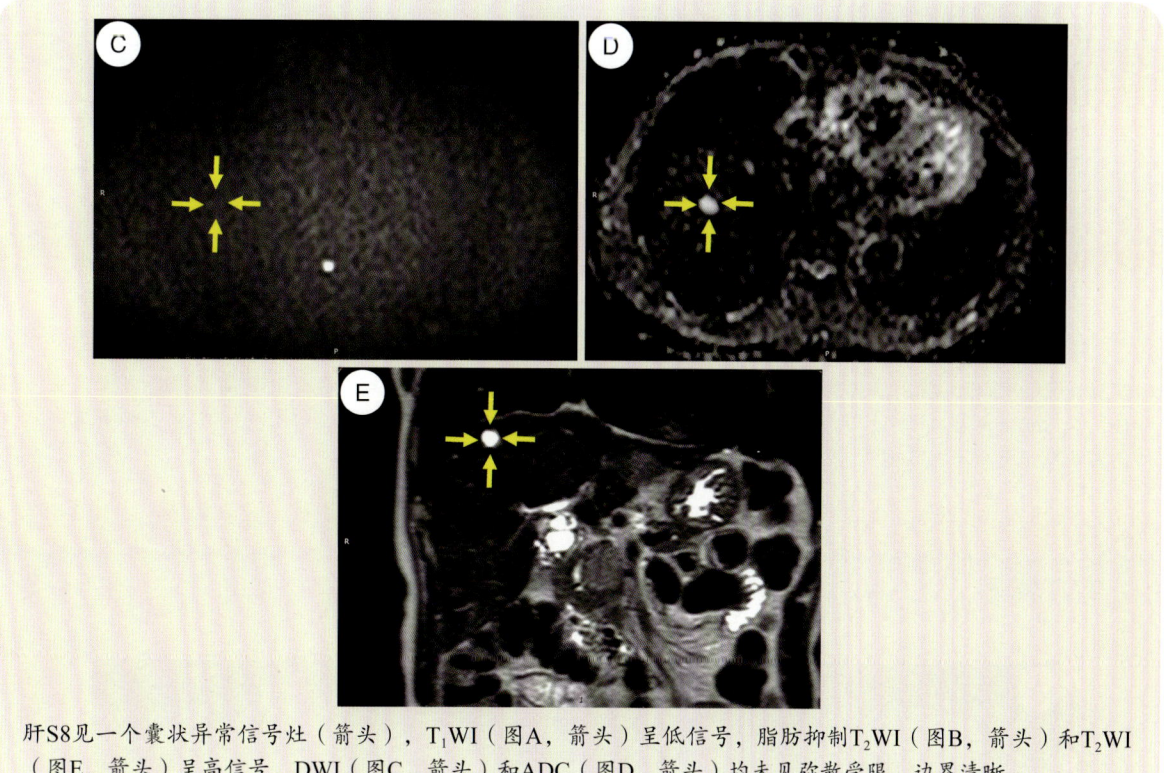

肝S8见一个囊状异常信号灶（箭头），T_1WI（图A，箭头）呈低信号，脂肪抑制T_2WI（图B，箭头）和T_2WI（图E，箭头）呈高信号，DWI（图C，箭头）和ADC（图D，箭头）均未见弥散受限，边界清晰。

图1-4-6 肝囊肿的MRI平扫图像（标示图）

【病例2概要】

患者女性，71岁，因"血尿一周"入院，既往有多囊肾、肾结石病史40余年，最终诊断为：①多囊肾、肾结石；②多囊肝病。

【图片资料】

1.超声表现

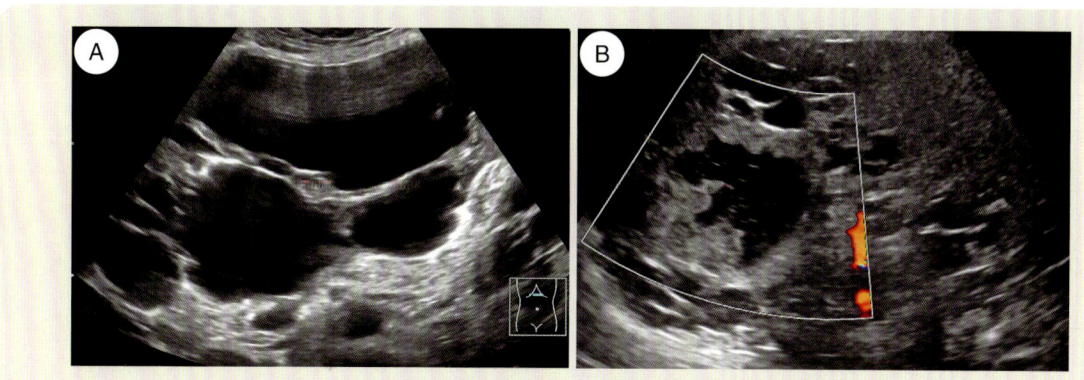

图1-4-7 多囊肝的灰阶超声及彩色多普勒图像（原始图）

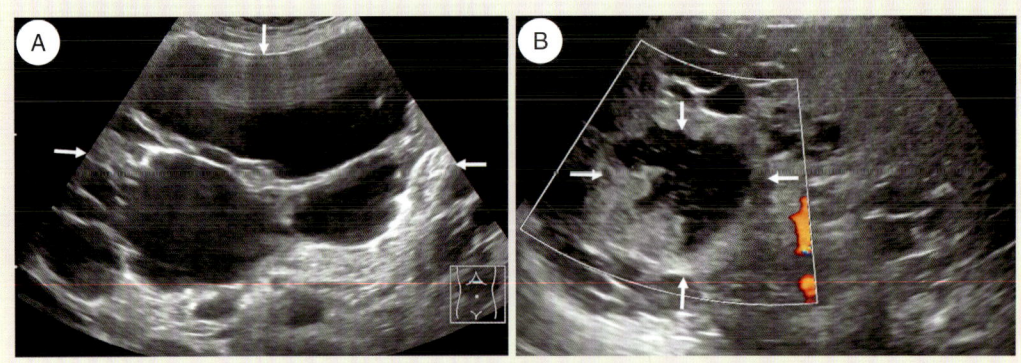

肝脏增大，形态饱满，不规则，肝内遍布大小不等的类圆形无回声区，大部分囊肿壁薄，光滑，囊内透声好，后方回声增强（图A，箭头）；其中一复杂性囊肿壁厚，回声增强，内透声差，可见絮状高回声团，彩色多普勒示囊壁未见血流信号（图B，箭头）。

图1-4-8　多囊肝的超声及彩色多普勒图像（标示图）

2.CT表现

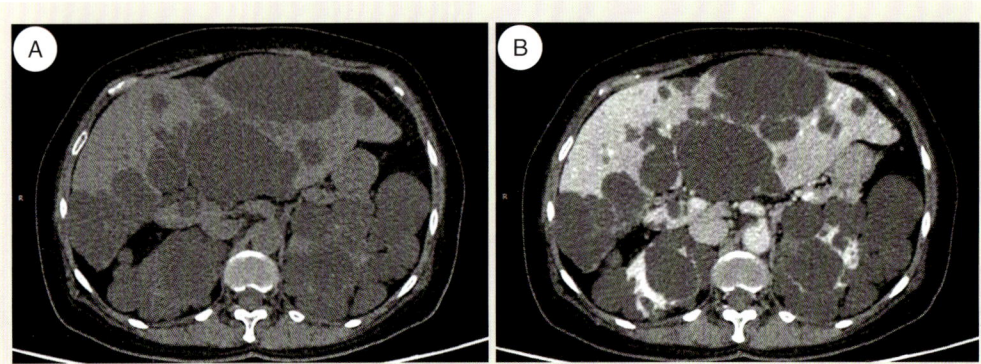

图1-4-9　多囊肝的CT图像（原始图）

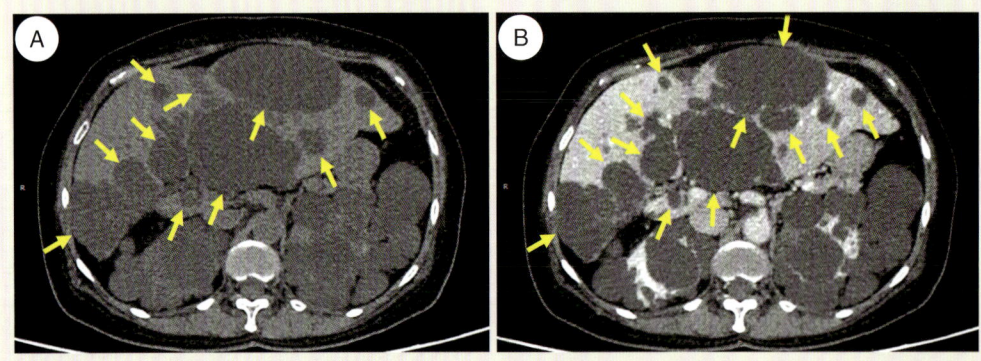

平扫肝实质内可见多发类圆形囊状低密度影（图A，箭头），边界尚清晰，增强扫描静脉期（图B，箭头）示病灶未见明确强化，边界清晰，并且可以显示更多的小病灶。另外，扫描范围内同时可见双肾实质内多发类似病灶。本病例最后临床诊断为多囊肝病合并多囊肾。

图1-4-10　多囊肝的CT图像（标示图）

【影像诊断要点分析及小结】

肝囊肿的主要病因为胚胎时期胆管发育异常，另外创伤、炎症也会诱发肝囊肿。先天性肝囊肿包括先天性肝内胆管扩张症、多囊肝病（polycystic liver disease，PLD）和单纯性肝囊肿（simple hepatic cyst，SHC）3种，其中以SHC最为常见[1]。

临床表现：PLD较小通常无临床症状，只需定期随访；囊肿的体积较大且存在明显压迫症状的患者，会引发发热、腹胀、黄疸等症状。PLD是一种进行性疾病。

实验室检查：SHC无特异检验指标，通常不影响肝功能，SHC数目较多，较大时可能会出现ALT、AST等肝功能轻度升高，而出现肝储备功能下降、肝衰竭等严重症状较罕见。PLD常呈进行性发展，患者出现肝功能异常较SHC常见。

诊断：肝囊肿主要依靠影像学检查进行诊断，超声对肝囊肿的检出率可达98%，但在全面了解囊肿大、数目、位置及其与周围脏器关系方面，CT及MRI检查的指导作用明显优于超声。多发的SHC需与PLD相鉴别，PLD是一种以肝脏中存在10个以上囊肿为特征的临床疾病，是一种进行性疾病，但只有一小部分患者出现严重症状。肝囊肿压迫周围血管、胆管或周围器官可引起其他症状，如梗阻性黄疸、门静脉阻塞、门脉高压伴脾静脉曲张、布-加综合征和下腔静脉受压等；SHD破裂是一种极为罕见的并发症，国内外仅有几例病例报道[2]。

超声表现：对于囊内的成分超声检查诊断肝囊肿具有敏感性高、无创伤、简便易行等特点，而且能确定囊肿的性质、部位、大小、数目及累计肝脏的范围，为本病的首选检查方法。典型的超声表现是肝脏显示的圆形或椭圆形无回声区，部分在囊内出现分隔，对于体积大的囊肿可自发或继发于出血，囊液可有高回声光点，甚至囊内可出现气泡，这时需结合患者临床症状综合判断，患者常表现为最初几天肝区胀痛症状进展随后可自行缓解。囊肿也可合并感染，通过影像等手段与肝脓肿不难鉴别。

CT表现：平扫表现为肝实质内类圆形低密度影，边界光滑，境界清楚，囊内密度均匀，增强扫描囊内无强化，囊壁一般不能显示[3]。

MRI表现[4]：边缘光滑边界清晰类圆形病灶，T_1WI呈低信号，T_2WI呈高信号，DWI及ADC无弥散受限，增强扫描无强化。

超声为本病的首选检查方法；CT对肝囊肿的检出比较敏感，典型的肝囊肿，CT容易诊断；MRI显示囊肿也有较高价值。

参考文献

[1] 祁莉娜，颜梅，郭建琴. 腹腔镜下肝囊肿开窗术与超声引导下穿刺介入治疗单纯性肝囊肿患者疗效对比研究[J]. 实用肝脏病杂志，2019，22（4）：581-584.

[2] HANSMA P, DIAZ F J, NJIWAJI C. Fatal liver cyst rupture due to anabolic steroid use: a case presentation[J]. Am J Forensic Med Pathol, 2016, 37（1）: 21-22.

[3] OGA H, OCHI T, MURAKAMI H, et al. Everting the jejunal mucosa ensures a secure hepaticojejunostomy anastomosis during laparoscopic repair of choledochal cyst in children[J]. J Laparoendosc Adv Surg Tech A, 2019, 29（10）: 1345-1348.

[4] MARRERO J A, AHN J, RAJENDER REDDY K, Americal College of Gastroenterology. ACG clinical guideline: the diagnosis and management of focal liver lesions[J]. Am J Gastroenterol, 2014, 109（9）: 1328.

二、肝脓肿

【病例1概要】

患者男性，58岁，因"直肠癌综合治疗后10年余，发现肝占位性病变1月余"入院。既往糖尿病数年（控制欠佳）。入院查白细胞5.650×10^9/L；嗜中性粒细胞比例0.830，IgG4及肝吸虫IgG抗体263.2 mg/L，糖化血红蛋白9.1%，白蛋白37.27 g/L，肿瘤相关标志物正常范围，经抗生素规律治疗后2月余，肝肿物明显缩小，最后临床诊断为肝脓肿。

【图片资料】

1.超声表现

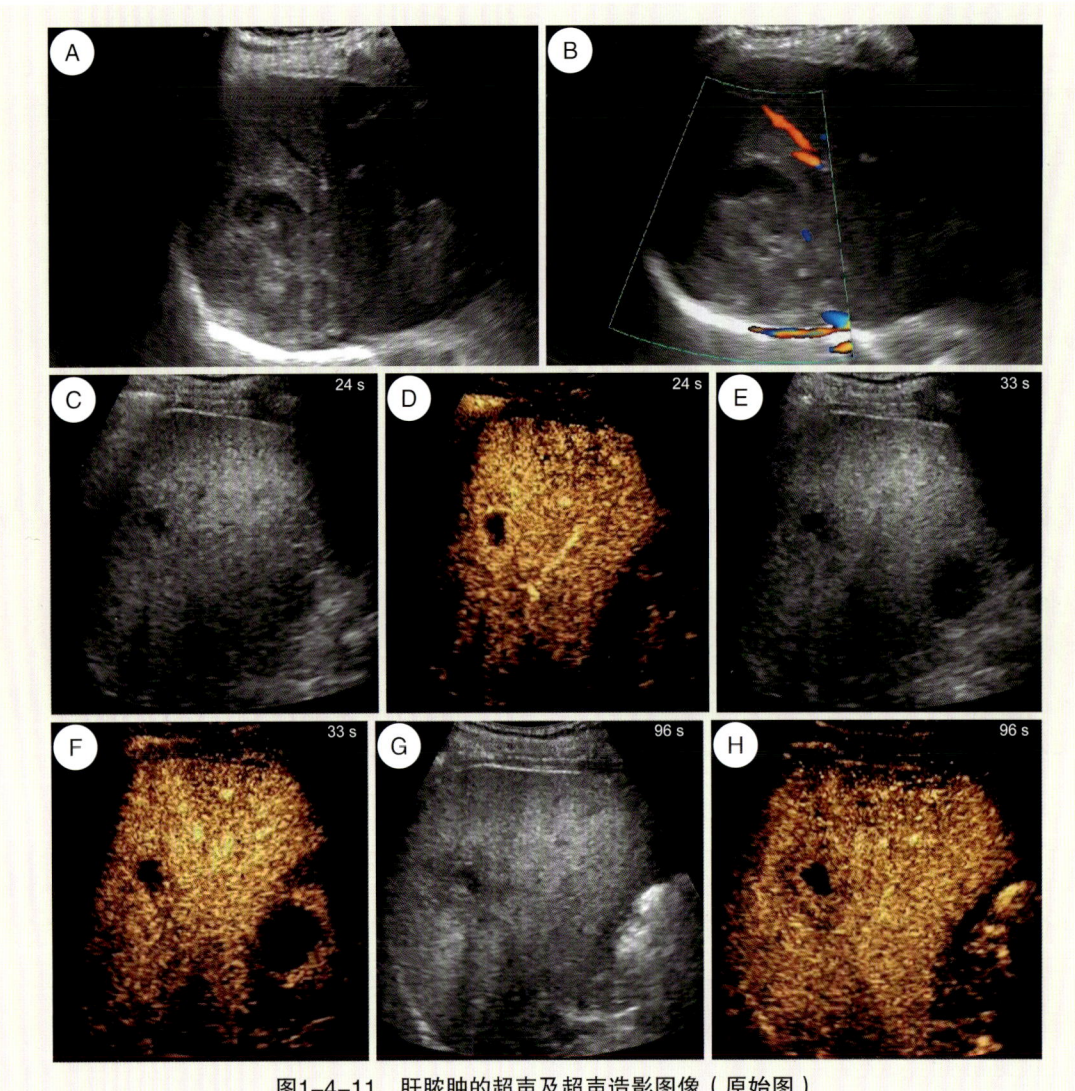

图1-4-11 肝脓肿的超声及超声造影图像（原始图）

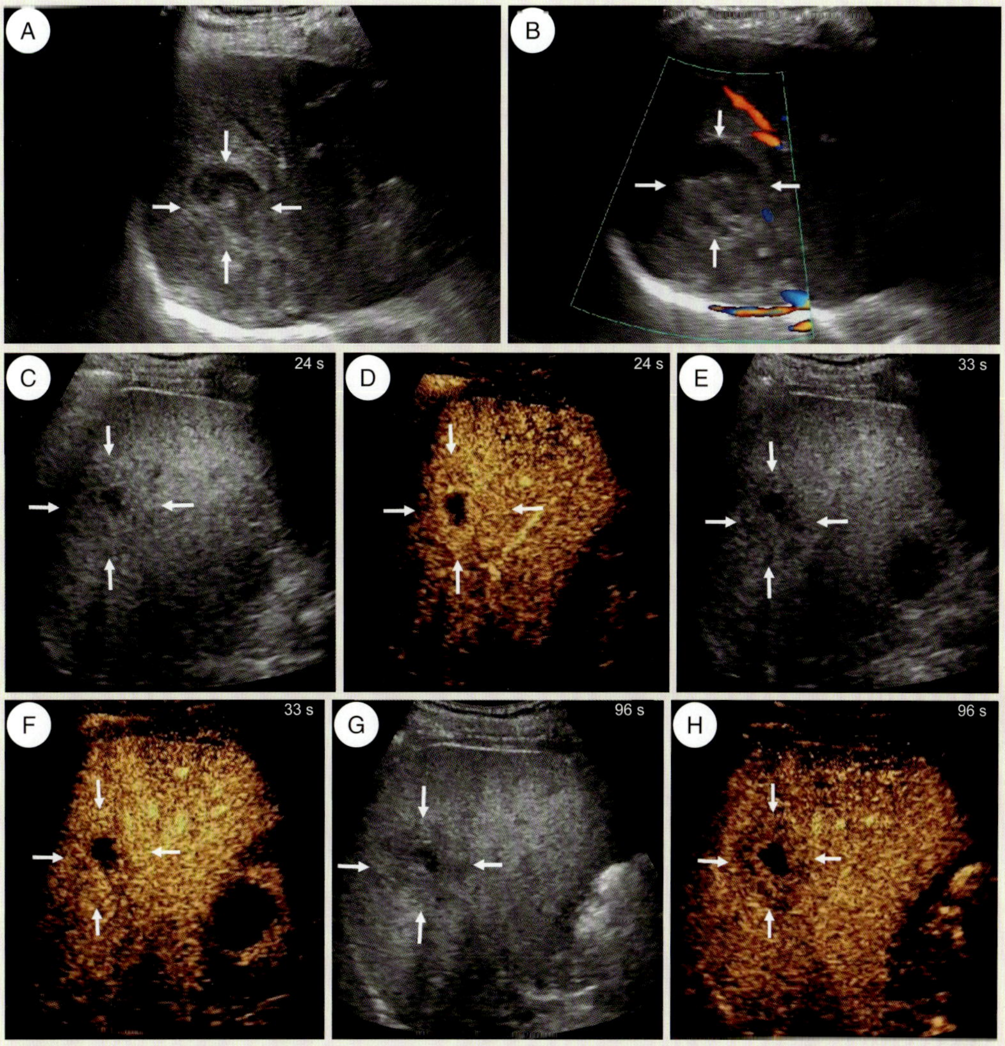

肝S5/7见一混合回声囊实性病灶（图A，箭头），边界欠清，形态不规则，中央可见液性暗区，CDFI内未见明显血流信号（图B，箭头）。超声造影动脉期（图C、图D，箭头）呈周边不规则环状高增强，增强信号消退稍迅速，门静脉期（图E、图F，箭头）及延迟期（图G、图H，箭头）病灶呈低增强。

图1-4-12　肝脓肿的超声及超声造影图像（标示图）

2.CT表现

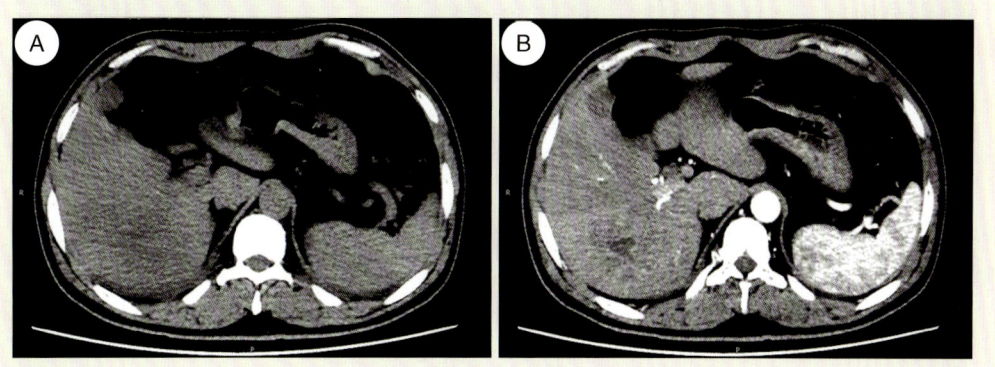

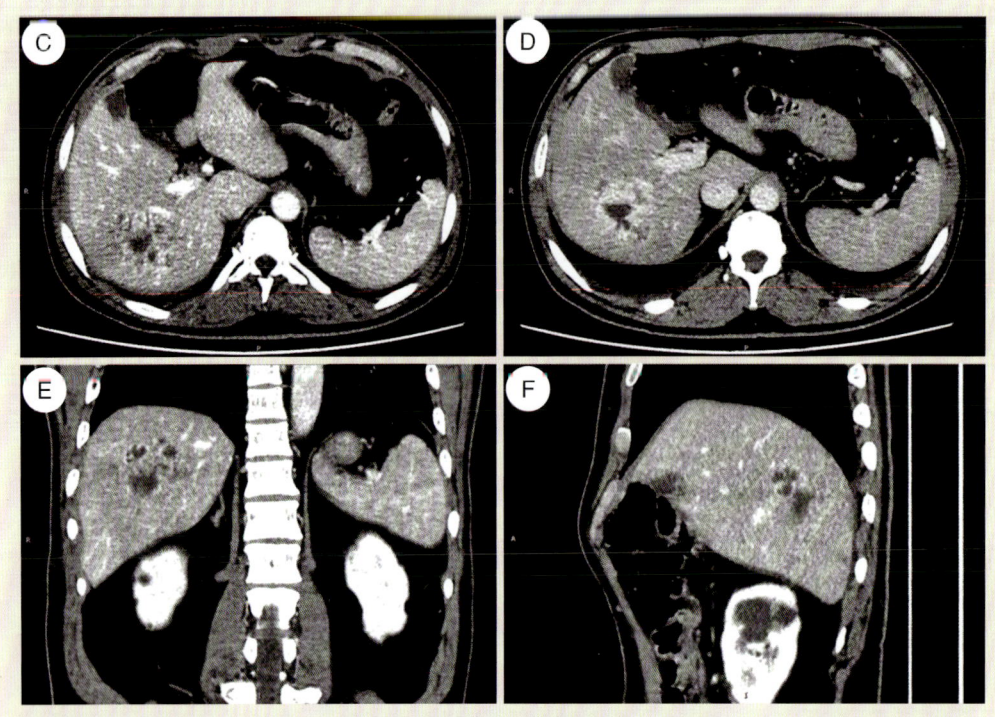

图1-4-13 肝脓肿的CT图像（原始图）

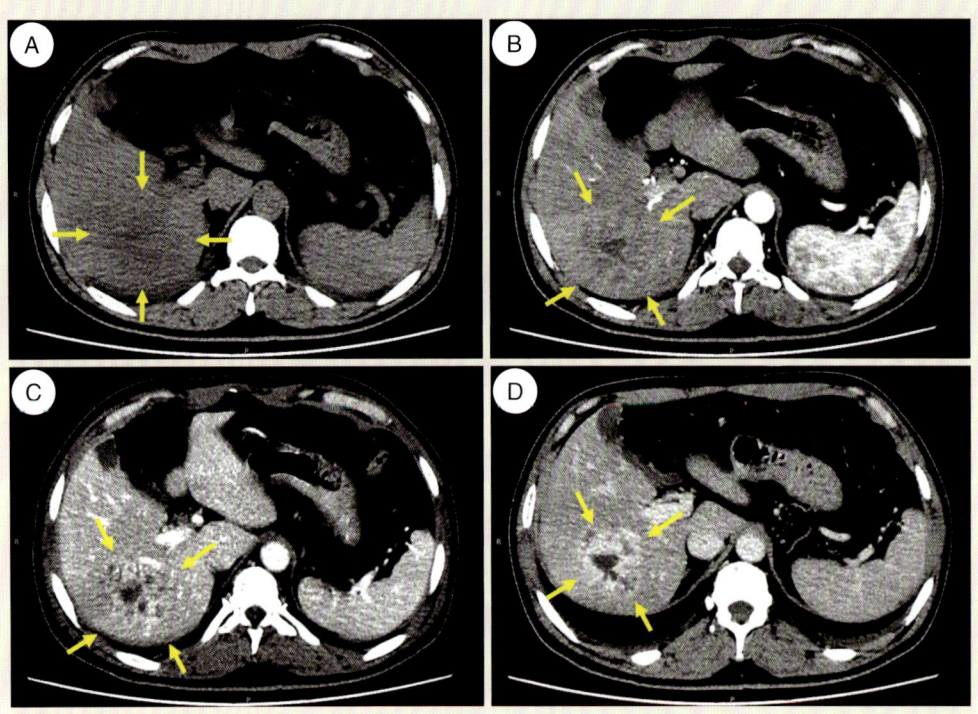

平扫（图A，箭头）于肝右后叶见团状稍低密度影，增强扫描（图B为动脉期、图C为门静脉期、图D为延迟期，箭头）病灶不均匀强化，其中实质部分有延迟强化倾向，病灶内可见不规则低密度无强化区（液化区）。

图1-4-14 肝脓肿的CT图像（标示图）

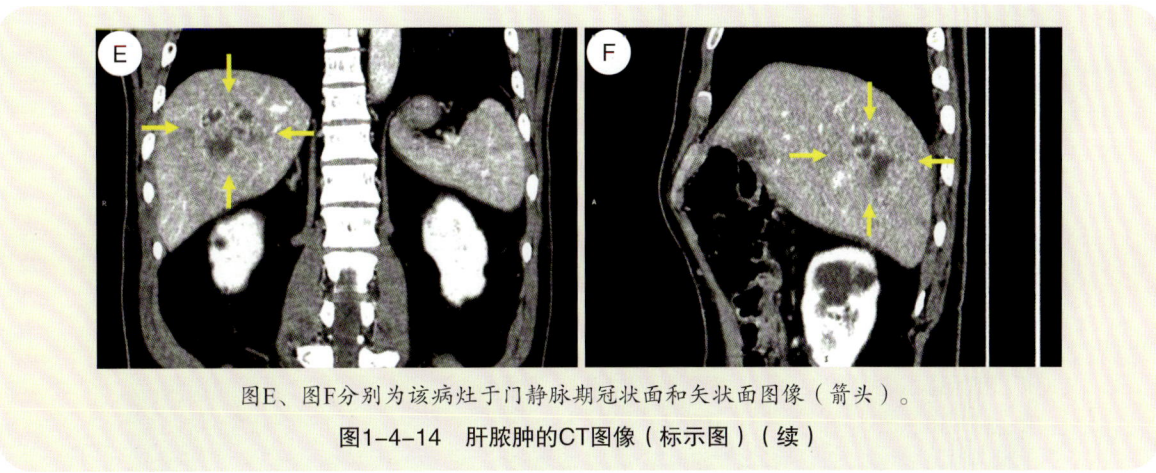

图E、图F分别为该病灶于门静脉期冠状面和矢状面图像（箭头）。

图1-4-14　肝脓肿的CT图像（标示图）（续）

3.MRI表现

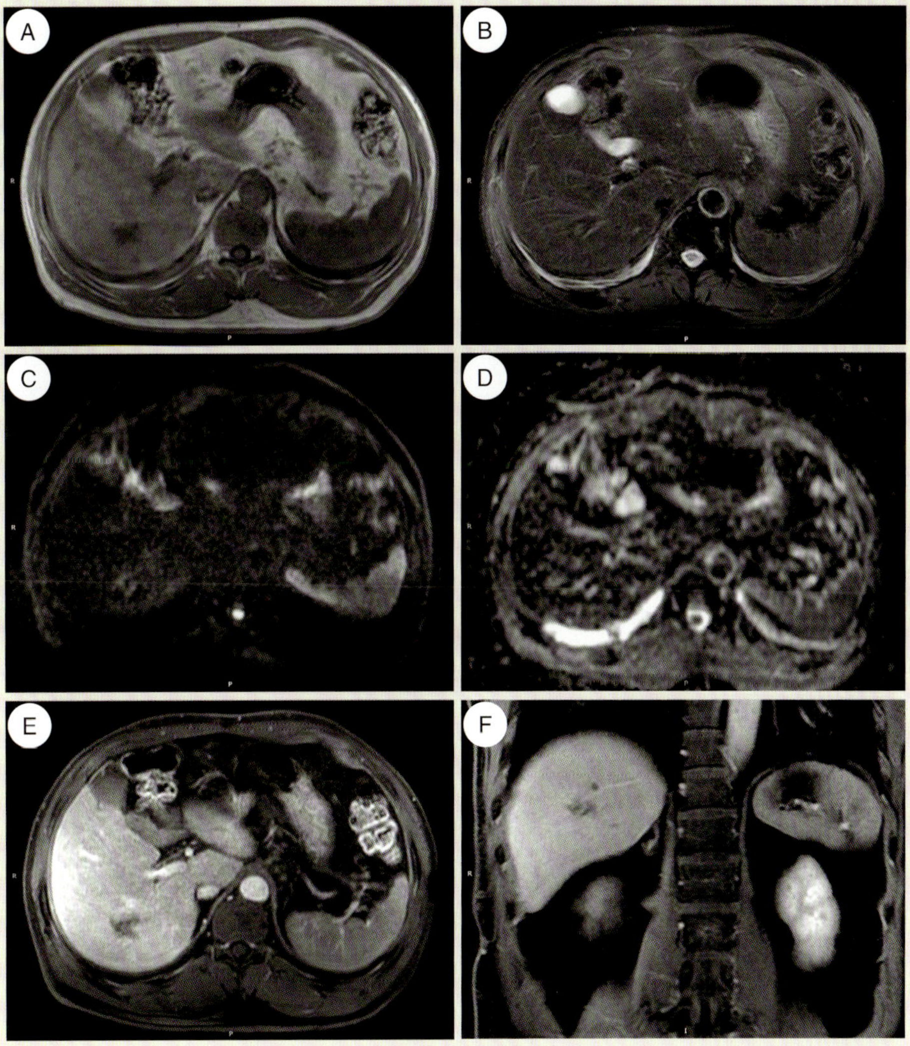

图1-4-15　肝脓肿的MRI图像（原始图）

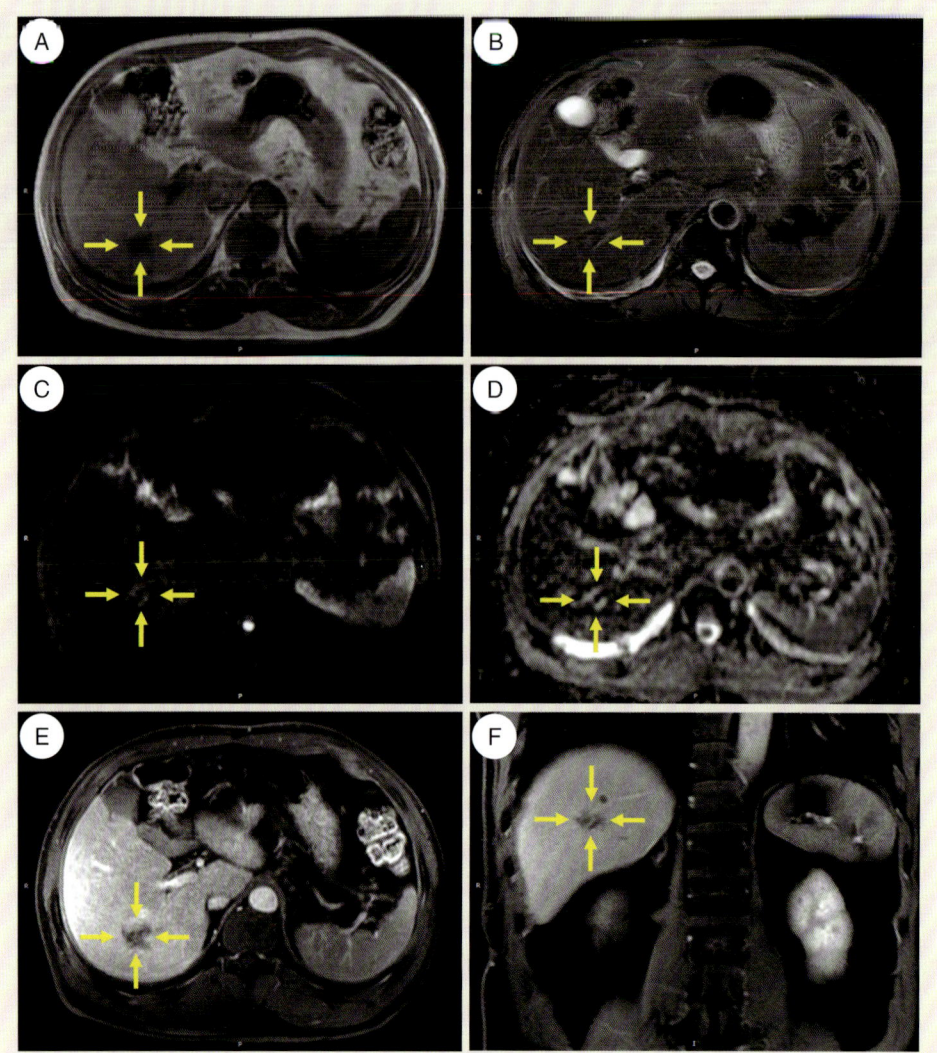

脓肿对比2个月前CT所见明显缩小。T_1WI（图A，箭头）呈低信号；脂肪抑制T_2WI（图B，箭头）以低信号为主，其内隐约可见少许稍高信号区；DWI（图C，箭头）呈欠均匀稍高信号，相应ADC（图D，箭头）以高信号为主，提示病灶弥漫受限已不明显；增强扫描（图E、图F，箭头）示病灶不均匀中度强化，强化程度弱于正常肝实质。

图1-4-16　肝脓肿的MRI图像（标示图）

【病例2概要】

患者女性，71岁，因"腹痛伴呕血、发热2周余"入院。既往高血压病史，自服降压药（不详）；否认糖尿病、冠心病等病史。入院超声造影提示：①慢性肝病超声改变；②肝局灶性病变：考虑肝脓肿可能伴（少量液化）。遂行彩色多普勒超声引导下肝脓肿穿刺引流，引流液予以一般细菌培养及鉴定，提示多重耐药肺炎克雷白菌亚种。

临床诊断：①消化道出血；②肝硬化；③肝脓肿。

【图片资料】

PET/CT图像

第一章 肝胆疾病

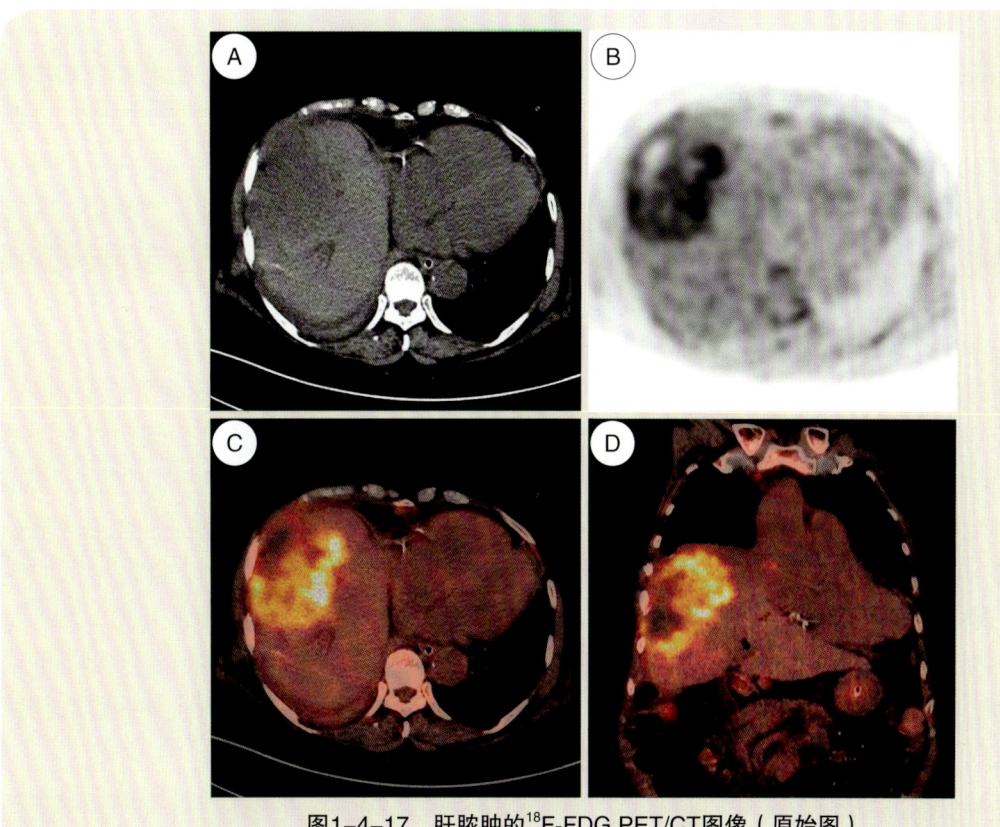

图1-4-17 肝脓肿的^{18}F-FDG PET/CT图像（原始图）

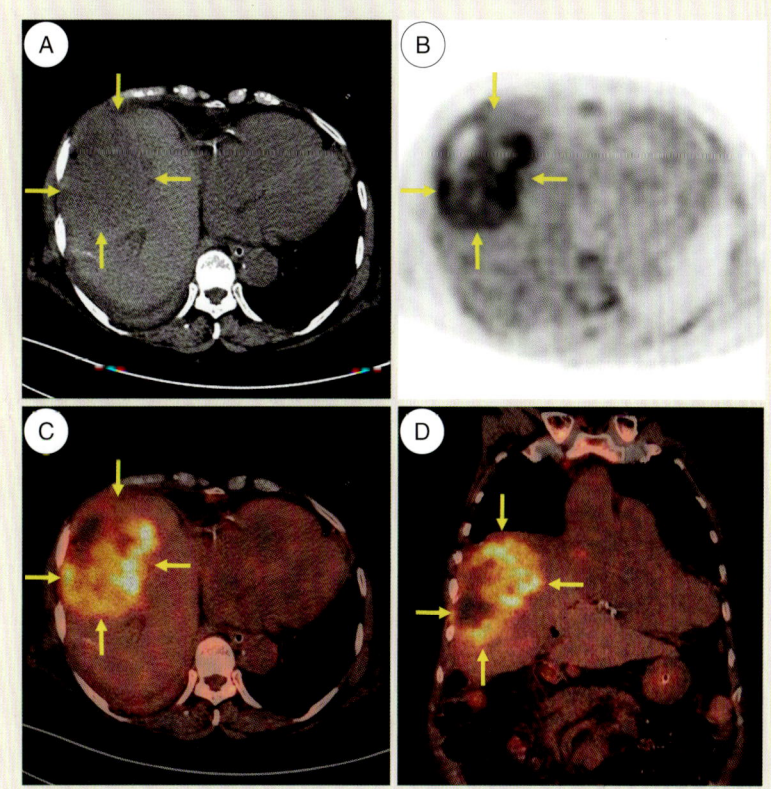

A~C.CT影像、PET影像、PET/CT融合影像（横断面）；D.PET/CT融合（冠状面）；肝脏形态失常，包膜凹凸不平、呈锯齿状，肝裂增宽；肝S4~S8见一巨大肿块影，平扫呈混杂密度影，内可见液性密度及气体密度影（图A，箭头），有不均匀FDG摄取，SUV_{max}约6.2（图B、图D，箭头）。

图1-4-18 肝脓肿的^{18}F-FDG PET/CT图像（标示图）

【影像诊断要点分析及小结】

肝脓肿（liver abscess，LA）是一种较常见的可危及生命的肝脏感染性疾病，近几年发病率呈上升趋势。按病原学分类包括：细菌性肝脓肿（pyogenic liver abscess，PLA）、阿米巴性肝脓肿（amoebic liver abscess，ALA），真菌引起的肝脓肿少见。主要由致病菌通过各种途径进入肝脏引起的继发性感染。肝脓肿感染途径包括：①胆源性感染；②门静脉感染；③血流播散感染；④直接肝脏感染；⑤隐源性感染。胆源性和门静脉感染途径导致的细菌性肝脓肿发病率在下降，隐源性肝脓肿已成为细菌性肝脓肿最常见的感染方式[1]。

临床表现：PLA常表现为发热和腹痛，其他常见症状包括恶心、呕吐、厌食、体重减轻等[2]。腹部症状和体征通常局限于右上腹。近年来随着糖尿病、恶性肿瘤、使用免疫抑制等患者增多，临床上肝胆有创操作增多，以及多重耐药和高毒力致病菌株的产生，PLA的临床表现也发生了一些变化，如感染指标控制欠佳，细菌或其分泌毒素入血形成菌血症或脓毒血症，病情进展出现多器官衰竭、弥散性血管内凝血（disseminated intravascular coagulation，DIC）及感染性休克等危重症状。

实验室检查：PLA患者的白细胞、中性粒细胞、C反应蛋白等细菌感染指标常升高，ALT及AST可反映肝功能损害程度。如细菌入血，可出现血培养阳性，血气分析出现代谢性酸中毒等危重表现，ALA患者大便检查获滋养体是确诊依据，也可通过血清免疫学检查等检测抗体获得既往感染病原虫的依据。

诊断：PLA及ALA的诊断并不难，通过询问病史，结合实验室检查，最终通过影像学检查及介入治疗确诊。

超声：超声检测仍然是诊断细菌性肝脓肿的一线手段。超声可清晰地显示脓肿大小、位置及深度等，不仅可用于诊断，而且还可以引导介入穿刺治疗。肝脓肿早期液化不明显，超声表现为边界欠清的低回声区，内部回声均匀，后方回声轻度增强。典型PLA超声特点为囊壁厚、内缘多不光滑、可呈虫蛀样内壁、边界不清，其脓腔内可见浮动的点状回声，短期随访即有动态改变。非典型PLA具有以下特点无明确脓肿壁回声；脓肿边缘可出现较宽的弱回声带，周围组织分解欠清，中心由于坏死及细菌产气成高回声，脓肿后方可见彗星尾征[3]。超声造影脓肿周围炎症水肿带动脉期呈高增强，门静脉相及延迟相呈低增强，中央脓腔无强化。粟粒样PLA：若脓腔太小，肝内回声不均匀增强，于其他肝弥漫性病变很难鉴别，脓腔稍大者可在炎性的强回声肝实质中显示散在多发的小液性暗区。对于部分临床症状不典型或难以确诊的、复杂的PLA患者，有条件的情况下建议完善超声造影[4]。PLA愈合期超声表现脓腔闭合的厚壁高回声团，边界清，炎症刺激水肿的环形低回声带消失。ALA超声表现与PLA相似，除细菌性肝脓肿的特点外，阿米巴性肝脓肿特点是：脓肿一般较大，多为肝右叶边缘部位，并多为单个，呈圆球状或卵圆球状，常邻近肝包膜，直径较大。脓肿壁薄，1～3 mm，边缘不清，回声较低，内壁清晰光整。提高增益检查，可见脓液内有细小、均匀的弱光点。脓肿后方回声仅仅轻度增强。脓腔内不会有气体样反射。彩色多普勒多不显示彩色血流信号。病变区肝肿大不明显。

CT：典型肝脓肿CT平扫表现为圆形或类圆形的稍低密度灶，中央为脓腔，可有分隔，脓腔CT值高于水而低于肝脏组织，密度均匀或不均匀，有时可见小气泡，环绕脓腔的脓肿壁低于肝实质密度而高于脓腔密度，急性期脓肿壁外可见环状水肿带。增强扫描动脉期脓肿壁环形强化，周围肝组织可见灌注异常，门静脉期及延迟期脓肿壁强化进一步增高，周围肝组织灌注异常不再显示，脓腔在各期通常无明显强化。环形强化的脓肿壁和周围的水肿带即所谓的"双环征"，较为多见，如周围没有水肿带，表现为"单环征"，如脓肿壁分为由坏死组织构成的无强化内层与纤维肉芽组织构成的强化外层，则可呈"三环征"[5]。

MRI：脓腔多表现为T_1WI低信号，腔壁信号稍高于脓腔，但低于肝实质；T_2WI脓腔呈较高信号，脓肿壁及分隔较厚，呈中高信号，内壁比较光整；急性期脓肿壁周围可见T_1WI低信号、T_2WI高信号的水肿带，DWI显示脓腔为较明显的扩散受限，较有特征性；增强扫描强化表现类似于增强CT所见[5]。

PET/CT：肝脓肿通常在^{18}F-FDG PET/CT上表现为放射性摄取增高，当内部出现液化坏死时可出现放射性摄取减低，主要是与炎症细胞（如巨噬细胞和中性粒细胞）相关的代谢活动增加，文献报道脓肿的SUV值为7.7±2.2，与肝内恶性病变SUV值重叠[6]。但发热、白细胞计数升高或血培养阳性等临床症状和实验室结果、CT及MRI增强可能有助于肝脓肿的诊断。

超声检测仍然是诊断细菌性肝脓肿的一线手段。CT发现厚壁的囊性病灶，特别出现典型的"双环征"或"单环征"及脓肿内小气泡可诊断，MRI能反映脓肿各个时期的病理改变，对诊断和治疗效果观察有较高价值。

参考文献

[1] WANG F，YU J，CHEN W，et al. Clinical characteristics of diabetes complicated by bacterial liver abscess and nondiabetes-associated liver abscess[J]. Dis Markers，2022，2022（1）：7512736.

[2] BANSAL Y，MAURYA V，TAK V，et al. Clinical and laboratory profile of patients with amoebic liver abscess[J]. Trop Parasitol，2022，12（2）：113-118.

[3] 任东卫，常才.超声诊断学[M].北京：人民卫生出版社，2015.

[4] BATTAGLIA V，CERVELLI R. Liver investigations：Updating on US technique and contrast-enhanced ultrasound（CEUS）[J]. Eur J Radiol，2017，96：65-73.

[5] 金征宇，龚启勇.医学影像学[M].北京：人民卫生出版社，2015.

[6] GERALD JIT SHEN TAN，SALVATORE UGO BERLANGIERI，SZE TING LEE，et al. FDG PET/CT in the liver：lesions mimicking malignancies[J]. Abdom Imaging，2014，39（1）：187-195.

三、肝棘球蚴病

【病例概要】

患者男性，52岁，因腹部疼痛2个月就诊。患者2月余前无明显诱因出现上腹痛，伴有反酸，上腹胀，于当地医院予以对症治疗后无明显缓解。外院肝脏超声检查提示：肝右叶多发实性肿块。患者自起病以来，体重与前相比减轻约10 kg。既往曾经有牧区生活史（具体不详）。入院后完善检查，最终诊断为：囊型肝棘球蚴病（钙化型）。

【图片资料】

1.超声表现

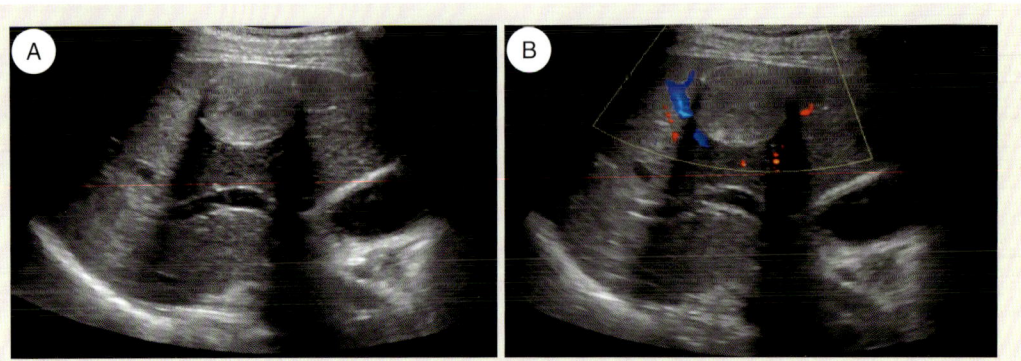

图1-4-19　肝棘球蚴病的灰阶及彩色多普勒超声图像（原始图）

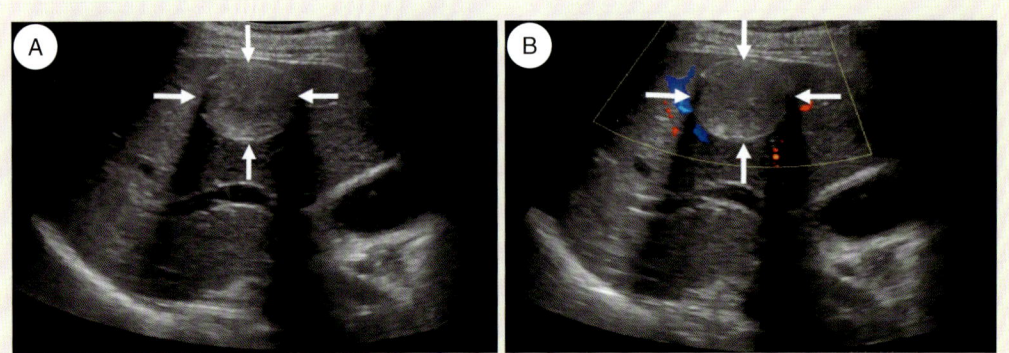

肝S8包膜下可见一个稍高回声结节，椭圆形，边界清晰，回声欠均匀（图A，箭头）。CDFI：未见血流信号（图B，箭头）。

图1-4-20　肝棘球蚴病的灰阶及彩色多普勒超声图像（标示图）

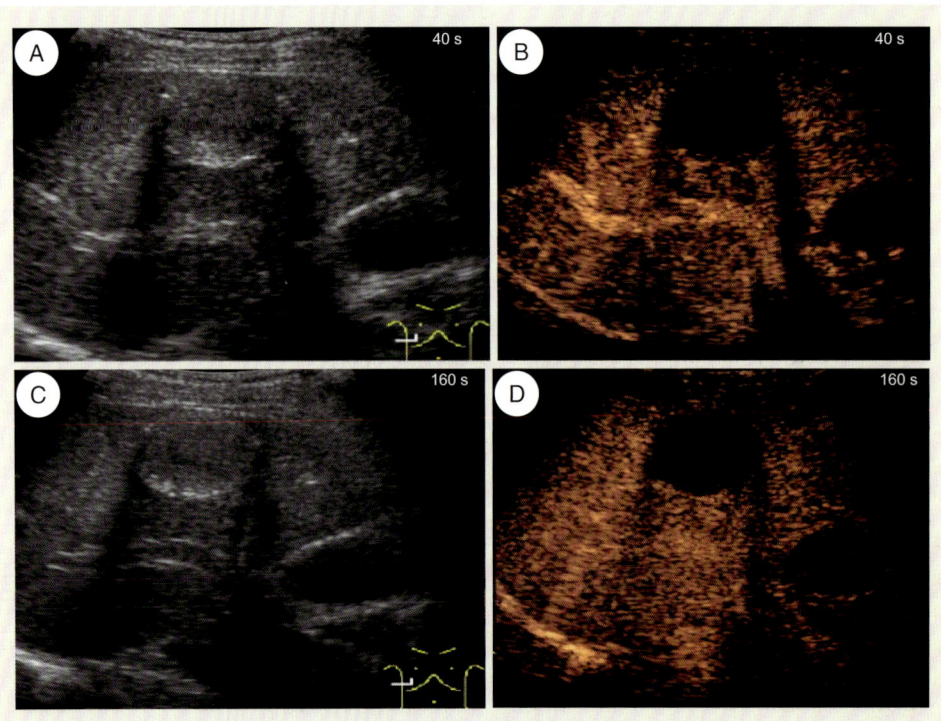

图1-4-21　肝棘球蚴病的肝脏超声造影图像（原始图）

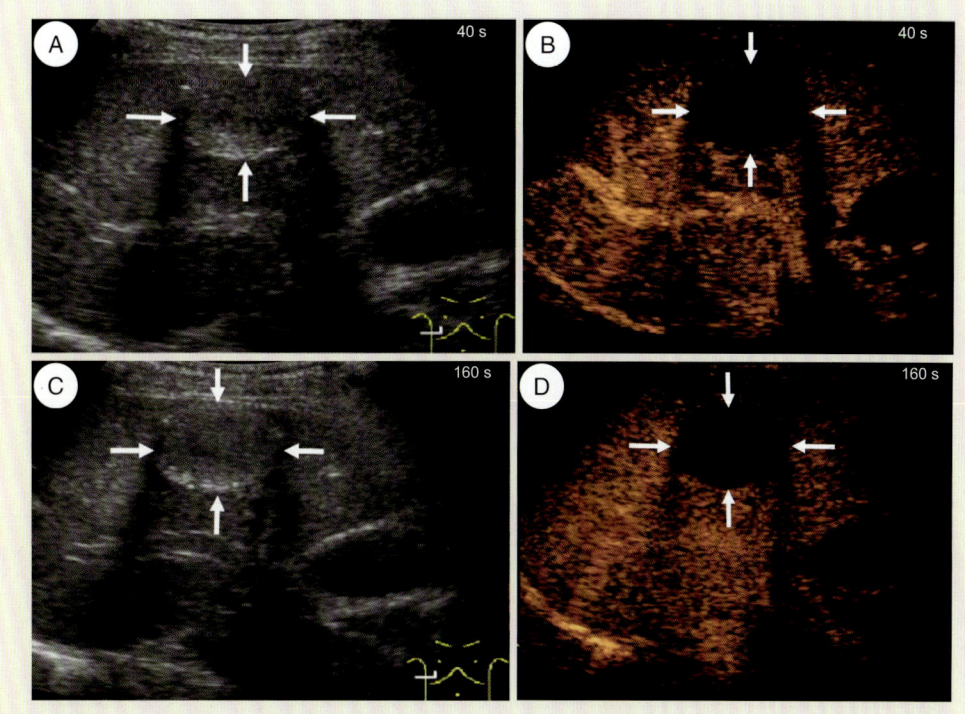

注射造影40秒后,肝S8结节未见增强(图A、图B,箭头)。注射造影160秒后,肝S8结节未见增强(图C、图D,箭头)。

图1-4-22 肝棘球蚴病的肝脏超声造影图像(标示图)

2.CT表现

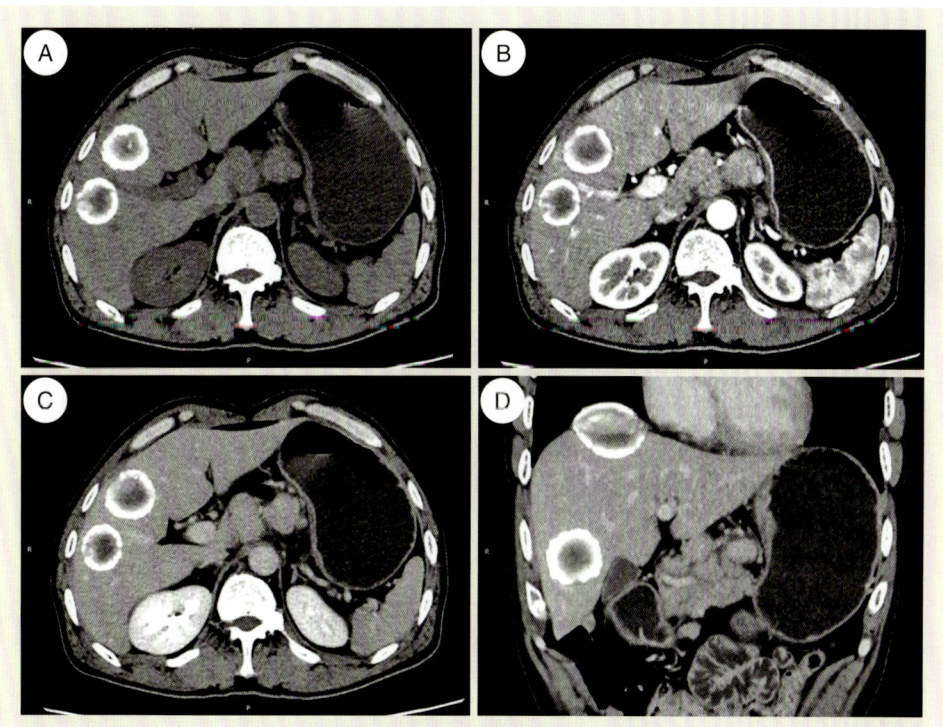

图1-4-23 肝棘球蚴病的CT图像(原始图)

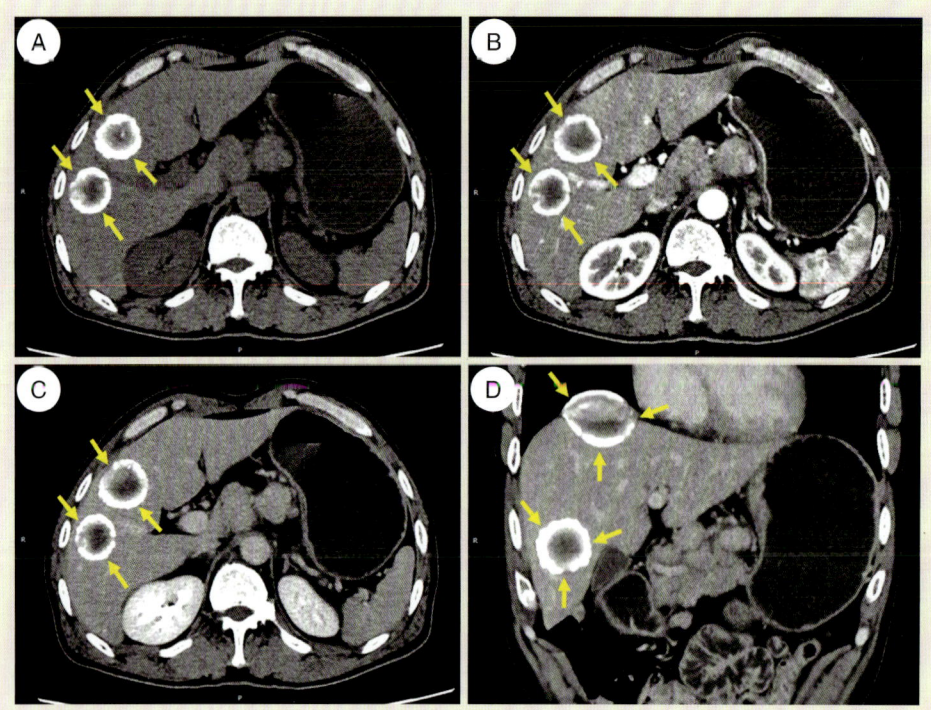

平扫（图A，箭头）示肝S5见2个类圆形肿物影，边缘呈钙化密度，外缘较光整。增强扫描动脉期（图B，箭头）及门静脉期（图C，箭头）病灶未见明确强化，且于冠状面增强图像（图D，箭头）上S8另见一个类似病灶。

图1-4-24 肝棘球蚴病的CT图像（标示图）

3. MRI表现

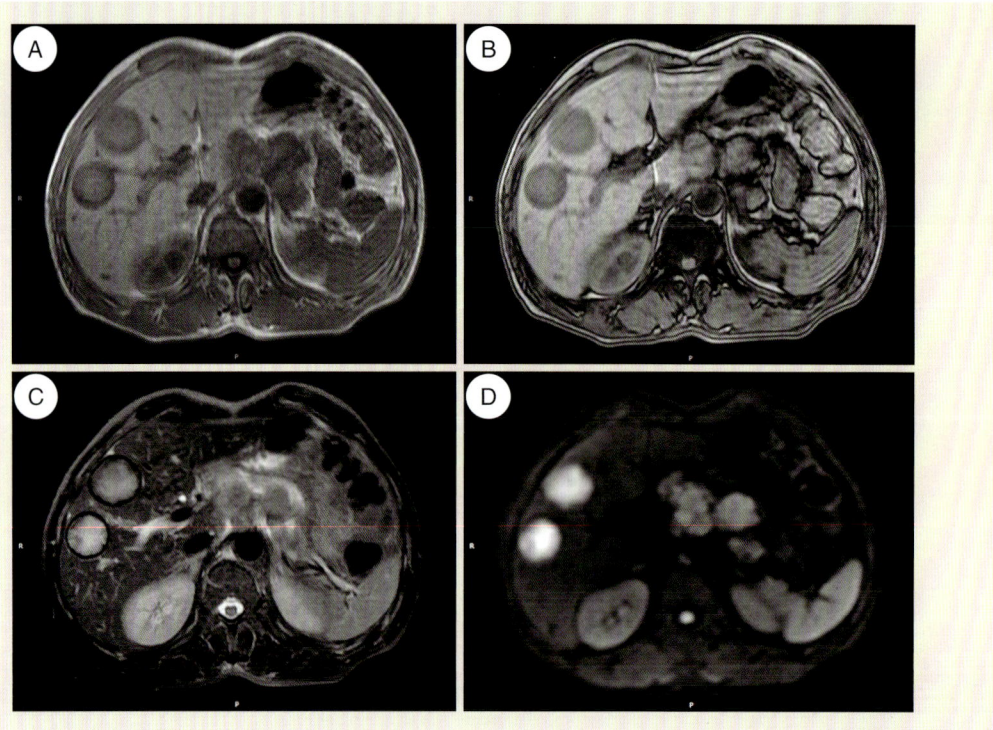

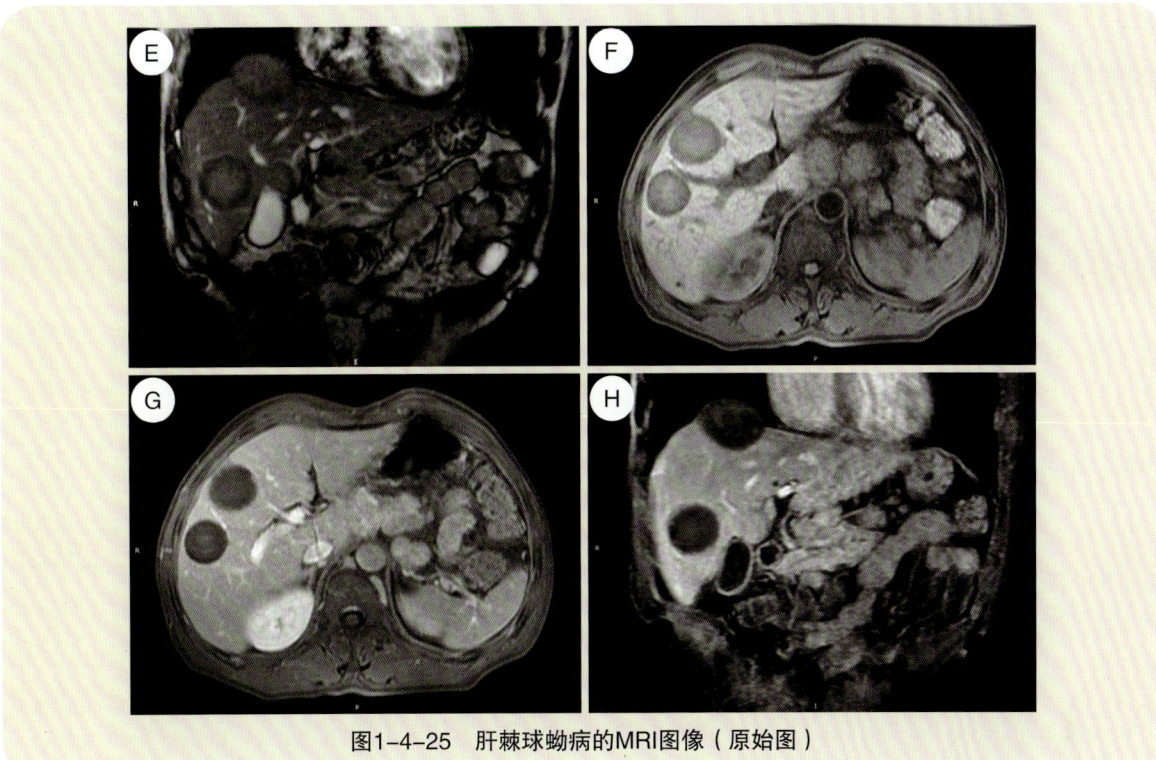

图1-4-25 肝棘球蚴病的MRI图像（原始图）

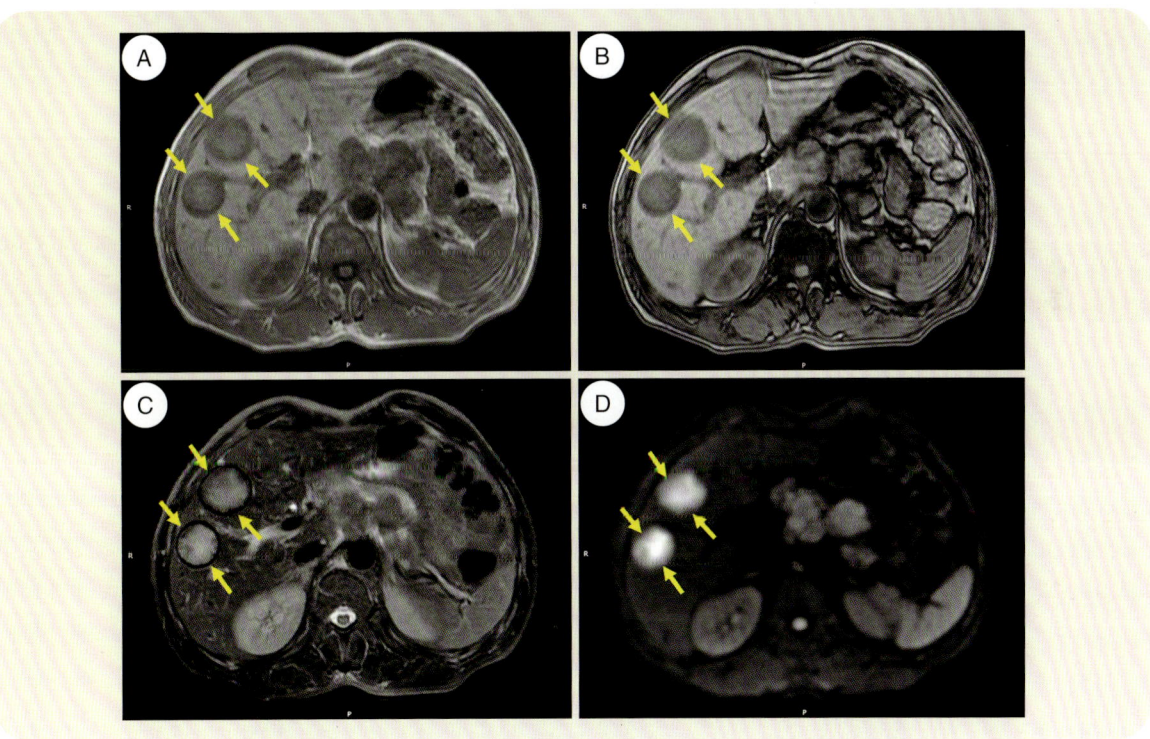

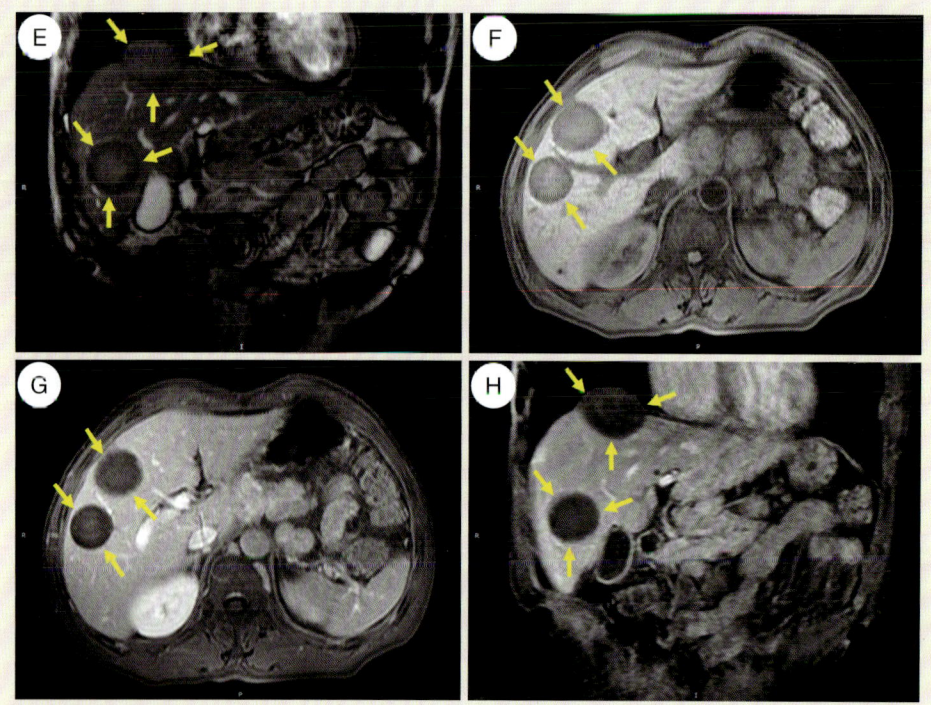

T₁WI同相位（图A，箭头）和反相位（图B，箭头）示肝内病灶呈欠均匀稍低-低信号（CT所示钙化区呈低信号），脂肪抑制T₂WI（图C、图E，箭头）示钙化区呈低信号，病灶中央呈高信号，DWI（图D，箭头）示病灶内部呈高信号（此病例缺少ADC图像）。三维容积内插快速扰相T₁WI梯度回波序列平扫（图F，箭头）和增强扫描（图G、图H，箭头）示病灶未见明确强化。

图1-4-26　肝棘球蚴病的MRI图像（标示图）

4.PET/CT表现

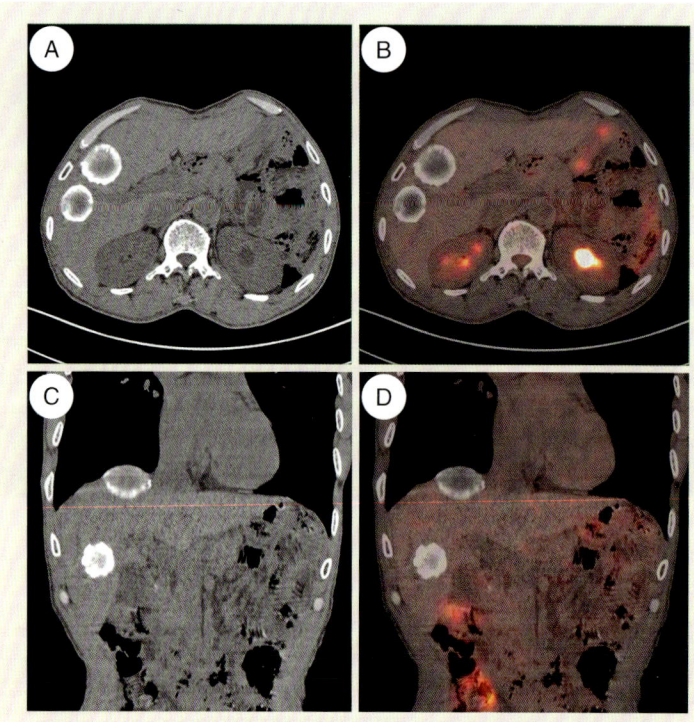

图1-4-27　肝棘球蚴病的¹⁸F-FDG PET/CT显像图（原始图）

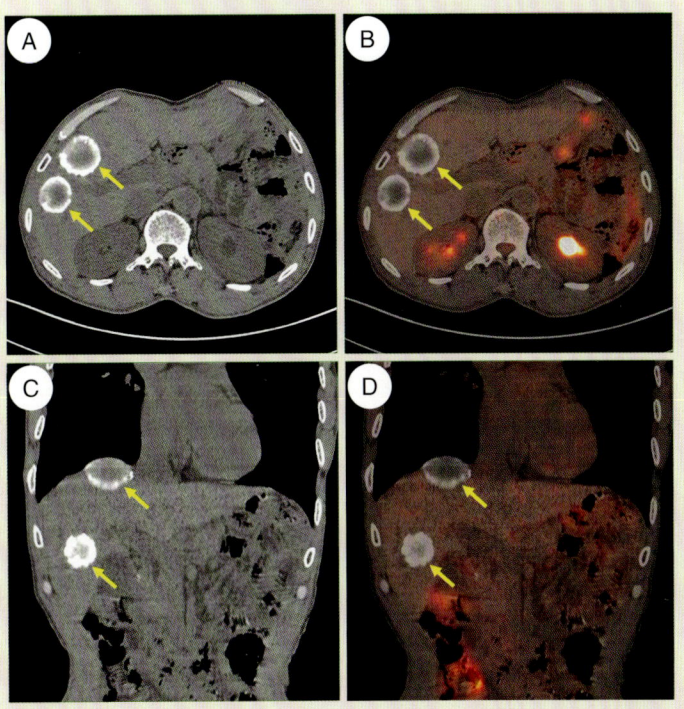

A.横断位CT影像；B.横断位PET/CT融合影像；C.冠状位CT影像；D.冠状位PET/CT融合影像。肝S5、S6、S8各见一类圆形边缘高密度灶，边界清楚（图A、图C，箭头），无^{18}F-FDG摄取（图B、图D，箭头）。

图1-4-28 肝棘球蚴病的^{18}F-FDG PET/CT显像图（标示图）

【肝棘球蚴病的临床表现及影像诊断要点】

肝棘球蚴病（hepatic hydatid disease，HHD）是人畜共患的寄生虫病，流行于世界各畜牧业发达的地区，已成为全球性公共卫生问题，我国的西部及北部为流行地区，在肝棘球蚴病高发病区的人群感染人数均在百万以上，给农牧民和疫区居民的健康造成严重危害。目前感染人体的包虫病主要分为囊型包虫病（cystic echinococcosis，CE）和泡型包虫病（alveolar echinococcosis，AE）两种类型，分别由带绦虫科棘球绦虫属的两种绦虫即细粒棘球绦虫和多房棘球绦虫所致。

临床表现：肝棘球蚴病[1]是地方性寄生虫病，起病隐匿，临床症状和体征无特异性，初期可无明显症状，当病灶较大（>10 cm）时可对周围脏器和脉管系统产生相应的压迫症状，如腹胀和隐痛；包虫病灶压迫、侵蚀或破入胆道引起梗阻性黄疸；CE囊肿破裂入腹腔时，可出现类似消化道穿孔的表现，如剧烈腹痛，可伴有发热、荨麻疹及过敏性休克等；合并感染后可出现酷似肝脓肿的症状和体征，严重时可因肝功能衰竭、胆系感染，以及肺、脑等器官转移而致死。

实验室检查：可见嗜酸性粒细胞增多，补体结合试验阳性。

诊断：有流行病学史，常规的免疫学实验方法都可以用于人体包虫病的免疫学检测，但目前血清学检测已经不再作为地区性大规模筛查的首选诊断方法，更多的是对影像结果的确认。一般超声作为肝包虫病的首选筛查方法，CT作为肝包虫病的常规检查方法，MRI作为肝包虫病的必要补充检查方法[1]。

影像学表现

1.超声表现[2]

现已公认，超声是诊断肝棘球蚴病的首选方法，图像直观，结果迅速，安全无损伤，准确率高。根据肝棘球蚴病的自然发展过程、不同阶段的病理变化及各种并发症的形态改变，声像图特征，结合临床表现及病理形态，可分为6种类型。

（1）囊型病灶：单囊，囊壁不可见或不清晰，囊内均匀无回声区，呈圆型或椭圆型，常小于5 cm。

（2）单囊型病灶：单囊，呈圆形或卵圆形，为均匀无回声区（大小不一），囊壁可见，可出现"双壁征"。用探头震动囊肿时，在暗区内可见浮动的小光点，称为"囊沙"影像（雪片征）。

（3）多子囊型病灶：囊壁可见，呈圆形或卵圆形，大小不一，多子囊，多重隔膜；囊隔膜产生"轮状"结构（车轮征），子囊可表现为"圆花窗"或"蜂巢"结构（蜂房征）；子囊部分或全部充满母囊的单囊内；在母囊暗区内可呈现多个较小的球形暗影及光环，形成"囊中囊"特征性影像。

（4）内囊破裂型病灶：单囊型无回声区，囊开始退化，由于囊内压降低，囊形可不圆润，大小不一，若部分囊壁由外囊壁脱落，则显示"天幕征"，继之囊壁塌瘪，收缩内陷，卷曲皱折，漂游于囊液中，出现"飘带征"。内囊破裂后，囊液进入内、外囊壁间，出现"套囊征"；单囊型包囊内可含子囊；多子囊型则表现为实变趋势。

（5）实变型病灶：囊逐渐退化衰亡，囊液吸收，囊壁折叠收缩，继之坏死溶解呈干酪样变，不均质低回声或强回声退化区域，没有子囊，显示密度强弱相间的"脑回征"，也可表现为"羊毛球"。

（6）钙化型病灶：肝棘球蚴病病程长，棘球蚴外囊肥厚粗糙并有钙盐沉着，甚至完全钙化。超声显示棘球蚴囊密度增高而不均匀，囊壁呈絮状肥厚，并伴宽大声影及侧壁声影。弧形钙化壁，产生穹隆形声影钙化为部分或全部，大小不一[2]。

2. CT及MRI表现

CT的基本特征表现为肝脏圆形或类圆形边缘光滑锐利的囊性占位，增强后无异常强化。特殊征象包括：囊壁显示，表现为线状稍高密度带，囊壁呈弧线状、蛋壳样钙化；含子囊型包虫依据子囊的数目和排列不同呈现"囊内囊""轮辐征""蜂房征"等多房状外观；内囊膜从外囊剥离，呈现"双壁征""新月征"，完全塌陷/漂浮在囊液中，表现为"飘带征""水蛇征""水上浮莲征"。

囊型包虫病（CE）分为以下5种类型。

（1）CE1型：类圆形囊性病灶，内呈水样密度，囊壁较厚时能够显示，增强扫描病变不强化。

（2）CE2型：呈子囊征象，依据母囊囊液的含量及子囊的排列呈现"囊内囊""轮辐征""蜂房征"，母囊囊液密度高于子囊。

（3）CE3型：囊壁分层呈现"双壁征"，内囊壁塌陷，漂浮在囊液中表现为"飘带征"，如合并胆瘘或感染，囊内出现气体，呈现"水上浮莲征"。

（4）CE4型：表现为实性软组织密度占位，多能间较厚的囊壁，囊内密度不均匀，增强扫描病灶边界清楚，不强化。

（5）CE5型：囊壁呈厚壳样钙化，囊内容物密度增高，部分或全部钙化。

泡型包虫病CT表现为不均质的实质性肿块，增强扫描后病灶本身不强化，但由于周围肝实质强化其境界显示清楚，病灶实质内出现数量不等的钙化，小囊泡和小圈形钙化最具特征，病灶中心出现液化坏死，构成"地图征"样外观；病灶邻近肝实质边缘收缩凹陷，健侧肝叶或段代偿增大。

泡型包虫病（AE）根据灶内实性和囊性成分的构成和小囊泡的分布模式将影像学特征分为以

下5种类型。

（1）多个小囊泡无实性成分（AE1型）。

（2）具有实性成分及多个小囊泡（AE2型）。

（3）围绕有多个小囊泡的中心合并大和（或）不规则囊肿的实性肿块（AE3型）。

（4）实性肿块无囊泡成分（AE4型）。

（5）大囊肿无实性成分（AE5型）。

囊型包虫病MRI表现为肝脏圆形或类圆形边缘光滑锐利病灶，囊液在T_1WI呈低信号，T_2WI为高信号，信号均匀，增强后无异常强化。特殊征象包括：囊壁在T_2WI呈低信号，厚度均匀一致；含子囊型包虫T_2WI上可见高信号的病灶中出现条形低信号分隔而表现为"囊中囊""玫瑰花瓣征""轮辐征"，子囊信号在T_2WI高于母囊；囊膜剥离呈现双边低信号的"双壁征""新月征"；内囊塌陷悬浮于囊液中形成"飘带征""水蛇征"；囊肿萎缩实变，塌陷皱缩呈脑回状T_2WI低信号影。

囊型包虫病（CE）可分为以下5种类型。

（1）CE1型：边缘光滑锐利囊性病灶，呈长T1长T2信号，信号均匀，囊壁在T_2WI呈低信号，囊壁厚薄均匀一致。

（2）CE2型：呈"囊中囊"影像，母囊内含有多个子囊表现为"玫瑰花瓣征""轮辐征"，子囊信号在T_1WI低于母囊，在T_2WI上信号高于母囊。

（3）CE3型：塌陷内囊悬浮于囊液内形成"飘带征"。

（4）CE4型：内部信号混杂，MRI对塌陷皱缩的内囊显示优于CT，表现为脑回状稍短T2信号，囊壁在T_2WI始终为低信号。

（5）CE5型：囊壁钙化在T_1WI及T_2WI均为低信号。

泡型包虫病MRI表现为不规则实性病灶，浸润性生长，边缘欠清晰，病灶在T_1WI、T_2WI均以低信号为主，尤其是在T_2WI上的低信号为其特征性表现，小囊泡在T_2WI呈稍高信号，病灶内发生液化坏死，表现为"溶洞征"或"地图征"，增强后病灶内不发生强化。特殊征象：病灶内部及边缘显示在T_2WI及MRCP呈高信号的小囊泡；病灶中心可出现T_2WI上高信号的液化坏死腔，使病灶外观呈"溶洞征"。次要征象：DWI显示病灶外围稍高信号的"浸润带"或"晕带征"；MRCP显示病灶侵蚀破坏胆管引起胆管梗阻。

3.PET/CT表现[3-5]

大多数囊型棘球蚴在PET/CT上表现为不摄取^{18}F-FDG，但极少数可见^{18}F-FDG摄取增高，可能与其活性相关。

肝泡型棘球蚴在PET/CT影像上多表现为混杂密度占位，形状不规则，边界欠清晰，呈浸润性生长，内部钙化灶及液化坏死区未见明显的放射性分布，而病灶边缘呈环形放射性摄取增高。PET/CT的^{18}F-FDG代谢特点及其图像融合、多方位重建、延迟显像等显像方法对肝脏泡型棘球蚴病的诊断作用有以下几点。

（1）可以清晰地检测出病灶的部位、形态、个数、边界、钙化灶以及病变对周边组织器官的侵及状况。

（2）PET/CT一次成像可显示全身所有病灶，为肝脏泡型棘球蚴病周围侵及灶的诊断和远处侵及灶的筛查和诊断，提供较为早期而有效的诊断依据。

（3）对肝脏泡型棘球蚴病的生物活性特点、病理发展过程、治疗的预后等具有重要诊断意义。

（4）PET/CT可通过^{18}F-FDG摄取的程度、形式以及放射性药物的代谢过程对肝泡型棘球蚴病生物学特性（如生物学边界、生物学活性等）做出诊断，这是其他影像学检查方法无法替代的。

超声是诊断肝棘球蚴病的首选方法，CT作为肝包虫病的常规检查方法，MRI作为肝包虫病的必要补充检查方法，PET/CT可通过对泡型棘球蚴病生物学特性做出诊断，这是其他影像学检查方法无法替代的。

参考文献

[1] BOTEZATU C，MASTALIER B，PATRASCU T. Hepatic hydatid cyst - diagnose and treatment algorithm[J]. J Med Life，2018，11（3）：203-209.

[2] 梁晓秋，李金花. 肝棘球蚴病的超声诊断价值及临床意义[J]. 中国临床医学影像杂志，2011，22（8）：579-581.

[3] SALVADOR F，et al. Usefulness of the FDG PET/CT in the management of cystic echinococcosis：a pilot study[J]. Acta Trop，2022，227：106295.

[4] 谢彬，李肖红，孙晓琰，等. 肝多房棘球蚴病PET/CT图像特点及其诊断价值[J]. 中华核医学与分子影像杂志，2013，33（1）：2.

[5] 颜有霞，王思云，杨燕青，等. PET-CT在肝泡型棘球蚴病与肝实性占位病变中的鉴别诊断价值[J]. 医学影像学杂志，2019（3）：4.

第五节 肝脏肿瘤

一、良性肝肿瘤

(一) 肝血管瘤

【病例1概要】

患者男性，61岁，因"大便次数增多半年"就诊，查胃肠镜示直肠肿物；增强CT提示：①直肠上段-乙状结肠远段肠壁增厚，考虑肠癌；②肝脏多发病变，考虑血管瘤。

【图片资料】

1.超声表现

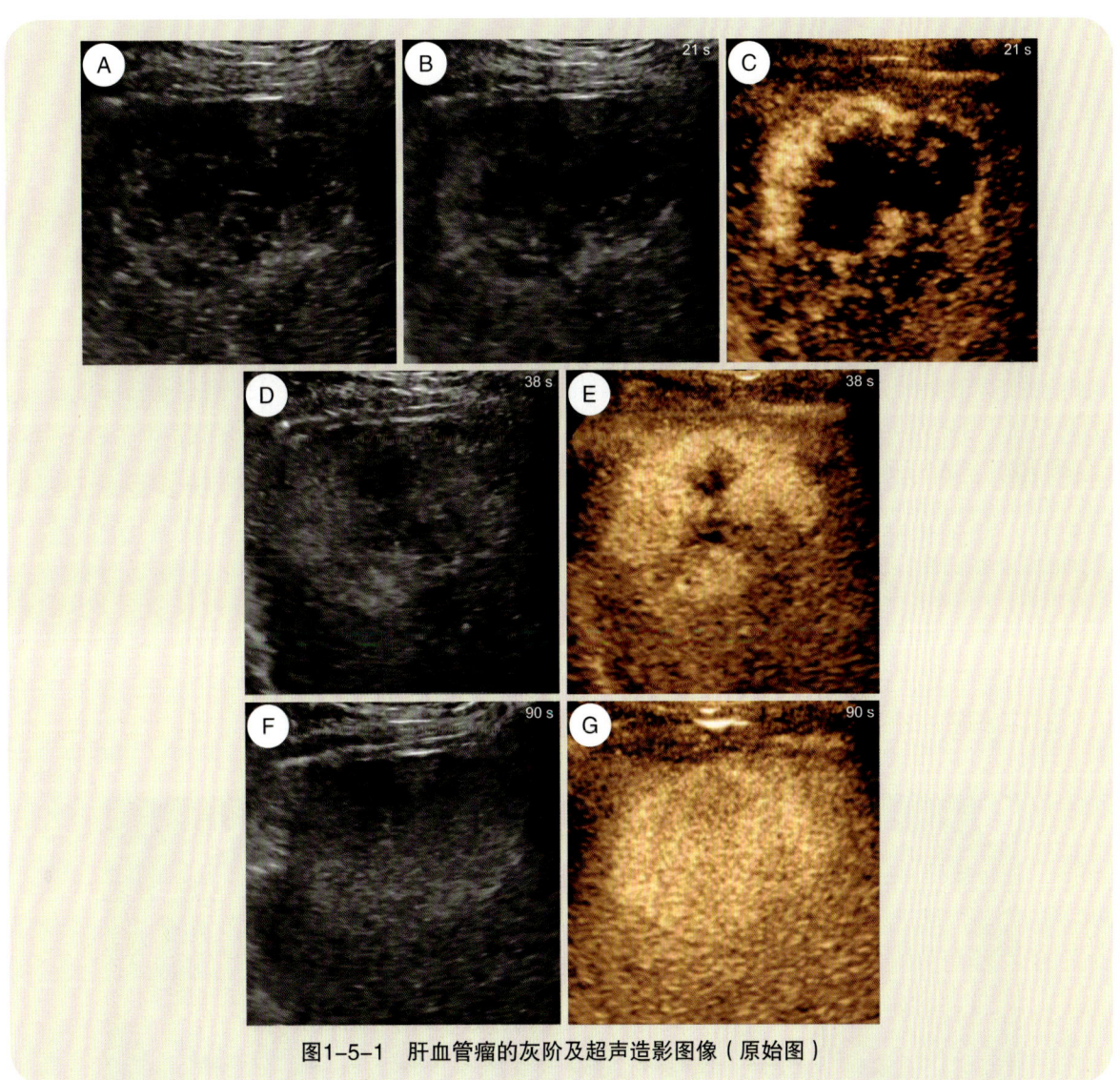

图1-5-1 肝血管瘤的灰阶及超声造影图像（原始图）

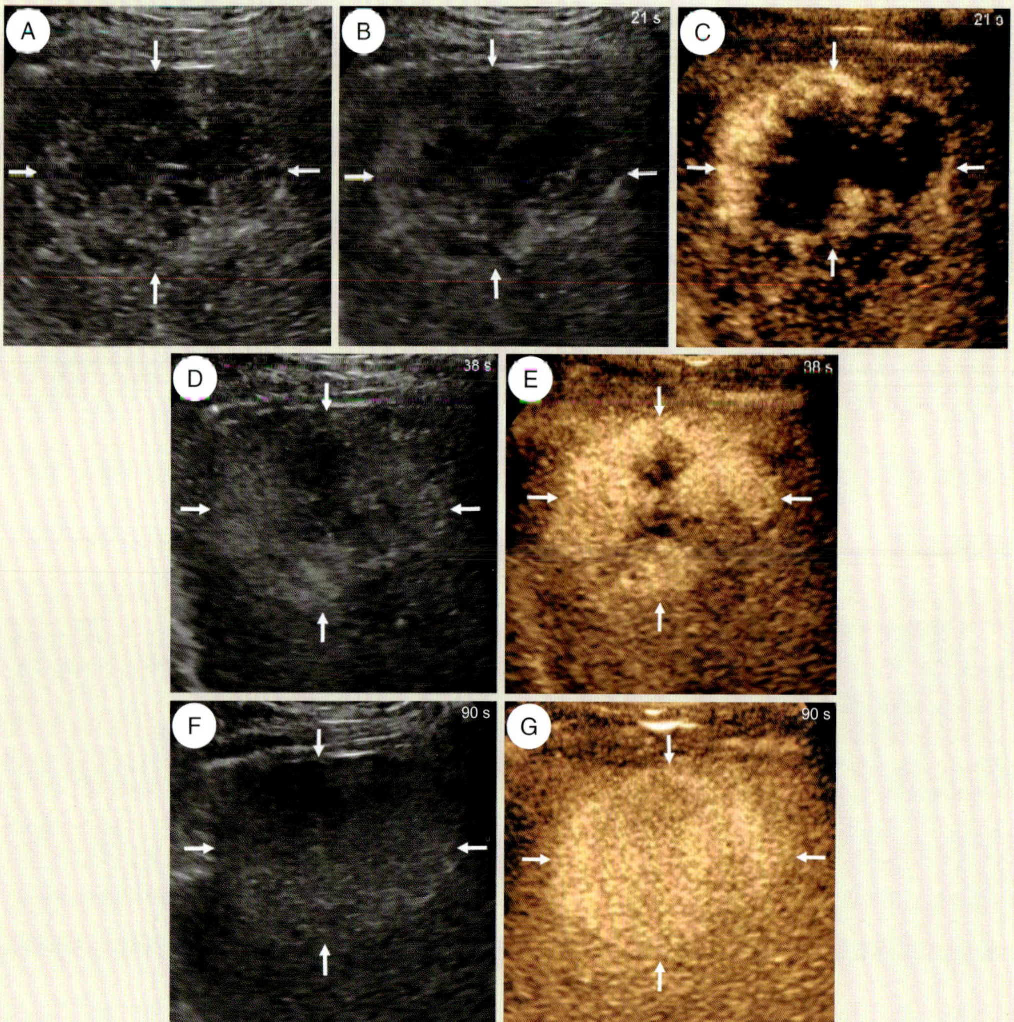

二维灰阶（图A）：肝S7/8段可见一稍低回声结节，最大切面测量大小约：55 mm×43 mm，形态欠规则，内回声不均，边缘见高回声环（图A，箭头）。动脉期（图B、图C）：上诉病灶呈周边结节状高增强（图C，箭头），图B为该结节于同时相灰阶超声表现（箭头）；门脉期（图D、图E）：增强信号向心性填充，呈持续性高增强（图E，箭头），图D为该结节于同时相灰阶超声表现（箭头）；延迟期（图F、图G）：增强信号未见消退（图G，箭头），图F为该结节于同时相灰阶超声表现（箭头）。

图1-5-2 肝血管瘤的灰阶及超声造影图像（标示图）

2.CT表现

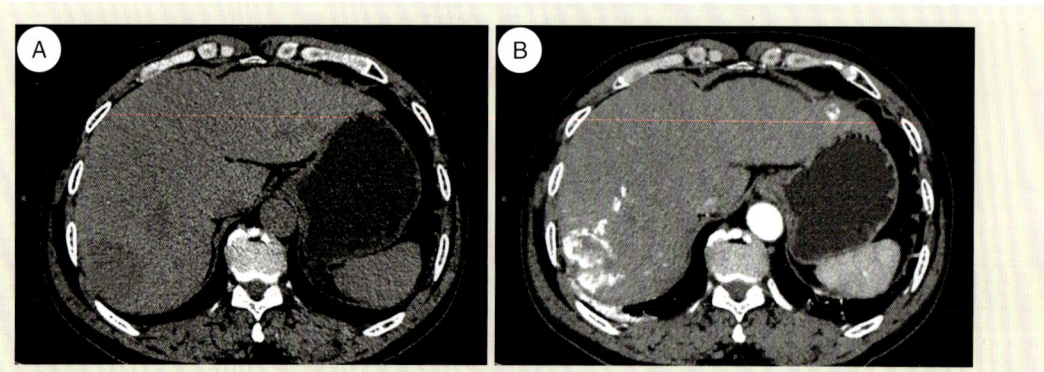

第一章 肝胆疾病

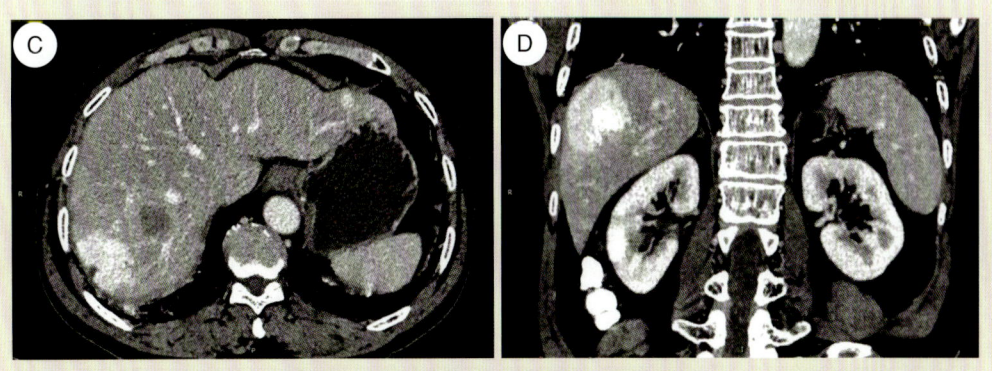

图1-5-3 肝血管瘤的CT图像（原始图）

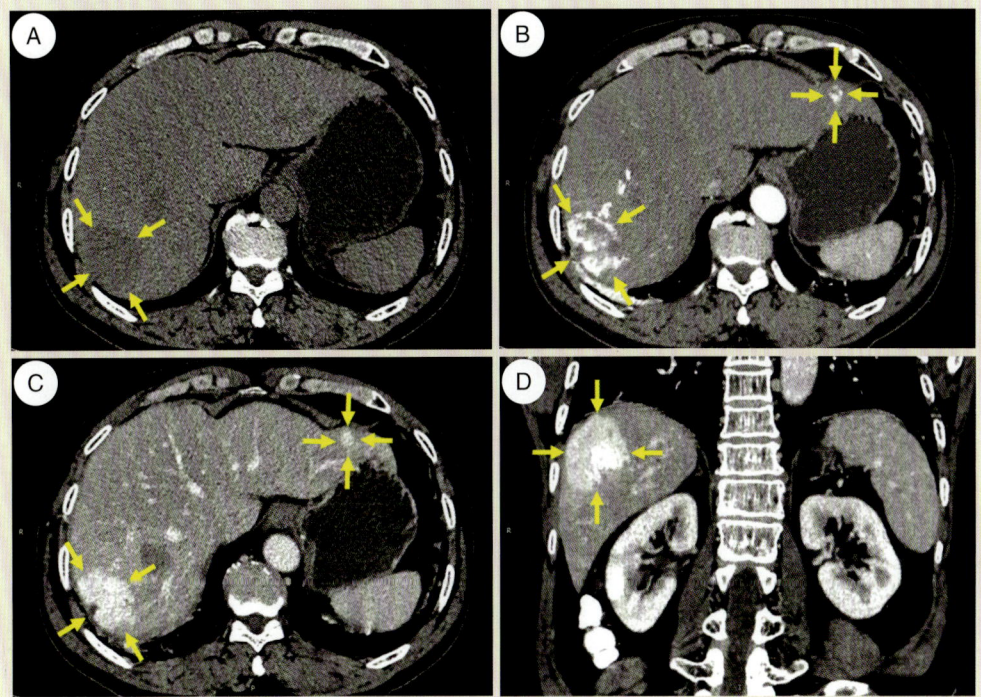

平扫（图A，箭头）于肝S7可见一个类圆形稍低密度灶（S2病灶平扫显示不清），增强扫描动脉期（图B，箭头）S2、S7两个病灶呈边缘不规则结节样明显强化，程度与大动脉接近；门静脉期（图C、图D，箭头）病灶强化向中央填充并趋于均匀，强化程度高于正常肝实质。

图1-5-4 肝血管瘤的CT图像（标示图）

3.MRI表现

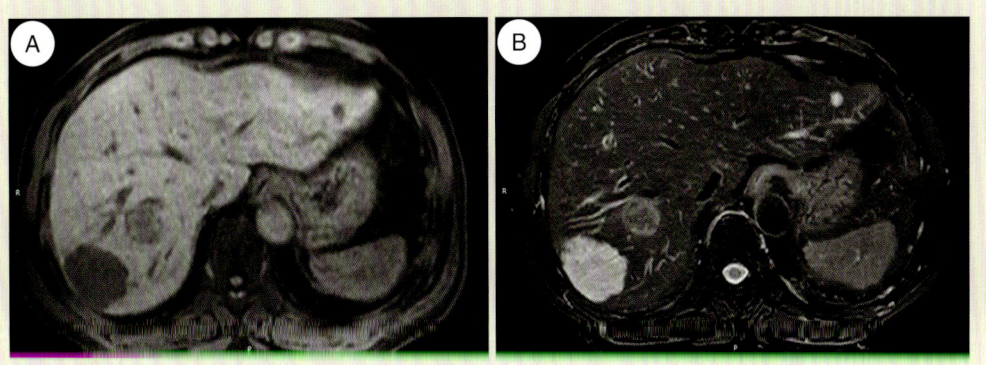

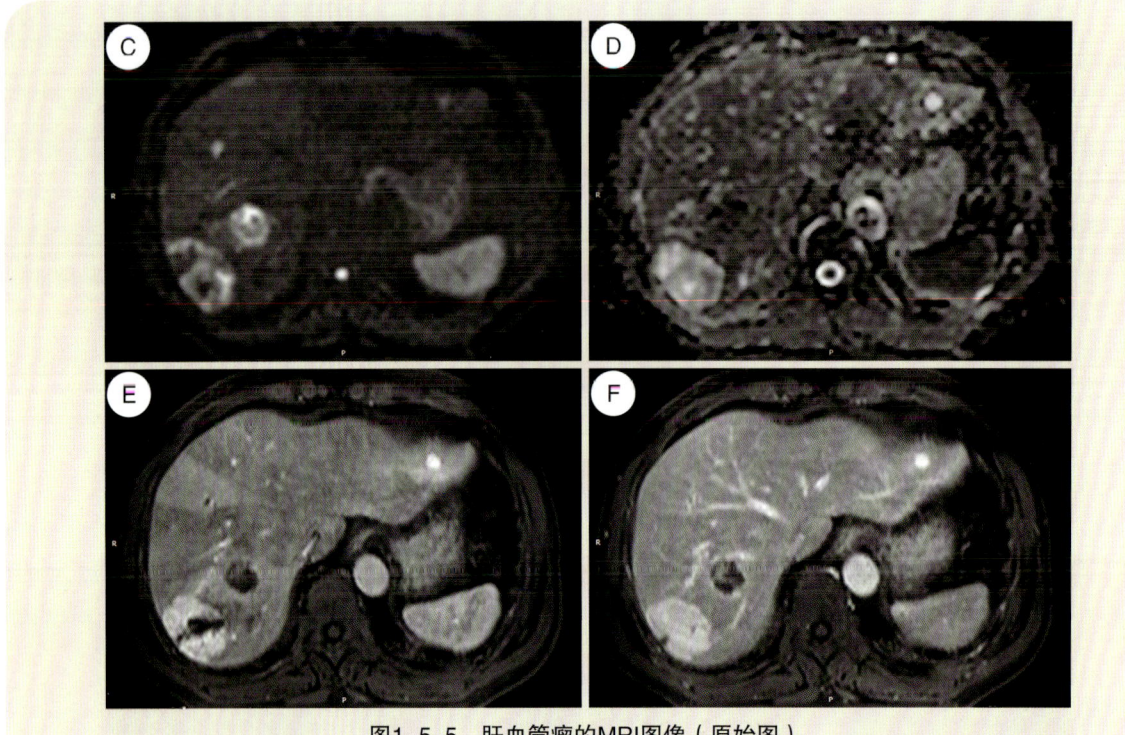

图1-5-5 肝血管瘤的MRI图像（原始图）

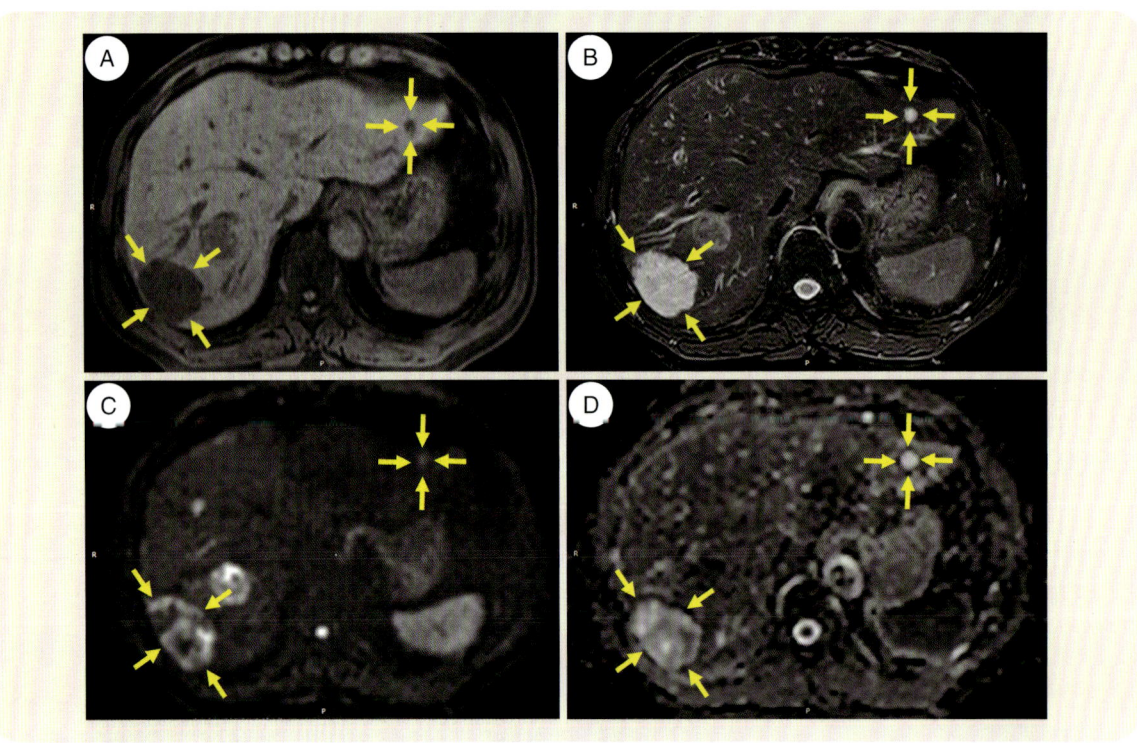

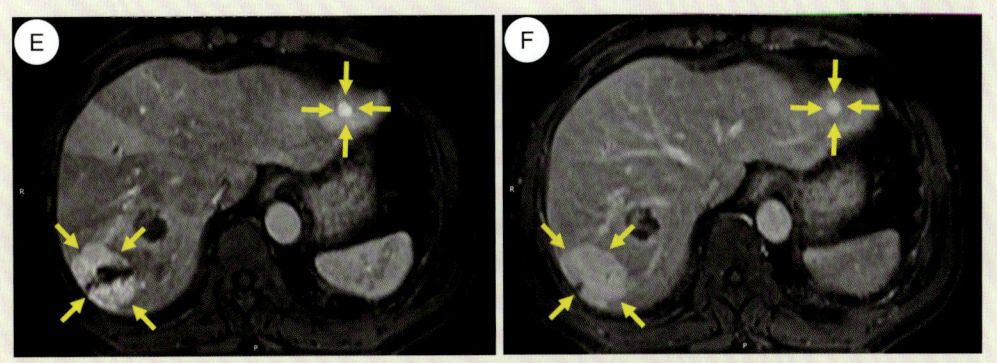

肝S7可见一个类圆形异常信号影（箭头），边界清晰，T_1WI（图A，箭头）呈稍低信号，脂肪抑制T_2WI（图B，箭头）呈明显高信号，DWI（图C，箭头）及ADC（图D，箭头）提示无明显弥散受限，肝脏容积加速采集成像（liver acquisition with volume acceleration, LAVA）增强扫描早期（图E，箭头）呈边缘结节样明显强化，静脉期（图F，箭头）强化向中央填充且强化均匀，程度高于正常肝实质。肝S2另见一个类似信号病灶，由于病灶较小，增强扫描两期（图E、图F）均为均匀强化，强化高于正常肝实质。

图1-5-6　肝血管瘤MRI图像（标示图）

【病例2概要】

患者男性，58岁，因"进食后梗阻不适感1周"就诊，入院胃镜提示：贲门肿物；活检后病理提示：贲门癌；CT提示：①食管胃结合部肿块，考虑食管胃结合部癌；胃左动脉旁及贲门右区数个肿大淋巴结，考虑转移可能性大；②肝局灶病变一，肝内肝脏多发占位病变，考虑转移瘤；③肝局灶病变二，肝S2、S5各一富血供结节，考虑血管瘤可能行大。肝局灶病变超声造影提示同上。遂于我院行"腹腔镜根治性全胃切除+胃周围淋巴结清扫+肝转移瘤切除术"，术后2年余规律化疗，病情控制欠佳。局灶病变二提示：S2富血供结节多次CT复查均无明显变化；最后明确诊断为：肝血管瘤。

【图片资料】

PET/CT表现

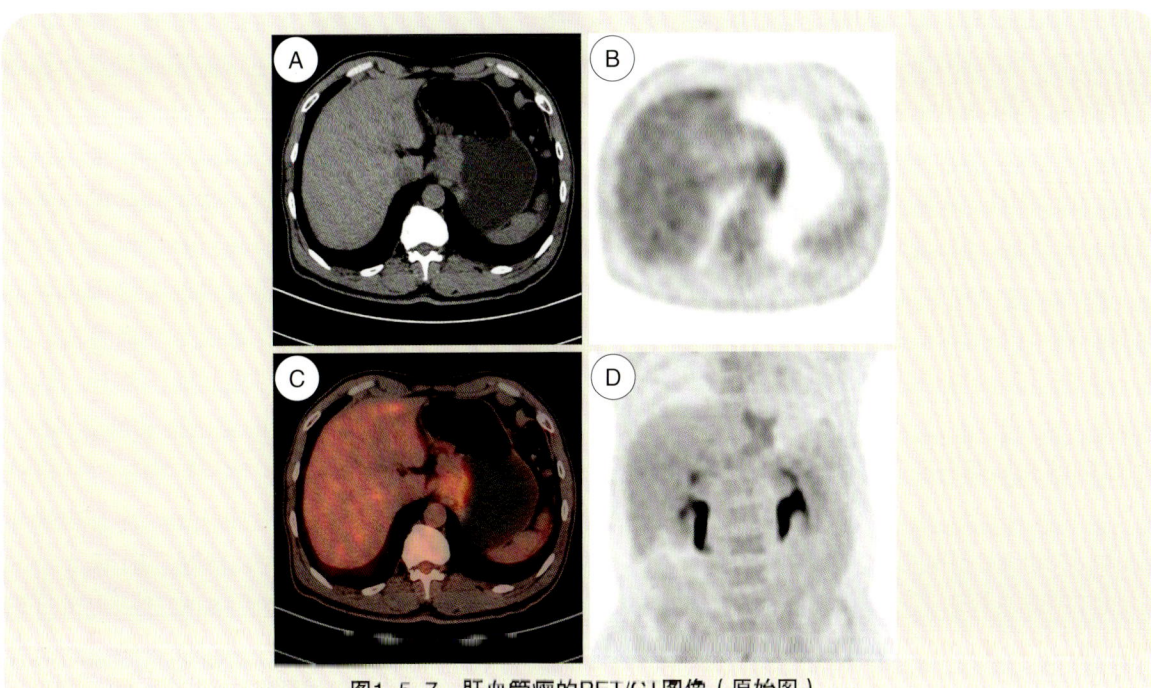

图1-5-7　肝血管瘤的PET/CT图像（原始图）

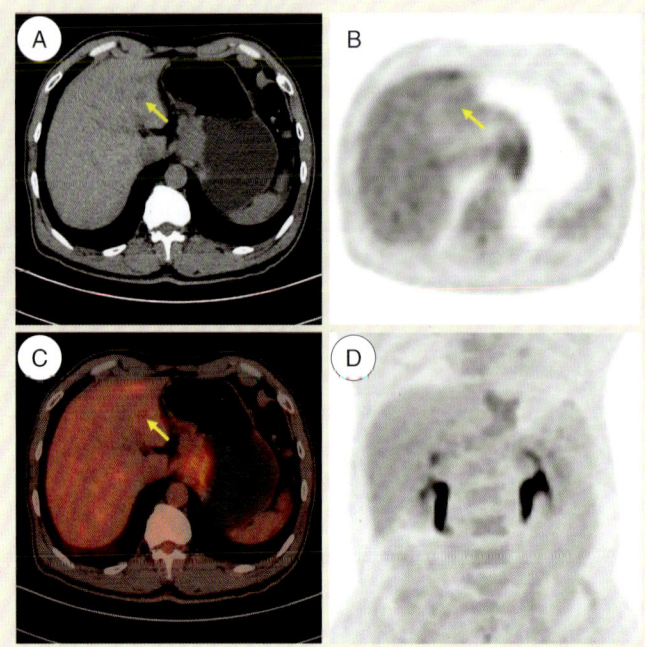

A.CT横断位影像；B.PET横断位影像；C.PET/CT融合横断位影像；D.PET MIP影像。肝S2见一类圆形稍低密度结节（图A，箭头），PET图像（图B，箭头）、PET/CT图像（图C，箭头）及PET MIP图像显示该处未见异常^{18}F-FDG摄取。

图1-5-8　肝血管瘤的PET/CT图像（标示图）

【影像诊断要点分析及小结】

肝血管瘤（hepatic hemangioma，HH）是一种中胚层衍生肿瘤，是由单层扁平内皮细胞构成的网格状结节或团块，其内充满血液，瘤体由肝动脉循环供血，部分患者伴有动静脉瘘。HH是最常见的肝脏良性肿瘤，通常在体检时被偶然发现。HH通常无症状，以单发病灶最为常见，生长较慢，且患者的肝功能无明显异常。少数生长倾向明显，当肿瘤体积较大时，患者可能出现非特异性症状，通常表现为腹痛、右上腹不适和胀满。肿瘤可压迫邻近结构引起恶心、早饱、餐后腹胀等其他症状。较少见的相关症状包括发热、黄疸、呼吸困难、高输出量性心力衰竭和胆道出血。此外，巨大HH可压迫肝静脉和（或）下腔静脉导致布-加综合征。HH还可能导致危及生命的凝血障碍，即Kasabach-Merritt综合征（血小板减少、DIC和全身性出血）；HH的另一种严重并发症是自发性或创伤性破裂出血，但发生风险极低。对于直径<5 cm的单发或多发（<5个）且直径<5 cm的HH，无临床症状可定期随访。对于存在危险因素或有症状的患者，根据瘤体的位置和大小综合判断，可以通过手术或其他非手术方式进行治疗[1]。

超声：是肝血管瘤初诊和复查的首选检查手段。绝大部分肝海绵状血管瘤表现为肝内单发或多发的高回声实性结节，边界清晰，内可见管状或点状小无回声呈筛孔状。低回声型血管瘤较少见，周围可见高回声的边缘。中大型血管瘤多为混合回声，内部由于血栓形成而回声不均，内部或周边可检测到彩色多普勒血流信号[2-3]。有研究表明，超声造影可提高HH的灵敏性和特异性[4]。典型HH动脉早期表现为周围结节状强化伴向心性充填，延迟期持续强化；对于不典型HH，如玻璃样变或硬化性HH，可表现为由周边向内渐进性强化消失，此时应与纤维板层性肝癌、伴有中央坏死的转移和FNH相鉴别。对于超声造影表现不典型的HH，应结合CT或MRI提高诊断准确率。

CT：肝血管瘤平扫呈圆形或椭圆形低密度影，边界清楚，密度均匀。较大HH病灶中央可见更低密度区，呈星形或不规则形。CT值35～41 Hu。增强扫描大部分HH于动脉期可见边缘呈结节样强化，且环绕病灶周围，其密度和同层大血管密度相同，强化区进行性向中心扩展。延迟扫描病灶呈等密度填充，较大病灶的中心区可以始终不填充，与平扫时所见的中央更低密度区一致或更明显。等密度填充时间与病灶大小有关，病灶越大，所需时间越长。

MRI：血管瘤T_1WI呈低信号，T_2WI呈明显高信号（"灯泡征"）。增强扫描强化方式与CT类似。

PET/CT：肝血管瘤在^{18}F-FDG PET/CT显像上通常表现为与背景肝相比呈等或稍低放射性摄取，需增强扫描进一步明确诊断[5]。

超声是肝血管瘤初诊和复查的首选检查手段，CT、MRI对血管瘤的诊断均有很大帮助，90%海绵状血管瘤可通过CT确诊，MRI的"灯泡征"可提高诊断正确率。

参考文献

[1] LEON M，CHAVEZ L，SURANI S. Hepatic hemangioma：What internists need to know[J]. World J Gastroenterol，2020，26（1）：11-20.

[2] 任卫东，常才. 超声诊断学[M]. 北京：人民卫生出版社，2015.

[3] 金征宇，龚启勇. 医学影像学[M]. 北京：人民卫生出版社，2015.

[4] 国际肝胆胰协会中国分会肝血管瘤专业委员会. 肝血管瘤诊断和治疗多学科专家共识（2019版）[J]. 中华消化外科杂志，2019，18（8）：705-710.

[5] 刘一，李亚明，李娜，等. 酷似原发性肝癌的肝脏较大血管瘤^{18}F-FDG PET/CT显像1例[J]. 中国医科大学学报，2015，044（9）：850-852.

（二）肝局灶性结节性增生

【病例1概要】

患者女性，25岁，因"体检发现肝右叶占位"就诊，无肝炎病史，入院后查肿瘤相关标志物CA125 42.3 U/mL，CA19-9 47 U/mL，余无特殊。完善检查后，诊断为FNH。

【图片资料】

1.超声表现

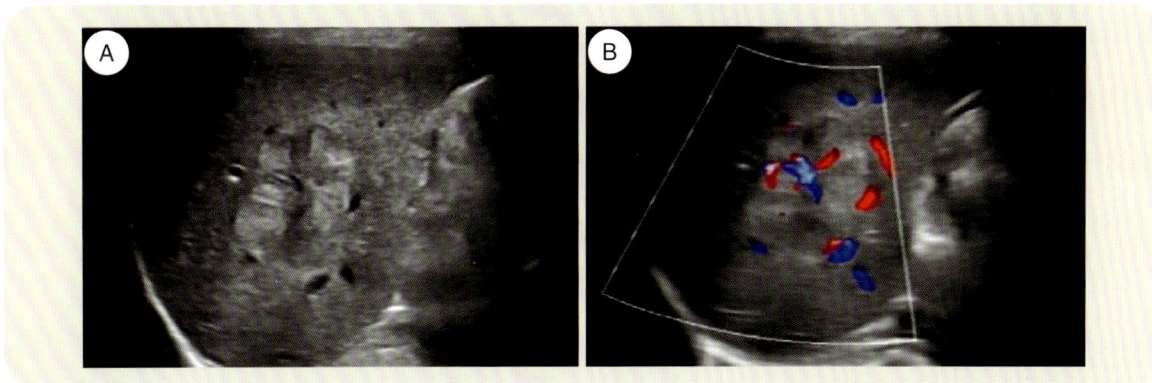

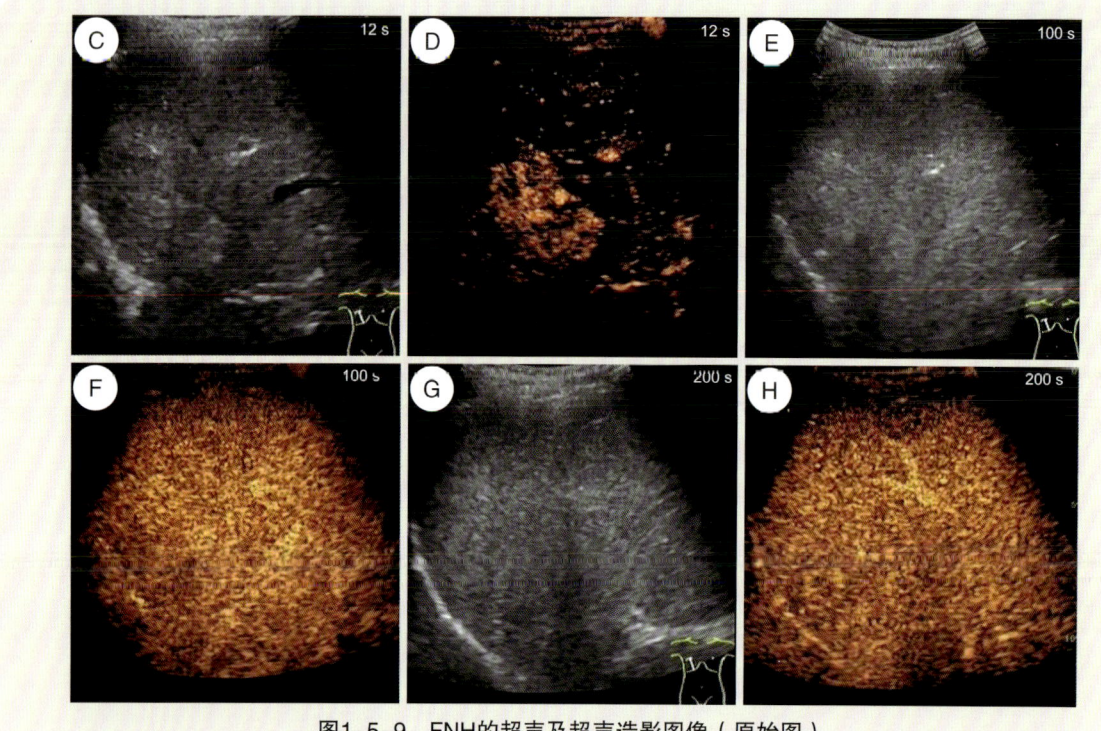

图1-5-9 FNH的超声及超声造影图像（原始图）

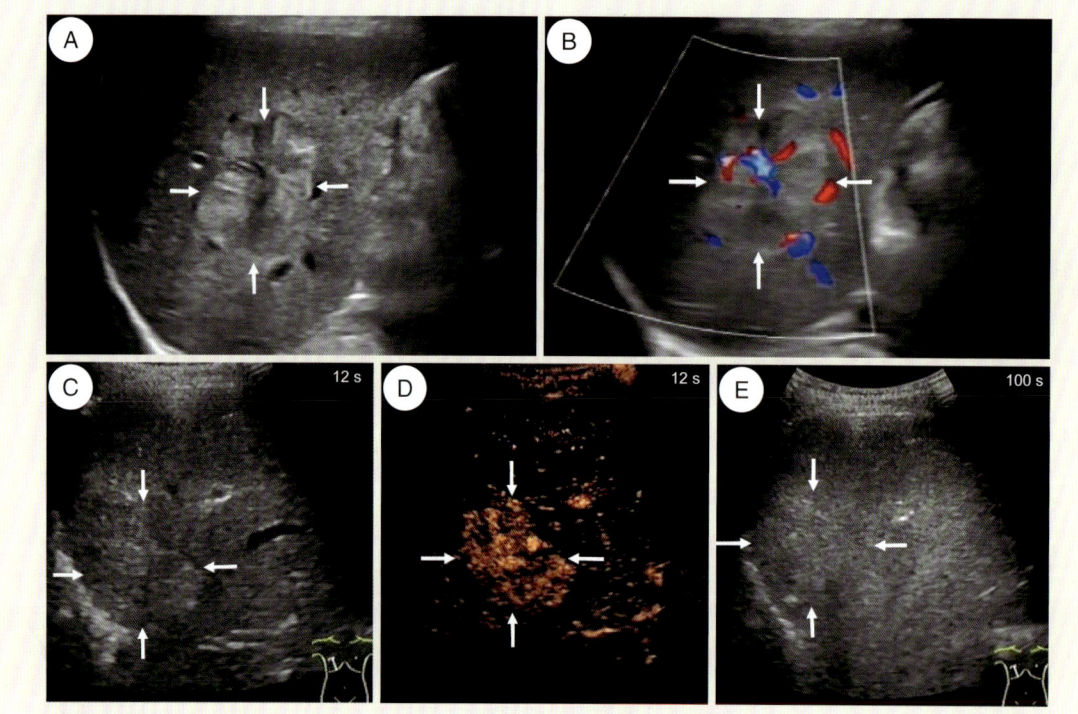

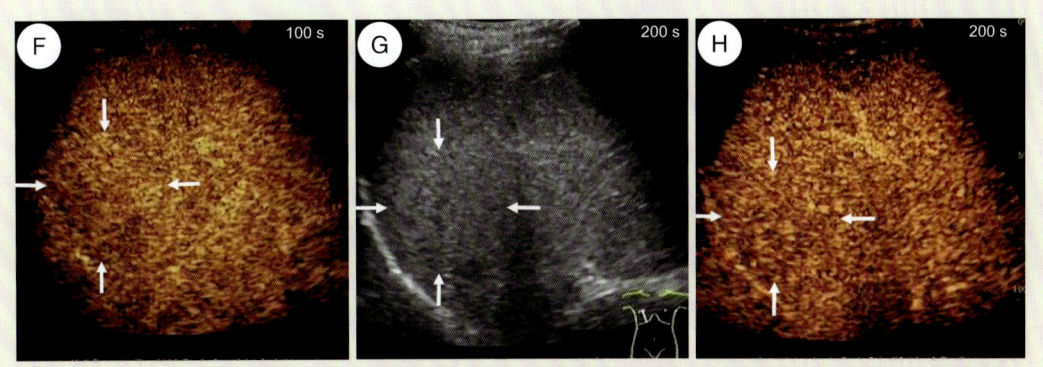

右肝内可见一实性占位性病变，边界尚清，无包膜，病灶内部回声欠均匀，中央可见轮辐状低回声（图A、图C、图E、图G，箭头）。CDFI示结节内部可见丰富的轮辐状血流信号（图B，箭头）。超声造影动脉期呈由内向外均匀高增强，中央可见轮辐状血管（图D，箭头），门静脉期及延迟期未见消退，呈等增强（图F、图H，箭头）。

图1-5-10　FNH的超声及超声造影图像（标示图）

2.CT图像

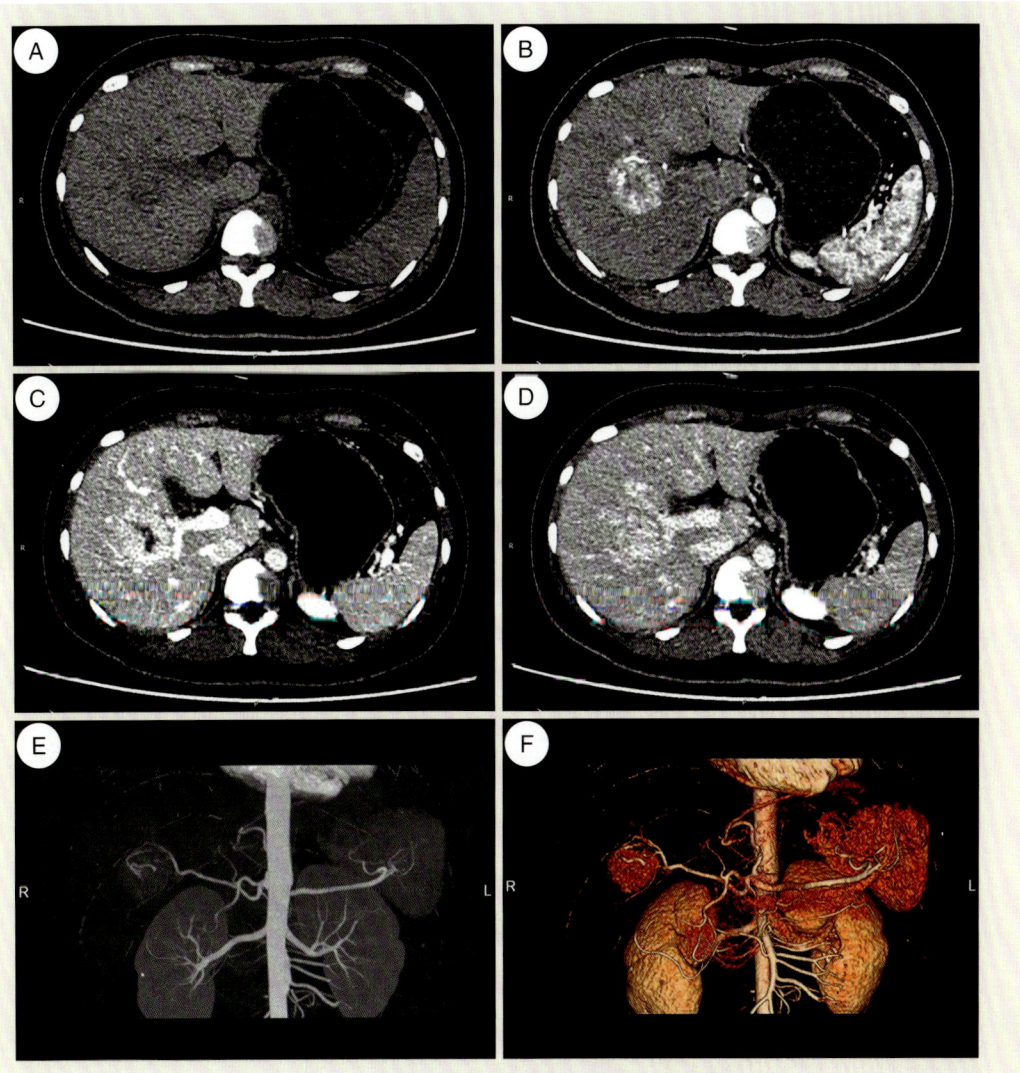

图1-5-11　FNH的CT平扫及增强图像（原始图）

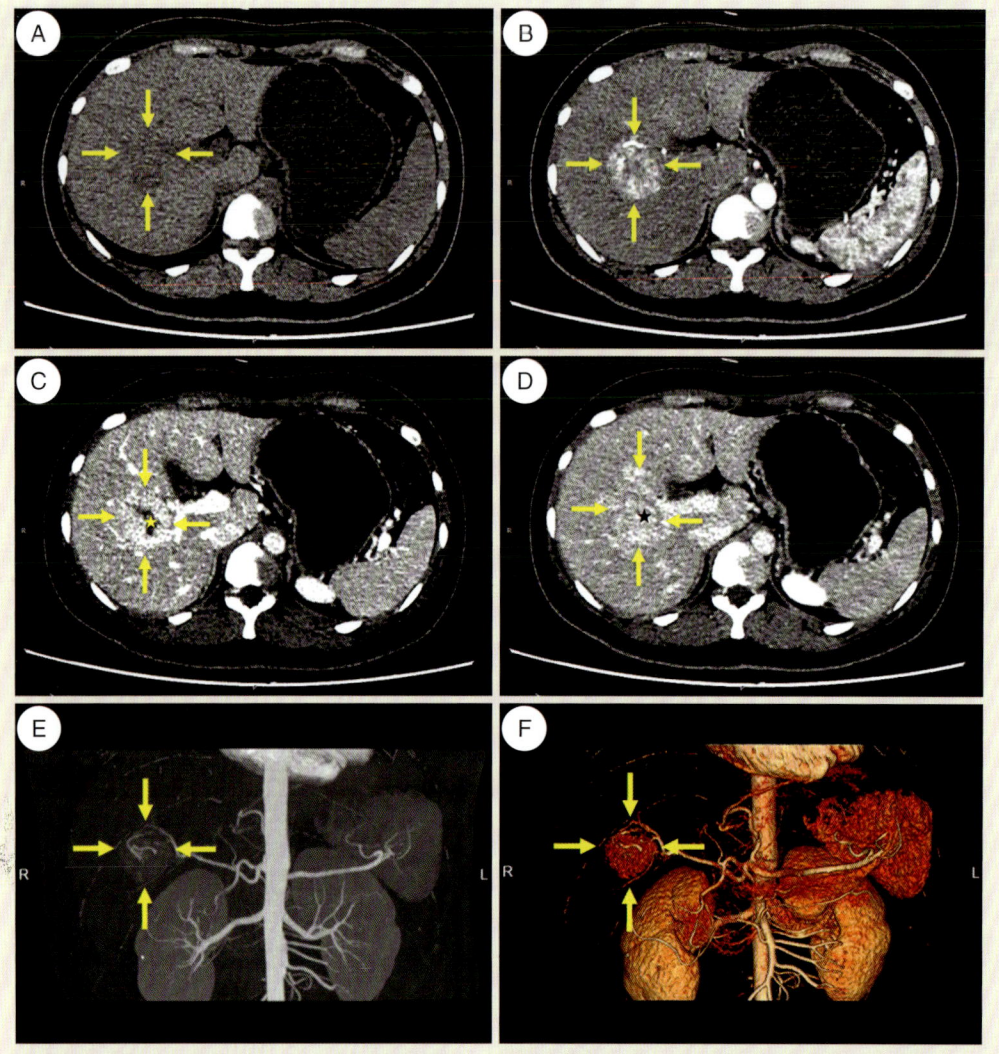

肝右叶约相当于S5~S8交界区可见一类圆形肿物影，平扫（图A，箭头）呈稍低密度，边界尚清；增强扫描动脉期（图B，箭头）欠均匀明显强化，门静脉期（图C，箭头）持续强化，其内可见尚未强化的"中央瘢痕"（图C，黄星），延迟期（图D，箭头）可见"中央瘢痕"延迟强化（图D，黑星）。CTA（图E、图F）示肿物区域（箭头）可见增粗的供血血管及肿瘤血管。

图1-5-12　FNH的CT平扫及增强图像（标示图）

3.MRI表现

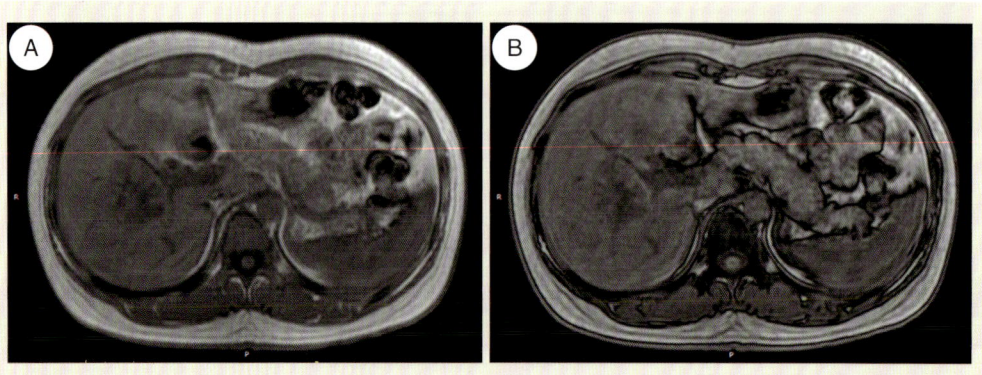

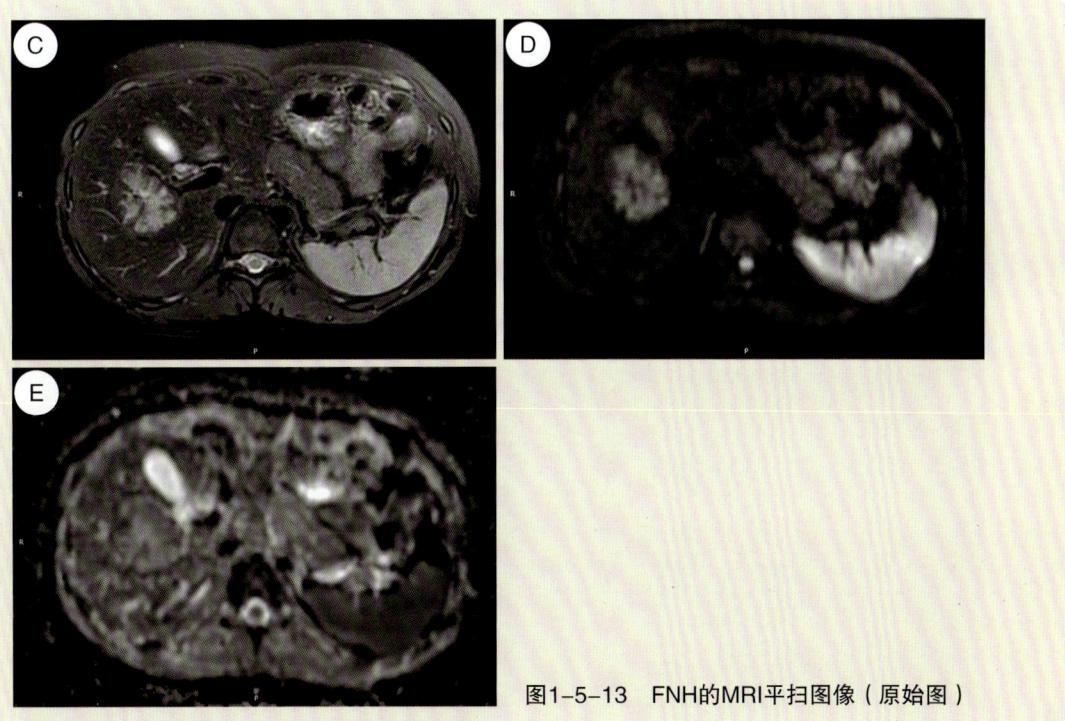

图1-5-13 FNH的MRI平扫图像(原始图)

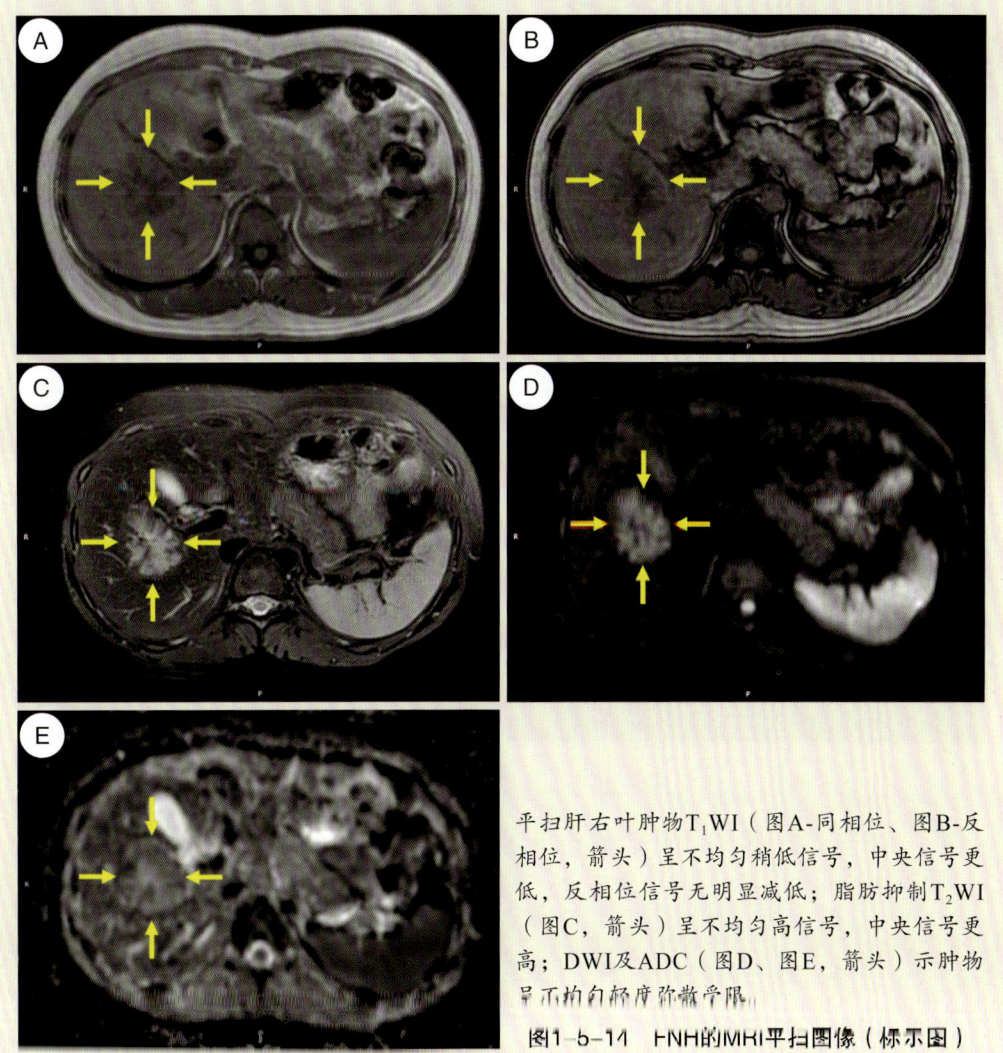

平扫肝右叶肿物T_1WI(图A-同相位、图B-反相位,箭头)呈不均匀稍低信号,中央信号更低,反相位信号无明显减低;脂肪抑制T_2WI(图C,箭头)呈不均匀高信号,中央信号更高;DWI及ADC(图D、图E,箭头)示肿物呈不均匀轻度弥散受限。

图1-5-14 FNH的MRI平扫图像(标示图)

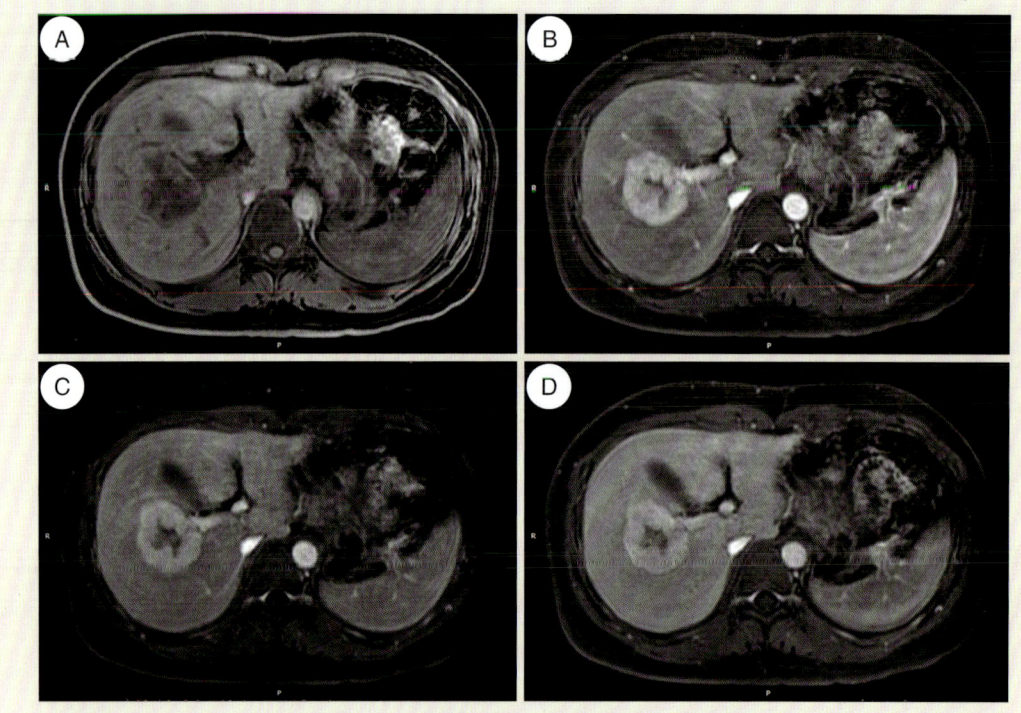

图1-5-15　FNH的MRI普通增强图像（原始图）

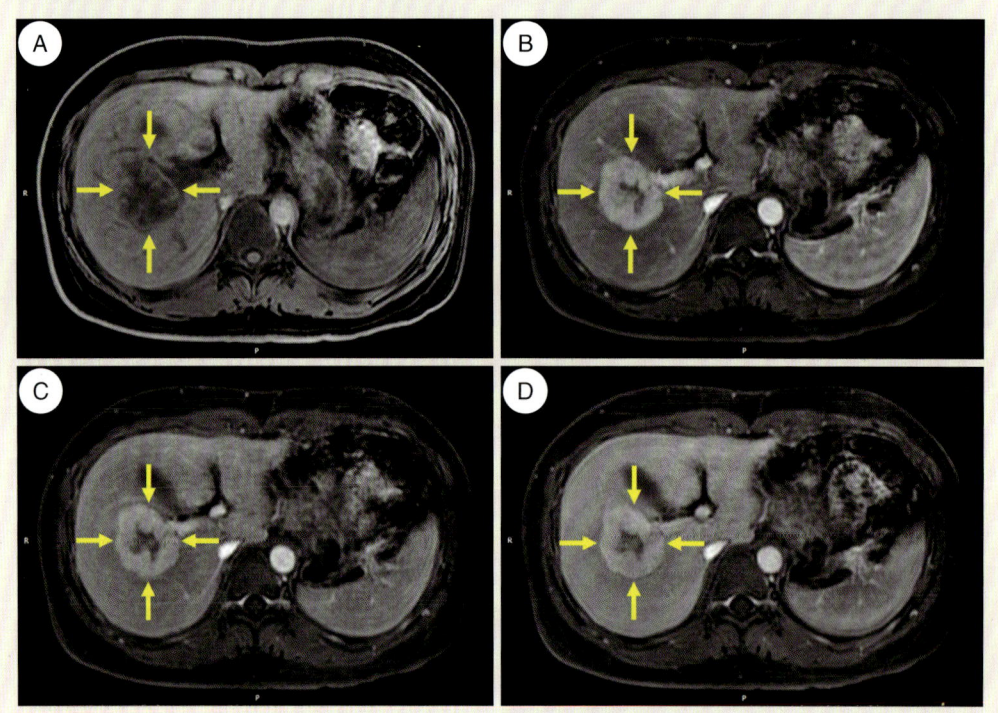

LAVA平扫（图A，箭头）肝右叶肿物呈欠均匀稍低信号，增强扫描（图B～图D，箭头）实质部分呈早期、持续强化，边界清晰，病灶内可见强化减低的"中央瘢痕"。病灶边缘欠规整，未见包膜结构。

图1-5-16　FNH的MRI血管期增强图像（标示图）

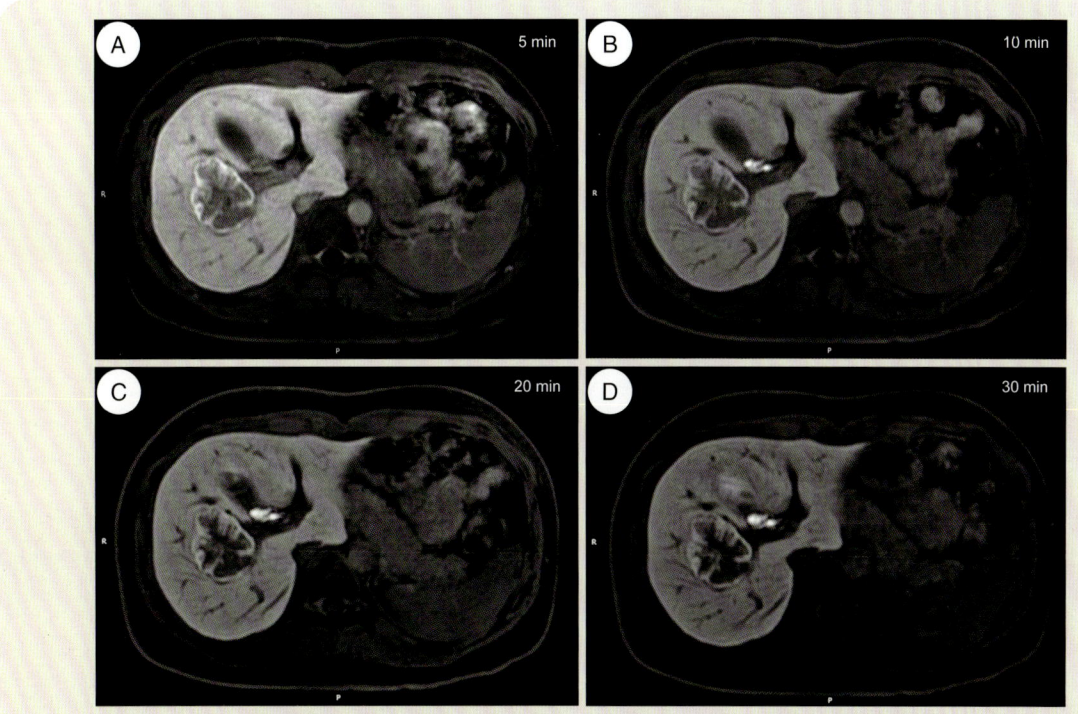

图1-5-17 FNH的肝细胞特异性对比剂（普美显，Gd-EOB-DTPA）增强扫描肝胆期MRI图像（原始图）

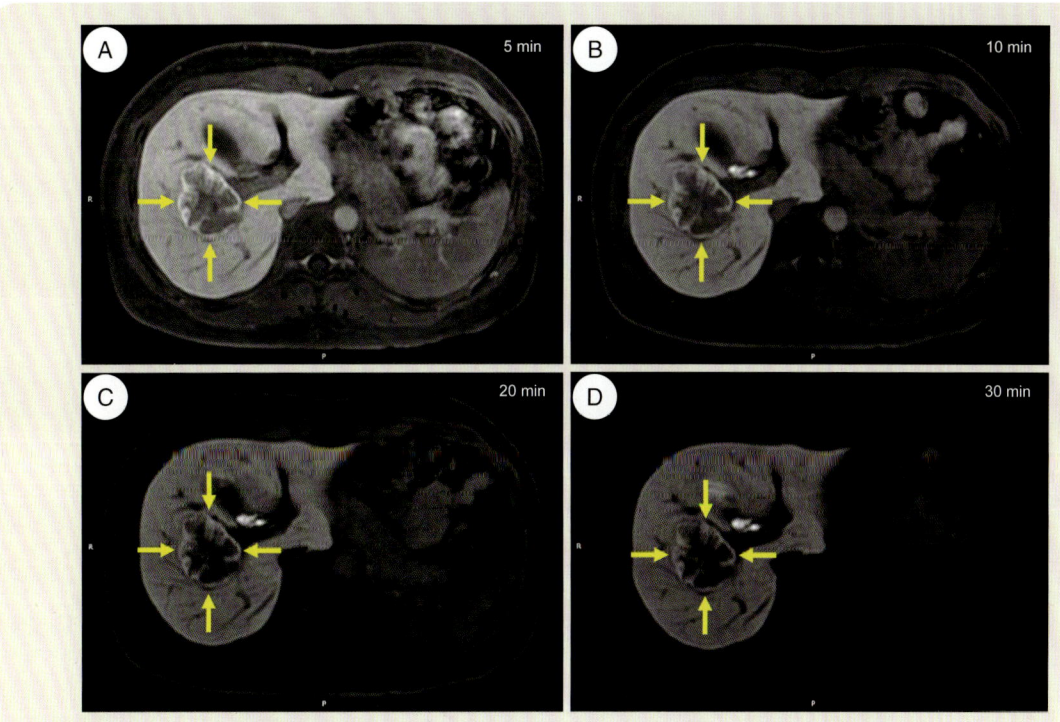

A~D.肝右叶病灶呈周边型强化，中央见无强化区，且有强化区域与无强化区域分界不清，部分有交错或呈分隔样表现（箭头）。

图1-5-18 FNH的肝细胞特异性对比剂（普美显，Gd-EOB-DTPA）增强扫描肝胆期MRI图像（标示图）

【病例2概要】

患者女性，31岁，因"体检发现肝右叶占位"就诊，无肝炎病史，入院后查CT：S4外生型富血供病变，考虑FNH可能性大。检验：CA19-9 75.000 U/mL。完善检查后，于我院行"腹腔镜下肝联合段（S4/5）外生型肿物切除术"。术后病理诊断为：肝局灶性结节性增生。

【图片资料】

PET/CT表现

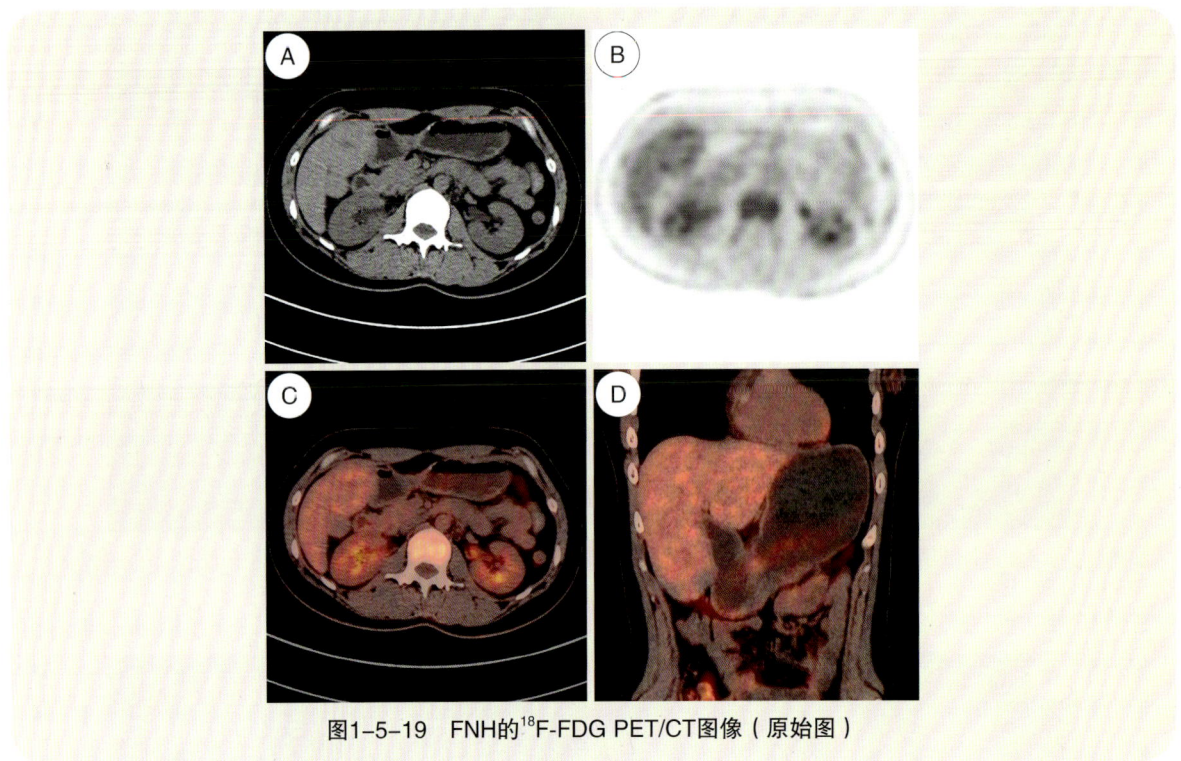

图1-5-19 FNH的^{18}F-FDG PET/CT图像（原始图）

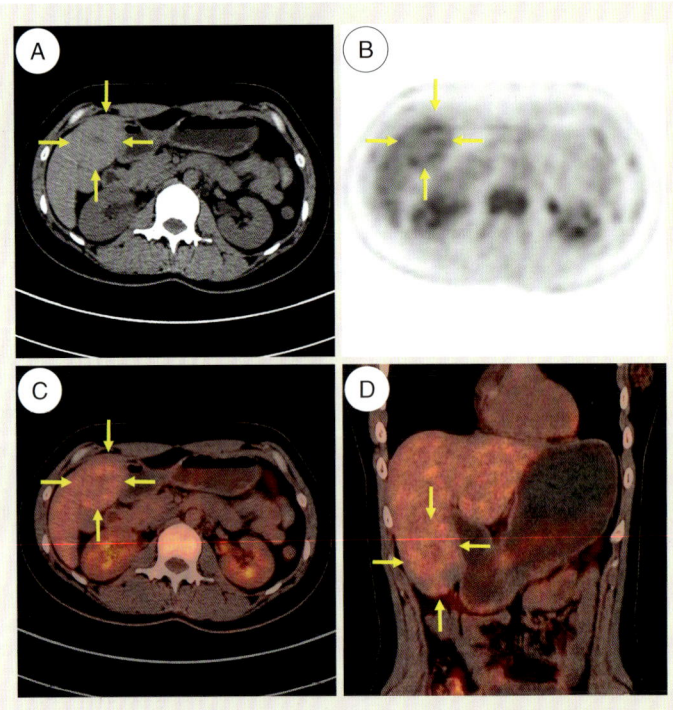

A.CT影像；B.PET影像；C.PET/CT融合影像（横断面）；D.PET/CT融合（冠状面）。肝S4/5见一肿块影，边界清晰，部分突出肝轮廓（箭头），^{18}F-FDG摄取与正常肝实质相仿（图B～图D，箭头），病灶内见不规则条状低密度影（图A，箭头）。

图1-5-20 FNH的^{18}F-FDG PET/CT图像（标示图）

第一章　肝胆疾病

【FNH影像要点分析及小结】

FNH病因不明，多见于青年女性，是第二常见的肝脏良性局灶性病变。有学者认为FNH是由于血管先天或后天内环境刺激异常增生引起大小不等的增生性肿块，典型病理为非正常排列肝细胞、血管、胆管等组成，中央纤维间隔异常增生形成瘢痕，常呈放射状，分隔非正常排列肝细胞呈多发结节状，中央纤维瘢痕内伴有滋养动脉延纤维性间隔向病灶周围呈放射性分布，无包膜。

临床表现：FNH通常无临床症状，常于体检时发现；偶有临床症状与肿瘤位置、大小相关，肿块压迫周围肝胆管可引起肝区胀痛，轻度黄染等临床表现。

实验室检查：FNH患者多无肝炎病史，AFP等肿瘤标志物为阴性等；仅少数病例因其肿块压迫肝胆管可引起肝功能异常，AFP、CA19-9等肿瘤标志物指标常为阴性，仅少数病例轻度升高，这有助于与肝细胞癌等相鉴别。

诊断：FNH诊断需结合病史、肿瘤相关标志物、影像学检查进行综合评价，最终确诊主要依赖于手术病理。大多数FNHs是孤立的（80%），在剩余的20%中，可能存在2~5个病变。>5个病变的FNHs非常罕见。多发性FNHs与Klippel-Trenaunay综合征、von Recklinghausen综合征和von Hippel-Lindau综合征等血管增生性综合征有关。

超声[1-4]：大部分FNH病灶形态规则，边界清晰，低回声或等回声，回声较均匀，部分病灶内可见中央瘢痕，呈条索状低回声，其组织学基础为病灶中央的星状纤维分隔。该结构并非存在于所有的FNH病灶中，少部分病变周边见低回声晕环，可能与肿块压迫周围形成假包膜有关，该征象需与恶性肿瘤相鉴别。典型的FNH超声造影动脉期常表现为早于肝实质由中央向周围的快速高增强，部分病灶内部可见轮辐状动脉血管，门静脉期及延迟期病灶持续呈等增强，部分病灶内部的中央瘢痕呈低增强。文献报道泉涌状增强、轮辐状增强、瘢痕和滋养动脉中任何一种征象为依据，对于FNH的诊断具有高度特异性。肝脏超声造影所使用的造影剂为纯血池造影剂，不可渗透进入细胞间隙，中央瘢痕呈不规则形低强化区，文献报道该征象显示率低于病理。极少数FNH病灶也可呈"快进快出"的恶性强化模式，此时需与常见肝脏恶性肿瘤相鉴别。有研究表明，使用微血流显像（microflow imaging，MFI）有助于显示病灶内血管结构及灌注增强方式，在一定程度上可提高诊断特异性。

CT：平扫只能发现病灶，呈类圆形、分叶状等低密度影，在60%的>3 cm大小的病变中可见低密度中央瘢痕。增强CT表现：FNH因富含血管，动脉期均有明显强化且除中心瘢痕外强化均匀一致。由于存在正常的肝细胞和异常的胆管，FNH在门脉期及延迟期强化程度仍稍高于或与邻近肝实质强化程度一致。中央瘢痕延迟强化是FNH的特征性CT表现[5]。

MRI：具有良好的软组织对比度，较好的组织特征信息，动态增强扫描更能够反映血流动力学改变，MRI对于FNH检出率和定性诊断准确率最高。T_1WI病灶呈等–稍低信号，T_2WI病灶呈等–稍高信号，中央瘢痕T_1WI呈低信号，T_2WI呈高信号，增强扫描病灶在动脉早期除中央瘢痕外呈均匀一致明显强化，门脉期及延迟期强化程度减低，仍稍高于或与邻近正常肝实质强化程度一致，中央瘢痕呈明显延迟强化[5]。

普美显（Gd-EOB-DTPA）显像：普美显为肝细胞特异性摄取对比剂，FNH因含有增生的肝细胞，保留了功能，此外还含有畸形胆管，因此在普美显成像肝胆特异期呈等信号或高信号，或中央低伴边缘环状高信号、不均匀高信号等。中央瘢痕在肝胆特异期呈低信号，偶尔在瘢痕内可见斑片状高信号，为对比剂滞留造成。

PET/CT[6]：FNH病灶通常表现为等密度或稍高密度的肿块，其内部有一条或多条低密度中央瘢痕。FNH病灶的18F-FDG摄取一般与非肝实质相仿或稍降低，SUV小于1.5906。

的诊断具有高度特异性，中央瘢痕延迟强化是FNH的特征性CT表现，MRI对于FNH检出率和定性诊断准确率最高。

参考文献

[1] NEGRÃO D E FIGUEIREDO G, MUELLER-PELTZER K, SCHWARZE V, et al. Long-term study analysis of contrast-enhanced ultrasound in the diagnosis of focal nodular hyperplasia[J]. Clin Hemorheol Microcirc, 2020, 74（4）: 441-452.

[2] 李增荣, 陈本宝. 肝脏局灶性结节增生的MSCT诊断[J]. 医学影像学杂志, 2014, 24（6）: 973-976.

[3] 曾丹, 咸孟飞, 王杨迪, 等. 肝脏局灶性结节增生的典型与非典型超声造影表现[J]. 临床超声医学杂志, 2017, 19（2）: 81-84.

[4] LI W, WANG W, LIU G J, et al. Differentiation of Atypical Hepatocellular Carcinoma from Focal Nodular Hyperplasia: Diagnostic Performance of Contrast-enhanced US and Microflow Imaging[J]. Radiology, 2015, 275（3）: 870-879.

[5] HUSSAIN S M, TERKIVATAN T, ZONDERVAN P E, et al. Focal nodular hyperplasia: findings at state-of-the-art MR imaging, US, CT, and pathologic analysis[J]. Radiographics, 2004, 24（1）: 3-17; discussion 18-19.

[6] KURTARAN A, BECHERER A, PFEFFEL F, et al. 18Ffluorodeoxyglucose（FDG）-PET features of focal nodularhyperplasia（FNH）of the liver[J]. Liver, 2010, 20（6）: 487-490.

二、恶性肝肿瘤

（一）肝细胞癌

【病例1概要】

患者男性，58岁，因发现肝脏肿物3天来诊。患者3天前查腹部CT提示：肝S4稍低密度灶，性质待定，建议进一步上腹部MRI增强检查。入院后肿瘤标志物检查：AFP 2812.54 ng/mL，CA19-92.06 U/mL，CEA 2.53 ng/mL。乙肝两对半：HBsAb 816.71 mIU/mL，HBeAb 2.99 IU/mL，HBcAb>10 IU/mL。

【图片资料】

1.超声表现

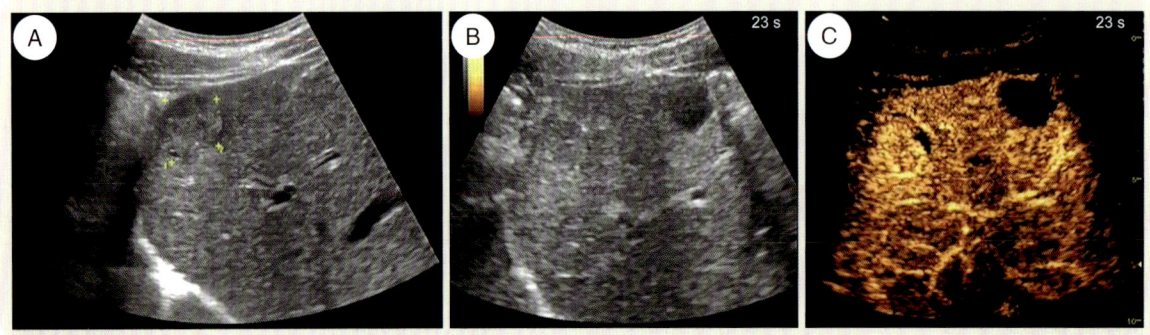

第一章 肝胆疾病

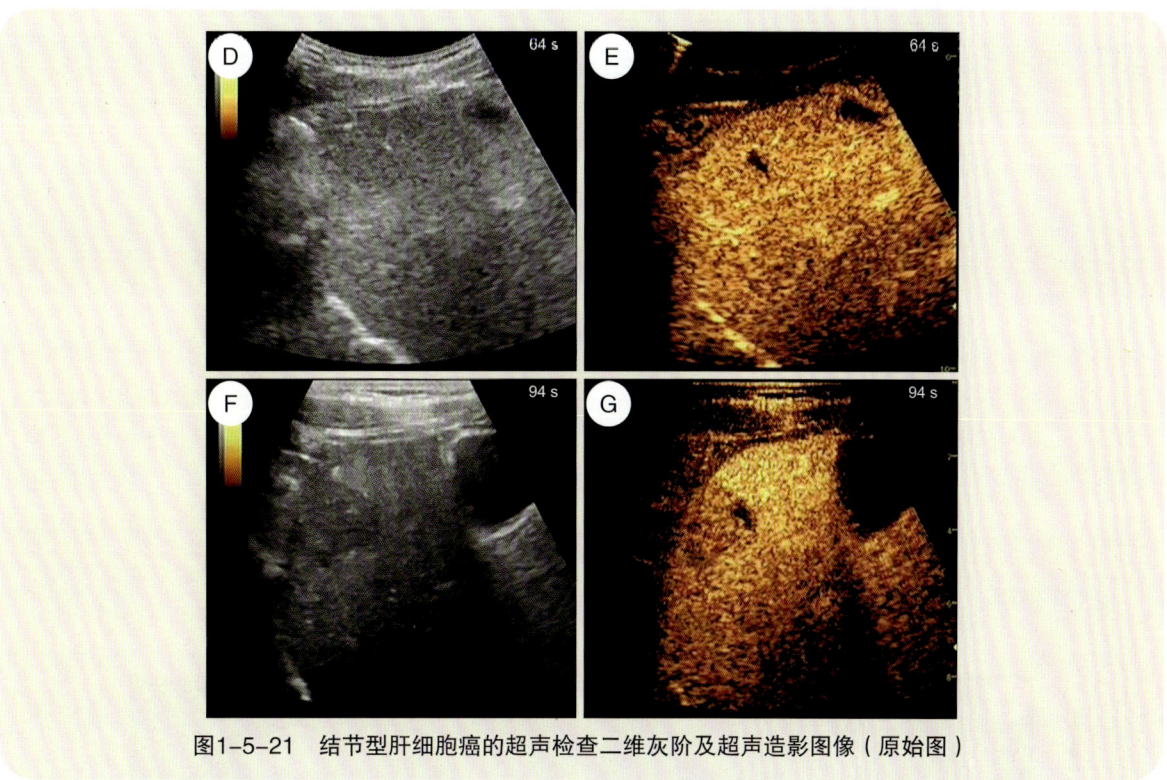

图1-5-21 结节型肝细胞癌的超声检查二维灰阶及超声造影图像（原始图）

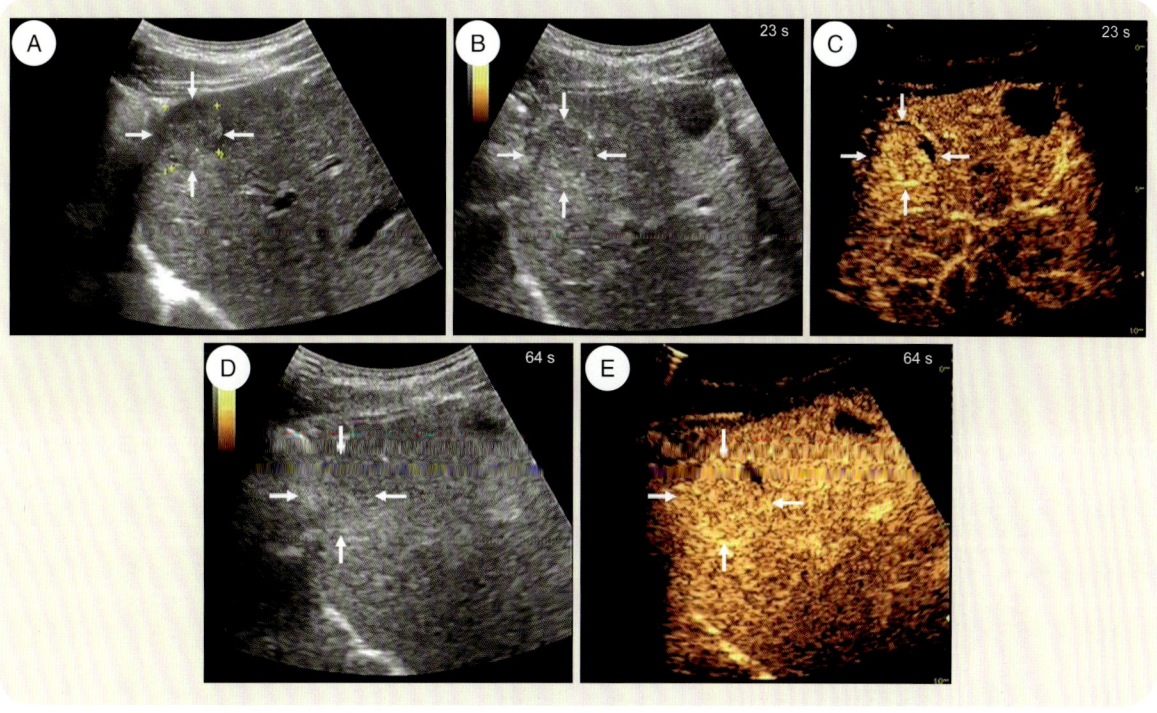

85

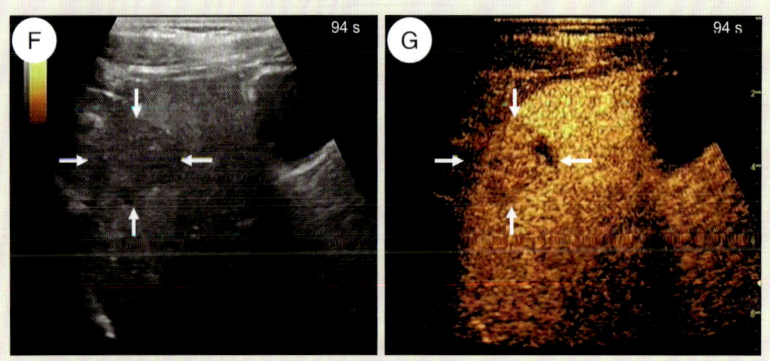

二维超声显示肝S4可见一个低回声结节,大小约27 mm×25 mm,边界清晰,椭圆形,内回声不均匀(图A,箭头)。注射造影23秒病灶呈不均匀高增强(图B、图C,箭头)。注射造影剂64秒,病灶门静脉期消退,呈等增强(图D、图E,箭头)。注射造影剂94秒,病灶门静脉期消退,呈低增强(图F、图G,箭头)。

图1-5-22 结节型肝细胞癌的超声检查二维灰阶及超声造影图像(标示图)

2.CT表现

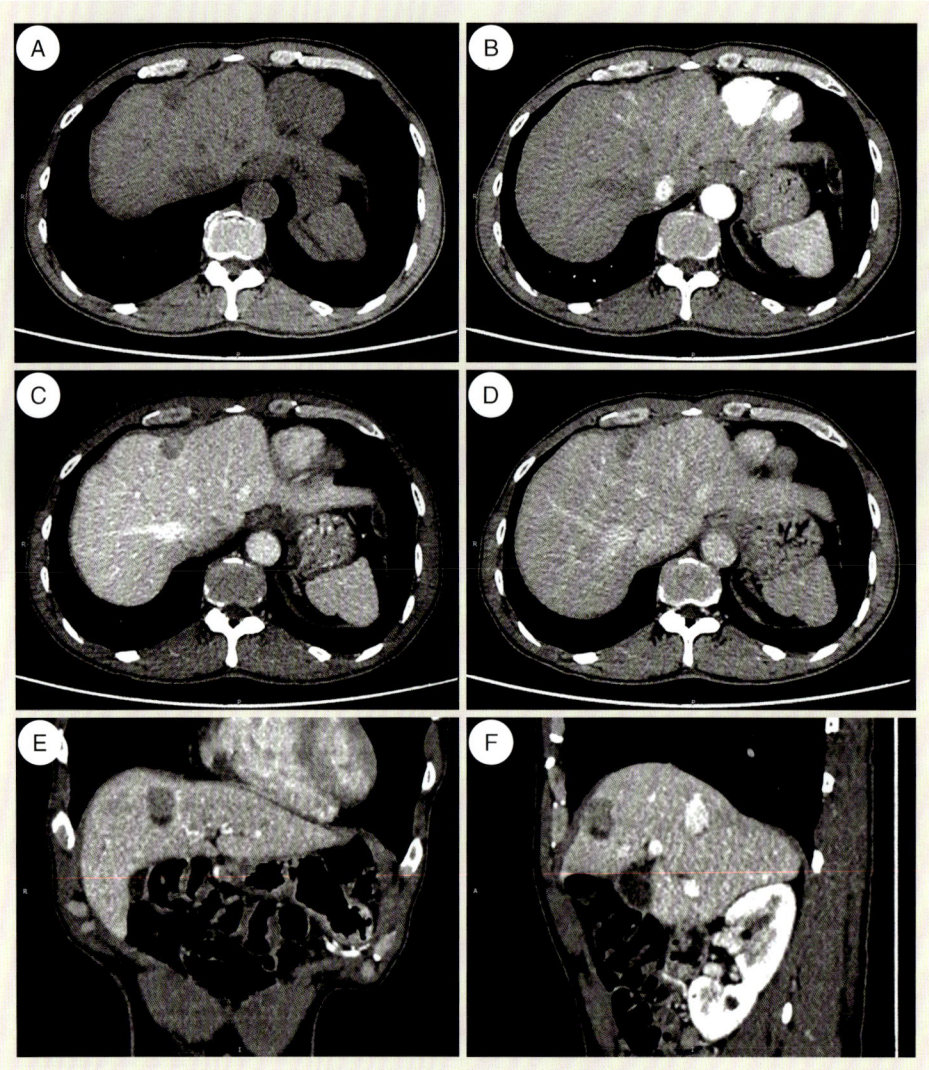

图1-5-23 结节型肝细胞癌的CT检查图像(原始图)

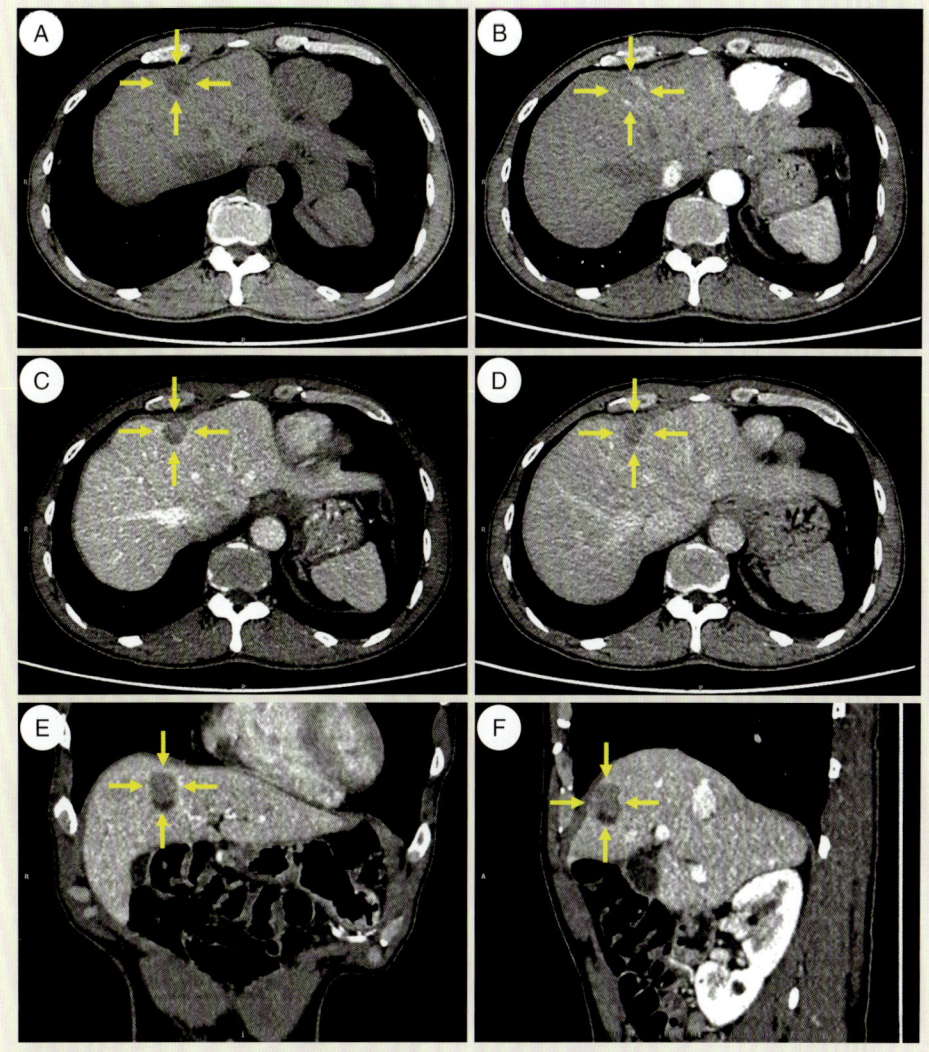

平扫（图A，箭头）肝S4见一个类圆形稍低密度结节影，增强扫描动脉期（图B，箭头）见欠均匀明显强化，门静脉期（图C，箭头）及延迟期（图D，箭头）强化快速减退，呈"快进快出"强化模式。门脉期冠状面（图E）和矢状面重组图像（图F），病灶下部可见更低密度的脂质成分（图E、图F，箭头）。

图1-5-24　结节型肝细胞癌的CT检查图像（标示图）

3.MRI表现

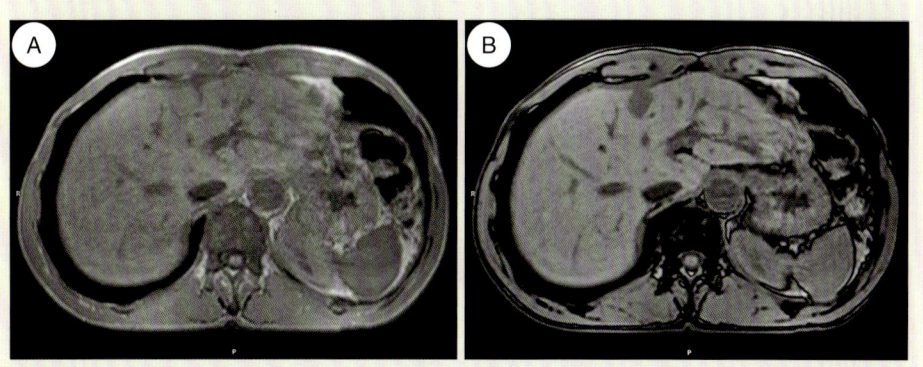

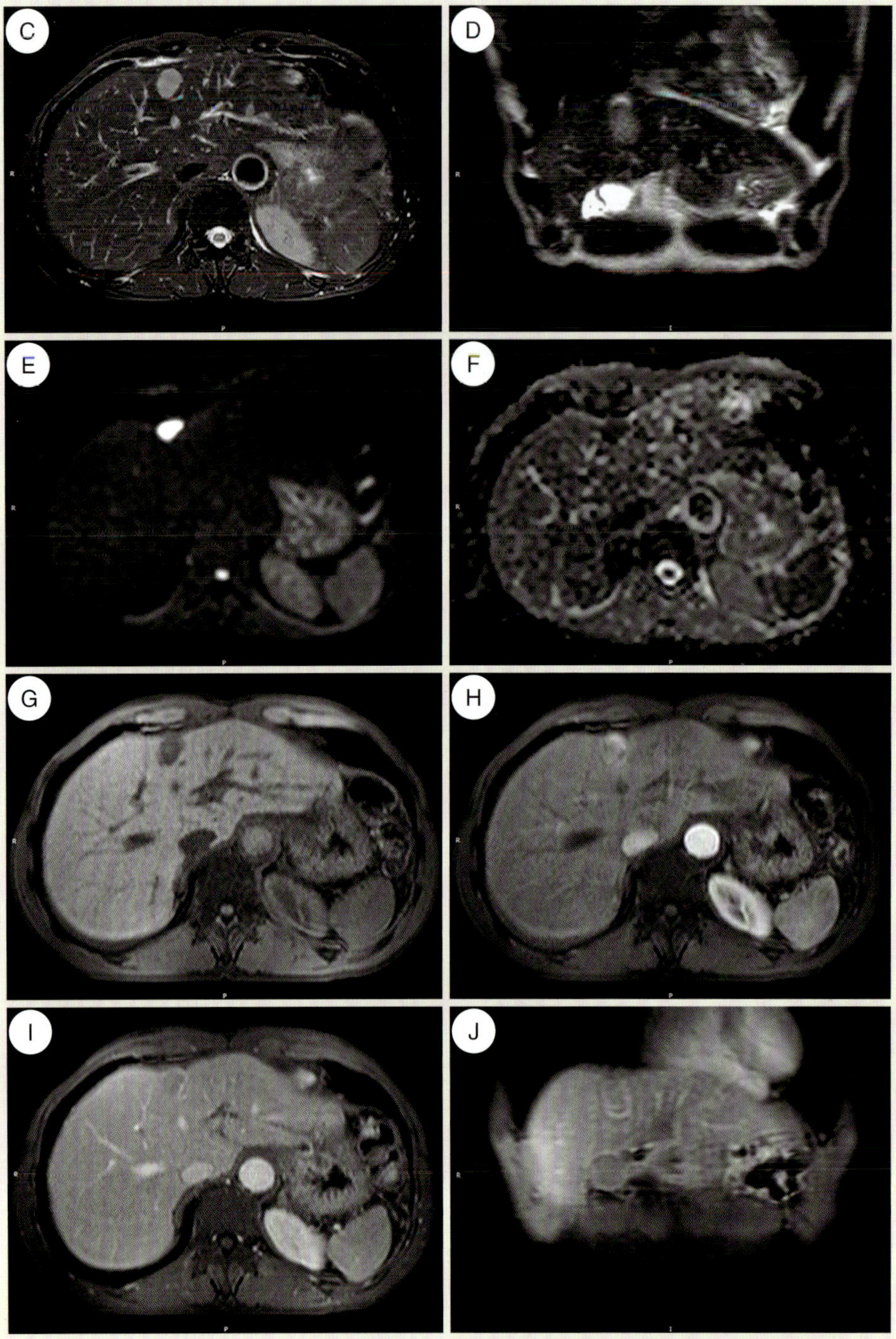

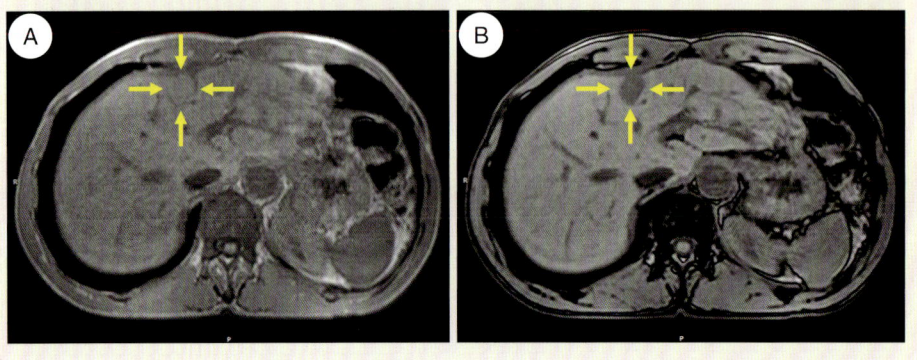

图1-5-25 结节型肝细胞癌的MRI检查图像（原始图）

第一章 肝胆疾病

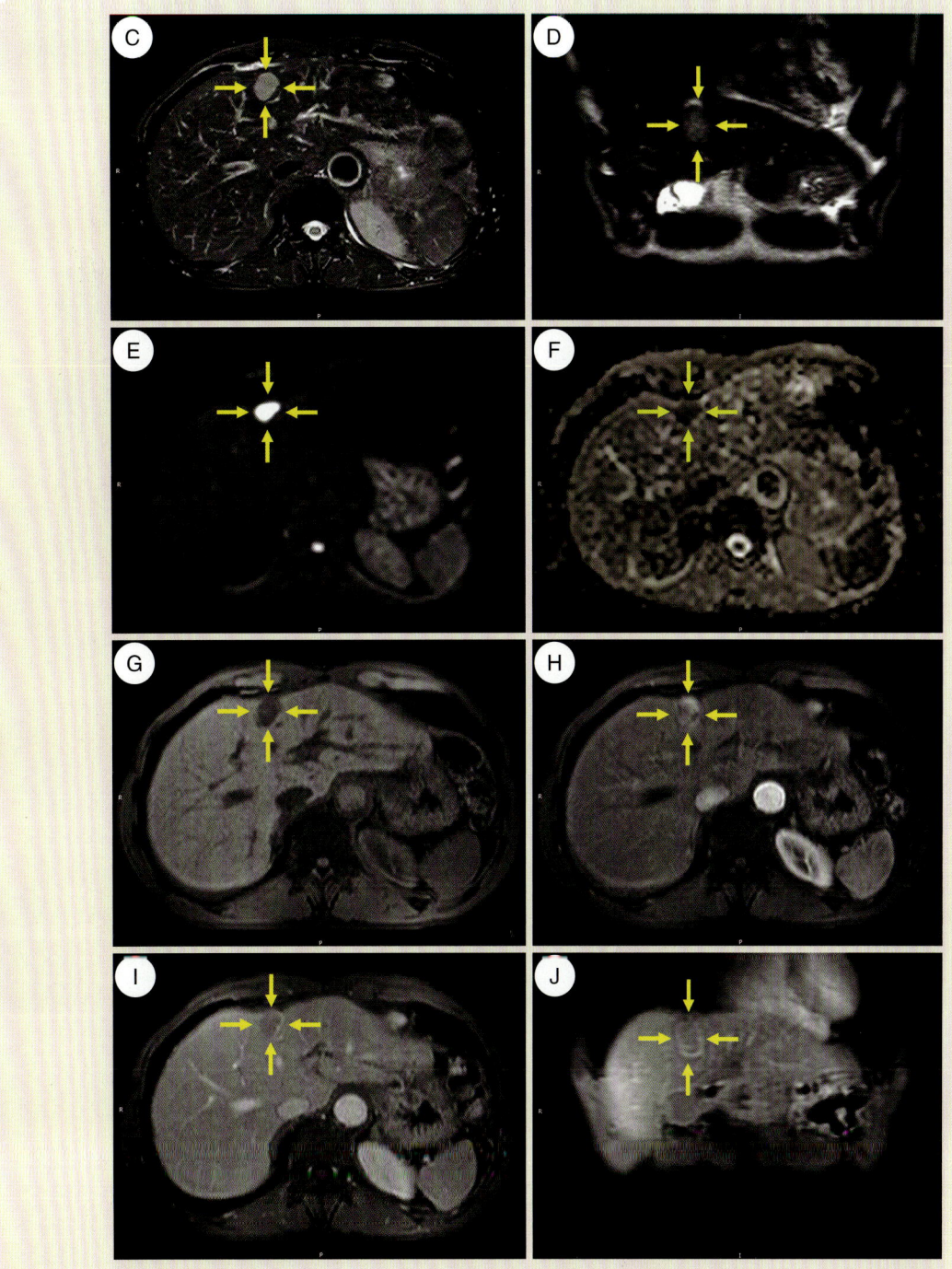

肝S4病灶在T_1WI同相位图像（图A，箭头）接近等信号，反相位图像（图B，箭头）信号显著降低，呈低信号，提示病灶内含脂质成分；脂肪抑制T_2WI（图C，箭头）和冠状面T_2WI（图D，箭头）示病灶呈高信号；DWI（图E，箭头）及ADC（图F，箭头）示病灶明显弥散受限；动态增强扫描病灶强化特点与CT一致，呈"快进快出"表现（图G：LAVA平扫，图H～图J：LAVA增强）。

图1-5-26 结节型肝细胞癌的MRI检查图像（标示图）

【病例2概要】

患者男性，55岁，因反复上腹痛2周来诊。患者2周前夜间饭后出现右上腹部胀痛不适，疼痛呈持续性，右侧卧位时较严重，疼痛反复出现，夜间为主，遂至当地医院查腹部CT：肝脏多发片状

并肝内多发转移/子灶可能性大。入院后肿瘤标志物检查：AFP 222.70 ng/mL，CA19-9 2.06 U/mL，CEA 2.53 ng/mL。乙肝两对：HBsAg 2908.02 IU/mL，HBeAg 2.93 COI，HBeAb 75.37 inh%，HBcAb 516.91 COI。

【图片资料】

1.超声表现

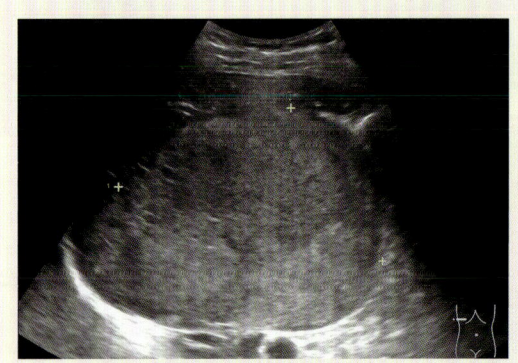

图1-5-27 巨块型肝细胞癌的超声检查二维灰阶图像（原始图）

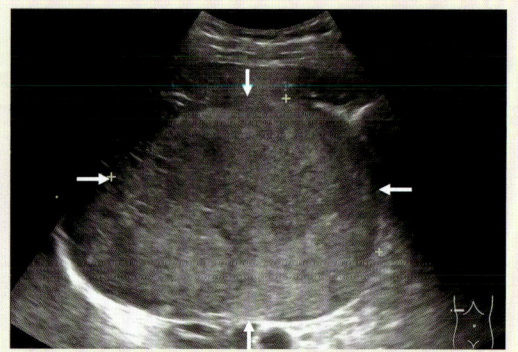

二维超声显示肝S5/6可见一个巨大的低回声肿物（箭头），直径>10 cm，边界清晰，椭圆形，向包膜外突出，内回声不均匀。

图1-5-28 巨块型肝细胞癌的超声检查二维灰阶图像（标示图）

2.CT表现

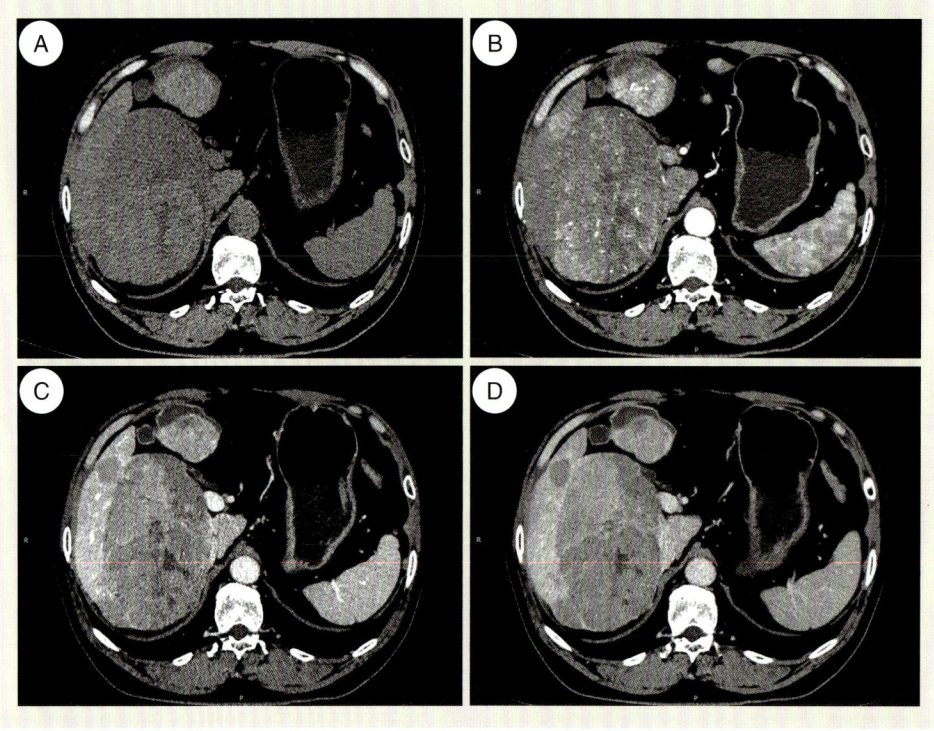

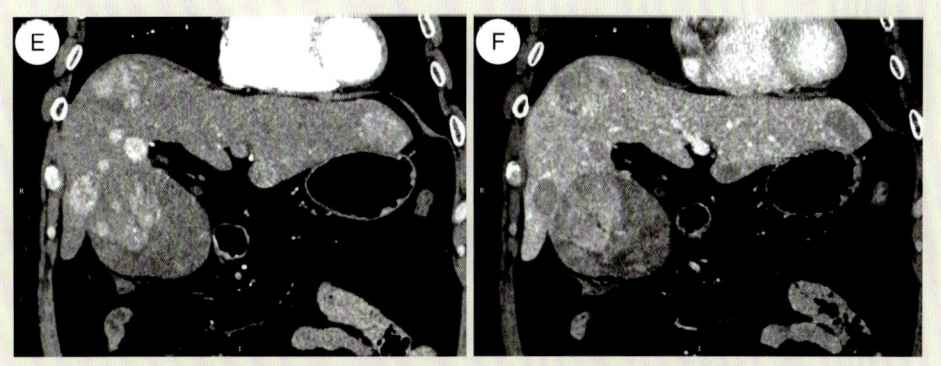

图1-5-29 巨块型肝细胞癌的CT检查图像（原始图）

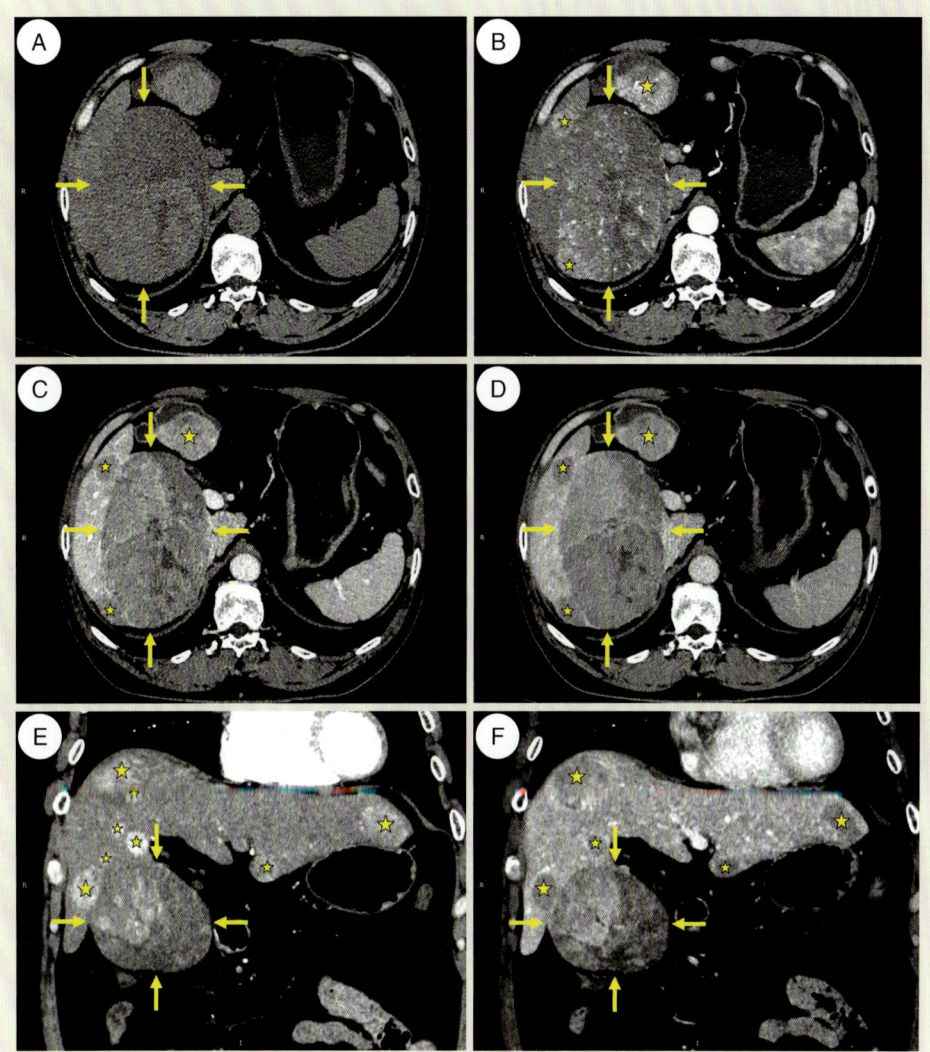

肝S5/6见一个卵圆形巨大肿块影，平扫（图A，箭头）呈欠均匀稍低密度，增强扫描动脉期（图B，箭头）欠均匀明显强化，强化程度高于正常肝实质，门静脉期（图C，箭头）及延迟期（图D，箭头）强化快速减低，肿块内可见低密度无强化区。另外，肝实质内尚可见多发子灶（图A~图F，五角星），平扫及增强扫描密度与肝S5/6病灶相近。冠状面（图E：动脉期，图F：门静脉期）图像示动脉期肝内子灶显示更多、更清晰。

图1-5-30 巨块型肝细胞癌的CT检查图像（标示图）

【病例3概要】

患者男性，53岁，因腹痛、腹胀7天来诊。患者7天前饮酒后出现腹胀感，伴有上腹部轻压痛，有反酸、嗳气感，至当地医院就诊，实验室检查：AFP＞1000 ng/mL，CA125 61.71 U/mL，肝功能：ALT 171 U/L，AST 143 U/L，TBIL 29.3 μmol/L，腹部CT平扫示：肝胆胰脾CT未见明显异常。肝胆胰脾彩色多普勒超声示：肝稍大并肝实质回声不均，肝硬化未排除。脾大。住院后给予对症治疗（具体不详），出院后腹胀稍缓解，仍感上腹轻压痛，现患者为求进一步诊治，来我院门诊就诊，门诊拟"腹痛"收入我科。完善检查后，诊断为弥漫型肝细胞癌并门静脉癌栓形成。

【图片资料】

1.超声表现

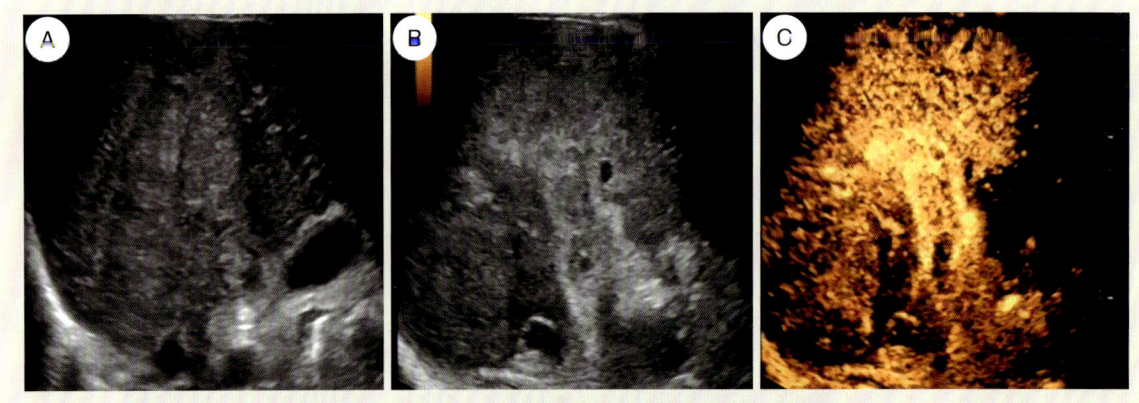

图1-5-31　弥漫型肝细胞癌的超声检查图像（原始图）

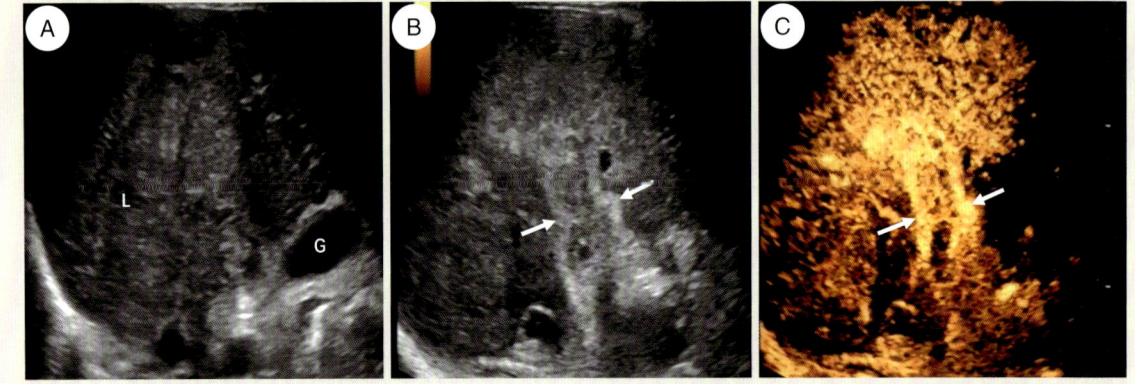

肝实质回声明显增粗不均匀，以肝右叶显著（图A，L：肝脏，G：胆囊），门静脉右支内可见中等回声充填，与门静脉壁分界不清（图B，箭头），注射超声造影剂后，门静脉右支内等回声团呈不均匀增强（图C，箭头）。

图1-5-32　弥漫型肝细胞癌的超声检查图像（标示图）

2.CT表现

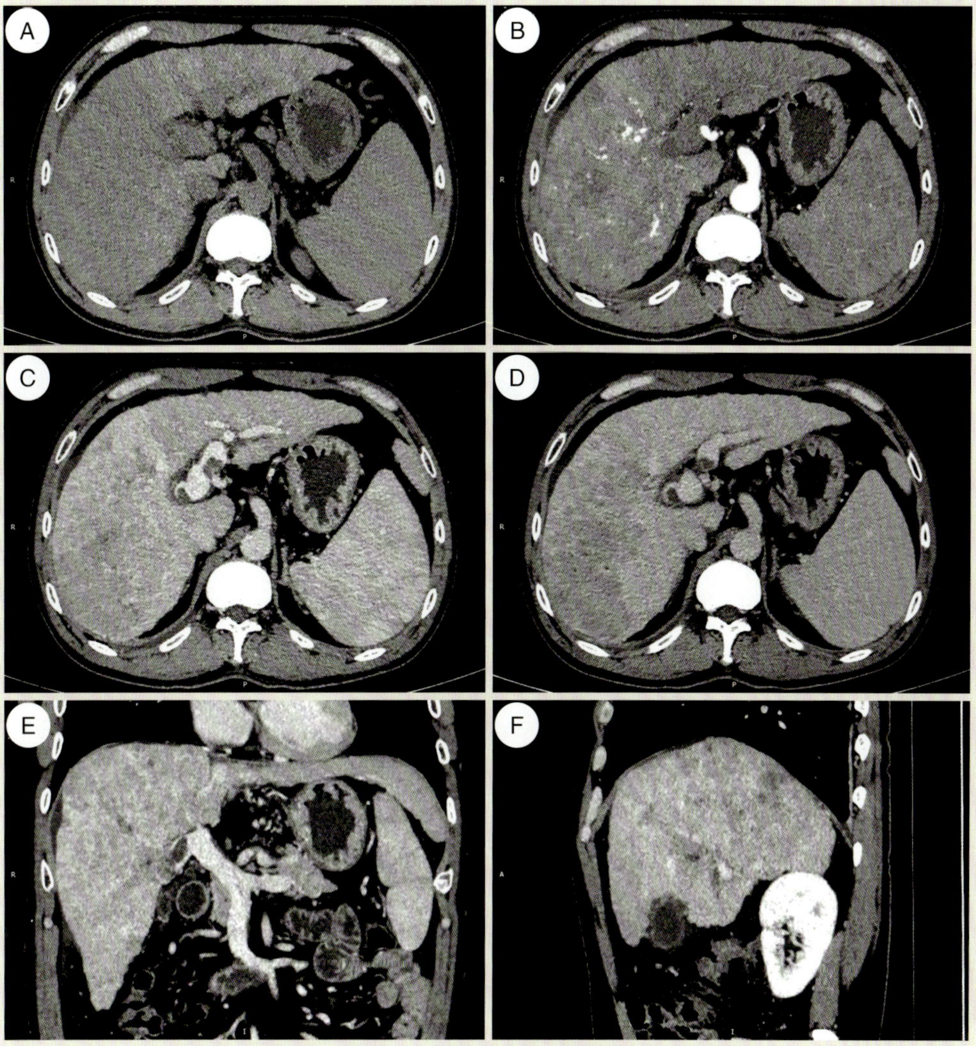

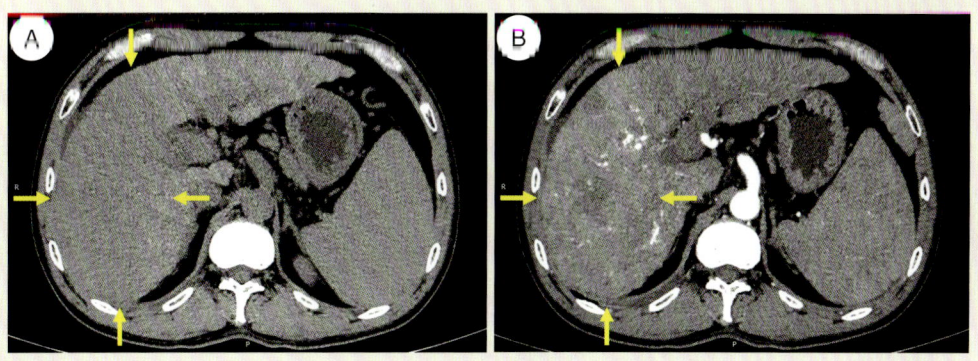

图1-5-33 弥漫型肝细胞癌的CT检查图像（原始图）

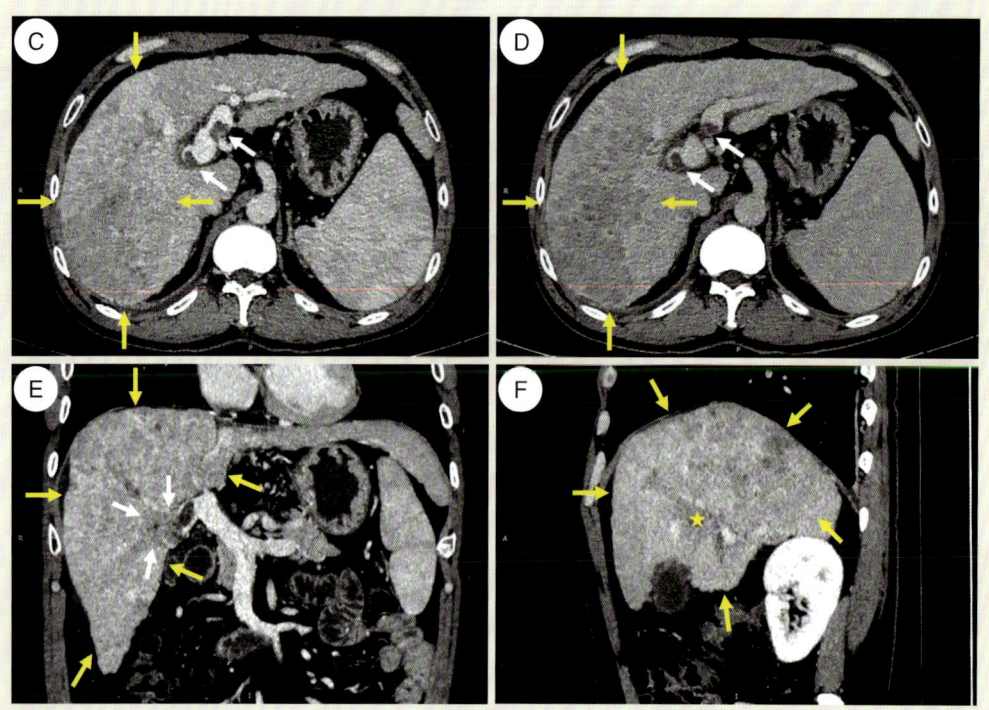

肝脏体积稍缩小，边缘略呈波浪状。平扫（图A）肝实质密度不均匀减低，以右叶为著。增强扫描动脉期（图B）肝右叶隐约可见团片状较明显强化区，边界欠清，其内可见增粗、畸形的肿瘤血管；门脉期（图C）病灶强化不均，部分区域强化减退；延迟期病灶强化整体减退，强化低于正常肝实质；另其余部分肝实质内隐约可见散在强化减低结节影，边界模糊；门脉期冠状面（图E）及矢状面（图F）示肝右叶病灶几乎占据所有肝右叶，门静脉右支主干可见癌栓（图E，白箭头；图F，五角星）及血栓（图C、图D，白箭头；图E，癌栓内侧门静脉内）。

图1-5-34 弥漫型肝细胞癌的CT检查图像（标示图）

【病例4概要】

患者男性，77岁，因"食管癌"行PET/CT全身显像+局部CT增强发现肝脏巨大肿物，考虑干细胞肝癌，查CEA：10.080 ng/mL，AFP：2319.410 ng/mL，后病理证实为：（右半肝）肝细胞癌，中分化。

【图片资料】

PET/CT表现

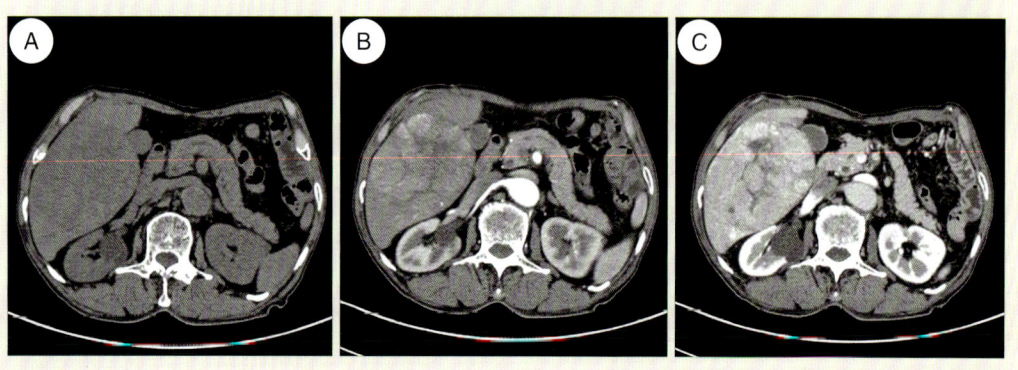

第一章 肝胆疾病

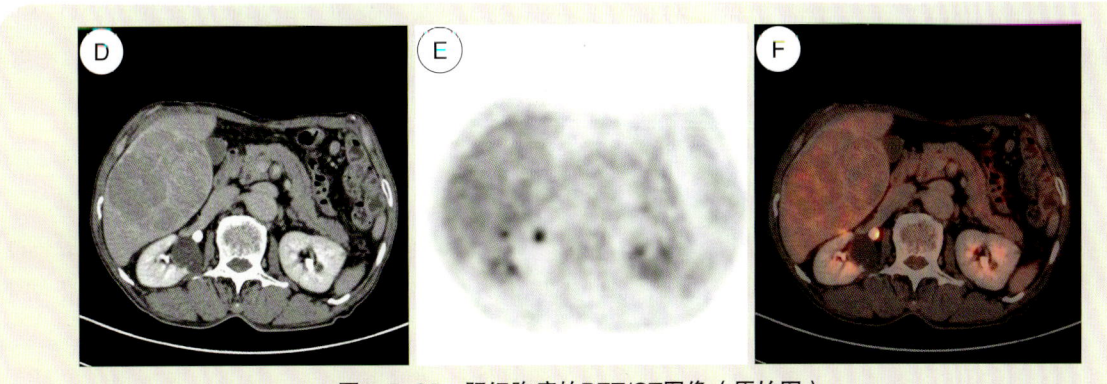

图1-5-35 肝细胞癌的PET/CT图像（原始图）

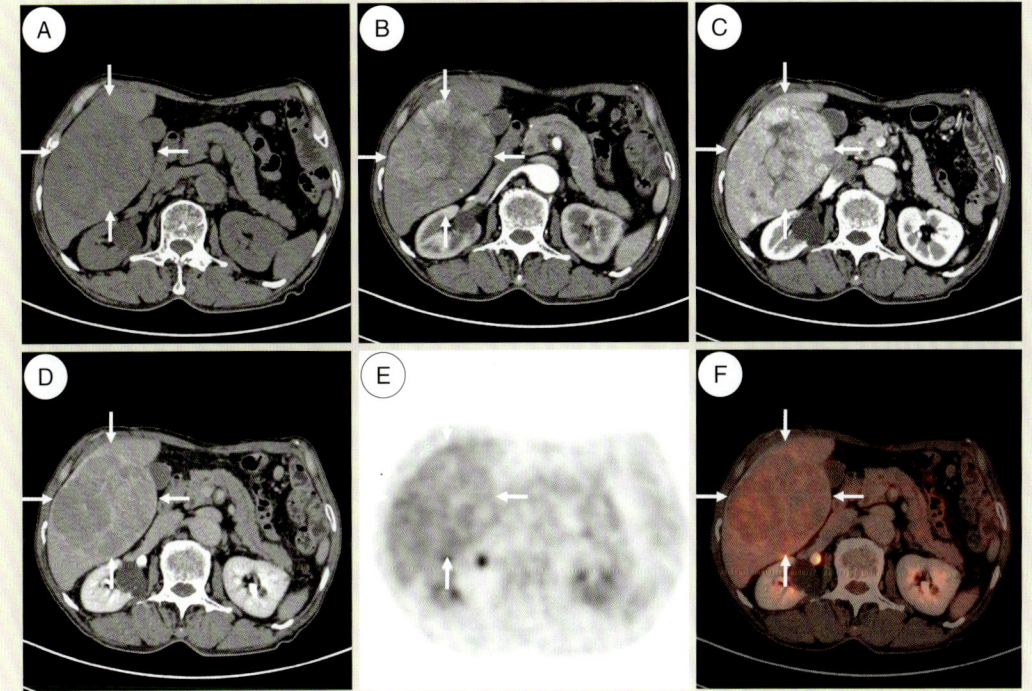

CT平扫示肝S5/6见一巨大肿块影，最大层面大小约8.4 cm×10.6 cm（图A，白箭头），增强扫描动脉期呈明显不均匀强化（图B，白箭头），门静脉期（图C，白箭头）及延迟期（图D，白箭头）强化减退，低于周围肝实质，PET图像（图E，白箭头）及PET/CT图像（图F，白箭头）示肿物[18]F-FDG摄取与周围肝实质相似，SUV_{max}为2.3。

图1-5-36 肝细胞癌的PET/CT图像（标示图）

【影像诊断要点分析及小结】

肝细胞癌（hepatocellular carcinoma，HCC）是我国最常见的肝恶性肿瘤，其死亡率排名为恶性肿瘤的第二位。HCC多在慢性肝炎、肝硬化的基础上发生，呈实性占位性肿物，肿瘤新生血管增生杂乱、扭曲扩张，血供来源于肝动脉，可伴有动静脉瘘形成[1]。根据大体形态，HCC一般分为结节型、巨块型和弥漫型：①结节型，最多见；②巨块型，直径多大于10 cm，可以是单个巨块，或是多个结节融合而成，中心易出血坏死；③弥漫型，较少见，许多小的癌结节遍布全肝，癌结节与肝硬化结节常难以鉴别。

临床表现：HCC早期症状不明显，多在筛查或影像学检查中发现，出现典型症状时往往属于中晚期，肝区疼痛为较常见的症状，余可表现为腹胀、乏力、消瘦等以及扪及上腹部肿块。

实验室检查：血清甲胎蛋白（alpha-fetoprotein，AFP）升高对HCC诊断具有较高的特异性。

诊断：主要依靠超声、超声造影、增强CT/MRI等影像学检查。影像学检查在HCC的临床诊断中占有举足轻重的地位，是为数不多可以依靠流行病学病史和典型影像学临床确诊的恶性肿瘤。临床上超声（造影）、增强CT/MRI可对大部分HCC做出准确诊断，获得肿瘤位置、大小、肝内子灶、肝内血管侵犯及肝外组织受侵的情况。增强MRI，尤其是肝实质特异性对比剂（普美显）增强MRI在小肝癌的鉴别诊断方面具有较大优势。

超声：HCC在二维超声上可表现为多种类型，与其他肝肿瘤鉴别较为困难。据报道，常规超声对直径<2 cm的HCC的检出率是46%~95%，对直径<1 cm的HCC检出率仅为13%~37%。常规超声检出的HCC主要依据是低回声、周围有声晕等特征表现，而当HCC结节表现为高回声、周围无声晕时，则常规超声不易鉴别或检出困难。导致常规超声检出率低的原因主要包括：HCC结节回声表现的多样性、肝纤维化或肝硬化时肝实质背景与肝结节回声反差降低等。HCC的病理特点决定了其超声造影表现为动脉期快速高增强，伴门静脉期和（或）延迟期减退，即"快进快出"的增强模式，这种超声造影表现对诊断HCC具有较高的敏感性和特异性。有文献报道，HCC病灶的增强消退可能与其分化有关[2]。HCC常伴有门静脉内癌栓形成，如果在门静脉栓子中探及血流信号，可以诊断为癌栓而不是血栓，超声造影同样可以帮助鉴别门静脉癌栓和血栓，癌栓在造影剂注射后可出现增强[3]。

CT：平扫上绝大多数HCC呈稍低密度，也可为等密度或混合密度。较大肿瘤密度不均匀，内伴坏死、囊变及脂肪变性等低密度区，合并出血则为稍高密度区。增强扫描呈典型"快进快出"表现：肝动脉期肿瘤病灶强化显著，均匀或不均匀；肿瘤较大时可见供血血管影；门静脉期由于对比剂廓清较快，呈相对稍低密度；延迟期以稍低密度为主要表现。可见"假包膜征"，以延迟期最明显。门静脉癌栓表现为门静脉主干或分支内的充盈缺损影[2]。注意肝内存在子灶的可能。

MRI：表现与CT表现相似，T_1WI呈稍低或等信号，T_2WI呈稍高信号，当瘤内出现脂肪、坏死囊变、出血时，则表现相应信号，脂肪抑制序列表现为更清楚的稍高信号。增强扫描动脉期明显强化，门静脉期和延迟期消退，呈相对低信号[4]。

PET/CT[5-6]：原发性肝细胞癌的葡萄糖代谢与肿瘤的分化程度或病理分级有关。在分化较差或病理分级较高的肝细胞癌中，肿瘤细胞内葡萄糖-6-磷酸酶表达较低，$^{18}F\text{-}FDG$更容易滞留于肿瘤细胞内，表现为$^{18}F\text{-}FDG$的高摄取；在分化较好或病理分级较低的肝细胞癌中，肿瘤细胞内葡萄糖-6-磷酸酶表达相对较高，$^{18}F\text{-}FDG$更易洗脱，表现为$^{18}F\text{-}FDG$摄取接近甚至略低于正常肝脏实质。研究表明，延迟显像可提高HCC的检出率。应用^{11}C标记的乙酸盐或胆碱PET显像可提高对高分化肝细胞癌诊断的敏感性，与$^{18}F\text{-}FDG$互补。近年来，放射性核素^{18}F或^{68}Ga标记的成纤维细胞活化蛋白抑制剂（fibroblast activation proteininhibitor，FAPI）作为新型的PET示踪剂，可与肿瘤相关成纤维细胞表面的成纤维细胞活化蛋白（fibroblast activation protein，FAP）进行特异性结合，实现肿瘤间质显像。FAPI PET/CT在诊断肝细胞癌方面优于$^{18}F\text{-}FDG$ PET/CT。

影像学检查在HCC的临床诊断中占有举足轻重的地位，是为数不多可以依靠流行病学病史和典型影像学临床确诊的恶性肿瘤。临床上超声（造影）、增强CT/MRI可对大部分HCC做出准确诊断，获得肿瘤位置、大小、肝内子灶、肝内血管侵犯及肝外组织受侵的情况。增强MRI，尤其是肝实质特异性造影剂（普美显）增强MRI在小肝癌的鉴别诊断方面具有较大优势。

参考文献

[1] FORNER A, REIG M, BRUIX J. Hepatocellular carcinoma[J]. Lancet, 2018, 391（10127）: 1301-1314.

[2] AYUSO C, RIMOLA J, VILANA R, et al. Diagnosis and staging of hepatocellular carcinoma （HCC）: current guidelines[J]. Eur J Radiol, 2018, 101: 72-81.

[3] TARANTINO L, AMBROSINO P, DI MINNO M N. Contrast-enhanced ultrasound in differentiating malignant from benign portal vein thrombosis in hepatocellular carcinoma[J]. World J Gastroenterol, 2015, 21（32）: 9457-9460.

[4] JIANG H Y, CHEN J, XIA C C, et al. Noninvasive imaging of hepatocellular carcinoma: From diagnosis to prognosis[J]. World J Gastroenterol, 2018, 24（22）: 2348-2362.

[5] WU B, ZHAO Y, ZHANG Y, et al. Does dual-time-point ^{18}F-FDG PET/CT scan add in the diagnosis of hepatocellular carcinoma[J]? Hell J Nucl Med, 2017, 20（1）: 79-82.

[6] ZHANG J, JIANG S, LI M, et al. Head-to-head comparison of ^{18}F-FAPI and ^{18}F-FDG PET/CT in staging and therapeutic management of hepatocellular carcinoma[J]. Cancer Imaging, 2023, 23（1）: 106.

（二）肝内胆管细胞癌

【病例1概要】

患者男性，54岁，因"腰痛3月余"来诊。患者3个月前无明显诱因出现腰痛不适，呈持续性疼痛，未予重视及诊治，因腰痛持续存在，患者于当地医院就诊，查胸腹部CT：①T$_{11}$、L$_1$、L$_3$椎体、左侧第5~6肋骨、右侧第5肋骨、胸骨柄、双侧髂骨及左侧盆壁多发信号异常，考虑转移瘤；②肝S4/8占位，考虑肝癌并周围多发子灶形成；③双肺多发实性结节，未排除部分转移瘤，纵隔及双肺门、肝门区、腹膜后多发增大淋巴结，考虑转移瘤。后行肝穿刺活检，病理示：肝内胆管细胞癌。为求进一步诊治至我院就诊。入院后肿瘤标志物检查：CA19-9 147 U/mL，AFP 4.7 ng/mL。黄疸常规检查：TBIL 28.58 μmol/L，DBIL 4.39 μmol/L，间接胆红素（IBIL）24.19 μmol/L。

【图片资料】

超声图像

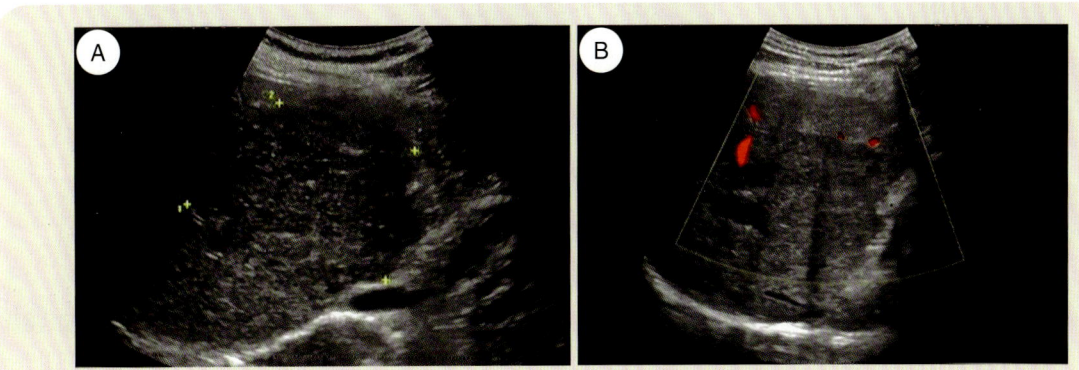

图1-5-37　肝内胆管细胞癌的二维灰阶及彩色多普勒图像（原始图）

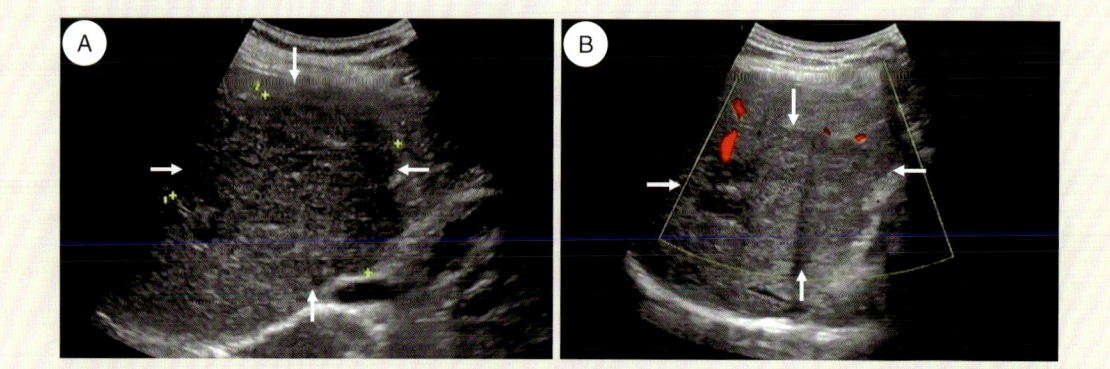

A.二维超声显示右肝内低回声肿物，边界不清，形态不规则，内回声不均匀（箭头）；B.彩色多普勒显示肿物内未见明显血流信号（箭头）。

图1-5-38　肝内胆管细胞癌的二维灰阶及彩色多普勒图像（标示图）

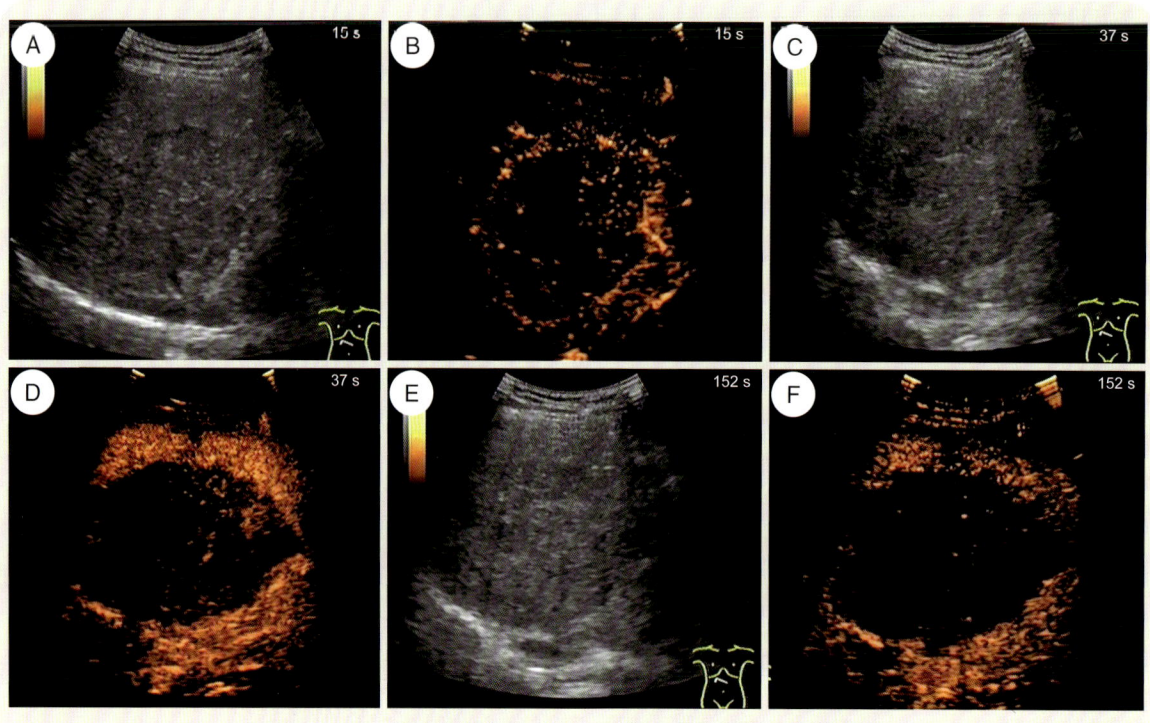

图1-5-39　肝内胆管细胞癌的肝脏超声造影图像（原始图）

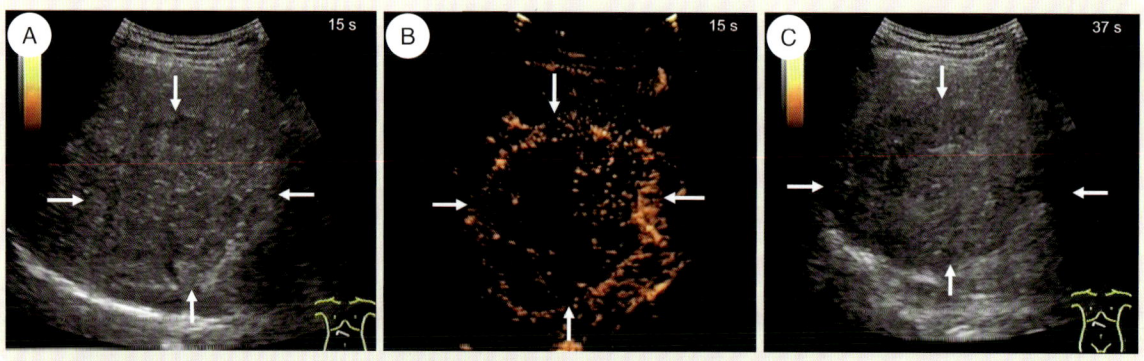

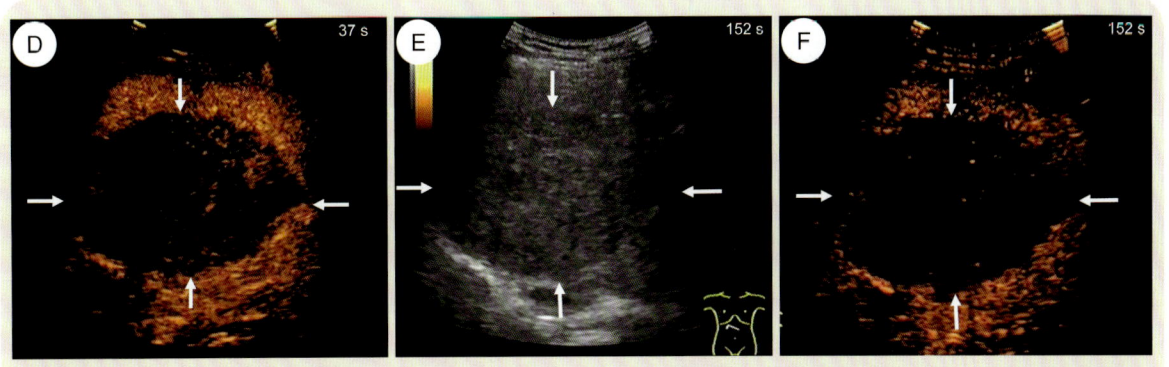

注射造影15秒，动脉期病灶增强早于肝实质，呈周边不规则环状高增强（图A、图B，箭头）。注射造影剂37秒，病灶门静脉期迅速消退，呈低增强（图C、图D，箭头）。注射造影剂152秒，延迟期病灶增强进一步消退，呈显著低增强（图E、图F，箭头）。

图1-5-40 肝内胆管细胞癌的肝脏超声造影图像（标示图）

【病例2概要】

患者男性，42岁，因右上腹痛1月余来诊。患者1个月前无明显诱因出现右上腹刺痛，伴有大便不成形，遂至当地医院查肝脏超声示：肝脏内异常回声区；胆囊壁毛糙，遂予护肝药治疗。半月后患者症状未缓解，遂至当地医院查CT及MRI，提示肝右叶占位，考虑浸润型肝癌并肝内多发转移（最大病灶大小约58 mm×110 mm×111 mm）。为求进一步治疗收入我院。患者自起病以来，胃口较前差，大便正常，小便深黄，体重较前减轻约2 kg。既往无特殊病史。入院后肿瘤标志物检查：CEA 20 U/mL，CA125 49 U/mL，CA19-9 8 U/mL，AFP 9 ng/mL。于我院行右半肝癌切除术，术后病理诊断为肝内胆管细胞癌。

【图片资料】

1.超声表现

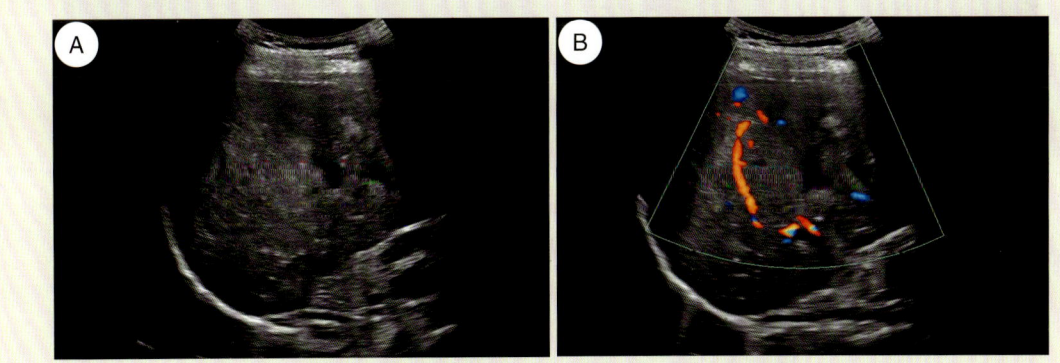

图1-5-41 肝内胆管细胞癌的二维灰阶及彩色多普勒图像（原始图）

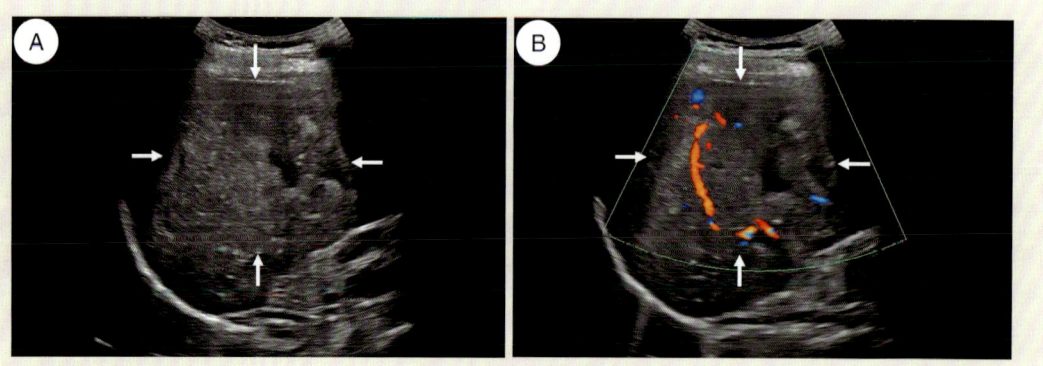

A.肝右叶见一巨大的混合回声肿物，形态不规则，边界不清，内部回声高低不均（箭头）；B.彩色多普勒显示肿物内见少许条状血流信号（箭头）。

图1-5-42　肝内胆管细胞癌的二维灰阶及彩色多普勒图像（标示图）

2.CT表现

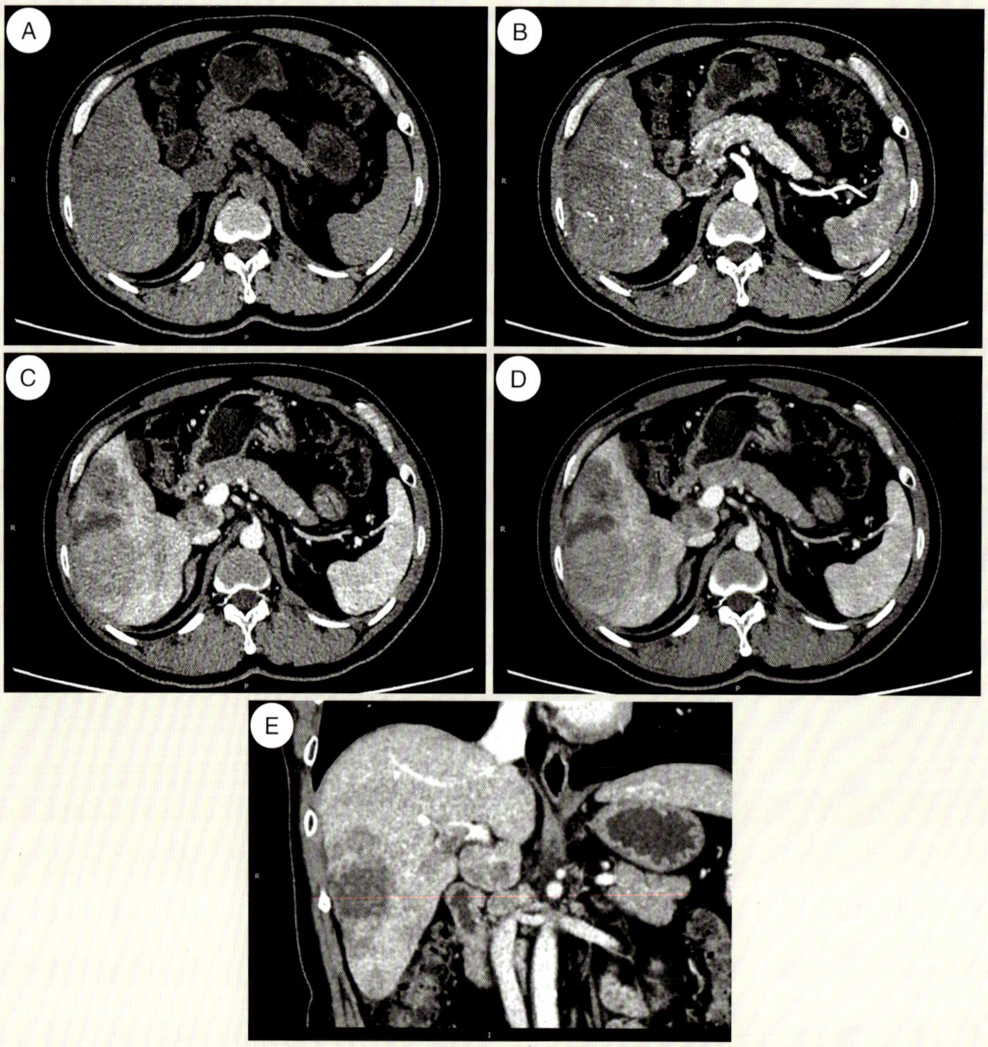

图1-5-43　肝内胆管细胞癌的CT检查图像（原始图）

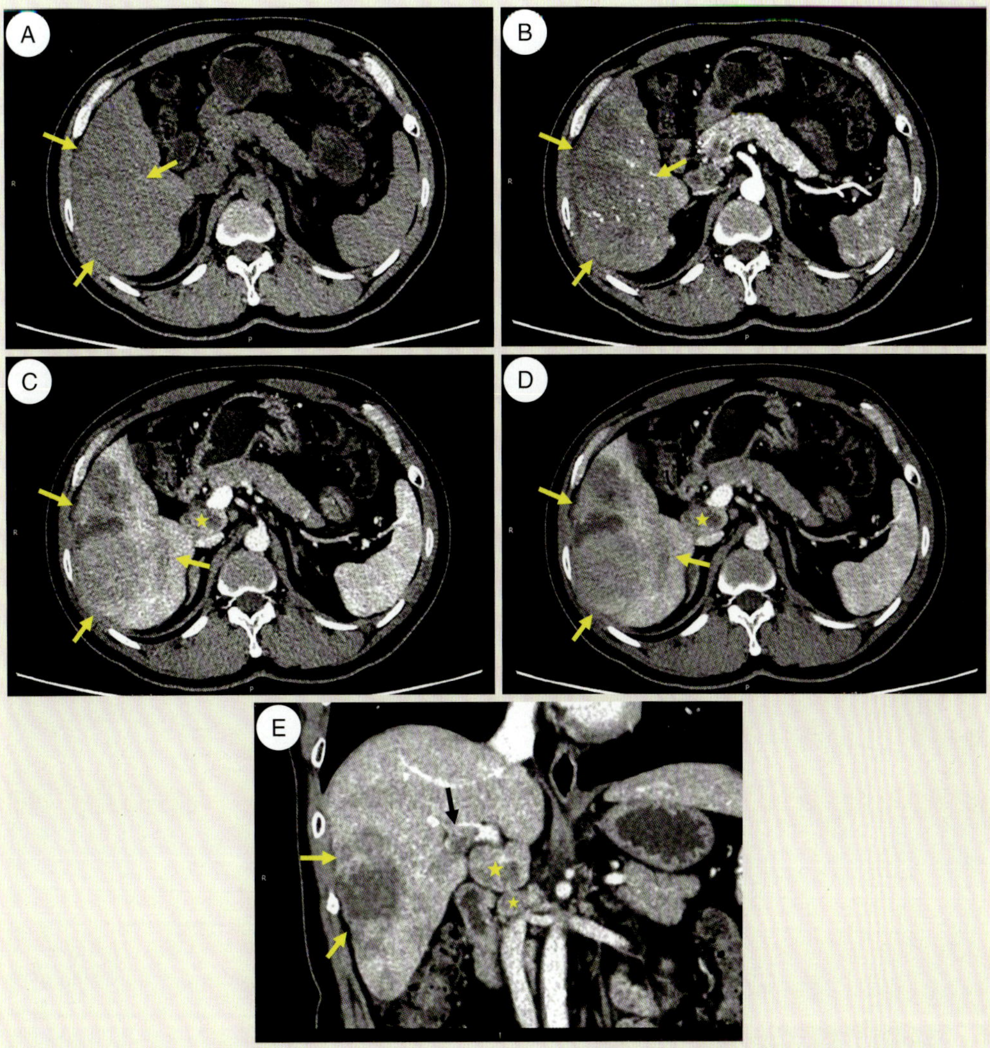

肝右叶（S5～S6）见巨大软组织肿块，平扫（图A，箭头）呈稍低密度，增强后动脉期（图B，箭头）强化不明显，边缘及内部可见增粗的肿瘤血管影，门脉期及延迟期（图C～图F，箭头）示肿物呈不均匀延迟性强化，其内可见部分无强化区。门静脉右支及部分肝右叶下段分支内见癌栓形成（图E，黑箭头）。肝门区可见多枚转移淋巴结（五角星），强化特点与肝内肿块相仿。

图1-5-44　肝内胆管细胞癌的CT检查图像（标示图）

3.MRI表现

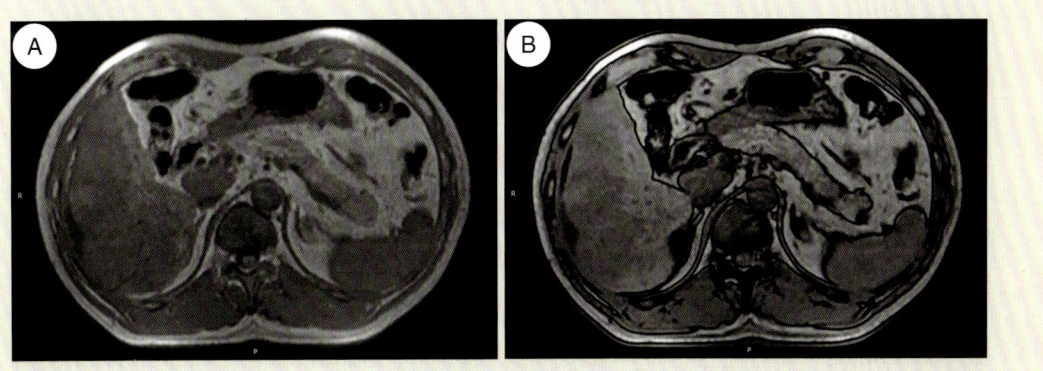

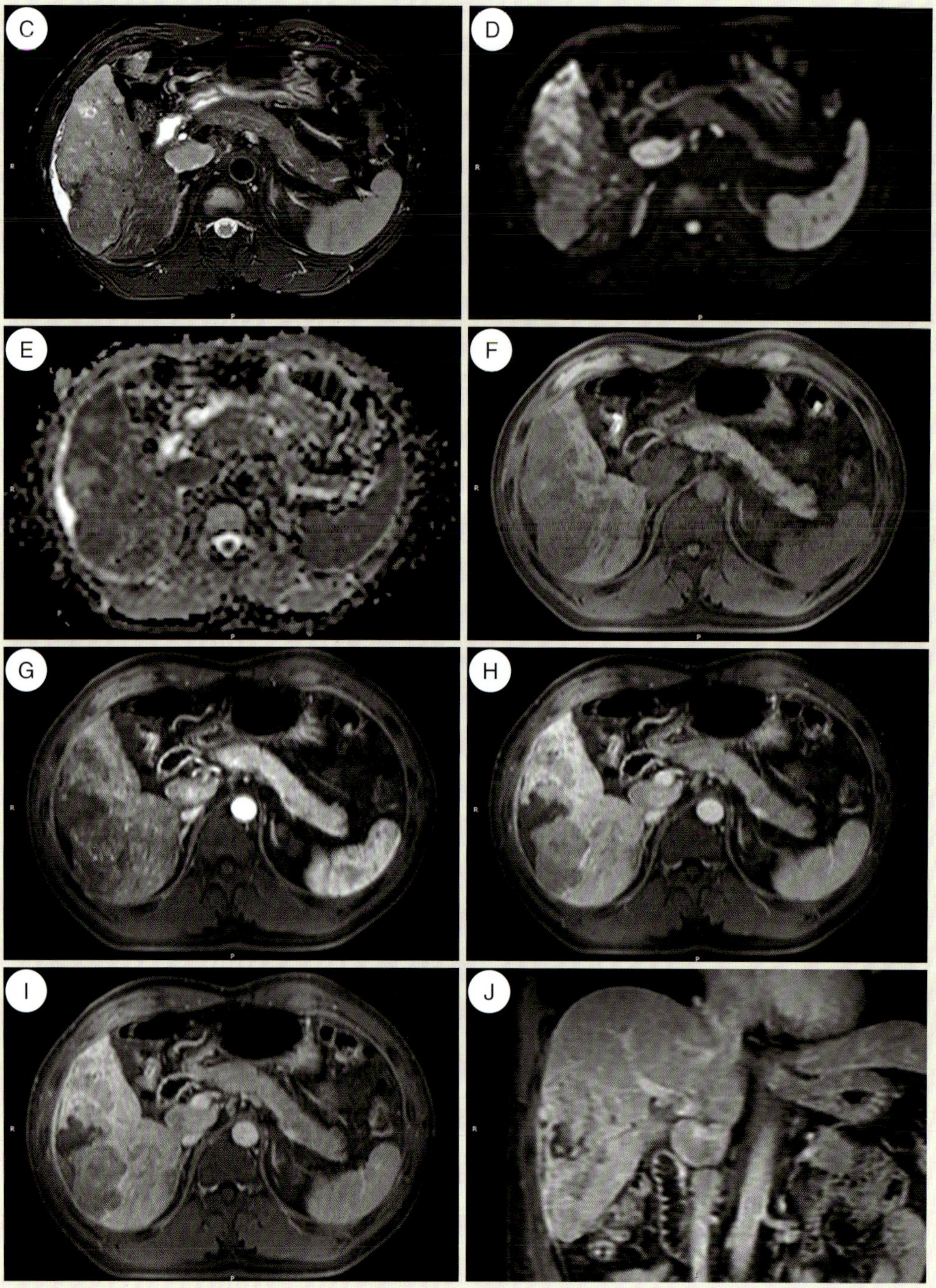

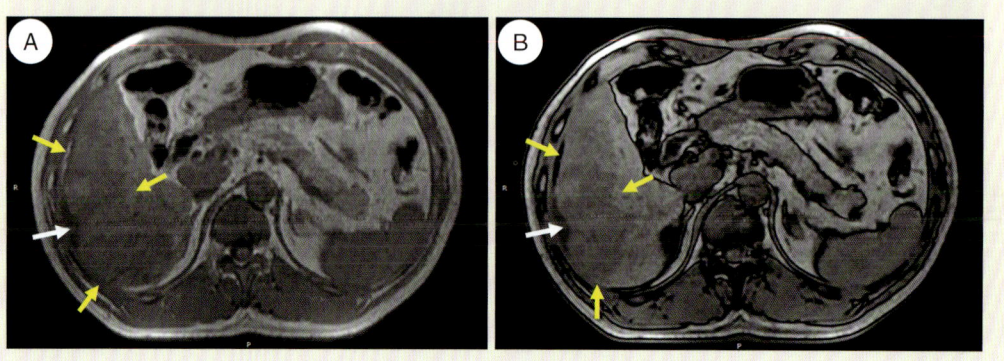

图1-5-45 肝内胆管细胞癌的MRI检查图像（原始图）

第一章 肝胆疾病

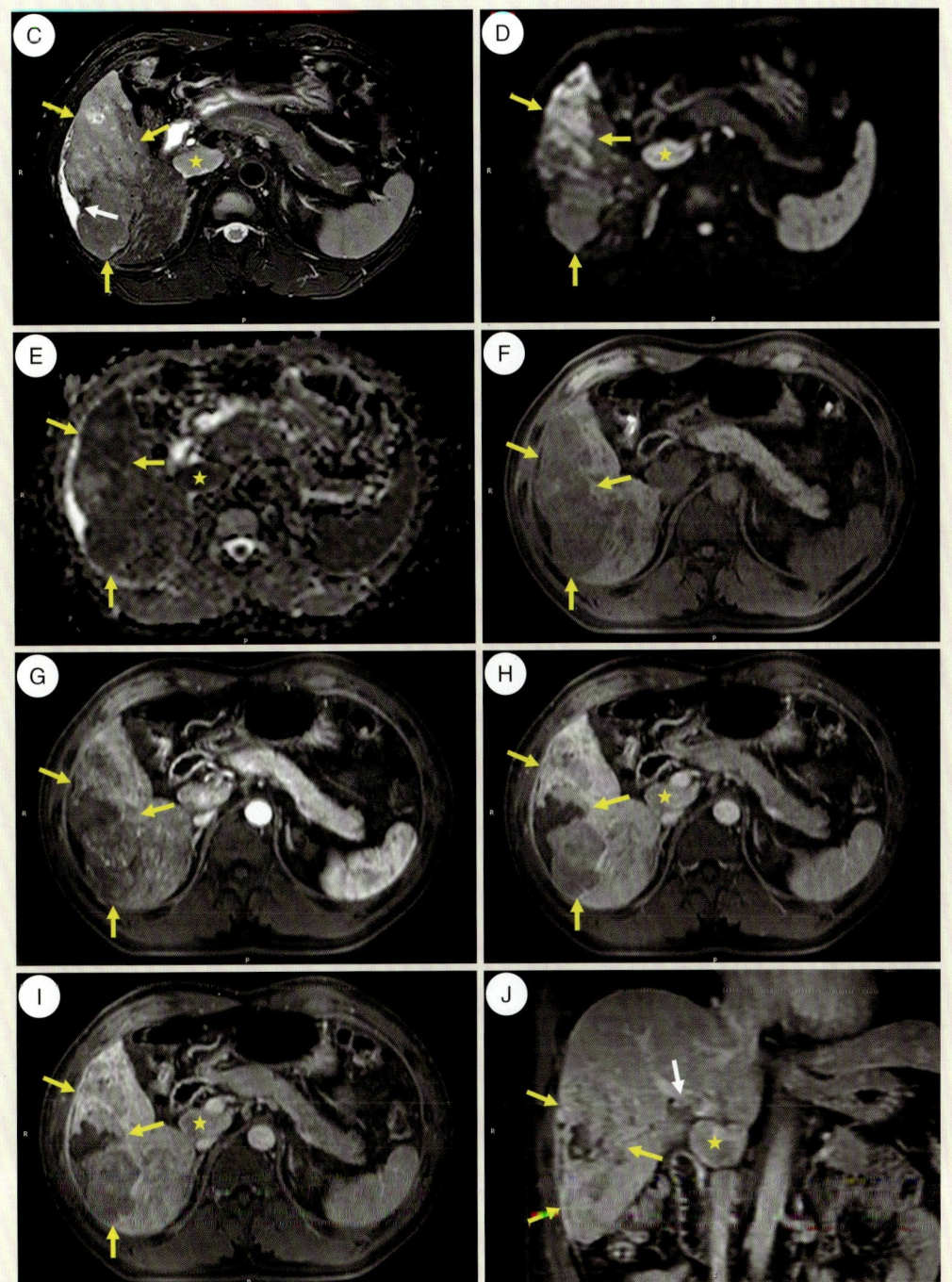

肝右叶S5~S6见巨大软组织肿块（图A~图J，黄箭头），T_1WI同反相位（图A、图B）均呈稍低信号，脂肪抑制T_2WI（图C）呈不均匀稍高信号，DWI（图D）及其ADC图（图E）示病灶实质部分弥散受限（增强扫描所见的坏死区弥散受限不明显）。LAVA平扫（图F）病灶呈低信号，LAVA增强扫描（图G~图I）示病灶呈不均匀延迟性强化，其内可见部分无强化坏死区。图A~图C肿瘤外缘可见肝包膜凹陷、回缩（白箭头），具有一定特征性。门静脉右支及部分肝右叶下段分支内见癌栓形成（图J，白箭头），增强扫描见不均匀强化。另于肝门区可见肿大淋巴结（五角星），各序列信号特点与瘤体相当。

图1-5-46 肝内胆管细胞癌的MRI检查图像（标示图）

【病例3概要】

患者女性，41岁，7月余前发现肝脏肿物，活检病理结果：肝内胆管细胞癌。行PET/CT检查协助明确全身肿瘤负荷情况。

【图片资料】

PET/CT表现

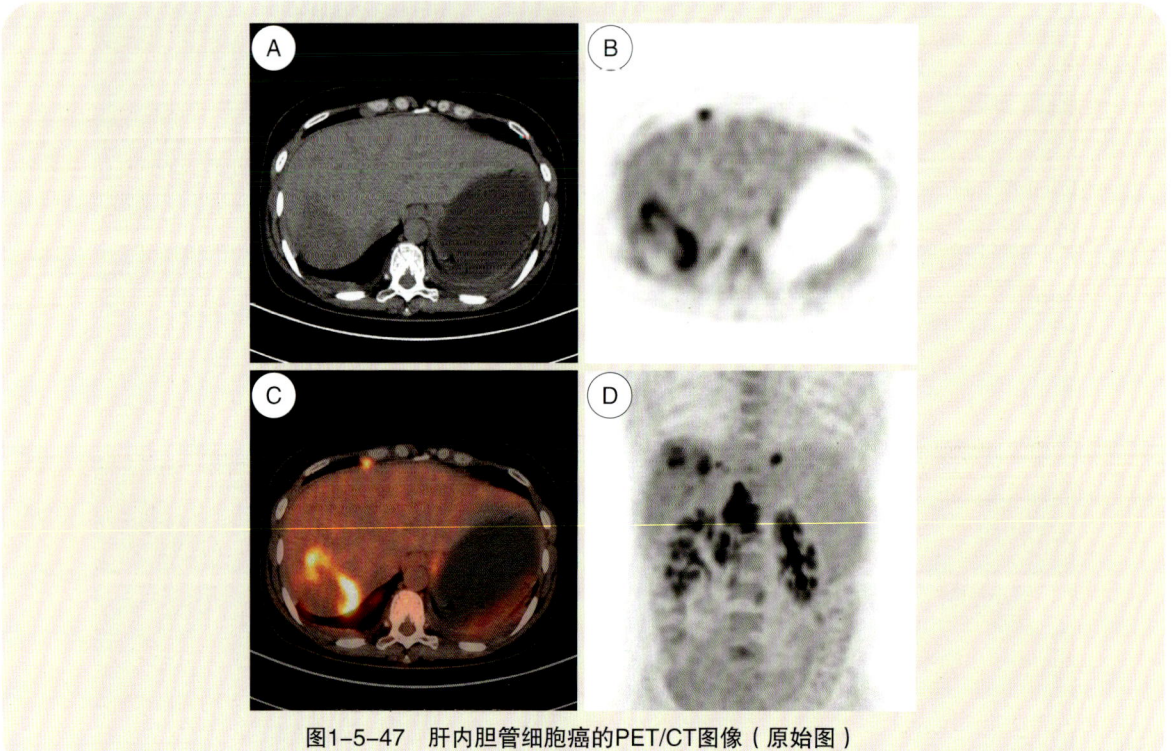

图1-5-47 肝内胆管细胞癌的PET/CT图像（原始图）

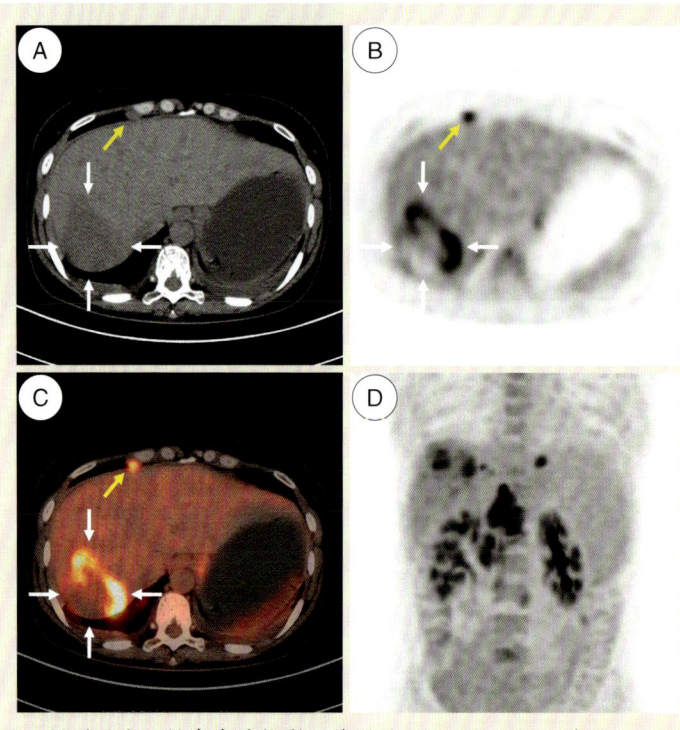

CT平扫示肝S6~S7见不规则团块状低密度肿物影，范围约6.0 cm×7.0 cm（图A，白箭头），PET图像（图B，白箭头）及PET/CT图像（图C，白箭头）见不均匀^{18}F-FDG浓聚，SUV_{max}约7.6。同一层面右侧肋膈角区可见一转移淋巴结，有^{18}F-FDG浓聚，SUV_{max}约5.4（图A~图C，黄箭头），PET MIP图上可见多发^{18}F-FDG浓聚转移灶（图D）。

图1-5-48 肝内胆管细胞癌的PET/CT图像（标示图）

【影像诊断要点分析及小结】

肝内胆管细胞癌（intrahepatic cholangiocarcinoma，ICC）是指发生在肝内胆管上皮的恶性肿瘤，多发生在肝内末梢胆管，不包括发生在左、右肝管、胆总管的胆管癌，本病少见，约占原发性肝恶性肿瘤的3.25%[1]。ICC大多数为不同分化程度的腺癌，肉眼观为灰白色、黄白色硬块结节，含较丰富的纤维结缔组织。病理学上，ICC大体可分为四种类型：肿块型、管周浸润型、管内生长型和混合型。病因尚不明确，已知先天性胆管壁异常、寄生虫、胆管感染、肝胆管结石的胆盐刺激及肝内胆管结石的机械性刺激等与ICC的发生相关。

临床症状：最常见的症状时右上腹疼痛和体重减轻，当出现胆管阻塞时，患者可出现黄疸症状，发生于肝末梢部位者多无明显症状。

实验室检查：AFP为阴性，CA19-9常为阳性，CA19-9的敏感性和特异性尚不理想，但仍具有辅助诊断价值，并可提示患者预后。

诊断：影像学检查ICC与肝细胞癌有时不容易鉴别，CT发现边界不清的低密度肿块，对比增强后不均匀性延迟强化、肿瘤周围胆管扩张、肝门部淋巴结肿大，超声造影出现门静脉早期消退，MRI显示血管受侵犯，肿瘤标志物AFP为阴性，而CA19-9为阳性，应考虑胆管细胞癌可能。

超声：是无创检查，可以显示肝脏背景疾病情况，直观探查肝内有无占位，胆管有无结石、扩张，了解肿块范围、血供，以及胆道管腔是否通畅等，是ICC首选的检查方法，可用于初步的诊断及随访。ICC在二维超声上多为单发或多发的低回声实性结节，形态不规则，边界欠清，可出现胆管的扩张。超声造影中，ICC病灶则多表现为动脉期呈周边不规则环状高增强，呈树枝状向心性填充，门静脉期早期出现增强消退，延迟期消退显著，呈"黑洞样"低增强[2-3]。该造影特点的病理基础是因为在肿瘤边缘以肿瘤细胞为主而纤维组织含量较少，故周边血供丰富，中央区则肿瘤细胞较少而纤维组织含量丰富，血管分布较稀疏，或中心有坏死。树枝状向心性填充与肿瘤生长沿胆管走行有关。不同于CT造影剂可透过血管内皮进入肿瘤纤维组织间质，且难以从纤维间质中清除，而表现为延迟强化；超声造影剂是真正的血池显像剂，并不会弥散到组织间隙，因此延迟相表现为极低增强，没有观察到延迟强化的现象[2-3]。

CT与MRI：肿块型ICC[4-5]：CT平扫肿瘤表现为较均匀的稍低密度肿块，可见分叶，增强后动脉期不均匀强化，门静脉期及延迟期可见延迟强化。可有肝包膜凹陷和肝内血管受侵。肿瘤细胞起源于胆管壁，可沿受累胆管播散、种植，在邻近区域聚集成团生长形成卫星灶。MRI上T$_2$WI的信号取决于肿瘤细胞密集程度和血管性纤维基质的成分比例；增强扫描强化方式与CT类似，具有延迟、向心性强化特点。病灶周边肿瘤细胞密集，因此DWI显示弥散受限，DWI呈不规则环形稍高信号，病灶中心呈等低信号，相应ADC图上病灶周边呈等低信号，中心呈稍高信号。管周浸润型ICC[4-5]：可见扩张或狭窄的外周胆管壁增厚，长轴平行于胆管走行，呈树枝形态，以远胆管常有扩张，受累胆管腔不规则，边界欠清，管腔不对称性狭窄，胆管壁异常强化，可见淋巴结肿大，受累胆管周围可见软组织肿块。单纯管周浸润型胆管细胞癌少见，常合并肿块型（混合型）。管内生长型ICC[4-5]：肝内局限性/弥漫性胆管扩张，可见胆管内息肉样生长病变，增强扫描可见强化。

PET/CT[6]：影像表现取决于胆管癌的部位生长方式和病理类型，但均伴有不同程度、不同范围的胆管扩张。根据胆管扩张的部位和范围可以推测较为隐匿肿瘤的生长部位，往往在扩张胆管突然中断的部位发现肿块或胆管壁增厚。肿瘤以肿块型及管内生长型多见，表现为肝脏实质内单发或多发糖代谢异常增高的低密度肿块，或胆管内斑片状、条索状或结节状糖代谢异常增高的低密度灶，伴有不同程度肝内胆管扩张，可合并胆管结石或肝叶萎缩。肝内胆管癌的治疗计划在很大程度上取决于原发肿瘤的手术可切除性，美国国立综合癌症网络（National Comprehensive Cancer Network，NCCN）指南建议初次探查应评估多灶性肝脏病变、淋巴结转移和远处转移。PET/CT在淋巴结检测中的总体敏感性和特异性优于传统影像学。

ICC临床诊疗过程中，影像学检查在诊断、治疗、随访等环节发挥重要作用和价值，其中超声是ICC首选的检查方法，CT、MRI和PET/CT是临床常用检查手段。

参考文献

[1] SHAIB Y, EL-SERAG H B. The epidemiology of cholangiocarcinoma[J]. Semin Liver Dis, 2004, 24（2）: 115-125.

[2] 陈立达, 徐辉雄, 吕明德, 等. 肝内胆管细胞癌超声造影与增强CT表现的对比研究[J]. 中华超声影像学杂志, 2007, 16（10）: 871-874.

[3] CHEN T, CHANG X, LV K, WANG Y, et al. Contrast-enhanced ultrasound features of intrahepatic cholangiocarcinoma: a new perspective[J]. Sci Rep, 2019, 9（1）: 19363.

[4] KHAN S A, DAVIDSON B R, GOLDIN R D, et al. Guidelines for the diagnosis and treatment of cholangiocarcinoma: an update[J]. Gut, 2012, 61（12）: 1657-1669.

[5] CHUNG Y E, KIM M-J, PARK Y N, et al. Varying appearances of cholangiocarcinoma: radiologic-pathologic correlation[J]. Radiographics, 2009, 29（3）: 683-700.

[6] LEE Y, YOO I R, BOO S H, et al. The Role of F-18 FDG PET/CT in Intrahepatic Cholangiocarcinoma[J]. Nucl Med Mol Imaging, 2017, 51（1）: 69-78.

（三）肝转移瘤

【病例1概要】

患者男性，49岁，因"腹痛伴腹泻1周"就诊。患者于1周前无明显诱因开始出现阵发性右下腹痛，伴腹泻，5~6次/天，为水样便。于外院行肠镜检查提示：距肛缘50 cm降结肠脾曲见肿物，堵塞肠腔至肠腔狭窄，肠镜不通过，伴不规则溃疡形成，活检质脆，病理活检提示为降结肠恶性肿瘤。入院后完善检查，影像学提示肝多发实性结节，符合肝转移瘤。肿瘤标志物检查：CEA 5.49 ng/mL，CA19-9 8.22 U/mL，AFP 2.98 ng/mL。最后诊断：降结肠低分化腺癌（pT4aN1M1）。

【图片资料】

1.超声表现

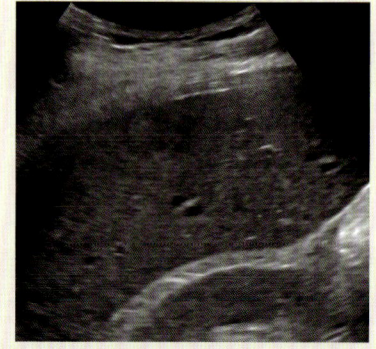

图1-5-49　肝脏的超声检查二维灰阶图像（原始图）

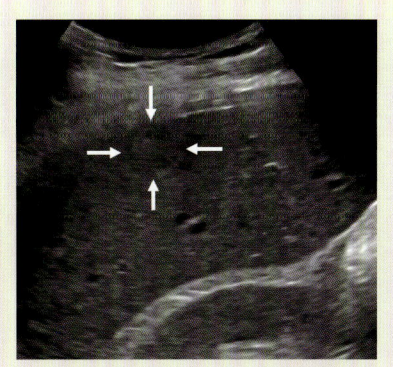

肝内可见多发稍高回声结节，较大位于肝S6段肝包膜下，边界尚清，椭圆形，内回声欠均匀（箭头）。

图1-5-50 肝脏的超声检查二维灰阶图像（标示图）

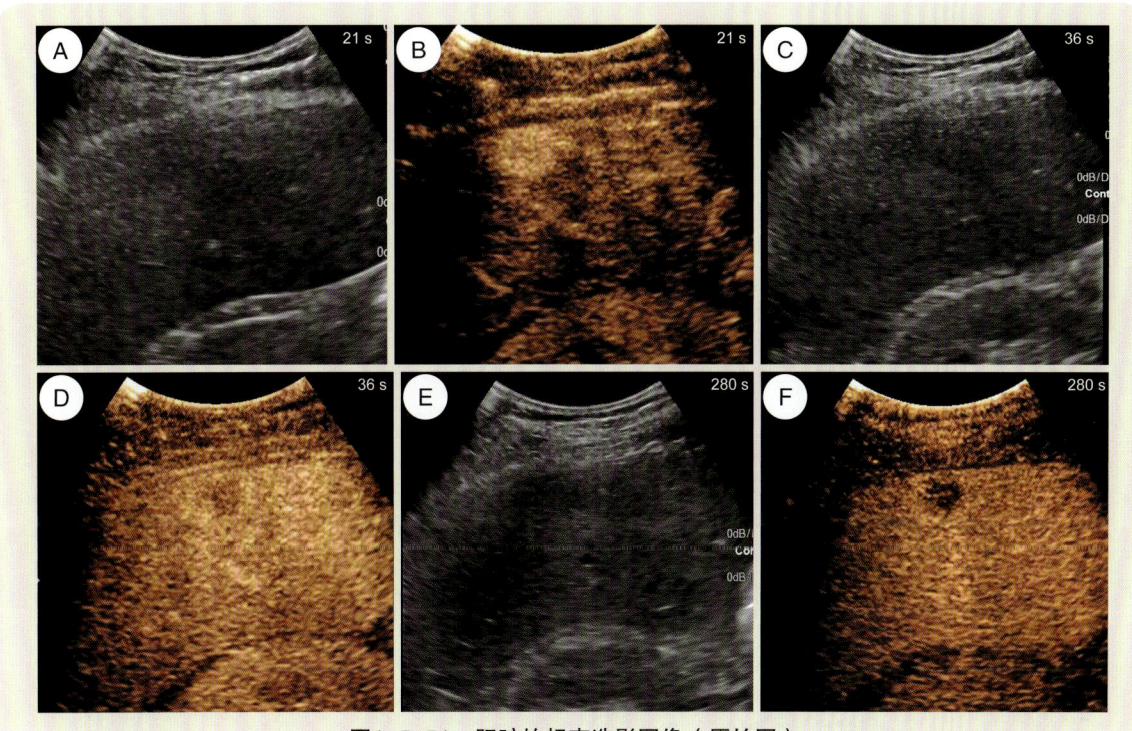

图1-5-51 肝脏的超声造影图像（原始图）

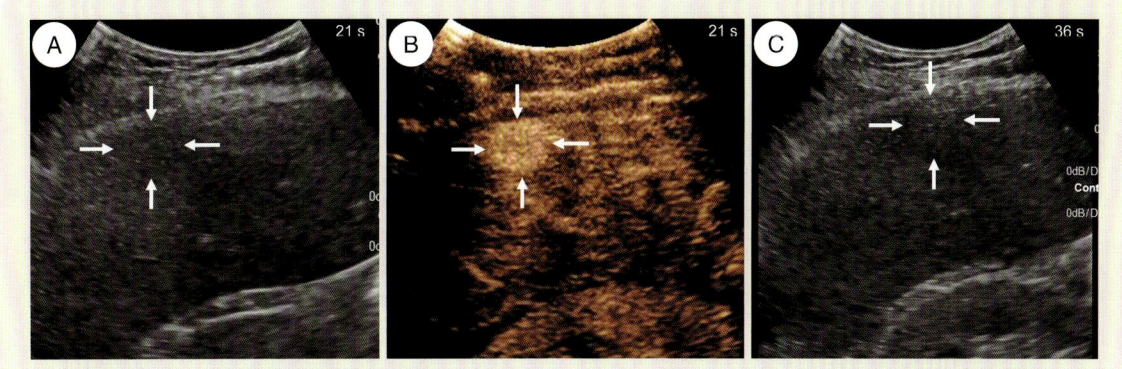

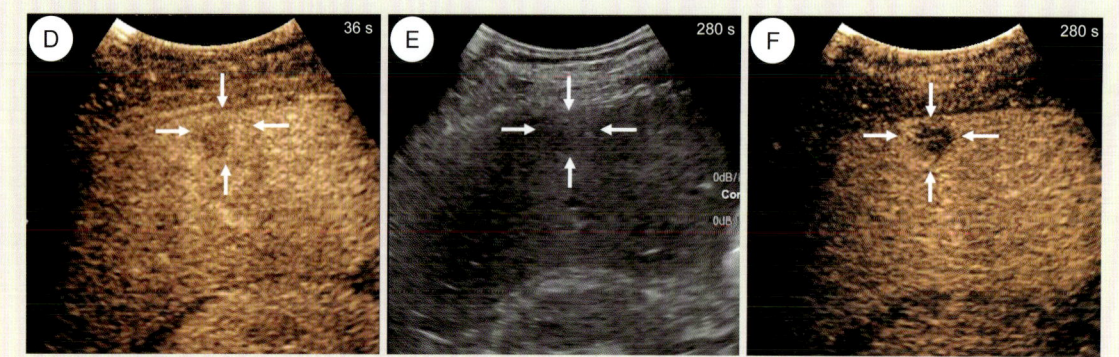

注射造影剂21秒，肝S6结节增强早于肝实质，呈均匀高增强（图A、图B，箭头）。注射造影剂36秒，增强信号开始消退（图C、图D，箭头）。注射造影剂280秒，肝S6结节延迟期呈低增强（图E、图F，箭头）。

图1-5-52　肝脏的超声造影图像（标示图）

2.CT表现

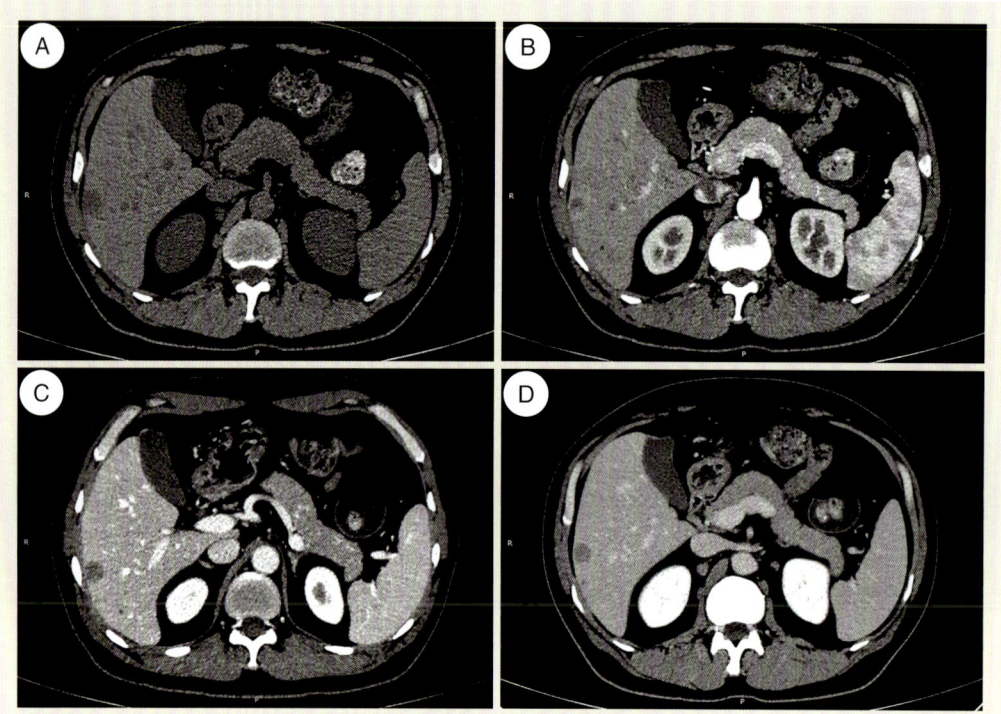

图1-5-53　结肠癌肝转移的CT图像（原始图）

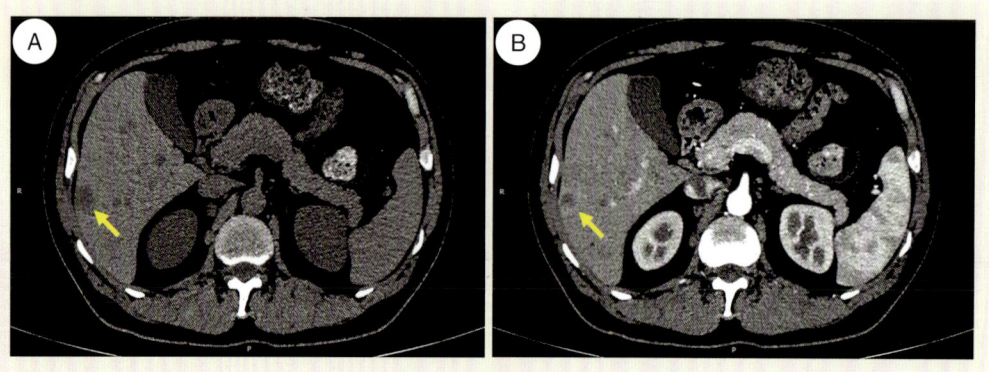

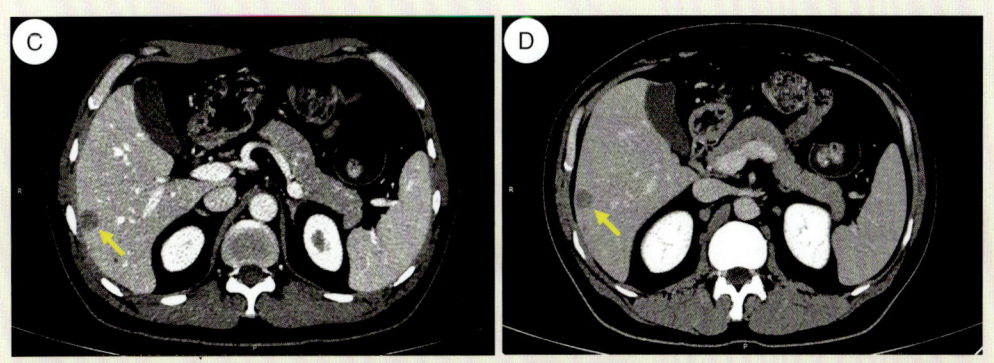

CT平扫肝S5/6交界处包膜下见一个稍低密度结节（图A，黄箭头），密度均匀，增强扫描动脉期结节呈边缘强化（图B，黄箭头），呈"靶环征"；门静脉期及延迟期呈轻度较均匀强化，程度较前减低（图C、图D，黄箭头），边界趋于清晰。

图1-5-54 结肠癌肝转移的CT图像（标示图）

3.MRI表现

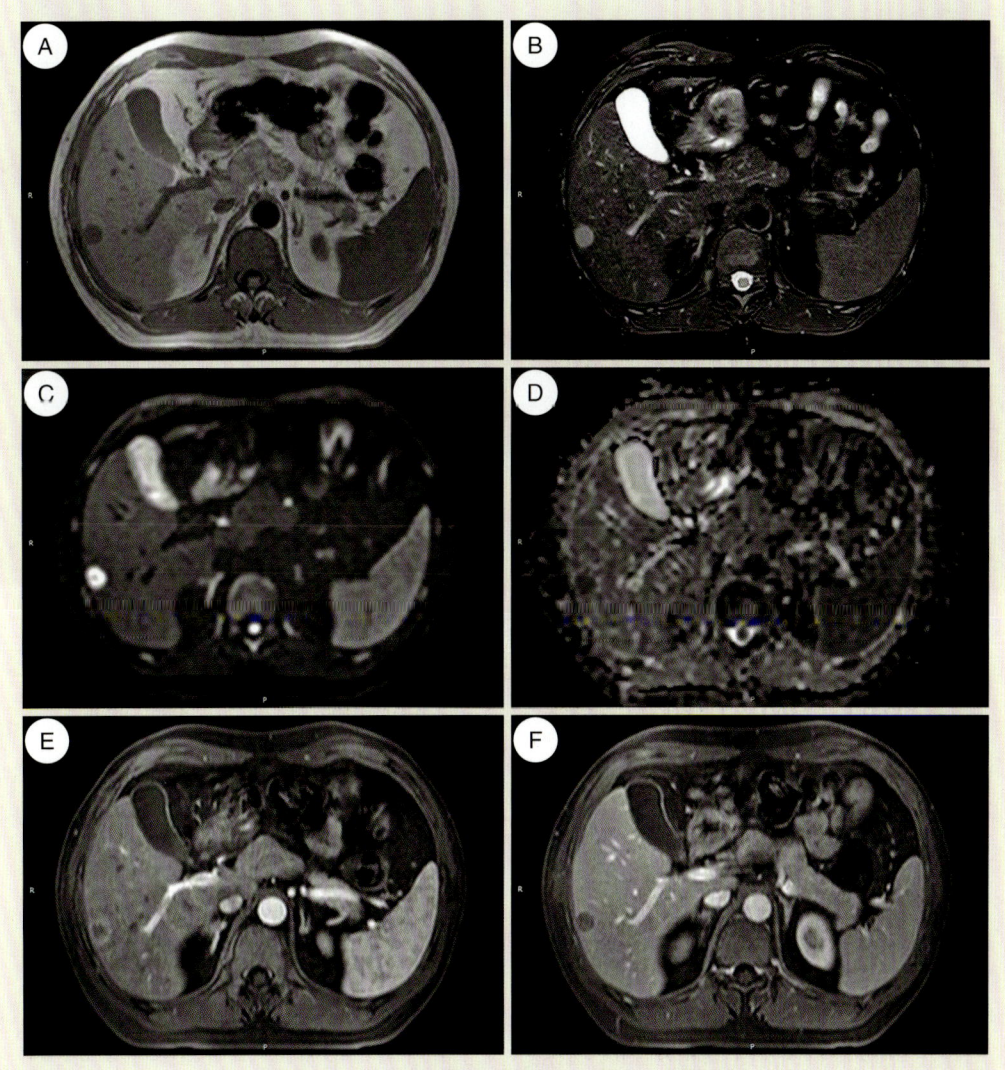

图1-5-55 结肠癌肝转移的MRI图像（原始图）

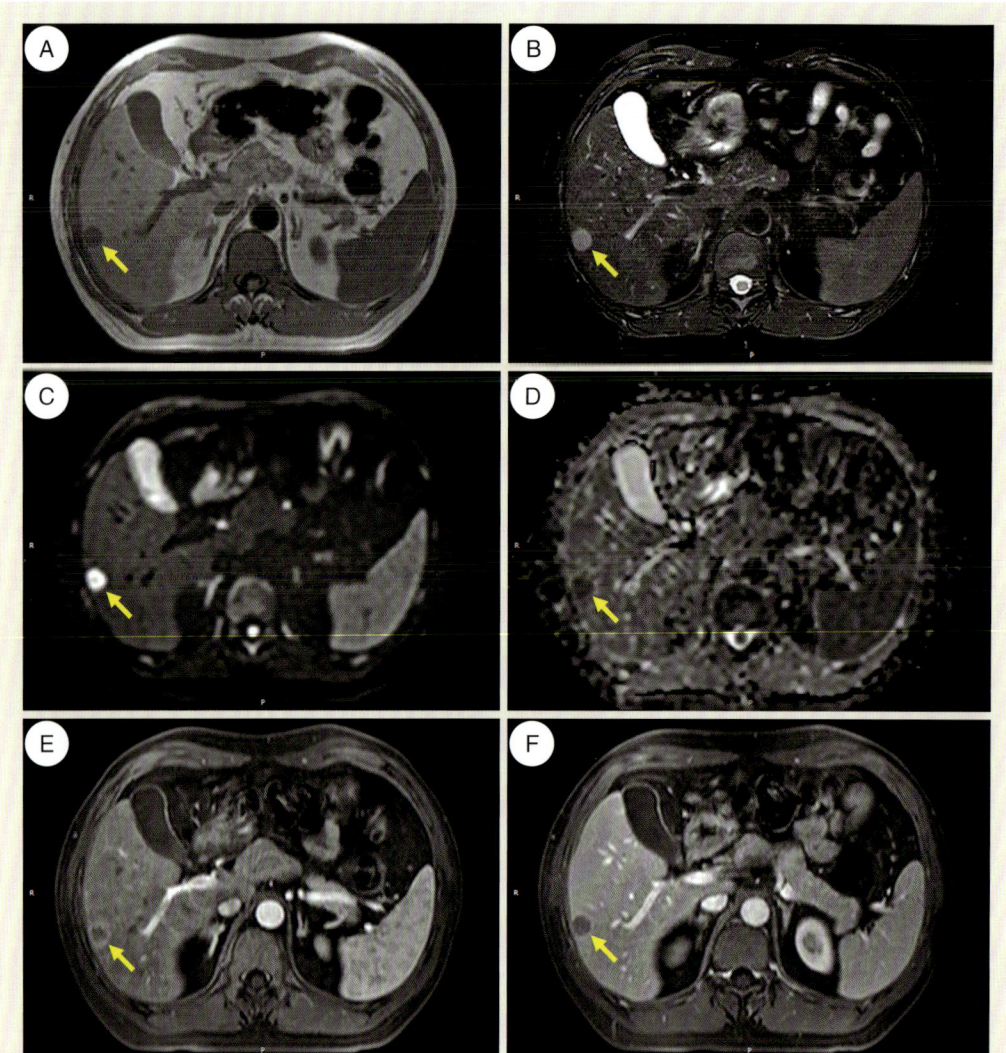

平扫T_1WI肝S5/6病灶呈稍低信号（图A，黄箭头），T_2WI脂肪抑制呈均匀稍高信号（图B，黄箭头），DWI呈高信号（图C，黄箭头），相应ADC图呈低信号（图D，黄箭头），提示病灶弥散受限。增强扫描动脉期肝S5/6病灶环状强化，呈"靶环征"（图E，黄箭头），门静脉期病灶增强减低并趋于均匀（图F，黄箭头）。

图1-5-56 结肠癌肝转移的MRI图像（标示图）

【病例2概要】

患者男性，56岁，因"里急后重感1月余"就诊，于外院行肠镜检查提示：距肛缘5 cm见一不规则肿物，表面充血糜烂。活检后提示：直肠腺癌。影像学检查，肝多发实性占位，符合转移性肝癌。肿瘤标志物：CEA＞1500 ng/mL，CA125 42.5 U/mL。专科检查：进指5 cm触及直肠肿物下缘，肿物质韧，活动度一般。最后诊断：直肠中分化腺癌（T4bN2bM1）。

【图片资料】

1.超声表现

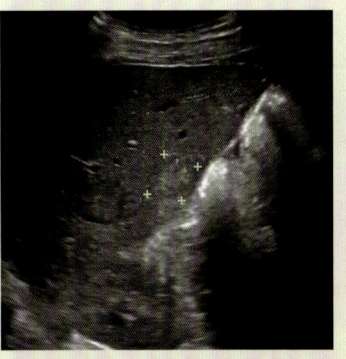

图1-5-57 直肠癌肝转移的超声检查二维灰阶图像（原始图）

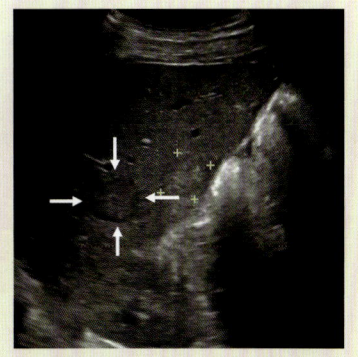

肝内可见多发稍高回声结节，边界尚清，部分可见声晕，椭圆形，内回声不均匀（2个结节，箭头及加号）。

图1-5-58 直肠癌肝转移的超声检查二维灰阶图像（标示图）

2.CT表现

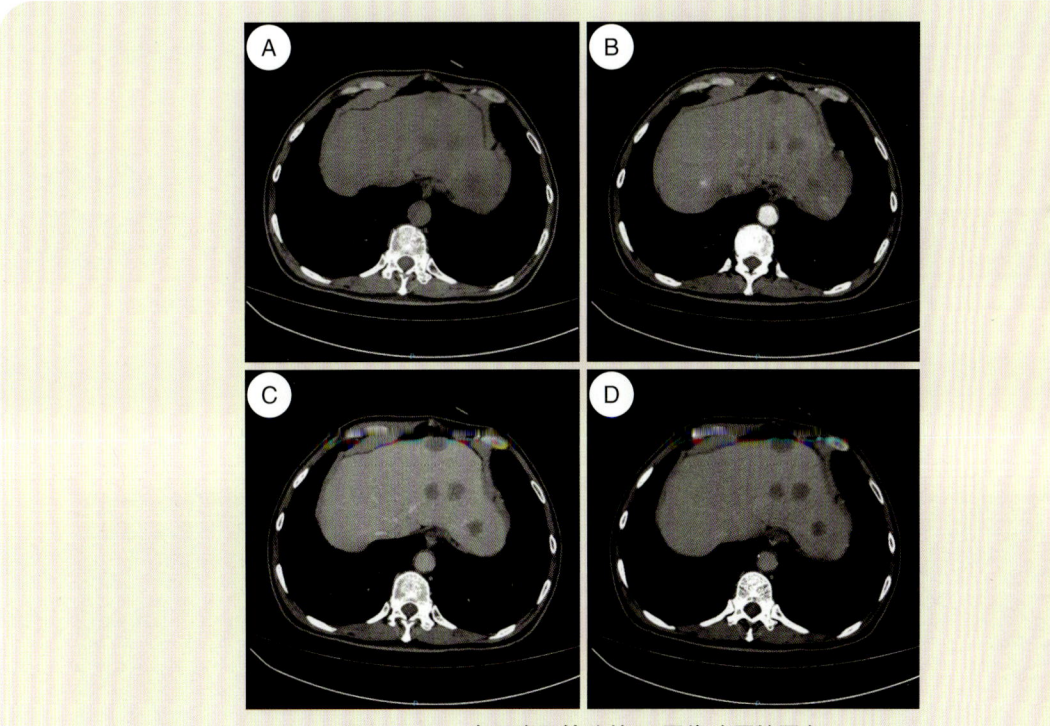

图1-5-59 直肠癌肝转移的CT图像（原始图）

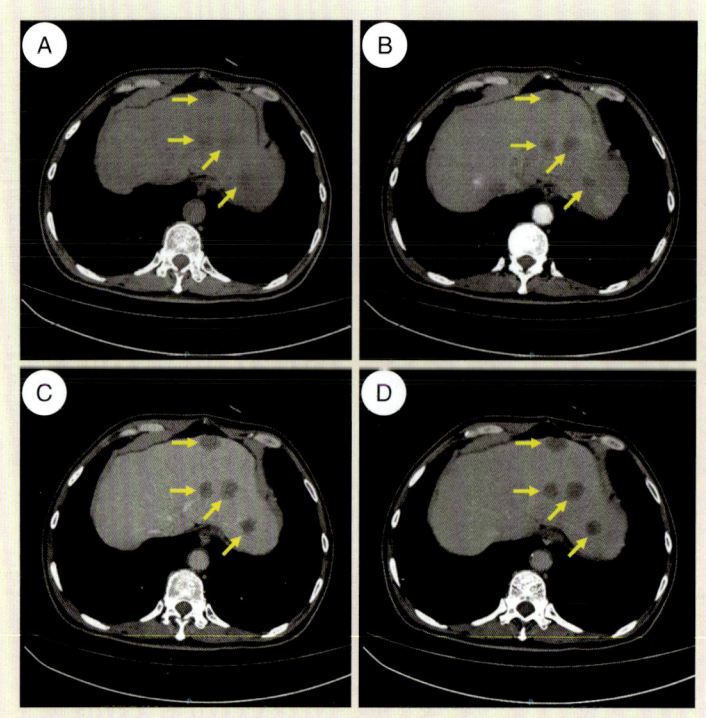

同一患者，肝左叶见多个稍低密度结节（图A，黄箭头），密度均匀，增强扫描动脉期结节呈边缘强化（图B，黄箭头），呈"靶环征"；门静脉期及延迟期呈轻度较均匀强化（图C、图D，黄箭头），边界趋于清晰。

图1-5-60　直肠癌肝转移的CT图像（标示图）

【病例3概要】

患者男性，59岁，左上腹痛1月余。患者1月余前无明显诱因出现左上腹疼痛，为阵发性隐痛，向左肩部放射，外院PET/CT提示胰体癌累及胃及胰周间隙；肝多发转移瘤；腹腔、腹膜后多发淋巴结转移；腹膜转移可能。为进一步诊治于我院，拟"胰腺肿物"收入我科。患者自起病以来，体重近1个月下降10 kg。CEA 11.17 ng/mL，CA125 2415.4 U/mL，AFP 2.740 ng/mL。

【图片资料】

1.超声表现

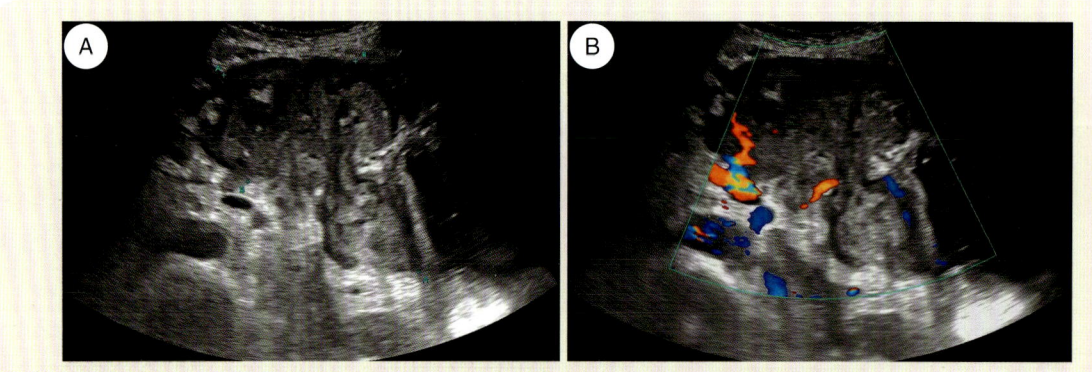

图1-5-61　超声检查胰腺二维灰阶及彩色多普勒图像（原始图）

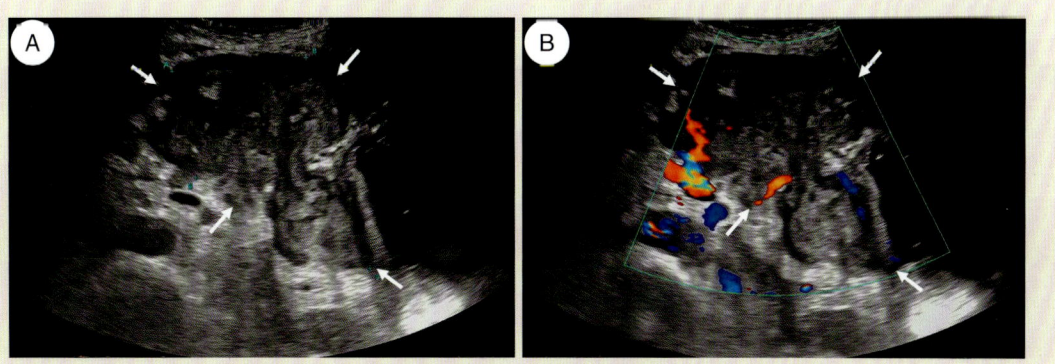

A.胰腺大小形态失常,头颈部可见一低回声肿物,形态不规则,边界不清,回声不均匀(箭头);B.CDFI示上述低回声肿物内可见条状血流信号(箭头)。

图1-5-62 超声检查胰腺二维灰阶及彩色多普勒图像(标示图)

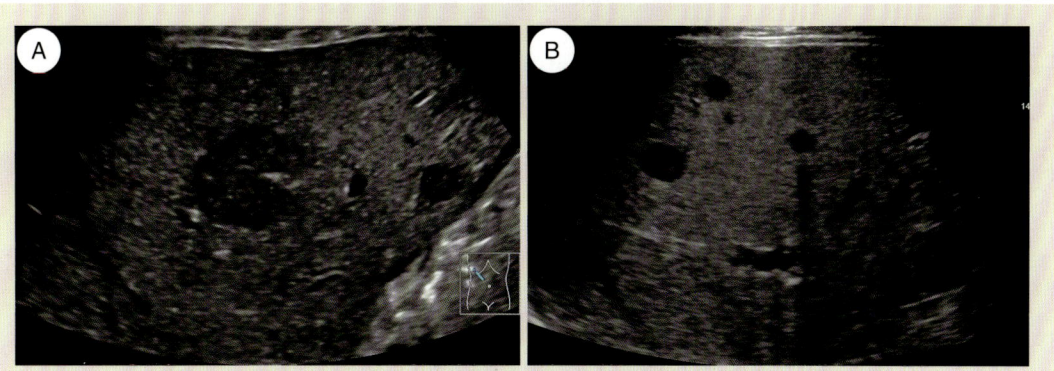

图1-5-63 超声检查肝脏二维灰阶图像(原始图)

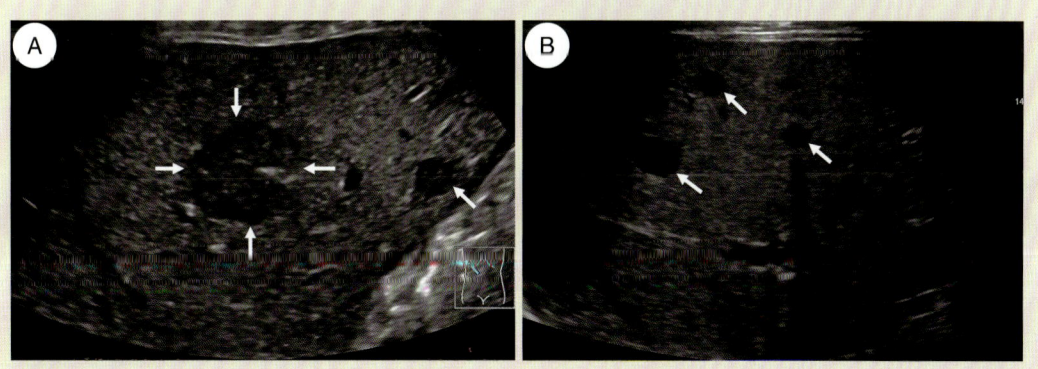

A、B.肝内可见多发低回声结节,边界尚清,椭圆形,内回声不均匀,部分病灶后方回声稍增强(箭头)。

图1-5-64 超声检查肝脏二维灰阶图像(标示图)

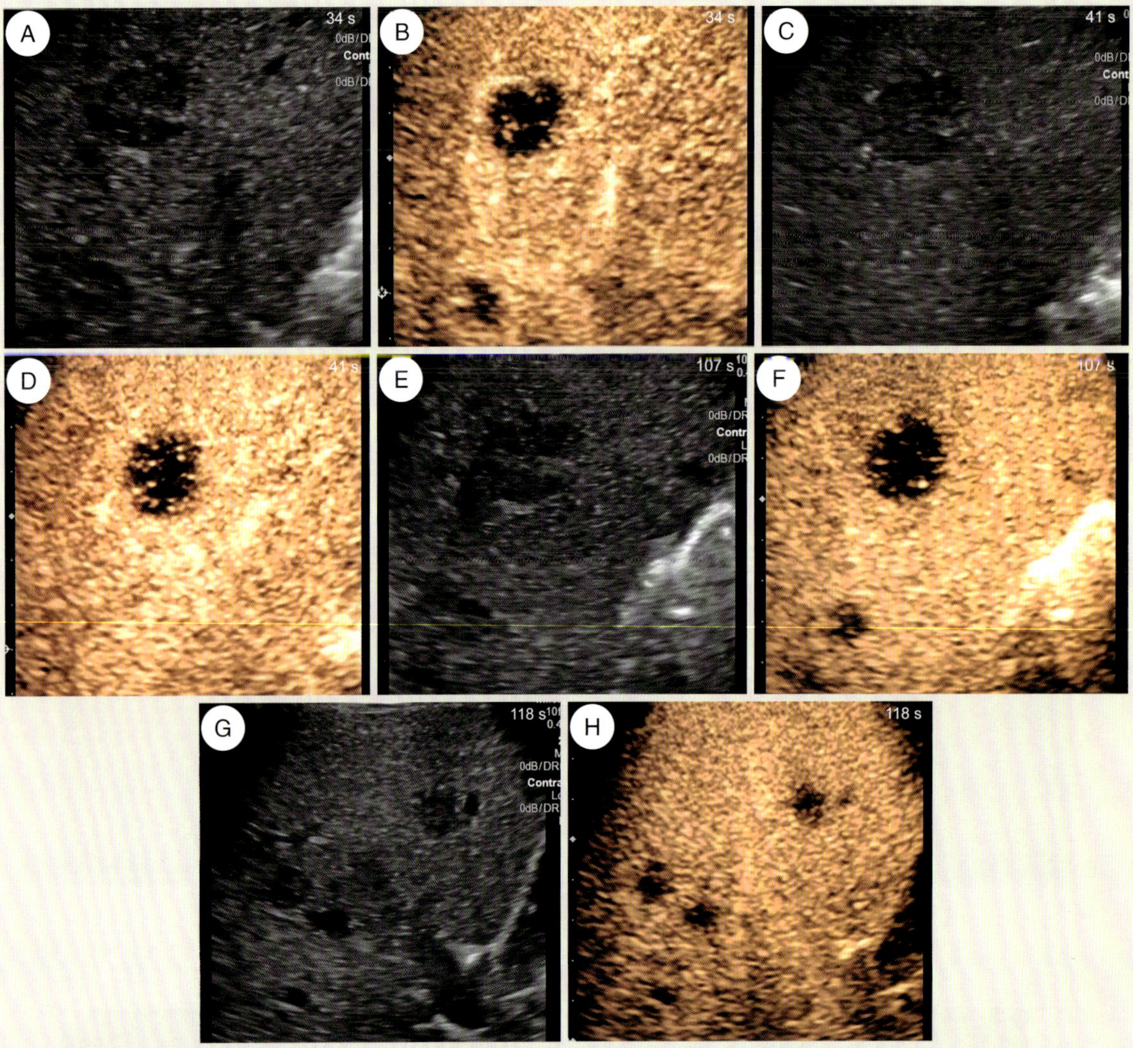

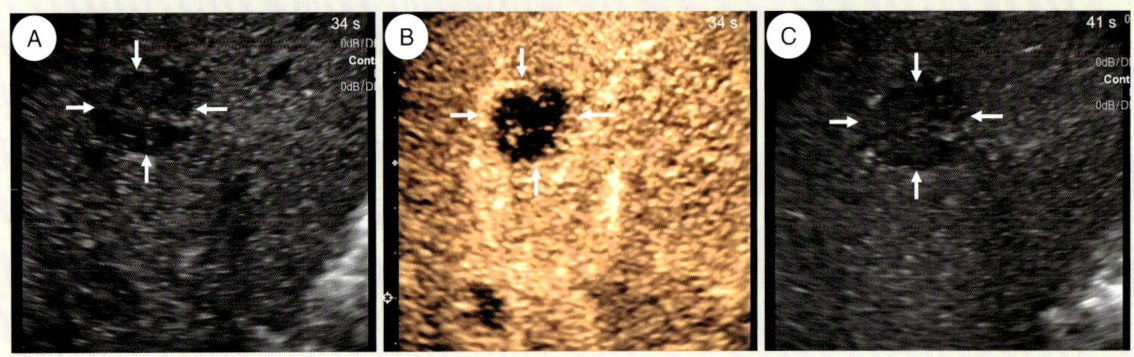

图1-5-65 肝脏超声造影右肋间切面图像（原始图）

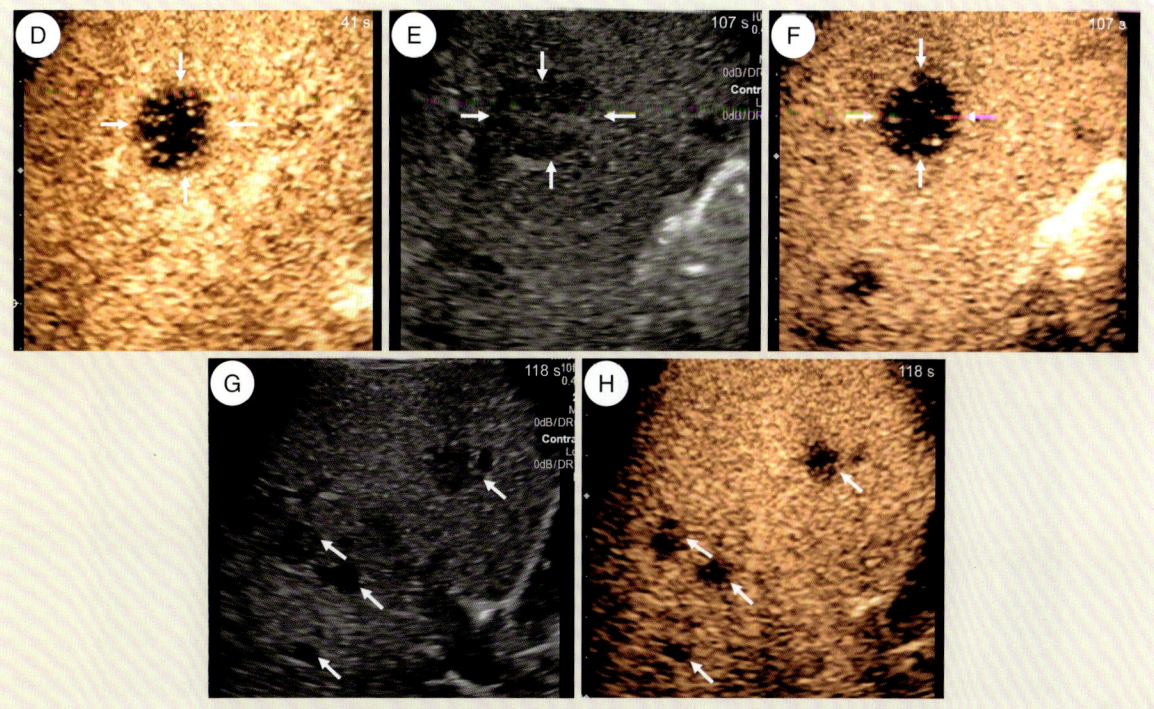

注射造影剂34秒，肝S7结节呈周边环状高增强（图A、图B，箭头）。注射造影剂41秒，增强信号开始消退（图C、图D，箭头）。注射造影剂107秒，结节延迟期呈低增强（图E、图F，箭头）。注射造影剂118秒，肝内其他多个结节亦呈低增强（图G、图H，箭头）。

图1-5-66　肝脏超声造影右肋间切面图像（标示图）

2.CT表现

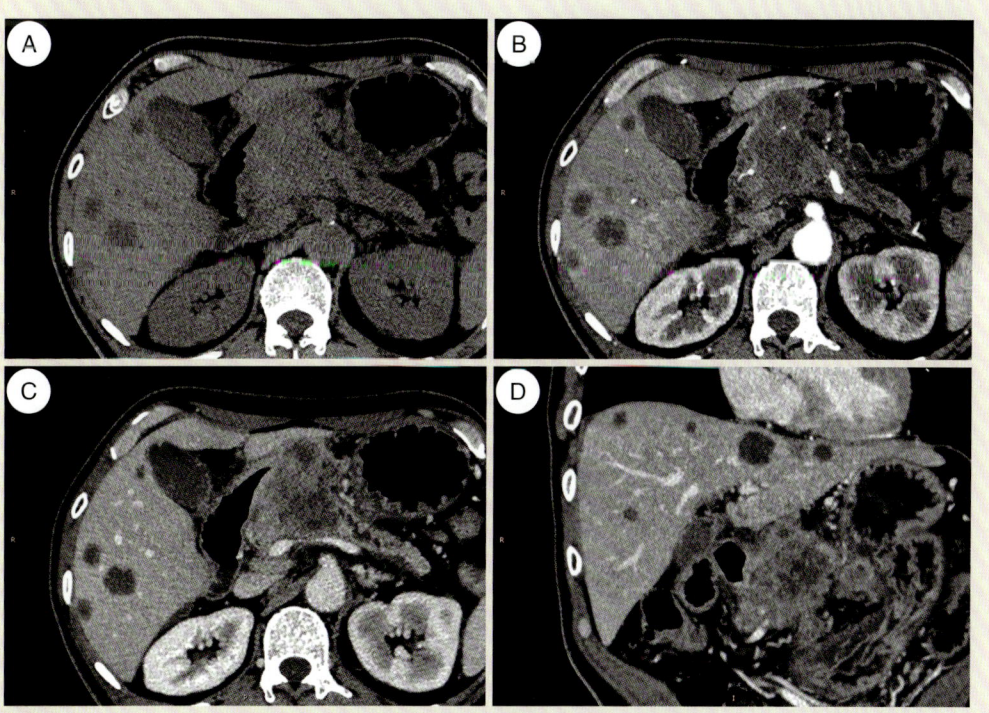

图1-5-67　胰腺癌肝转移的CT图像（原始图）

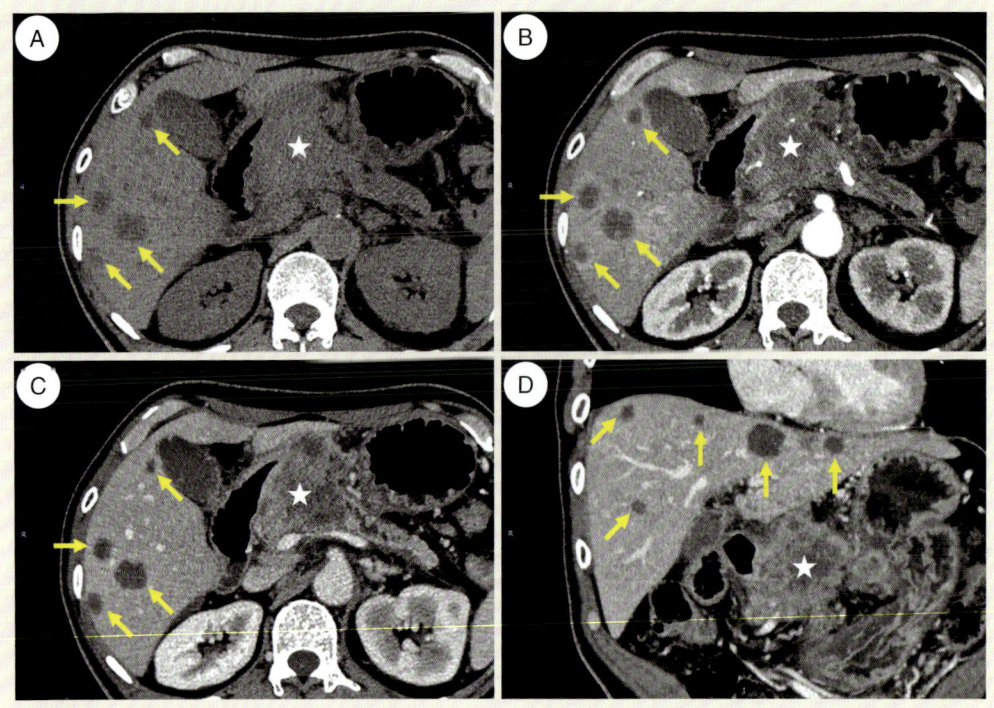

胰头-颈部可见一个较大软组织肿块（五角星），平扫（图A）密度尚均匀，增强扫描（图B～图D）呈不均匀轻度强化，病灶远端胰管扩张，病灶前缘突出于胰腺轮廓外，与邻近胃窦分界不清。肝实质内可见多发稍低密度占位（图A，黄箭头），增强扫描动脉期病灶以边缘强化为主，呈"靶环征"（图B，黄箭头），门静脉期仅见边缘轻度强化，内部基本未见强化，病灶轮廓较动脉期更清晰（图C、图D，黄箭头）。

图1-5-68　胰腺癌肝转移的CT图像（标示图）

3.MRI表现

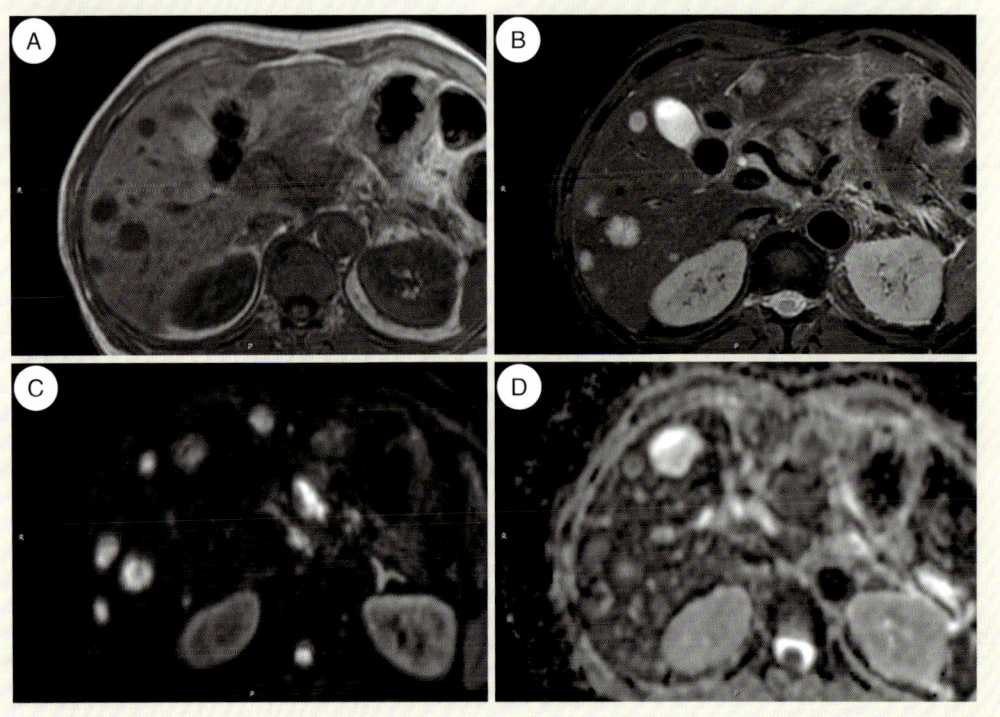

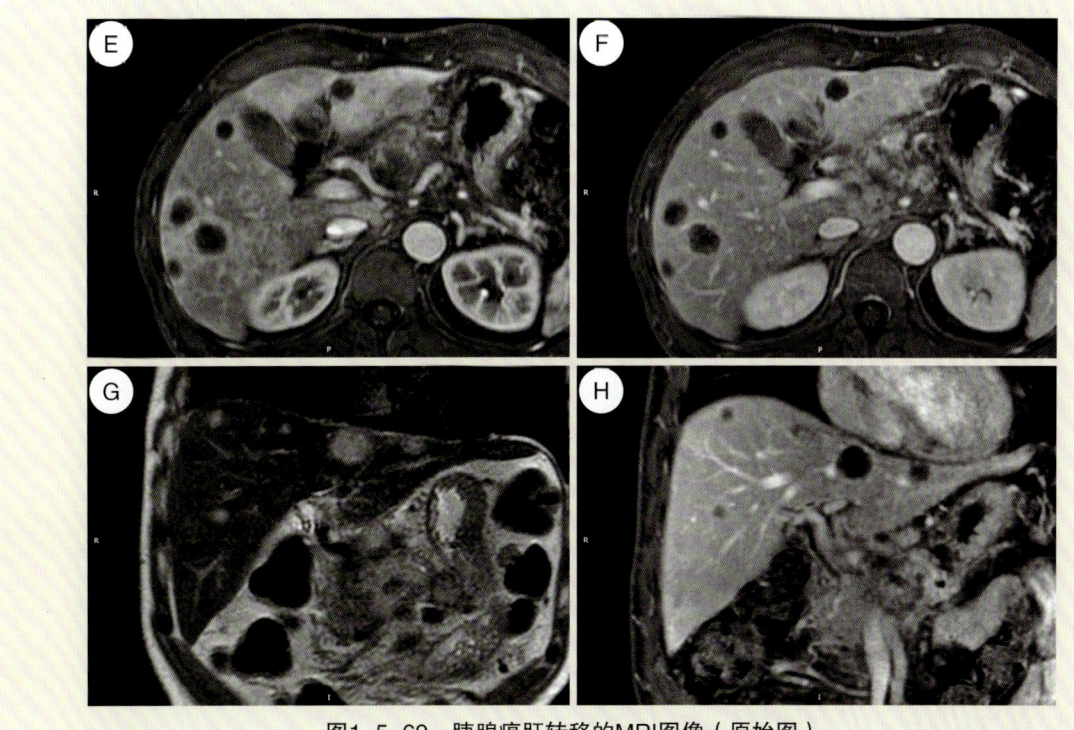

图1-5-69 胰腺癌肝转移的MRI图像（原始图）

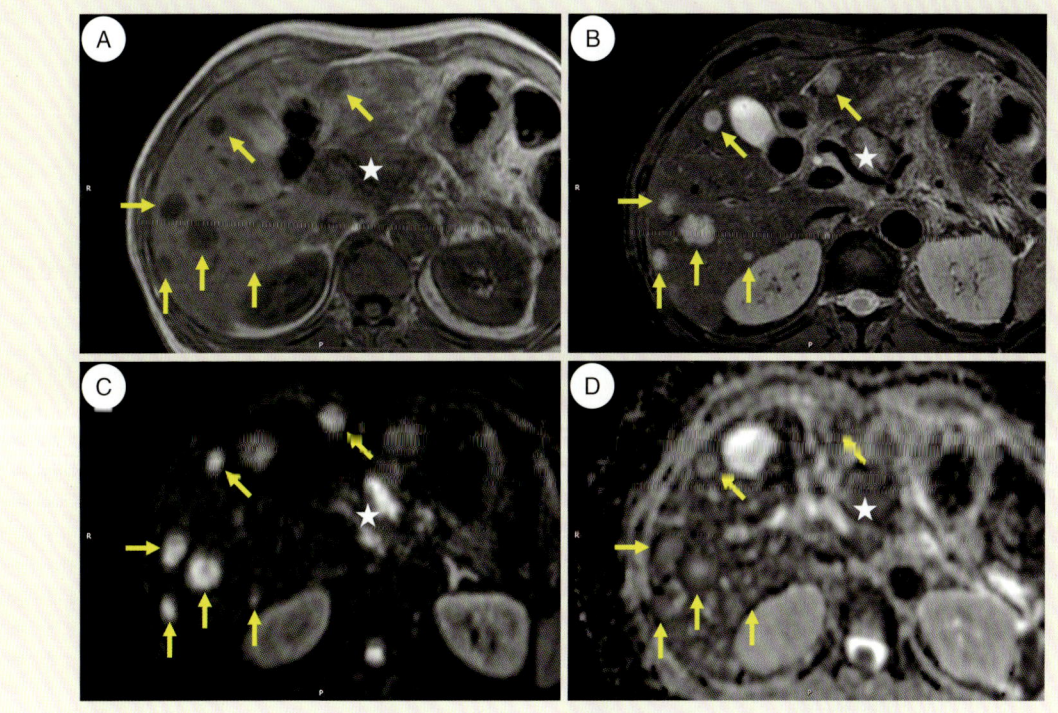

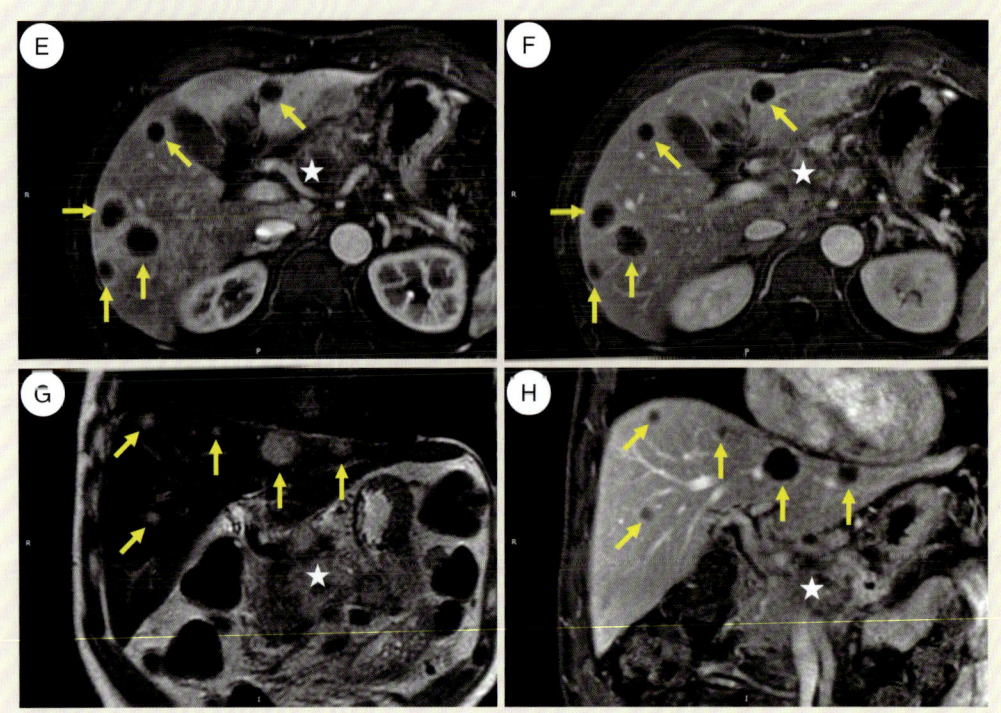

胰头-颈部可见一个较大软组织肿块（图A~图H，五角星），平扫T$_1$WI（图A）呈稍低信号，T$_2$WI（图G）及其脂肪抑制序列（图B）呈高信号，DWI（图C）呈高信号，相应ADC图（图D）呈低信号，提示弥散受限；增强扫描（图E、图F、图H）示病灶呈轻-中度不均匀强化，强化程度弱于正常胰腺实质。肝实质内可见多发异常信号占位，平扫T$_1$WI及T$_2$WI信号与胰腺病灶类似，DWI呈高信号，相应ADC图呈边缘低信号、中央高信号，提示病灶边缘弥散受限；增强扫描动脉期与CT相似，可见"靶环征"（图E，黄箭头），静脉期仅见边缘轻度强化，较大病灶中央无强化（图F、图H，黄箭头）。

图1-5-70 胰腺癌肝转移的MRI图像（标示图）

【病例4概要】

患者2023年7月无明显诱因出现大便带血，偶伴腹痛腹泻等症状，无恶心、呕吐、便秘等临床表现。患者为进一步诊治，2024年1月就诊于某医院，行电子肠镜检查结果示：距肛门口5 cm可见一巨大环壁生长的肿物，表面有溃疡，周围黏膜不规则隆起，质脆，触之易出血。病理结果示：直肠恶性肿瘤。入院后完善PET/CT检查提示肝脏多发转移瘤。

【图片资料】

PET/CT表现

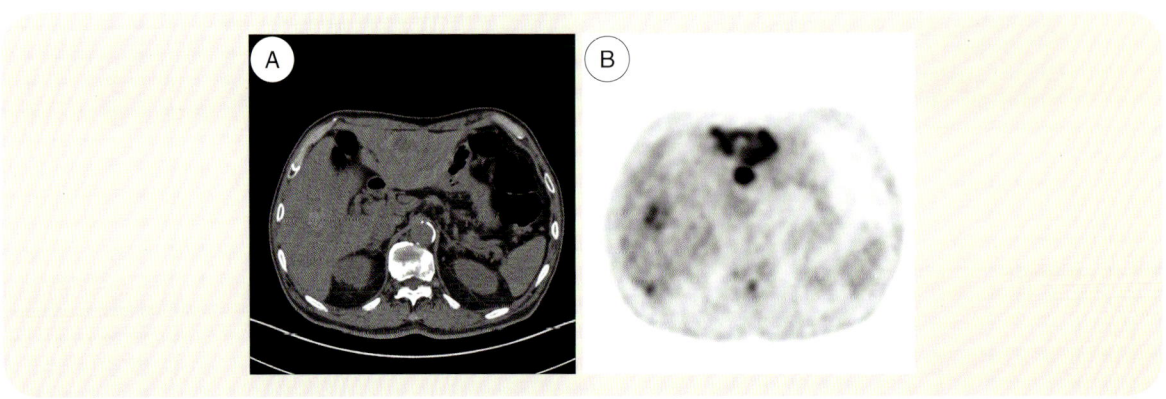

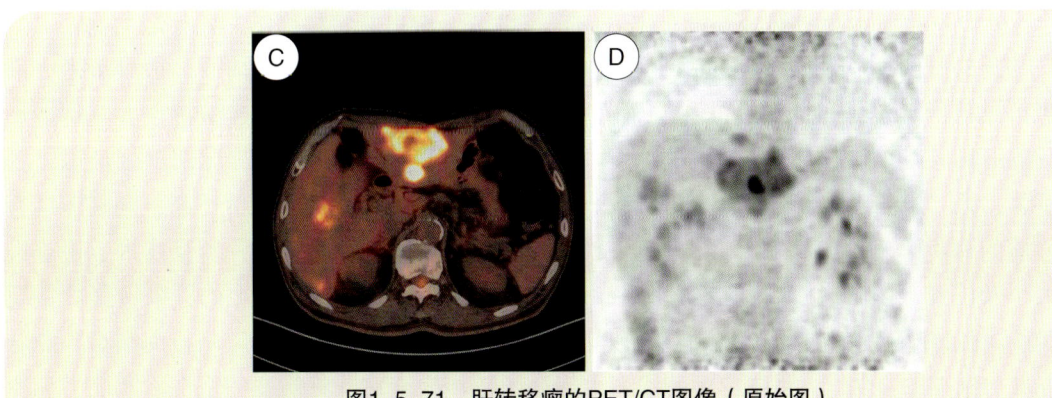

图1-5-71 肝转移瘤的PET/CT图像（原始图）

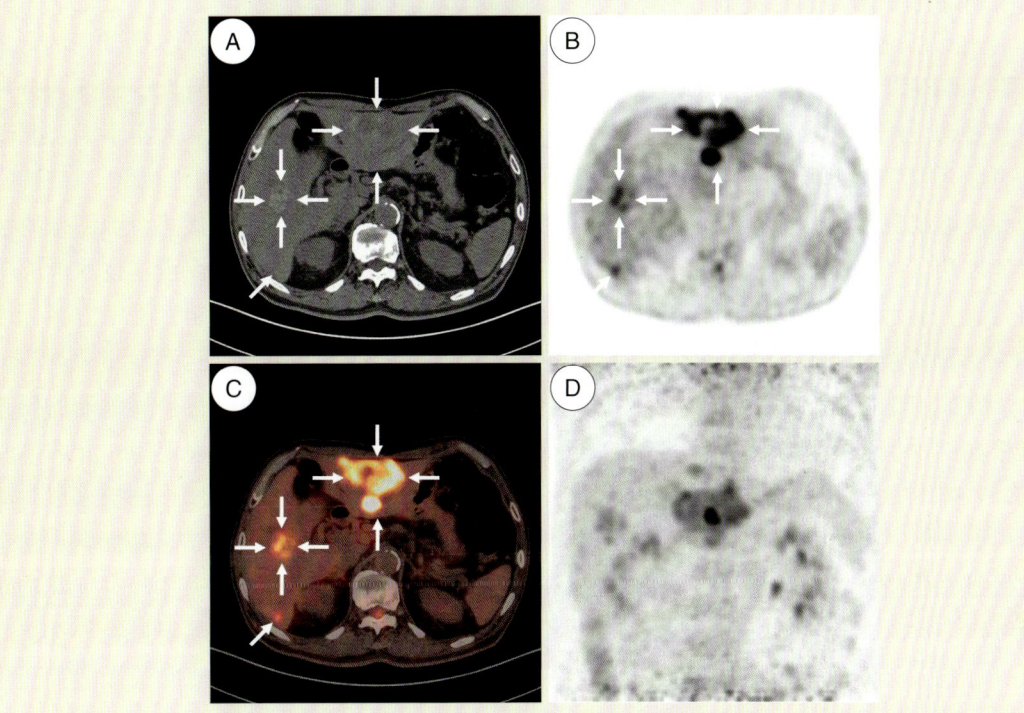

A.CT影像；B.PET影像；C.PET/CT融合影像；D.PET MIP图。肝实质内可见多发结节样、片状低密度影，大部分病灶伴有高密度（图A，白箭头），部分融合成片状，边界不清，最大者位于肝S2/3，范围约7.2 cm×3.8 cm，PET图像（图B，白箭头）及PET/CT图像（图C，白箭头）见明显异常^{18}F-FDG浓聚，SUV_{max}为11.5。

图1-5-72 肝转移瘤的PET/CT图像（标示图）

【影像诊断要点分析及小结】

恶性肿瘤的转移扩散有4条途径：①局部扩散；②淋巴道转移；③血道转移；④种植转移。消化系统恶性肿瘤常常经门静脉血流转移至肝脏，是影响患者预后的重要因素[1]。

临床表现：肝转移瘤临床症状早期多无特殊，病灶广泛转移时可出现消瘦、上腹部疼痛、黄疸等。

实验室检查：AFP升高者较少见，CEA、CA19-9、CA125等对消化系统、肺、卵巢等器官癌肿的肝转移具有诊断价值。

诊断：肝外原发肿瘤诊断明确，一旦发现肝内多发结节，做出肝转移瘤的判断比较容易。

超声：结肠癌肝转移病灶在二维超声上多为单发或多发的稍高回声实性结节，边界清楚，部分病灶周边可见低回声声晕，同时合并中央液化坏死时呈现出"靶环样"的典型特点。超声造影中，结直肠癌肝转移瘤病灶则多表现为动脉期呈均匀或周边环状高增强，门静脉期增强消退，延迟期消退显著，呈"黑洞样"低增强[2]。超声检查简便易行、无创无辐射、性价比高，是临床结直肠癌肝转移瘤的初步筛查手段。由于超声检查受到患者自身检查条件、检查者经验技术、检查设备、病灶大小及位置等因素影响，检查效果差异较大。比如，对直径1 cm以上的肝脏转移灶常规超声约有70%以上的探查率，而术中超声则几乎可以达到95%以上的探查效率，是目前结直肠癌肝转移瘤探查最为精准的方法[3]。超声造影技术大大提高了超声检查对肝脏病变的定性诊断能力和探查效率，且有助于减少检查者经验技术和化疗等因素对结直肠癌肝转移瘤探查和诊断的影响，可以达到与增强CT相当的效果，是目前临床应用较为广泛的检查技术之一。

CT：增强CT有检查速度快，扫描范围大的优势，是结肠癌患者术前分期及术后随访的常规检查，能够显示病变及邻近组织受累的情况、淋巴结或远处脏器转移等情况，有助于临床的分期、手术评估和随访。结直肠癌肝转移瘤主要表现为：平扫肝实质内单发或多发、大小不等、圆形或类圆形的低密度结节，对比增强扫描动脉期出现不规则边缘强化，延迟期强化减低。CT被临床作为筛选和确诊结直肠癌肝转移瘤的首选影像学方法，这得益于CT成像技术优势，即图像质量稳定、成像速度快、扫描范围大、空间分辨率高、普及程度高。二维及三维图像重建技术能够明确肿瘤所在位置，显示肝脏内血管胆管以及周围器官结构与肿瘤间的关系，为制订手术方案提供依据。但CT对诊断直接10 mm以下的转移瘤尚存在一定局限性[4]。

MRI：增强MRI，尤其是肝细胞特异性对比剂的增强MRI扫查，对结直肠癌肝转移瘤的探查和诊断具有极高的价值，是无创影像学检查的金标准。结直肠癌肝转移瘤主要表现为：肝内单发或多发结节，T_1WI常表现为均匀低信号，T_2WI则呈稍高信号，DWI弥散受限。增强扫描表现为动脉期不规则环形强化，边界清楚；门脉期及延迟期增强消退。MRI综合应用解剖学、功能学、动态增强扫描及肝脏细胞特异性成像等多参数扫描技术显著提高了肝转移瘤诊断准确性。对于肾功能不全的患者可作为备选影像学检查方案。但MRI成像时间长，高场磁共振扫描仪及肝脏特异性造影剂普及度低，扫描及诊断技术门槛高，费用也较高，因此需综合考虑患者实际情况选择适宜的检查技术[5-6]。

PET/CT[7]：肝转移瘤在PET/CT表现为单发或多发、大小不等的圆形、类圆形或大片状低密度灶，脂肪肝背景下的肝转移灶密度可高于或等于肝实质，多数具有明显的糖代谢异常增高。肝转移瘤的糖代谢程度通常与原发肿瘤病灶一致，如G1型神经内分泌肿瘤肝转移糖代谢往往不高。肝脏转移灶伴有钙化者少见，钙化可以表现为斑点状或不规则斑片状及砂粒样等，往往见于结肠黏液腺癌、胃黏液腺癌、卵巢癌、乳腺硬癌、胰岛细胞癌、平滑肌肉瘤、黑色素瘤和骨肉瘤等恶性肿瘤的转移灶。^{18}F-FDG PET/CT检测肝转移的灵敏性高于CT（100% vs 45%），两者的特异性均为100%。同时，^{18}F-FDG PET/CT在肝转移治疗监测上也有重要作用，患者在化疗后葡萄糖代谢率通常显著降低。

以结直肠癌肝转移瘤为例，诊断主要依靠超声、超声造影、增强CT/MRI等影像学检查，影像学检查可清楚判断病灶的性质和肝段受累情况。若原发肿瘤不明确而肝内见多发结节，则要与其他的肝内多发病变相鉴别，如血管瘤、不典型肝脓肿等。

参考文献

[1] TSILIMIGRAS D I，BRODT P，CLAVIEN P A，et al. Liver metastases[J]. Nat Rev Dis Primers，2021，7（1）：27.

[2] 陈敏华. 消化系疾病超声学[M]. 北京：北京出版社，2003.

[3] 覃斯，陈瑶，王怡敏，等. 高频超声造影诊断结直肠癌微小肝转移瘤的价值[J]. 肿瘤影像学，2017，26（1）：12-17.

[4] SHIN D S，INGRAHAM C R，DIGHE M K，et al. Surgical resection of a malignant liver lesion：what the surgeon wants the radiologist to know[J]. AJR Am J Roentgenol，2014，203（1）：W21-W33.

[5] NAMASIVAYAM S，MARTIN D R，SAINI S. Imaging of liver metastases：MRI[J]. Cancer Imaging，2007，7（1）：2-9.

[6] DANET I-M，SEMELKA R C，LEONARDOU P，et al. Spectrum of MRI appearances of untreated metastases of the liver[J]. AJR Am J Roentgenol，2003，181（3）：809-817.

[7] ENGLEDOW A H，SKIPWORTH J R，PAKZAD F，et al. The role of 18FDG PET/CT in the management of colorectal liver metastases[J]. HPB（Oxford），2012，14（1）：20-25.

第六节 胆道畸形

一、胆道闭锁

【病例1概要】

患儿男性，1月龄，因发现皮肤黄染1月余就诊。患儿出生后即出现皮肤黄染，呈进行性加重，查肝功能提示ALT 79.6 U/L，GGT 284.6 U/L，TBIL 163.9 μmol/L，DBIL 124.7 μmol/L，TBA 149.5 μmol/L。最后手术后诊断：胆道闭锁。

【图片资料】

超声表现

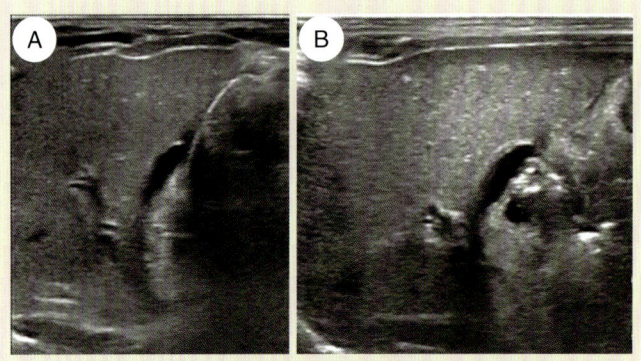

图1-6-1 胆道闭锁的超声检查图像（原始图）

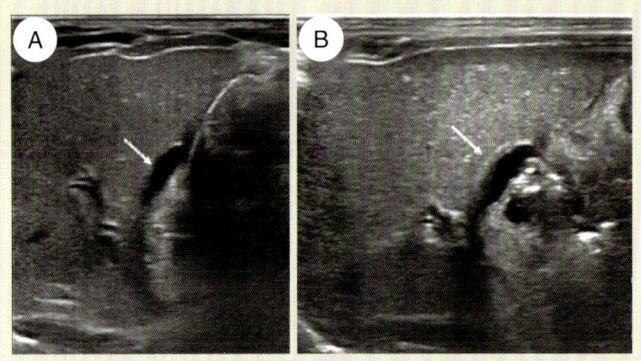

二维超声显示胆囊充盈大小1.3 cm×0.5 cm，形态僵硬（图A，箭头）。餐后胆囊无变化（图B，箭头）。

图1-6-2 胆道闭锁的超声检查图像（标示图）

【病例2概要】

患儿女性，77天大，出生后皮肤黏膜黄染，进行性加重，伴有白陶土样大便，尿色变黄。查肝功能提示ALT 93 U/L，AST 137 U/L，GGT 545 U/L，TBIL 172.8 μmol/L，DBIL 97.3 μmol/L，TBA 121.2 μmol/L。最后手术后诊断：胆道闭锁。行肝门肠吻合术。

【图片资料】
超声表现

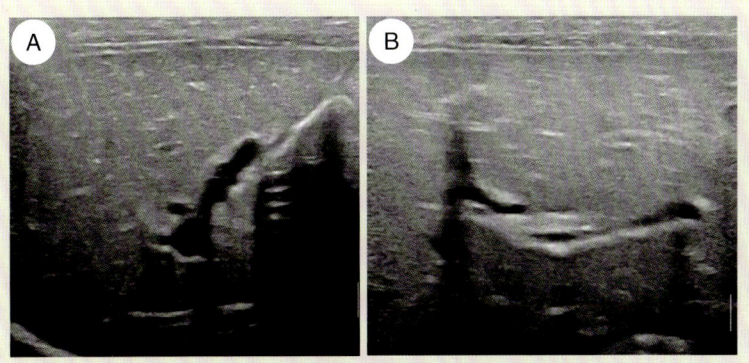

图1-6-3 胆道闭锁的超声检查图像(原始图)
(感谢中山大学附属第一医院周路遥教授提供病例及超声图像)

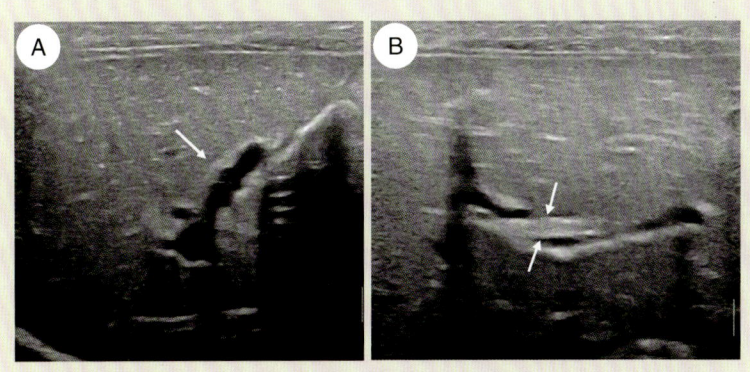

胆囊大小1.5 cm×0.3 cm(图A,箭头),内壁僵硬,肝门部纤维索增厚(图B,箭头),厚约3.2 mm。
图1-6-4 胆道闭锁的超声检查图像(标示图)
(感谢中山大学附属第一医院周路遥教授提供病例及超声图像)

【影像诊断要点分析及小结】

胆道闭锁是指在新生儿期发生的进行性、特发性、纤维闭塞性的累及肝内外胆管系统的疾病,造成严重梗阻性胆汁淤积,最终导致胆汁淤积性肝硬化、门静脉高压、肝衰竭,是目前儿童肝移植的主要原因。不同地区和种族发病率不同,中国和日本的发病率为1/(5 000~10 000),欧洲地区和北美地区的发病率为1/(15 000~20 000)。临床表现为出生后第一个月内黄疸进行性加重,皮肤巩膜黄染,面色暗黄,大便淡黄或白色陶土样。

胆道闭锁最常单独发生,不合并其他畸形(90%),但也可以是综合征的一部分。综合征性胆道闭锁可能与各种先天性异常有关,如多脾或无脾(100%)、内脏反位(50%)、十二指肠前门静脉(60%)、肝后下腔静脉缺失(40%)或心脏异常(50%)。

基于闭锁胆道的部位将其进行分类[1]:①Ⅰ型,闭锁仅局限于胆总管末端,胆囊和肝管未闭。Ⅰ型又称可矫治型,胆总管往往扩张成囊状,需要与胆总管囊状扩张相鉴别。②在Ⅱ型中,闭锁累及肝管,但近端肝内胆管是开放的。Ⅱ型分为Ⅱa型和Ⅱb型,前者胆囊和胆总管未闭,后者胆囊和胆囊管和胆总管同时闭锁。③在Ⅲ型中,不仅左右肝内肝管不连续,肝外胆管也不连续。

无论哪种胆道闭锁类型，患者都有特征性的组织学和胆管造影表现。组织学通常表现为炎症、汇管区纤维化、胆汁淤积和胆管增生，而胆管造影显示肝外胆管不通畅。

诊断：如果临床表现为新生儿结合型高胆红素血症和（或）无胆色粪，提示可能为胆道闭锁。疑似胆道闭锁婴儿应尽快评估，因为手术（Kasai术）年龄越大，成功率越低。根据各种检查结果，通常为实验室检查、超声、肝胆闪烁扫描和肝活检，可进一步怀疑为胆道闭锁。胆道闭锁的确诊需要根据术中胆管造影或术中探查。

先天性胆道闭锁的诊断及分型主要依靠超声、MRI、核素肝胆闪烁扫描等影像学检查，主要表现及临床价值简述如下。

超声：评估胆道解剖结构时首先进行超声检查。超声检查的主要作用是识别异常形态的胆囊，排除胆汁淤积的其他解剖病因，即胆总管囊肿、肝内胆管扩张、胆囊结石。此外，胆囊缺失或多脾等检查结果支持胆道闭锁的诊断。详细的超声检查方案可识别出支持胆道闭锁诊断的其他特征，包括"三角形条索"征、餐后胆囊收缩功能异常、胆总管缺失以及肝门淋巴结肿大。三角形条索征是指超声图像中肝门上方的三角形高回声区，该体征高度提示胆道闭锁[2-3]。应该采用高频线阵探头（频率＞7 MHz）观察胆囊形态和肝门部三角形条索。

CT：胆系成像技术包括静脉法CT胆系成像和口服法CT胆系成像，通过对比剂经胆道系统排泄使肝外胆管显影，如果不能观察到正常的胆道结构，则对胆道闭锁有诊断价值。CT扫描优点为速度快可三维立体重建，缺点为有辐射并且部分患者有对比剂过敏反应，而胆道闭锁患者多为新生儿，故一般不采取CT检查。

MRI：薄层冠状位T_2WI图像结合MRCP三维重组图像可以准确诊断胆管梗阻及梗阻的部位[4]，但不能有效判断胆管梗阻的程度。胆道闭锁影像主要表现为胆囊形态小或不显影；正常的肝外胆道结构消失或不完整，部分胆管结构不显影；肝门区域出现不规则形或三角形长T2信号，类似超声的三角形条索征。囊肿型的肝外胆道闭锁可见肝门区囊性肿块，信号强度均匀，呈水样，此种情况和先天性胆总管囊肿鉴别困难。

核素肝胆闪烁扫描：^{99m}Tc-EHIDA静脉注射后可被肝细胞摄取继而分泌到毛细胆管与胆汁一起经胆道系统排至肠道内，作为示踪剂可使胆道系统显影，3~5分钟肝脏清晰显影，左右肝管于5~10分钟可显影，15~30分钟胆囊、胆总管及十二指肠开始出现放射学，肝影于12~20分钟逐渐明显消退，正常情况下，胆囊及肠道显影均不迟于60分钟。胆道闭锁患儿其示踪剂不能经胆道排泄至肠道内，因此肠道内始终无放射性。该检查方法优点为显示胆道对放射性示踪剂的排泌情况较敏感，其缺点为不能显示异常胆道的细微解剖结构、检查时间较长，检查前的准备较为烦琐。

胆管造影：术中胆管造影是诊断胆道闭锁的"金标准"，必须检查近端进入肝脏和远端进入肠道的胆管通畅性，以判断是否存在胆道闭锁。如果术中胆管造影证实有胆道梗阻（对比剂没有充盈胆管系统或没有进入肠道），此时外科医师应实施Kasai肝门空肠吻合术（hepatic portoenterostomy，HPE）。某些患者存在胆囊及胆管系统闭锁，因而不能进行胆管造影，此时外科医师需根据胆管系统的视诊结果做出诊断。

鉴别诊断：在足月儿中，新生儿胆汁淤积大多由胆道闭锁和新生儿肝炎所致，其余多由各种遗传性疾病引起。在早产儿中，胆汁淤积更常由全肠外营养或脓毒症所致。

小结：先天性胆道闭锁是累及肝内外胆道进行性纤维硬化性的胆道病变，导致胆道损伤和梗阻，是小儿外科领域最重要的消化外科疾病之一，也是小儿肝移植中最常见的适应证。诊断胆道闭锁需要结合一系列影像学和实验室检查及肝活检，以排除胆汁淤积的其他原因。应尽快对婴儿进行评估，因为手术时年龄越大，手术干预成功率越低。

参考文献

[1] WILDHABER B E. Biliary atresia: 50 years after the first kasai[J]. ISRN Surg, 2012, (2012): 132089.

[2] TAN KENDRICK A P, PHUA K B, OOI B C, et al. Making the diagnosis of biliary atresia using the triangular cord sign and gallbladder length[J]. Pediatr Radiol, 2000, 30 (2): 69-73.

[3] ZHOU L Y, WANG W, SHAN Q Y, et al. Optimizing the US Diagnosis of Biliary Atresia with a Modified Triangular Cord Thickness and Gallbladder Classification[J]. Radiology, 2015, 277 (1): 181-191.

[4] SUNG S, JEON T Y, YOO S Y, et al. Incremental Value of MR Cholangiopancreatography in Diagnosis of Biliary Atresia[J]. PLoS One, 2016, 11 (6): e0158132.

二、先天性胆总管囊肿

【病例概要】

患儿男性，1岁8个月，因"发现尿黄1周，加重伴排白陶土样大便2天"就诊。最后诊断：先天性胆总管囊肿。

【图片资料】

1.超声图像

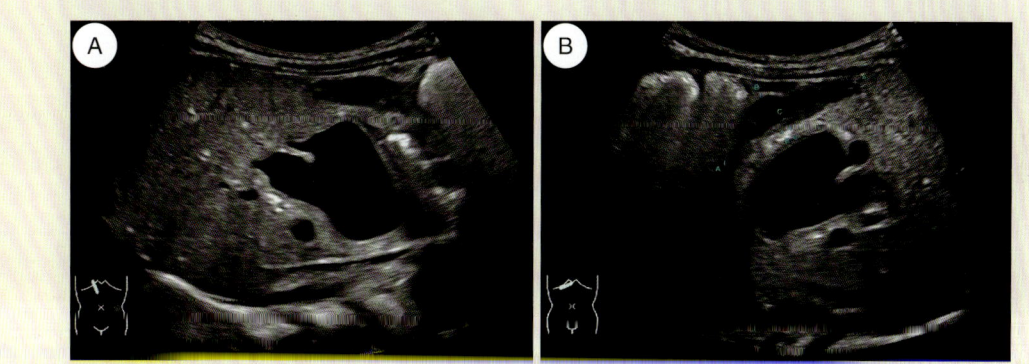

图1-6-5 先天性胆总管囊肿的超声图像（原始图）

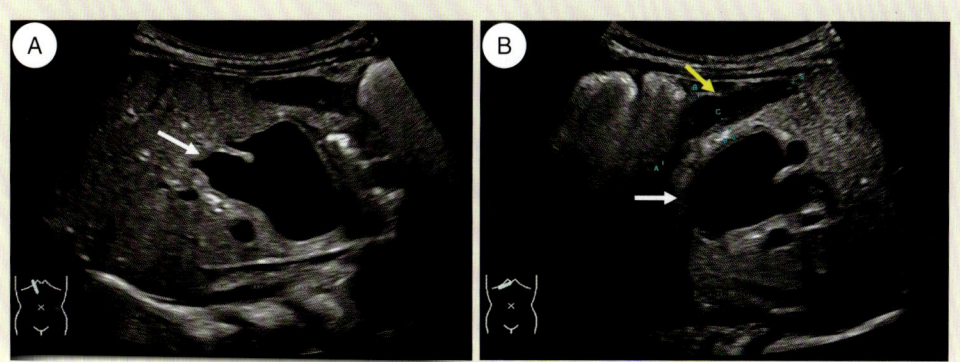

二维超声显示胆总管呈囊状扩张（图A、图B，白箭头），胆囊壁增厚（图B，黄箭头）。

图1-6-6 先天性胆总管囊肿的超声图像（标示图）

2.MRI表现

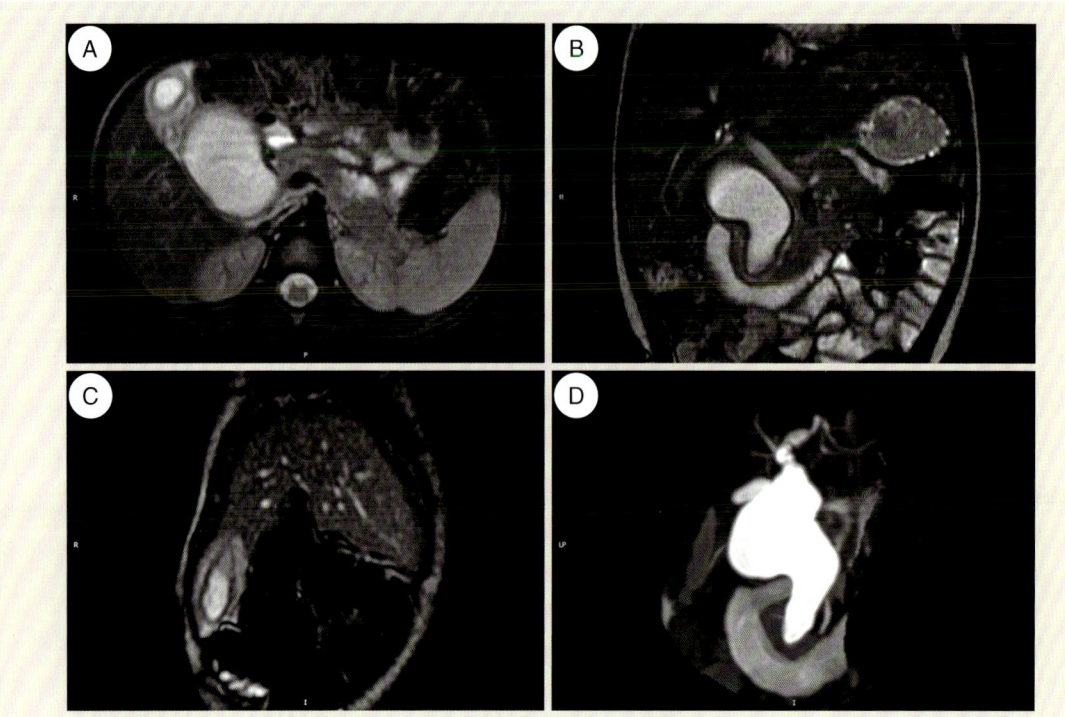

图1-6-7　先天性胆总管囊肿的MRCP图像（原始图）

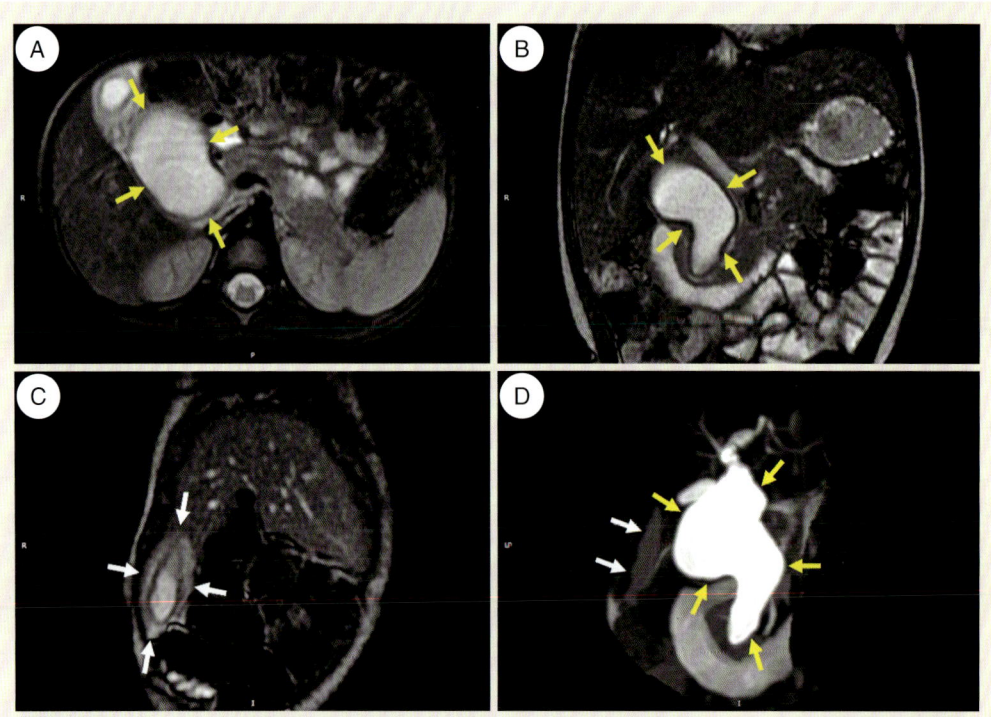

胆总管明显扩张（图A、图B、图D，黄箭头），最宽达34mm，不要误以为是胆囊。胆囊位于明显扩张的胆总管右前方，胆囊壁增厚、分层（图C、图D，白箭头）。

图1-6-8　先天性胆总管囊肿的MRCP图像（标示图）

【影像诊断要点分析及小结】

胆管扩张可发生于肝内、肝外胆管的任意一部分，多发生在胆总管，称为先天性胆总管囊肿（congenital choledochal cyst，CCC），多发病于婴幼儿期及儿童期，女性多见。认为该病因与先天性胆胰管发育异常相关。临床分型（Todani分型）分为6型[1-2]：①Ⅰ型是胆总管囊性扩张，占50%~80%，可分为3个亚型。Ⅰa型：胆总管囊性扩张；Ⅰb：节段性的胆总管囊状扩张，无胰胆合流异常；Ⅰc型：胆总管梭状扩张。②Ⅱ型是肝外胆管的憩室样膨出，囊肿以狭窄的基底或短蒂与胆总管侧壁连接，胆管其余部分正常或有轻度扩张。③Ⅲ型是远端胆总管的十二指肠内囊性扩张，又称为Vater壶腹囊肿，可疝入十二指肠腔内。④Ⅳ型是多发性囊肿，进一步分为2种亚型，Ⅳa型合并肝内、肝外胆管的多发扩张，Ⅳb为局限于肝外胆管的多发扩张。⑤Ⅴ型为肝内胆管单发或多发囊状扩张，又称为Caroli's病。⑥Ⅵ型囊肿（罕见）–胆囊管孤立性囊性扩张。

临床表现：多数为儿童时期确诊，典型表现为腹痛、腹部包块、黄疸三联征，但只有20%的患者有此三联征。继发感染时出现发热，可继发胆囊炎、胰腺炎。

超声：超声检查是首选检查方法，可用于胎儿时期的诊断，提供囊肿位置、肝脏回声结构及门静脉结构信息，同时可鉴别其他胆管疾病，如胆道闭锁等。胆总管囊肿大小不一，囊壁较薄，囊内可见胆泥或结石。通过超声造影可以对结石与囊内新发肿物进行鉴别诊断。若发生胆总管囊肿穿孔时可见肝门区及周围粘连及包裹性积液。继发炎症时可有胆囊壁增粗毛糙、胰腺肿胀、胰管扩张。

CT：胆道造影可以清晰显示胆管树，对先天性胆管囊肿的诊断敏感性、特异性高，分类准确。CCC并发症包括胆管炎、肝内外胆管结石、肝脓肿、胆管癌、髓质海绵肾、多囊肾，CT可以显示囊肿与胆管的形态外，还可评估是否合并上述并发症，如合并胆管癌时有助于肿瘤分期。CT胆道造影能更准确地识别肝内胆管、远端胆总管及胰管扩张，更适用于Ⅳ型和Ⅴ型CCC的诊断。术后CT胆管造影可用于显示评估胆肠吻合口位置及吻合口狭窄程度。

MRCP具有无创、无电离辐射的优点，诊断敏感性、特异性高，无内镜下逆行胰胆管造影（endoscopic retrograde cholangiopancreatography，ERCP）相关并发症，临床应用越来越广泛。

ERCP能明确胆管解剖及CCC的类型。ERCP对于CCC的诊断准确率最高，但由于其存在相关并发症、电离辐射以及侵入性的操作，使其在疑似CCC患者中的应用受到限制。ERCP具有诊断性和治疗性优点，在Ⅲ型CCC患者中可行内镜下括约肌切开术。

胆道闪烁显像[^{99m}Tc标记的肝亚氨基乙酸（hepato-iminodiacetic acid，HIDA）扫描]：可用于鉴别新生儿胆总管囊肿和胆道闭锁[1]。HIDA扫描诊断Ⅰ型CCC的灵敏性为100%，但其检测肝内胆管扩张的能力有限。

小结：胆总管囊肿的诊断主要是基于囊肿位置、分型，留意是否合并穿孔、胰腺炎、胆囊炎。需与十二指肠降部的重复畸形相鉴别。超声检查是首选检查方法，CT胆道造影、MRCP对先天性胆管囊肿的诊断敏感性、特异性高，分类准确，ERCP对于CCC的诊断准确率最高。

参考文献

[1] MARTIN R F. Biliary cysts：a review and simplified classification scheme[J]. Surg Clin North Am，2014，94（2）：219-232.

[2] VISSER B C, SUH I, WAY L W, KANG S M. Congenital choledochal cysts in adults[J]. Arch Surg, 2004, 139（8）: 855-60; discussion 860-862.

[3] LAMBIE H, COOK A M, SCARSBROOK A F, et al. Tc99m-hepatobiliary iminodiacetic acid（HIDA）scintigraphy in clinical practice[J]. Clin Radiol, 2011, 66（11）: 1094-1105.

第七节 胆道炎症

一、胆囊炎

(一) 急性胆囊炎

【病例概要】

患者女性，42岁，主因"反复右侧腹痛5天"入院。腹痛为右上腹持续性绞痛，伴有恶心、呕吐，呕吐胃内容物5~6次，呈墨绿色。无畏寒发热、无放射痛，无腹泻。自行服用"胃药"后症状稍缓解。自起病以来，患者精神、食欲、睡眠可，大小便正常，体重未见明显变化。患者既往有胆囊结石病史，未给予特殊处理，余既往史无特殊。查体：右上腹部有压痛，无反跳痛，腹部未触及肿块，Murphy征阳性，余体查未见明显异常。急诊急查血常规示：白细胞计数27.220×10^9/L，IBIL 17.84 μmol/L，DBIL 5.49 μmol/L。以"急性胆囊炎"收治入院。

【图片资料】

1.超声表现

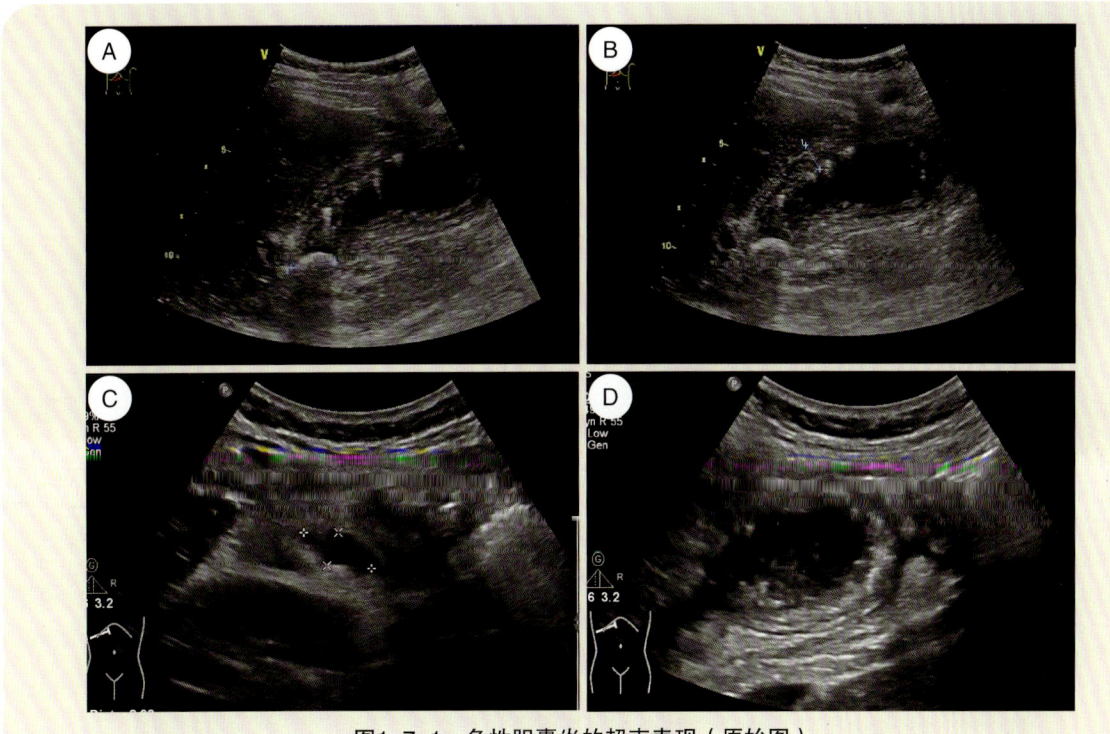

图1-7-1 急性胆囊炎的超声表现（原始图）

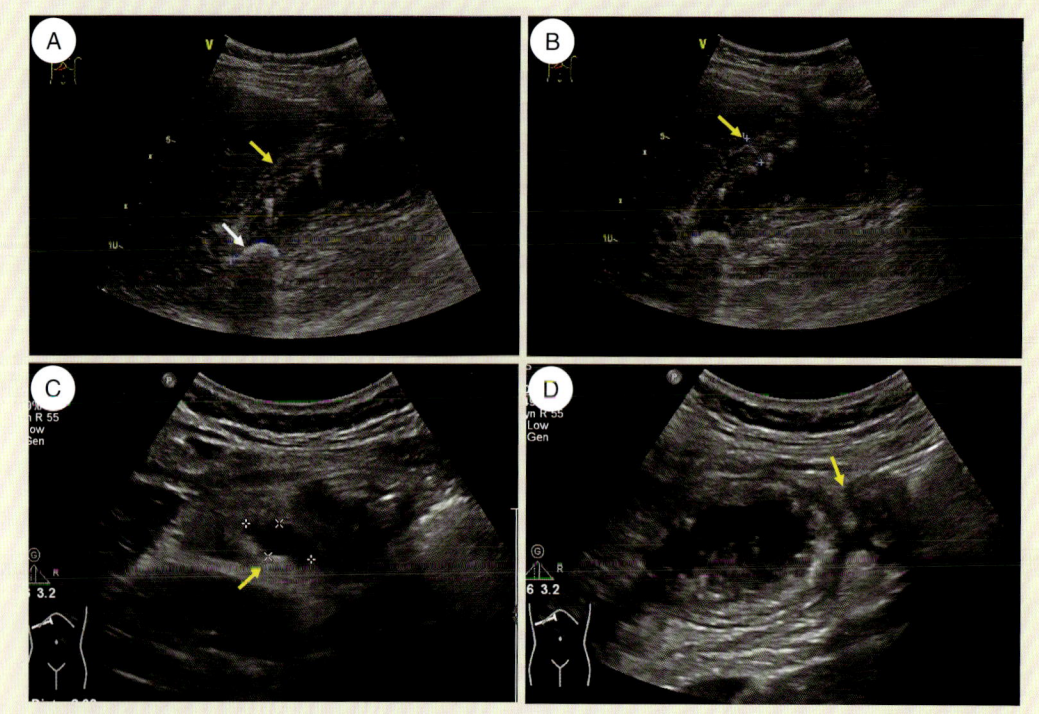

胆囊形态饱满，大小：97 mm×44 mm，壁增厚达13 mm，分层状（图B，黄箭头），未见明确连续性中断，胆囊壁见多发强回声斑，后伴"彗星尾征"（图A，黄箭头），囊内病变位于颈部，颗粒，单个，大小约19 mm，强回声，后方伴声影（图A，白箭头）。胆囊腔内透声差，胆囊底周围见无回声区（图C，黄箭头），范围：20 mm×9 mm，胆囊与腹腔肠管粘连，肠周系膜脂肪回声增高（图D，黄箭头）。

图1-7-2 急性胆囊炎的超声表现（标示图）

2.CT表现

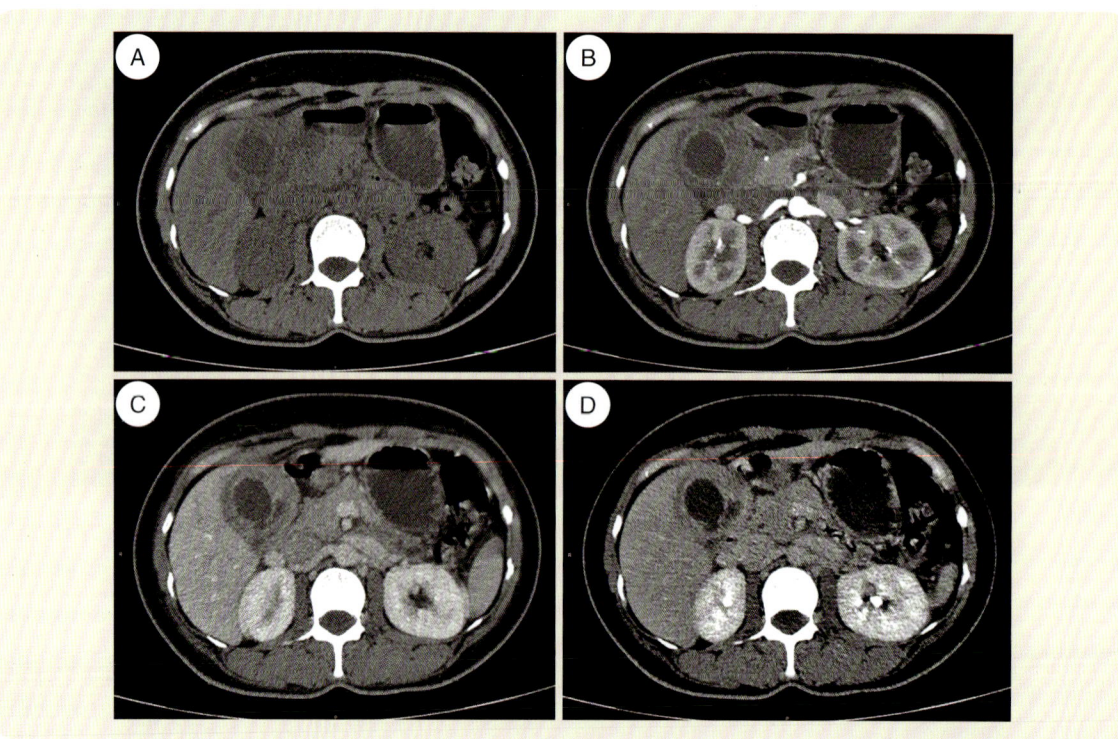

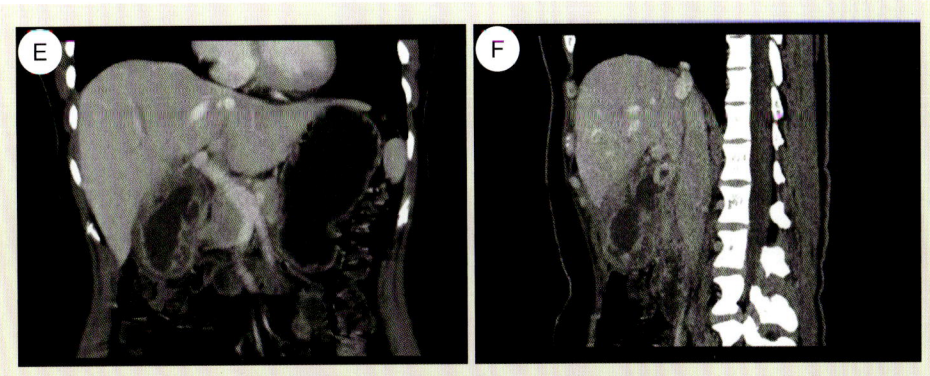

图1-7-3 急性胆囊炎的CT图像（原始图）

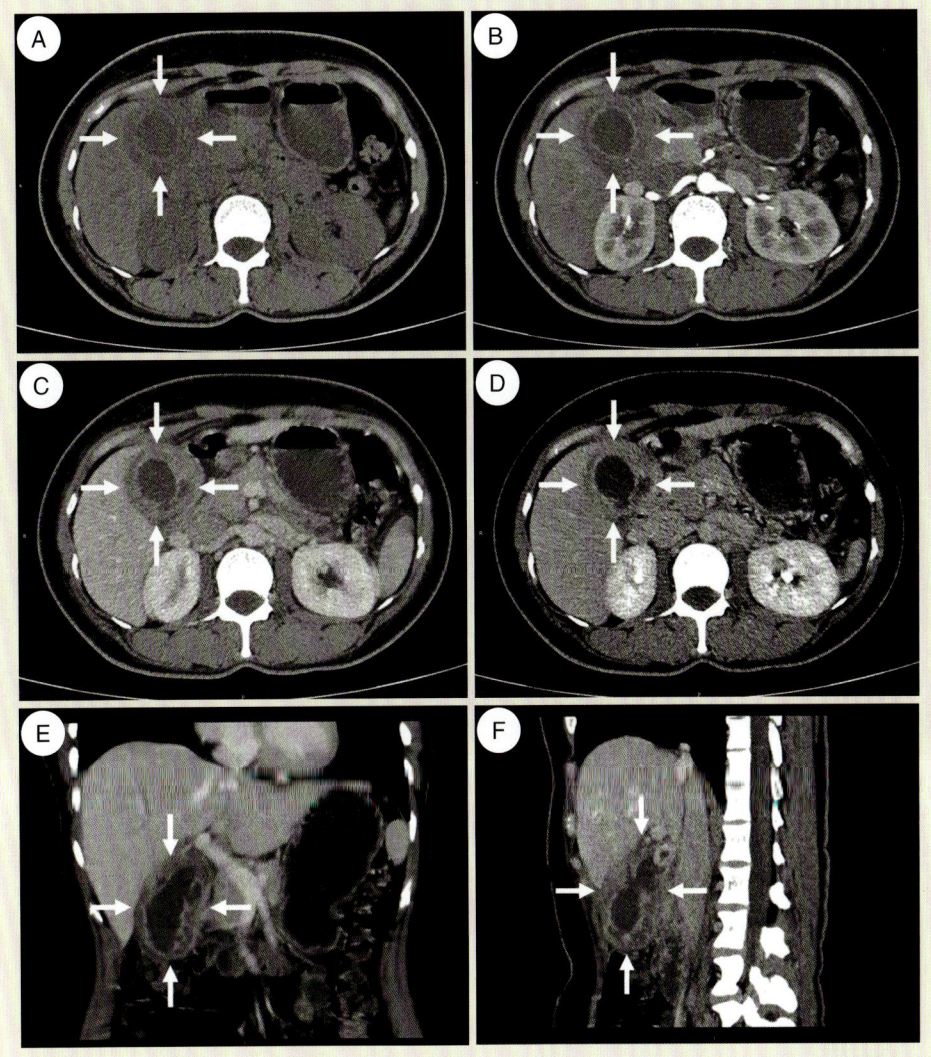

A.平扫；B.动脉期；C.静脉期；D.延迟期；E.静脉冠状位；F.静脉期斜矢状位。胆囊稍增大（白箭头），胆囊壁增厚、分层，增强后分层样强化，黏膜强化较明显；黏膜下层水肿，强化较弱；胆囊周围脂肪间隙稍模糊。

图1-7-4 急性胆囊炎的CT图像（标示图）

【影像诊断要点及小结】

急性胆囊炎是由胆囊结石、胆囊管梗阻、细菌感染或胰液反流等原因引起的胆囊急性炎症性病变，大多数由结石嵌顿引起。根据炎症程度的不同，主要分为三种类型：单纯性胆囊炎、化脓性胆囊炎和坏疽性胆囊炎。主要的临床特点是：右上腹持续性疼痛并阵发性加剧、发热、右上腹压痛、Murphy征阳性，严重者可有轻度黄疸和腹膜刺激征[1]。影像表现主要为胆囊肿大、胆囊壁增厚，胆囊结石并胆囊周围炎症。

超声表现[2,3]：单纯性胆囊炎初期超声显示胆囊稍大，囊壁轻度增厚，缺乏诊断特征，形成化脓性胆囊炎后声像图特征较明显，主要表现如下。

（1）胆囊外形饱满，长径和横径均增大，横径增大更有诊断意义，横径常超过40 mm。

（2）胆囊壁弥漫增厚，回声不均，壁间出现间断或连续的弱回声带，形成胆囊壁的双边影，系浆膜下水肿、出血和炎性细胞浸润等改变所致。较重的病例可以出现双层或多层弱回声带。

（3）囊内出现稀疏或密集的分布不均的细小或粗大回声斑点，呈云雾状，为胆囊积脓的表现。

（4）超声Murphy征阳性，将探头压迫胆囊体表区疼痛加重，探头深压腹壁接近胆囊底部，嘱患者吸气，触痛加剧并突然屏住气不动。

（5）多伴有单发或多发胆囊结石，往往可见结石嵌顿于胆囊颈管部。

（6）急性胆囊炎穿孔时，可显示胆囊壁的局部膨出或缺损，以及胆囊周围的局限性积液。

CT表现：CT不作为急性胆囊炎的常规检查法。主要表现有：胆囊增大，直径＞5 cm；胆囊壁弥漫性增厚超过3 mm，增厚的胆囊壁常呈分层状强化，其中内层强化明显且强化时间较长，外层为无强化的组织水肿层；炎症渗出，胆囊周围脂肪密度增高并可有液体潴留；胆囊坏死、穿孔，可见胆囊壁连续性中断，胆囊窝可见含有液平面的脓肿。CT发现胆囊壁内或胆囊内有气体，则为气肿性胆囊炎。

MRI表现：MRI可清晰显示胆囊增大，胆囊壁增厚。增厚的胆囊壁因水肿而出现T_1WI低信号，T_2WI高信号。胆囊内的胆汁含水量增加，T_1WI呈低信号，T_2WI为高信号，囊内结石呈低信号充盈缺损。

单纯性胆囊炎初期超声缺乏诊断特征，化脓性胆囊炎可通过超声诊断，CT不作为急性胆囊炎的常规检查法，MRI可清晰显示胆囊增大，胆囊壁增厚。

（二）慢性胆囊炎

【病例概要】

患者男性，52岁。乙状结肠癌术后常规复查。既往史：1年前确诊乙状结肠癌，2022年6月21日行腹腔镜下乙状结肠切除+腹腔淋巴结清扫术；既往检查发现慢性胆囊炎合并胆囊结石；查体：腹部可见陈旧性手术瘢痕，余查体无特殊。检验：嗜中性粒细胞比例0.759，余血生化均未见异常。

【图片资料】

1.超声表现

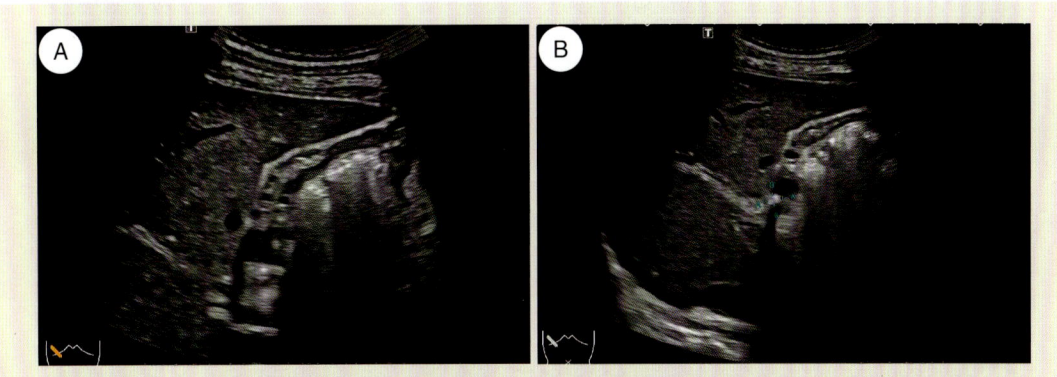

图1-7-5　慢性胆囊炎的超声图像（原始图）

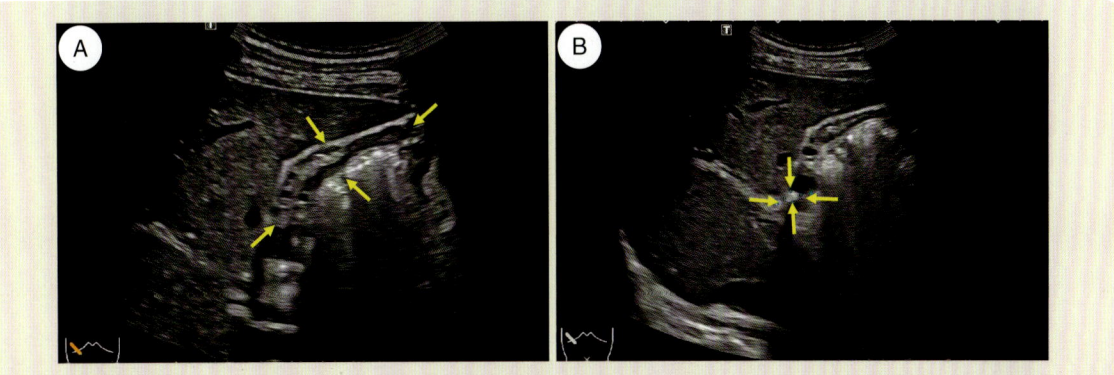

胆囊体积缩小，大小约62 mm×14 mm，壁毛糙，腔内显示欠清（图A，黄箭头），囊内病变位于体部，颗粒，大小约10 mm×5 mm，强回声，后方伴声影，可随体位而移动（图B，黄箭头）。

图1-7-6　慢性胆囊炎的超声图像（标示图）

2.CT表现

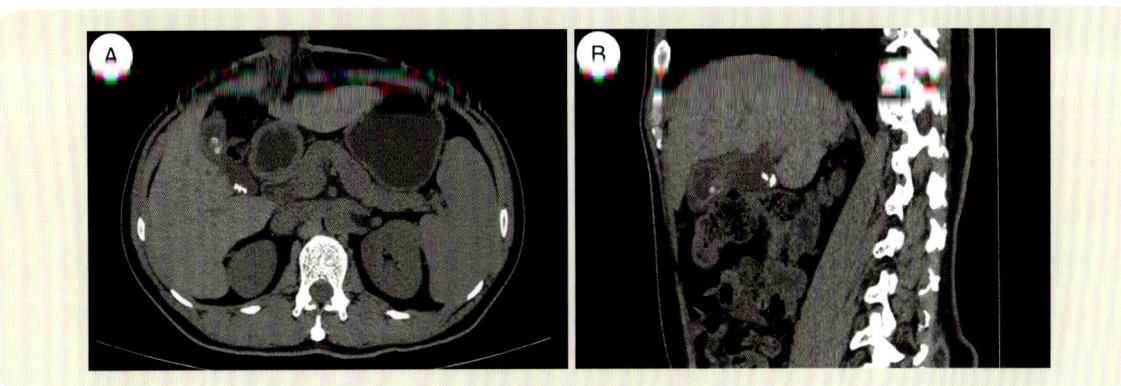

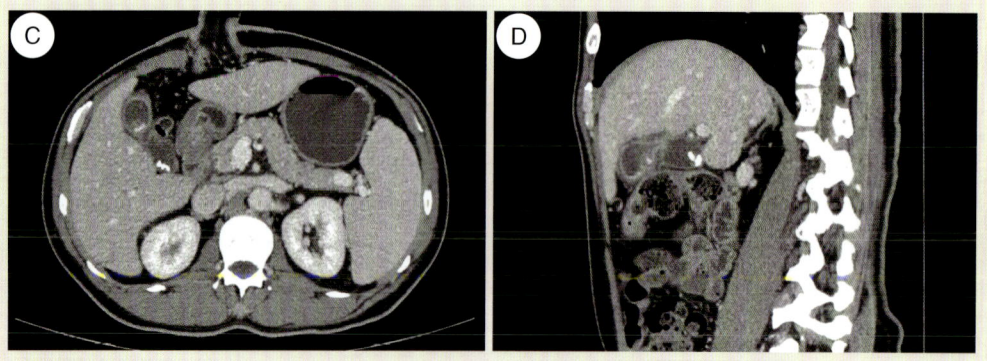

图1-7-7 慢性胆囊炎的CT图像（原始图）

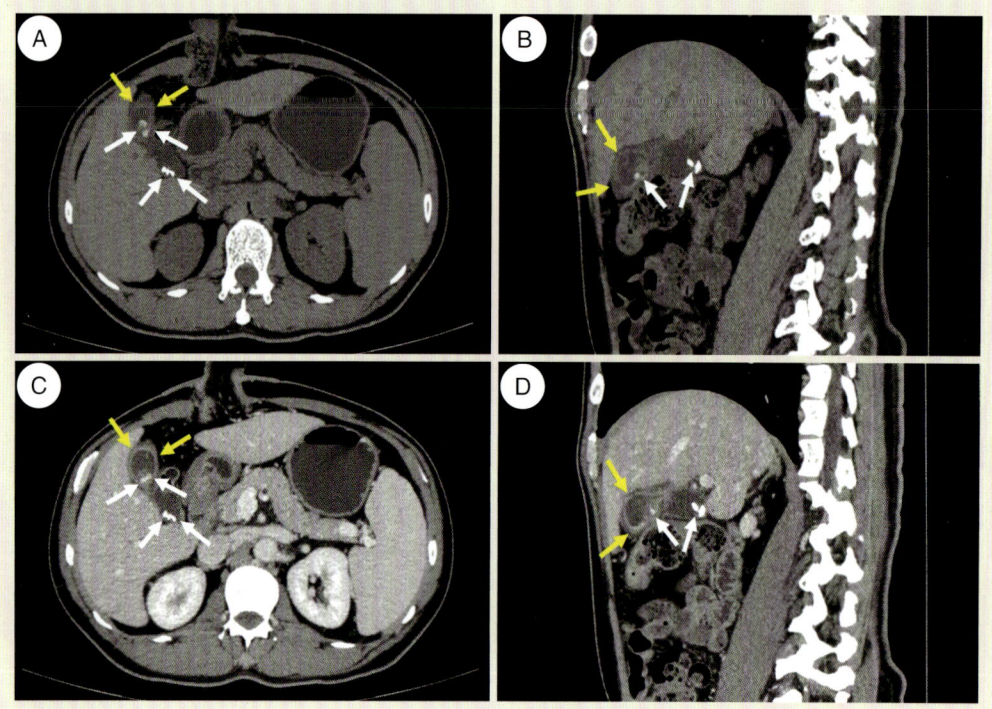

A、C.横断面图像；B、D.沿胆囊长轴的斜矢状重建图像。胆囊体积稍小，胆囊腔内可见多枚高密度结石（白箭头）；胆囊呈分节状，伴远节胆囊壁增厚（图A、图B，黄箭头），增强后增厚胆囊壁可见明显强化（图C、图D，黄箭头）。胆囊周围脂肪间隙尚清晰。

图1-7-8 慢性胆囊炎的CT图像（标示图）

【影像诊断要点分析及小结】

慢性胆囊炎是由急性胆囊炎或亚急性胆囊炎反复发作，或长期存在的胆囊结石所致胆囊功能异常，约25%的患者存在细菌感染，其发病基础是胆囊管或胆总管梗阻。根据胆囊内是否存在结石，分为结石性胆囊炎与非结石性胆囊炎。非结石性胆囊炎是由细菌、病毒感染或胆盐与胰酶引起的慢性胆囊炎。

慢性胆囊炎无特异的症状和体征，临床表现有以下几种类型：①慢性胆囊炎急性发作型：患者有胆囊炎病史，急性发作时与急性胆囊炎一致。②隐痛性胆囊炎，长期出现右上腹隐痛。③餐后上腹饱胀、嗳气。④无症状型：只在手术或尸检时被发现。

临床可依据病史、症状体征、影像学和实验室检查做出诊断。影像学检查中以超声检查最为方便实用，不仅可显示胆囊大小，囊壁厚度，囊内结石情况，更可配合脂餐试验评估胆囊收缩功能，诊断价值较高。

超声表现[1-2]：①无症状型慢性胆囊炎超声多无明显异常声像图特征，多表现为胆囊壁稍增厚。②胆囊壁增厚呈均匀的弱回声或中等回声，厚度大于3 mm。当胆囊与周围粘连萎缩时，轮廓及内腔均变得模糊不清。③胆囊无回声区内可出现中等或较弱的沉积性回声，呈团块状、乳头状或长条状，无声影，伴体位改变而缓慢流动和变形。此为黏稠胆汁或炎性渗出物的表现，反映其胆囊功能不全。囊腔内常伴有结石强回声伴后方声影。④少数病例因胆囊萎缩，胆囊无回声区显示不清，仅可见胆囊区呈一弧形光带，后壁显示不清，为声影所占据，囊腔变小甚至闭合。如合并结石，可以出现囊壁-结石-声影三合征即"WES征"。

CT及MRI表现[3]：胆囊体积可显著萎缩或呈"葫芦状"，胆囊壁毛糙或增厚（充盈良好时≥3 mm），呈软组织密度，可有钙化，胆囊周围无明显水肿、积液；动态增强，黏膜和肌层早期强化，黏膜下层（纤维化）延迟强化，胆囊浓缩功能差。

在慢性胆囊炎的临床诊疗过程中，影像学检查在诊断中发挥重要作用和价值，其中以超声检查最为方便实用，CT、MRI检查也可做出诊断。

参考文献

[1] 任卫东，常才. 超声诊断学[M]. 3版. 北京：人民卫生出版社，2013.
[2] 中国医师协会超声医师分会. 中国腹部超声检查指南[M]. 北京：人民卫生出版社，2022.
[3] 韩萍，于春水. 医学影像诊断学[M]. 4版. 北京：人民卫生出版社，2017.

二、胆管炎

【病例概要】

患者男性，76岁，因"上腹部胀痛1天"入院。患者1天前进食后出现上腹部胀痛，以剑突下明显，无它处放射，无反酸、嗳气、呃逆，无恶心、呕吐，无腹痛、腹泻，无发热、胸闷胸痛等不适，遂至我院急诊就诊，查CT提示：①胆总管下段多发结石；胆囊稍增大，胆囊多发结石。②阑尾粪石。现患者为行进一步诊治至我院就诊，拟"胆总管结石"收入院。患者既往史无特殊。查体：右上腹部压痛，无反跳痛，腹部肿块未触及，Murphy征阴性，余体查未见明显异常。急诊抽血检查示：白细胞计数11.34×10^9/L，C反应蛋白0.69 mg/L；ALT 262.21 U/L，AST 250.18 U/L；TBIL 24.78 μmol/L；IBIL 13.14 μmol/L；DBIL 11.64 μmol/L；血淀粉酶（AMY）874.66 U/L；尿淀粉酶（AMY）863.20 U/L。

【图片资料】

1.超声表现

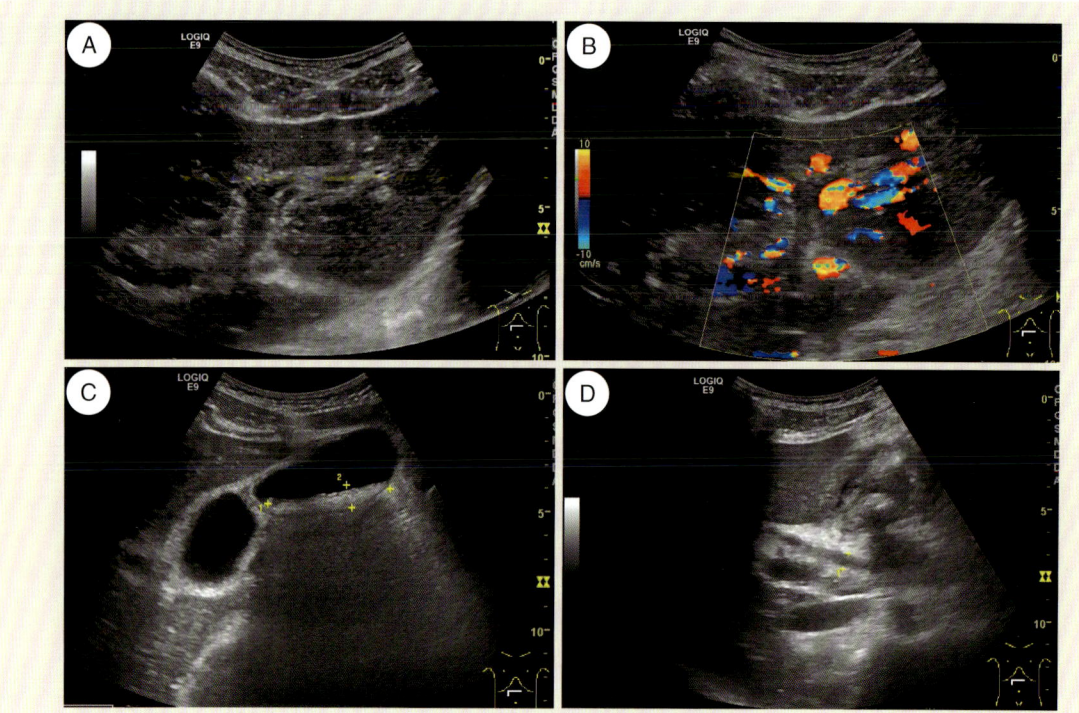

图1-7-9 胆管炎的超声图像（原始图）

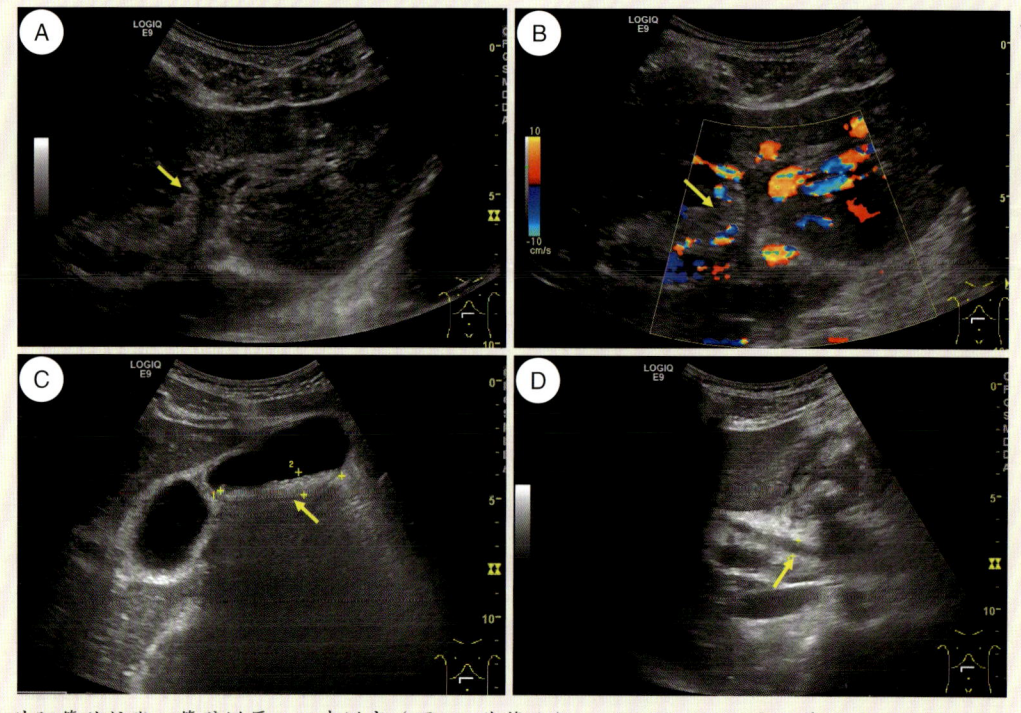

肝内外胆管稍扩张，管壁增厚，回声增高（图A，黄箭头）；CDFI示上述肝内胆管周围可见稍丰富的血流信号（图B，黄箭头）；胆囊壁增厚毛糙，内可见泥沙样结石（图C，黄箭头）；胆总管上段内径约7 mm（图D，黄箭头）。

图1-7-10 胆管炎的超声图像（标示图）

2.CT表现

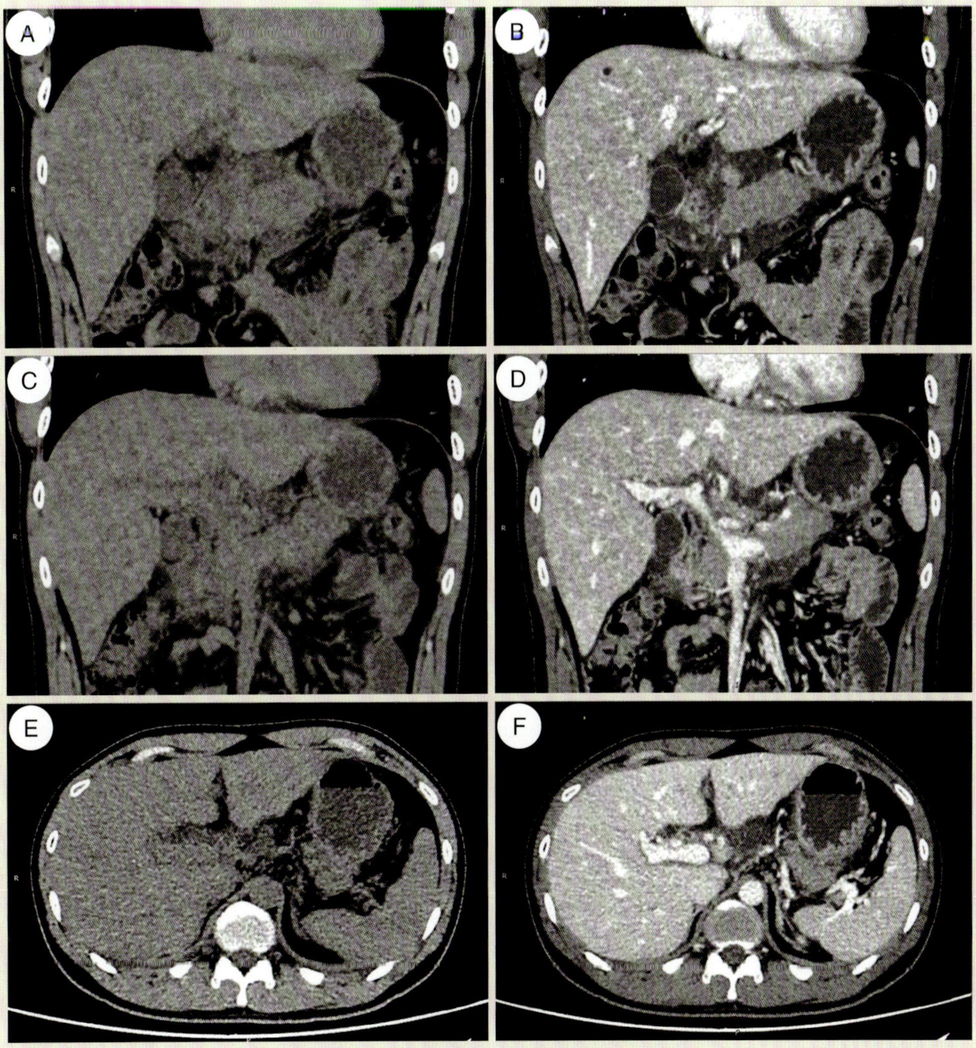

图1-7-11 胆管炎的CT图像（原始图）

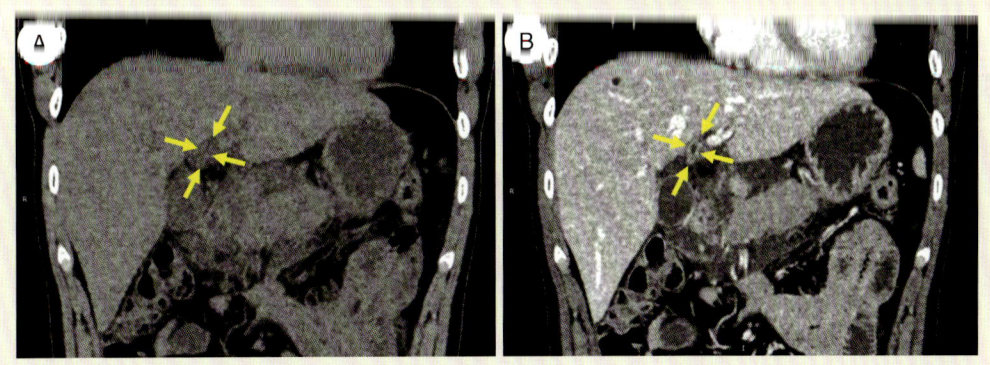

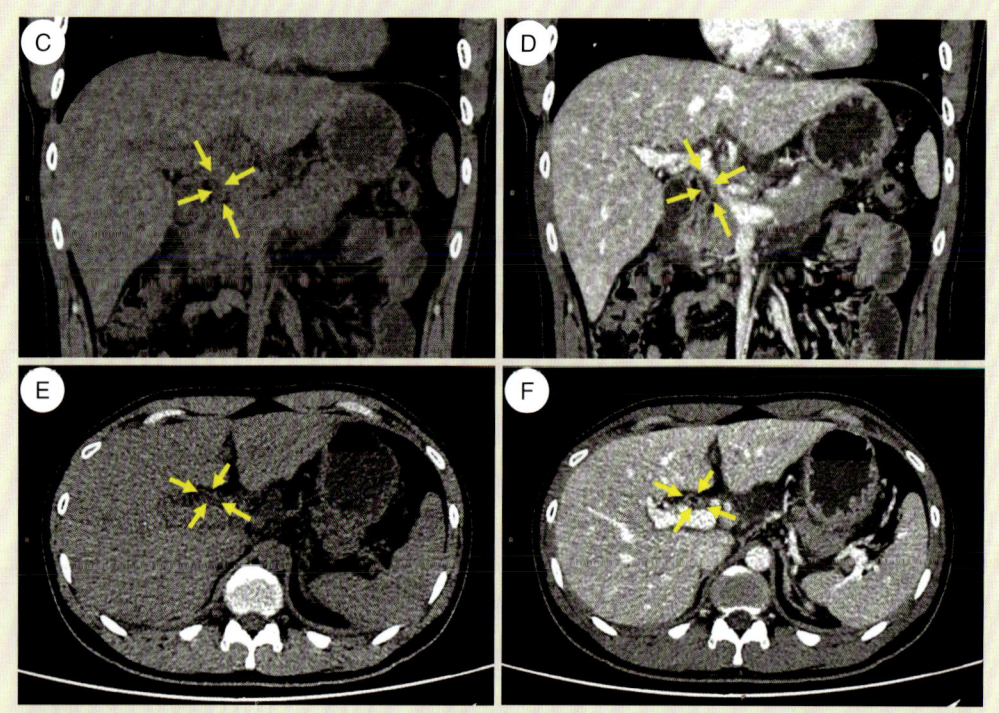

肝门区胆管壁弥漫性均匀稍增厚，边缘毛糙（黄箭头），平扫（图A、图C、图E）显示不理想，增强扫描静脉期（图B、图D、图F）见均匀明显强化，提示胆管炎改变。

图1-7-12 胆管炎的CT图像（标示图）

【影像诊断要点及小结】

胆道炎症以胆管炎症为主者称为胆管炎，多在胆汁淤积的基础上继发细菌感染。胆管炎症主要包括原发性硬化性胆管炎和化脓性胆管炎。原发性硬化性胆管炎是以肝内外胆管进行性炎症、纤维化、狭窄、梗阻为特征的慢性胆汁淤积性疾病，最终可导致胆汁性肝硬化。化脓性胆管炎是由急性胆管梗阻和急性化脓性炎症引起的。临床发病较急，患者可出现腹痛、寒战高热和黄疸等三联征，称为Charcot三联征。若除Charcot三联征外，还有休克、中枢神经系统受抑制表现（Reynolds五联征），则要考虑急性梗阻性化脓性胆管炎的发生[1]。

原发性硬化性胆管炎超声表现为肝内外胆管管壁阶段性增厚，厚2～3 mm，管壁回声增强，并有僵硬感，相应的胆管内径狭窄，狭窄段远侧肝内胆管轻度扩张或不扩张，早期出现肝、脾肿大。化脓性胆管炎超声表现为胆总管扩张，胆管壁增厚，回声增强，胆管腔内可见异常回声或胆泥沉着，胆囊可扩张伴胆泥沉着，大部分患者可显示导致胆道梗阻的结石或蛔虫[2-3]。

超声对原发性硬化性胆管炎的诊断有一定的价值，但对大多数病例来说，超声难以做出较为准确的诊断。急性化脓性胆管炎是胆道外科严重疾病之一，超声显示胆道系统扩张以及结合临床表现有助于其早期诊断。同时，超声引导下经皮肝穿刺胆道引流术（percutaneous transhepatic cholangial drainage，PTCD）能快速缓解肝内胆管张力，明显改善症状。

CT典型表现：原发性硬化性胆管炎常表现为跳跃式扩张、狭窄、串珠样、胆管壁增厚和枯枝样改变；门静脉周围纤维化；肝内胆管结石。终末期原发性硬化性胆管炎表现为肝脏分叶状轮廓，外侧段和（或）后段萎缩；尾叶肥大以及类似假瘤的低密度的外周节段；扩张的胆管伴结石。化脓性胆管炎可表现为胆管扩张、结石、胆泥、胆道积气及脓肿。增强CT检查可见胆管壁强化[4]。

MRCP特征性表现为渐进性胆管周围纤维化造成的肝内外胆管多发性狭窄，狭窄段胆管之间可见胆管扩张，形成特征性的胆管"串珠样"表现，肝内胆管分支减少。常累及全部肝外胆管，狭窄段长短不一。胆管壁增厚，增强后胆管壁强化，但厚度不超过5 mm；当有胆汁淤积时，T_1WI扩张胆管内可呈高信号。合并肝硬化时，肝门周围区增生巨大结节，T_1WI为等信号或低信号，T_2WI为略高信号或等信号，也可表现为较低信号。增强扫描显示肝动脉期结节边界不清，门静脉期为等信号。肝内还常见异常强化区，可能与肝实质继发炎性反应有关。对于急性化脓性胆管炎，若患者伴胆道结石，MRCP可显示肝内胆管树的全貌、阻塞部位和范围[5-6]。

对于胆道系统疾病，临床可采用超声、CT及MRI等进行检查，明确有无胆管狭窄，寻找狭窄原因、狭窄部位及范围，指导ERCP/PTCD等治疗，结合其相应疾病临床及实验室检查进行综合诊断。

参考文献

[1] 陈孝平，汪建平，赵继宗. 外科学[M]. 9版. 北京：人民卫生出版社，2018.

[2] 姜玉新，冉海涛. 医学超声影像学[M]. 2版. 北京：人民卫生出版社，2016.

[3] 中国医师协会超声医师分会. 中国腹部超声检查指南[M]. 北京：人民卫生出版社，2022.

[4] 韩萍，于春水. 医学影像诊断学[M]. 4版. 北京：人民卫生出版社，2017.

[5] KATABATHINA V S，DASYAM A K，DASYAM N，et al. Adult bile duct strictures：role of MR imaging and MR cholangiopancreatography in characterization[J]. Radiographics，2014，34（3）：565-586.

[6] KHOSHPOURI P，HABIBABADI R R，HAZHIRKARZAR B，et al. Imaging Features of Primary Sclerosing Cholangitis：From Diagnosis to Liver Transplant Follow-up[J]. Radiographics，2019，39（7）：1938-1964.

三、胆管结石

【病例概要】

患者男性，58岁，因"反复间断性上腹部疼痛1周"入院。患者于1周前饮食后出现上腹部疼痛，呈阵发性绞痛，剑突下为甚，进食后加重，未能缓解，无发热、寒战、黄疸等，遂就诊于外院。CT提示：胆总管下段多发结石，肝内外胆管扩张。现患者为求进一步治疗至我院就诊，门诊拟"胆囊结石伴慢性胆囊炎"入住我科。患者自起病以来，精神、睡眠、食欲可，大小便正常，体重未见明显变化。查体：腹软，上腹部轻压痛，无反跳痛。患者既往史无特殊。辅助检查：我院血常规未见明显异常。

【图片资料】
1.超声表现

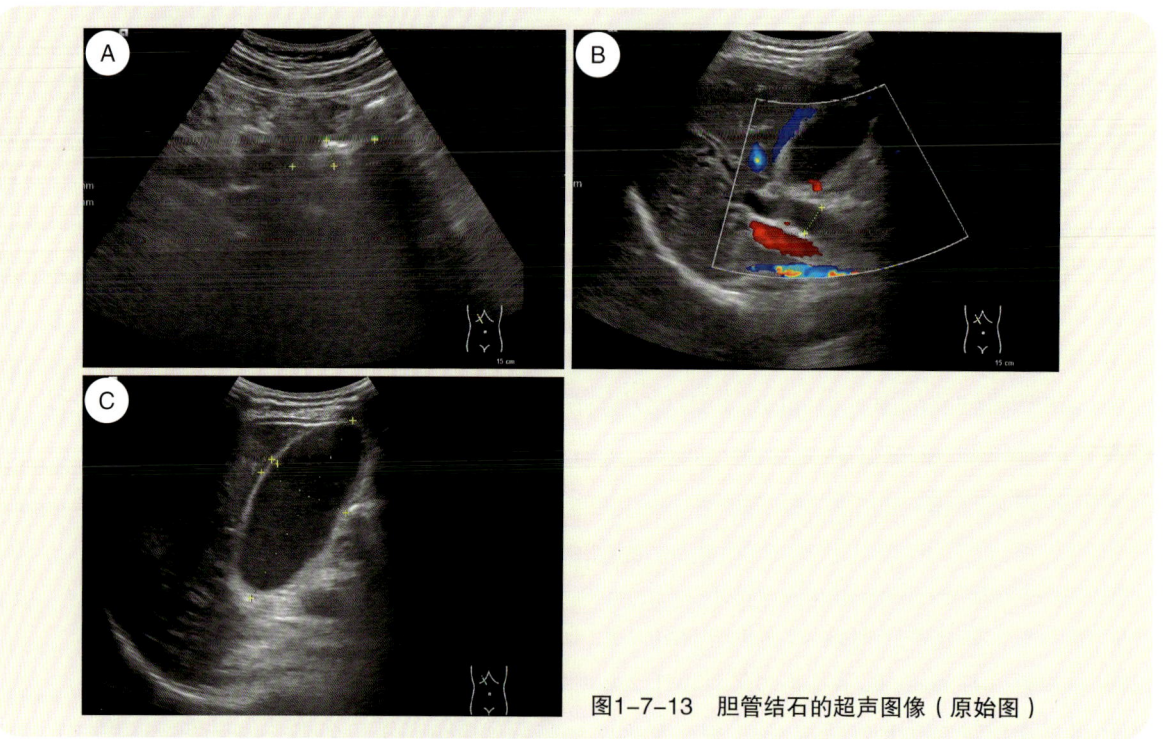

图1-7-13 胆管结石的超声图像（原始图）

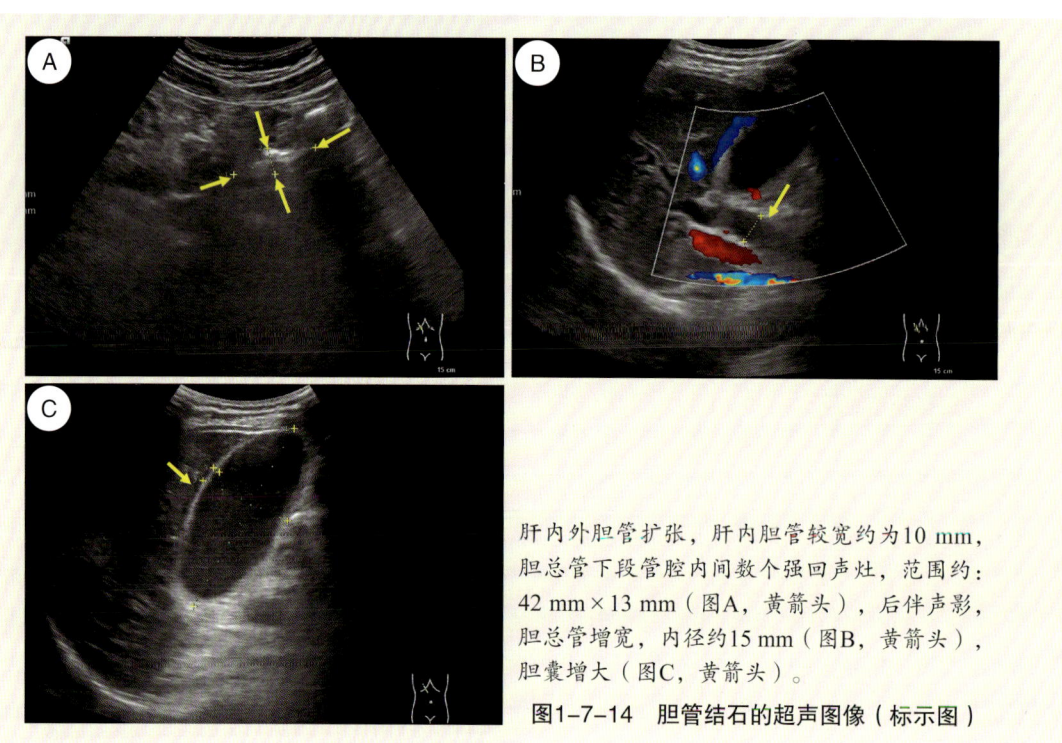

肝内外胆管扩张，肝内胆管较宽约为10 mm，胆总管下段管腔内间数个强回声灶，范围约：42 mm×13 mm（图A，黄箭头），后伴声影，胆总管增宽，内径约15 mm（图B，黄箭头），胆囊增大（图C，黄箭头）。

图1-7-14 胆管结石的超声图像（标示图）

2.CT表现

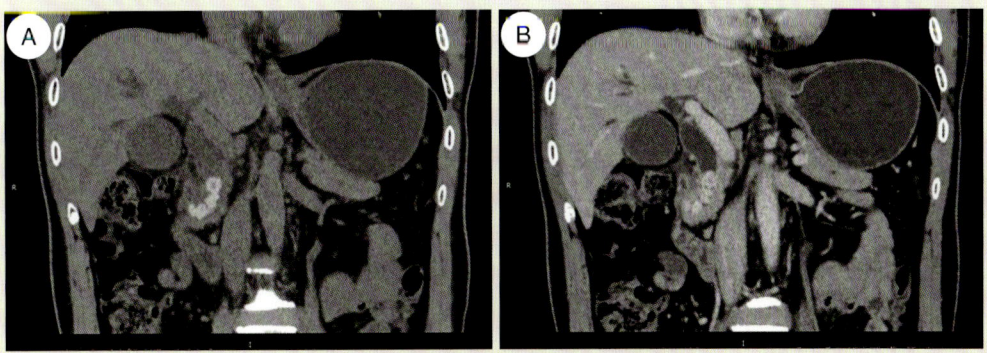

图1-7-15 胆管结石的CT图像（原始图）

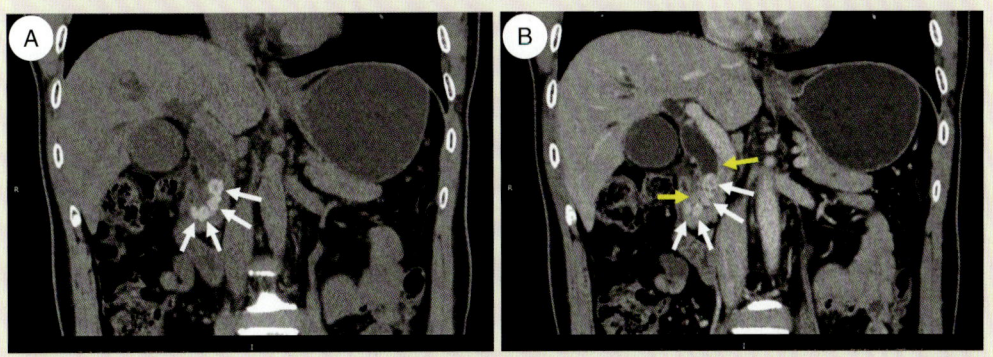

胆总管胰腺段及壶腹段见串状排列的高密度结节影（图A、图B，白箭头），最大者约10 mm×9 mm，相应胆总管壁均匀增厚、强化（图B，黄箭头），考虑继发胆管炎症；结石以上肝内外胆管及主胰管扩张；胆囊饱满、增大，囊内未见异常密度影。

图1-7-16 胆管结石的CT图像（标示图）

3.MRI表现

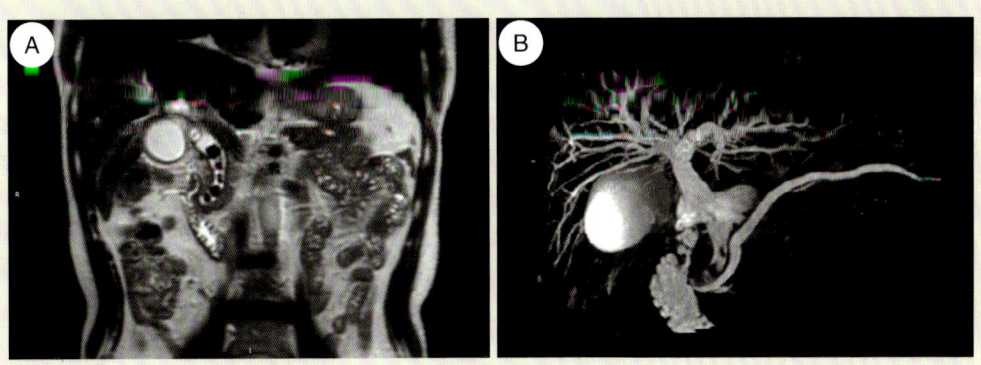

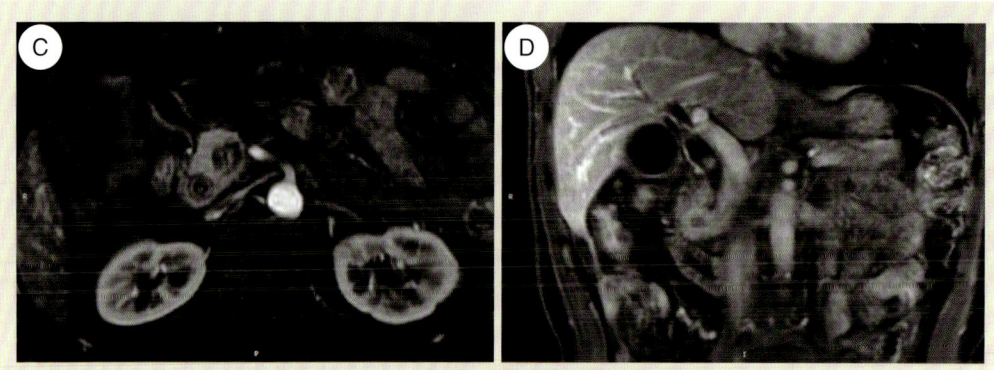

图1-7-17 胆管结石的MRI图像（原始图）

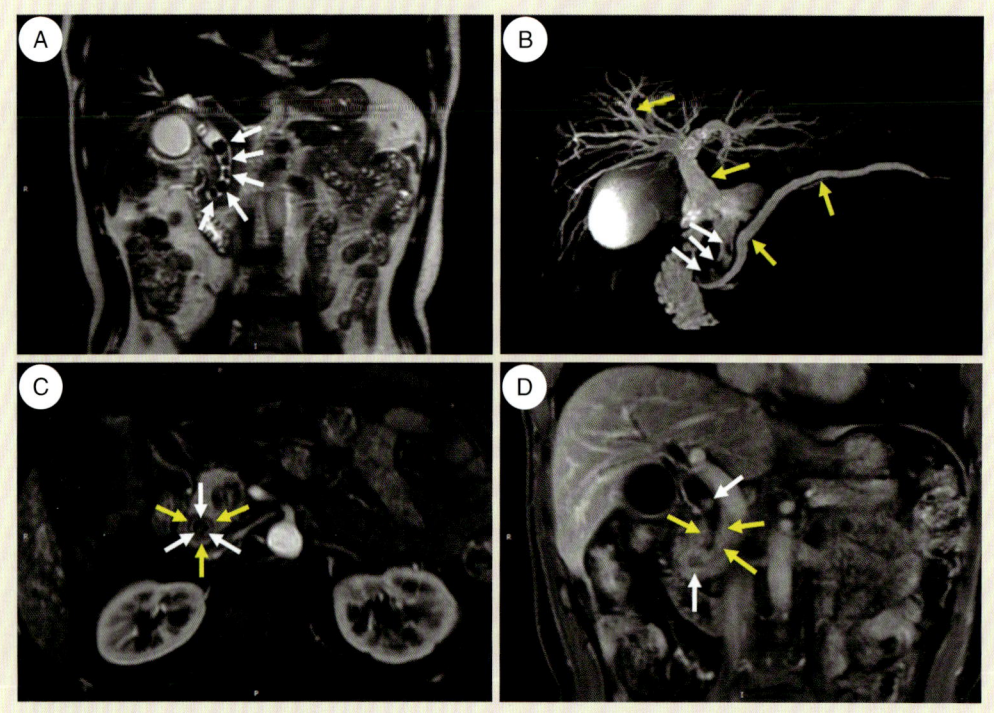

冠状面T₂WI图像所见与CT冠状面重组图像相似（图A），胆总管结石表现为串珠状充盈缺损（图A，白箭头）；MRCP示胆总管结石呈"充盈缺损"状（图B，白箭头），更直接显示结石近端肝内外胆管、胰管及胆囊弥漫性扩张（图B，黄箭头）。MRI增强横断面（图C）示胆总管结石（图C，白箭头）周围胆管壁环周较均匀增厚，增强扫描早期呈分层强化（图C，黄箭头）；MRI增强冠状面（图D）示胆总管壁增厚部位与结石（图D，白箭头）分布部位基本一致，提示胆总管炎症（图D，黄箭头）。

图1-7-18 胆管结石MRI图像（标示图）

【影像诊断要点分析及小结】

胆管结石（cholangiolithiasis）是临床常见病，是引起胆管炎、胰腺炎和梗阻性黄疸的常见原因[1]。本症多见于壮年和老年，多有长期反复发作的胆系感染等病史[2-3]。

超声表现：胆管结石多表现为胆管内强回声团后方伴声影，与胆管壁分界清楚，结石的回声强度与结石成分相关。胆管结石多属于胆色素钙结石，为高回声，声影不明显，少数甚至呈中等回声或较弱回声。肝内结石一般沿胆管走形分布，位于肝外胆管或左、右肝管者，其远端胆管多扩张，合并长期肝内胆汁淤积或反复发作的胆管炎者，可出现肝脏增大、肝实质回声粗杂紊乱，小脓肿形成、肝叶萎缩、胆汁性肝硬化等[4]。

CT：CT上胆道结石分为高密度（CT值＞25 Hu）、等密度（CT值0～25 Hu）、低密度（CT值＜0 Hu）三种类型。高密度结石CT平扫容易显示，表现为单发或多发、圆形、多边形或泥沙状的高密度影；等、低密度结石在胆囊造影CT表现胆囊内的充盈缺损，其位置可随体位变换而改变，与占位病变不同。胆管结石多以高密度结石多见。肝内胆管结石呈点状、结节状、不规则状表现，与肝管走向一致，常伴有周围胆管扩张。胆总管结石时上部胆管扩张，结石部位的层面，扩张的胆管突然消失，于充满低密度胆汁的扩张胆管中央或后部可见高密度的结石，形成所谓的"靶环征"或"半月征"。胆结石的CT值测定大致反映结石化学成分的含量，CT值低的结石多为胆固醇类结石，CT值高的结石多为色素性结石。

MRCP：胆管内结石在T_1WI上多表现为低信号灶，少数可呈高信号，与胆结石成分相关，在T_2WI上，高信号的胆管内可清楚显示低信号的胆结石。胆管结石，MRCP[2]既可观察到低信号的结石及其部位、大小、形态、数目等，又能显示梗阻上方胆管的扩张程度。MRCP显示的扩张胆总管下端呈倒杯口状充盈缺损为胆总管结石的典型表现。

超声简便易行，可靠性高，为胆管结石的首选检查方法，但诊断肝外胆管结石较胆囊结石困难，常受胃肠内气体的干扰，尤其是在胆管下段结石其诊断率较低。CT显示胆管结石优于超声。诊断困难的胆管结石，如阴性结石，可行MRCP或PTC、ERCP检查。因此完善相关检查对诊断胆管结石尤为重要[5-6]。

参考文献

[1] 任卫东，常才. 超声诊断学[M]. 3版. 北京：人民卫生出版社，2013.

[2] 韩萍，于春水. 医学影像诊断学[M]. 4版. 北京：人民卫生出版社，2017.

[3] 葛均波，徐永健，王辰. 内科学[M]. 9版. 北京：人民卫生出版社，2018.

[4] 中国医师协会超声医师分会. 中国腹部超声检查指南[M]. 北京：人民卫生出版社，2022.

[5] MEERALAM Y, AL-SHAMMARI K, YAGHOOBI M. Diagnostic accuracy of EUS compared with MRCP in detecting choledocholithiasis: a meta-analysis of diagnostic test accuracy in head-to-head studies[J]. Gastrointest Endosc, 2017, 86（6）: 986-993.

[6] FUJITA N, YASUDA I, ENDO I, et al. Evidence-based clinical practice guidelines for cholelithiasis 2021[J]. Journal of Gastroenterology, 2023: 1-33.

第八节 胆道占位性病变

一、胆囊息肉

【病例1概要】

患者女性，22岁，因"右上腹疼痛6月余"入院。患者6个月前无明显诱因出现右上腹疼痛，隐痛为主，无发热、恶心、呕吐、腹胀、腹泻，无黑便、血便，遂至我院就诊。患者自起病以来，精神、食欲、睡眠可，大小便正常，体重未见明显变化。既往史无特殊。查体：右上腹轻压痛，无反跳痛，Murphy征阴性，余腹部无压痛、反跳痛。辅助检查：我院腹部超声示"胆囊息肉声像，单发性。肝脏、胆管、胰腺、脾脏超声检查未见异常。"实验室检查未见异常。

【图片资料】

1.超声表现

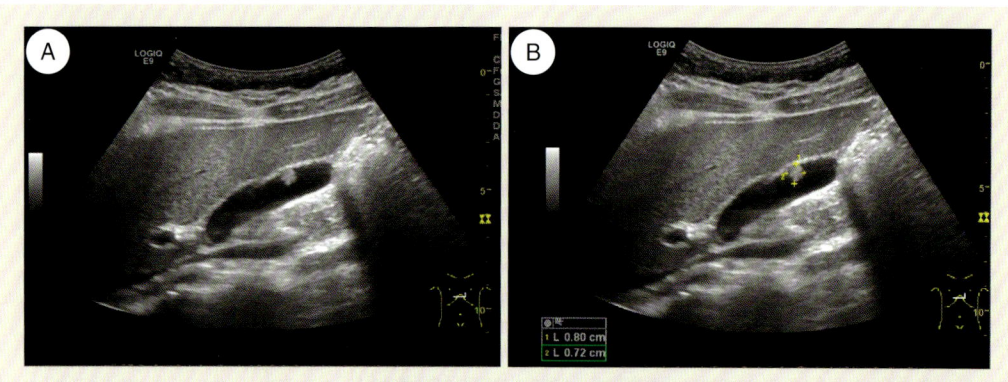

图1-8-1 胆囊息肉的超声图像（原始图）（1）

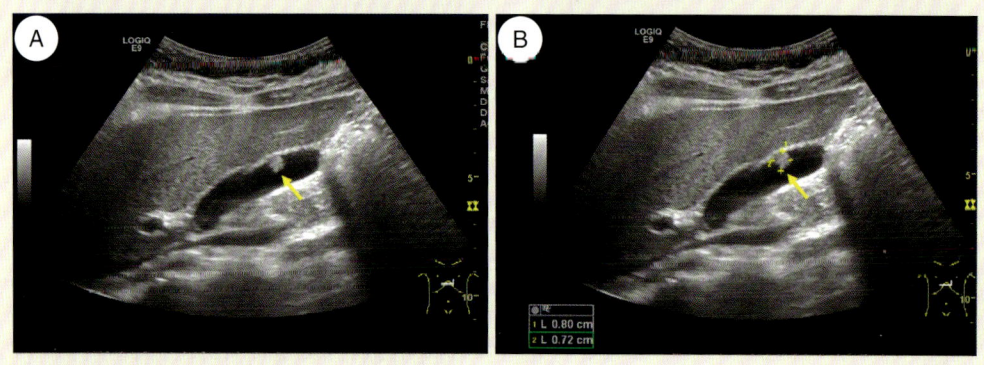

胆囊大小、形态正常，壁不厚（图A）；囊内病变位于体部，节点状，单个，大小8 mm×7 mm，等回声，无后方声影，无移动性（图A、图B，箭头）。

图1-8-2 胆囊息肉的超声图像（标示图）（1）

2.CT表现

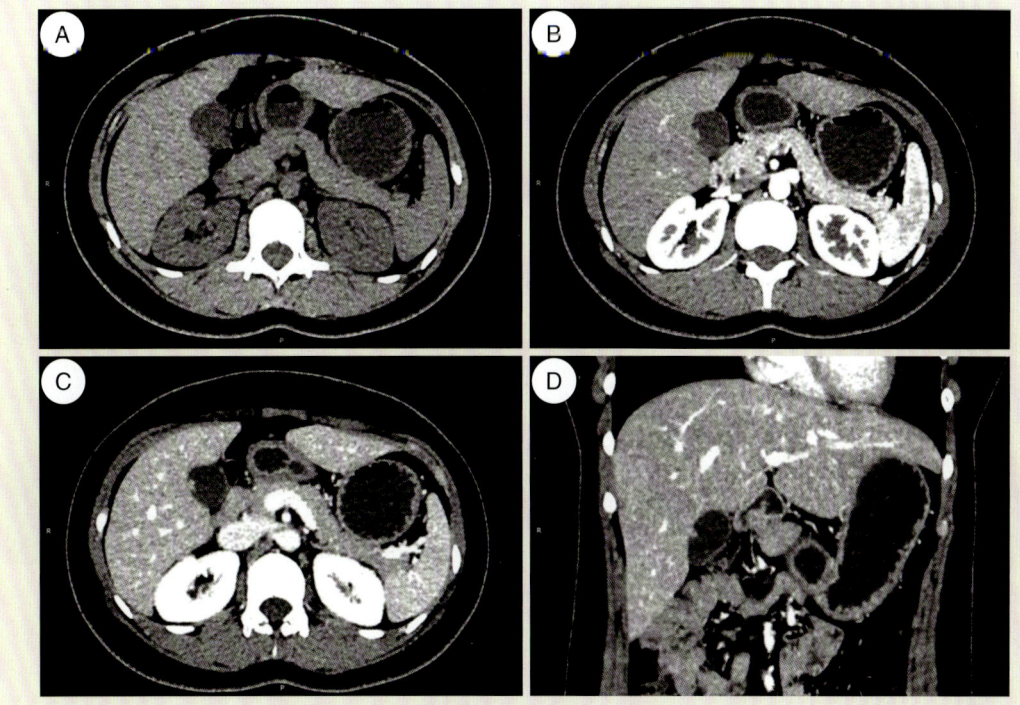

图1-8-3 胆囊息肉的CT图像（原始图）（1）

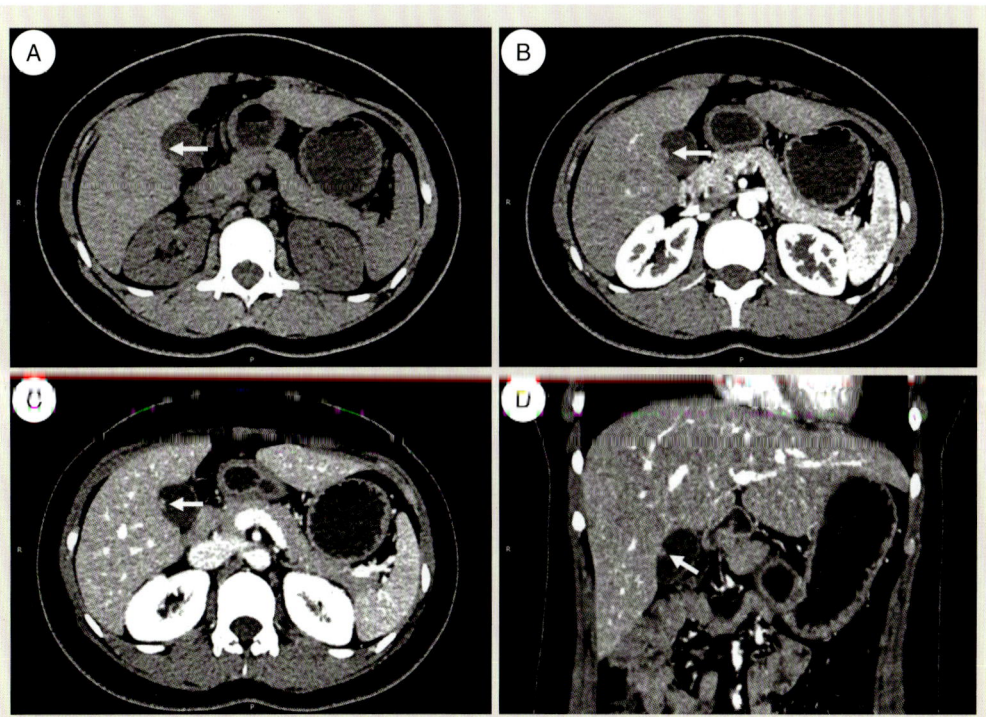

胆囊形态正常。胆囊外侧壁可见一个小结节影（白箭头），平扫（图A）显示欠清，增强后可见较明显持续强化，表面尚光整，基底部胆囊壁外缘光整（图B，动脉期；图C、图D，门静脉期）。

图1-8-4 胆囊息肉的CT图像（标示图）（1）

【病例2概要】

患者男性，39岁，体检发现胆囊息肉6年余，现行常规体检。查体及检验无特殊。既往史无特殊。

【图片资料】

1.超声表现

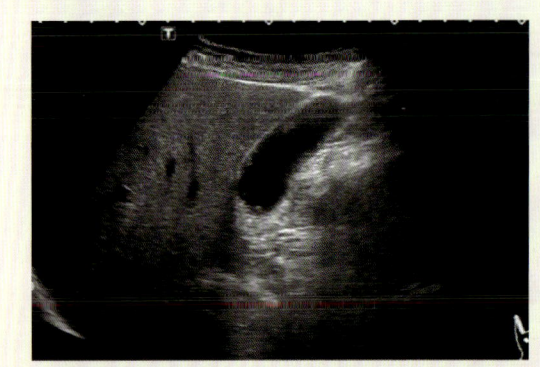

图1-8-5 胆囊息肉的超声图像（原始图）（2）

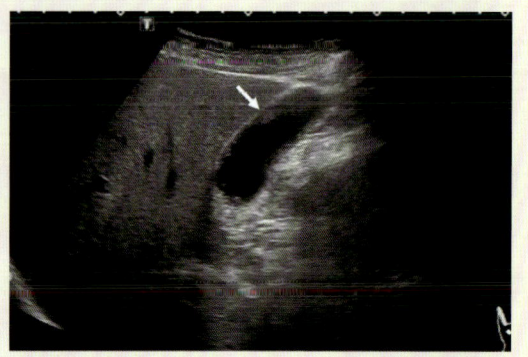

胆囊大小、形态正常，壁不厚，囊内病变位于体部，节点状，多个，较大的息肉约8 mm×6 mm，等回声，无后方声影，无移动性（箭头）。

图1-8-6 胆囊息肉的超声图像（标示图）（2）

2.MRI表现

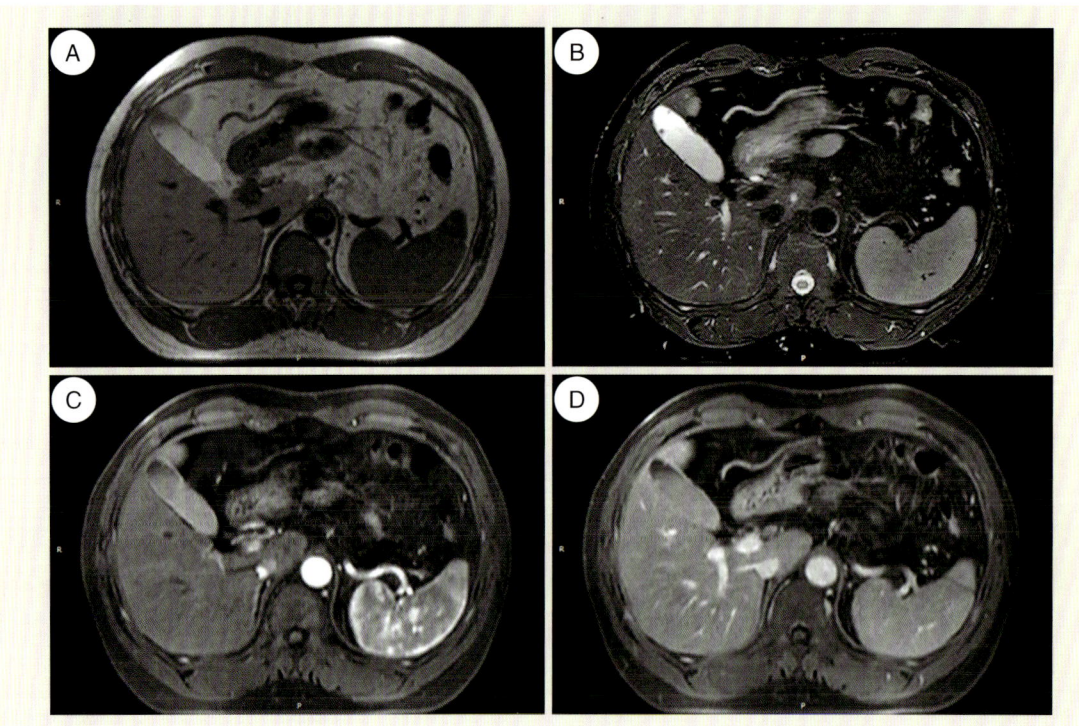

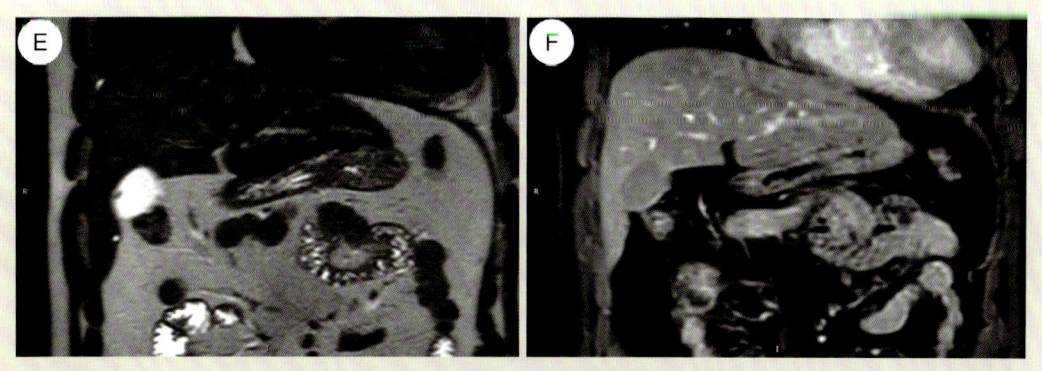

图1-8-7 胆囊息肉的MRI图像（原始图）

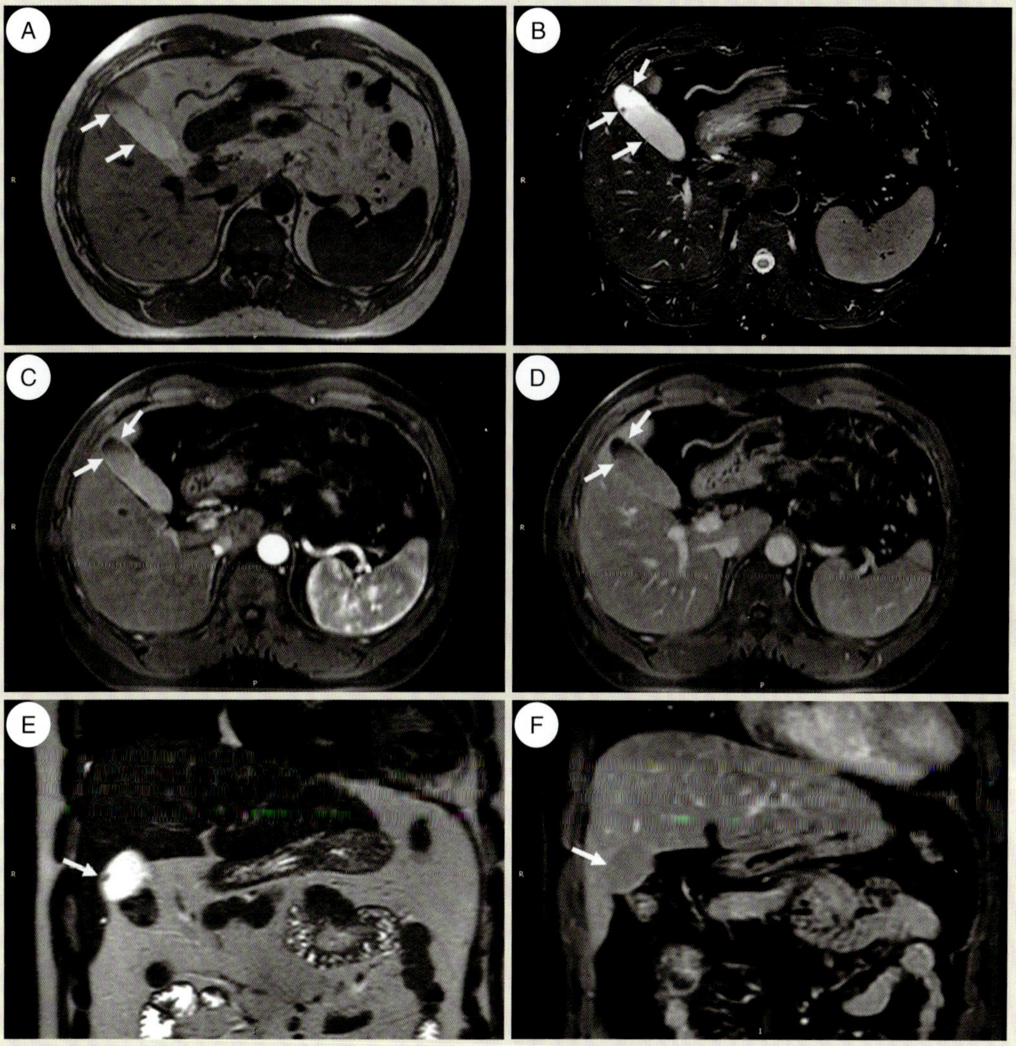

A.T_1WI；B.脂肪抑制T_2WI；C.动脉期；D.静脉期；E.T_2WI冠状位；F.静脉期冠状位。胆囊形态正常，胆囊壁可见多个小结节影向腔内突起（白箭头），T_1WI及脂肪抑制T_2WI呈等信号，其中脂肪抑制T_2WI可显示的小结节更多、更清晰，增强扫描后可见较明显持续强化，表面光整，基底部胆囊壁外缘光整。

图1-8-8 胆囊息肉的MRI图像（标示图）

【病例3概要】

患者男性，44岁，因"体检发现胆囊息肉3年余，增大1个月"入院。患者3年前体检发现胆囊息肉，无腹痛、腹胀，无恶心、呕吐等不适，未予特殊处理。1个月前体检复查时发现胆囊息肉增大，为求进一步诊治至我院就诊。患者自起病以来，精神、食欲、睡眠可，大小便正常，体重未见明显变化。既往史：1年前因肺原位腺癌在北京某医院行肺肿瘤切除术；乙肝小三阳。查体：右上腹轻压痛，无反跳痛，Murphy征可疑阳性，余腹部无压痛、反跳痛。

【图片资料】

1.超声表现

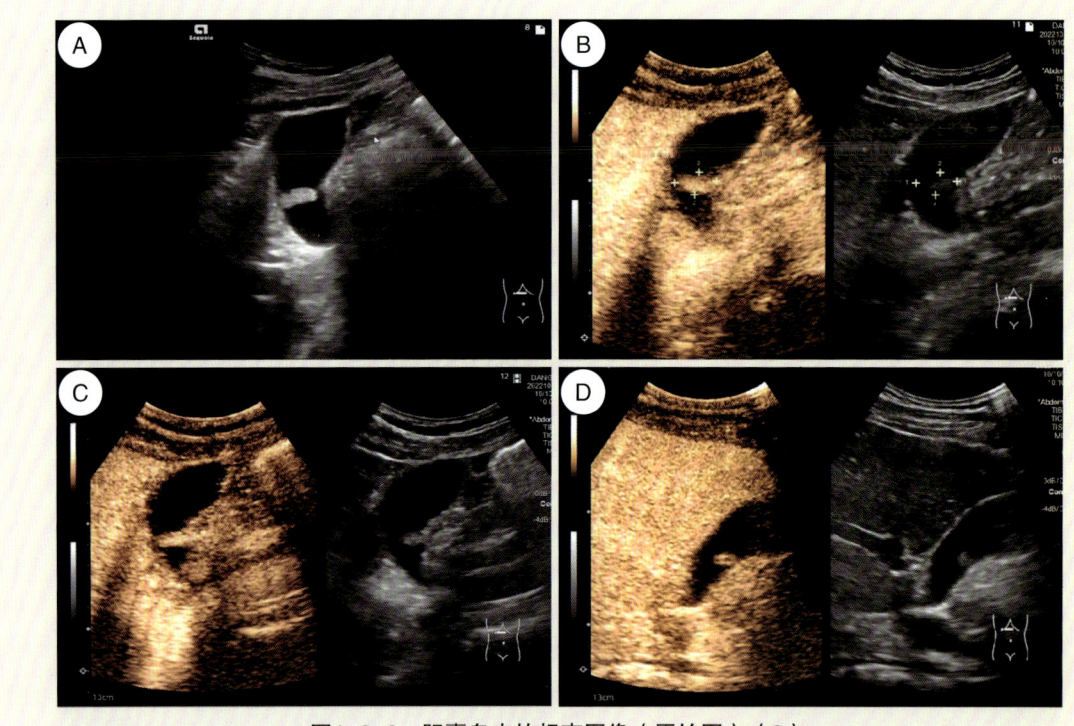

图1-8-9　胆囊息肉的超声图像（原始图）（3）

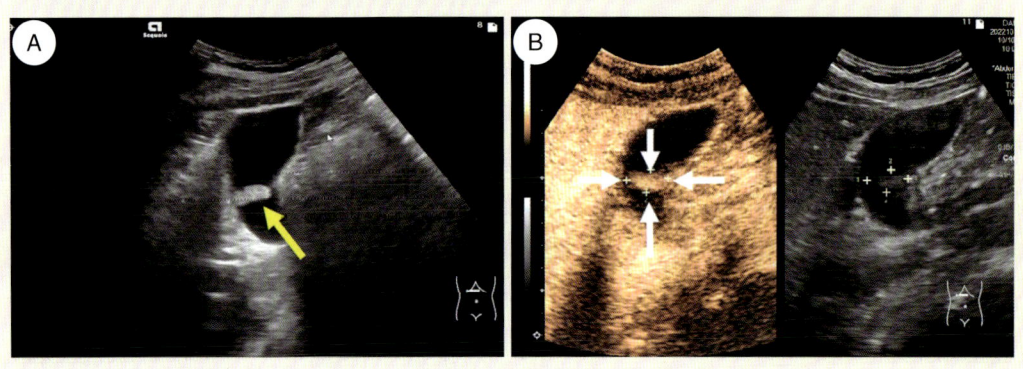

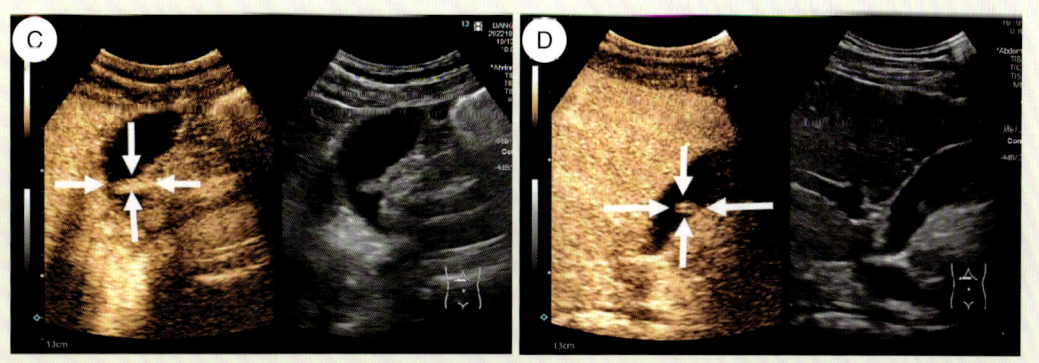

A.胆囊息肉二维超声图像；B.动脉期；C.门静脉期；D.延迟期。胆囊大小、形态正常，壁不厚，囊内病变位于体部，节点状，多个，较大的息肉约18 mm×10 mm，等回声，无后方声影，无移动性。胆囊息肉超声造影表现为三期（动脉期、门静脉期、延迟期）结节均呈等增强。

图1-8-10　胆囊息肉的超声图像（标示图）（3）

2.CT表现

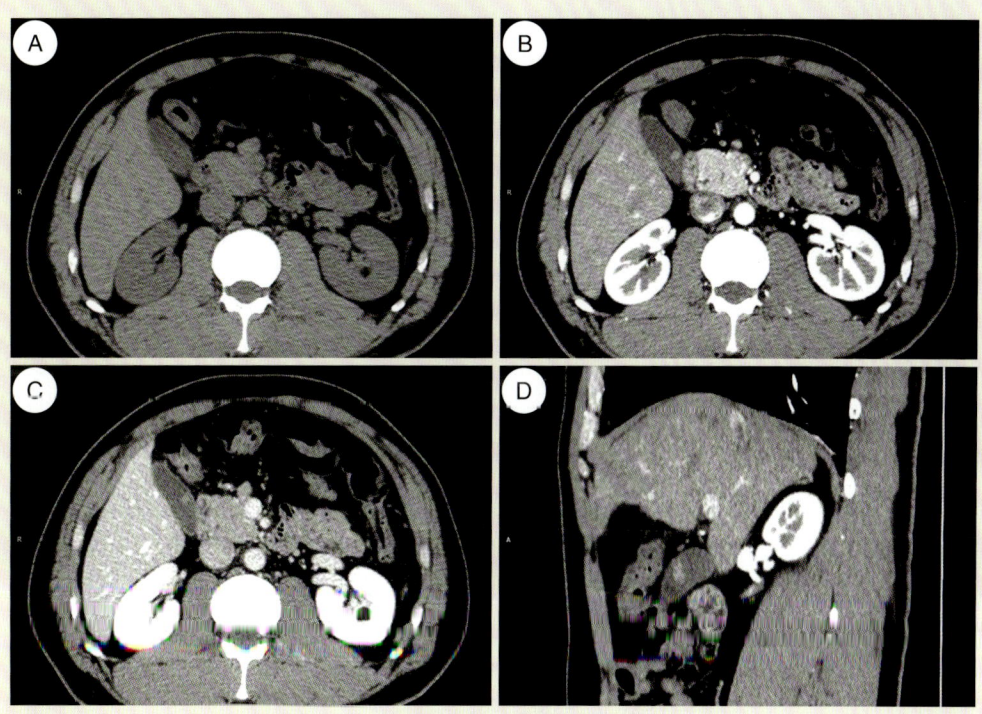

图1-8-11　胆囊息肉的CT图像（原始图）（2）

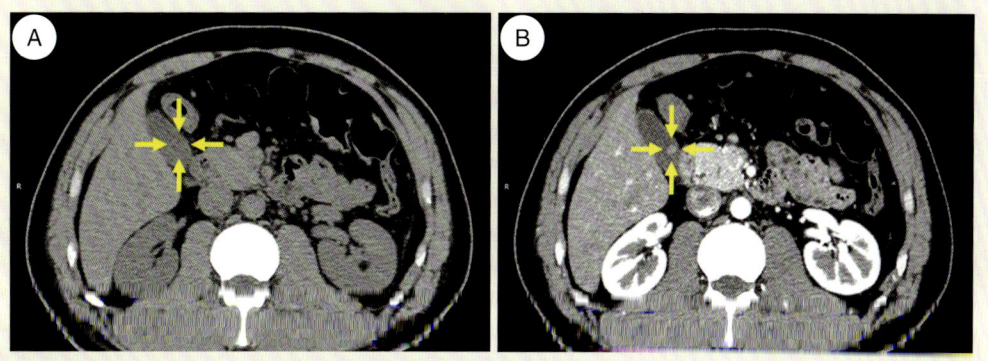

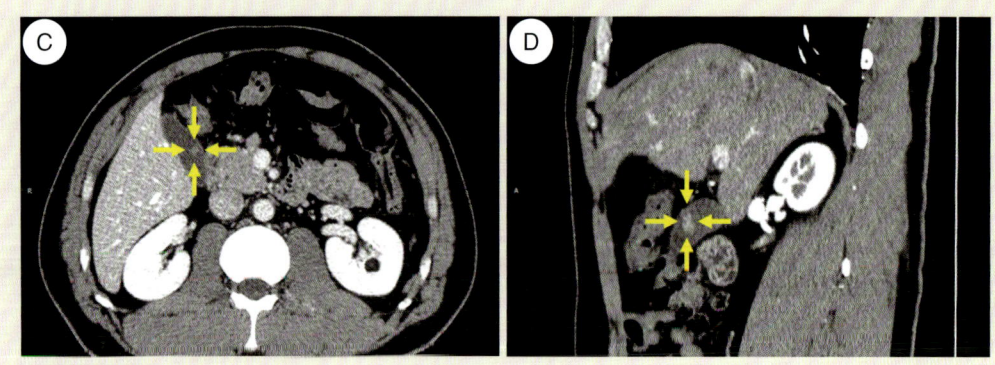

胆囊内见一个息肉样结节影（黄箭头），平扫（图A）显示欠清，增强扫描动脉期（图B、图D）见明显强化，边缘尚光整；门静脉期（图C）强化程度有所减低。

图1-8-12　胆囊息肉的CT图像（标示图）（2）

【影像诊断要点分析及小结】

胆囊息肉（gallbladder polyp，GP）泛指从胆囊壁向胆囊腔内突出的隆起物的统称，可分为真性（肿瘤性）GP和假性（非肿瘤性）GP，前者指腺瘤（癌前病变）、小腺癌等；后者包括局限性胆固醇沉着（胆固醇息肉）、炎性息肉等，以胆固醇息肉及炎性息肉最为常见，分别占50%～60%和5%～10%。胆囊息肉的发病率占全球成年人的0.3%～12.3%[1]。大部分患者不具备明显的临床特征，多在体检或因其他疾病检查腹部超声时发现，部分患者会出现上腹疼痛、消化不良等症状[2]。

超声：通常所说的胆囊息肉多为炎性息肉和胆固醇息肉，超声表现为位于胆囊壁的单发或多发的等回声或高回声小结节，一般直径较小，常不超过1 cm，其后方无声影，不随体位改变而移动。炎性息肉基底较宽，无蒂；而胆固醇息肉的基底较窄。CDFI：对于一些较大的息肉，内部可见点状或细条状血流信号。而腺瘤性息肉大小可超过10 mm，以单发性和等回声多见，表面平滑，基底部较宽，也可带蒂。超声检查的主要目的是：①明确息肉样病变的存在；②鉴别息肉的性质[3]。研究表明，胆囊息肉的大小、增长速度、基底部的表现、血供情况等与息肉的性质及恶变风险相关[4]。超声造影在鉴别肿瘤性和非肿瘤性息肉方面有重要作用。非肿瘤性息肉表现为晚期增强，且相较于肝脏呈低增强；而肿瘤性息肉表现为明显的早期增强，其中腺瘤性息肉多表现为偏心性增强或持续均匀增强，恶性息肉则表现为早期强化后逐渐廓清[5-7]。此外，对于胆囊内偶然发现的非强回声团块，尤其是活动性观察不满意，彩色多普勒无法显示血流时，使用超声造影鉴别息肉性病变与胆泥堆积效果确切、立竿见影。

胆囊息肉可以从是否带蒂、血流、后方有无声影、改变体位后结节位置是否改变来鉴别。当发现肿块直径超过1 cm，或肿块位于胆囊颈部，并有邻近胆囊壁增厚时，应高度警惕恶性肿瘤的可能性。

CT：对于良性息肉，平扫与胆汁密度接近，难以发现，需要行超声检查；增强扫描时可有轻中度强化，亦可以明显强化，边缘光滑，基底贴于囊壁，胆囊壁一般无增厚，胆囊周围脂肪间隙清晰。恶变：直径＞10 mm、年龄＞60岁者，应怀疑恶性。位于胆囊颈部、直径＜10 mm也应高度怀疑恶性。

MRI：对于良恶性息肉，T1、T2均以低或等信号多见。良性息肉无弥散受限，延迟5分钟，恶性息肉延迟强化，良性息肉延迟期强化减低。

对于良性息肉，超声的检出率优于CT；直径超过1 cm或肿块位于胆囊颈部时，应警惕恶性息肉。

参考文献

[1] 吴钢，秦茜淼，蔡端.超声诊断胆囊息肉的临床价值[J].上海医药，2020，41（24）：16-20.

[2] 栾凤鸣，葛春林.胆囊息肉样病变的诊断和治疗[J].中华普通外科杂志，2008，23（4）：3.

[3] 中国医师协会超声医师分会.中国腹部超声检查指南[M].北京：人民卫生出版社，2022.

[4] 施庆伟.超声应用于胆囊息肉良恶性鉴别诊断的临床价值[J].基层医学论坛，2015，19（2）：225-226.

[5] 费翔，李楠，唐文博，等.超声造影评价胆囊息肉样病变的临床价值[J].临床超声医学杂志，2021，23（10）：737-740.

[6] 阮祥，陈俊杰，王向，等.《美国超声放射医师学会胆囊息肉管理共识（2022）》解读[J].中国实用外科杂志，2022，42（9）：1005-1009.

[7] BAE J S, KIM S H, KANG H J, et al. Quantitative contrast-enhanced US helps differentiating neoplastic vs non-neoplastic gallbladder polyps[J]. Eur Radiol，2019，29（7）：3772-3781.

二、胆囊癌（gallbladder carcinoma）

【病例1概要】

患者男性，43岁，因"3个月前无明显诱因出现呃逆"就诊。入院后实验室检查示：CA19-9 46.9 U/mL，PT 16.8 s，AST 150 U/L，TBIL 25.3 μmol/L。影像学检查示肝脏多发占位性病变、胆囊肿物，考虑胆囊癌并肝转移，遂择期行"腹腔镜检查+胆囊癌根治+肝部分切除+胆肠吻合+胆道成形+腹腔恶性肿瘤腔内灌注治疗术"。术后病理示胆囊壁全层见腺癌浸润（T3）。

【图片资料】

1.超声表现

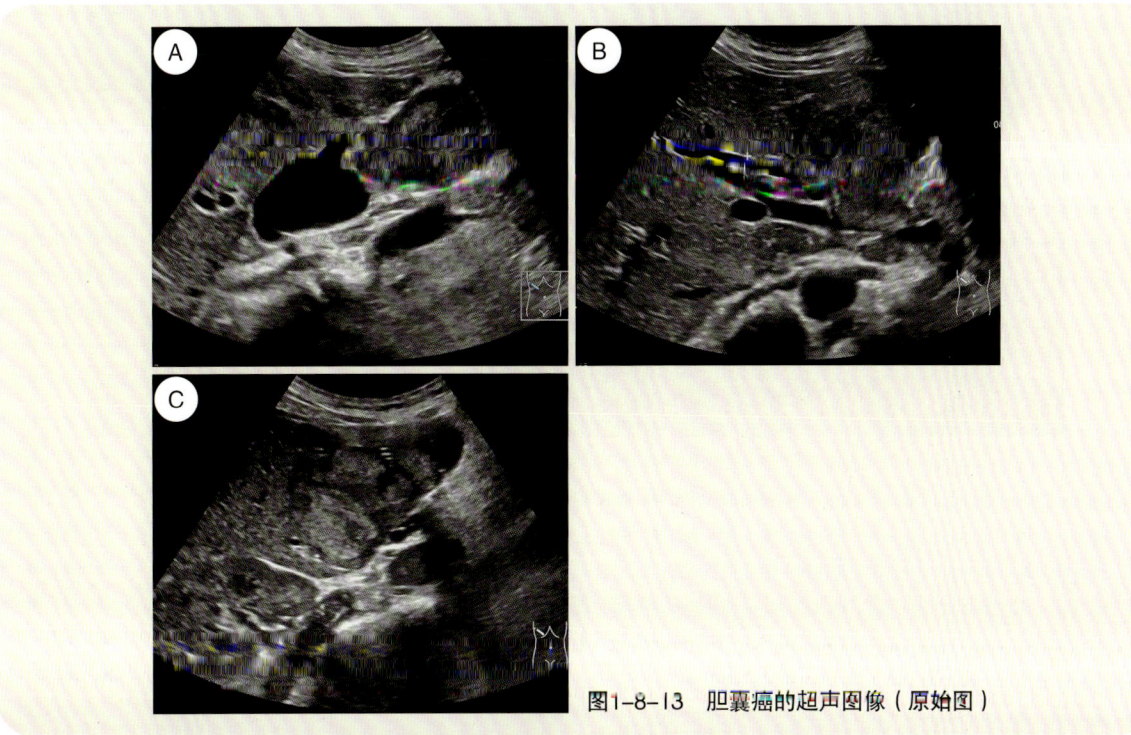

图1-8-13　胆囊癌的超声图像（原始图）

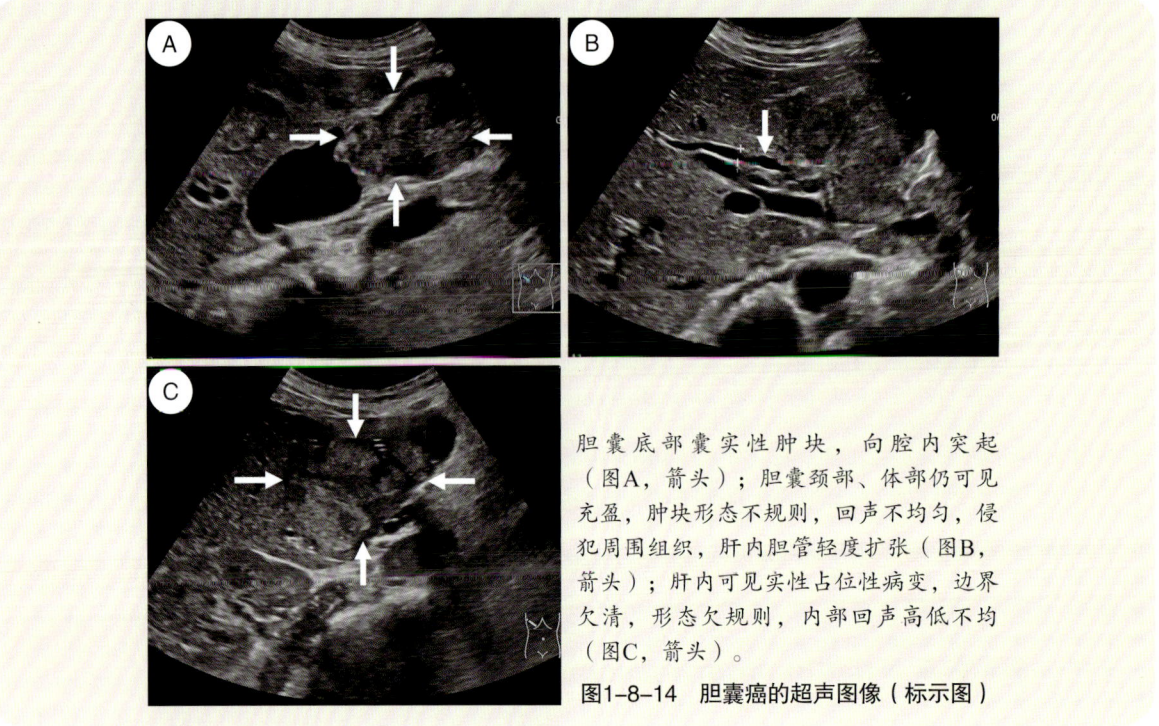

胆囊底部囊实性肿块，向腔内突起（图A，箭头）；胆囊颈部、体部仍可见充盈，肿块形态不规则，回声不均匀，侵犯周围组织，肝内胆管轻度扩张（图B，箭头）；肝内可见实性占位性病变，边界欠清，形态欠规则，内部回声高低不均（图C，箭头）。

图1-8-14 胆囊癌的超声图像（标示图）

2.CT表现

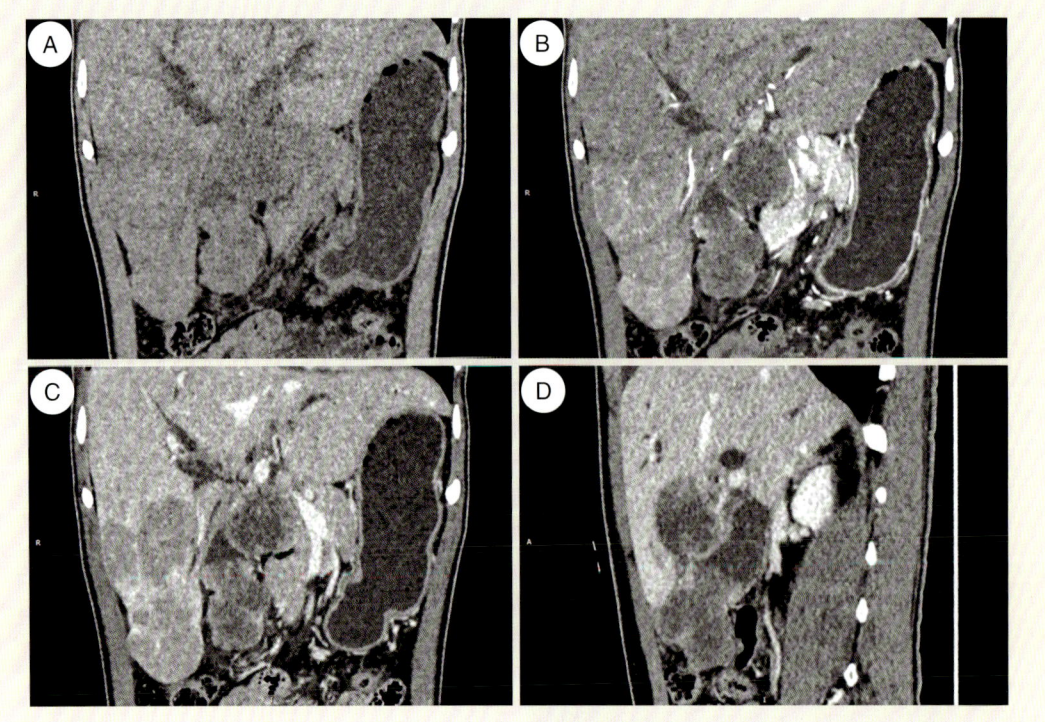

第一章 肝胆疾病

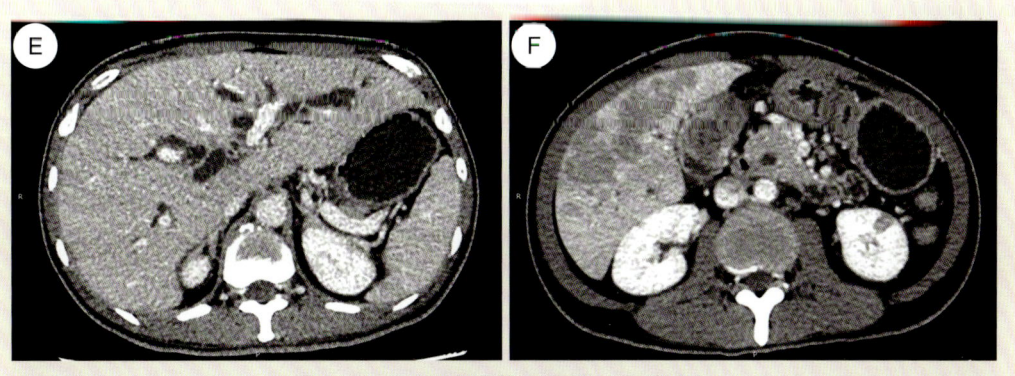

图1-8-15 胆囊癌的CT图像（原始图）

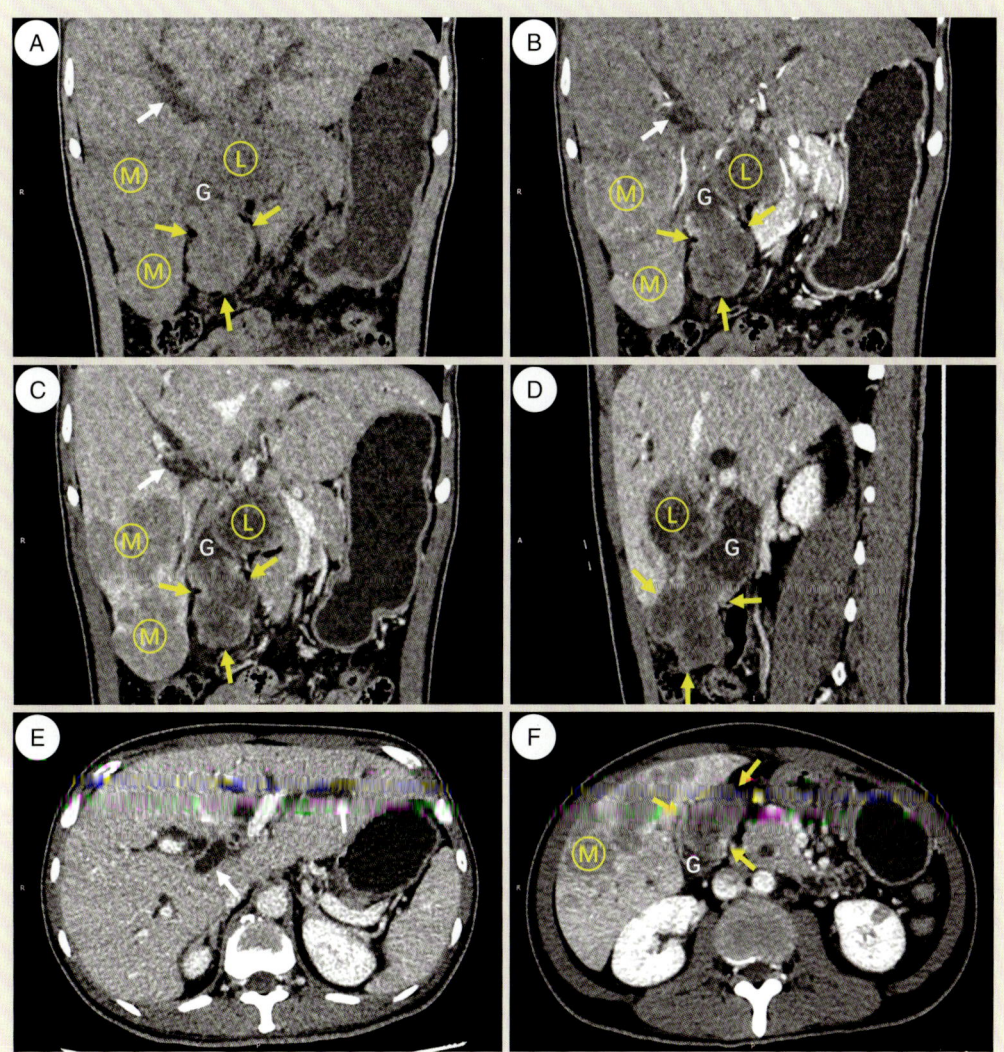

平扫（图A）显示胆囊底部、体部软组织肿块影（黄箭头），动脉期（图B）、静脉期（图C、图D、图F）显示肿块不均匀强化，有延迟强化趋势；肿物近侧可见残存胆囊腔（G）。肝门区可见一枚转移淋巴结（带圈L），淋巴结压迫肝门区胆管，继发肝内胆管扩张（图A、图B、图C、图E，白箭头）。肝S5~S6可见多个分叶状肿物并部分融合（带圈M），密度及强化方式与胆囊肿物相仿，考虑为肝转移瘤。

图1-8-16 胆囊癌的CT图像（标示图）

3.MRI表现

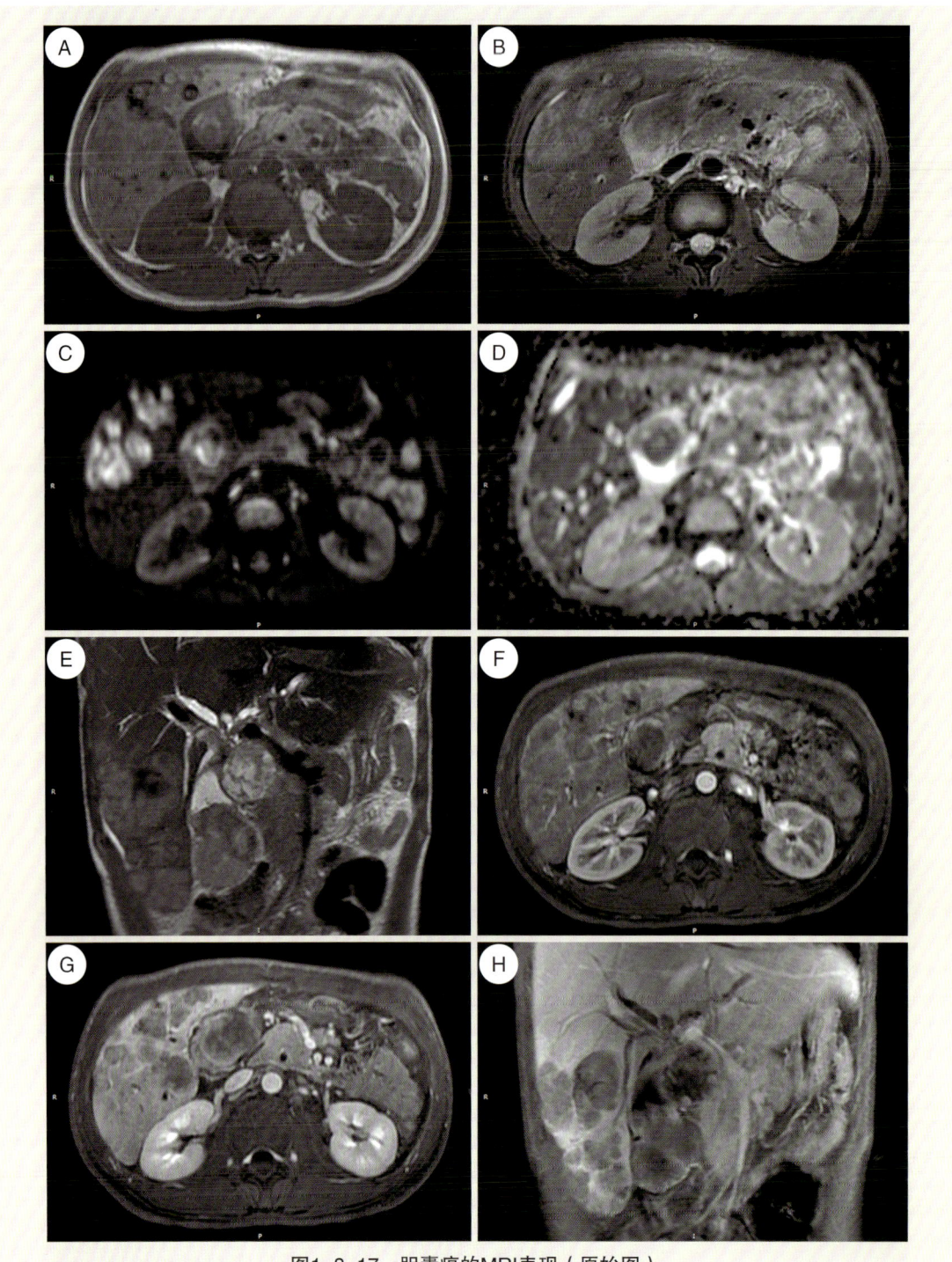

图1-8-17 胆囊癌的MRI表现（原始图）

第一章 肝胆疾病

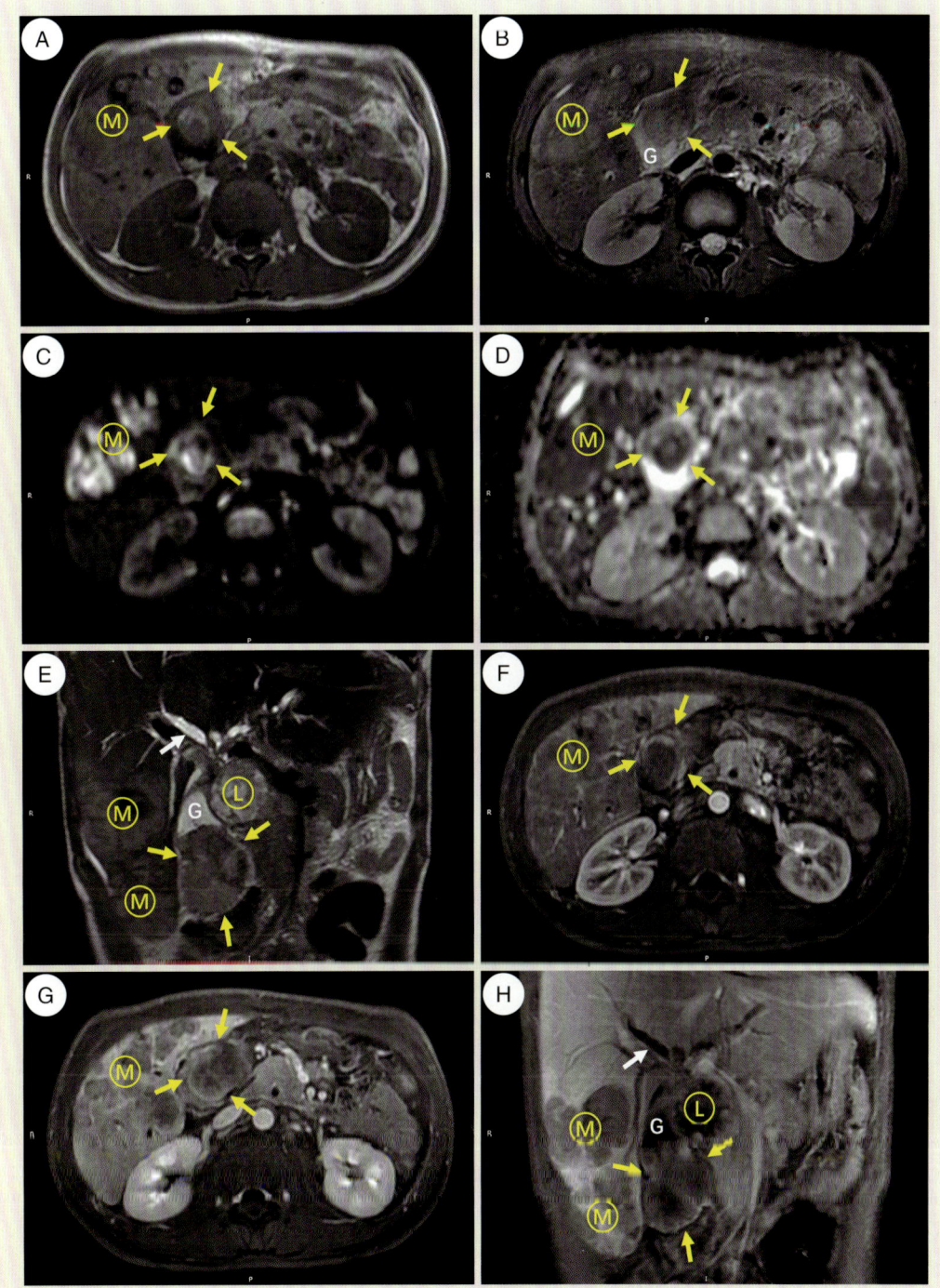

胆囊底部及体部见不规则软组织肿块影（黄箭头），T_1WI（图A）呈稍低-稍高混杂信号，脂肪抑制T_2WI（图B）及T_2WI（图E）呈欠均匀稍高信号，弥漫加权成像DWI b=1200（图C）及ADC图（图D）显示肿块弥散受限，增强扫描动脉期（图F）、门静脉期（图G）和延迟期（图H）显示肿块不均匀强化，有延迟强化趋势。图H中，G为残存的胆囊腔；肝门区可见一枚转移淋巴结（带圈L），淋巴结压迫肝门区胆管，继发肝内胆管扩张（白箭头）；肝S5～S6可见多个分叶状肿物并部分融合（带圈M），信号及强化特点与胆囊肿物相仿，考虑为肝转移瘤。

图1-8-18 胆囊癌的MRI表现（标示图）

【病例2概要】

患者9天前体检发现胆囊有占位性病变，无恶心、呕吐，无厌食、反酸，无畏寒、发热，无腹胀、腹痛及黄疸，于当地医院就诊，完善腹部CT检查提示：胆囊结节状突起，考虑胆囊癌，建议活检明确。患者为求进一步诊治来我院,完善PET/CT等相关检查,术后病理示胆囊癌,肠型。

【图片资料】
PET/CT表现

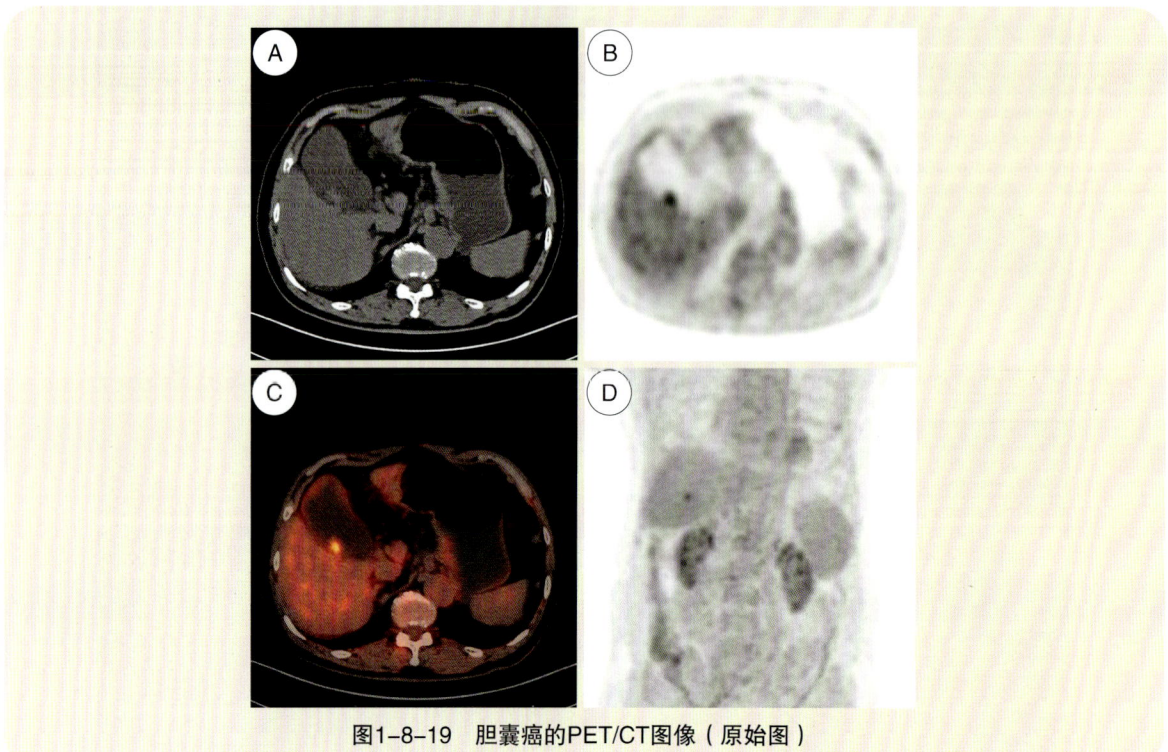

图1-8-19　胆囊癌的PET/CT图像(原始图)

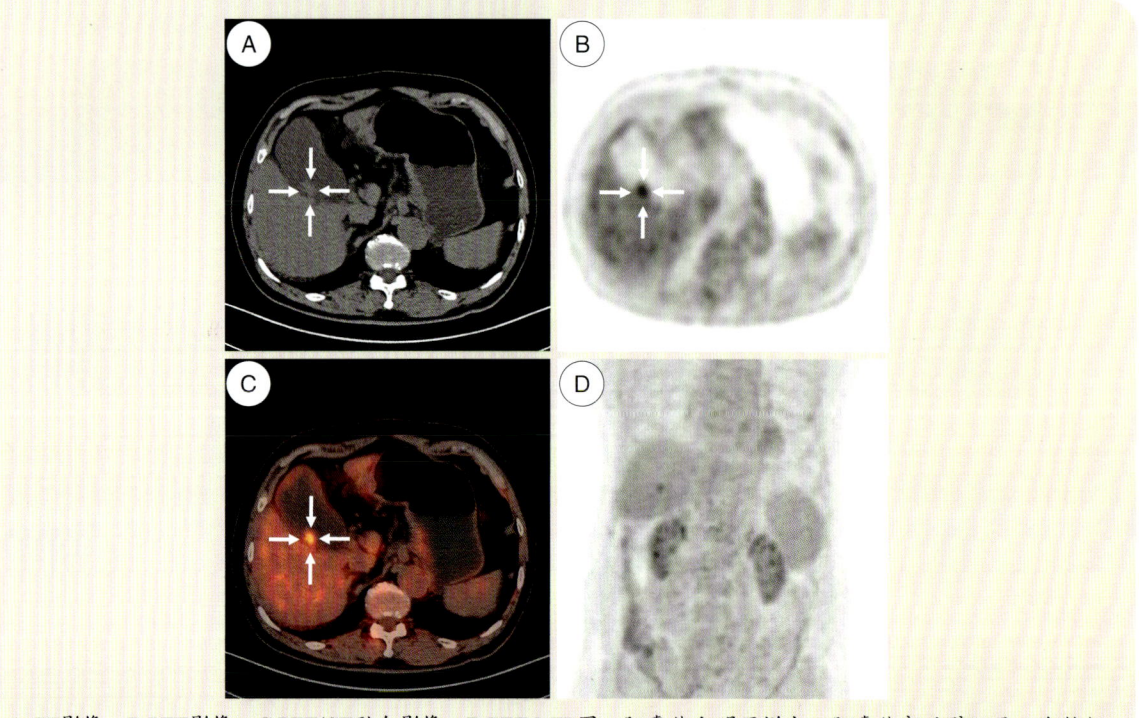

A.CT影像；B.PET影像；C.PET/CT融合影像；D.PET MIP图。胆囊体积明显增大,胆囊体部后壁可见一个软组织密度宽基底结节影,大小约0.9 cm×1.5 cm(图A,箭头),PET图像(图B,箭头)及PET/CT图像(图C,箭头)上有异常[18]F-FDG摄取,SUV_{max}约5.6。

图1-8-20　胆囊癌的PET/CT图像(标示图)

【影像诊断要点分析及小结】

原发性胆囊癌病因不详，一般认为由于胆囊结石及慢性炎症反复刺激黏膜，导致上皮细胞异型增生发生癌变所致，其恶性程度较高，预后较差，早期诊治极为重要。其早期症状往往不明显，一般多表现为上腹不适、恶心呕吐等。常规超声是胆囊疾病的首选检查方法，能直接显示胆囊壁增厚情况、胆囊腔内肿块、肝脏侵犯及转移和肝门部淋巴结等情况。

超声[1]：根据胆囊癌的大体形态、进展程度及声像图特点，通常分为4种类型。①厚壁型：多表现为胆囊壁局限或弥漫性不规则增厚，常以颈部或体部更为显著，大多呈低回声。②结节型：胆囊腔内乳头状或结节状凸起，基底宽，形态不规则，表面不光滑。③肿块型：多为晚期病例，表现为整个胆囊为杂乱的低回声或等回声团，边缘不规则，癌肿向周围浸润，常累及肝脏及肝门部淋巴结。④混合型：同时具有壁厚型和结节型声像图特点。

CT[2-3]：表现分4种类型，即胆囊壁增厚型、腔内型和肿块型。胆囊壁增厚型表现为胆囊壁呈不规则或结节状增厚；腔内型表现为突向胆囊腔的单发或多发乳头状肿块，肿块基底部胆囊壁增厚；肿块型的胆囊腔几乎全部被肿瘤所占据，形成软组织肿块，可累及周围的肝实质。增强CT示肿瘤及其局部胆囊壁明显强化。同时可见胆管受压、不规则狭窄和上部扩张，晚期可见肝门、十二指肠韧带及胰头部淋巴结肿大，有时伴有胆囊结石。

MRI：与CT表现相似，表现为胆囊壁增厚，胆囊内可见T_1WI低信号、T_2WI稍高信号的实质性肿块。T_2WI上肿块周围的肝实质可出现不规则高信号带，提示肿瘤侵犯肝脏。同时可显示淋巴结转移和胆管扩张。

PET/CT[4-6]：PET/CT图像主要表现为胆囊壁增厚根据不同病理类型伴不同程度的糖代谢异常增高，具体表现分为4种类型。①结节型：从胆囊壁突入腔内的单发或多发乳头状结节伴糖代谢异常增高，胆囊腔仍明显可见。②厚壁型：胆囊壁局限性或弥漫性不规则增厚伴糖代谢异常增高，与胆囊炎鉴别困难。③肿块型：胆囊肿块表现为与肝脏密度相似，病理类型不同，其糖代谢增高程度有所不同，胆囊腔大部分或完全消失，多为晚期表现。④阻塞型：肿瘤侵犯胆囊管造成阻塞，胆囊增大积液，胆囊壁略增厚或不增厚伴糖代谢异常增高，有时因肿瘤较小不易发现或与胆管癌鉴别困难。准确分期对胆囊癌患者治疗决策的选择具有重要意义。胆囊癌具有极易发生淋巴结转移的特点，正常大小的淋巴结可能已有转移，而增大的淋巴结可能是炎性增生。^{18}F-FDG PET/CT对于诊断肿瘤淋巴结转移或远隔器官转移具有价值。PET/CT全身显像对术前探测胆囊癌侵犯邻近组织、有无淋巴结转移及远处转移具有重要价值。

超声和CT为目前胆囊癌最常用的影像学检查方法，胆囊壁对比增强CT明显强化，支持胆囊癌的诊断，MRI与CT表现相似。PET/CT全身显像诊断的敏感性和特异性均优于CT和MRI等传统影像学检查。

参考文献

[1] 郭万学. 超声医学[M]. 6版. 北京：人民军医出版社，2011.

[2] 韩萍，于春水. 医学影像诊断学[M]. 5版. 北京：人民卫生出版社，2022.

[3] MAO W, DENG F, WANG D, et al. Treatment of advanced gallbladder cancer: a SEER-based study[J]. Cancer Med, 2020, 9（1）：141-150.

[4] 中国抗癌协会.胆囊癌规范化诊治专家共识（2016）[J].临床肝胆病杂志，2017，33（4）：611-620.

[5] 张晨波，庞丽芳，薄晓波，等.氟代脱氧葡萄糖PET/CT在胆囊癌术前评估中的价值[J].中国临床医学，2017，24（2）：210-213.

[6] BUTTE J M, REDONDO F, WAUGH E, et al. The role of PET-CT in patients with incidental gallbladder cancer[J]. HPB（Oxford），2009，11（7）：585-591.

三、胆管癌（cholangiocarcinoma）

【病例1概要】

患者男性，66岁，因发现皮肤黄染1个月就诊。患者1个月前无诱因出现皮肤、巩膜黄染，尿液深黄，至当地医院求诊。外院PET/CT检查提示肝门部淋巴结肿大，不排除胆管细胞癌。为进一步诊治转入我院，完善超声造影、增强CT及MRI检查，提示肝门部胆管癌（Ⅲa型），遂行手术切除，术后病理示胆管癌。

【图片资料】

1.超声表现

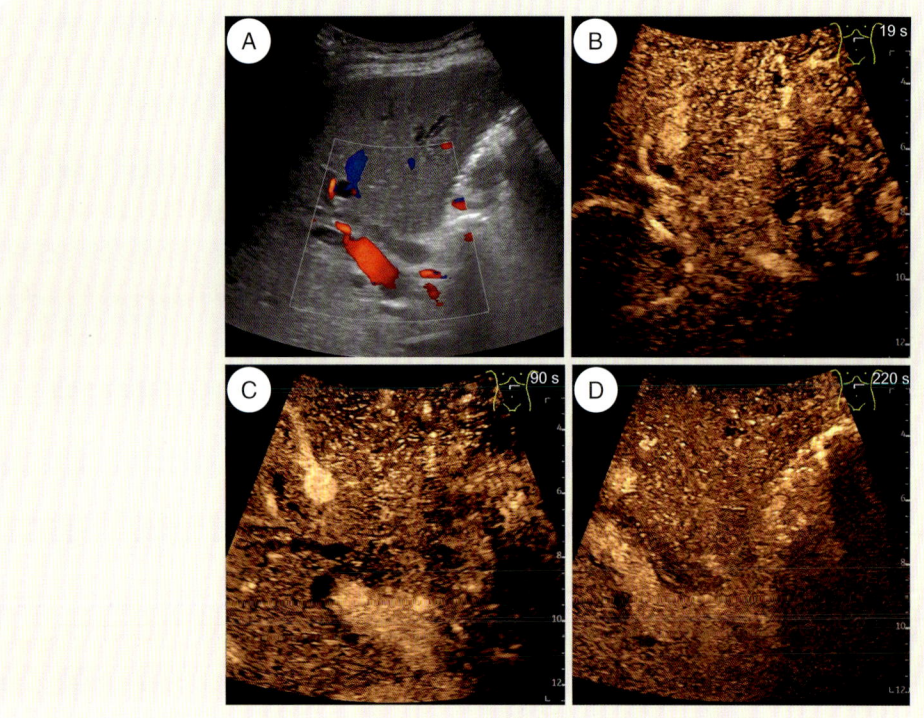

图1-8-21 胆管癌的超声图像（原始图）

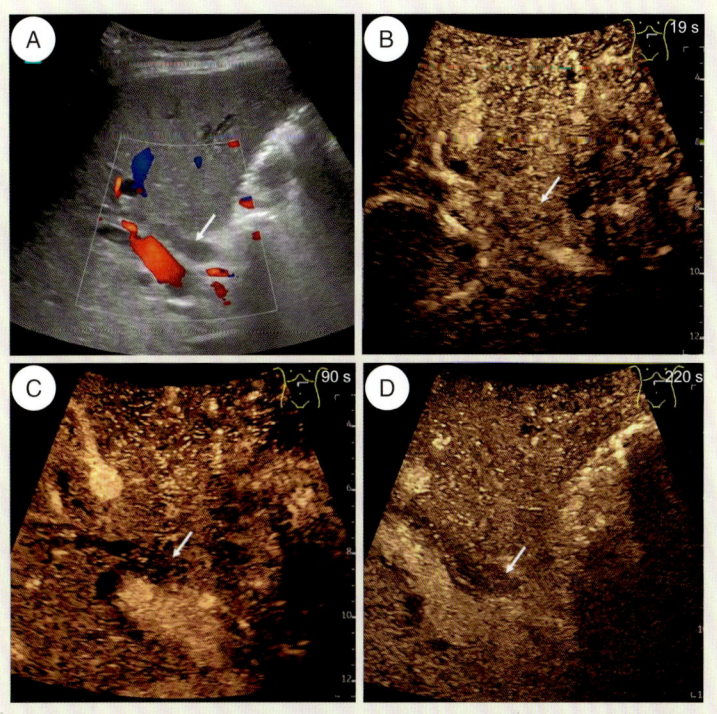

二维超声显示肝门部胆管内一实性低回声肿块（图A，箭头），边界尚清，内回声均匀，远端肝内胆管扩张。注射超声造影剂后，上述低回声肿块动脉期呈不均匀高增强（图B，箭头），静脉期增强信号稍消退（图C，箭头），延迟期呈低增强（图D，箭头）。

图1-8-22 胆管癌的超声图像（标示图）

2.CT表现

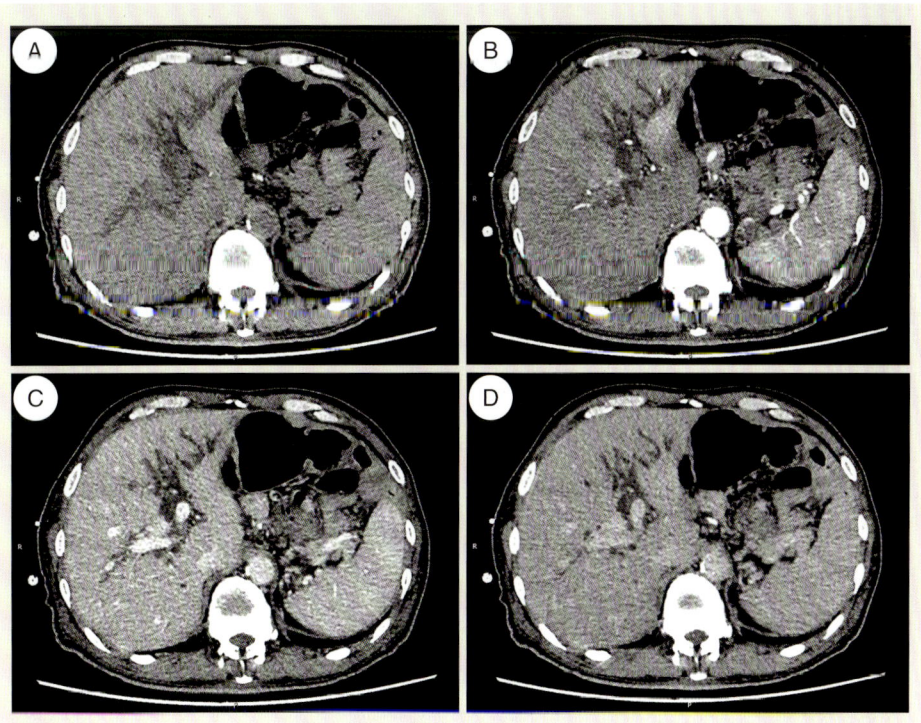

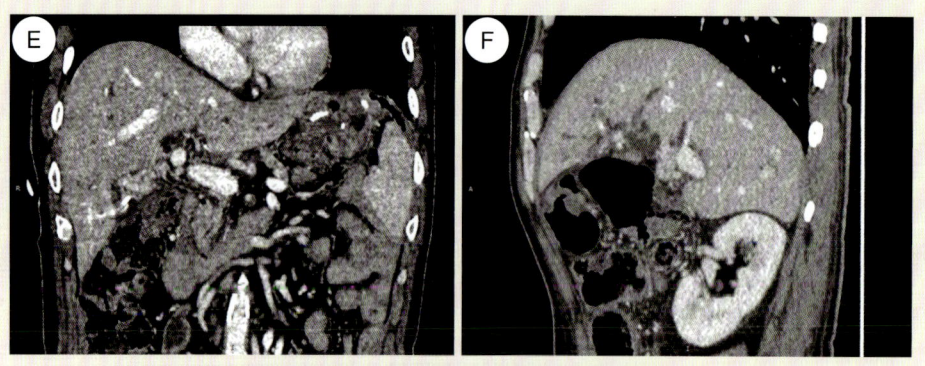

图1-8-23 胆管癌的CT图像（原始图）

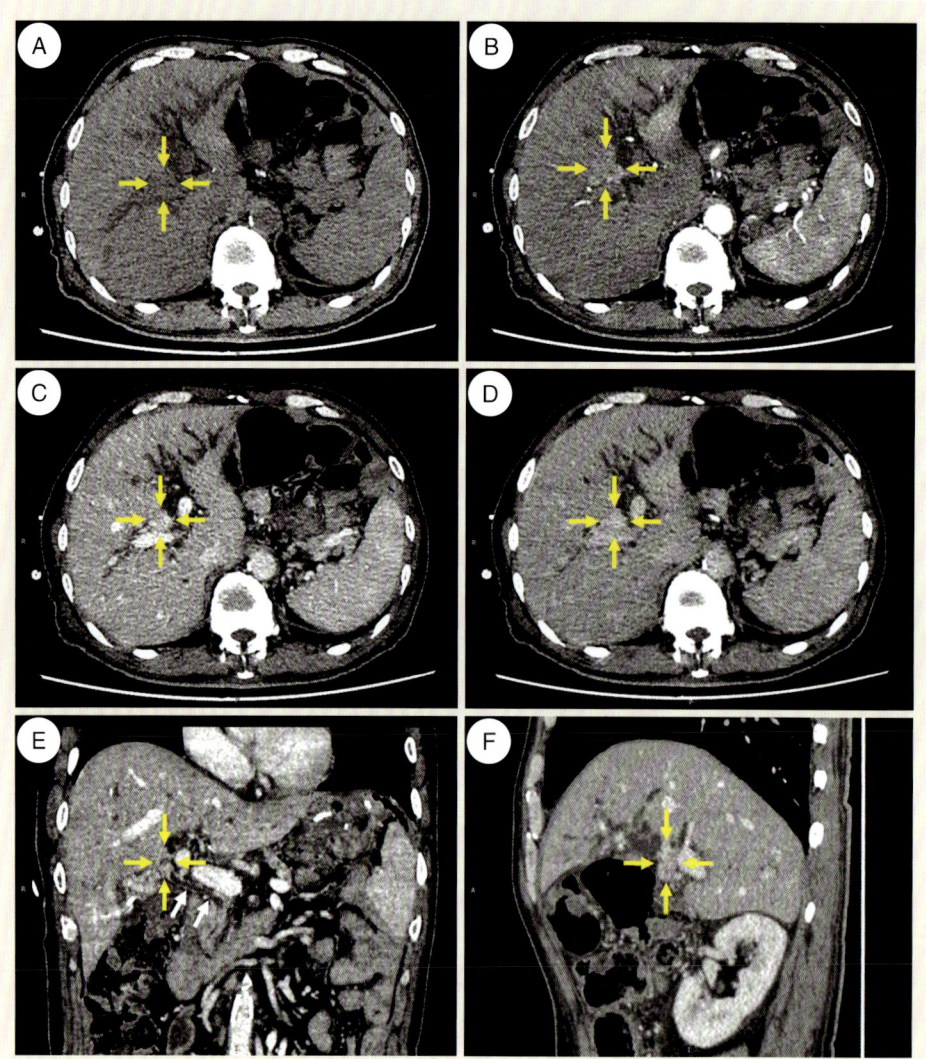

平扫（图A）示肝门区胆管内见软组织密度肿物影（黄箭头），伴近端肝内胆管扩张。增强扫描动脉期（图B）、门静脉期（图C、图E、图F）及延迟期（图D）病灶呈延迟性强化，其中门静脉期冠状位重组图像（图E）可显示病灶远端无扩张的胆总管（白箭头）。

图1-8-24 胆管癌的CT图像（标示图）

3.MRI表现

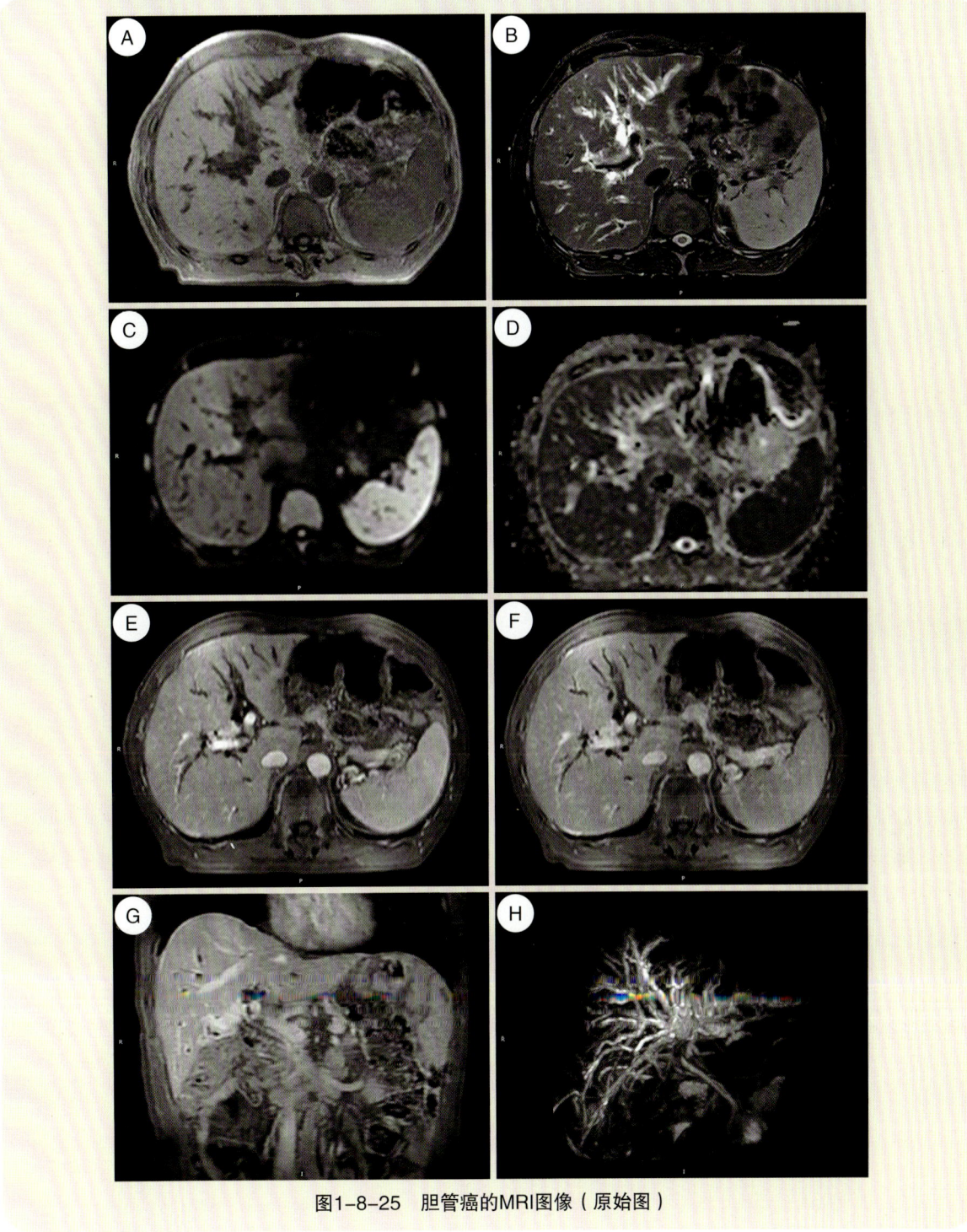

图1-8-25　胆管癌的MRI图像（原始图）

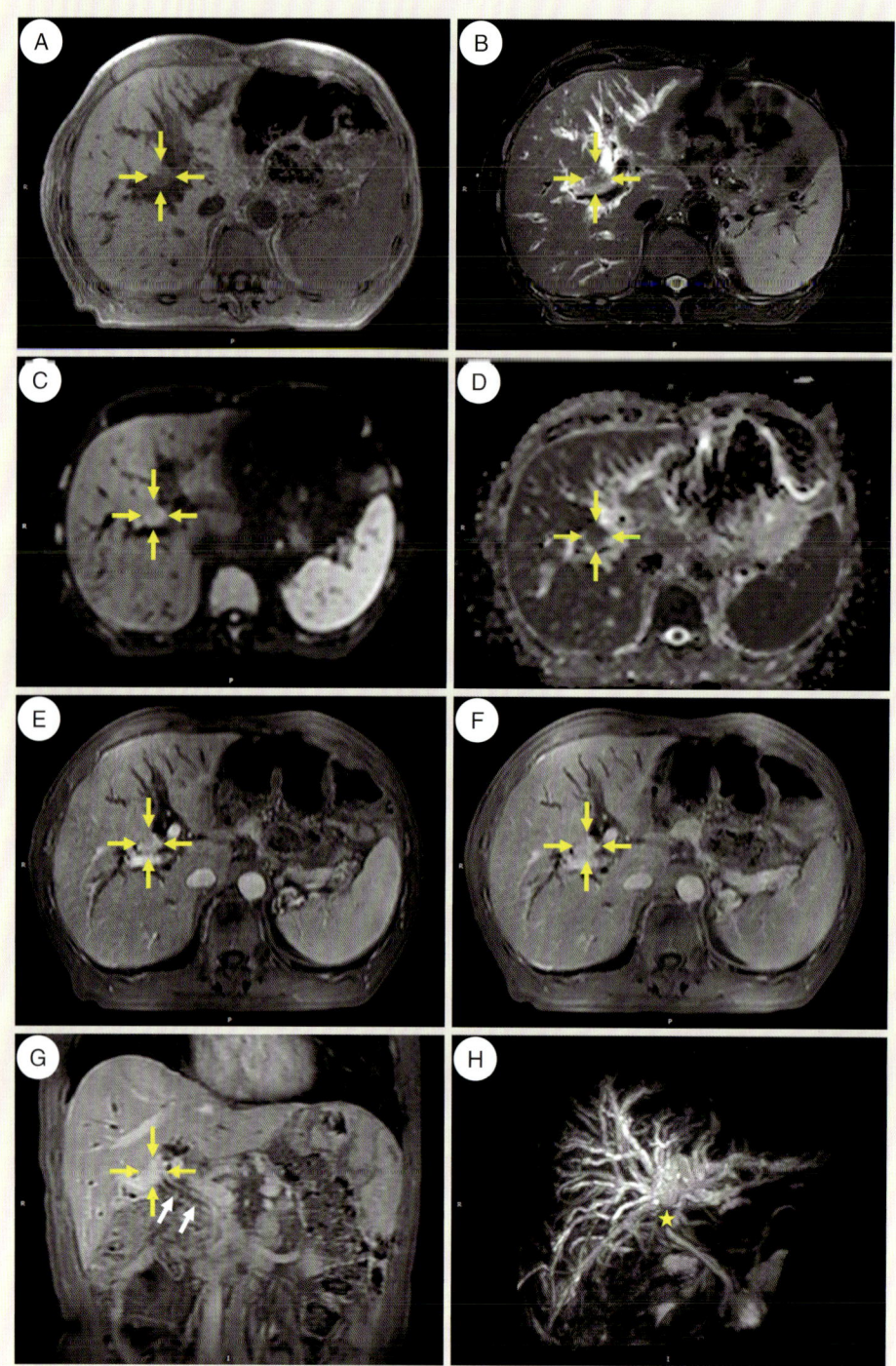

肝门区病灶（黄箭头）T_1WI 呈稍低信号（图A），脂肪抑制 T_2WI 呈稍高信号（图B）；DWI呈高信号（图C），ADC图呈低信号（图D），提示弥散受限；LAVA增强扫描（图E～图G）示病灶呈延迟性均匀强化，其中冠状位增强扫描（图G）可显示病灶远端无扩张的胆总管（白箭头）。MRCP（图H）示病灶（五角星区域）近端肝内胆管弥漫性扩张。

图1-8-26　胆管癌的MRI图像（标示图）

第一章 肝胆疾病

【病例2概要】

患者女性，63岁，患者诉2周前无明显诱因出现间断性上腹部隐痛，偶有肩背部放射痛，程度可忍受，能自行缓解，无恶心、呕吐，无腹泻、腹胀，无畏寒、发热，无头晕、头痛等不适。后腹痛症状逐渐加重，呈持续性，性质同前，于当地医院就诊，查CT提示：①肝右叶胆管细胞癌，肝内胆管明显扩张。②胆总管上段合并结石。腹腔、腹膜后、右心膈角区多发结节，考虑转移，腹膜不均匀增厚，考虑转移。③胆囊缺如。为进一步诊治来我院就诊，入院后完善相关检查，穿刺结果倾向于胆管细胞癌可能。

【图片资料】

PET/CT表现

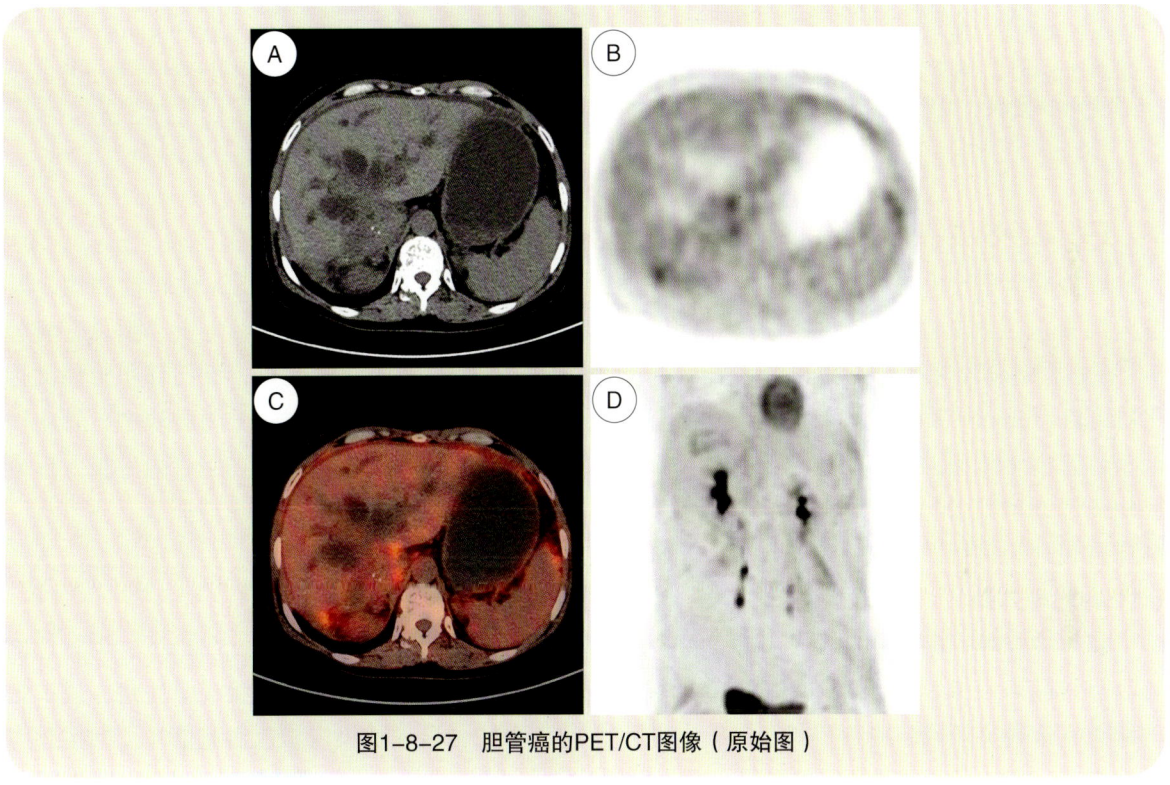

图1-8-27　胆管癌的PET/CT图像（原始图）

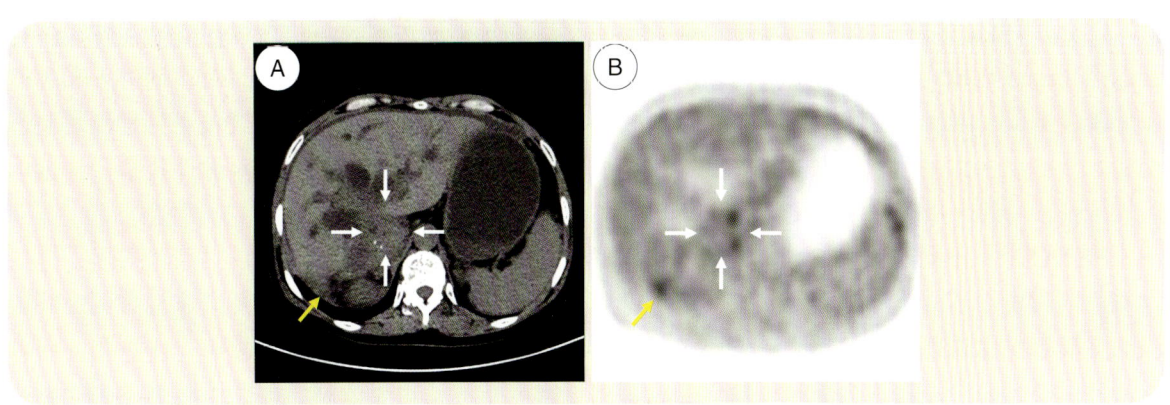

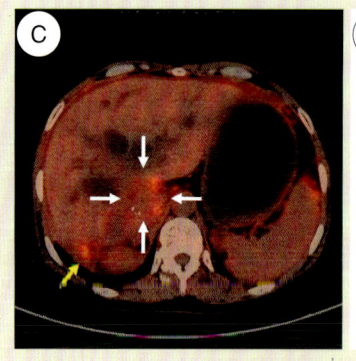
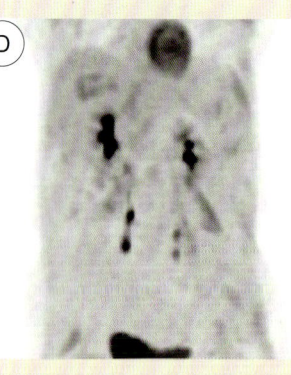

CT平扫示肝门部胆管内见一不规则软组织结节影，直径约2.2 cm，其内可见点状致密影（图A，白箭头），PET图像（图B，白箭头）及PET/CT图像（图C，白箭头）见^{18}F-FDG不均匀摄取，SUV_{max}约2.5，病灶与邻近门静脉右后支、下腔静脉肝内段分界不清，向后上方累及邻近肝实质，在肝S7包膜下形成团块状低密度影，与邻近右肾上腺粘连，大小约4.7 cm×3.5 cm，见不规则环状^{18}F-FDG摄取，SUV_{max}约4.5（图A~图C，黄箭头）。肝门部胆管病灶上方肝内胆管明显扩张积液。PET MIP图示肝内见不均匀^{18}F-FDG摄取灶（图D）。

图1-8-28 胆管癌的PET/CT图像（标示图）

【影像诊断要点分析及小结】

肝外胆管癌[1]（左、右肝管以下的肝外胆管癌）是起源于胆管树的上皮源性恶性肿瘤，其危险因素包括原发性硬化性胆管炎、病毒性肝炎/肝硬化、肝内胆管结石、寄生虫、胆总管囊肿等[2]。根据肿瘤所在解剖部位可分为肝门部（远端至二级胆管和胆囊管起点，肝门部胆管癌又称为klatskin tumor）和远端胆管肿瘤（胆囊管起点至壶腹部）。按其生长方式分为肿块型、管周浸润型、管内生长型，肝外胆管癌中浸润型最常见。肿块型和管内生长型肿瘤在胆管内生长，形成肿块。浸润型则引起胆管局限性狭窄，晚期容易发生胆道梗阻。肿瘤好发于上段胆管，占50%。临床常表现为进行性黄疸、脂肪泻、陶土样大便和上腹出现包块，胆囊肿大。实验室检查CEA及CA19-9均可升高。

超声检查对胆管梗阻的部位和程度的诊断率高，对胆管扩张的检出率可达95%以上，为首选检查。直接超声声像表现：扩张的胆总管远端有不均匀的低回声肿块，呈乳头状或团块状，或扩张的胆总管远端突然截断或细窄闭塞，但未见肿块。CDFI检测显示肿块内彩色血流信号。间接超声声像表现：病灶以上的胆管明显扩张，肝门淋巴结肿大或肝内转移灶等。

CT/MRI表现[4]：肿块型：边界清楚肿物影，早期不规则周边强化、进行性向心性强化，中心延迟强化（强化模式病理基础为肿瘤中心含丰富的纤维组织而细胞成分较少，对比剂进入和廓清速度较缓慢），伴近端胆管扩张，可包绕较大血管，但不形成明显瘤栓，MRCP能更好地评估胆道疾病。浸润型：弥漫性胆管壁边缘不规则的长段增厚及强化，管腔长段、不对称性狭窄，伴近端胆管扩张，局部合并壁外侵犯表现。管内生长型：局限性或弥漫扩张胆管内息肉样肿物。

PET/CT[5]：不同部位生长方式以及不同病理类型的胆管癌有着不同的PET/CT影像表现，但均伴有不同程度、不同范围的胆管扩张。肝门部胆管癌以管周浸润型、息肉型及结节型多见。管周浸润型胆管癌多表现为肝门部胆管增厚，糖代谢增高不明显，肝内胆管呈"软藤"样扩张，而息肉型及结节型胆管癌表现为胆管内糖代谢增高的低密度结节，边界清晰，伴肝内胆管扩张。中远段肝外胆管癌以结节型多见，表现为胆管内糖代谢异常增高的低密度结节，边界清晰，其近端胆管扩张；部分表现为硬化缩窄型，胆管壁增厚，多不伴糖代谢异常增高。不同病理类型的胆管癌PET/CT表现不尽相同，中、低分化胆管细胞癌GLUT-1、GLUT-2、GLUT-3的表达高于高分化者。

肿瘤摄取^{18}F-FDG与GLUT-1的表达密切相关，GLUT-1是胆管细胞癌主要的葡萄糖转运蛋白。因此，中、低分化胆管癌患者糖代谢增高明显，提示预后较差；反之，高分化胆管癌表现为癌灶糖代谢升高不明显。早期相糖代谢异常增高不明显的胆管癌，需行延迟显像协助诊断，部分肿瘤延迟相表现为轻度的糖代谢增高，必要时结合腹部增强MRI及MRCP有助于做出正确诊断。

肝外胆管癌影像主要表现为胆管扩张，在扩张胆管远端突然发现胆管突然中断，不规则的胆管狭窄或胆管壁增厚等征象，影像科医师在报告中需详细说明病变范围及累及的结构，必要时可在报告结论中给出具体的Bismuth-Corlette分型提示临床，以选择更佳的治疗方案。

肝外胆管癌Bismuth-Corlette分型[3]见图1-8-29和表1-8-1。

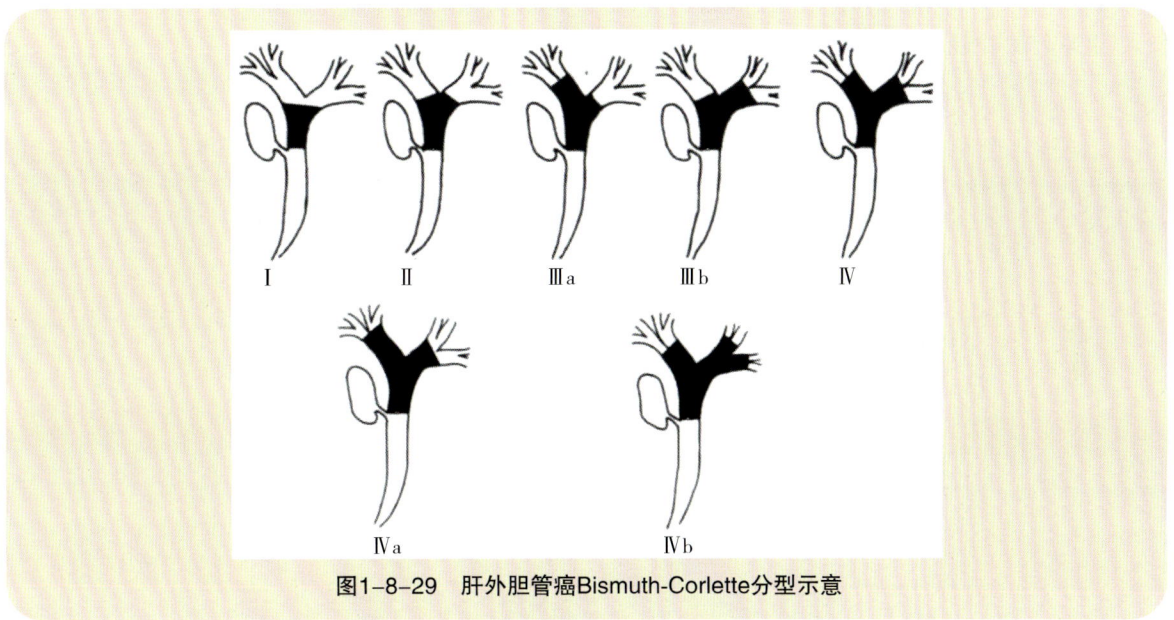

图1-8-29 肝外胆管癌Bismuth-Corlette分型示意

表1-8-1 肝外胆管癌Bismuth-Corlette分型

分型	累及范围
Ⅰ型	左右肝管汇合处以下，胆囊管开口以上（累及肝总管）
Ⅱ型	肝总管及左右肝管汇合部（累及一级胆管开口）
Ⅲa型	肝总管、左右肝管汇合部、右肝管（累及一级胆管、右侧二级胆管开口）
Ⅲb型	肝总管、左右肝管汇合部、左肝管（累及一级胆管、左侧二级胆管开口）
Ⅳ型	肝总管、汇合部和同时累及左右肝管（累及一级胆管、双侧二级胆管开口）

超声检查为肝外胆管癌首选检查，也可选择简单无创的CT检查，但下段胆管癌肿物显示不清时，需采用MRI进一步检查。

参考文献

[1] BRINDLEY P J, BACHINI M, ILYAS S I, et al. Cholangiocarcinoma[J]. Nat Rev Dis Primers, 2021, 7（1）: 65.

[2] SHAIB Y H, EL-SERAG H B, NOOKA A K, et al. Risk factors for intrahepatic and extrahepatic cholangiocarcinoma: a hospital-based case-control study[J]. Am J Gastroenterol, 2007, 102 (5): 1016-1021.

[3] ITRI J N, DE LANGE E E. Extrahepatic Cholangiocarcinoma: What the Surgeon Needs to Know RadioGraphics Fundamentals | Online Presentation[J]. Radiographics, 2018, 38 (7): 2019-2020.

[4] CHUNG Y E, KIM M-J, PARK Y N, et al. Varying appearances of cholangiocarcinoma: radiologic-pathologic correlation[J]. Radiographics, 2009, 29 (3): 683-700.

[5] 王越琦, 王占文, 张德祥, 等. 氟代脱氧葡萄糖PET/CT在肝门部胆管癌术前评估中的价值[J]. 中华肝胆外科杂志, 2015, 21 (3): 173-176.

第二章

脾脏疾病

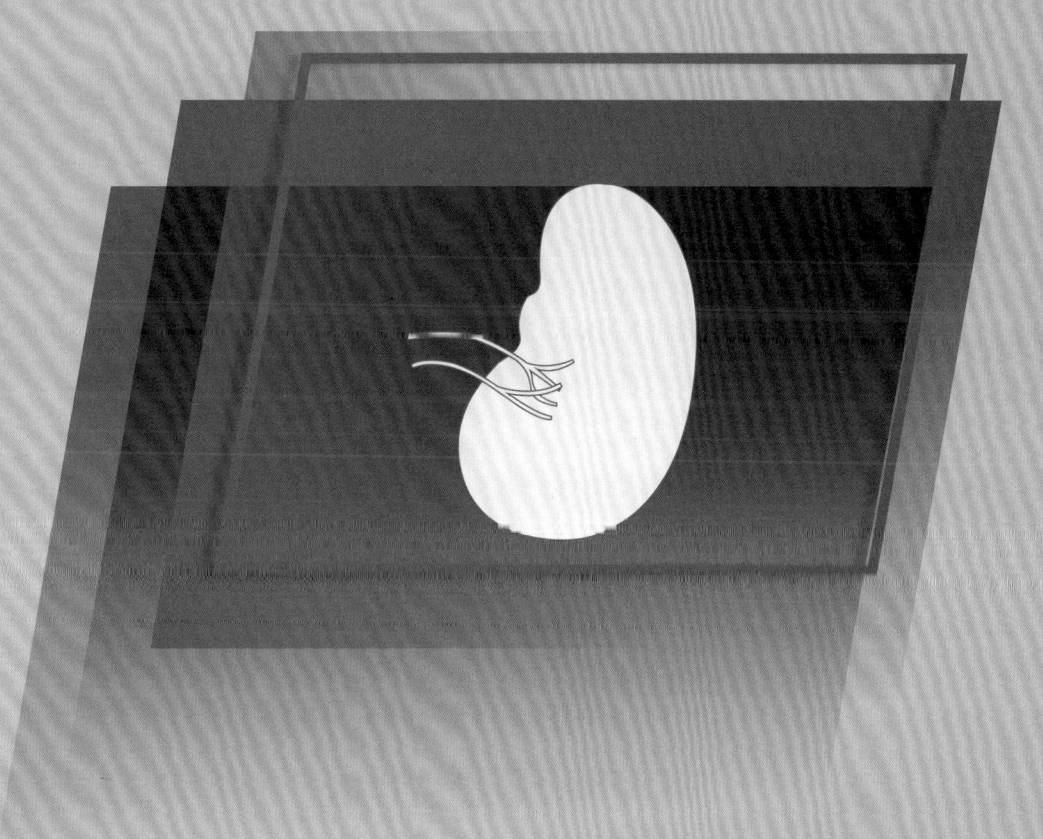

第一节 正常脾脏

患者女性，37岁。该患者的以下图片资料均为正常脾脏的图像。

【图片资料】

超声表现

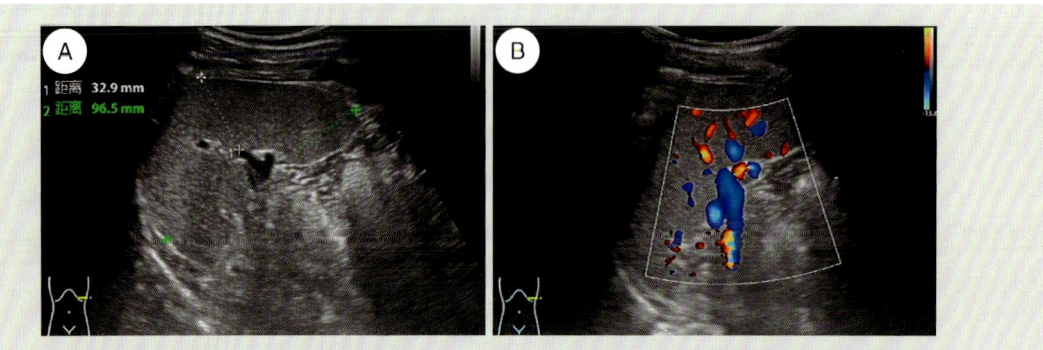

图2-1-1 正常脾脏的超声检查左肋间斜切面图像（原始图）

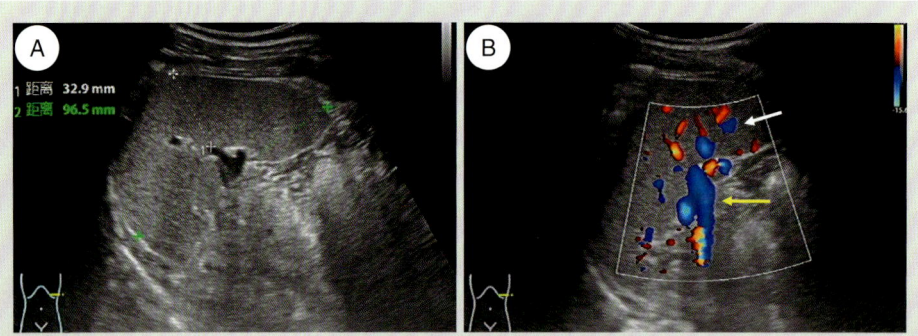

A.脾脏二维超声：脾脏大小、形态正常，实质回声均匀，未见明显占位，脾门静脉未见明显扩张；B.CDFI：脾脏内可见点条状血流信号（白箭头），脾门见脾静脉血流信号（黄箭头）。

图2-1-2 正常脾脏的超声检查左肋间斜切面图像（标示图）

患者男性，27岁。该患者的以下图片资料均为正常脾脏的图像。

【图片资料】

CT表现

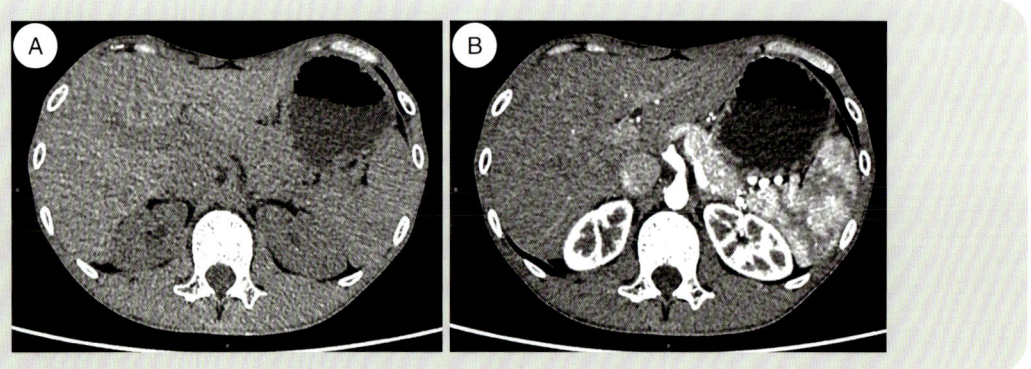

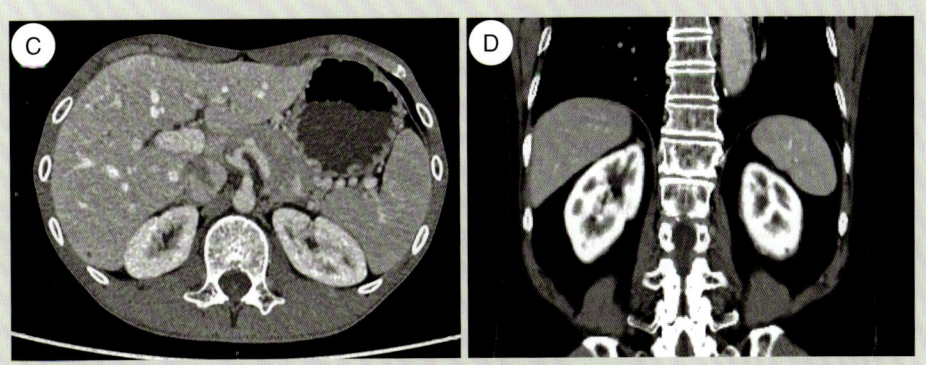

图2-1-3　正常脾脏的CT图像（原始图）

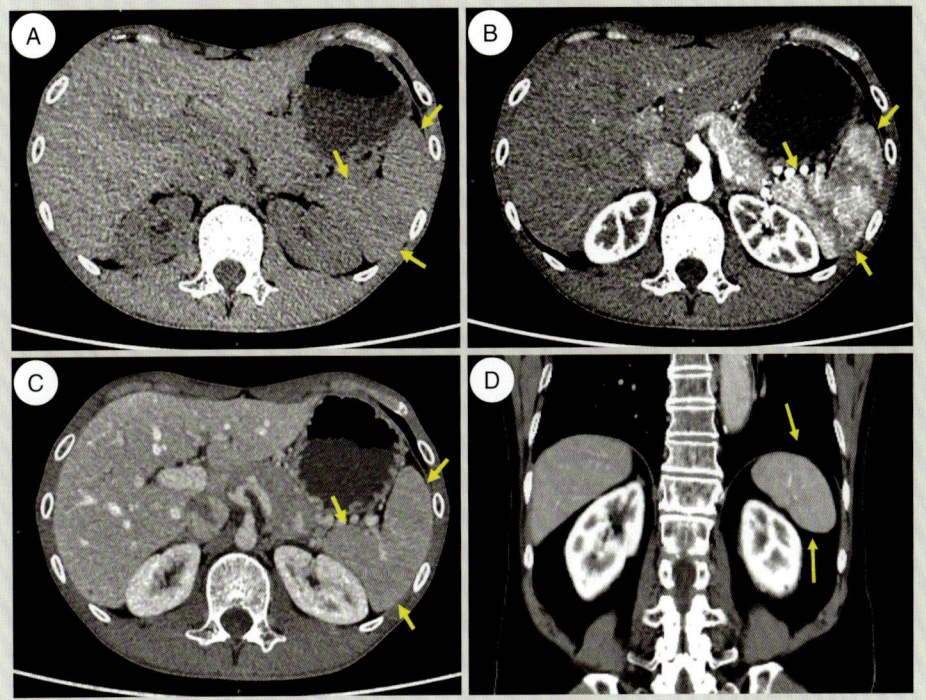

A.CT平扫脾脏大小、形态正常，外缘长度不超过5个肋单元（一个肋骨或肋间隙为一个肋单元）或横断位CT最大截面前后径不超过12cm，厚度（箭头）不超过5cm，其内未见异常密度灶；B.增强扫描动脉期脾动脉显著强化，脾脏呈花瓣状强化；C、D.静脉期（图C横断位、图D冠状位）脾静脉显著强化，脾脏均匀强化。

图2-1-4　正常脾脏的CT图像（标示图）

患者男性，55岁，平素健康状况良好。该患者的以下图片资料均为正常脾脏的图像。

【图片资料】

MRI表现

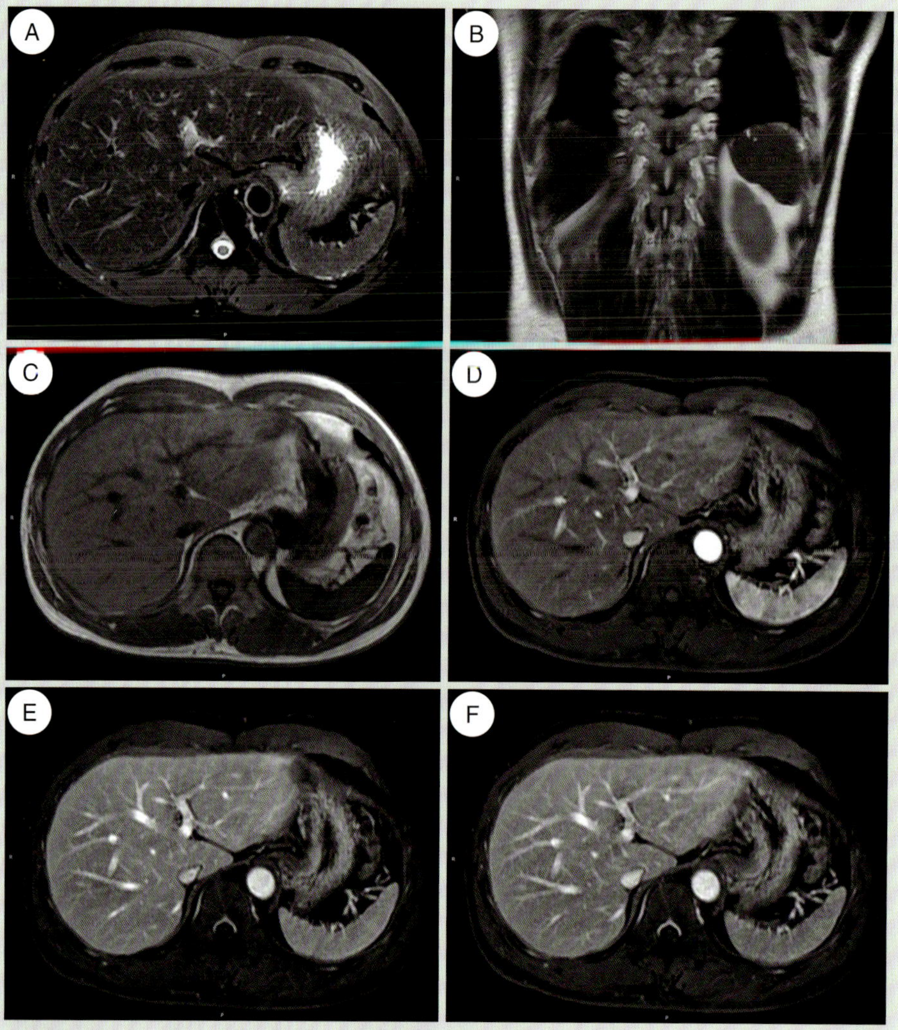

图2-1-5 正常脾脏的MRI图像（原始图）

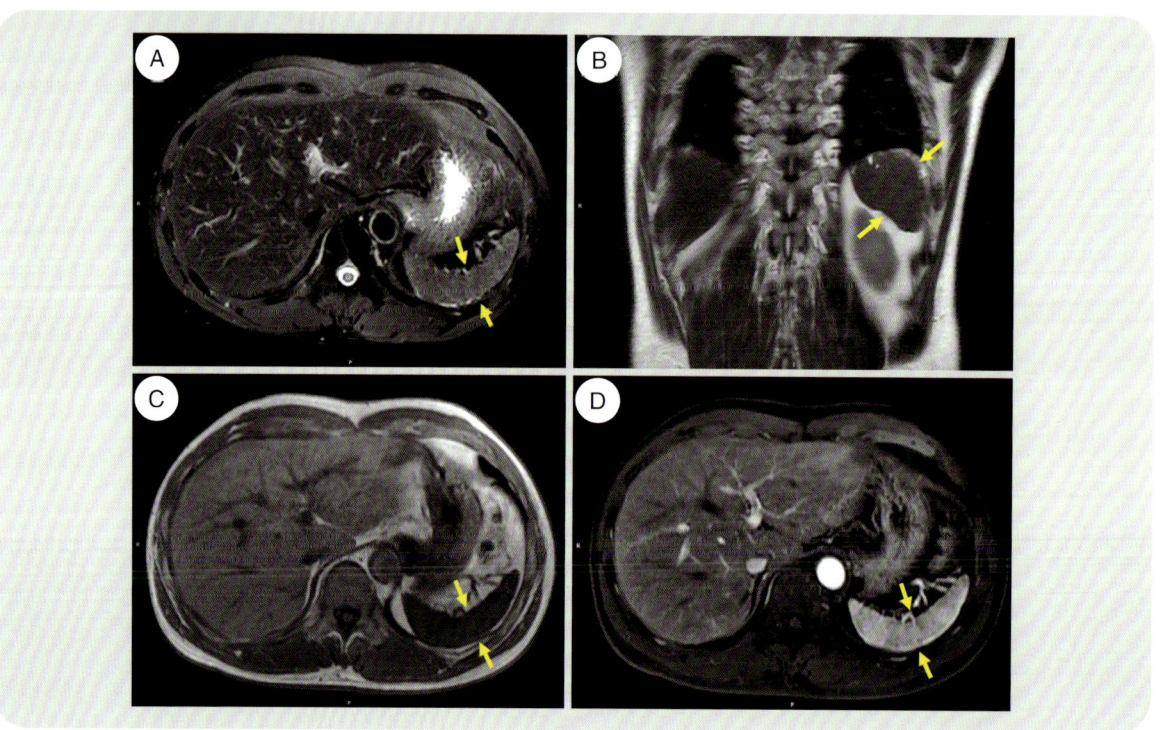

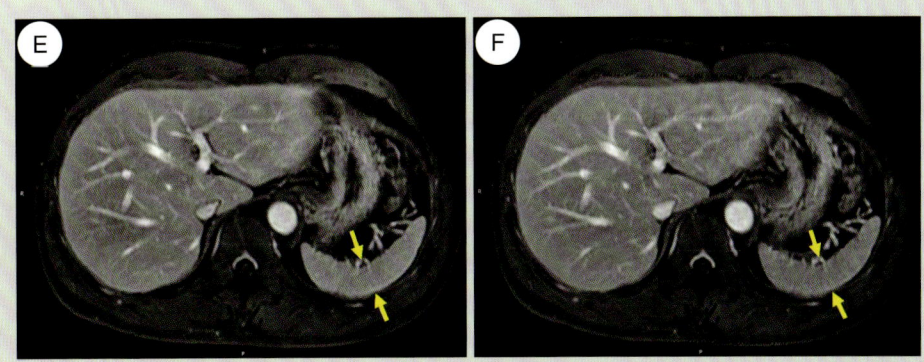

A.脂肪抑制T_2WI；B.冠状位T_2WI；C.T_1WI；D.增强扫描动脉期；E.增强扫描门脉期；F.增强扫描延迟期。脾脏（黄箭头）大小、形态正常。T_2WI脾脏呈稍高信号，信号略高于肝脏及腹壁肌肉，T_1WI脾脏呈较低信号，信号低于腹壁肌肉及肝脏；增强扫描动脉期脾脏呈花斑状强化，静脉期及延迟期脾脏强化均匀，未见异常强化灶。

图2-1-6 正常脾脏MRI图像（标示图）

【正常脾脏影像要点分析及小结】

脾脏是人体最大的淋巴器官，在维持机体免疫和防御功能中起着十分重要的作用。脾脏还兼有血液过滤、贮血、胎儿期造血和出生后清除陈旧血细胞的功能。脾脏实质由红髓和白髓组成，其内含有丰富的血窦，外有包膜，质地柔软。

正常脾脏的形态个体差异较大，多呈橘瓣形。成年人脾脏长9～12 cm，厚3～4 cm，宽6～8 cm，重100～200 g。解剖学上可将脾脏分为膈面和脏面：膈面光滑隆起；脏面向内凹陷而不规则，脾门部有脾静脉、神经和淋巴管出入。脾脏的支持韧带薄弱，易受周围脏器病变挤压和体位变动而发生位置改变。

超声[1-2]：正常脾脏的肋间斜切声像图呈新月形，包膜薄而光滑，外侧缘呈向外突的弧形，内侧缘中部向内凹陷，为脾门。脾门区可见脾静脉，二维超声呈管状无回声，脾动脉较细常显示不清。正常脾实质呈均匀细小的点状回声，一般稍低于正常肝组织的回声。脾脏的测量及正常值：①长度，即脾上极最高点至脾下极最低点间的距离，正常值范围为8～12 cm。②厚度，即脾门至脾门对侧缘最大的切线距离，正常值范围不超过4 cm。③宽度，为垂直于长轴切面上的最大横径，正常值范围为5～7 cm。④脾静脉宽度为5～8 mm。

CT：具有扫描速度快、受呼吸运动影响小的优势，可以清楚显示脾脏解剖形态及其与周围组织器官的关系，从而为疾病诊断及治疗提供更多的信息。平扫CT图像上，正常脾脏的密度均匀，CT值略低于正常肝脏。静脉注射对比剂后，动脉期脾动脉显著强化，经脾门进入脾内，脾脏不均匀强化，表现为高低密度交替区域，呈"花斑样"外观，反映出脾脏不同区域血液灌注不同；静脉期脾门区及脾外脾静脉显著强化，脾脏实质呈均匀强化。CT测量脾脏大小通常采用以下标准：①脾长径，脾门中心层面脾脏最长径（前后径），正常不超过12 cm；②脾脏外缘长度不超过5个肋单元（一个肋骨或一个肋间隙为一个肋单元）；③脾脏厚度，脾门中心层面之脾内缘至脾外缘的最短径，正常不超过5 cm；④脾脏下缘不超过左肋弓下缘[3]。

MRI：正常脾脏信号均匀，由于脾脏含有丰富的血红素，T_1WI图像脾脏信号低于肝脏，T_2WI图像脾脏信号稍高于肝脏。静脉注射钆对比剂增强扫描后，其强化方式与CT类似[4]。

参考文献

[1] CHIOREAN L, ZDRENGHEA M, BADEA R. Ultrasonography of the spleen. Pictorial essay[J]. Med Ultrason, 2014, 16(1): 48-59.

[2] 姜玉新, 冉海涛. 医学超声影像学[M]. 2版. 北京: 人民卫生出版社, 2016.

[3] FREEMAN J L, JAFRI S Z, ROBERTS J L, et al. CT of congenital and acquired abnormalities of the spleen[J]. Radiographics, 1993, 13(3): 597-610.

[4] ELSAYES K M, NARRA V R, MUKUNDAN G, et al. MR imaging of the spleen: spectrum of abnormalities[J]. Radiographics, 2005, 25(4): 967-982.

第二节 脾大

【病例1概要】

患者男性，55岁，患者于4个月前无明显原因出现腹胀、食欲缺乏。CT提示：①肝S6肿块影，考虑肝癌；②肝硬化；③脾大；④腹腔积液。实验室检查：总蛋白40.6 g/L，白蛋白19.9 g/L，ALT 13.2 U/L，AST 22.16 U/L，TBIL 9.85 μmol/L，AFP 7.31 ng/mL。最后诊断：①原发性肝癌；②酒精性肝硬化；③脾大；④腹腔积液。

【图片资料】

1.超声表现

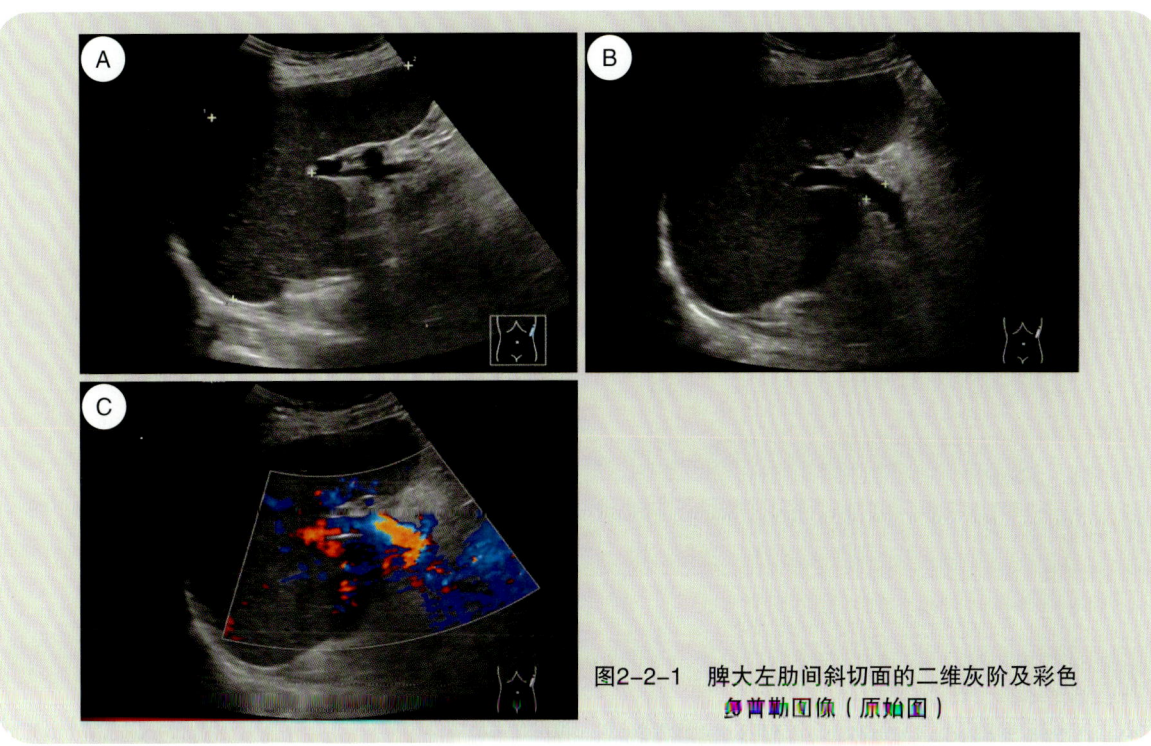

图2-2-1 脾大左肋间斜切面的二维灰阶及彩色多普勒图像（原始图）

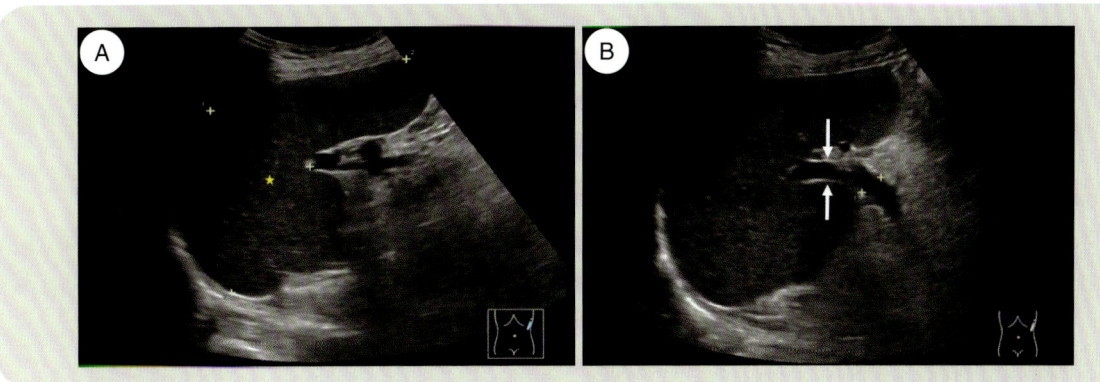

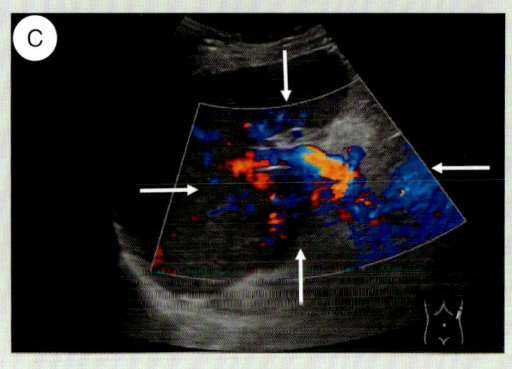

A.二维超声所见：脾形态饱满（五角星），脾脏厚径为46 mm，长径为124 mm，脾静脉增宽；B.内径为11 mm（箭头）；C.CDFI示脾静脉血流通畅（箭头）。

图2-2-2 脾大左肋间斜切面的二维灰阶及彩色多普勒图像（标示图）

2.CT表现

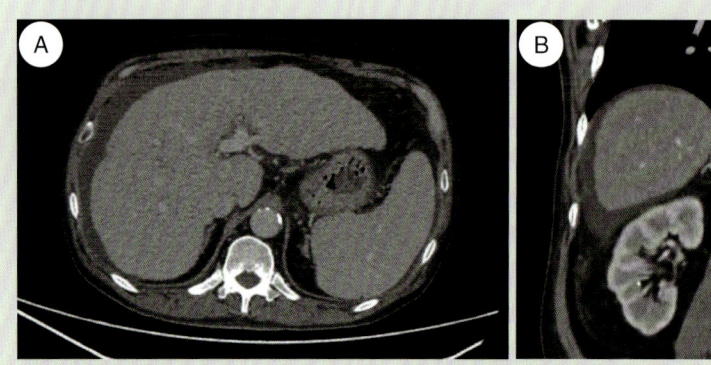

图2-2-3 脾大的CT检查图像（原始图）

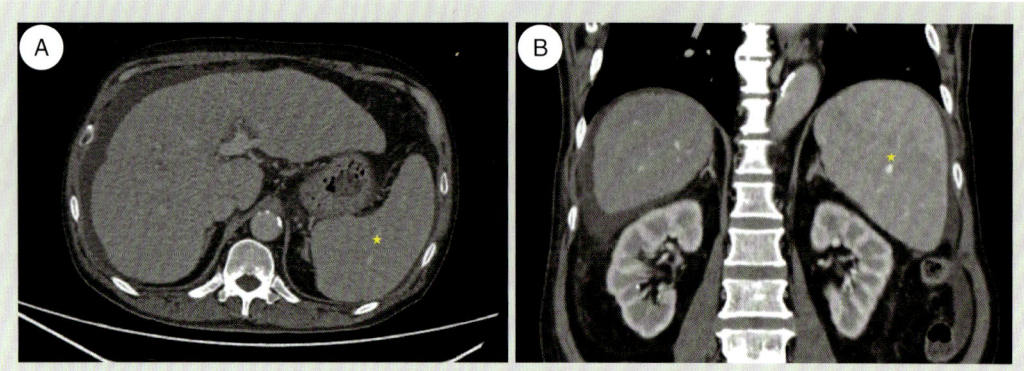

静脉期CT增强横断面（图A）及冠状面（图B）图像：脾脏增大，外缘超过6个肋单元，长径约130 mm，厚度约45 mm，密度均匀（五角星）。

图2-2-4 脾大的CT检查图像（标示图）

【病例2概要】

患者男性，60岁，上腹不适、厌油、乏力半个月。CT提示：肝硬化，脾大；实验室检查：ALT 182.8 U/L，AST 70.9 U/L，TP 50.4 g/L，ALB 15.0 g/L，HBsAg阳性，HBeAg阳性，HBcAb阳性。

最后诊断：①慢性肝病；②脾大；③乙肝病毒表面抗原携带者。

第二章 脾脏疾病

【图片资料】
1.超声表现

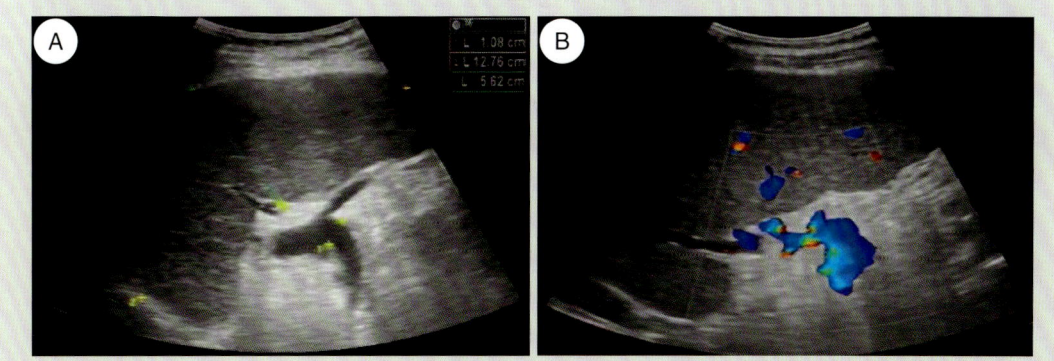

图2-2-5 脾大的超声检查图像（左肋间斜切面二维灰阶及彩色多普勒图像，原始图）

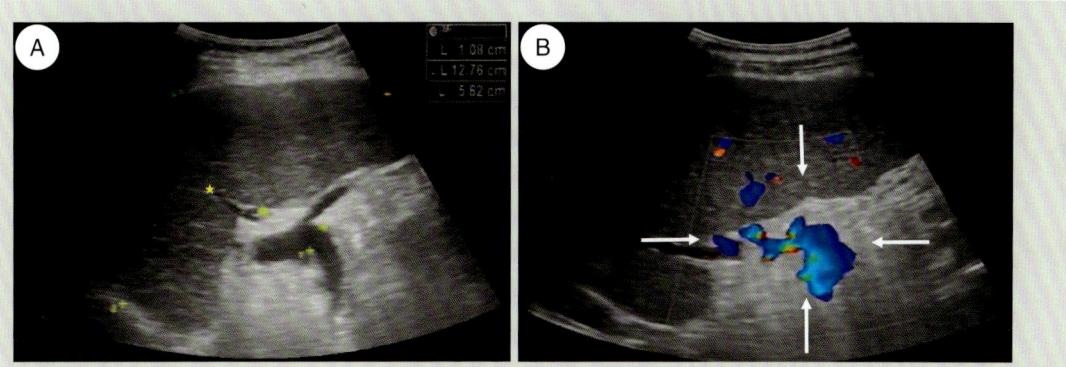

A.二维超声所见：脾形态饱满，脾脏厚径为56 mm，长径为128 mm，脾静脉增宽，内径为11 mm（五角星）；B.CDFI示脾静脉血流充盈好（箭头）。

图2-2-6 脾大的超声检查图像（左肋间斜切面二维灰阶及彩色多普勒图像，标示图）

2.MRI表现

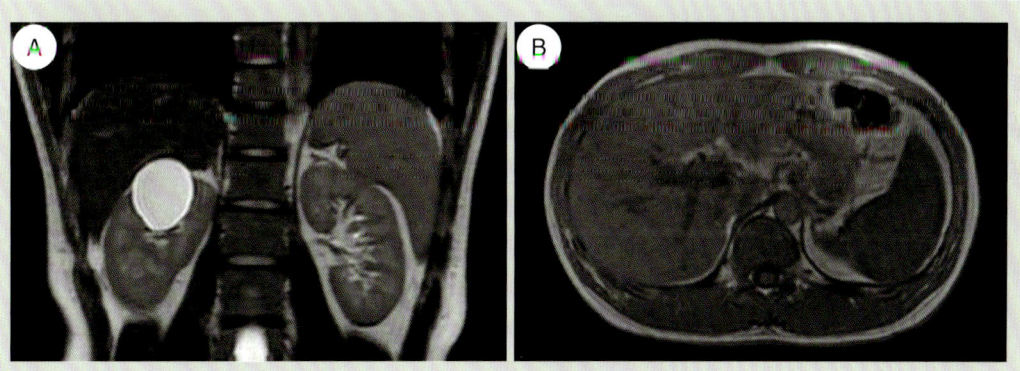

图2-2-7 脾大的MRI检查图像（原始图）

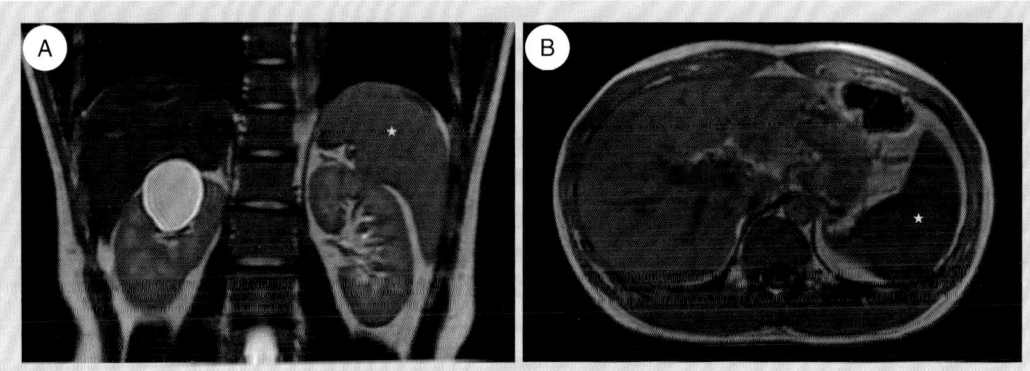

MRI冠状面T₂WI（图A，黄星）及横断面T₁WI（图B，黄星）图像：脾脏稍增大，长径约130 mm，厚度约43 mm，未见异常信号影。

图2-2-8 脾大的MRI检查图像（标示图）

【脾大的临床及病理学基础】

脾大通常是许多疾病的伴随表现，淤血性脾肿大常见于肝硬化、门静脉高压、门静脉海绵样变、慢性右心衰竭、脾静脉梗死等；反应性脾肿大主要见于感染性疾病及贫血，包括细菌、结核、真菌、寄生虫引起的感染及贫血引起的脾肿大；浸润性脾肿大主要由淋巴造血组织疾病及脾肿瘤性疾病引起，如白血病、恶性淋巴瘤以及网状内皮细胞增多症等；自身免疫性疾病引起的脾肿大常见于如系统性红斑狼疮、Felly综合征等；代谢性异常引起的脾肿大常见于脾淀粉样变性、糖尿病及糖原贮积综合征等。

脾大患者常出现左上腹压迫症状，如左上腹不适或饱胀感；部分患者增大的脾脏可破坏血细胞，导致贫血、白细胞或血小板降低，并可出现代偿性骨髓增生活跃表现，脾切除后症状可改善。依据原发疾病类型，患者还可以出现发热，盗汗，体重减轻或血液病、恶性病、传染病或炎性疾病等原发病的表现。

临床将脾大分为三度：脾缘不超过肋下2 cm为轻度肿大；超过2 cm，在脐水平线以上为中度肿大；超过脐水平线或前正中线则为重度肿大，即巨脾。

【脾大诊断】

脾大诊断主要通过体格检查及超声、CT或MRI等影像学检查确诊，综合患者的病史、实验室检查以及特殊检查结果进一步明确脾大的病因。

脾脏肿大的临床诊断标准：①轻度肿大：深吸气时，脾缘不超过肋下2 cm。②中度肿大：脾肿大超过肋下2 cm至脐水平线以上为中度肿大。③高度肿大：脾缘超过脐水平线以下或超过前正中线，也称巨脾。值得注意的是，体格检查能否触及肿大的脾脏还与检查医师的手法、患者的体型以及脾肿大的程度有关[1]。

影像学诊断标准见影像诊断要点部分。

明确患者的病史和家族史对于部分脾脏疾病的诊断至关重要，如中晚期肝硬化病史、恶性肿瘤病史、地中海贫血以及遗传性疾病（如戈谢病）等。

脾大合并脾功能亢进时，血常规检查中可发现不同程度的血细胞减少表现，包括：贫血、白细胞减少、血小板减少。

【影像学诊断要点】[2-3]

超声：检查简便易行、无创无辐射、性价比高，是临床脾脏疾病的初步筛查手段，可用于测量脾脏大小，诊断脾脏肿大。超声是最常见的影像检查手段。超声下测量脾脏径线方法：脾脏长径，可通过左肋间斜切面显示脾脏最大切面，测量其上下端的距离；脾脏厚径，可通过左肋间斜切面显示脾门及脾静脉，测量脾门至对侧缘弧形切线的距离。诊断标准：脾脏长径＞12 cm；脾脏厚度：男＞4 cm、女＞3.8 cm。

CT：①脾脏在任一径线上＞12 cm；②若在肝下缘消失的层面上，仍能见到脾下缘则可认为脾大；③厚度＞5 cm；④前缘超过锁骨中线；⑤下缘超出肋缘或低于左肾下极。

MRI：MRI诊断脾大的测量标准同CT检查。由于MRI具有良好的软组织对比度及对铁磁性物质极其敏感的特点，因此不仅可测量脾脏大小进行脾大诊断，还能定量反映脾脏内的铁质（血色素）沉积情况，有助于对脾功能亢进的量化评估。

【治疗及预后】

大多数脾大患者症状轻微，可保守治疗。当患者出现显著脾功能亢进或严重门静脉高压时可采用脾动脉栓塞治疗或手术切除脾脏，以减轻脾脏对血细胞的破坏、降低门静脉压力，常用于晚期肝硬化合并顽固性腹腔积液、低蛋白血症或反复消化道出血以及血细胞严重降低的患者。

参考文献

[1] 刘昆鹏，麻勇，姜洪池. 脾肿大等级判断建议与手术方式选择[J]. 中国实用外科杂志，2019，39（3）：200-202.

[2] 金玲娟，吴天勤，陈海飞. 脾肿大的诊断和处理策略[J]. 中华全科医师杂志，2011，10（5）：326-330.

[3] POZO A L，GODFREY E M，BOWLES K M. Splenomegaly：investigation，diagnosis and management[J]. Blood Rev，2009，23（3）：105-111.

第三节 脾脓肿

【病例1概要】

患者女性,76岁,确诊肝硬化伴食管胃底静脉曲张1年余,发热伴腹痛1周。入院后查实验室检查提示:白细胞计数10.35×10⁹/L、中性粒细胞百分比83.3%、血小板计数86×10⁹/L、血红蛋白89 g/L。患者精神欠佳、体力欠佳、少量进食、睡眠可、小便正常、近5天未解大便,体重无明显变化。

【图片资料】

1.超声表现

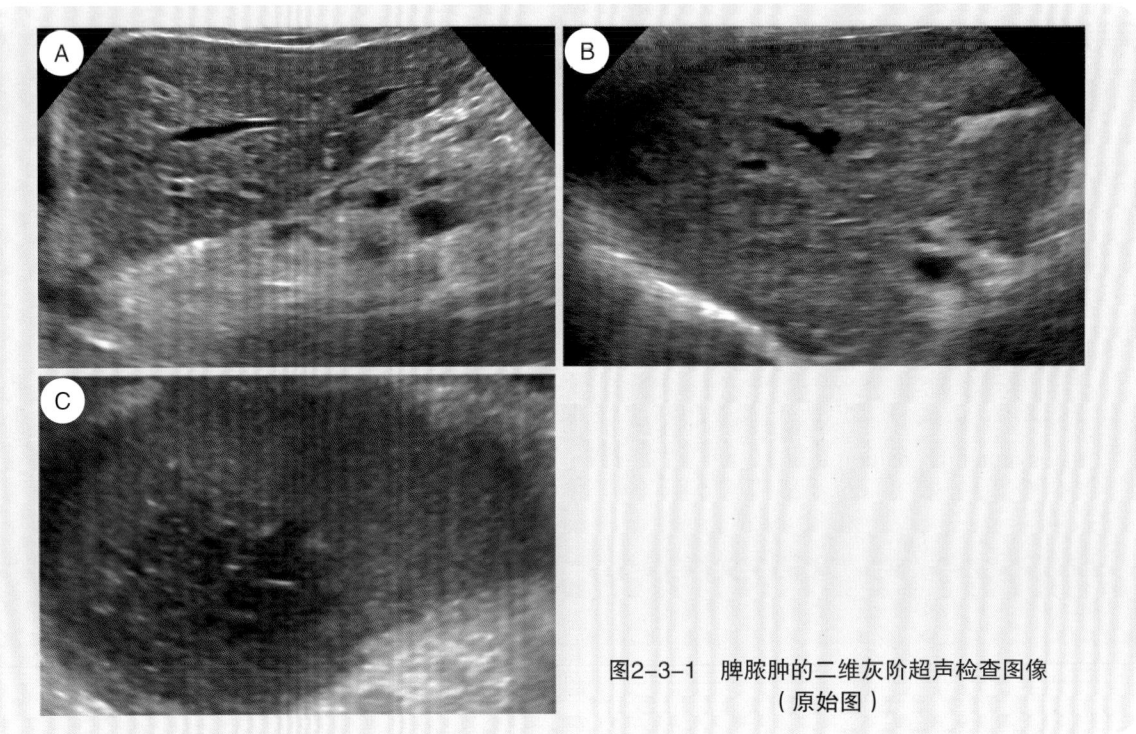

图2-3-1 脾脓肿的二维灰阶超声检查图像（原始图）

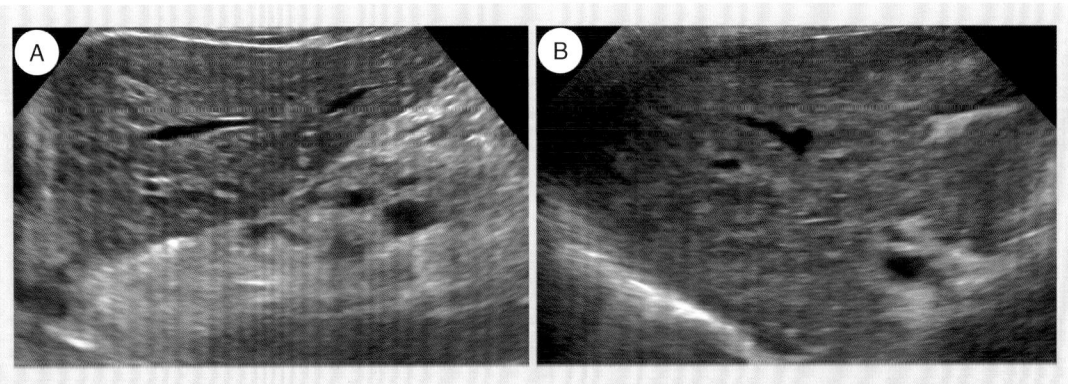

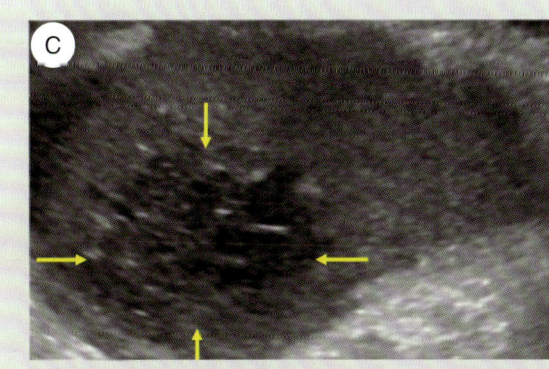

A、B.常规超声显示肝脏缩小,形态比例失调,表面不光滑,实质内回声增粗,未见占位性病变;C.脾脏实质回声欠均,内见一个低回声团,边界欠清,形态不规则,内部回声不均,可见较多细分隔(箭头)。

图2-3-2 脾脓肿的二维灰阶超声检查图像(标示图)

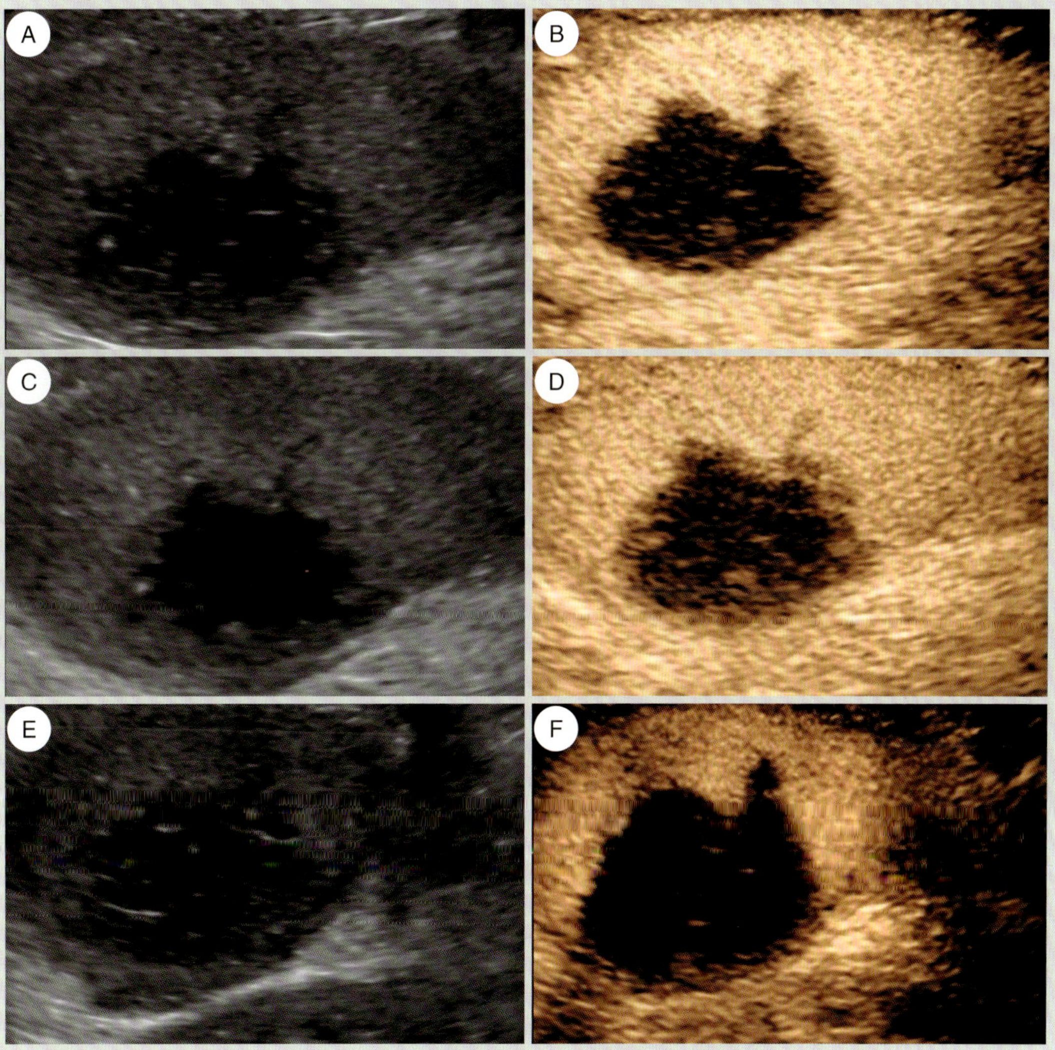

图2-3-3 脾脓肿的超声造影图像(原始图)

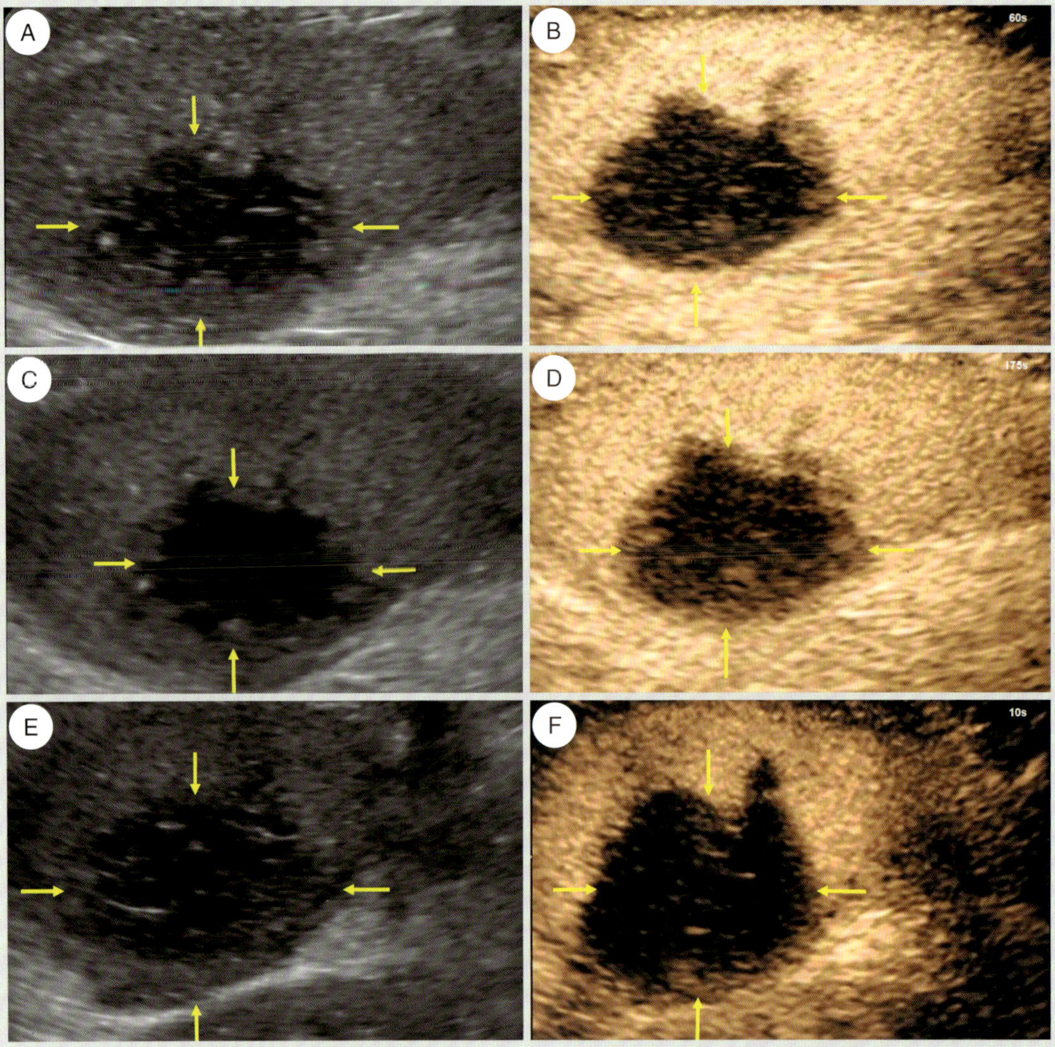

团注造影剂10秒病灶呈无增强（图A，箭头）。团注造影剂60秒，病灶呈周边厚环状低增强，内部可见少许强化（图C，箭头）。团注造影剂175秒，病灶呈周边低增强，中央液化坏死区始终呈无增强（图E，箭头）。团注造影剂后，所述病灶动脉期可见周边稍高增强并静脉期消退，病灶中央坏死区未见增强（图A～图F）。患者行超声引导下脾脓肿穿刺置管术，回抽见脓液确诊。

图2-3-4　脾脓肿的超声造影图像（标示图）

2.CT表现

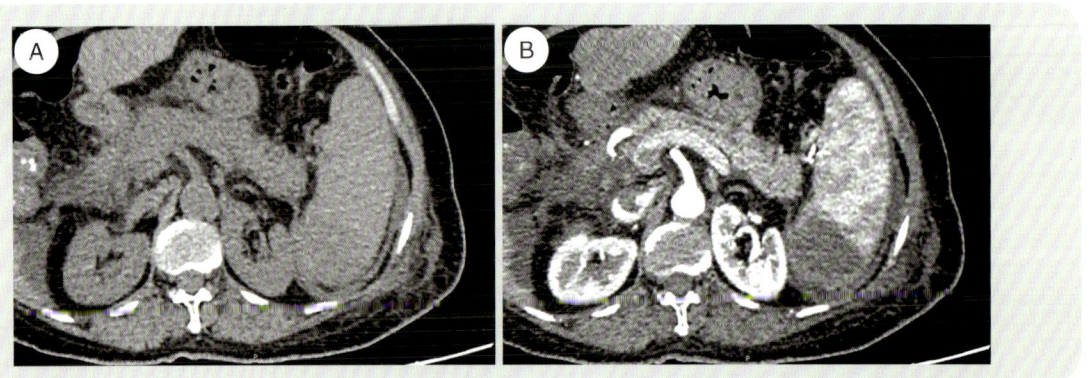

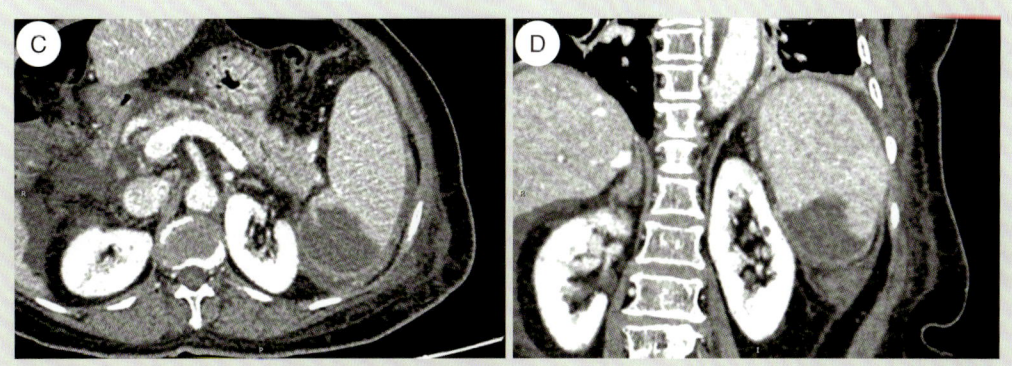

图2-3-5 脾脓肿的CT检查图像（原始图）

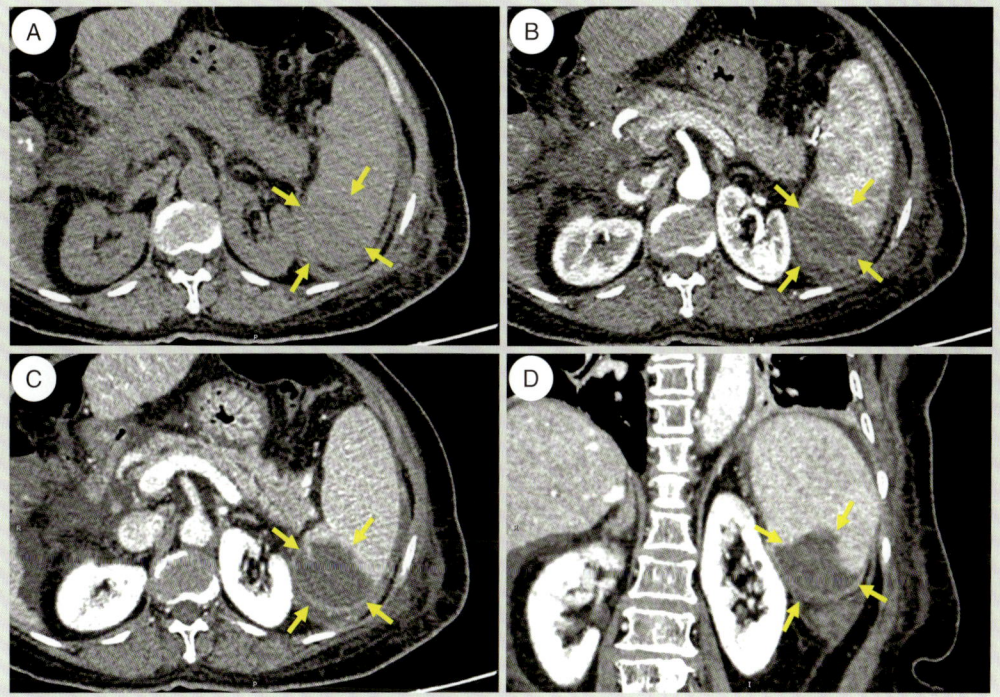

A.平扫；B.动脉期；C.静脉期；D.静脉期冠状位。脾脏后部见类圆形异常密度灶（图A～图D，黄箭头），平扫呈稍低密度，增强扫描强化不明显，仅见边缘及内部少量分隔样强化，边界清晰。另上腹腔可见少量积液。

图2-3-6 脾脓肿的CT检查图像（标示图）

【病例2概要】

患者男性，52岁，确诊脾脓肿1周。既往糖尿病6年余，规律服用降糖药，血糖控制欠佳，否认高血压、冠心病，否认伤寒、结核及肝炎等传染病史，无手术史、输血史及药物食物过敏史。实验室检查：P（+++）、CEA 6.43 ng/ml、PLT 316×10^9/L、糖化血红蛋白12.4%。

【图片资料】

1.超声表现

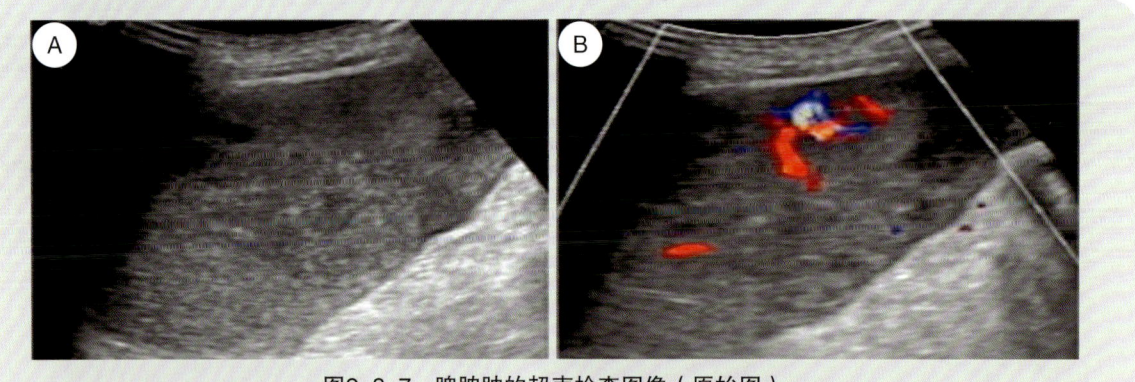

图2-3-7 脾脓肿的超声检查图像（原始图）

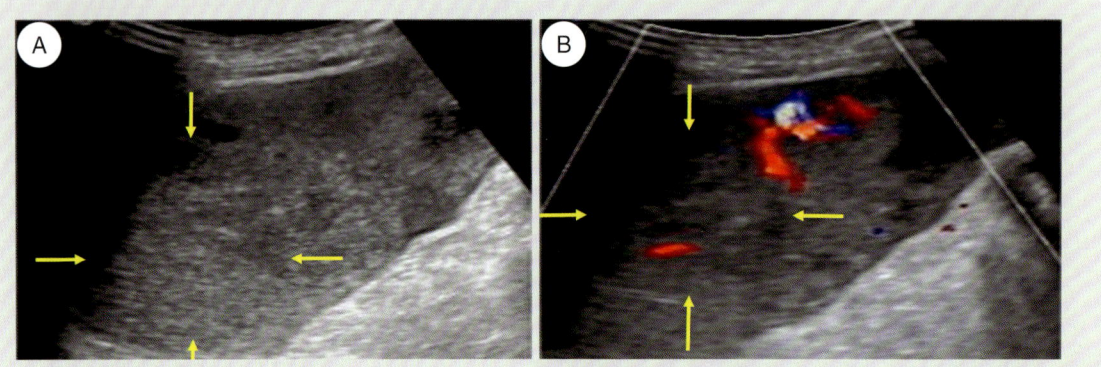

A.脾脏增大，形态失常，包膜光滑。实质回声不均匀，内见片状不规则低回声区，边界不清，回声减低，回声不均；B.CDFI示内可见稍丰富血流信号。箭头为脾脏脓肿病灶区域。

图2-3-8 脾脓肿超声检查图像（标示图）

2.MRI表现

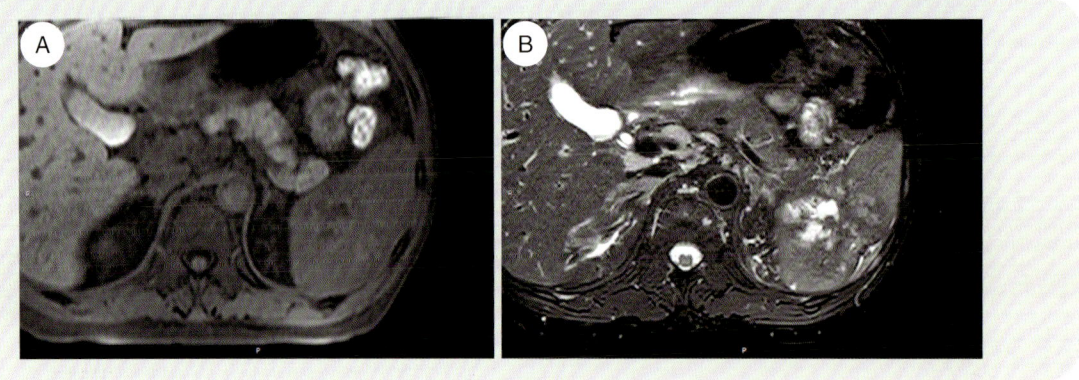

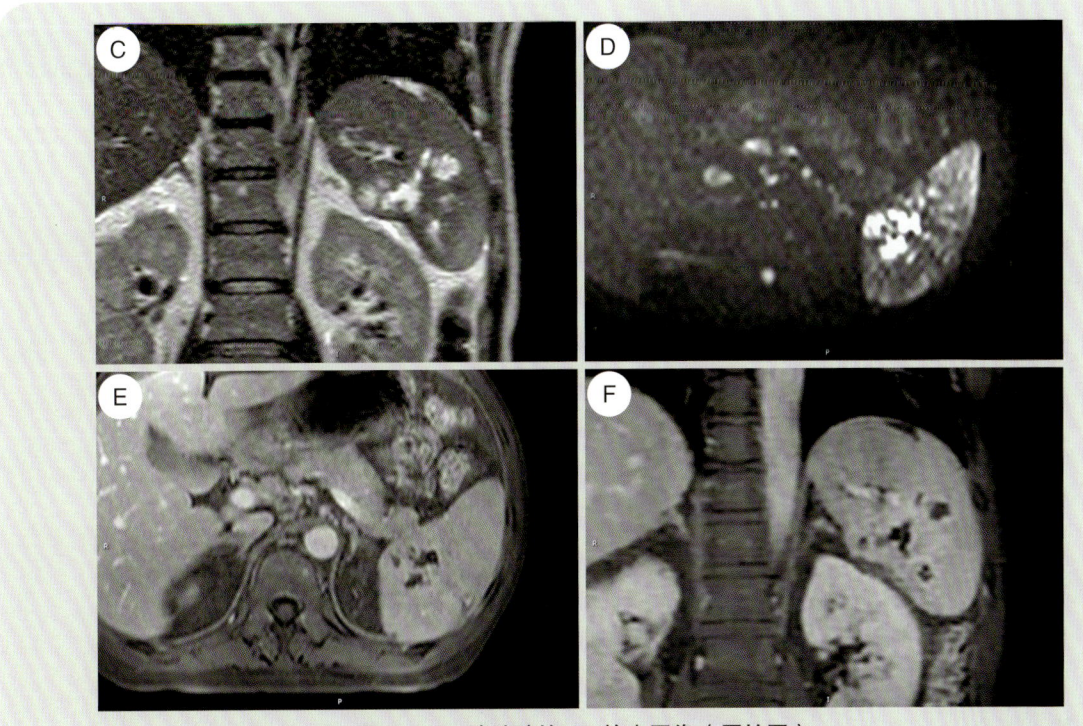

图2-3-9 脾脓肿的MRI检查图像（原始图）

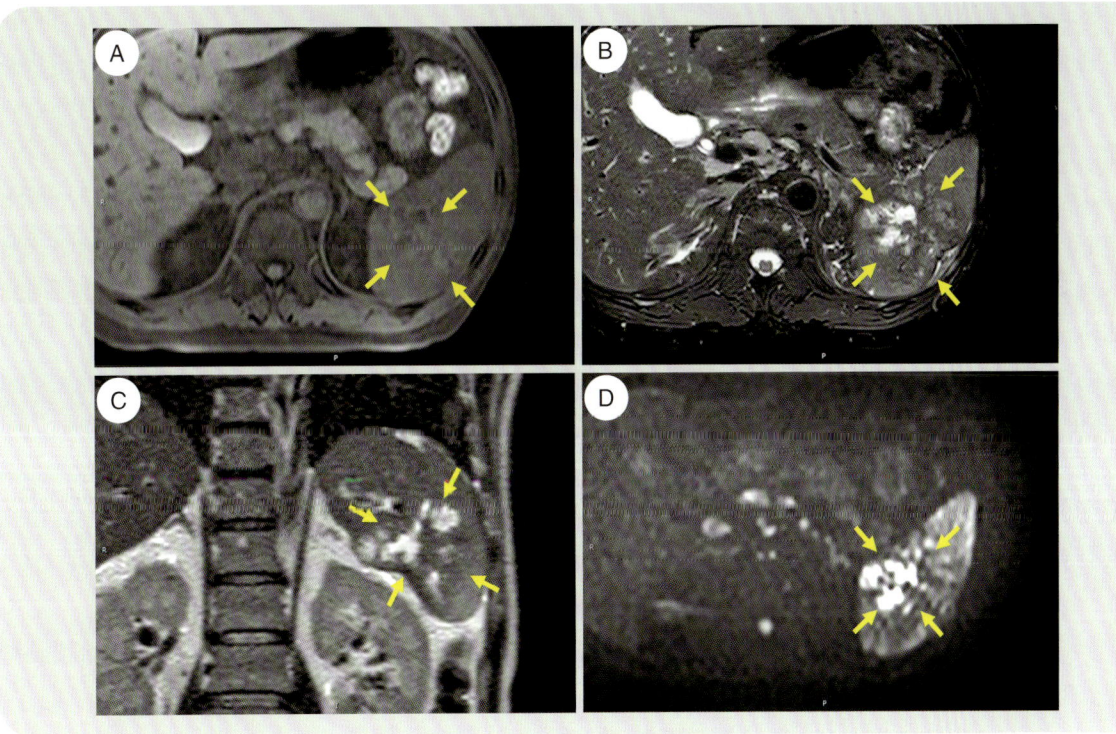

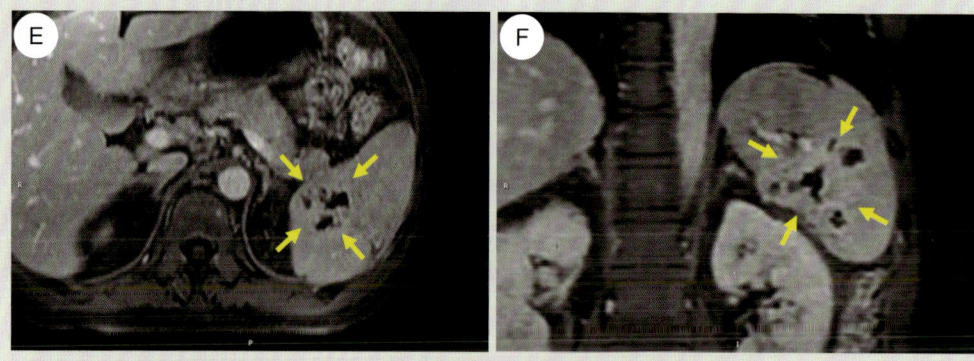

A.T_1WI；B.脂肪抑制T_2WI；C.T_2WI；D.DWI；E、F.增强扫描静脉期。脾实质内可见多发不规则异常信号影呈团簇状分布（图A～图F，黄箭头），病灶之间可见部分正常脾实质分隔，病灶T_1WI呈稍低信号，T_2WI呈高信号，DWI呈高信号（提示弥散受限），增强扫描呈边缘及分隔强化，内部未见强化。

图2-3-10 脾脓肿的MRI检查图像（标示图）

【影像诊断要点分析及小结】

脾脓肿（splenic abscess）常继发于全身感染性疾病后，细菌经行至脾脏。细菌性感染引起的脾脓肿主要通过血行传播（75%）、穿透性创伤（15%）和脾梗死发生。脾脓肿患者常见左上腹或左侧腰痛，部分患者可能因合并胸膜炎而出现胸痛，患者亦可能出现左侧胸腔积液；血常规可显示为核左移的白细胞增多，血培养可能呈阳性[1]。

超声平扫：脾脓肿表现为单个或多发圆形或椭圆形低/混合回声囊性/囊实性肿块，后方可伴回声增强化，彩色多普勒超声无内部血管分布。如果脓肿内有气泡，可见高回声灶和声影。超声造影：病灶常表现为增强早期呈周边厚环状高增强，内部可见分隔状强化；增强晚期呈等增强或低增强，液化坏死区始终呈无增强[2]。

CT：早期表现为脾脏弥漫性稍肿大，密度均匀减低，当组织液化坏死后，脾内出现单个或多个圆形或椭圆形低密度灶，边界不清。增强后脓肿壁明显强化，部分见内部分隔样强化，中央坏死区无强化。脓肿壁的强化持续时间较长，这是由于对比剂进入细胞外间隙内。脓肿壁外有时可见低密度水肿带环绕。少数脾脓肿内可出现气体或液气平面。少数脾脓肿可以引起脾破裂，并可见左侧肾旁前筋膜增厚[3]。

MRI：早期脾脏轻度增大，信号轻微异常改变，如T_1WI稍减低，T_2WI及其脂肪抑制序列信号稍增高。当组织液化坏死后形成脓肿后，在T_1WI表现为低信号，在T_2WI表现为明显高信号，信号不均匀，脓肿壁T_2WI信号介于脓液与正常脾实质之间，脓肿周围见界限不清的水肿区域。增强后脓肿壁环形强化，有时可见分隔强化，脓肿壁厚度欠均匀，中央坏死区无强化，此表现与CT相似[3]。

全身感染性疾病的患者，CT发现脾内低密度灶须警惕脾脓肿，典型病例可出现强化的脓肿壁及壁外的低密度水肿带，若出现液气平面可确诊。

参考文献

[1] CHOI G, KIM K A, LEE J, et al. Ultrasonographic atlas of splenic lesions[J]. Ultrasonography, 2022, 41（2）: 416-429.

[2] TRENKER C, GÖRG C, FREEMAN S, et al. WFUMB Position Paper-Incidental Findings, How to Manage: Spleen[J]. Ultrasound Med Biol, 2021, 47（8）: 2017-2032.

[3] ROBERTSON F, LEANDER P, EKBERG O. Radiology of the spleen[J]. EUR RADIOL, 2001, 11（1）: 80-95.

第四节 脾肿瘤

一、脾血管瘤

【病例1概要】

患者男性,53岁,主因"反复腹痛伴呕吐3日余,加重1日余"入院。实验室检查:ALT 9.56 U/L,AST 12.7 U/L,TBIL 9.85 μmol/L,GLU 30.6 mmol/L。

最后诊断:①糖尿病;②脾血管瘤。

【图片资料】

1.超声表现

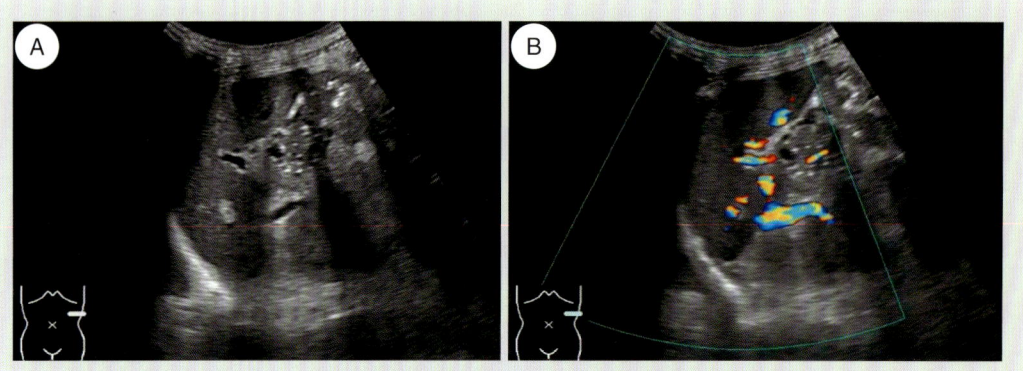

图2-4-1 脾血管瘤的超声检查左肋间斜切面图像(原始图)

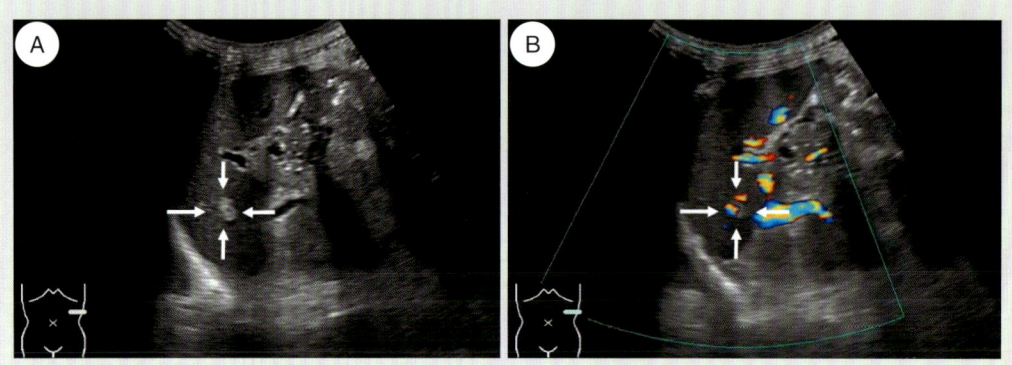

A.二维超声显示脾形态正常,脾脏内可见一类圆形高回声结节(箭头),直径约12 mm,边界清晰,形态规则;B.CDFI示结节内可见点条状血流信号(箭头)。

图2-4-2 脾血管瘤的超声检查左肋间斜切面图像(标示图)

2.CT表现

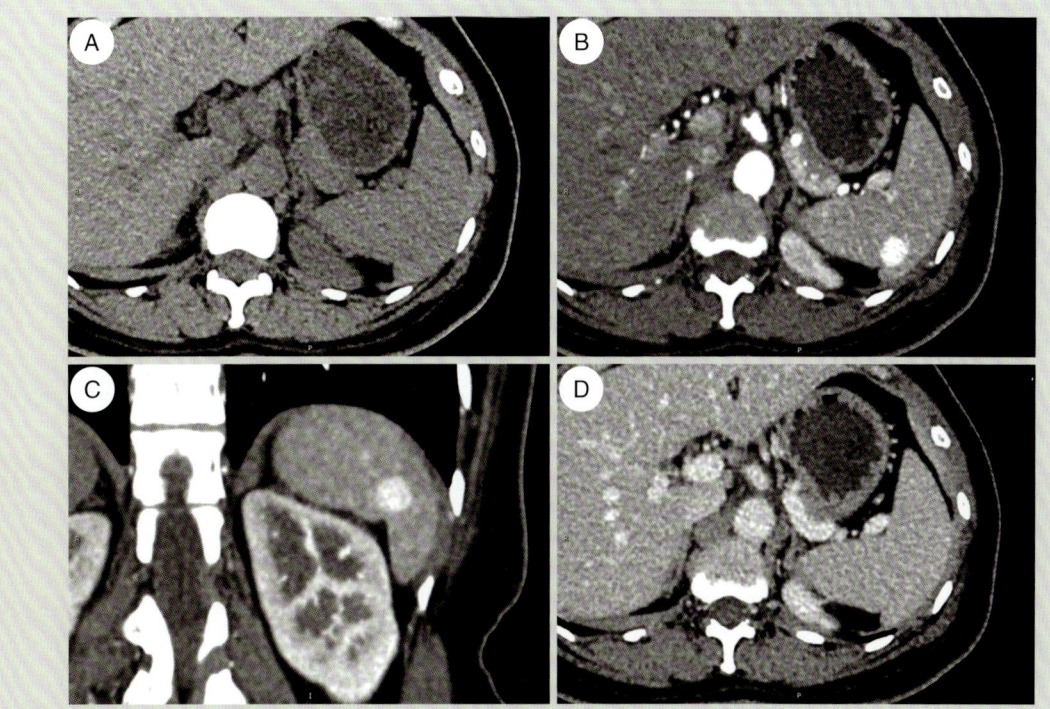

图2-4-3　脾血管瘤的CT图像（原始图）

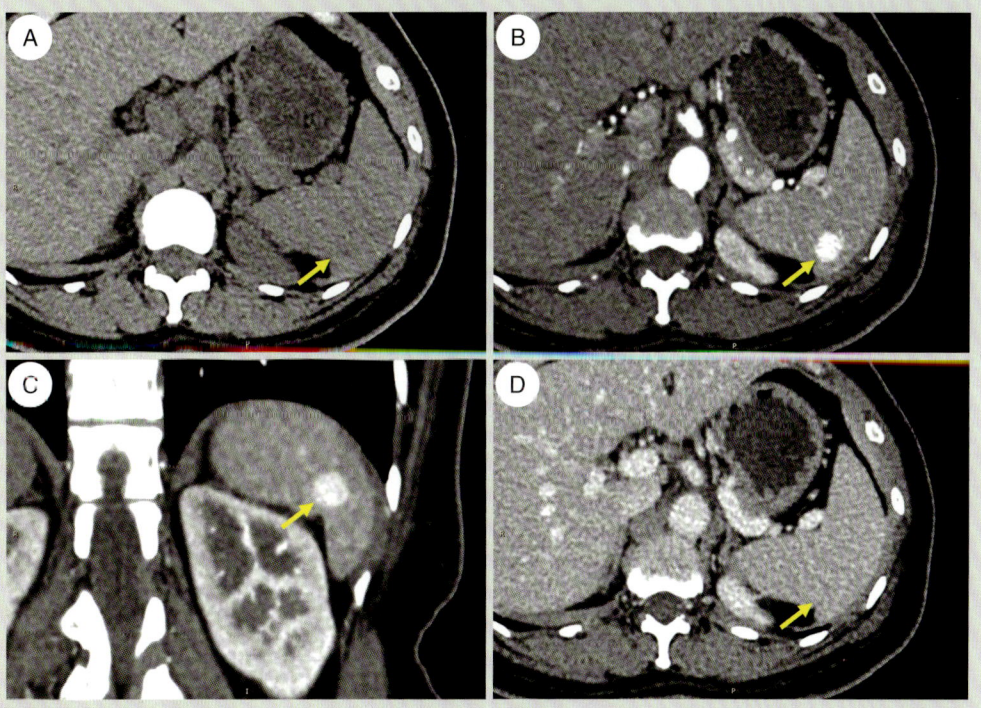

平扫（图A）黄箭头所示脾实质内隐约可见稍低密度区，边界模糊；增强扫描动脉期（图B、图C）脾内可见明显强化结节影，强化均匀，边界变清；门静脉期（图D）病灶强化与正常脾实质相仿，轮廓显示不清。

图2-4-4　脾血管瘤的CT图像（标示图）

【病例2概要】

患者女性，54岁，体检发现，无特殊不适。

最后诊断：①脾血管瘤；②乳腺增生。

【图片资料】

MRI表现

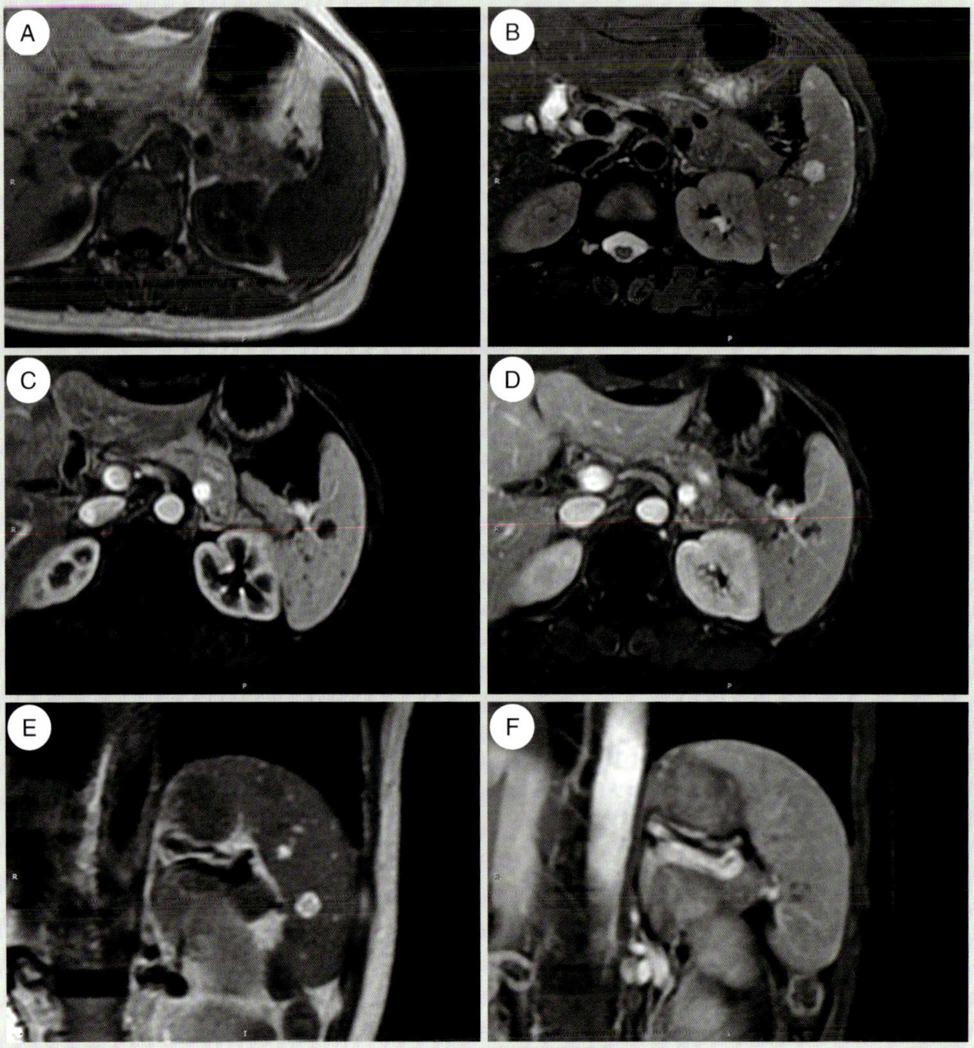

图2-4-5 脾血管瘤的MRI图像（原始图）

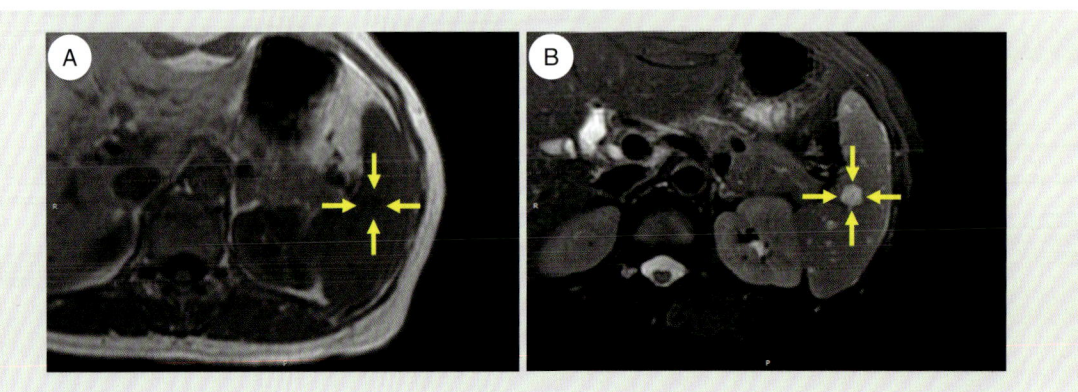

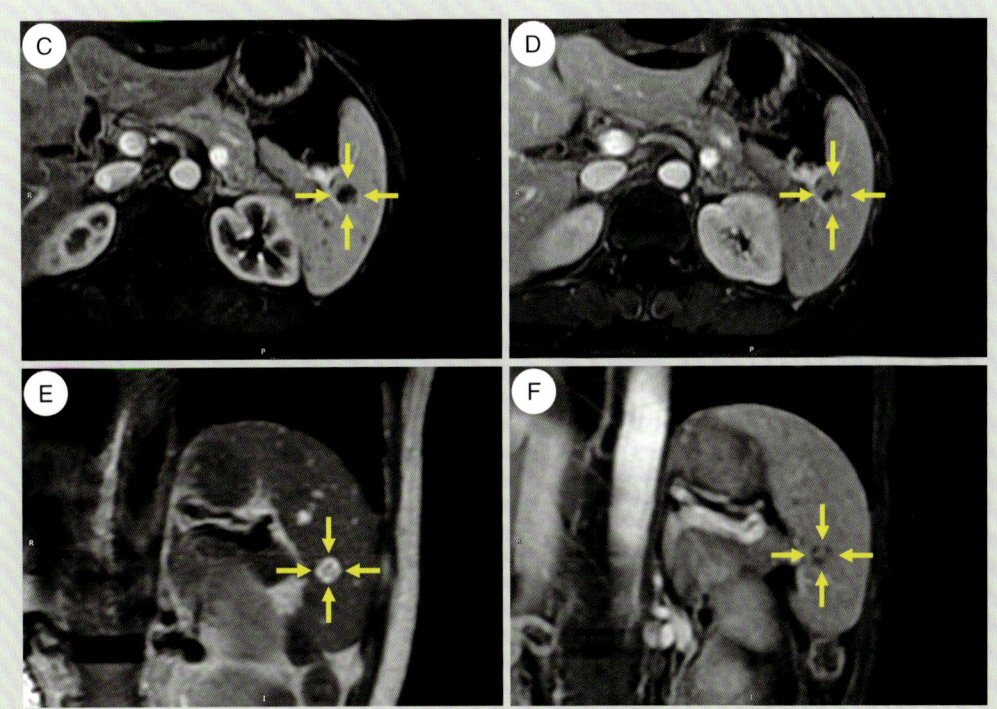

脾实质内见多发类圆形异常信号灶（只选取最大者进行标记），T_1WI（图A，黄箭头）呈稍低信号，T_2WI（图E，黄箭头）及其脂肪抑制序列（图B，黄箭头）呈高信号，增强扫描动脉期（图C，黄箭头）呈边缘欠规则强化，静脉期强化范围向中央扩展（图D、图F，黄箭头）。

图2-4-6　脾血管瘤的MRI图像（标示图）

【脾血管瘤影像要点分析及小结】

脾血管瘤（splenic hemangioma）是脾脏中最常见的良性、原发性占位性病变。病理上分为海绵状血管瘤和毛细血管瘤，前者占多数，血管瘤可呈结节状或弥漫性，巨大弥漫性血管瘤可侵及全部脾脏。

临床表现：本病早期一般无明显临床表现，多为偶然发现。当肿瘤直径＞2 cm时，可出现左上腹不适或隐痛，有时可出现恶心、嗳气、食欲减退等消化道症状。

实验室检查：一般无明显阳性指标。

诊断：脾血管瘤主要通过腹部超声及CT等确诊，再综合病史、实验室检查以及特殊检查结果。主要影像学检查的表现和临床价值简述如下。

超声[1]：超声检查具有无创、直观、灵敏、准确的优势，可作为筛查的首选方法。脾血管瘤可分为高回声型、低回声型、实性为主型、囊性为主或囊性型4种类型。超声对高回声型病灶具有较高的诊断准确性，一般直径＜2 cm，边界清晰，部分病灶内部伴出血坏死时病变内可见小囊性回声区。超声检查可用于动态随访，通常脾血管瘤生长速度极慢或无明显增长。彩色多普勒血流图像显示血管瘤周围或内部可有脾动脉或脾静脉分支绕行或穿行，直径＜2 cm的血管瘤内部多无血流信号显示，较大的病灶内可检查出低速血流信号。

典型脾血管瘤的超声造影表现类似肝血管瘤，增强早期较大结节者呈周边结节状增强，造影剂逐渐向病灶中心充填，而较小病灶呈现整体增强，至增强晚期所有病灶均呈高增强，增强强度高于脾实质。对于部分影像学表现不典型的病灶，必要时超声造影有助于提高诊断准确性。

CT[2-5]：CT有检查速度快、扫描范围大的优势，CT可以清楚显示脾脏解剖形态及其与周围组织器官的关系，可为疾病诊断及治疗提供更多的信息。脾血管瘤在CT上有两种表现：①密度均匀的团块，病变通常较小，呈低密度或等密度，有清晰的边缘。②多囊性团块，病变通常较大，表现为一个与残余正常脾密度相等的肿块，内伴有多个水样密度区，少数肿块内可见斑点或环状钙化，实性部分在注射对比剂后密度可增加或无变化。病变内水样密度区为出血坏死所致，增强扫描多无增强。增强扫描对血管瘤的诊断有重要意义，多认为脾血管瘤的增强表现与肝血管瘤类似，早期表现为肿块边缘的结节状强化，继之向中心蔓延，最后呈等密度改变。延迟期等增强这一征象对脾血管瘤的诊断较有特征性。

MRI[6]：MRI检查有无辐射、软组织分辨率高等优势，可提供解剖及功能信息，提高疾病诊断准确率。肝血管瘤T_1WI呈低信号，T_2WI呈高信号，呈现"灯泡征"改变，病灶边界清晰，信号均匀，增强扫描强化方式与CT相仿。

超声可作为筛查脾血管瘤的首选方法，CT和MRI可提供解剖及功能信息，提高疾病诊断准确率。

参考文献

[1] 陈志奎，张秀娟，钱清富，等. 脾血管瘤的超声分型与诊断分析[J]. 中国超声医学杂志，2019，35（1）：84-86.

[2] 张雪梅，黄学全，丁仕义. 脾血管瘤的CT诊断[J]. 第三军医大学学报，2002，24（6）：687-688.

[3] VANCAUWENBERGHE T，SNOECKX A，VANBECKEVOORT D，et al. Imaging of the spleen：what the clinician needs to know[J]. Singapore Med J，2015，56（3）：133-144.

[4] WILLCOXT M，SPEERR W，SCHLINKERTR T，et al. Hemangioma of the spleen：presentation，diagnosis，and management[J]. J Gastrointest Surg，2000，4（6）：611-613.

[5] FERROZZI F，BOVA D，DRAGHI F，et al. CT findings in primary vascular tumors of the spleen[J]. AJR Am J Roentgenol，1996，166（5）：1097-1101.

[6] RAMANI M，REINHOLD C，SEMELR C，et al. Splenic hemangiomas and hamartomas：MR imaging characteristics of 28 lesions[J]. Radiology，1997，202（1）：166-172.

二、脾淋巴瘤（splenic lymphoma）

【病例1概要】

患者男性，61岁，因"解浓茶样小便20余天，腰背部酸痛9天"前来就诊。实验室检查：HB 126.0 g/L，红细胞计数$29.4×10^9$/L，血小板计数$167.0×10^9$/L。病理检查：（淋巴结）肿瘤细胞弥漫分布，细胞中等至大，核分裂象易见。体格检查：肝肋下未触及，脾脏肋下1 cm，脾区及左肾区叩痛，腹部移动性浊音阴性，肠鸣音正常，5次/分。无震水音。最后诊断：复发套细胞淋巴瘤（骨髓、脾脏浸润）。

【图片资料】

1.超声表现

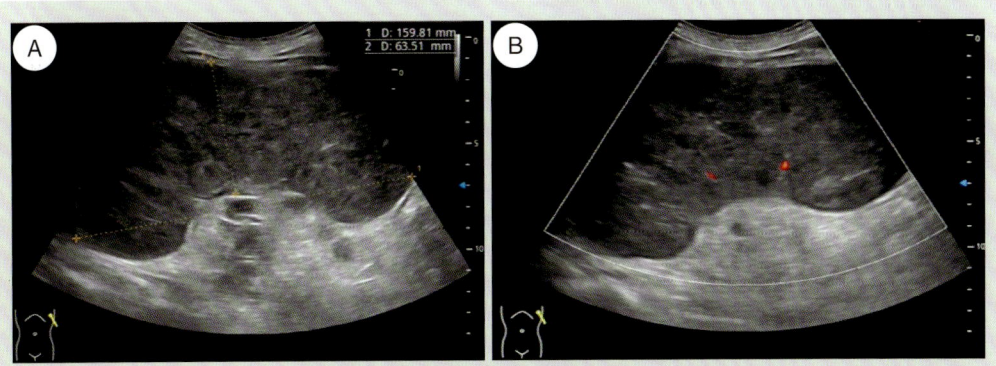

图2-4-7 脾淋巴瘤的超声检查左肋间斜切面图像(原始图)

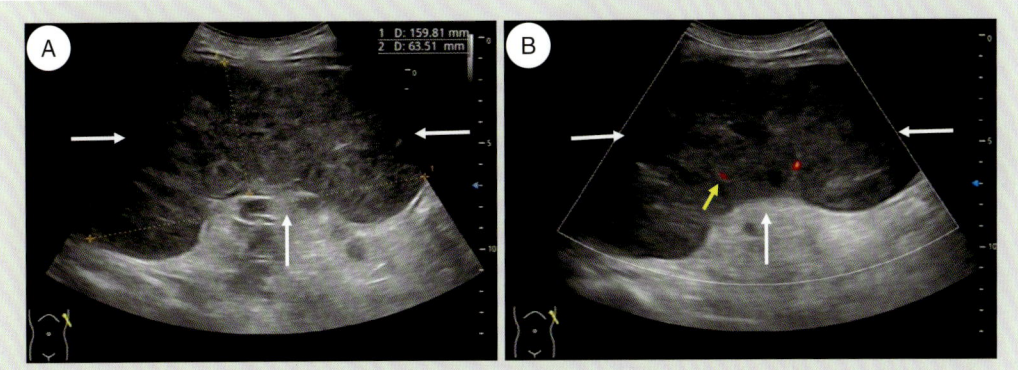

二维超声显示脾脏增大,形态失常,包膜光滑,实质回声减低,不均匀(图A、图B,白箭头),弥漫分布多个不规则低回声区,CDFI示脾脏内见点条状血流信号(图B,黄箭头)。

图2-4-8 脾淋巴瘤的超声检查左肋间斜切面图像(标示图)

2.CT表现

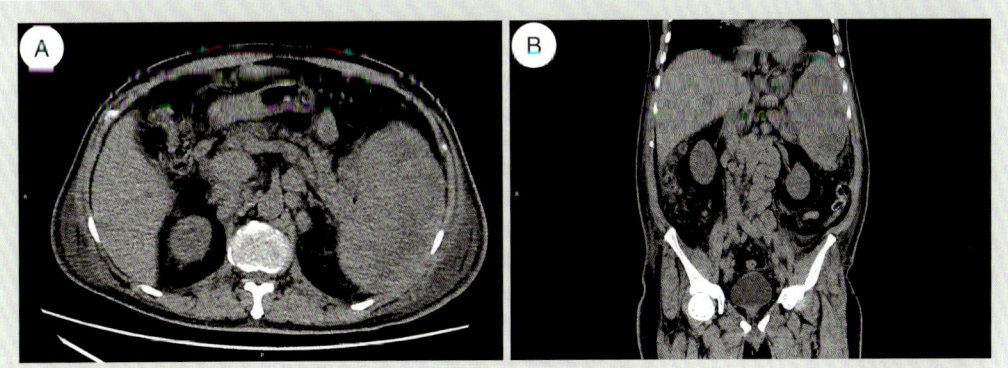

图2-4-9 脾淋巴瘤的CT图像(原始图)

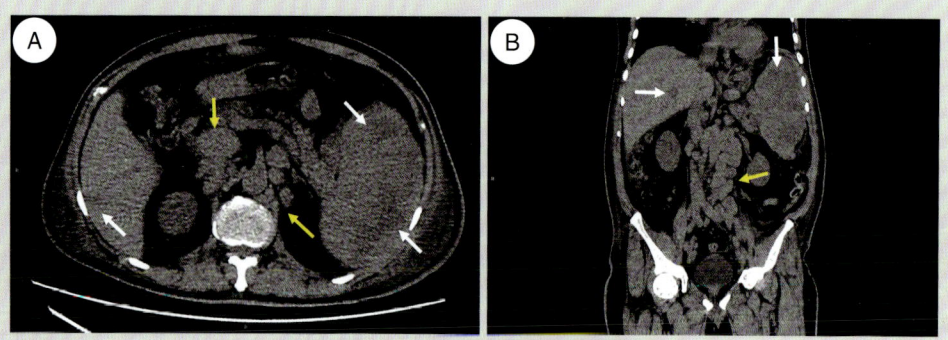

A.平扫横断位图;B.平扫冠状位图。脾脏肿大,脾及肝实质内见多发斑片状稍低密度影(白箭头),边界模糊;门腔间隙、腹主动脉及双侧髂血管旁多发明显肿大淋巴结(黄箭头),部分相互融合,提示多发淋巴结浸润。

图2-4-10 脾淋巴瘤的CT图像(标示图)

【病例2概要】

患者女性,65岁,因腹痛1个月就诊。患者1个月前无明显诱因出现腹痛,呈阵发性隐痛不适,上腹部较明显,疼痛无进行性加重,无向处放射。实验室检查:HB:120.0 g/L,红细胞计数$4.4×10^9$/L,血小板计数$91.5×10^9$/L。病理检查:(肝、脾)组织内见淋巴样肿瘤细胞弥漫分布,细胞中等偏大,异型性较大。

最后诊断:①淋巴瘤(弥漫大B细胞淋巴瘤,累及肝脏及脾脏);②乙肝病毒携带者。

【图片资料】

1.超声表现

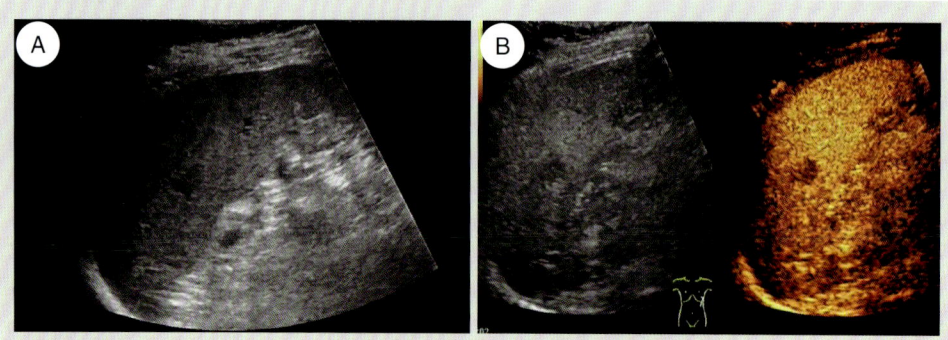

图2-4-11 脾淋巴瘤的超声检查左肋间斜切面图像(原始图)

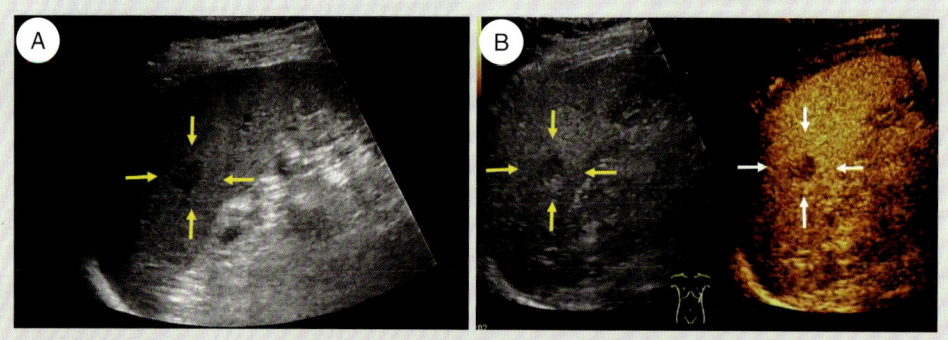

A.二维超声显示脾脏中部见一低回声结节,大小约11 mm×8 mm,边界欠清,形态不规则(黄箭头);B.超声造影:经静脉团注造影剂后,所述脾脏病灶三期未见强化(图B,黄箭头、白箭头)。

图2-4-12 脾淋巴瘤的超声检查左肋间斜切面图像(标示图)

2.CT表现

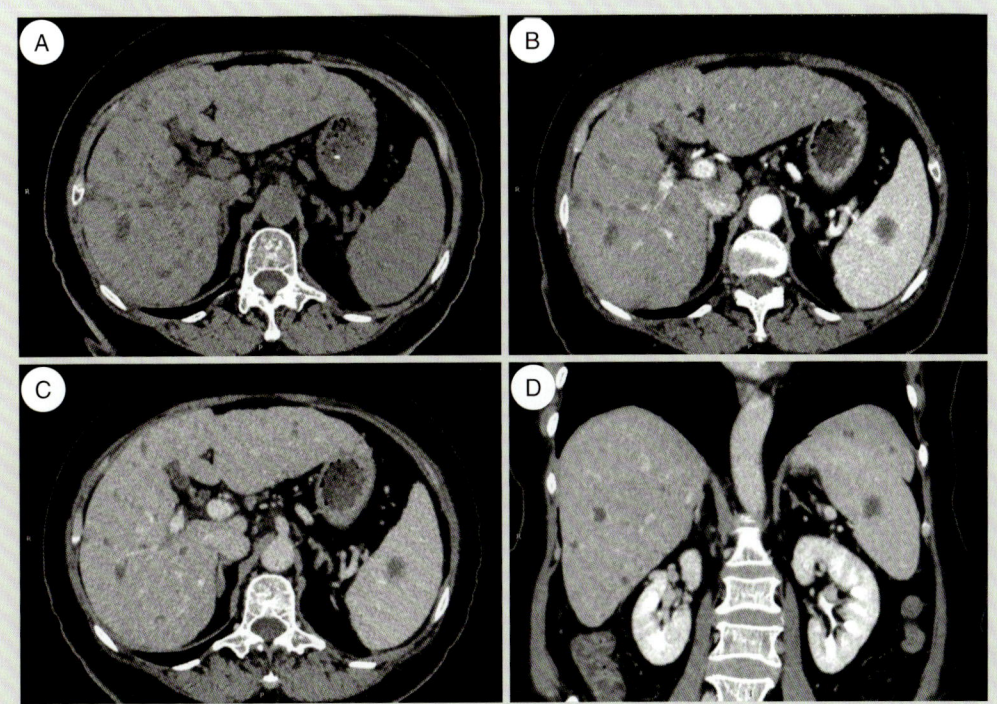

图2-4-13 脾淋巴瘤的CT图像（原始图）

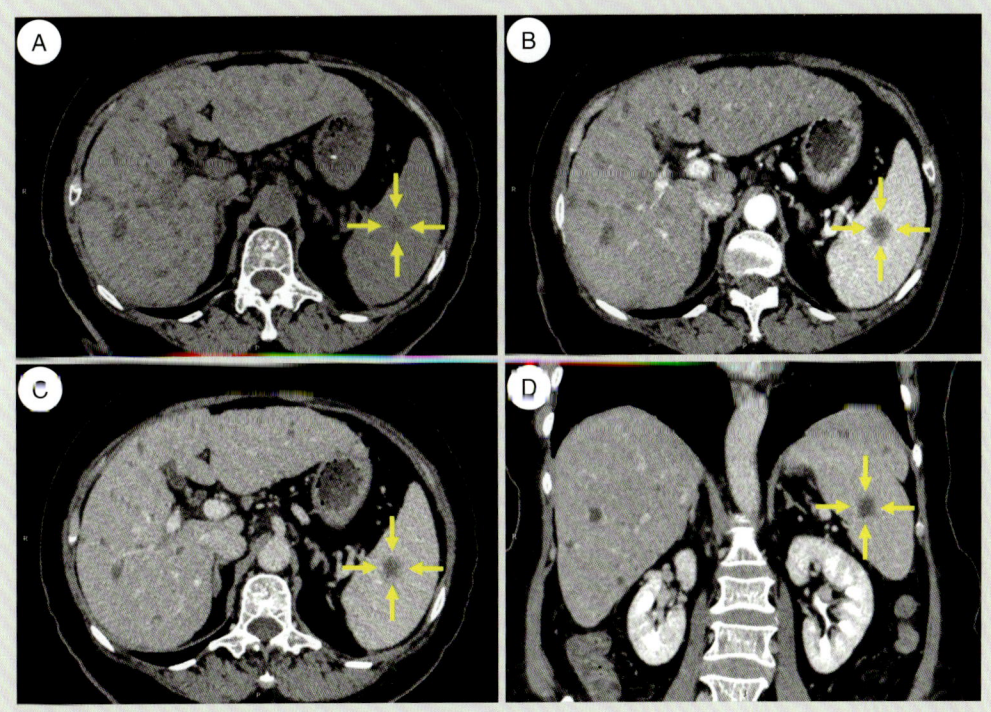

A.平扫横断位；B.动脉期横断位；C.静脉期横断位；D.静脉期冠状位。脾实质内见一个类圆形稍低密度结节（图A，黄箭头），边界模糊；增强扫描病灶轻度强化（图B～图D，黄箭头）。另肝实质内可见多发类似密度结节，提示肝内多发淋巴瘤浸润。

图2-4-14 脾淋巴瘤的CT图像（标示图）

3.PET/CT表现

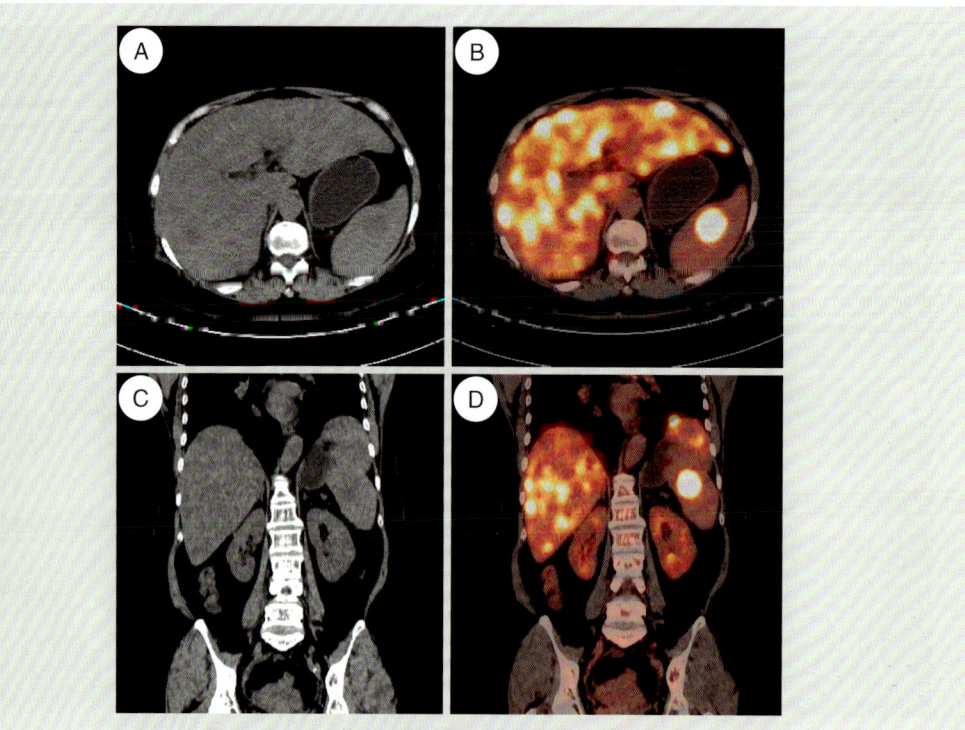

图2-4-15 脾淋巴瘤的PET/CT图像（原始图）

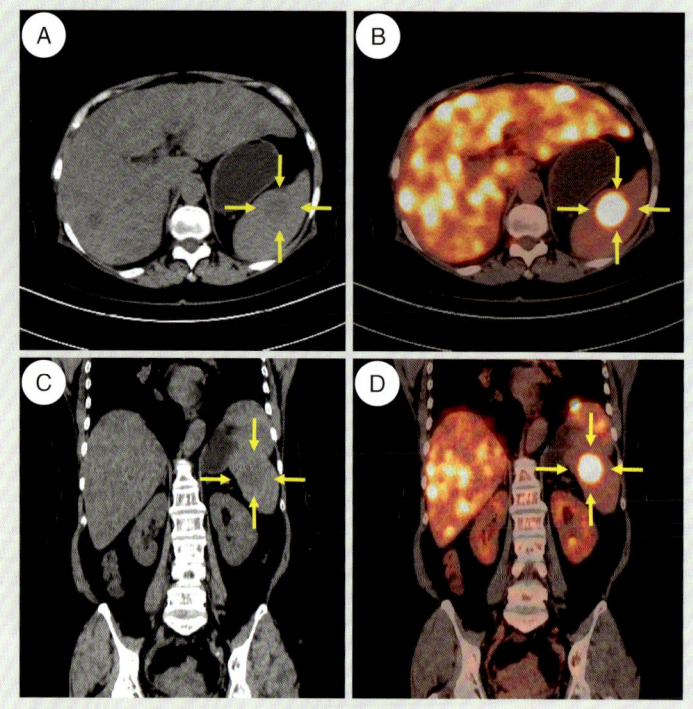

A、C.CT影像；B、D.PET/CT融合影像。脾脏类圆形稍低密度肿物，边界欠清，伴明显放射性浓聚；肝脏内散在多发大小不等稍低密度结节，呈明显异常放射性浓聚。

图2-4-16 脾淋巴瘤的PET/CT图像（标示图）

【脾淋巴瘤影像要点分析及小结】

脾淋巴瘤分为原发性和继发性两类,淋巴瘤约半数可累及脾,但原发于脾的恶性淋巴瘤少见。按细胞类型可分为霍奇金淋巴瘤和非霍奇金淋巴瘤(两类,可产生弥漫性或结节性脾浸润。在霍奇金淋巴瘤患者中,脾往往是首先和唯一受累的器官。但临床上主要以脾脏非霍奇金淋巴瘤为主。

脾脏是人体最大的周围淋巴器官,为淋巴瘤好发部位。临床表现无特征性,尤其对于原发性脾脏淋巴瘤,由于不伴有淋巴结病变,早期诊断十分困难,影像学检查为发现脾脏受累的重要手段,但误诊率高。需综合病史、实验室检查以及特殊检查结果方可确诊。

临床表现:以左上腹疼痛和脾脏迅速增大为最突出的症状,触诊可呈硬结状,可伴压痛,可伴有体重减轻、贫血、恶病质、发热等全身症状。一些患者有食欲下降、上腹部饱胀、恶心和其他临床表现,如发热、淋巴结病、消瘦、盗汗等。发热通常表现为低热,有些患者体温可超过38.5 ℃,称为淋巴瘤热。

实验室检查:血常规既可表现为正常,也可表现为贫血、白细胞下降、血小板下降等。约有1/3的霍奇金淋巴瘤患者出现淋巴细胞绝对值减少的情况。其他检验指标包括:①血清乳酸脱氢酶(lactate dehydrogenase,LDH):是反应肿瘤负荷和预后的一项指标,LDH明显升高提示肿瘤负荷大。②C反应蛋白:肿瘤患者C反应蛋白水平升高反应肿瘤细胞增殖速度快,常提示有不良预后并存在转移可能。③β2微球蛋白:是反映疾病预后的重要指标。④红细胞沉降率(erythrocyte sedimentation rate,ESR):晚期患者ESR通常增快,其与疾病程度和复发相关,ESR增快提示病情活动。⑤碱性磷酸酶:水平升高通常提示有肝脏或骨骼受累。⑥Ca^{2+}:高钙血症常提示有骨侵犯,其水平升高可在骨骼X线出现改变之前。

诊断:脾脏原发性淋巴瘤无特征性表现,诊断需结合病史和活检,全身性淋巴瘤脾脏受累,结合病史及其他部位淋巴结肿大、影像学检查常能诊断,确诊需依靠病理。

根据脾脏病变的分布及病灶大小,脾脏淋巴瘤可大体分为以下4种:①弥漫浸润型;②粟粒状结节型,病灶直径为1~5 mm;③多发肿块型,病灶直径为2~10 cm;④单发巨块型,病灶直径≥10 cm。主要影像学检查的表现和临床价值简述如下。

超声[1-2]:超声检查具有无创、直观、灵敏、准确的优势,可作为脾淋巴瘤筛查的首选方法。超声表现脾多呈低回声或稍低回声,肿瘤内部也可发生液化,形成无回声区。肿瘤呈弥散性浸润生长时,脾脏明显肿大,内部回声减低,无明显局灶性占位性病变。肿瘤呈小结节状弥漫性分布时,脾实质内可见密集分布的稍低回声区,间以较厚的高回声分隔,呈蜂窝状。病灶形态多呈圆形或椭圆形,当肿瘤融合时,可呈分叶状,边界清晰,但无明显的包膜,后方回声多无明显增强。彩色多普勒:大部分淋巴瘤病灶内见少-中量血流信号,血流非常丰富或稀少者较少见。

CT[3]:表现为脾均匀增大。平扫可见脾内单发或多发稍低密度灶,边界不清,有时可见钙化;增强扫描病灶轻度不规则强化或无明显强化,脾实质正常强化,病灶与正常脾实质分界清楚。小于5 mm的病变CT常难以检出。由于淋巴瘤侵袭性低,可包绕血管生长而无明显侵犯征象,即"血管漂浮征"。不同类型脾淋巴瘤表现如下。

(1)均匀弥漫型:脾脏弥漫均匀增大,无明显肿块形成。

(2)粟粒结节型:脾脏弥漫均匀增大,密度弥漫性降低,增强扫描显示脾脏内粟粒样略低密度区。

(3)多发肿块型:脾脏内多发团块状低密度灶,多为类圆形,少数呈不规则分叶状,边界清晰,也可模糊,增强后强化不明显,门静脉期与明显强化的正常脾组织对比更清楚。

（4）巨块型：脾脏内单发巨大低密度占位，边缘不光整，中心可坏死，增强后均匀或不均匀强化，正常脾组织可完全消失或仅有少许残留。

此外，CT可全面评估腹腔病变情况，可显示脾脏外肿大淋巴结，及其他腹腔脏器如肝脏等受累，甚至胸腹腔积液等脾外病变情况。

MRI：脾淋巴瘤MRI呈长T1长T2信号，边界清晰，可呈外生性生长，病灶内信号较均匀，囊性病灶多壁薄、光滑，可有分隔，实性病灶很少发生出血、坏死，病灶与周围组织分界清楚，生长缓慢，主要引起局部压迫或阻塞症状[4-5]。

PET/CT[6]：超声检查、CT是诊断脾脏淋巴瘤的传统检查方法，然而仅凭形态学改变对淋巴瘤脾脏受累的检测敏感性较低。PET/CT集功能影像与解剖影像于一体，可早期探测到传统影像无法发现的病灶。^{18}F-FDG PET/CT被广泛用于淋巴瘤分期、再分期、疗效评估、复发监测等。据报道^{18}F-FDG PET/CT对诊断脾脏淋巴瘤的灵敏性、特异性高达90%以上。在淋巴瘤中^{18}F-FDG的摄取程度取决于组织病理学类型、分级和Ki-67指数。高级别淋巴瘤（如弥漫大B细胞淋巴瘤、霍奇金淋巴瘤等）表现为^{18}F-FDG摄取明显增高，而低级别淋巴瘤（如低级别滤泡淋巴瘤、黏膜相关淋巴瘤等）可表现为低^{18}F-FDG摄取，可能导致假阴性。

脾淋巴瘤的影像学表现无特异性，超声检查、CT是诊断脾脏淋巴瘤的传统检查方法，然而仅凭形态学改变对淋巴瘤脾脏受累的检测敏感性较低。PET/CT可早期探测到传统影像无法发现的病灶。

参考文献

[1] 陈治光，桑亮，郑朋超，等.原发性脾淋巴瘤超声表现1例[J].临床超声医学杂志，2019，21（8）：619.

[2] 林振湖，林礼务，薛恩生，等.脾淋巴瘤的超声诊断价值及其分型[J].中华超声影像学杂志，2008，17（9）：773-775.

[3] 詹勇，向子云，王静波，等.脾淋巴瘤的CT影像学特征[J].中国医学影像学杂志，2011，19（2）：139-142.

[4] GAETKE-UDAGER K, WASNIK A P, KAZA R K, et al. Multimodality imaging of splenic lesions and the role of non-vascular, image-guided intervention[J]. Abdom Imaging, 2014, 39（3）: 570-87.

[5] THIPPHAVONG S, DUIGENAN S, SCHINDERA S T, et al. Nonneoplastic, benign, and malignant splenic diseases: cross-sectional imaging findings and rare disease entities[J]. AJR Am J Roentgenol, 2014, 203（2）: 315-322.

[6] SELLAM KARUNANITHI, PUNIT SHARMA, SHAMBO GUHA ROY, et al. Use of ^{18}F-FDG PET/CT imaging for evaluation of patients with primary splenic lymphoma[J]. Clin Nucl Med, 2014, 39（9）: 772-776.

第三章

胰腺疾病

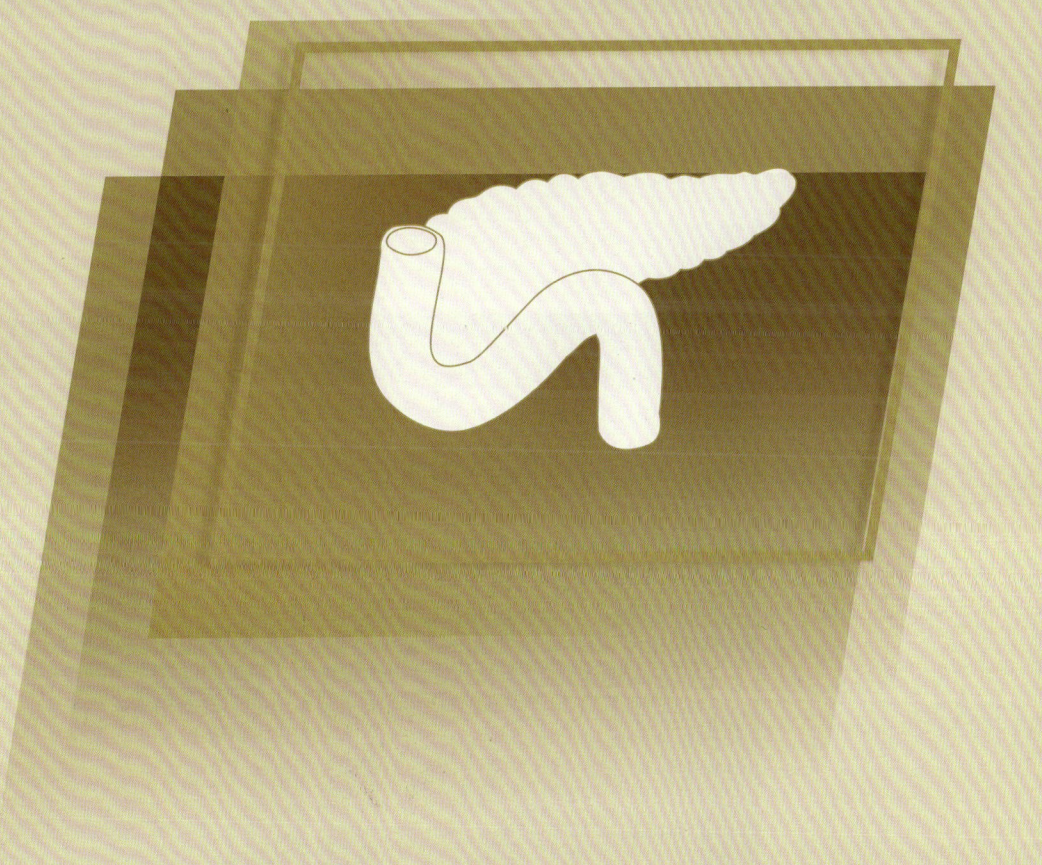

第一节 正常胰腺

患者女性，56岁，因"胆囊结石"入院手术治疗完善影像学检查。该患者的以下图片资料均为正常胰腺的图像。

【图片资料】

1. 超声表现

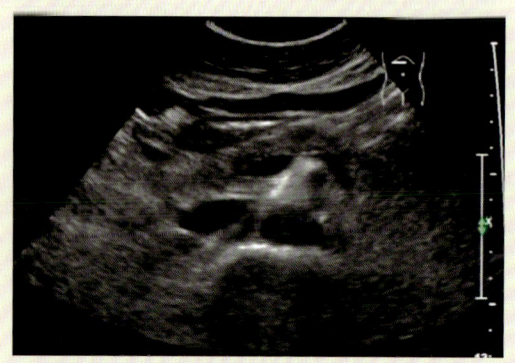

图3-1-1 正常胰腺的超声检查剑突下切面二维灰阶图像（原始图）

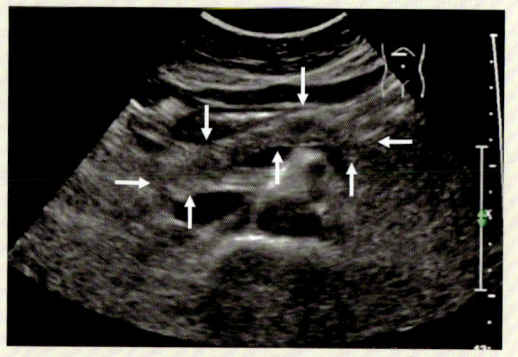

胰腺大小形态正常，实质回声均匀，未见明显占位性病变及异常回声，胰管无扩张（箭头）。

图3-1-2 正常胰腺的超声检查剑突下切面二维灰阶图像（标示图）

2. CT表现

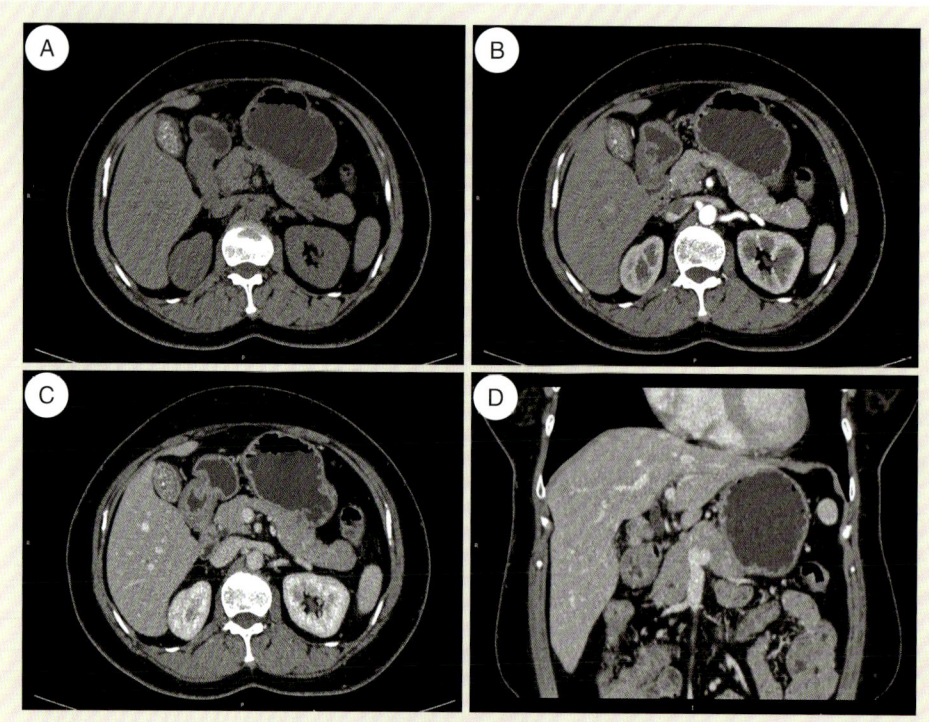

图3-1-3 正常胰腺的CT图像（原始图）

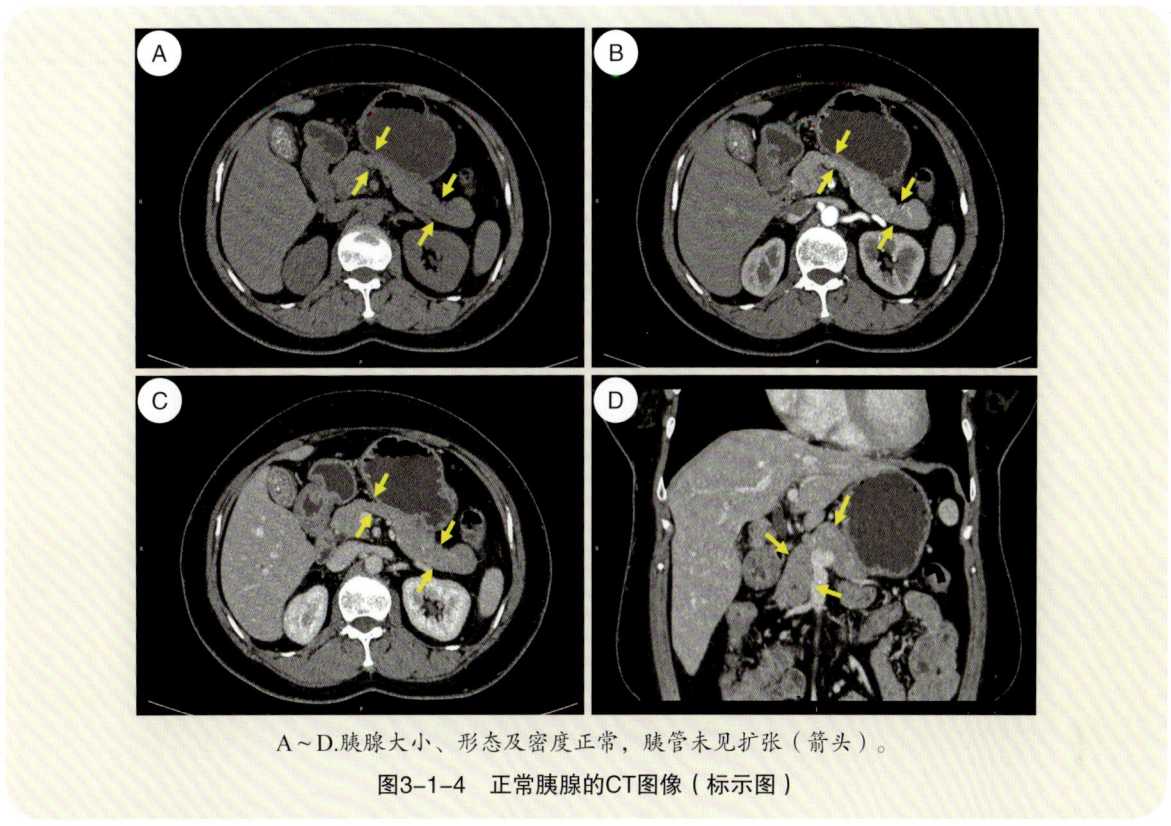

A~D.胰腺大小、形态及密度正常,胰管未见扩张(箭头)。

图3-1-4 正常胰腺的CT图像(标示图)

3.MRI表现

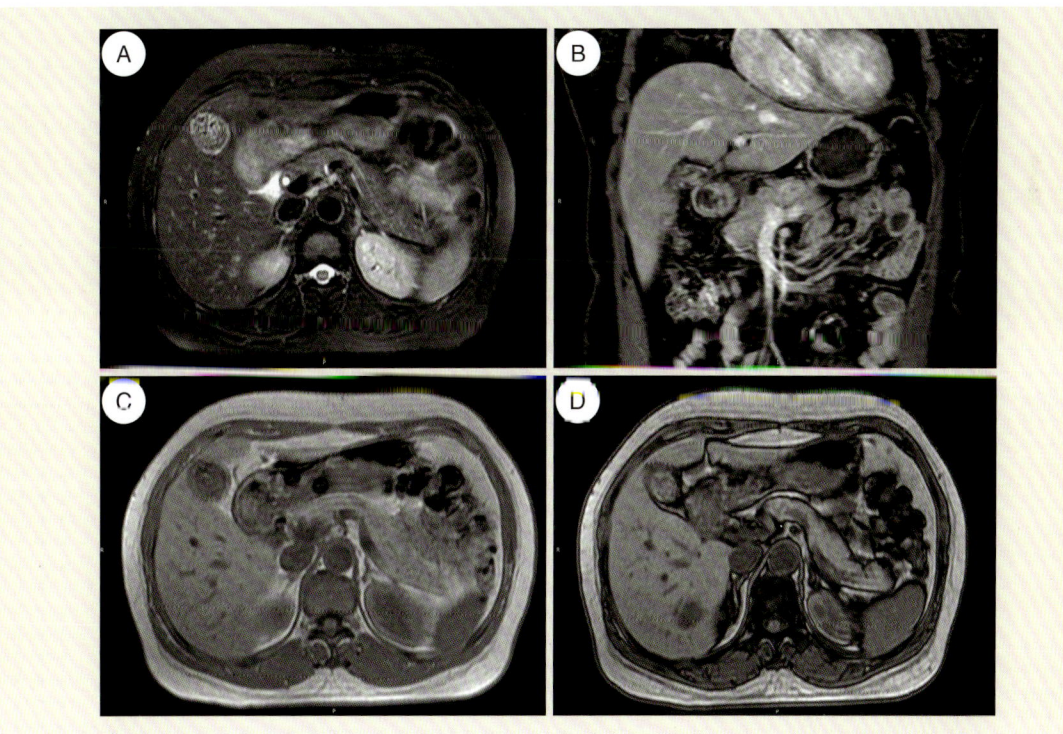

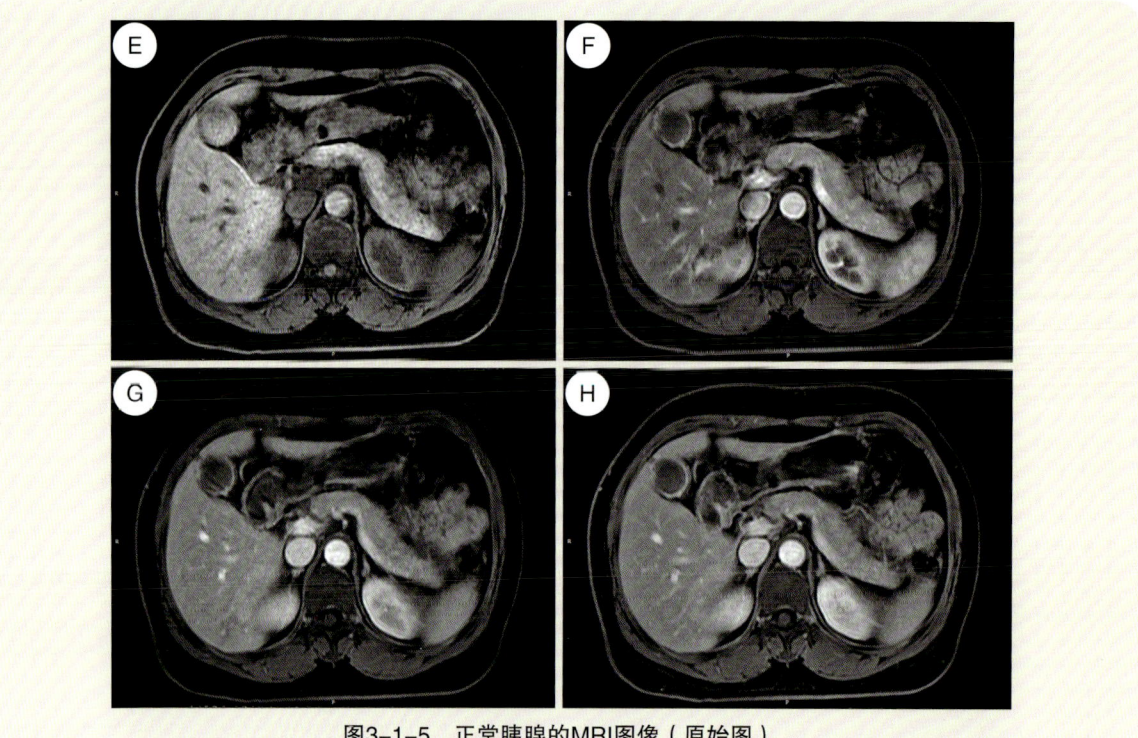

图3-1-5 正常胰腺的MRI图像（原始图）

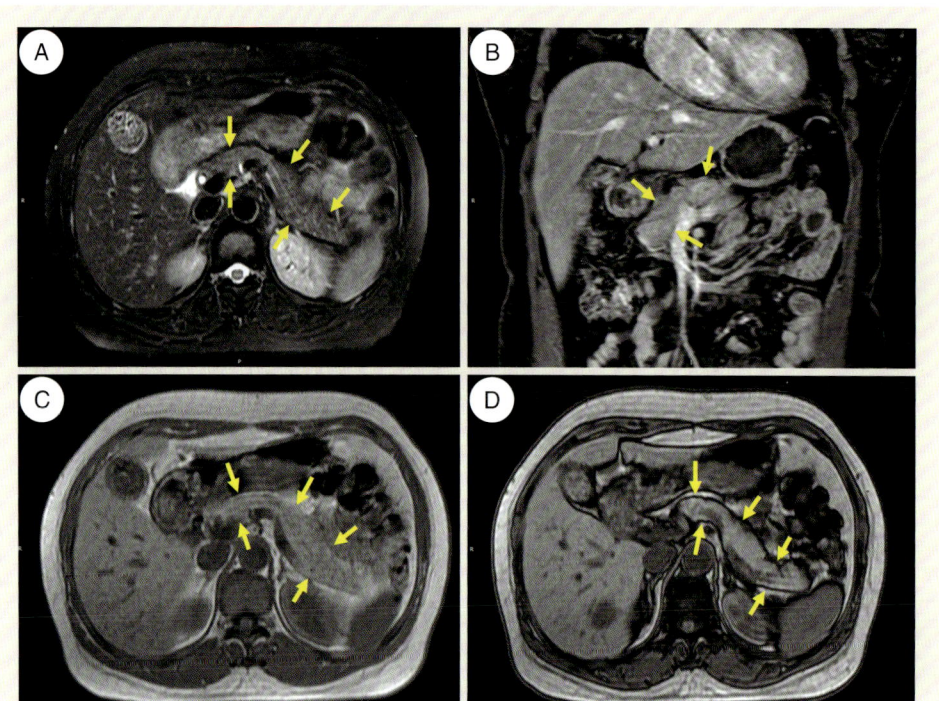

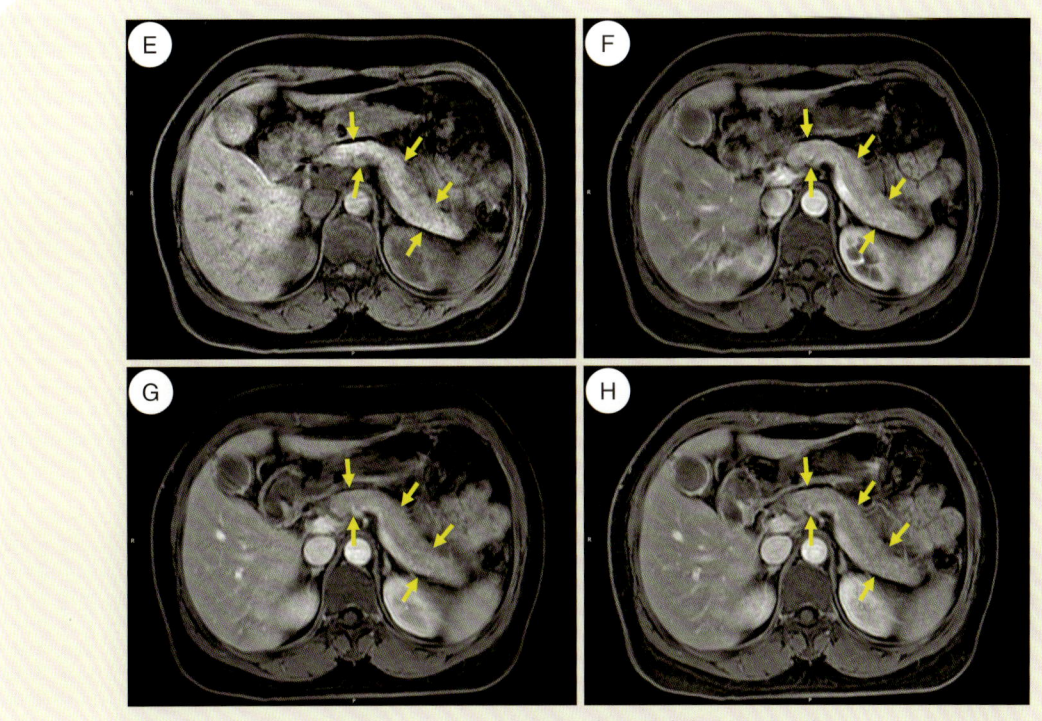

A~H.胰腺大小、形态及信号正常,胰管未见扩张(箭头)。

图3-1-6 正常胰腺的MRI图像(标示图)

【影像诊断要点分析及小结】

正常胰腺(normal pancreas,NP)由内、外分泌部组成,内分泌部分泌胰岛素,调节血糖代谢;外分泌部分泌胰液,由胰管经十二指肠降部排入十二指肠,协助消化。胰腺从右到左分为胰头、颈、体、尾四部分。脾静脉沿胰腺的后方与肾静脉伴行,是识别胰腺的标志。

腹部超声:行胰腺超声检查时,患者尽可能空腹,以减少胃肠道气体对扫查的干扰。最常用扫查切面是剑突下切面,扫查时探头呈"胰头侧稍低胰尾侧稍高"横向置于剑突下,可显示胰腺长轴,胰腺后方的脾静脉可作为辅助识别胰腺的解剖结构。胰腺实质呈中等均匀回声,随年龄增长因腺体萎缩、脂肪变性等原因实质回声逐渐增高,与肝脏相比回声稍强。由于超声会受到胃肠气体的遮挡和干扰,剑突下切面对胰尾部的显示有一定局限性,部分人群可以在左侧季肋部以脾脏作为声窗对胰腺尾部进行补充观察[1]。

CT:正常胰腺表现为边缘光滑,密度均匀的腺体,胰管不扩张,胰周脂肪间隙清晰。增强扫描可分为动脉期、实质期及延迟期。动脉期时呈明显均匀强化,实质期及延迟期强化相对减低。

MRI:可以对胰腺进行高分辨率成像,同时对胰腺实质、胰周软组织、胰管、胆管和周围丰富的神经血管束进行评估。正常胰腺由于富含蛋白质和内质网,T_1WI呈高信号,钆对比剂增强扫描呈均匀强化。在T_2WI上,正常胰腺呈低至中等信号,通常低于肝脏和脾脏。此外,在MRCP上,由于胰液呈高信号,胰管轮廓可以清晰显示并用以评估其狭窄、结石和囊性病变等。正常情况下,胰管的直径在胰头部为3.5 mm,胰体部为2.5 mm,胰尾部为1.5 mm。当胰管处于生理性、非扩张状态时,胰腺导管不可见也是正常的[2-3]。

参考文献

[1] VALLONE G. Pediatric ultrasonography of the pancreas: normal and abnormal findings[J]. J Ultrasound, 2019, 22（3）: 261-272.

[2] PATEL B N. Routine MR Imaging for Pancreas[J]. Magn Reson Imaging Clin N Am, 2018, 26（3）: 315-322.

[3] MAROLF A J. Computed Tomography and MRI of the Hepatobiliary System and Pancreas[J]. Vet Clin North Am Small Anim Pract, 2016, 46（3）: 481-497.

第二节　胰腺形态先天性改变

环形胰腺

【病例概要】

患者女性，61岁，因"发现乳腺肿物3周"就诊，完善影像学检查过程中发现环形胰腺，患者无腹痛腹胀、恶心呕吐等胃肠道症状。

【图片资料】

1. 超声表现

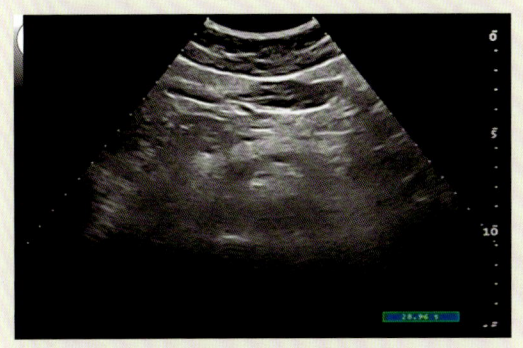

图3-2-1　环形胰腺的超声检查剑突下切面二维灰阶图像（原始图）

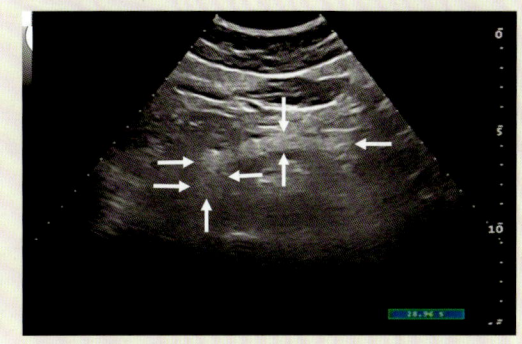

经腹二维超声对胰头显示不清，难以判断胰腺与十二指肠关系。

图3-2-2　环形胰腺的超声检查剑突下切面二维灰阶图像（标示图）

2. CT表现

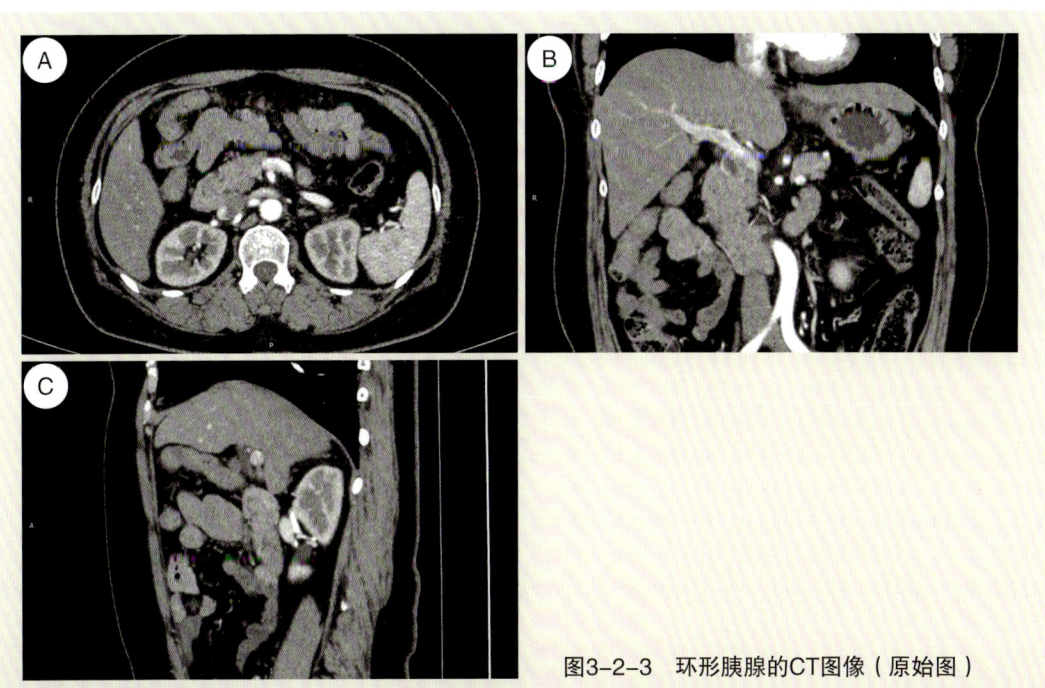

图3-2-3　环形胰腺的CT图像（原始图）

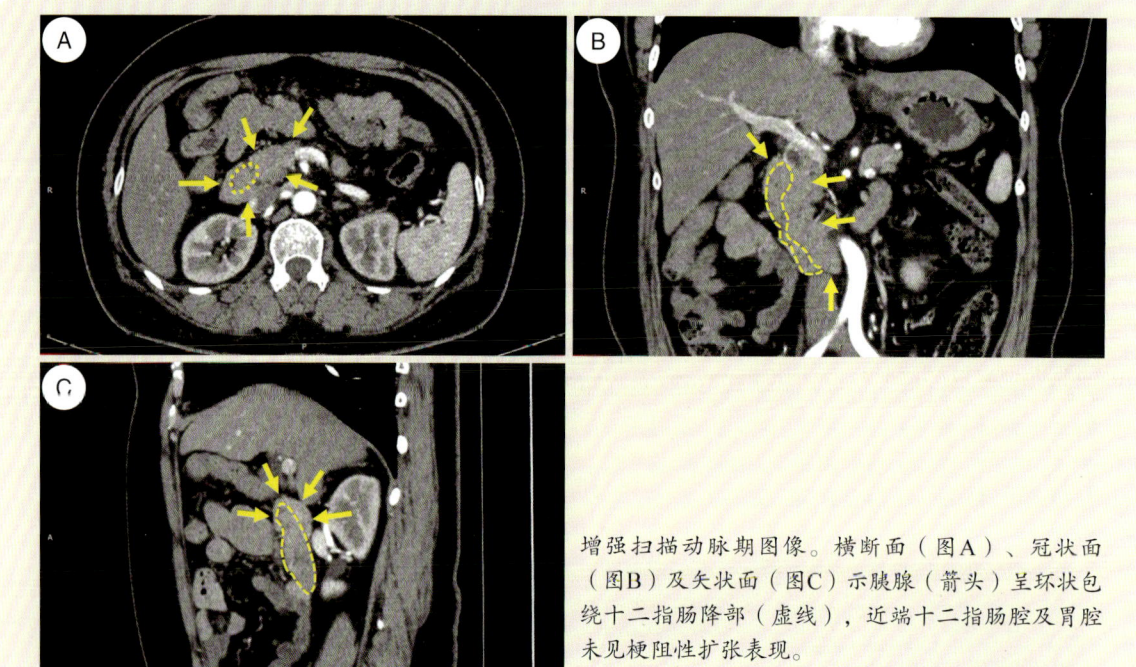

增强扫描动脉期图像。横断面（图A）、冠状面（图B）及矢状面（图C）示胰腺（箭头）呈环状包绕十二指肠降部（虚线），近端十二指肠腔及胃腔未见梗阻性扩张表现。

图3-2-4　环形胰腺的CT图像（标示图）

【影像诊断要点分析及小结】

环形胰腺（annular pancreas）是一种先天性疾病，表现为胰头部正常胰腺组织部分（不完全型）或完全包绕十二指肠降部，致使肠腔狭窄。依据发病年龄环形胰腺可分为新生儿型（主要）与成人型（20~40岁），新生儿型多在出生后1周内发病，主要表现为急性完全性十二指肠梗阻并发顽固性呕吐，呕吐物中含有胆汁；若十二指肠不完全梗阻，则表现为间歇性腹痛及呕吐。成人型多表现为十二指肠慢性不全性梗阻的症状，主要表现为反复上腹痛和呕吐，还可并发急性/复发性胰腺炎或消化性溃疡。

腹部超声：胰头形态失常，部分或全部环绕十二指肠降部，两者分界不清，十二指肠降部局部受压、管腔变窄，致使胃、十二指肠上段扩张，形成"双泡征"，十二指肠水平部及其远段因肠气干扰，多显示欠清，可见少量肠气及肠内容物回声[1-2]。

CT：胰头膨大变形成环形包绕十二指肠降段，相应的十二指肠管腔结构消失或缩窄。增强扫描动脉期时环形胰腺与正常胰腺实质强化程度相同，即明显强化，而被包绕的十二指肠则相对低密度，使得对比明显。而静脉期及延迟期胰腺与十二指肠强化程度逐渐接近，不易区分。

MRI：环形胰腺与正常胰腺实质信号一致。可良好显示胰头包绕十二指肠降段，对应十二指肠球部肠壁增厚并稍变窄，增强扫描未见异常强化影[3]。

超声用于初步评估胰腺的形态和大小，但对于环形胰腺的详细评估可能受限，CT提供高分辨率的横断面图像，有助于清晰显示胰腺的解剖结构和环状特征，MRI利用其高软组织对比度，MRI能够详细评估胰腺的形态和周围结构。

参考文献

[1] 段星星，李皓，陈文娟，等.高频超声对新生儿环状胰腺的诊断价值[J].中国超声医学杂志，

2014, 30（8）: 760-762.

[2] 谷慧慧, 田青, 胡勇军, 等. 小儿环状胰腺的高频超声及临床分析[J]. 医学影像学杂志, 2019, 29（7）: 1148-1150.

[3] CONNELLY T M, SAKALA M, TAPPOUNI R. Circumportal pancreas: a review of the literature and image findings[J]. Surg Radiol Anat, 2015, 37（5）: 431-437.

第三节 胰腺感染

一、急性胰腺炎

【病例概要】

患者女性，43岁，因"上腹痛1天"就诊。患者1天前在进食油腻食物后出现上腹剧烈疼痛，呈持续性疼痛、阵发性加重，向背部放射，伴恶心、呕吐多次，无发热、胸闷、胸痛等不适。入院后查血淀粉酶：526.95 U/L，尿淀粉酶：5216.98 U/L。最后诊断：急性出血坏死性胰腺炎。

【图片资料】

1.超声表现

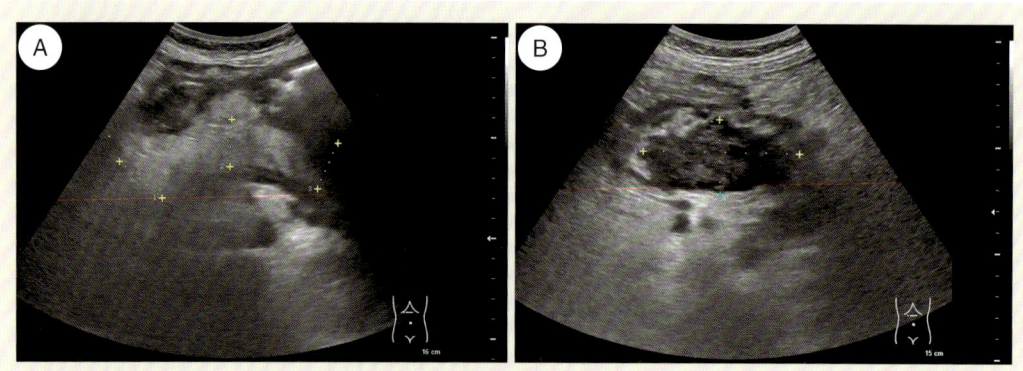

图3-3-1 急性胰腺炎的超声检查胰腺长轴切面二维灰阶图像（原始图）

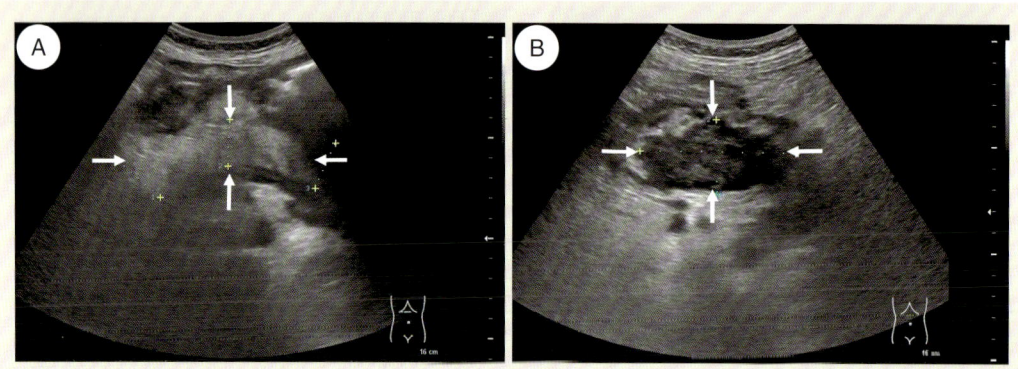

A.二维超声所见：胰腺弥漫性增大，胰管无明显扩张（箭头）；B.实质回声不均匀，边界稍模糊，胰腺周围多发不规则低回声区（箭头）。

图3-3-2 急性胰腺炎的超声检查胰腺长轴切面二维灰阶图像（标示图）

2. CT表现

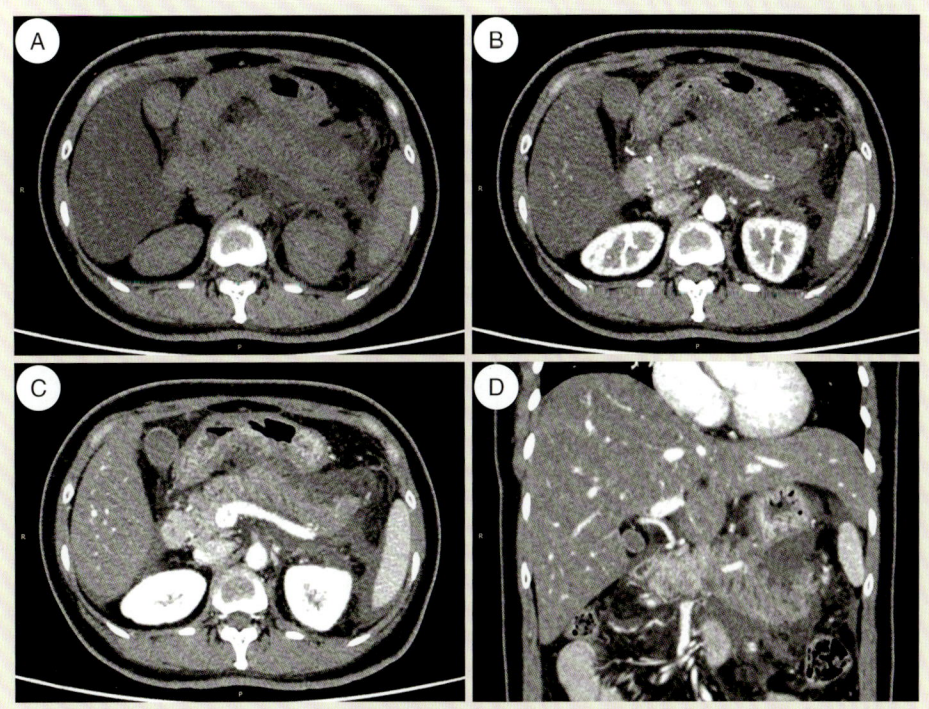

图3-3-3　急性胰腺炎的CT平扫及增强图像（原始图）

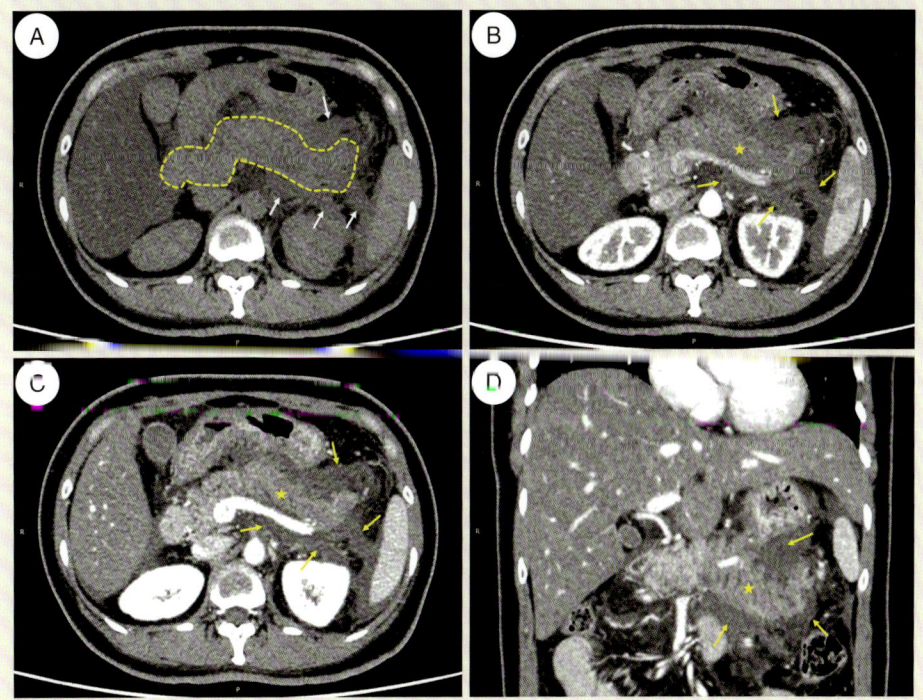

平扫（图A）可见胰腺（虚线）体尾部肿胀，密度相对减低，周围可见低密度渗出（白箭头）。增强扫描动脉期（图B）、静脉期（图C、图D）示胰腺体尾部（五角星）强化稍减低，未见明显坏死区，胰周脂肪间隙模糊，可见多发低密度渗出（黄箭头）。

图3-3-4　急性胰腺炎的CT平扫及增强图像（标示图）

3.MRI表现

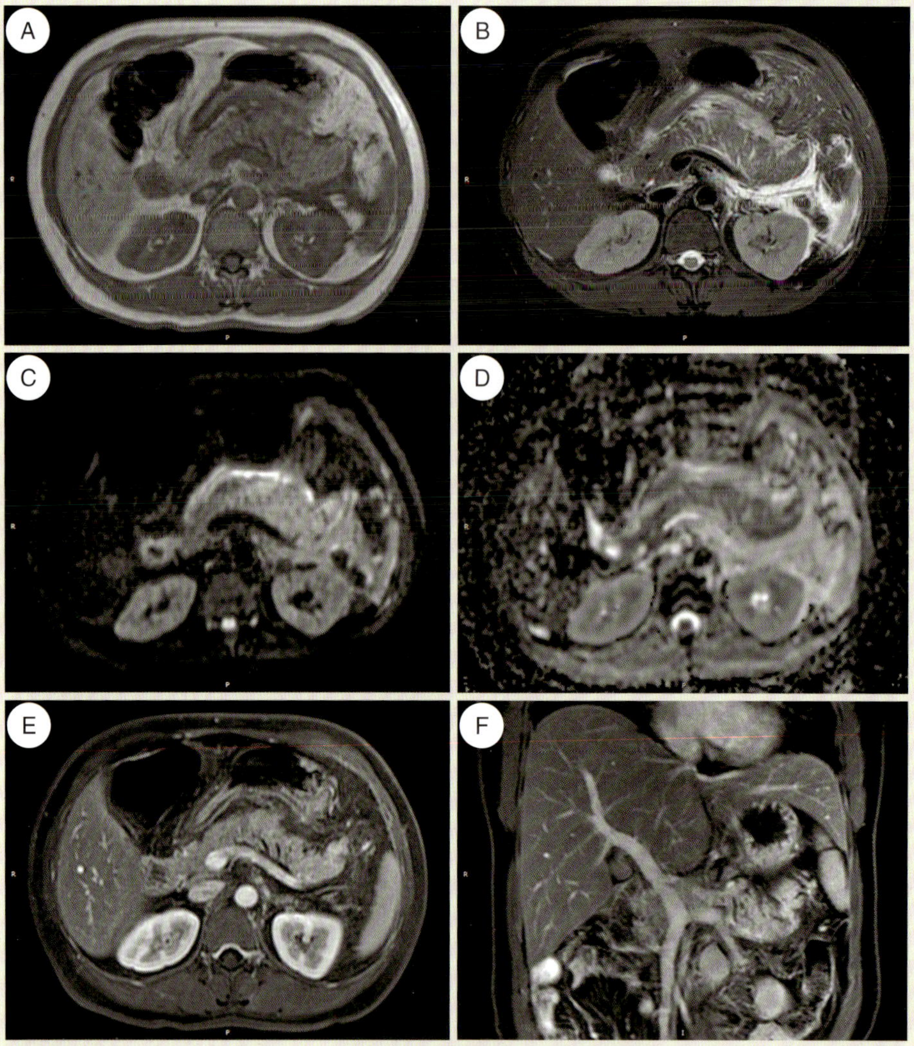

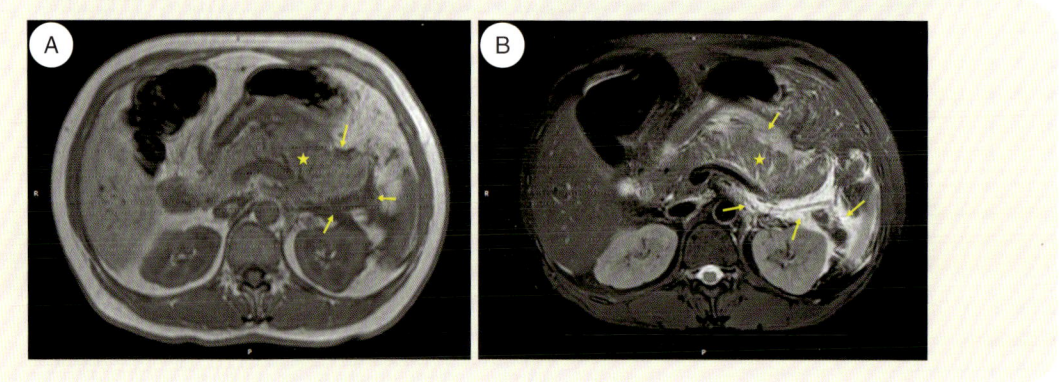

图3-3-5 急性胰腺炎的MRI图像（原始图）

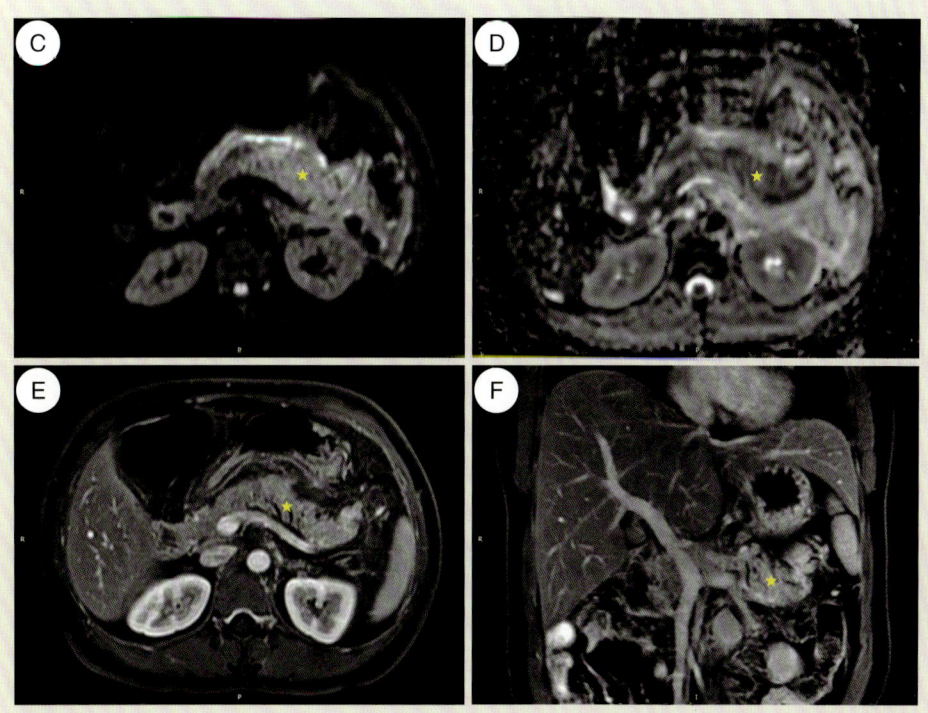

胰腺体尾部肿胀（五角星），信号尚均匀，T_1WI（图A）示胰腺体尾部信号稍减低，脂肪抑制T_2WI（图B）示胰腺体尾部信号稍增高，胰周脂肪间隙模糊，可见多发水样信号渗出影，边界模糊（黄箭头）。DWI（图C）及其ADC图（图D）示胰腺体尾部弥散受限。增强扫描横断位和冠状位（图E、图F）示胰腺体尾部强化均匀，未见坏死，胰管未见扩张。

图3-3-6　急性胰腺炎的MRI图像（标示图）

【影像要点分析及小结】

急性胰腺炎（acute pancreatitis，AP）是临床常见急腹症之一，多见于青壮年。在我国，急性胰腺炎的主要病因是胆石症，高脂血症和酗酒也可诱发。其中高脂血症及酒精性胰腺炎相对好发于年轻男性，胆源性则常见于老年人。急性胰腺炎通常以持续上腹部剧烈疼痛为典型症状，疼痛向腰背部放射，可伴有腹胀、恶心、呕吐等表现，病情严重时可出现休克甚至出现多器官功能障碍。根据病理形态和病变严重程度，急性胰腺炎可分为急性水肿性胰腺炎和急性出血坏死性胰腺炎，前者病情轻，预后好；后者病情重，预后差，死亡率高。

急性胰腺炎的诊断如满足下述3项标准中的2项即可做出。

（1）临床表现：剧烈持续不缓解的上腹部疼痛，向背部放射。

（2）实验室检查：血清淀粉酶和（或）脂肪酶大于正常值上限的3倍。

（3）影像学检查：典型的急性胰腺炎影像学表现[1]。

在二维超声下，急性水肿性胰腺炎主要表现为胰腺弥漫性肿大，形态饱满，少数可表现为胰腺局限性肿大；水肿可导致胰腺实质回声减低，胰腺后方回声增强，胰管可不扩张或轻度扩张。急性出血坏死性胰腺炎较急性水肿性胰腺炎相对胰腺肿大更明显，形态不规则，边界不清晰，由于胰腺实质出现水肿、出血、坏死等病理变化，实质回声可变为不规则高回声、低回声及无回声的混杂表现。胰腺内部及周边可有液体渗出而形成积液，病情严重时还可形成胰腺脓肿，脓肿早期边界不清，回声呈增粗、不均匀，随后可发展为内部有点状回声的低回声或无回声区。胰周渗出积液逐渐包裹后可形成假性囊肿，主要表现为胰腺局部或周围包裹性无或混合回声区，边界清晰，内壁可毛糙或光滑，后方回声增强，彩色多普勒无明显血流信号[2-3]。

急性间质水肿性胰腺炎CT表现可见胰腺体积弥漫性增大，密度尚均匀，胰周脂肪内出现模糊条网状密度影，胰腺周围局部并发症包括急性胰周液体积聚（时间≤4周），表现为始终位于胰周缺乏壁结构的均质液体，另一并发症为假性囊肿（时间>4周），表现为胰周有壁包裹性均匀液体密度影。

急性坏死性胰腺炎CT表现为胰腺体积明显弥漫性增大，坏死区CT密度减低，接近于液体密度，水肿区胰腺实质密度较正常胰腺实质稍低，增强扫描坏死区不强化，胰腺周围脂肪间隙模糊、消失。胰腺周围并发症包括急性坏死性积聚和包裹性坏死。急性坏死性积聚（时间≤4周）表现为胰腺内/外无囊壁包裹性不均质性积液或非液体密度的组织。包裹性坏死（时间>4周）表现为胰腺内/外有完整囊壁的包裹性不均质性积液或非液体密度组织。

急性间质水肿性胰腺炎MRI显示胰腺明显增大，轮廓饱满，边界不清，信号出现异常，T1和T2弛豫时间延长，表现为T_1WI比正常胰腺和肝脏信号低，T_2WI比正常胰腺和肝脏信号高。

重症急性胰腺炎MRI表现为胰腺明显肿大，轮廓模糊，强化程度减低，坏死胰腺实质区域无强化，合并出血时T1压脂序列呈高信号。胰腺周围假性囊肿呈圆形液体信号，T_1WI呈低信号，T_2WI呈高信号，囊壁光滑均匀，增强扫描囊壁线样强化，内部无强化[4-5]。

超声可无创、快速、初步评估胰腺大小、形态，以及是否存在胰周积液，CT及MRI可对胰腺炎的严重程度进行分级。

参考文献

[1] 中华医学会外科学分会胰腺外科学组.中国急性胰腺炎诊治指南（2021）[J].中华外科杂志，2021，59（7）：578-587.

[2] 朱利飞，王莲英，陈英，等.急性胰腺炎患者超声表现与CT表现对比分析[J].中华医学超声杂志（电子版），2012，09（1）：25-28.

[3] 姜玉新，冉海涛.医学超声影像学[M].2版.北京：人民卫生出版社，2016.

[4] FOSTER B R, JENSEN K K, BAKIS G, et al. Revised atlanta classification for acute pancreatitis: a pictorial essay[J]. Radiographics, 2016, 36（3）: 675-687.

[5] SHYU J Y, SAINANI N I, SAHNI V A, et al. Necrotizing pancreatitis: diagnosis, imaging, and intervention[J]. Radiographics, 2014, 34（5）: 1218-1239.

二、慢性胰腺炎

【病例概要】

患者女性，53岁，尿黄伴身目黄染1月余。1月余前开始出现尿黄，伴身目黄染，逐渐加重，伴排白陶土样大便，无伴发热、恶心、呕吐、腹胀、腹泻等不适，精神、睡眠、食欲可，体重近1年减少约5 kg。1年前曾因"腹痛1月余"于就诊，诊断慢性胰腺炎伴胰腺钙化、胰管结石，住院后予药物保守治疗。入院后查淀粉酶：41.54 U/L，最后诊断：慢性胰腺炎伴胰腺钙化并胰管结石。

第三章 胰腺疾病

【图片资料】
1.超声表现

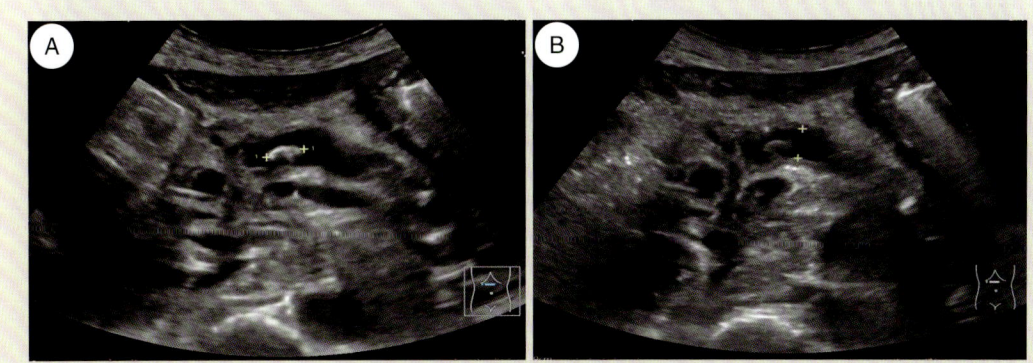

图3-3-7 慢性胰腺炎的超声检查剑突下切面二维灰阶（原始图）

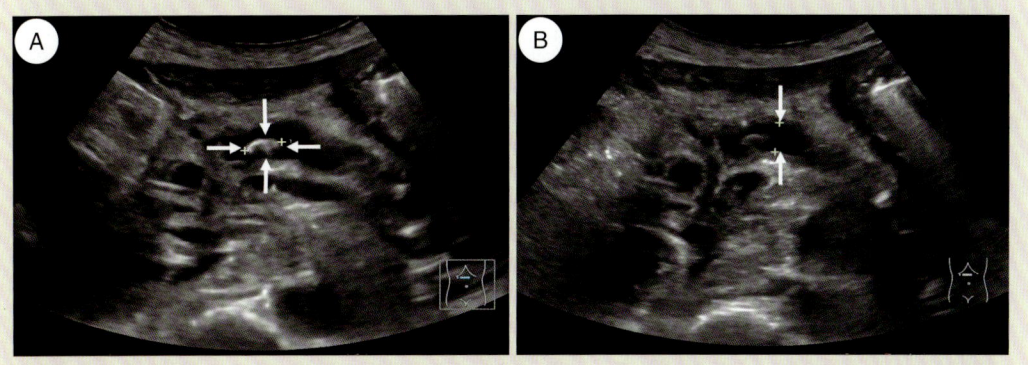

二维超声所见胰腺萎缩，胰管扩张，内径约9 mm（图B，箭头），内见多发强回声团，较大直径约10 mm，边界清晰，后方伴声影（图A，箭头）。

图3-3-8 慢性胰腺炎的超声检查剑突下切面二维灰阶（标示图）

2.CT表现

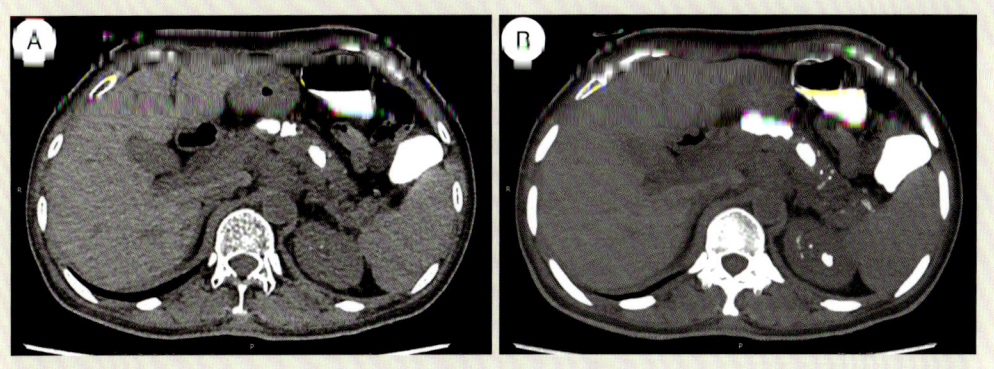

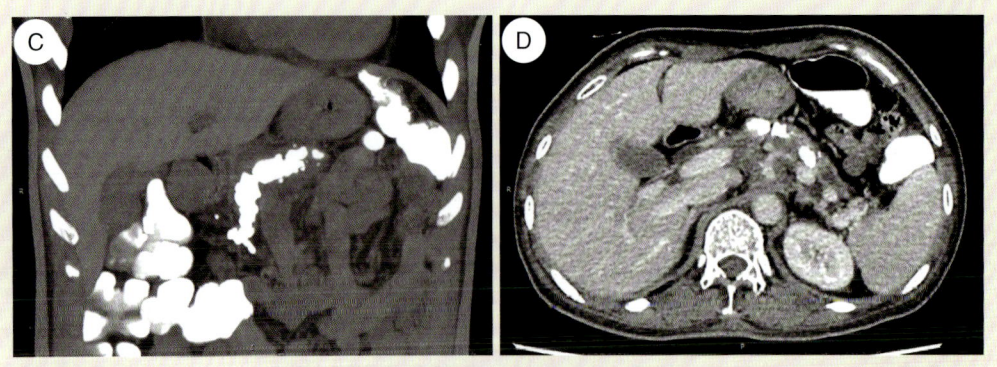

图3-3-9 慢性胰腺炎的CT图像（原始图）

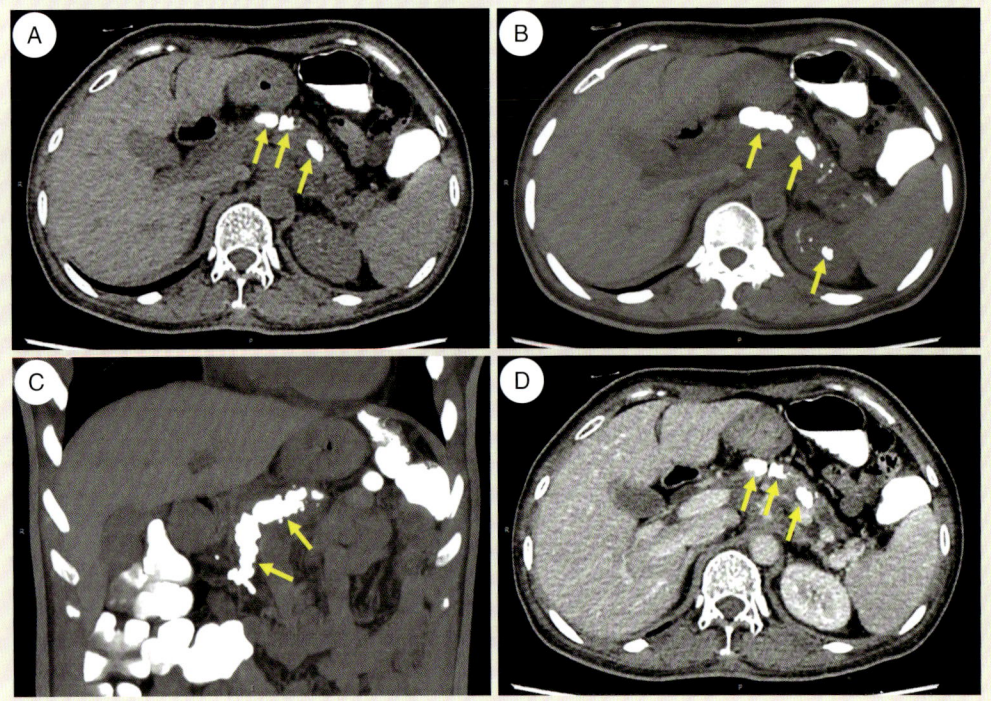

胰腺体积缩小，平扫（图A）示胰腺实质内见多发高密度钙化结节（箭头），相应的MIP（最大密度投影，图B、图C）图像上胰腺实质钙化显示更加清晰、直观，其中B图另见左肾结石。增强扫描（图D）后胰腺强化尚均匀，并见胰尾部胰管扩张。

图3-3-10 慢性胰腺炎的CT图像（标示图）

3.MRI表现

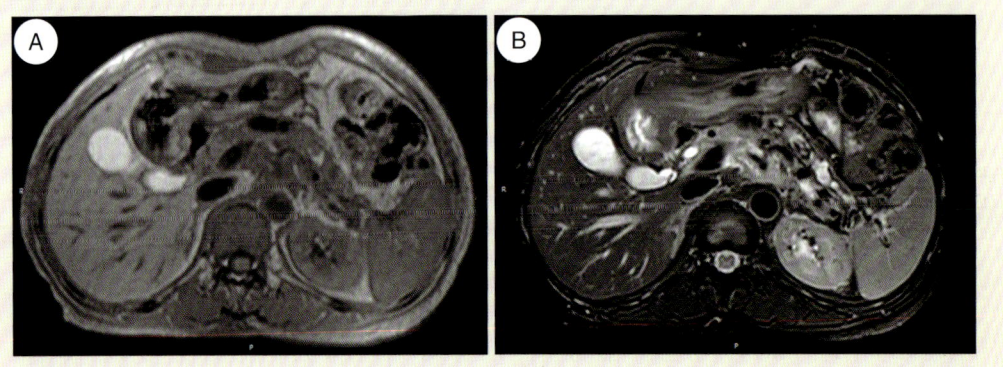

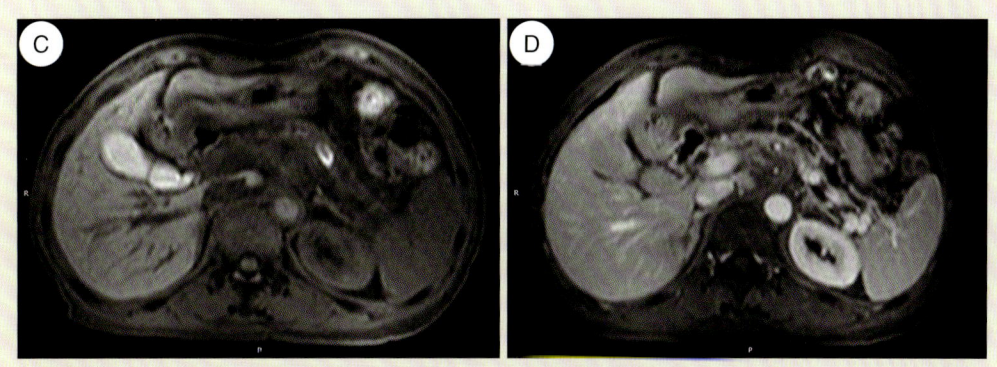

图3-3-11 慢性胰腺炎的MRI图像（原始图）

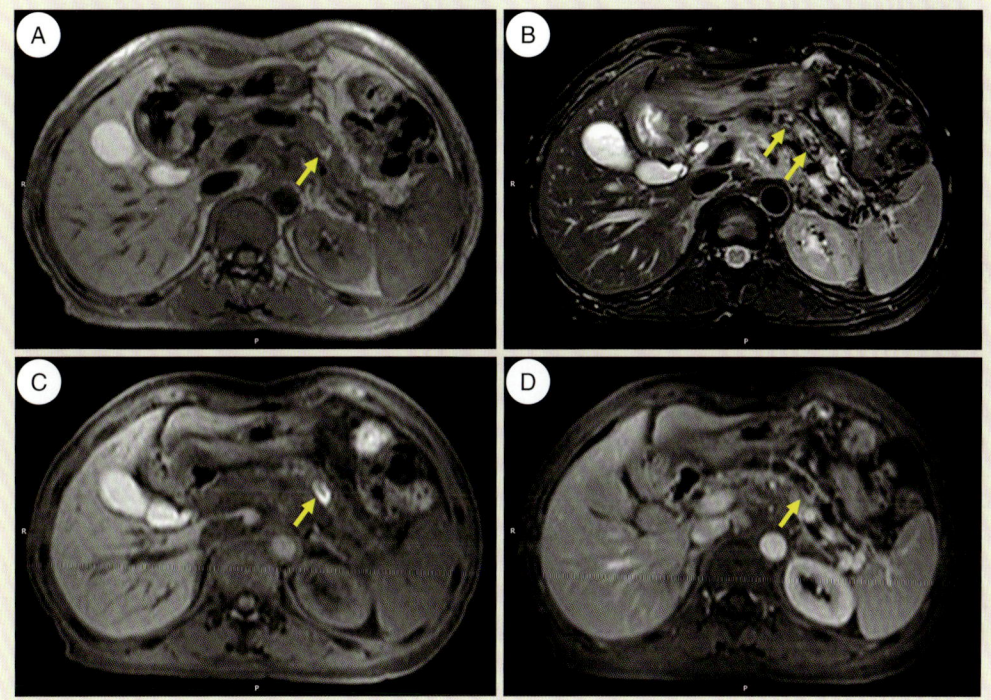

胰腺体积缩小，CT所示胰腺实质钙化结节T_1WI（图A）呈等信号或高信号，脂肪抑制T_2WI（图B）呈欠均匀低信号，同时胰尾部亦显示更清晰且直观；LAVA平扫（图C）示钙化信号与T_1WI接近，但信号整体更高；增强后（图D）胰腺实质强化尚均匀，钙化结节无强化，胰管扩张显示也较清晰。

图3-3-12 慢性胰腺炎MRI图像（标示图）

【影像诊断要点分析及小结】

慢性胰腺炎（chronic pancreatitis，CP）是胰腺组织反复或持续性的炎症性疾病，炎症导致正常胰腺实质被钙化和纤维结缔组织取代。CP多见于中年男性，胆道疾病是主要病因，饮酒、遗传、免疫、外伤、高脂血症等亦可引起。CP以反复发作的上腹部伴背部放射痛及胰腺内、外分泌功能不全为主要临床表现，同时可伴有胰腺钙化、胰腺纤维化、胰管结石、胰管不规则扩张及胰腺假性囊肿形成等表现[1]。

超声表现可见胰腺正常、萎缩或肿大，形态不规则，轮廓不清晰，边界常不规整，与周围组织分界不清。胰腺发生纤维化时表现为胰腺实质回声增强、增粗，分布不均匀。可见胰管不规则扩张，有时见胰腺实质内钙化或胰管内结石，后方伴声影。胰腺实质或周围出现不规则无回声区，提示胰腺假性囊肿形成。彩色多普勒示胰腺内见少量血流信号[2-4]。

CT表现可见腺体大小正常、缩小或增大，胰管不同程度扩张，胰管结石和胰腺实质钙化，合并假性囊肿形成时表现为边界清楚的囊性低密度区，CT值接近水的密度。部分慢性胰腺炎病灶呈肿块样改变[2]，肿块内可见通畅走行的胰管，称为"导管穿通征"，是慢性胰腺炎与胰腺癌的主要鉴别要点。

MRI表现胰腺弥漫或局限性增大，也可萎缩。由于慢性胰腺炎时胰腺纤维化，在T_1WI脂肪抑制相和T_2WI均可表现为低信号区，在动态增强MRI上，纤维化区没有强化或强化不明显。慢性胰腺炎合并假性囊肿形成时，T_1WI表现为局限性囊状低信号区，T_2WI显示为囊状高信号区。钙化灶在T_1WI和T_2WI上通常表现为低信号，T_1WI有时可表现为高信号，可能与某些钙盐化合物呈凝胶状态有关（如磷酸三钙、氢氧化钙）。MRCP可清楚显示串珠状扩张的主胰管。

部分慢性胰腺炎与胰腺癌临床及影像学征象较为相似，1.8%~4%的病例可同时合并胰腺炎及胰腺癌，胰腺炎与胰腺癌治疗方法截然不同，需要根据一些次要影像学征象辅助进行两者的鉴别诊断，如"导管穿通征"、胆管或主胰管的跳跃性狭窄、假性囊肿更支持胰腺炎的诊断，慢性钙化性胰腺炎中的移位钙化、"双导管征"、血管包裹或移位更支持胰腺癌的诊断[5-6]。

参考文献

[1] 中国医师协会胰腺病专业委员会慢性胰腺炎专委会.慢性胰腺炎诊治指南（2018，广州）[J].中华胰腺病杂志，2018，18（5）：289-296.

[2] HART P A, CONWELL D L. Chronic Pancreatitis：Managing a Difficult Disease[J]. Am J Gastroenterol, 2020, 115（1）: 49-55.

[3] KICHLER A, JANG S. Chronic Pancreatitis：Epidemiology, Diagnosis, and Management Updates[J]. Drugs, 2020, 80（12）: 1155-1168.

[4] 姜玉新，冉海涛.医学超声影像学[M].2版.北京：人民卫生出版社，2016.

[5] BEYER G, HABTEZION A, WERNER J, et al. Chronic pancreatitis[J]. Lancet, 2020, 396（10249）: 499-512.

[6] WOLSKE K M, PONNATAPURA J, KOLOKYTHAS O, et al. Chronic Pancreatitis or Pancreatic Tumor[J]? A Problem-solving Approach, Radiographics, 2019, 39（7）: 1965-1982.

第四节　胰腺假性囊肿

【病例1概要】

患者男性，65岁，患者因"胆囊结石10年余，上腹疼痛6周"入院。患者于10余年前体检发现胆囊结石，未予重视。6周前因上腹部疼痛，进食后加重，无伴发热，无黄疸、便血，无便秘、腹泻，无恶心、呕吐，无咳嗽、咳痰，无头晕、头痛，遂至外院就诊，诊断为"①急性胰腺炎；②胆囊结石伴慢性胆囊炎"，经住院禁食、补液等保守治疗，腹痛症状改善。现为求进一步治疗至我院就诊。患者既往患有高血压，规律服药，控制良好，余个人史、婚育史、家族史无特殊。专科查体：腹软，右上腹压痛、无反跳痛，腹部未触及包块。辅助检查：入院后完善相关检查，超敏C-反应蛋白测定3.73 mg/L↑；淀粉酶152.98 U/L↑；上腹部增强CT示：①胆囊多发结石，慢性胆囊炎。②胰腺改变，考虑胰腺炎并胰周假性囊肿形成可能性大。

【图片资料】

1.超声表现

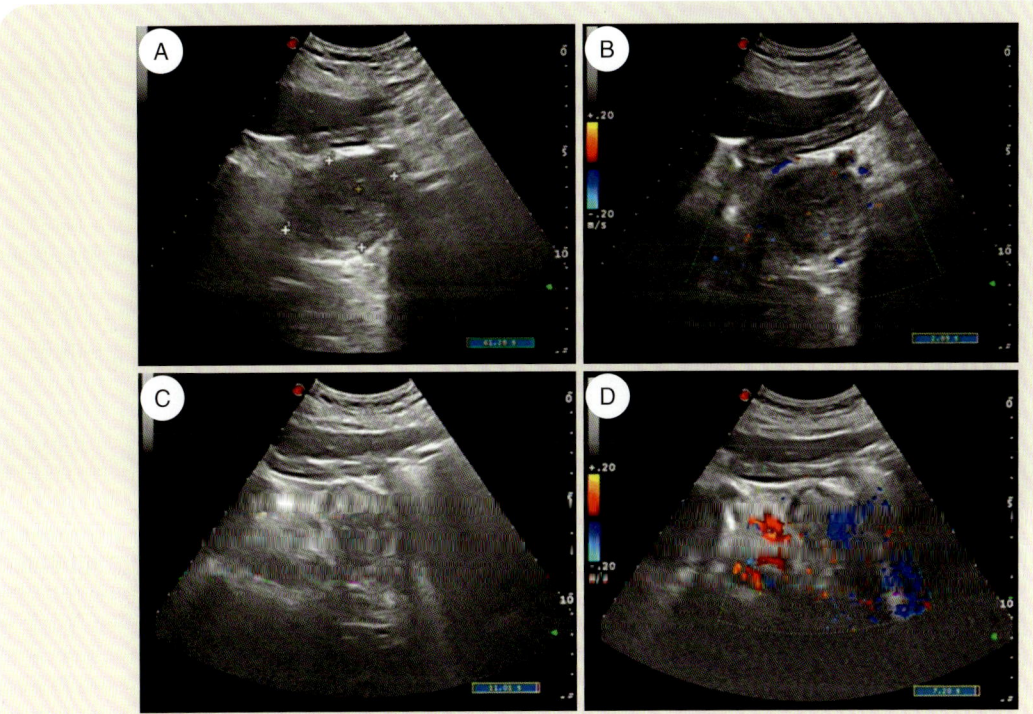

图3-4-1　胰腺假性囊肿的超声检查剑突下斜切面二维灰阶及彩色多普勒图像（原始图）

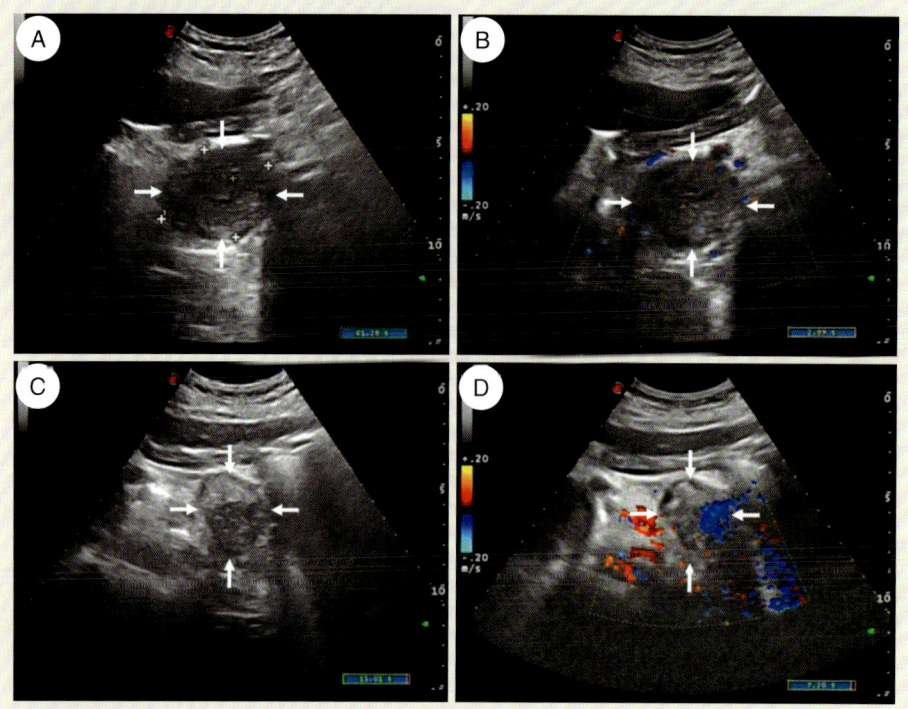

二维超声所见：胰头区（图A，箭头）和胰体尾部（图C，箭头）分别见一类圆形混合回声区，内回声不均，后方回声增强，见侧方声影。CDFI示内未见明显血流信号（图B、图D，箭头）。

图3-4-2　胰腺假性囊肿的超声检查剑突下斜切面二维灰阶及彩色多普勒图像（标示图）

2.超声内镜表现

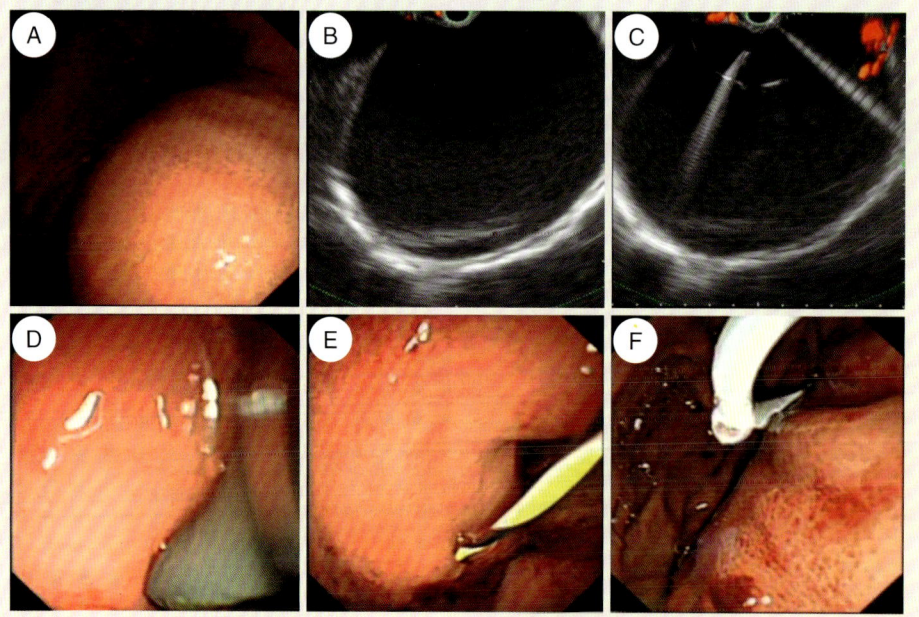

A.胃壁隆起；B.壁外囊肿；C.穿刺；D.切开；E.导丝置入；F.支架引流。内镜下见残胃后壁巨大弧形隆起，超声内镜扫描提示紧贴胃壁的壁外直径约10 cm的类圆形、边界清楚的无回声区，结合临床及其他影像学资料，考虑为胰腺假性囊肿。应用COOK ECHO-HD-19-A高分辨超声活检针行超声内镜引导下穿刺成功，可抽出澄清透明液体，造影进一步确认后置入导丝，引入COOK CST-10内镜下囊肿切开刀电切进入囊肿内，退出切开刀，置入COOK ZSS-10-3-RB塑料支架，释放顺利，见澄清液体流出。胃壁穿刺部无出血征。

图3-4-3　胰腺假性囊肿的超声内镜图像

3.CT表现

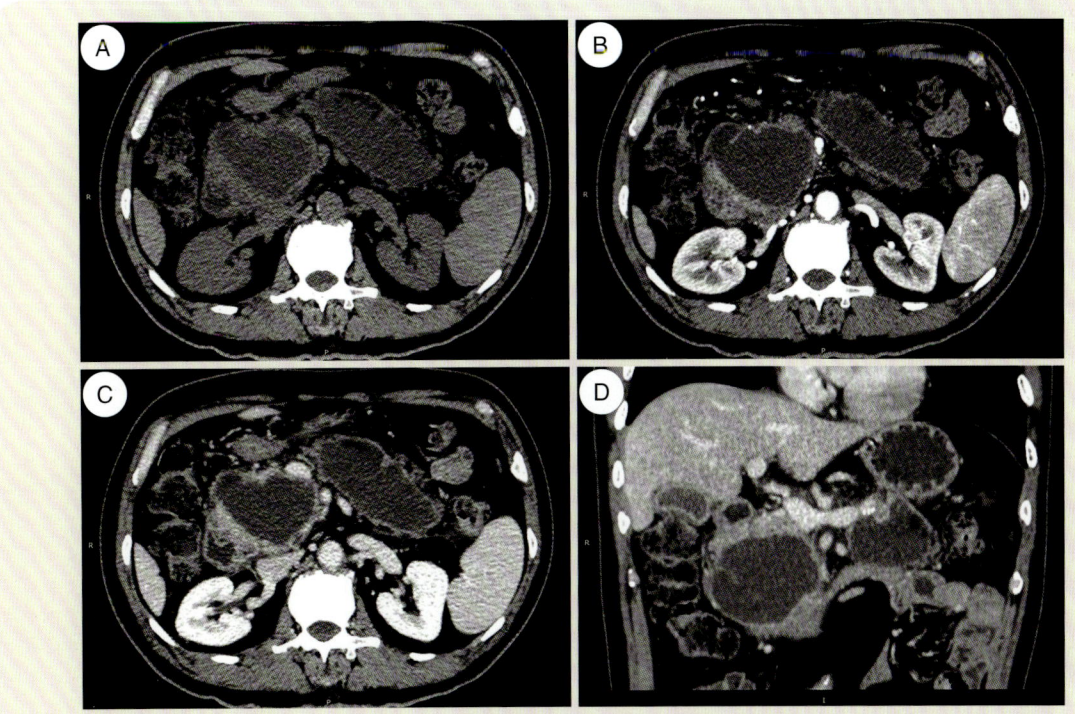

图3-4-4 胰腺假性囊肿的CT图像（原始图）

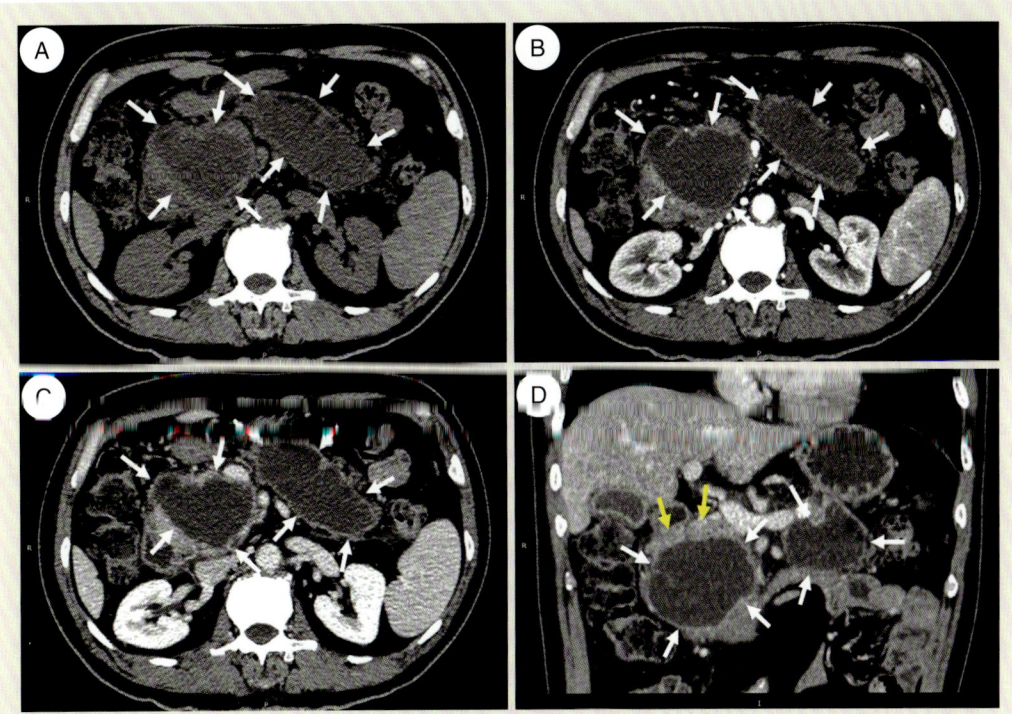

胰腺形态不规则，平扫（图A）钩突、体尾部见多个类圆形囊性低密度灶，壁稍厚，增强后（图B、图C）呈囊壁强化，低密度区无强化（图A～图D，白箭头），正常胰腺实质受压变薄（图D，黄箭头）。

图3-4-5 胰腺假性囊肿的CT图像（标示图）

4.PET/CT表现

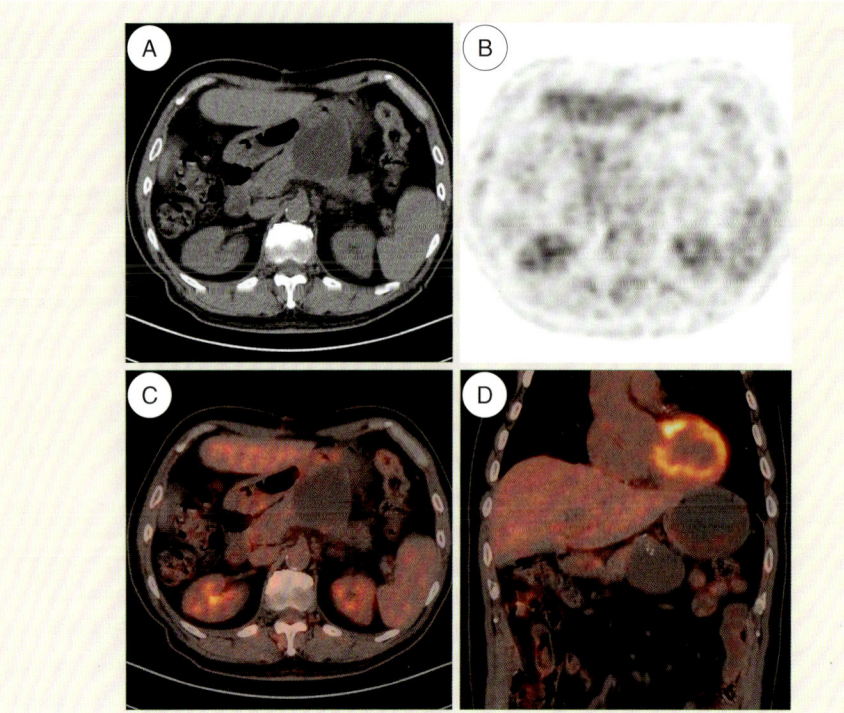

图3-4-6 胰腺假性囊肿的 ^{18}F-FDG PET/CT图像（原始图）

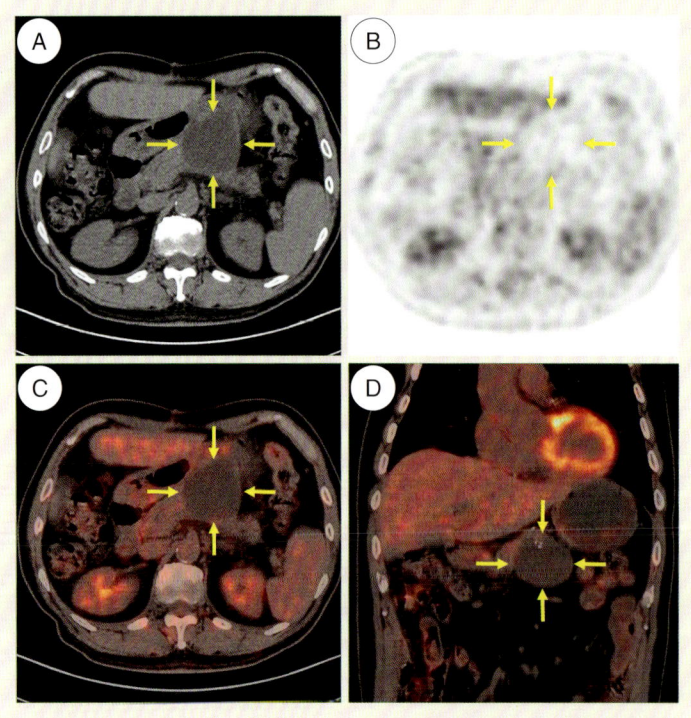

A.CT影像；B.PET影像；C.PET/CT融合影像（横断面）；D：PET/CT融合影像（冠状面）。胰腺体部见一囊性密度肿物影（箭头），与正常胰腺组织分界尚清，未见 ^{18}F-FDG摄取，其远端胰尾部胰管稍扩张。

图3-4-7 胰腺假性囊肿的 ^{18}F-FDG PET/CT图像（标示图）

第三章 胰腺疾病

【病例2概要】

患者男性，33岁，于4年前反复因进食油腻食物后出现上腹痛，持续性绞痛，无恶心、呕吐，无畏寒、发热，无腹泻，无肛门停止排气排便等不适，遂至外院就诊，查血淀粉酶升高，查CT提示急性坏死型胰腺炎，治疗后症状缓解出院。出院后因反复上腹痛再次就诊，超声检查提示胰腺炎、胰腺假性囊肿形成，于2018年12月14日行彩色多普勒超声引导下胰腺囊肿穿刺引流置管术，术后患者症状好转后出院。后因再发腹痛，上腹部CT及MRCP提示：①胰腺体尾部信号异常，考虑胰腺炎后遗改变，邻近腹膜渗出性改变。②胰管内微小结节，考虑结石可能大。③胆囊结石并胆囊炎改变。于2019年9月20日于行胰瘘空肠Roux-en-Y吻合+胆囊切除术，术后患者恢复可。2022年1月初患者再次出现腹痛伴发热，于我院查CT示胰腺术后改变，胰腺体尾部萎缩伴胰管扩张；脾门与胰尾之间、邻近脾实质内多个包裹性积液。排除手术禁忌后于2022年2月14日在全身麻醉下行胰体尾切除+脾切除+部分空肠切除术，术后患者顺利出院。

【图片资料】

1.超声表现

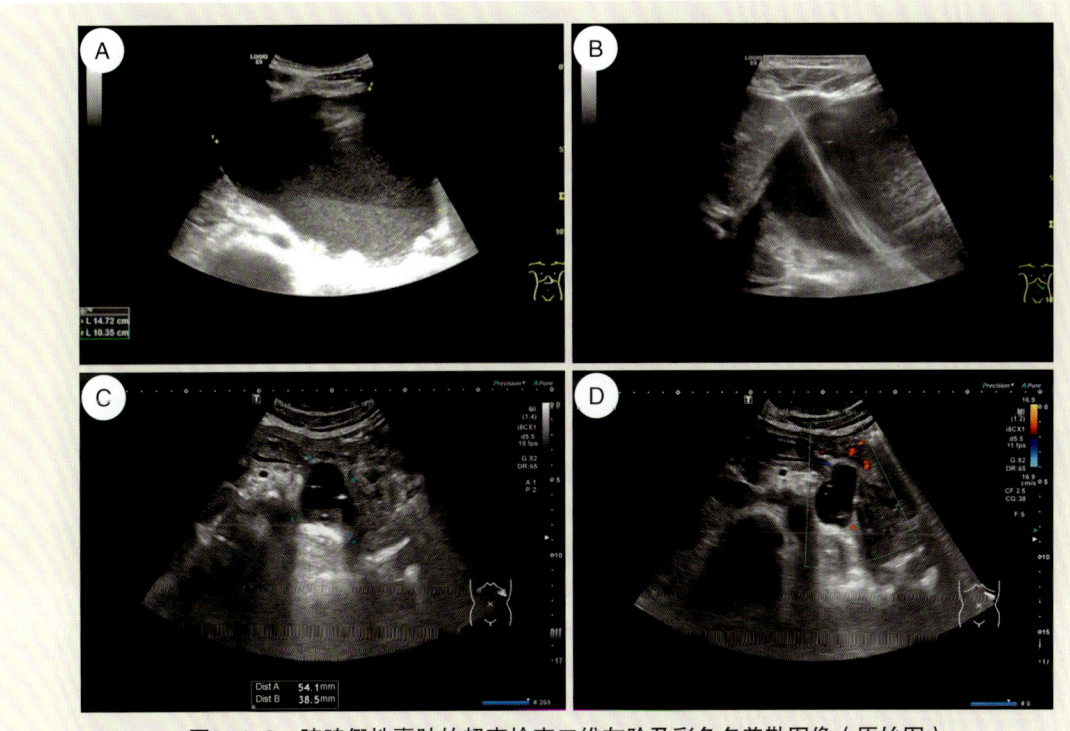

图3-4-8 胰腺假性囊肿的超声检查二维灰阶及彩色多普勒图像（原始图）

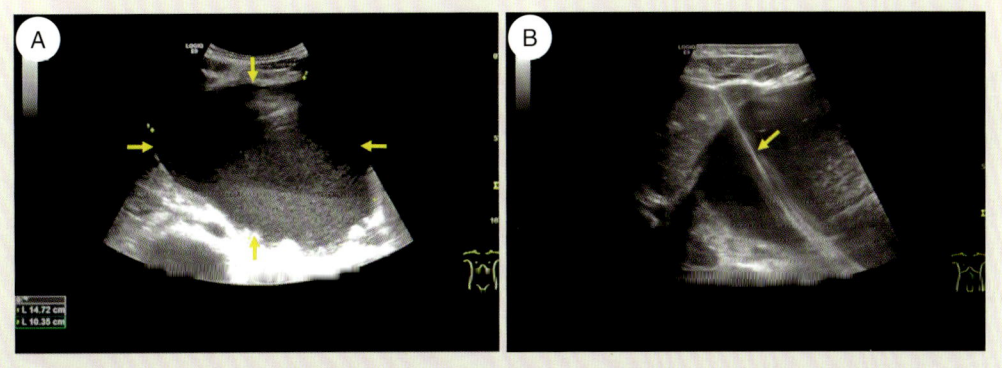

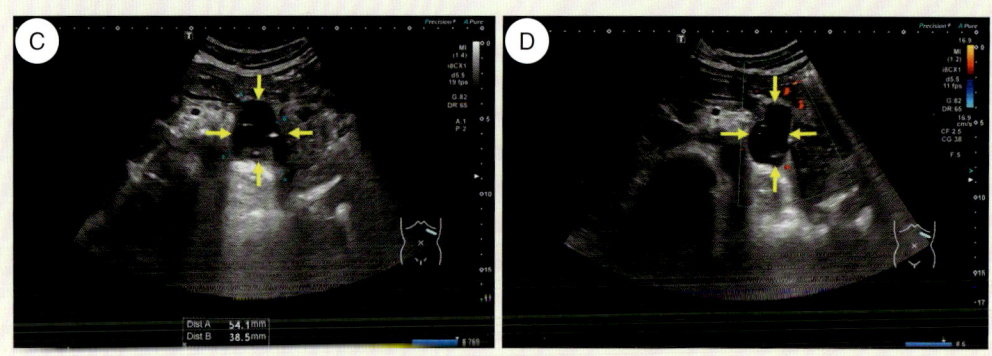

2018年12月14日二维超声显示胰周一巨大囊性回声（图A，箭头），范围约147 mm×104 mm，内透声差，边界清楚，后方回声增强。予以彩色多普勒超声引导下胰腺囊肿穿刺，置入引导钢丝（图B），拔出穿刺针，置入留置导管。2022年5月26日复查于原胰尾区见一液性暗区，范围约54 mm×39 mm，内透声可，边界清楚，后方回声增强（图C，箭头）。CDFI示内未见明显血流信号（图D，箭头）。

图3-4-9　胰腺假性囊肿的超声检查二维灰阶及彩色多普勒图像（标示图）

2.CT表现

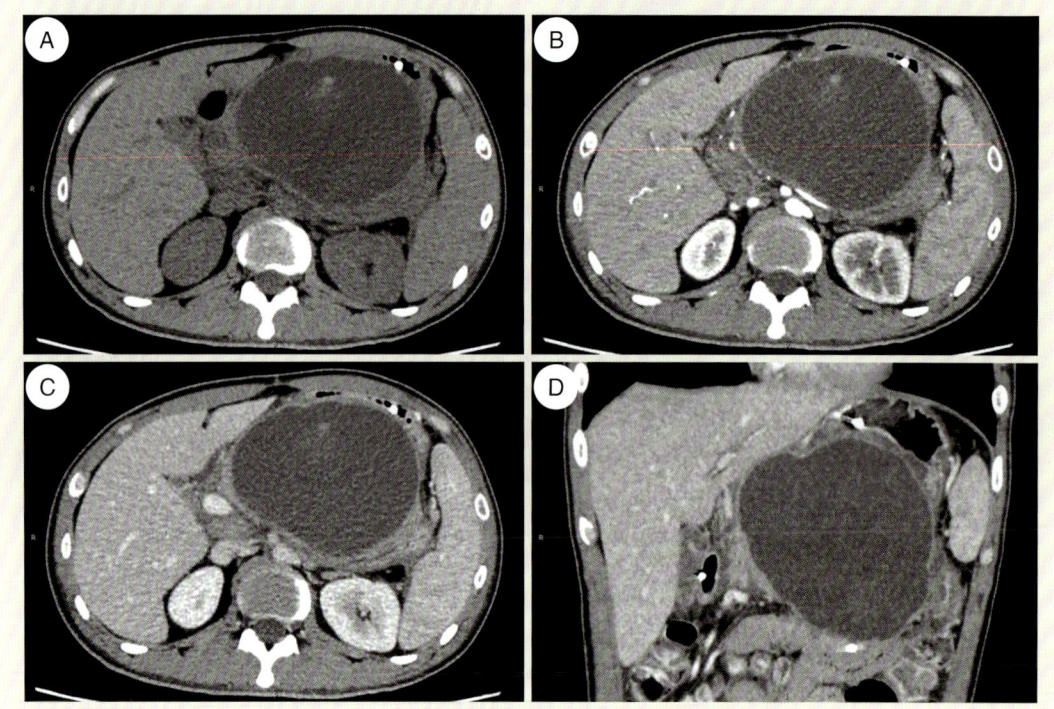

图3-4-10　胰腺假性囊肿的CT图像（原始图）

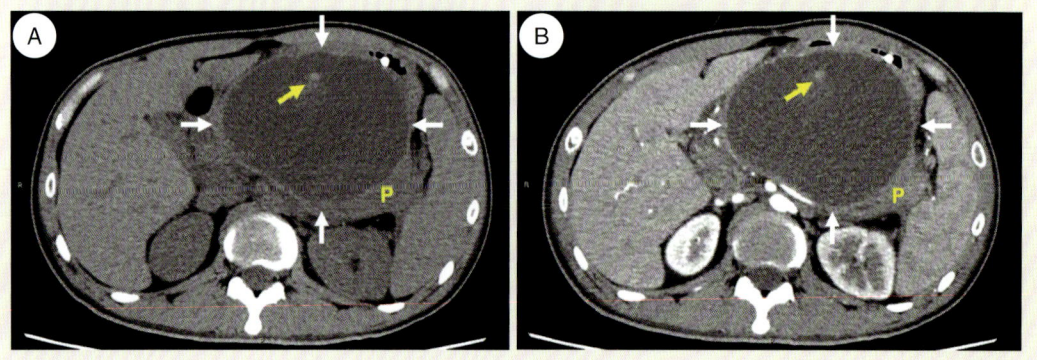

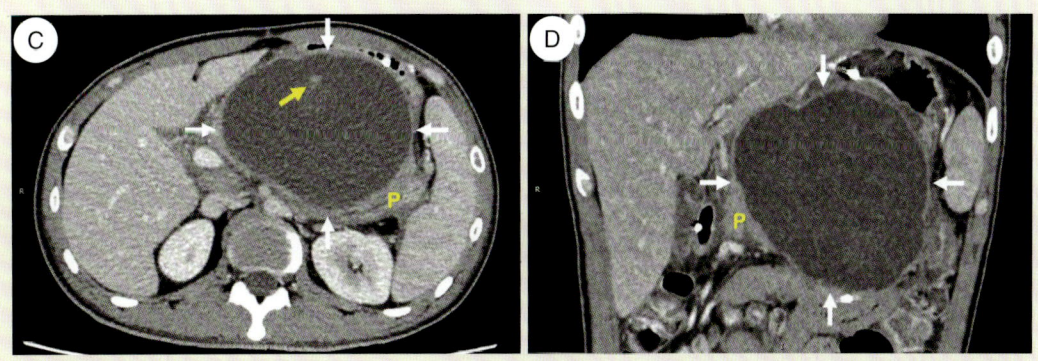

A.平扫;B.动脉期;C、D.静脉期。2018年12月14日穿刺前CT显示胰周巨大假性囊肿形成:胰腺体部(P)前缘见一个巨大囊性包块(白箭头),囊液大部分呈低密度,无强化,其内尚可见少量高密度区(黄箭头),提示合并少量出血可能;囊壁稍厚、均匀,增强后可见强化,未见壁结节。

图3-4-11 胰腺假性囊肿的CT图像(标示图)

3.MRI表现

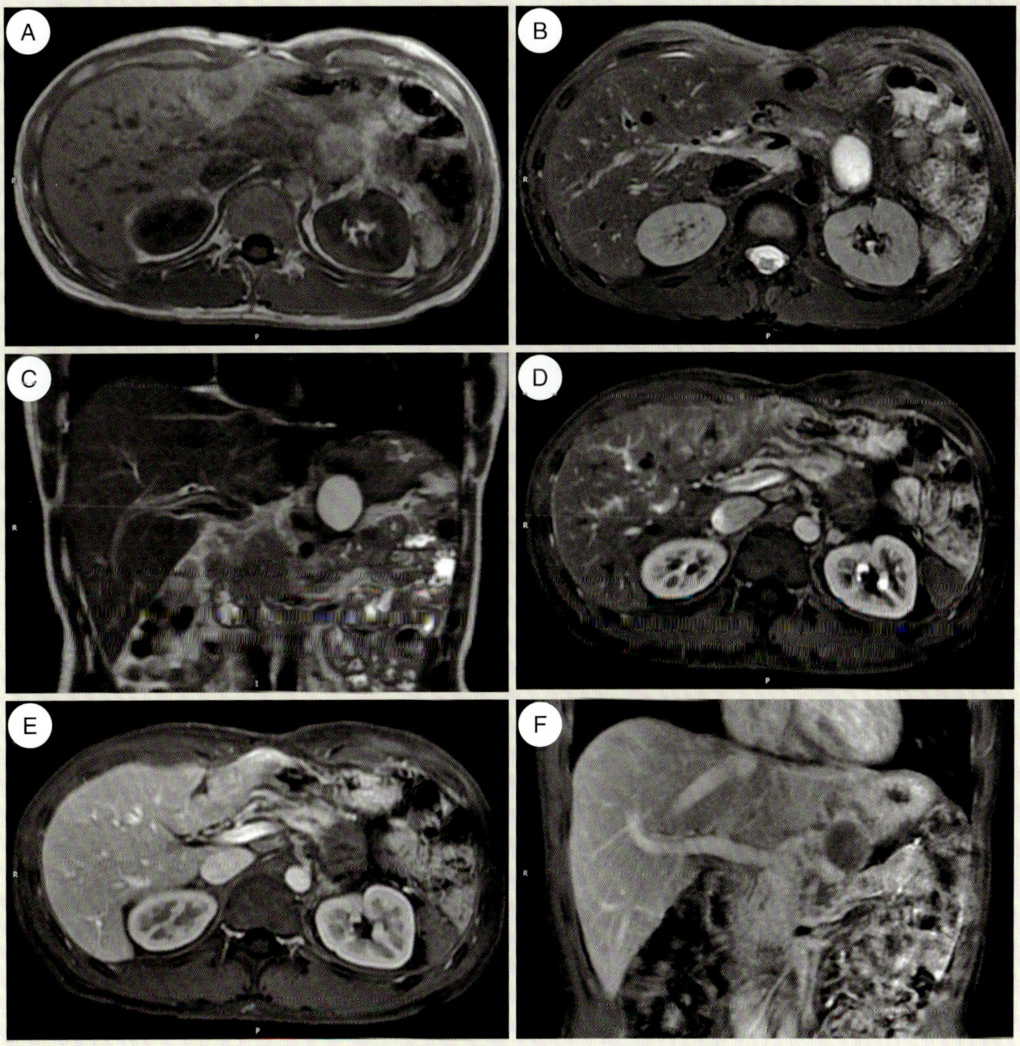

图3-4-12 胰腺假性囊肿的MRI检查图像(原始图)

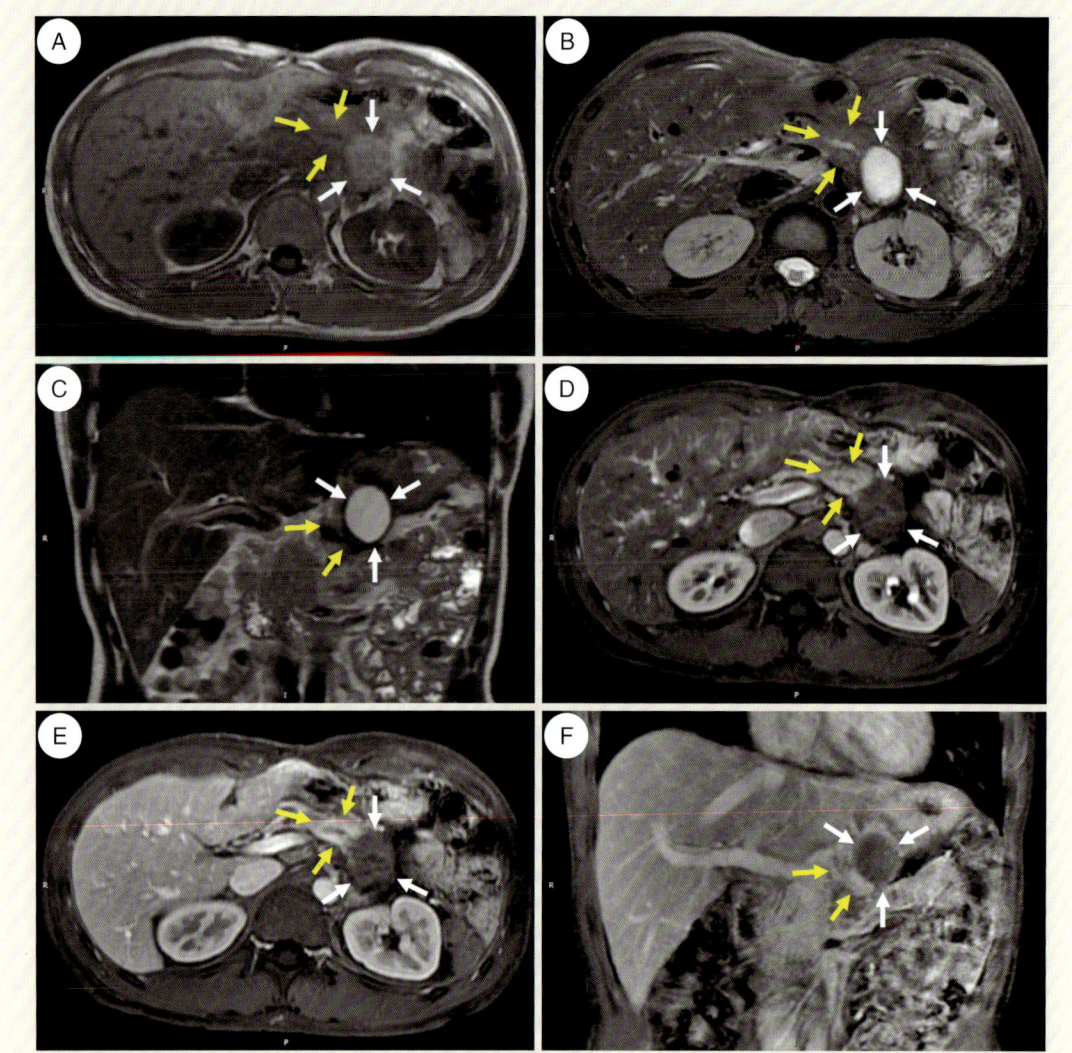

A.T$_2$WI；B.脂肪抑制T$_2$WI；C.T$_2$WI；D.动脉期；E、F.静脉期。2022年5月26日MRI复查：胰体尾部缺如，胰腺残端（黄箭头）旁可见一个囊性病灶（白箭头），T$_1$WI及T$_2$WI均呈高信号，增强扫描拟未见强化，结合病史考虑胰腺假性囊肿术后复发，内部合并出血。

图3-4-13　胰腺假性囊肿的MRI检查图像（标示图）

【影像诊断要点分析及小结】

胰腺假性囊肿[1]（pancreatic pseudocyst，PPC）是一种继发于急性或慢性胰腺炎、胰腺损伤等疾病的并发症，是血液、渗液或胰液外溢，周围组织纤维增生，将液体包裹而形成，由于是炎性刺激造成纤维组织增生并将其包裹而成，其囊壁并无上皮细胞，故称之为假性囊肿。它是一种自限性疾病，一般可自行吸收，但当出现临床症状时，则需治疗。

超声：是诊断PPC的一项无创、简便且有效的方法，常作为首选。单发多见，表现为胰腺局部或周围见一无回声区，有包膜，边界清晰，多呈类圆形，后方回声增强，可见侧方声影。当囊肿巨大时，可压迫周围器官、组织引起位移。此外，在超声引导下还可以进行经皮穿刺引流，是一种有效的治疗方法。

CT：相比超声能方便的观察囊肿的大小、形状、囊肿壁厚度、囊内容物，对了解病情发展有价值。单房多见，多呈类圆形，CT呈水样密度，出血和坏死物可使密度增加，继发感染可出现气体影，增强扫描可见强化的囊壁。当囊肿变为慢性后，囊肿壁可见钙化，囊壁厚薄不均。

MRI：能鉴别胰腺囊性肿瘤。假性胰腺囊肿在MRI上表现为长T1长T2信号，信号均匀，若囊内有坏死物时囊内信号不均，合并感染时囊壁增厚，可厚薄不均，囊内出现气泡甚至气液平面。MRI还可良好显示相关的急、慢性胰腺炎的表现，如胰腺周围渗出、钙化、胰腺导管不均匀扩张、胰腺萎缩、肾周筋膜增厚等[2]。

PET/CT：在CT影像特征的基础上，PET图像显示病灶内部囊性区无^{18}F-FDG摄取；若合并感染时囊壁可出现^{18}F-FDG摄取。

小结：超声是诊断PPC首选检查，CT有助于确定囊肿的性质，MRI能鉴别胰腺囊性肿瘤，除了影像学检查，PPC的诊断需要结合病史和实验室检查，患者多有急性或慢性胰腺炎史，或胰腺外伤、腹部手术史，也可继发于肿瘤、寄生虫病等，假性胰腺囊肿囊液淀粉酶升高，CA19-9、CEA不升高。

参考文献

[1] HABASHI S，DRAGANOV P V. Pancreatic pseudocyst[J]. World J Gastroenterol，2009，15（1）：38-47.

[2] MACARI M，FINN M E，BENNETT G L，et al. Differentiating pancreatic cystic neoplasms from pancreatic pseudocysts at MR imaging：value of perceived internal debris[J]. Radiology，2009，251（1）：77-84.

第五节 胰腺肿瘤

一、胰腺癌（pancreatic cancer）

【病例1概要】

患者男性，52岁，因反复上腹痛1个月就诊。患者1个月前无明显诱因出现左上腹隐痛，阵发性，无他处放射，进食后加重。入院后完善影像学和实验室检查，诊断为胰腺癌。行胰十二指肠切除术后，术后病理诊断：中低分化胰腺导管腺癌。

【图片资料】

1.超声表现

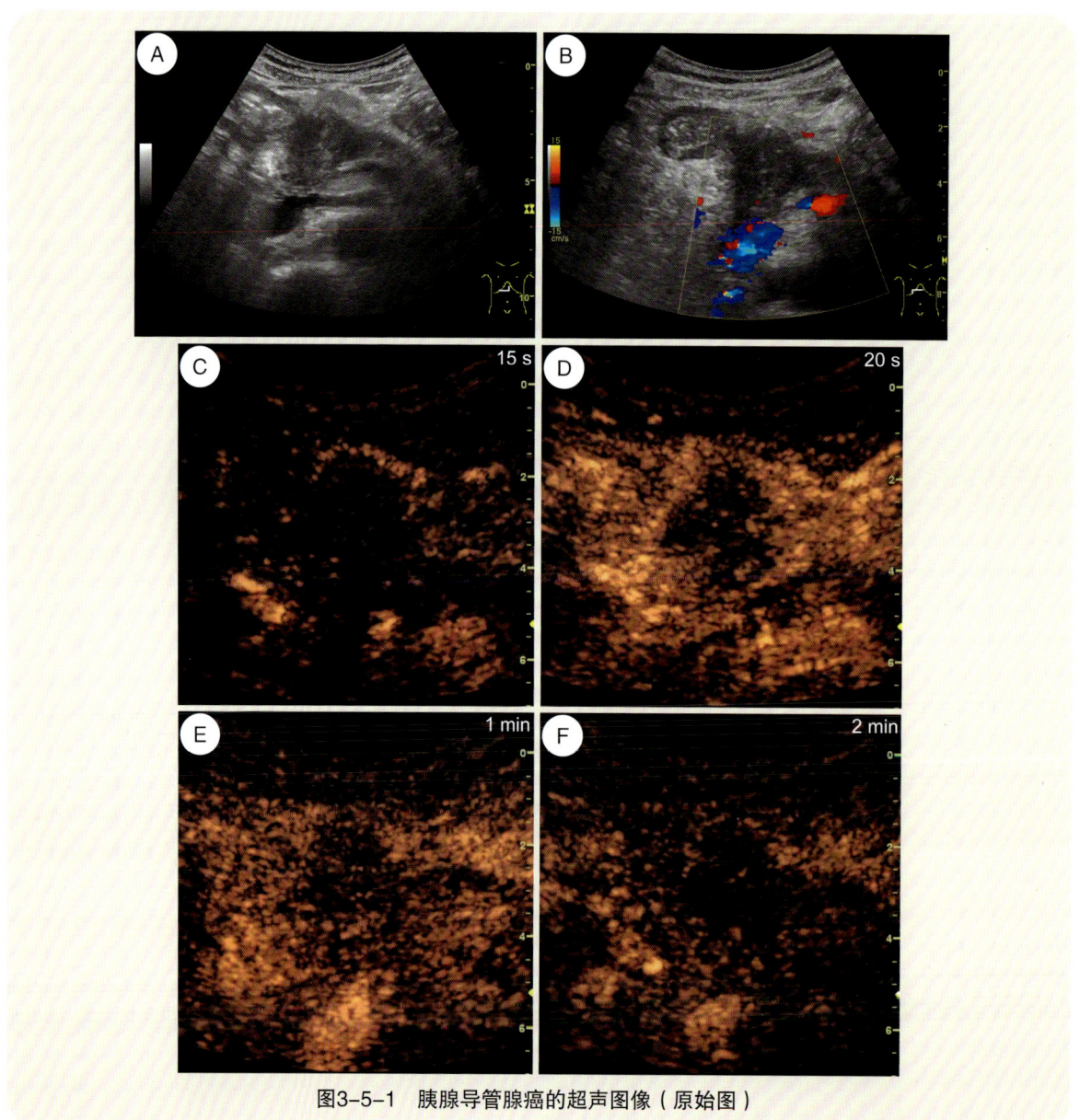

图3-5-1 胰腺导管腺癌的超声图像（原始图）

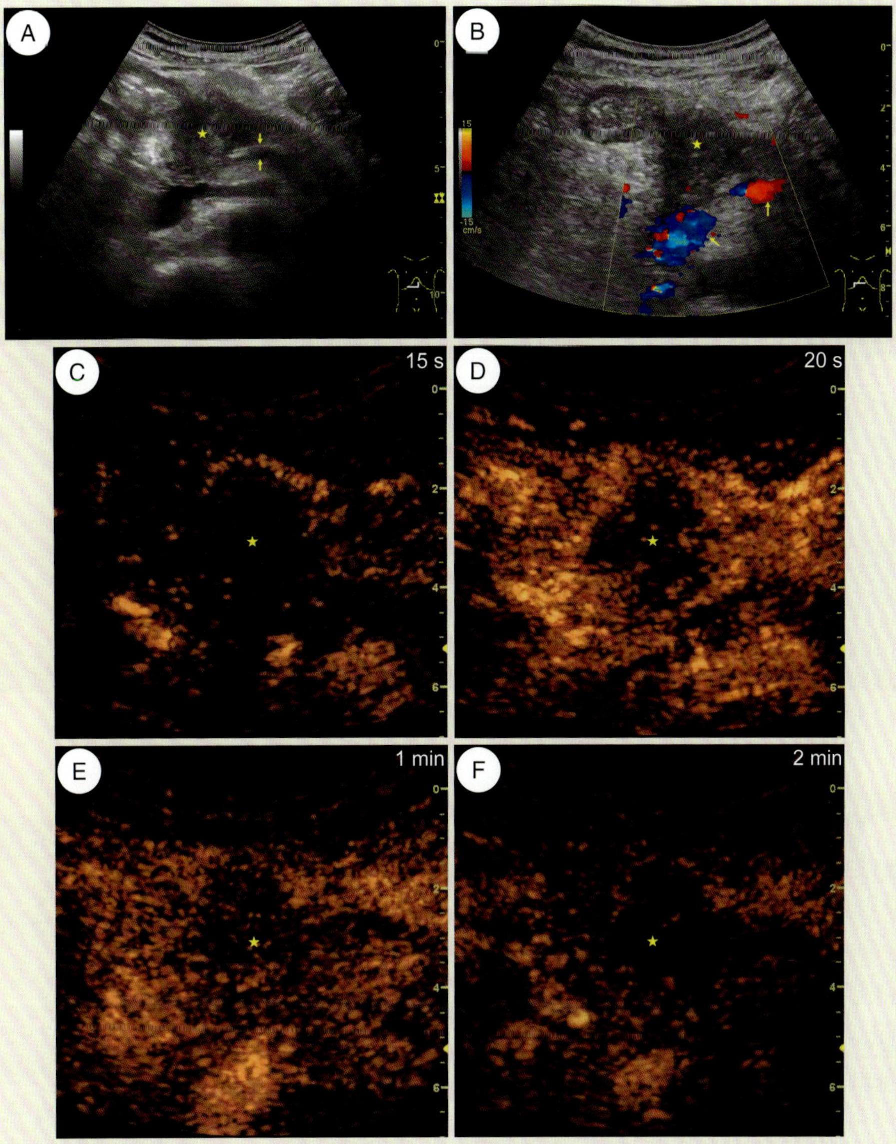

二维灰阶超声（图A）显示胰颈部实性低回声占位（五角星），形态不规则，与周围组织分界不清，远端胰管扩张（箭头）；彩色多普勒成像（图B）显示胰腺后方的脾静脉（箭头），胰颈部占位病灶（五角星）内未见明显血流信号。超声造影在15秒（图C）、20秒（图D）、60秒（图E）及120秒（图F）胰腺占位病灶（五角星）均表现为低增强。

图3-5-2　胰腺导管腺癌的超声图像（标示图）

2.CT表现

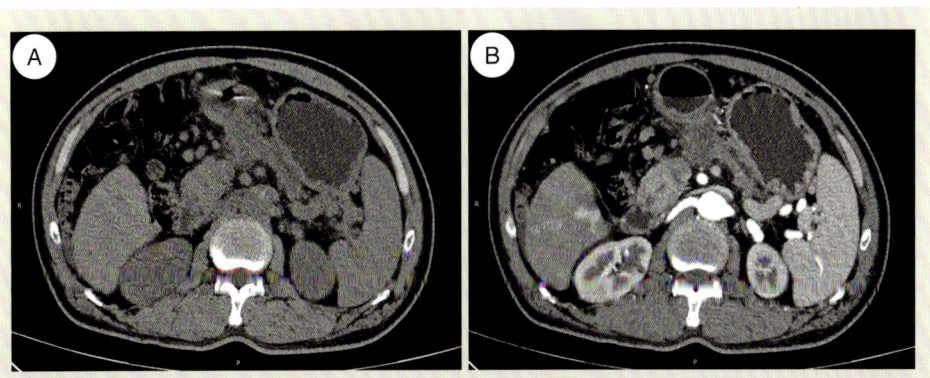

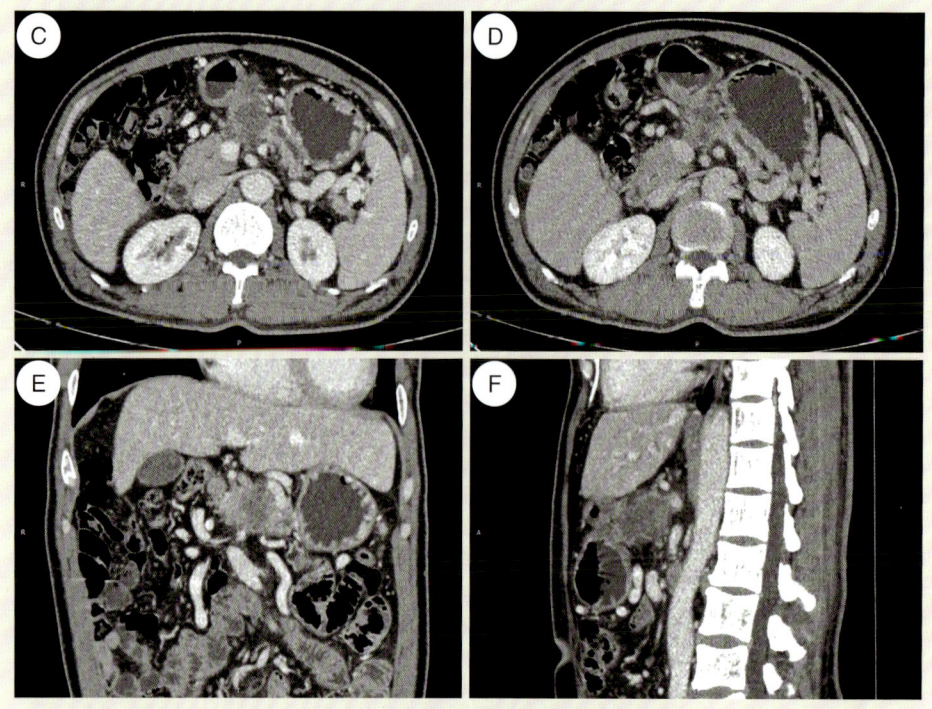

图3-5-3 胰腺导管腺癌的CT图像（原始图）

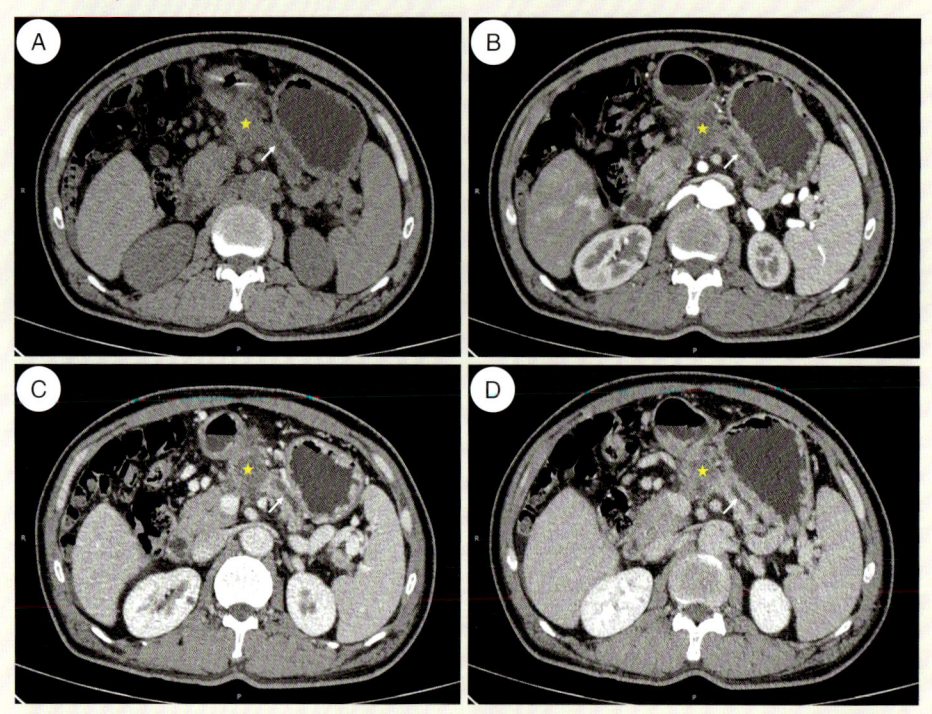

CT平扫（图A）于胰腺颈-体部见一个类圆形软组织肿物影（五角星），形态不规则，前缘向胰腺表面突起，并与胃窦后壁分界欠清。增强扫描动脉期（图B）、静脉期（图C）及延迟期（图D）病灶呈不均匀轻-中度强化，呈"乏血供"表现，强化程度弱于正常胰腺实质。病灶远端胰管扩张（白箭头）。

图3-5-4 胰腺导管腺癌的CT图像（标示图）

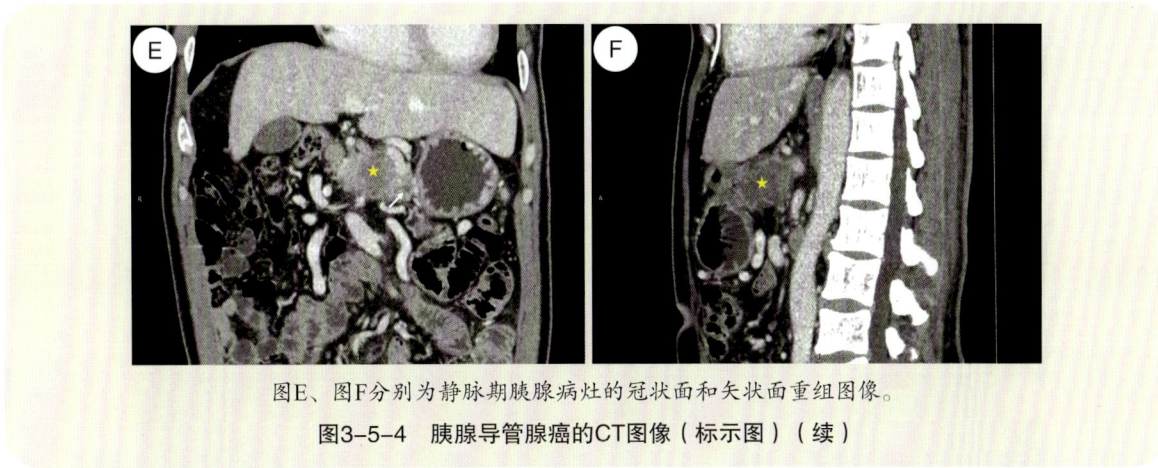

图E、图F分别为静脉期胰腺病灶的冠状面和矢状面重组图像。

图3-5-4 胰腺导管腺癌的CT图像（标示图）（续）

3.MRI表现

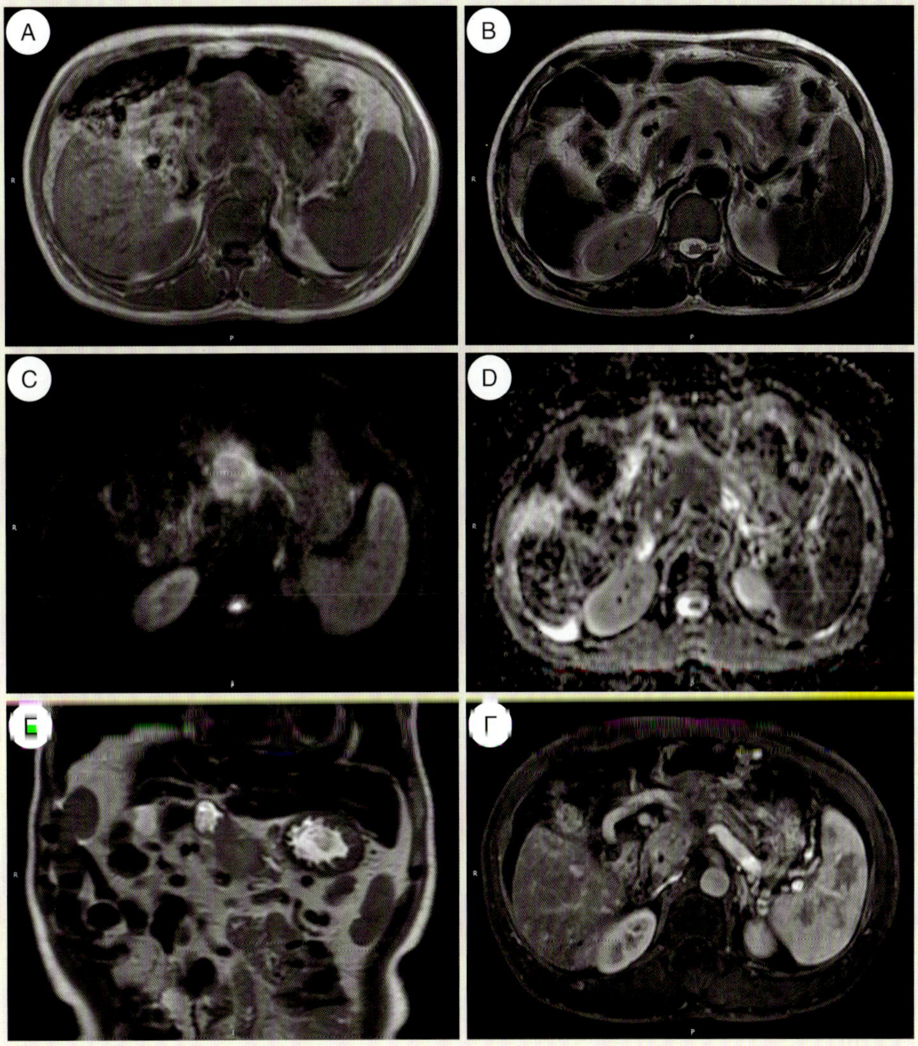

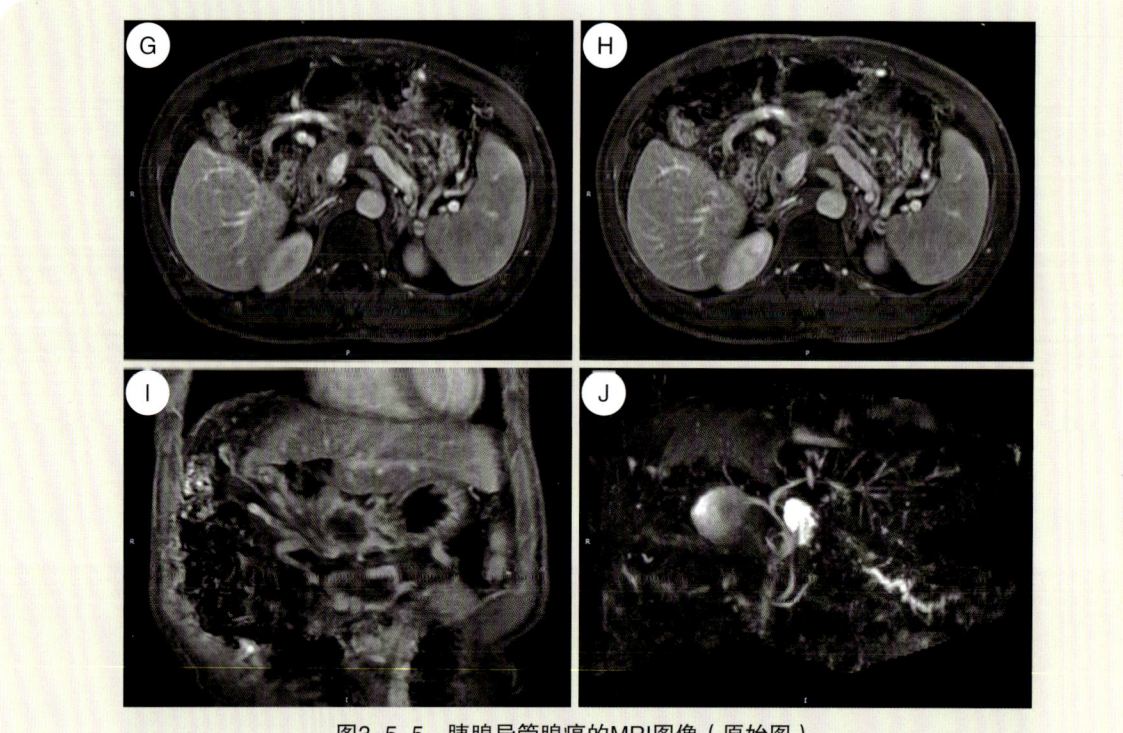

图3-5-5 胰腺导管腺癌的MRI图像（原始图）

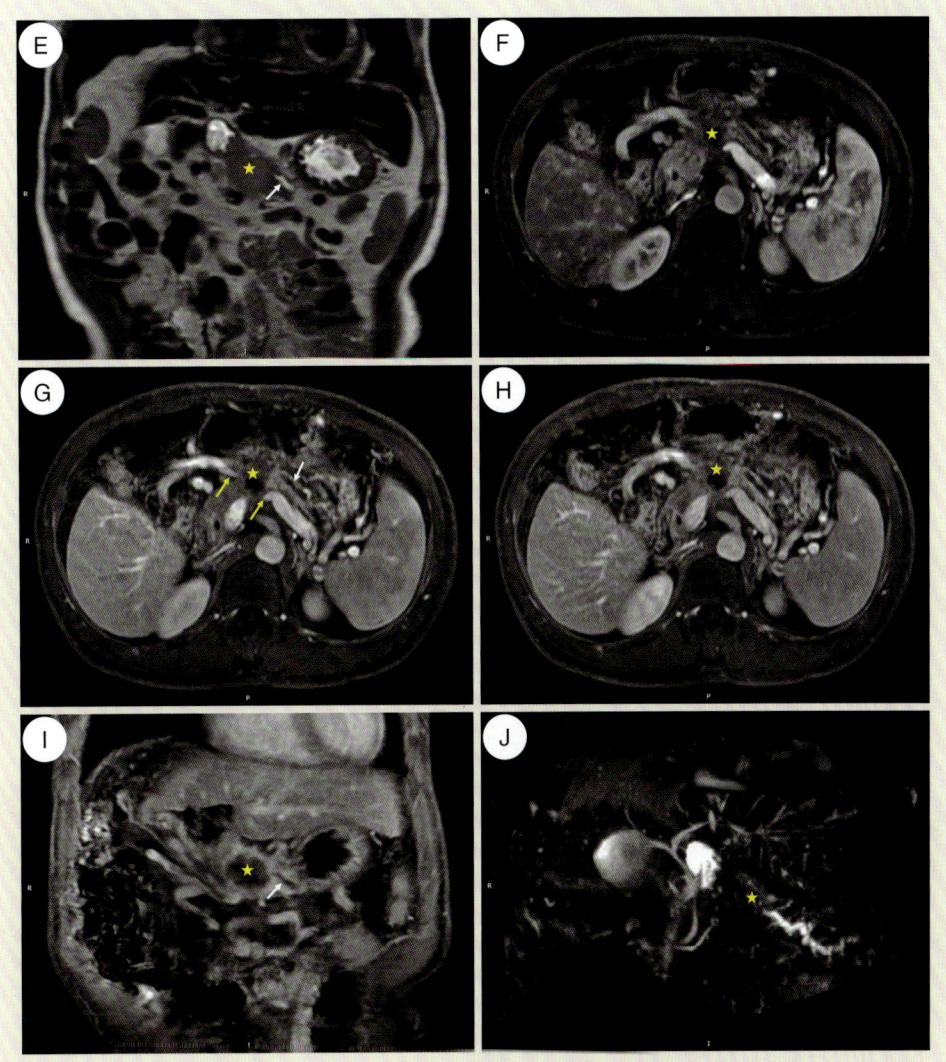

MRI示胰腺颈-体部肿物（五角星）呈稍长T1稍长T2信号（图A、图B、图E），DWI（图C）及ADC图（图D）示病灶弥散受限，增强后（图F~图I）病灶不均匀轻-中度强化，部分区域无明显强化。各序列示肿物远端胰管扩张（白箭头）。脾静脉及门静脉受侵（黄箭头）。MRCP（图J）可以直观显示病灶（五角星）远端胰管扩张。

图3-5-6　胰腺导管腺癌的MRI图像（标示图）

【病例2概要】

患者男性，68岁，6月余前大量进食、饮酒后出现左上腹刺痛，为持续性，无他处放射，休息不缓解，无伴发热、恶心、呕吐、腹胀、腹泻等不适，遂至外院就诊，上腹部增强CT考虑急性坏死性胰腺炎并假性囊肿形成，给予禁食、抑制胰腺分泌、抑酸护胃、维持水电解质平衡、营养支持等对症治疗后症状缓解，1个月后再次因腹痛入院，诊断"亚急性胰腺炎并假性囊肿"，给予对症治疗后出院，出院后自行口服中药治疗（具体不详）。后腹痛症状反复，10天前无明显出现左上腹及背部持续性胀痛，坐位可稍缓解，无发热，无恶心、呕吐，1天前出现腹泻，为黑色水样便，约10次/天。遂来我院急诊科就诊，予以对症治疗后症状缓解，后完善影像学和实验室检查，诊断为胰腺癌。行胰十二指肠切除术后，术后病理诊断：胰腺导管腺癌，中-低分化。

【图片资料】
PET/CT表现

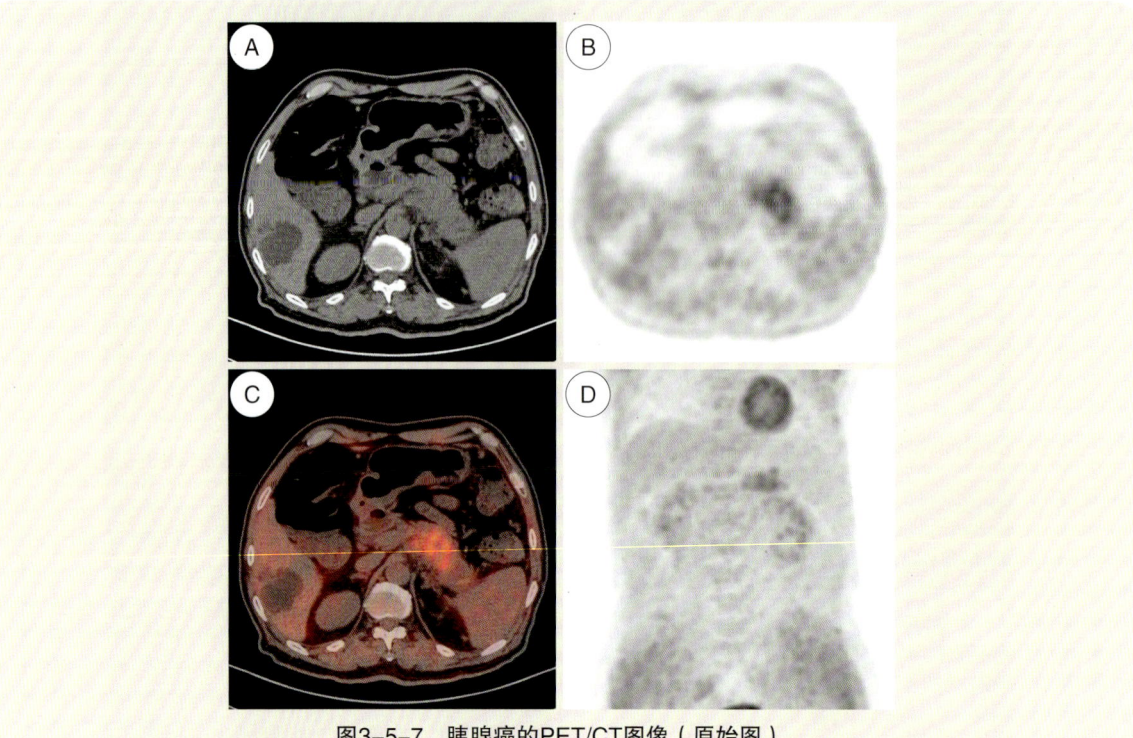

图3-5-7 胰腺癌的PET/CT图像（原始图）

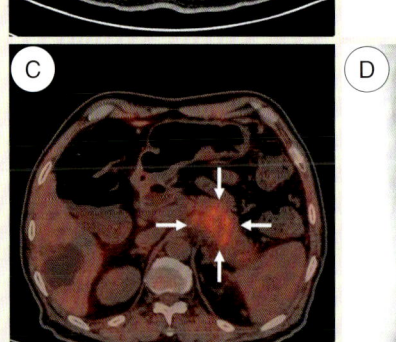
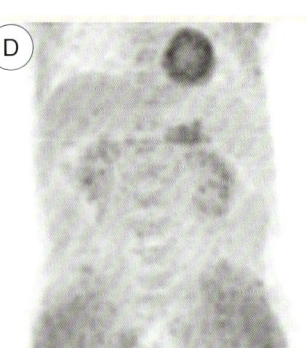

A.CT影像；B.PET影像；C.PET/CT融合影像；D.PET MIP图。胰腺体尾部肿胀，密度不均，边缘模糊，与邻近脾门、脾动静脉分界不清，胰腺周围散在斑片、条索影，累及左侧肾前筋膜（图A，白箭头），PET图像（图B，白箭头）及PET/CT图像（图C，白箭头）可见不均匀^{18}F-FDG摄取，范围约6.8 cm×3.2 cm，SUV_{max}约4.2。

图3-5-8 胰腺癌的PET/CT图像（标示图）

【影像诊断要点分析及小结】

胰腺癌通常指胰腺导管腺癌（pancreatic ductal adenocarcinoma）[1]，是最常见的胰腺恶性肿瘤类型，好发于40岁以上人群，男性多于女性。胰腺导管腺癌多数为质地较硬的局灶性实性占位，胰头为较常见的发生部位，亦可发生于胰腺体部或尾部。胰腺导管腺癌生长速度较快，病灶与正常胰腺组织并无明显的分界，胰腺本身有丰富的血管、淋巴管结构，因此易发生淋巴及远处转移或向胰腺周围组织器官浸润侵犯。

胰腺导管腺癌的早期临床表现并不典型，主要为腹部不适、食欲不振、乏力等；典型的晚期临床表现主要由病灶对周围组织器官的侵犯累及引起，因此与病灶发生的部位、病程等相关。比如胰头癌很容易直接浸润或压迫胆总管，导致进行性梗阻性黄疸；病灶累及腹腔神经丛引起持续性剧烈疼痛；病灶侵犯周围肠道导致消化道出血等。

临床上对胰腺癌筛查和诊断的主要影像学手段有超声、CT、MRI及PET/CT等。

超声：二维超声一般作为首选的筛查手段对出现相应临床症状的人群进行筛查，由于超声会受到胃肠气体的遮挡和干扰，对胰尾部占位的探查能力具有一定局限性，部分人群可以在左侧季肋部以脾脏作为声窗对胰腺尾部进行补充观察。胰腺导管腺癌在二维超声下主要表现为胰腺内实性占位，多呈低回声，病灶形态不规则，边缘轮廓向外突起或向周围呈蟹足样浸润生长。另外可能观察到的间接征象包括：主胰管、胆管扩张及胆囊增大，提示病灶侵犯或压迫胆总管和主胰管近端；周围血管如肠系膜上静脉、门静脉、脾静脉等管腔变窄，管壁回声连续性中断，提示病灶侵犯或压迫周围血管，部分可形成癌栓或血栓；腹膜后及肝门部淋巴结肿大、腹腔积液等也可辅助诊断。超声造影可动态观察病灶的血供情况，由于胰腺导管腺癌为乏血供肿瘤，超声造影下主要表现为动脉期增强低于胰腺实质，且增强信号快速消退，在静脉期及延迟期亦呈低增强。

CT：平扫CT[2]主要表现为胰腺局限性增大，局部轮廓隆起，病灶呈等密度或稍低密度，如肿瘤较大，出现内部坏死液化时可表现为不规则低密度区，病灶与正常胰腺分界不清。病灶位于胰头部时引起肝内外胆管及胰管扩张，呈"双管征"，增强扫描时动脉期强化略低于胰腺实质，静脉期持续强化，呈现"乏血供"，邻近血管受侵袭。胰头部癌最易经淋巴途径转移至胃幽门下或肠系膜上动脉旁淋巴结，再至腹主动脉旁淋巴结；胰体尾部癌转移至脾门或腹腔动脉旁淋巴结，也可发生肝脏、肾上腺、肺、骨等远处转移。CT的主要优势在于对病灶与周围组织结构关系的显示更清晰全面，可观察到病灶对邻近胆管、胰管、血管等组织的侵犯或压迫，以及引起的相应间接征象。

MRI：胰腺导管腺癌在MRI[2]上的外形表现与CT相似，在病灶内部，T1脂肪抑制序列表现为低信号肿块，T2WI表现为高、稍高或等信号，若肿瘤出现坏死、液化、内部出血等，T2WI上可表现为混杂信号；T1脂肪抑制增强图像上呈低强化，动脉期尤为明显。弥散成像中，胰腺导管腺癌一般在DWI呈高信号，ADC呈低信号，提示水分子在肿瘤组织内部弥散受限。如为胰头癌，MRCP显示胰头段胆总管成角、狭窄、中断，同时伴有病变段以上胆管及胰管扩张。

PET/CT[3-4]：胰腺癌在PET/CT表现为在胰腺实质内伴糖代谢异常增高的等或略低密度结节或肿块，边界不清，一般不伴钙化，远端胰腺可萎缩伴胰导管扩张，胰周脂肪间隙消失。累及胆总管下端时，致肝内外胆管梗阻性扩张累及壶腹部时出现"双管征"。胰头颈部肿瘤较大时易侵犯门静脉、脾动静脉及肠系膜上动静脉；肿瘤堵塞胰管时可引起远端潴留性假性囊肿，部分患者可合并慢性胰腺炎。胰尾病灶较大时易累及脾门及毗邻胃壁。PET/CT在判断胰腺癌原发肿瘤上的价值不高，相比于胰腺发生弥漫、较低的[18]F-FDG摄取，胰腺癌表现出更高的局灶性[18]F-FDG摄取，恶性肿瘤的SUV_{max}通常明显高于良性病变。^{18}F-FDG PET/CT诊断胰腺癌淋巴结转移的灵敏度为21%～42%，肝转移的灵敏度为22%～88%，肺、骨转移的灵敏度可达100%，相比于传统影像学更具有优势。

超声用于初步检测胰腺块，但可能因肠道气体干扰而受限，CT是胰腺癌主要的诊断和分期工具，胰腺导管腺癌在MRI的表现与CT相似，PET/CT有助于区分胰腺良恶性病变和检测远处转移。

参考文献

[1] SCHAWKAT K，MANNING M A，GLICKMAN J N，et al. Pancreatic ductal adenocarcinoma and its variants：pearls and perils[J]. Radiographics，2020，40（5）：1219-1239.

[2] WOLSKE K M，PONNATAPURA J，KOLOKYTHAS O，et al. Chronic Pancreatitis or Pancreatic Tumor[J]？A Problem-solving Approach. Radiographics，2019，39（7）：1965-1982.

[3] JIIA P，BIJAN B. PET/CT for Pancreatic Malignancy：Potential and Pitfalls[J]. J Nucl Med Technol，2015，43（2）：92-97.

[4] HEINRICH S，GOERRES G W，SCHÄFER M，et al. Positron emission tomography/computed tomography influences on the management of resectable pancreatic cancer and its cost-effectiveness[J]. Ann Surg，2005，242（2）：235-243.

二、胰腺实性假乳头状瘤

【病例1概要】

患者女性，36岁，因体检发现胰尾部占位4天就诊。患者无腹痛、无黄疸、无大便性状改变等。肿瘤标志物：CA125、CA153、CA19-9、CEA等指标均在正常范围内。术后病理诊断：胰尾部实性假乳头状瘤。

【图片资料】

1.超声表现

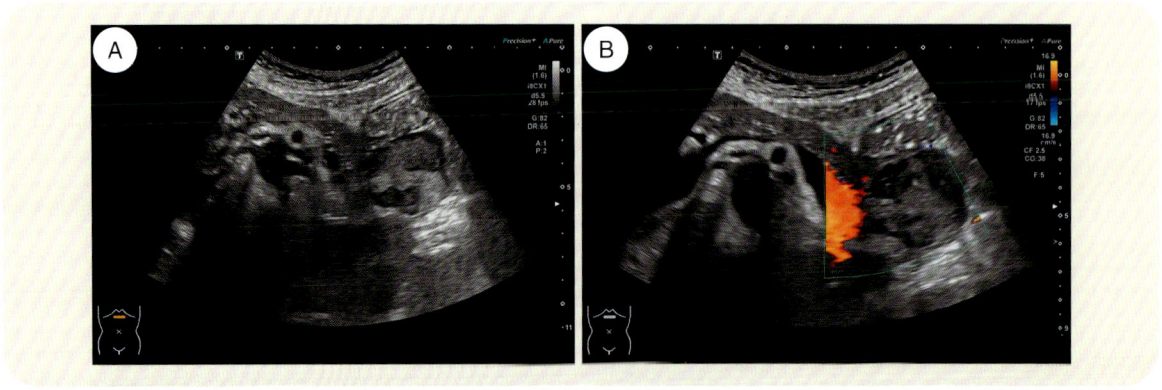

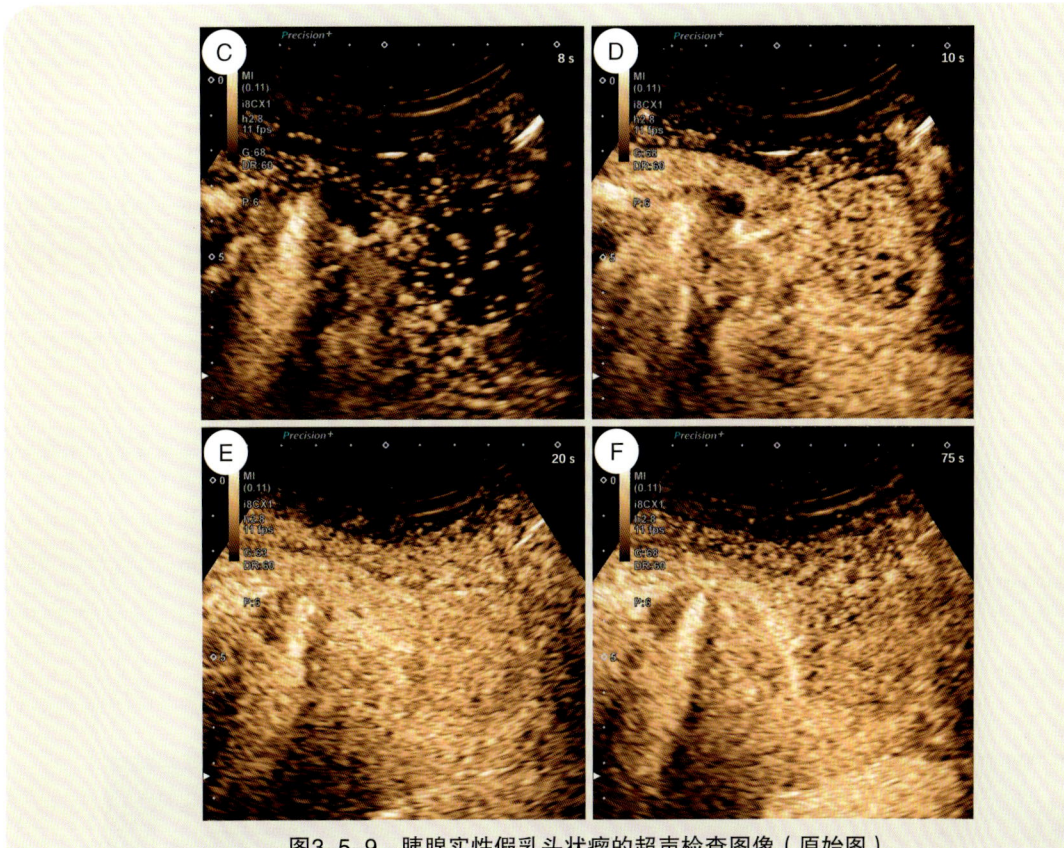

图3-5-9 胰腺实性假乳头状瘤的超声检查图像（原始图）

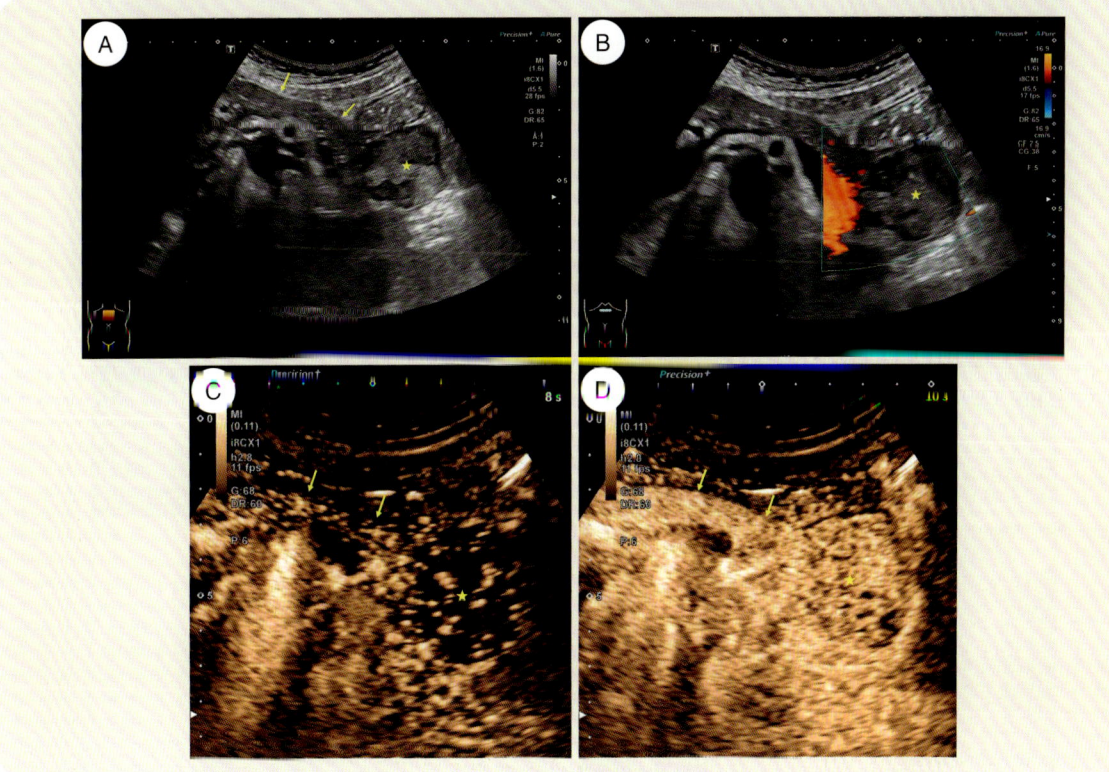

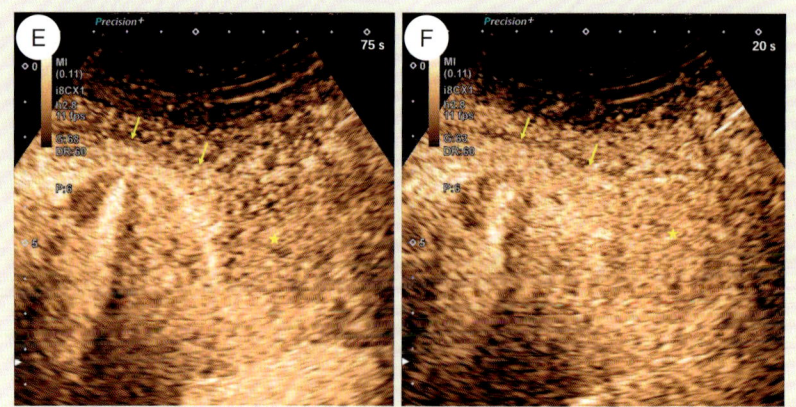

二维超声（图A）示胰腺（箭头）尾部局部增大，胰尾边缘可见一实性为主的占位性病变（五角星），类圆形，形态尚规则，外生性生长；病灶边界清楚，内呈不均匀等-低回声。彩色多普勒超声（图B）示上述胰尾部实性占位内部未见明显血流信号。超声造影示胰尾部病灶于增强早期（图C~图E）呈等增强，增强晚期（图F）未见明显消退，呈均匀等增强。

图3-5-10　胰腺实性假乳头状瘤的超声检查图像（标示图）

2.CT表现

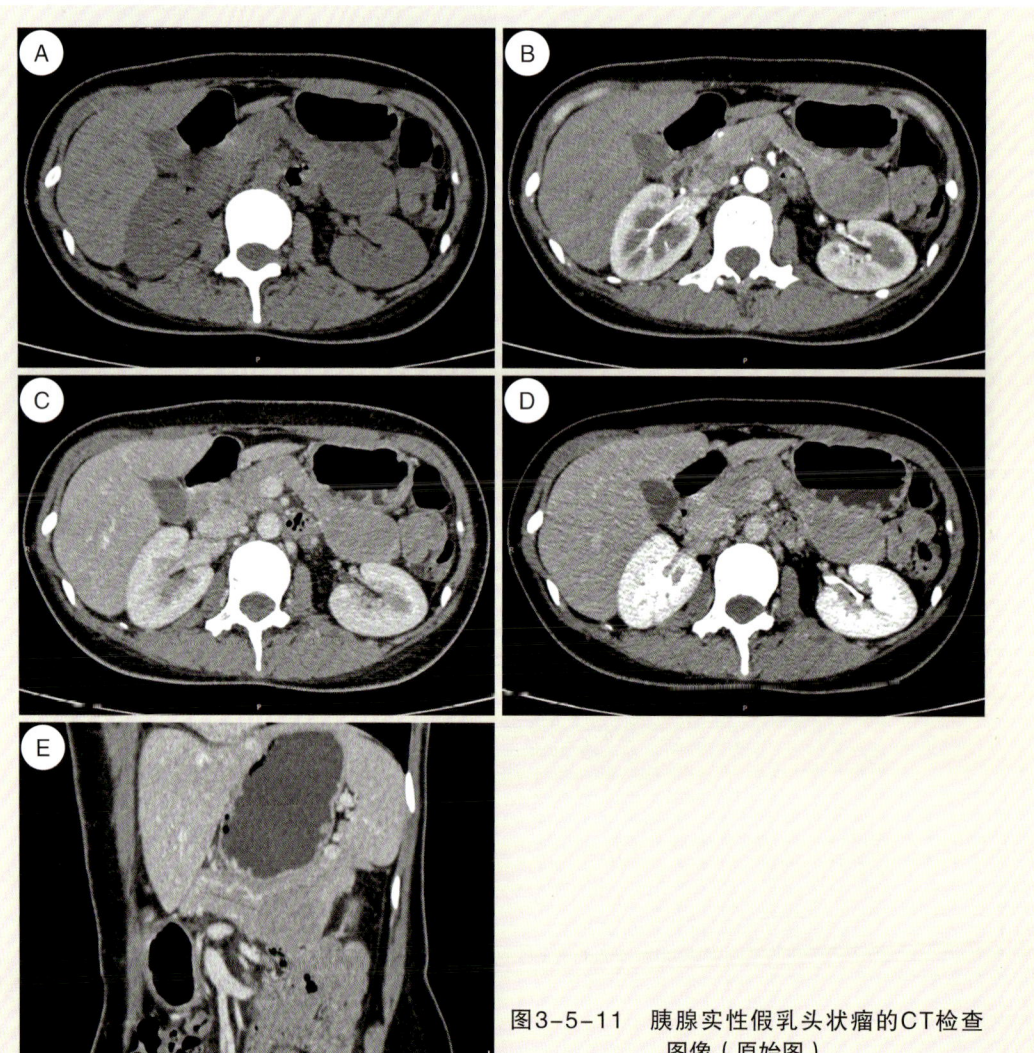

图3-5-11　胰腺实性假乳头状瘤的CT检查图像（原始图）

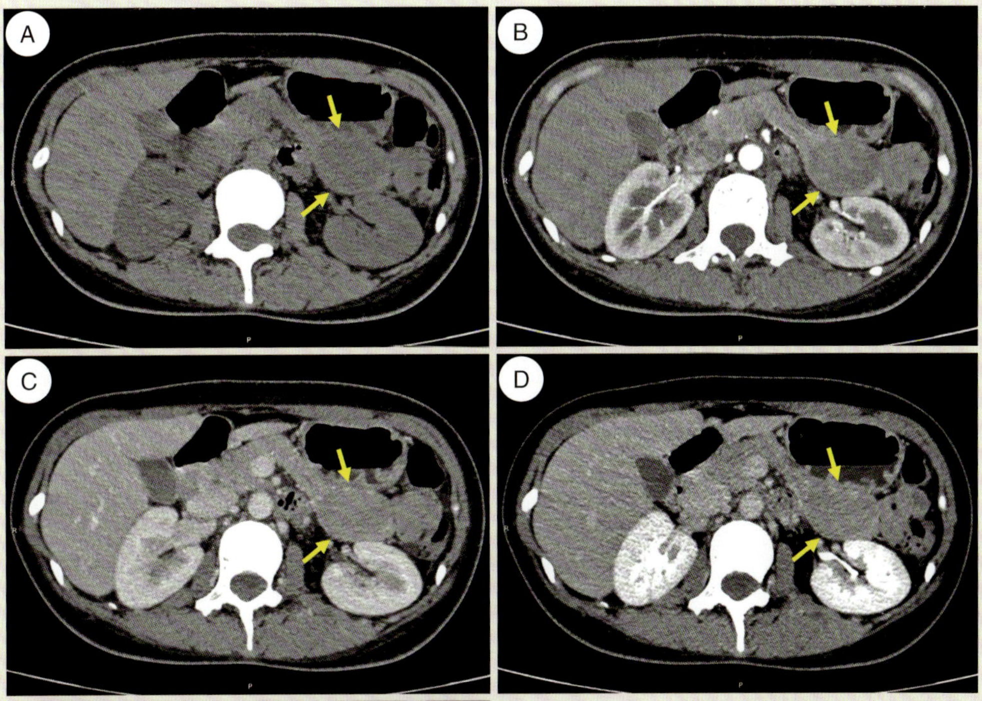

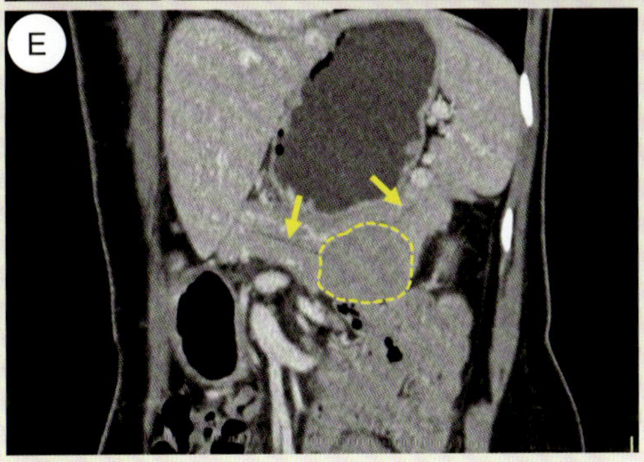

胰腺尾部见一个类圆形软组织肿块（图A～图D，箭头），平扫（图A）呈均匀稍低密度，增强扫描动脉期（图B）呈轻度强化，门静脉期和延迟期（图C、图D）强化较动脉期稍明显，强化程度接近正常胰腺实质，并可见包膜强化；病灶密度较均匀，边缘光整；曲面重建（图E）显示瘤体（虚线）与胰管（箭头）的关系，胰管可显影，但无明显扩张。

图3-5-12 胰腺实性假乳头状瘤的CT检查图像（标示图）

【病例2概要】

患者女性，22岁，因甲状腺乳头状癌术后拟行[131]I治疗来我院就诊，入院后完善相关检查，行PET/CT检查发现胰腺占位，术后病理考虑为胰腺实性假乳头状瘤。

【图片资料】

PET/CT表现

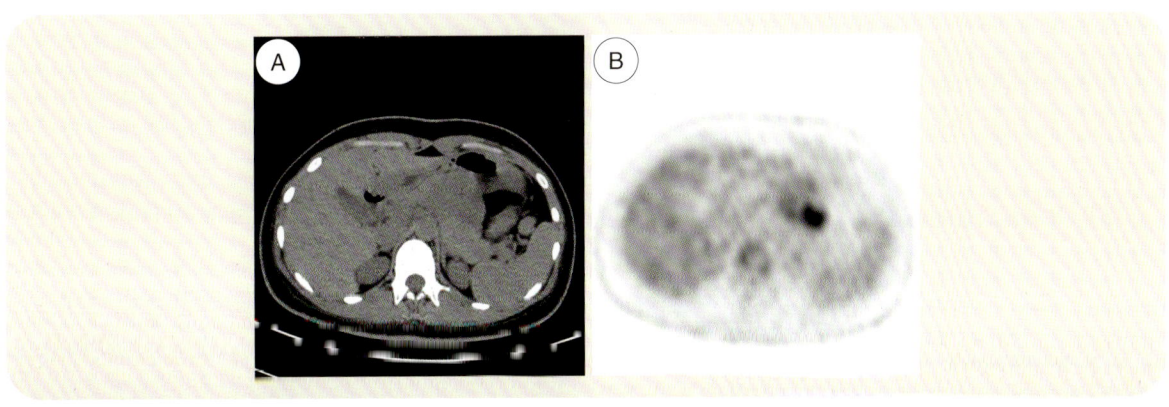

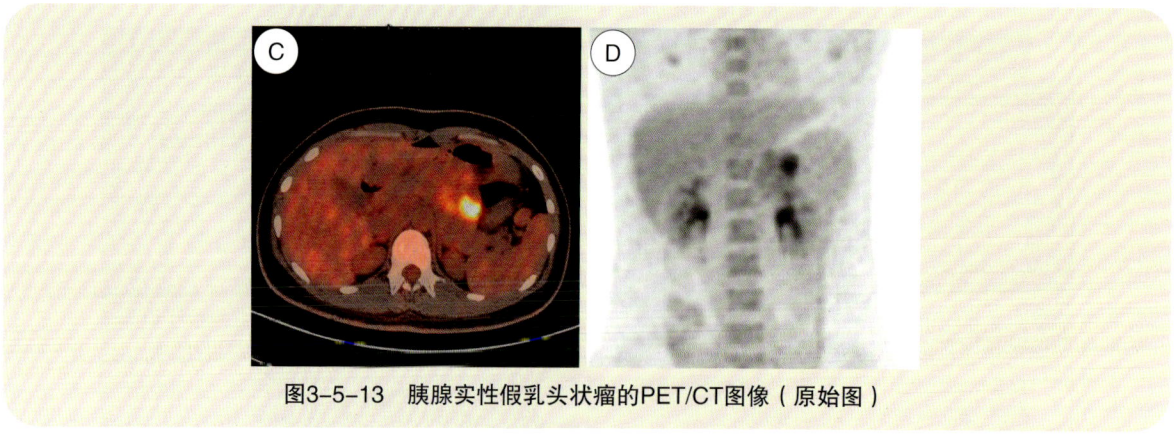

图3-5-13 胰腺实性假乳头状瘤的PET/CT图像（原始图）

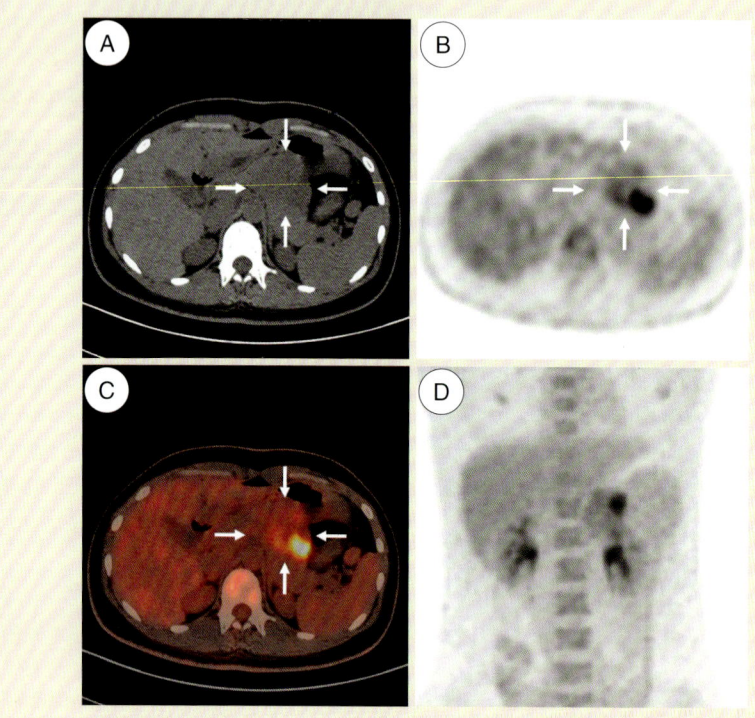

CT平扫示胰腺体部可见一软组织肿块影，大小约4.2 cm×5.3 cm×5.2 cm，密度欠均匀，边界尚清（图A，白箭头）。PET图像（图B，白箭头）及PET/CT图像（图C，白箭头）示病灶有异常不均匀^{18}F-FDG浓聚，SUV_{max}约7.0。PET MIP图示胰腺体部见不均匀^{18}F-FDG摄取灶（图D）。

图3-5-14 胰腺实性假乳头状瘤的PET/CT图像（标示图）

【影像诊断要点分析及小结】

胰腺实性假乳头状瘤（solid pseudopapillary tumors of pancreas，SPTP）是一种较罕见的低度恶性肿瘤，占所有胰腺肿瘤的0.3%~2.7%，多见于青年女性。患者一般无明显临床症状，多为体检中偶然发现[1]。

SPTP多位于胰腺边缘，呈外生性生长，有完整的包膜，一般为囊实性，少部分为单纯囊性或单纯实性。在二维超声上，病灶内部回声表现取决于其囊性成分与实性成分的比例，囊性区域一般呈无回声，实性成分可表现为低回声或高回声，偶见强回声钙化。超声造影中大多数病灶表现为不均匀增强，少数为均匀增强，在增强早期（0~30秒）呈等增强或低增强，少部分可表现为高增强，在增强晚期（31～120秒）呈等增强或低增强，包膜可呈稍高增强[2]。

CT[3-4]：SPTP在CT上表现为呈膨胀性生长的软组织肿块，一般为囊实性，较小者呈实性，包膜厚且完整，边界清楚，出血、坏死较常见，可有钙化，且多位于胰腺边缘。CT表现取决于肿瘤实性结构和囊性结构的比例和分布。增强扫描实性成分渐进性强化，包膜强化明显。对于囊实性病例，可见"浮云征"，即增强后实性成分可见强化，漂浮在无强化的囊性成分中。如肿瘤伴周围侵犯或远处转移则考虑恶性。胰胆管扩张少见。

MRI[3]：SPTP在T_1WI上瘤体实性成分呈低信号，出血区域呈片状高信号，T_2WI及T_2WI脂肪抑制肿物呈混杂中-高信号，有时可见液-液平面，为不同时期肿瘤内出血表现。增强扫描瘤体实性成分、壁结节及包膜呈渐进性延迟强化，表现与CT相仿。

PET/CT[5]：SPTP在PET/CT上主要表现为圆形或类圆形囊实性肿块，实性部分呈等密度或略低密度灶，边界清楚，边缘光整，部分形态不规则、可见分叶状，包膜完整或假包膜形成，易伴团块状、片状或多发点状钙化或出血；囊性肿瘤可见分隔，肿瘤较大时可压迫周围血管及脏器；肿瘤实性成分伴糖代谢异常增高；当肿瘤糖代谢明显增高且与大血管及周围脏器分界不清时，需考虑为恶性病变可能。另外PET/CT双时相显像观察病灶代谢变化，有助于与胰腺癌相鉴别：SPTP延迟前后SUV_{max}无显著变化，而胰腺癌则表现为延迟扫描时SUV_{max}进一步升高。CT和MRI显示可以SPTP的形态学特征，而^{18}F-FDG PET/CT检查结果反映肿瘤的代谢情况。熟悉SPTP的形态学和功能成像结果可能有助于正确诊断和适当治疗。

小结：SPTP属于低度恶性肿瘤，常见于青年女性，又称为"女儿瘤"，临床多表现为上腹部肿块，影像上肿块多位于胰体尾部，伴有包膜的囊实性/囊性/实性病灶，常伴壁结节、钙化及出现，增强扫描呈轻度强化。CT、MRI可以帮助诊断SPTP，PET/CT有助于区分良恶性及监测治疗反应。胰腺实性假乳头状肿瘤手术后治愈率达95%，即使有淋巴结、肝脏转移等，其预后也较好，因此早期明确其诊断至关重要。

参考文献

[1] LUBEZKY N, PAPOULAS M, LESSING Y, et al. Solid pseudopapillary neoplasm of the pancreas: Management and long-term outcome[J]. Eur J Surg Oncol, 2017, 43（6）: 1056-1060.

[2] XU M, LI X J, ZHANG X E, et al. Application of contrast-enhanced ultrasound in the diagnosis of solid pseudopapillary tumors of the pancreas: imaging findings compared with contrast enhanced computed tomography[J]. J Ultrasound Med, 2019, 38（12）: 3247-3255.

[3] LEE J H, YU J S, KIM H, et al. Solid pseudopapillary carcinoma of the pancreas: differentiation from benign solid pseudopapillary tumour using CT and MRI[J]. Clin Radiol, 2008, 63（9）: 1006-14.

[4] HU S, ZHANG H, WANG X, et al. Asymptomatic versus symptomatic solid pseudopapillary tumors of the pancreas: clinical and MDCT manifestations[J]. Cancer Imaging, 2019, 19（1）: 13.

[5] DONG A, WANG Y, DONG H, et al. FDG PET/CT findings of solid pseudopapillary tumor of the pancreas with CT and MRI correlation[J]. Clin Nucl Med, 2013, 38（3）: e118-24.

三、胰腺神经内分泌肿瘤

【病例1概要】

患者女性,53岁,因"身目黄染2月余"就诊。患者2月余前出现身目黄染,进行性加重,伴上腹轻度胀痛,1周前开始排白陶土样便。实验室检查:CEA、CA19-9、CA125、AFP等均正常。最后诊断:胰腺神经内分泌肿瘤伴肝转移。

【图片资料】

1.超声表现

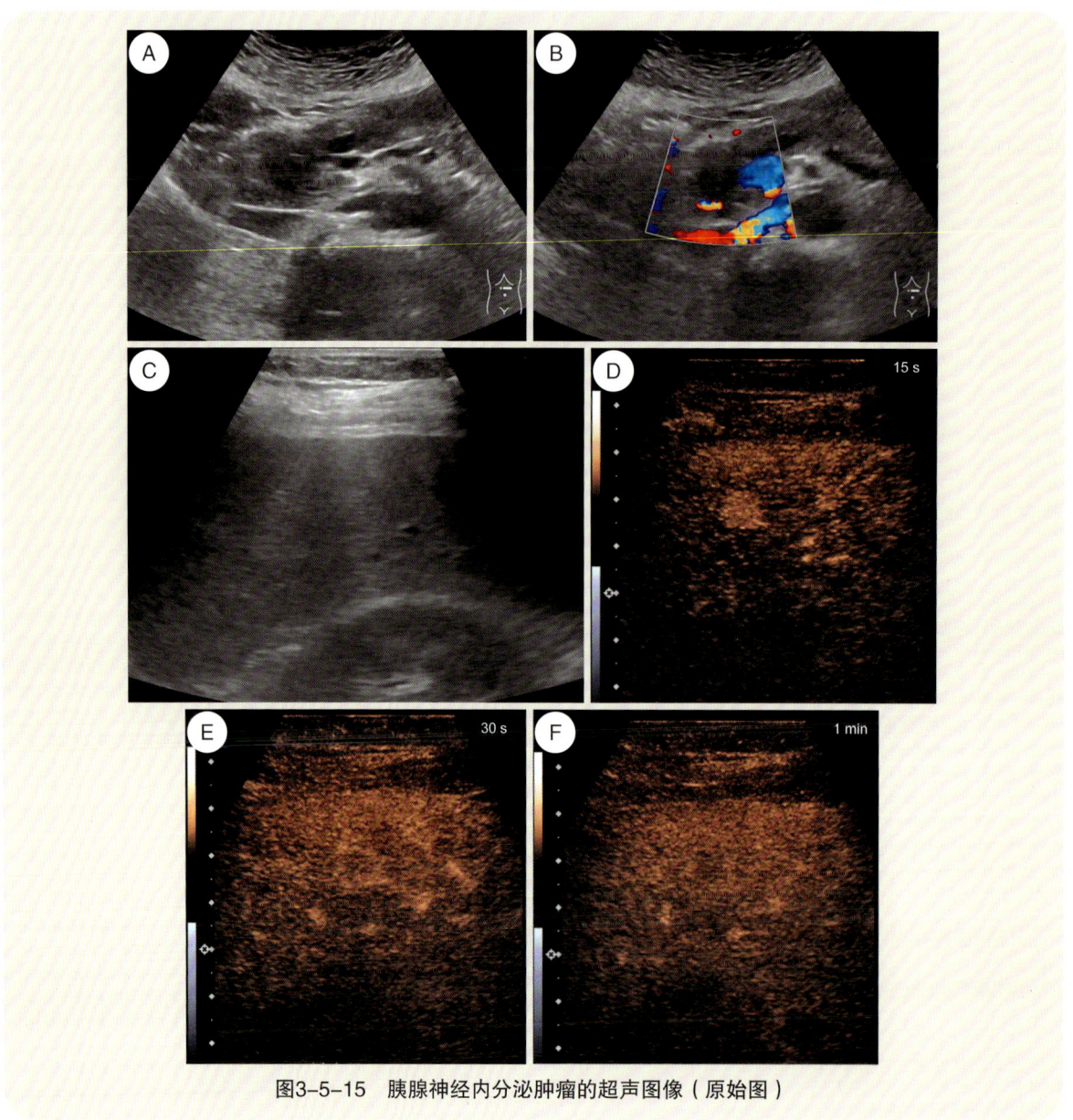

图3-5-15 胰腺神经内分泌肿瘤的超声图像(原始图)

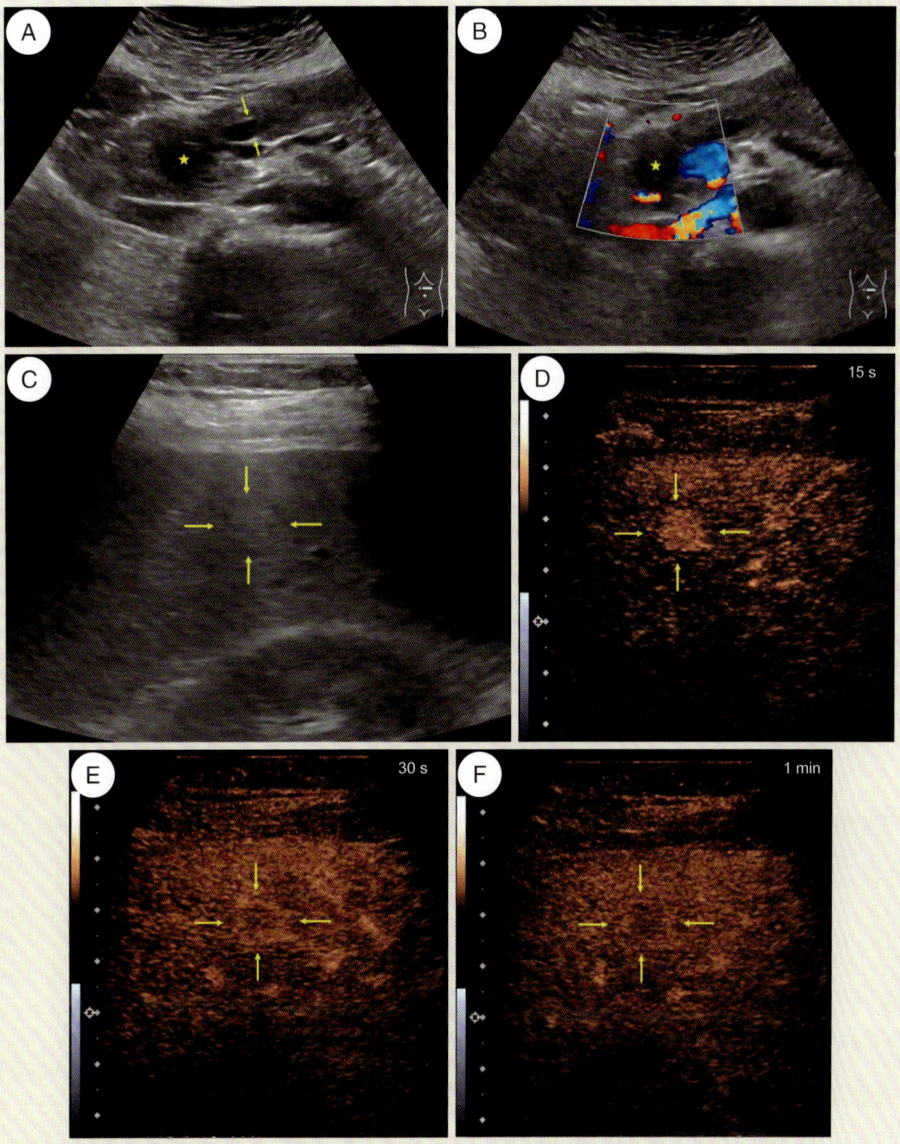

二维超声显示胰头部实性低回声占位（图A，箭头），形态欠规则，边界不清，远端胰管扩张；彩色多普勒成像在病灶内未探及明显血流信号（图B，箭头）。同时可见肝内实性结节，二维超声上呈类圆形，稍高回声，边界欠清（图C，箭头），超声造影显示肝脏结节快速均匀表现为均匀向高增强（图D，箭头），30秒病灶中心开始消退，整体表现为环状稍高增强（图E，黄箭），60秒时表现为低增强（图F，箭头）。

图3-5-16 胰腺神经内分泌肿瘤的超声图像（标示图）

2.CT表现

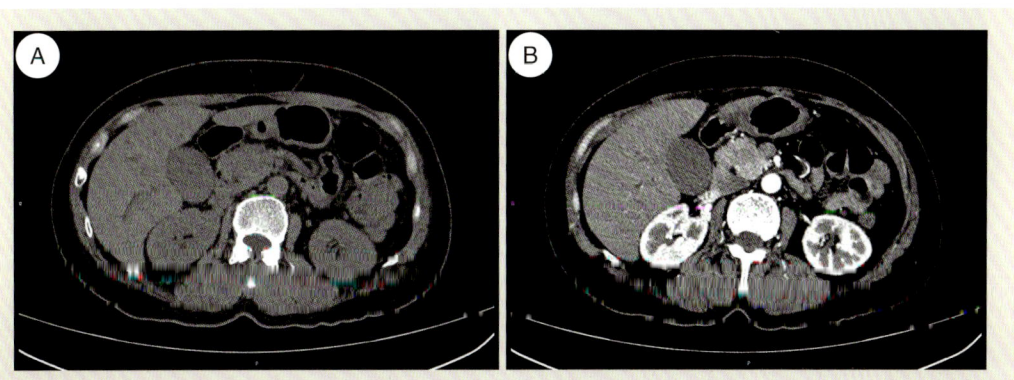

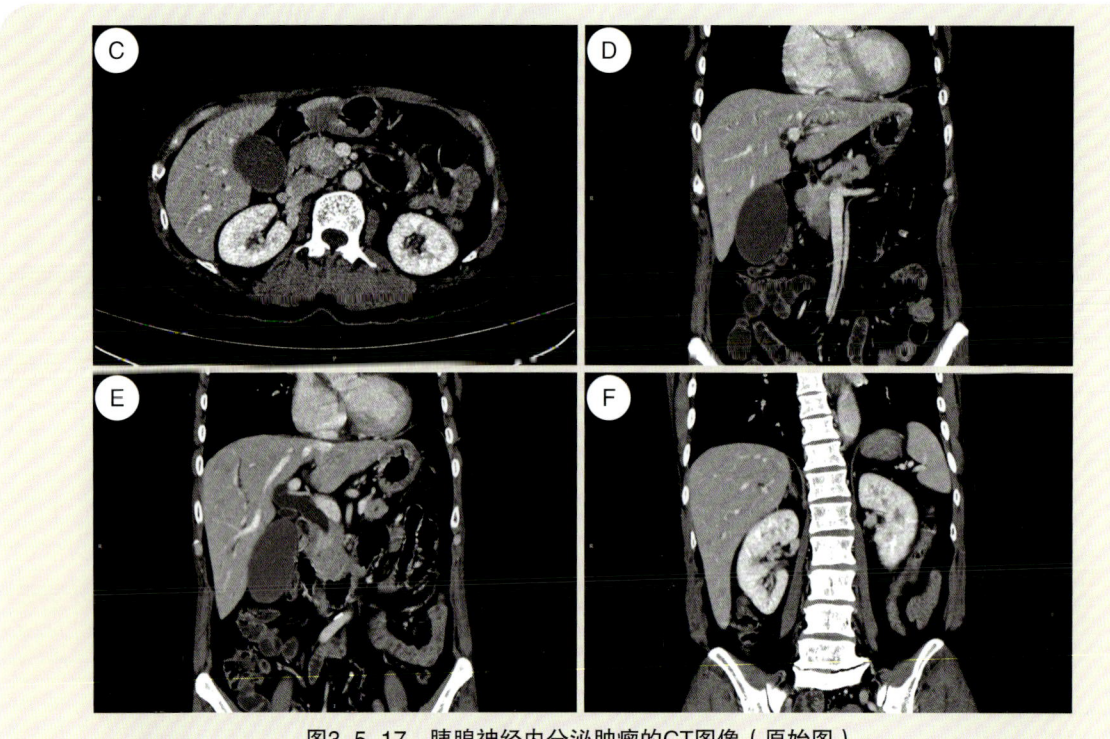

图3-5-17 胰腺神经内分泌肿瘤的CT图像（原始图）

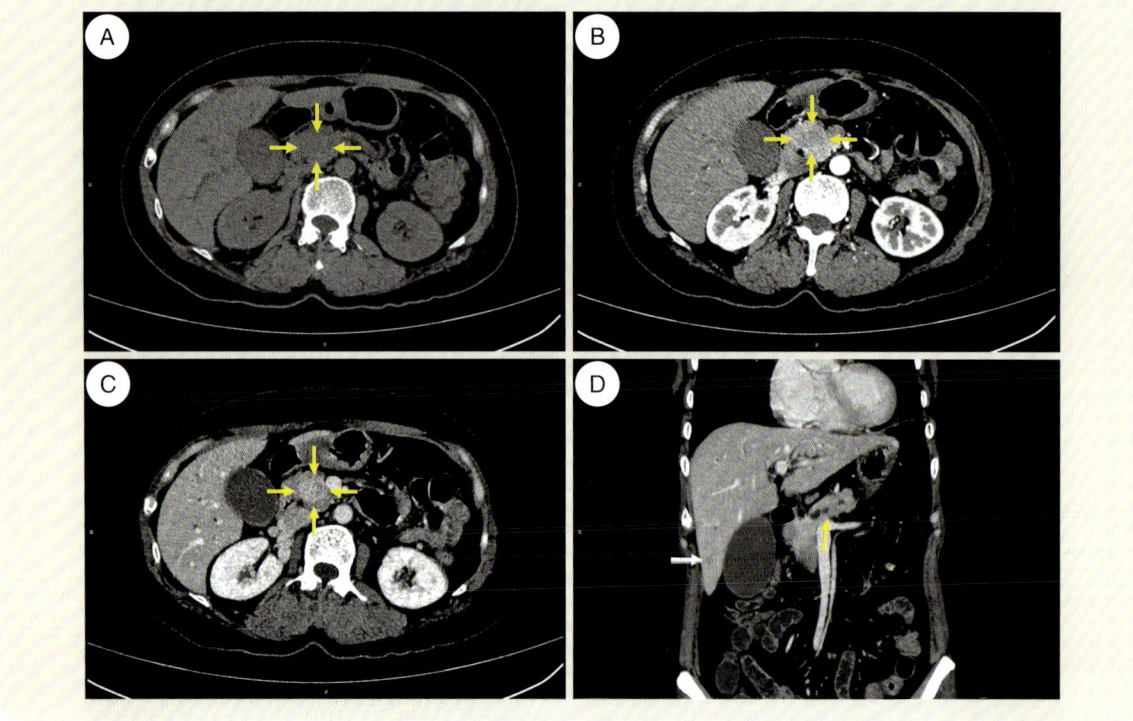

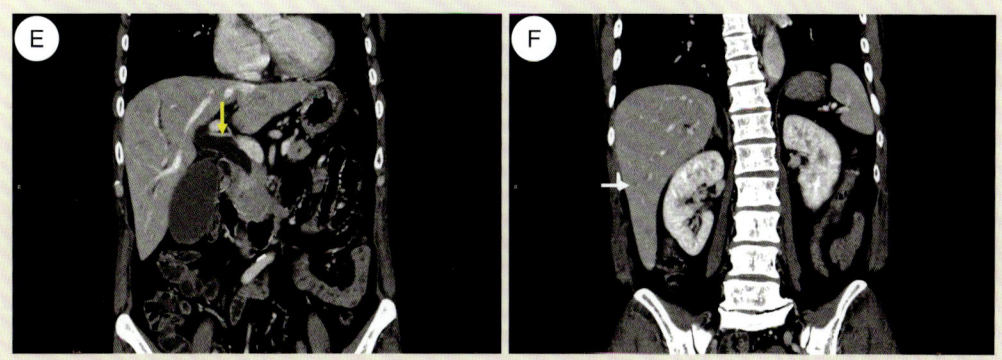

A.平扫；B.动脉期；C.门静脉期；D~F.门脉期冠状位图像。胰头部见软组织密度肿块，平扫呈等密度（图A，黄箭头），动脉期呈轻度强化，强化程度低于邻近胰腺实质（图B，黄箭头），门静脉期病灶强化程度增加，略高于胰腺实质（图C，黄箭头）。病灶近端胰管及胆总管管腔扩张（图D、图E，黄箭头）。肝S5及S6见强化减低结节（图D、图F，白箭头），提示肝转移瘤。

图3-5-18 胰腺神经内分泌肿瘤的CT图像（标示图）

3.MRI表现

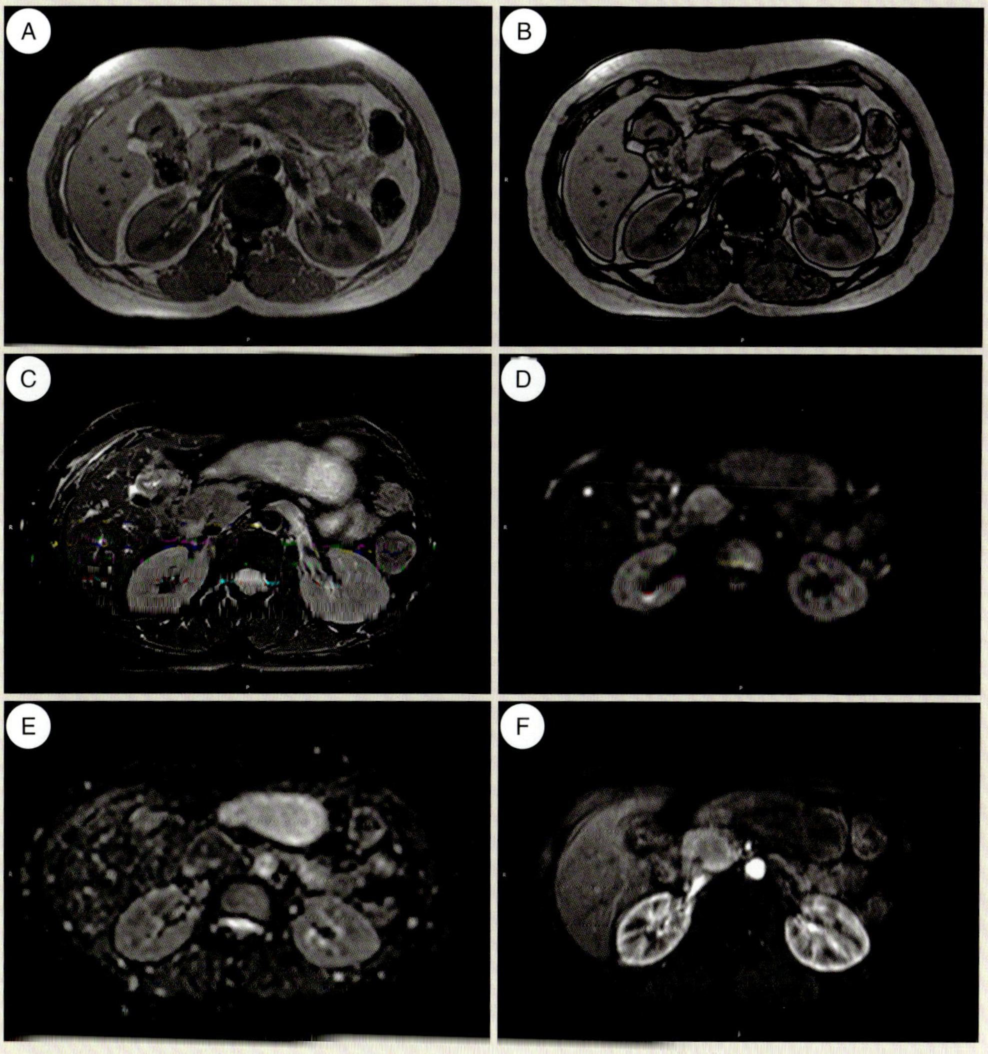

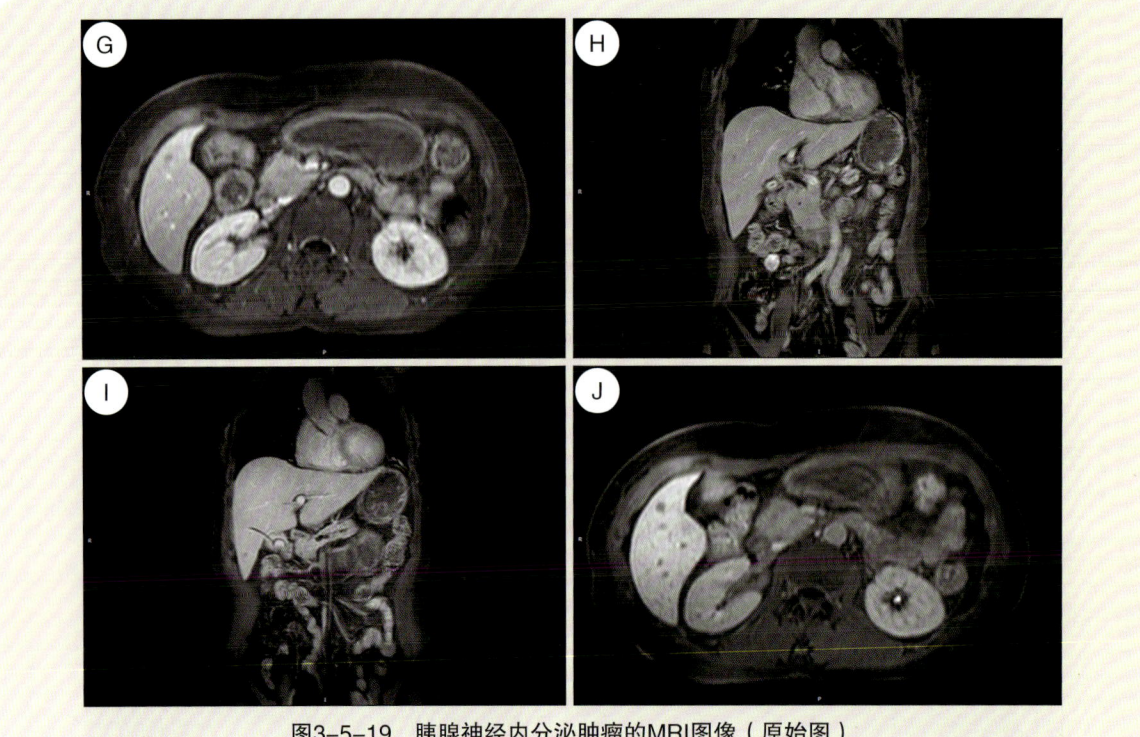

图3-5-19 胰腺神经内分泌肿瘤的MRI图像（原始图）

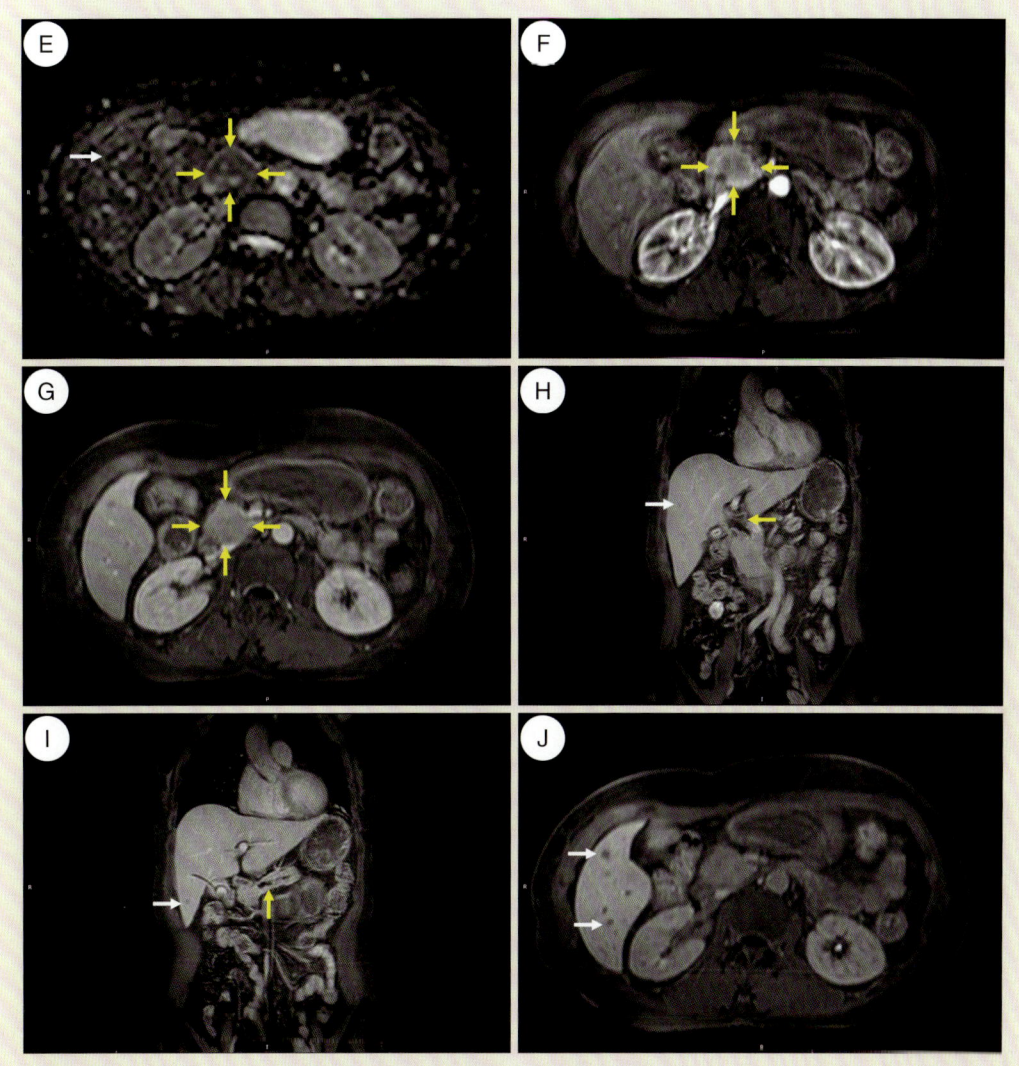

A.T1同相位；B.T1反相位；C.脂肪抑制T_2WI；D.DWI；E.ADC；F.动脉期；G.门静脉期；H、I.门静脉期冠状位；J.肝细胞特异性对比剂（普美显，Gd-EOB-DTPA）增强20分钟图像。胰头部见异常信号肿块影，T_1WI呈稍低信号，反相位信号未见减低（图A、图B，黄箭头），脂肪抑制T_2WI呈稍高信号（图C，黄箭头），DWI见明显弥散受限（图D、图E，黄箭头），增强扫描动脉期呈轻度强化（图F，黄箭头），门静脉期强化程度增加（图G，黄箭头），远端胰管及胆总管管腔扩张（图H、图I，黄箭头）。肝S5、S6见异常信号结节，平扫及增强扫描信号与胰腺病灶相当（图C、图D、图E、图H、图I，白箭），肝细胞特异性对比剂（普美显，Gd-EOB-DTPA）增强肝胆特异性期未见对比剂摄取（图J，白箭头），考虑肝转移瘤。

图3-5-20　胰腺神经内分泌肿瘤的MRI图像（标示图）

【病例2概要】

患者男性，24岁，2周前无明显诱因出现上腹部及腰背部隐痛，于家中休养后无明显缓解，遂至外院行上腹部增强CT检查，提示胰头、颈部占位，伴左侧肾上腺、肝脏多发转移。（未见单），考虑神经内分泌肿瘤可能性大。查SAA：426.4 mg/L。神经特异性烯醇化酶：23.7 ng/mL。腹部CT平扫+增强：胰头胰体胰尾、双肾、肝内、肝内胆管神经内分泌瘤多发转移。病理活检：（胰颈）组织内见核稍增大、深染的细胞散在分布，细胞浆较丰富，呈卵圆形，核分裂象少见，病变考虑肿瘤细胞可能。免疫组化符合神经内分泌肿瘤，分级倾向G2。（左肾上腺）血凝块内见极少数核稍增大深染的细胞，疑为肿瘤细胞。患者依替莫司治疗，现患者为进一步治疗来诊，完善PET/CT检查。

【图片资料】

PET/CT表现

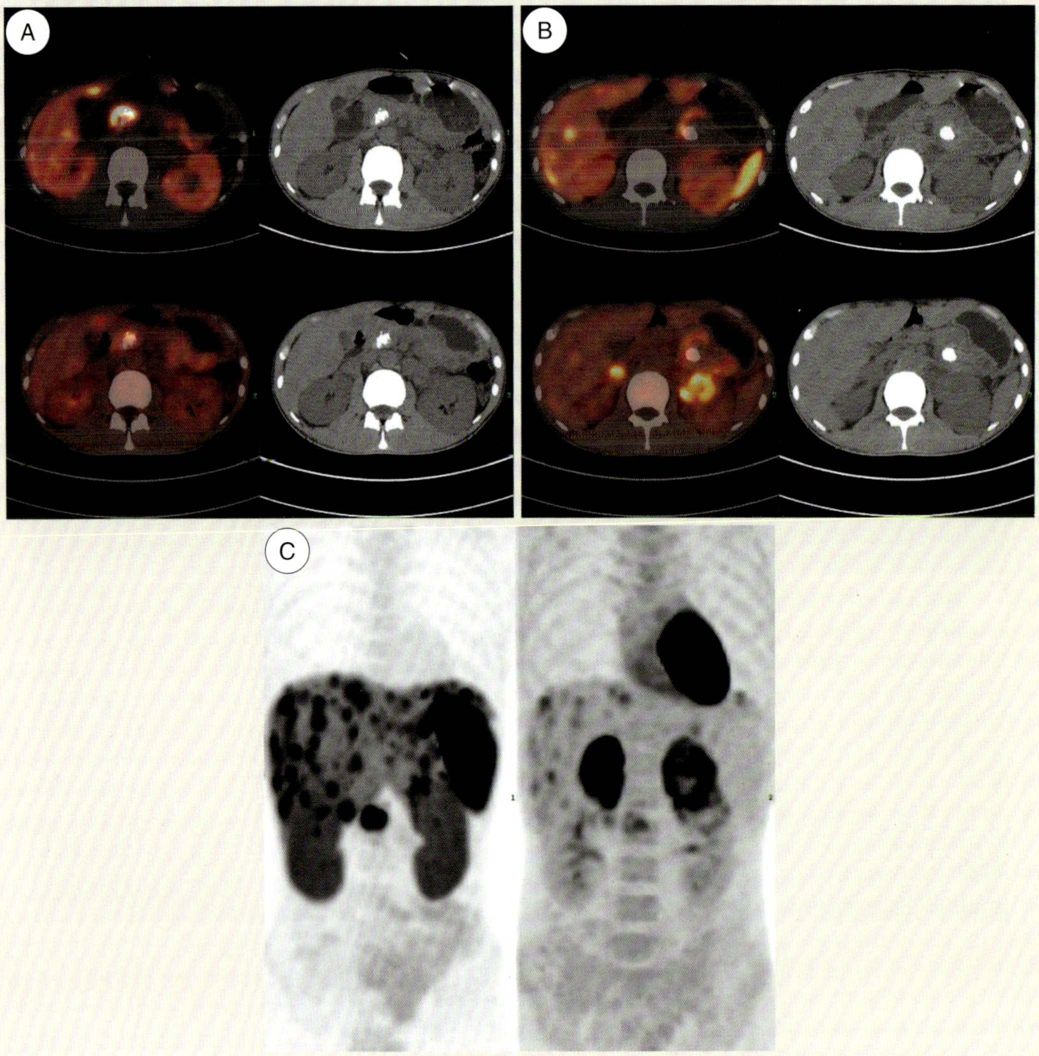

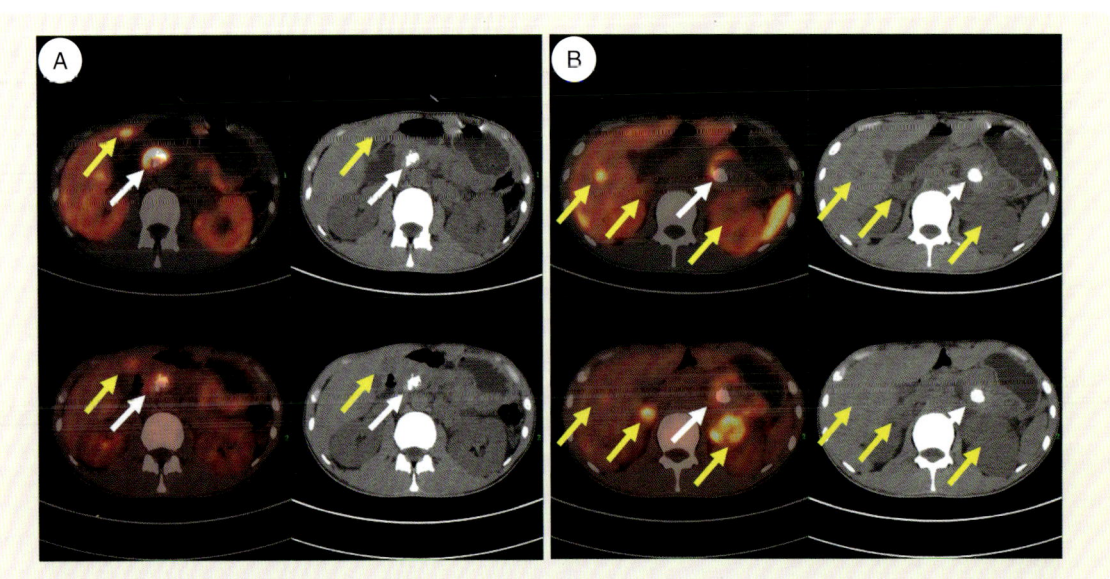

图3-5-21 胰腺神经内分泌肿瘤的PET/CT图像（原始图）

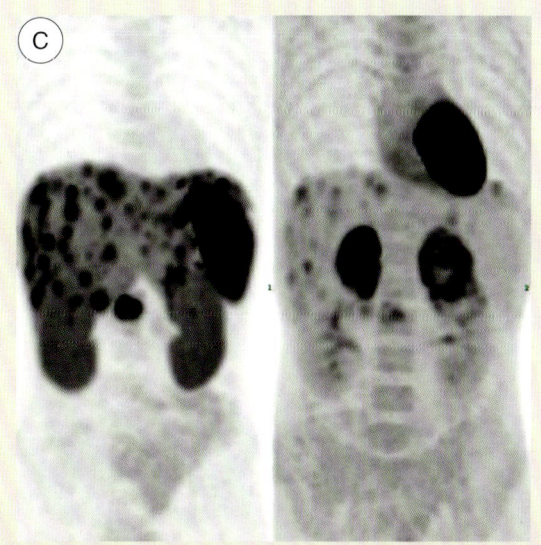

患者先后行 ^{68}Ga-DOTA-TATE PET/CT显像（图A～图B上行，图C左列）及 ^{18}F-FDG PET/CT显像（图A、图B下行，图C右列）。CT（图A、图B右列）及PET/CT融合图像（图A、图B左列）示胰头（图A，白箭头）及胰尾（图B，白箭头）各见一不规则软组织密度肿块影，大小分别约2.2 cm×3.1 cm、4.0 cm×6.2 cm，边界欠清，内密度不均匀，内见散在团片状钙化灶，胰尾病变内并可见囊状低密度影， ^{18}F-FDG及 ^{68}Ga-DOTA-TATE显像均见不均匀异常放射性浓聚，SUV_{max}分别约4.9、23.6，病变局部突出于胰腺轮廓外，紧邻胃壁、十二指肠；胰管轻度扩张。双侧肾上腺及肝实质内见多发转移， ^{18}F-FDG及 ^{68}Ga-DOTA-TATE显像均见异常放射性浓聚（图A、图B，黄箭头）。 ^{68}Ga-DOTA-TATE显像优于 ^{18}F-FDG显像（图C）。

图3-5-22　胰腺神经内分泌肿瘤的PET/CT图像（标示图）

【影像诊断要点分析及小结】

胰腺神经内分泌肿瘤（pancreatic neuroendocrine tumor，pNET）是起源于胰腺内分泌细胞的一种肿瘤，发病率约1.5/100000，占所有胰腺肿瘤的1%～2%。pNET可在任何年龄出现，但以30～60岁最多见。根据肿瘤是否分泌激素可分为功能性pNET和无功能性pNET，80%以上表现为无功能性；而常见的功能性pNET包括：胰岛素瘤、胰高血糖素瘤、胃泌素瘤、血管活性肠肽瘤等。40%～50%的pNET患者首诊时发现远处转移，其中肝脏为主要的远处转移器官。

超声：二维超声下pNET主要表现为胰腺内的实性或囊实性占位，呈等回声或低回声，一般回声较均匀，若肿瘤生长引起瘤内坏死或出血，可见不均匀的无回声或高回声。大多数pNET形态规则，边界清楚，少部分体积较大的pNET可有包绕胰腺周围血管结构的表现。pNET血供较丰富，彩色多普勒可在肿瘤周边及内部探及较丰富的血流信号。超声造影下，pNET的典型表现为整体均匀的高增强，少部分pNET表现为低增强，需结合其他影像学表现与胰腺导管腺癌相鉴别。pNET肝转移往往为肝内多发实性结节，可呈高回声、等回声或低回声，若转移瘤较大，病灶内出现坏死，可表现为囊实性；超声造影下典型的pNET肝转移表现为增强早期病灶均匀高增强，后中心逐渐消退，呈环状稍高增强，增强晚期表现为低增强[1-2]。

CT/MR：pNET常为单发病灶，可位于胰腺各部位，表现为边界清晰的圆形、类圆形或分叶状肿块，功能性肿瘤体积一般较小，密度较均匀；非功能性肿瘤一般较大，密度不均，可见出现囊变等。增强扫描大部分病灶表现为动脉期或门静脉期显著强化，延迟期对比剂部分廓清。少部分肿瘤表现为延迟强化甚至不强化，病灶内可合并出血、囊变及钙化。肿瘤较大时可引起胰腺轮廓改变，表现为胰腺局部隆起，少数病例引起上游胰腺实质萎缩，同时伴有上游胰管扩张。MRI上pNET主要表现为T_1WI低信号，T_2WI高信号，强化方式与CT一致，一般表现为动脉期或门静脉期显著强化，少部分表现为延迟强化或不强化，DWI常可见弥散受限[3]。

PET/CT[4-5]：根据WHO 2019版神经内分泌肿瘤分级标准，依据ki-67指数和核分裂象，将神经内分泌肿瘤分为神经内分泌瘤（neuroendocrine tumor，NET），包括G1（ki-67指数＜3%，有丝分裂率＜2/10个高倍视野）、G2（ki-67指数3%～20%、有丝分裂率2～20/10个高倍视野）和G3（ki-67指数＞20%，有丝分裂率＞20/10个高倍视野），以及神经内分泌癌（neuroendocrine carcinoma，NEC）（ki-67指数＞20%和有丝分裂指数＞20/10个高倍视野）。由于NET普遍表达生长抑素受体（somatostatin receptor，SSTR），可用核素^{68}Ga或^{18}F标记的生长抑素类似物（somatostatin analogues，SSA）进行PET/CT显像，与神经内分泌肿瘤细胞表面的SSTR进行特异性结合而实现NET的靶向显像，有利于NET的诊断及评估。对于分化好的pNET，如G1及部分G2级NET，糖代谢水平通常很低，因而^{18}F-FDG PET难以显示，可用生长抑素受体显像；而对于快速生长或有侵袭行为的pNET（NET G3/NEC），由于SSTR表达低、而糖代谢较高，可用^{18}F-FDG显像，且^{18}F-FDG摄取越高、预后越差。文献报道生长抑素受体显像剂^{68}Ga-DOTATATE诊断G1-2 pNETs灵敏性为94.3%，^{18}F-FDG诊断G1级pNET阳性率为20%，G2级pNET则为76%。G1/G2级NET中^{18}F-FDG阳性者预后较差和进展风险较高。

外科手术是胰腺神经内分泌肿瘤唯一可能治愈的方式，因此术前明确病灶大小及相应受侵犯结构至关重要，病灶的准确分期主要依靠影像学检查，CT具有成像速度快，可多平面重建更清晰显示病灶累及范围，且在评估血管侵犯方面优于MRI等优势[6]。MRI则具有无辐射，可多序列成像等优势，DWI序列还可提高病灶及转移灶的检测敏感性[7-9]，且在评估肿瘤与主胰管关系方面明显优于CT[10]。各影像检查互有优劣，需结合患者实际情况采取不同的检查方法。

参考文献

[1] WANG Y，LI G，YAN K，et al. Clinical value of contrast-enhanced ultrasound enhancement patterns for differentiating solid pancreatic lesions[J]. Eur Radiol，2022，32（3）：2060-2069.

[2] DÖRFFEL Y，WERMKE W. Neuroendocrine tumors：characterization with contrast-enhanced ultrasonography[J]. Ultraschall Med，2008，29（5）：506-514.

[3] KHANNA L，PRASAD S R，SUNNAPWAR A，et al. Pancreatic Neuroendocrine Neoplasms：2020 Update on Pathologic and Imaging Findings and Classification[J]. Radiographics，2020，40（5）：1240-1262.

[4] NAGTEGAAL I D，ODZE R D，KLIMSTRA D，et al. WHO Classification of Tumours Editorial Board. The 2019 WHO classification of tumours of the digestive system[J]. Histopathology，2020，76（2）：182-188.

[5] CINGARLINI S，ORTOLANI S，SALGARELLO M，et al. Role of Combined ^{68}Ga-DOTATOC and ^{18}F-FDG Positron Emission Tomography/Computed Tomography in the Diagnostic Workup of Pancreas Neuroendocrine Tumors：Implications for Managing Surgical Decisions[J]. Pancreas，2017，46（1）：42-47.

[6] TAMM E P，BHOSALE P，LEE J H，et al. State-of-the-art Imaging of Pancreatic Neuroendocrine Tumors[J]. Surg Oncol Clin N Am，2016，25（2）：375-400.

[7] FARCHIONE A，RUFINI V，BRIZI M G，et al. Evaluation of the added value of diffusion-

weighted imaging to conventional magnetic resonance imaging in pancreatic neuroendocrine tumors and comparison with ^{68}Ga-DOTANOC positron emission tomography/computed tomography[J]. Pancreas, 2016, 45 (3): 345-354.

[8] ETCHEBEHERE E C, DE OLIVEIRA SANTOS A, GUMZ B, et al. ^{68}Ga-DOTATATE PET/CT, ^{99m}Tc-HYNIC-octreotide SPECT/CT, and whole-body MR imaging in detection of neuroendocrine tumors: a prospective trial[J]. J Nucl Med, 2014, 55 (10): 1598-1604.

[9] D'ASSIGNIES G, FINA P, BRUNO O, et al. High sensitivity of diffusion-weighted MR imaging for the detection of liver metastases from neuroendocrine tumors: comparison with T2-weighted and dynamic gadolinium-enhanced MR imaging[J]. Radiology, 2013, 268 (2): 390-399.

[10] LO G C, KAMBADAKONE A. MR Imaging of Pancreatic Neuroendocrine Tumors[J]. Magn Reson Imaging Clin N Am, 2018, 26 (3): 391-403.

第四章

胃肠疾病

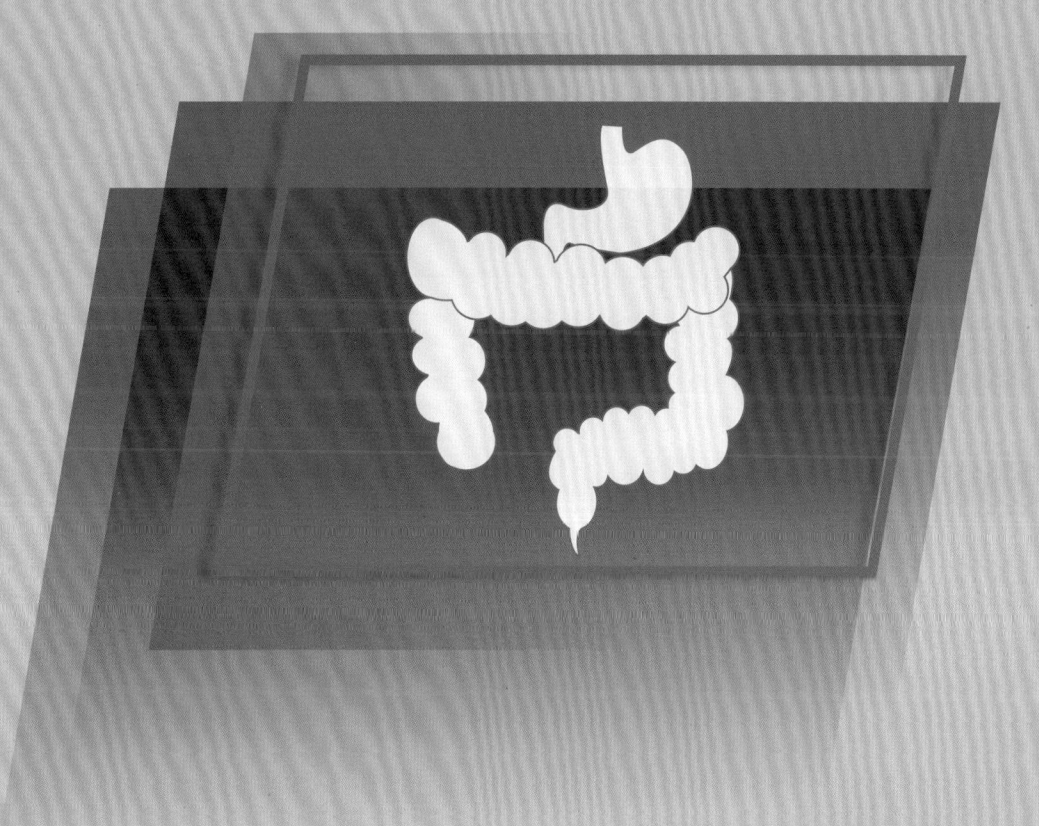

第一节 食管疾病

一、食管裂孔疝

【病例概要】

患者女性，66岁，因"反复反酸、烧心5年余"入院。患者5年余前无明显诱因出现反酸、烧心，伴有胸闷、胸痛，常于夜间发生，可自行缓解，偶伴恶心、呕吐，无腹胀、腹痛，至当地医院就诊，胸部CT提示：食管裂孔疝。遂口服药物治疗，自诉症状有所好转。现因"食管裂孔疝"入院进一步治疗。

【图片资料】

1.超声表现

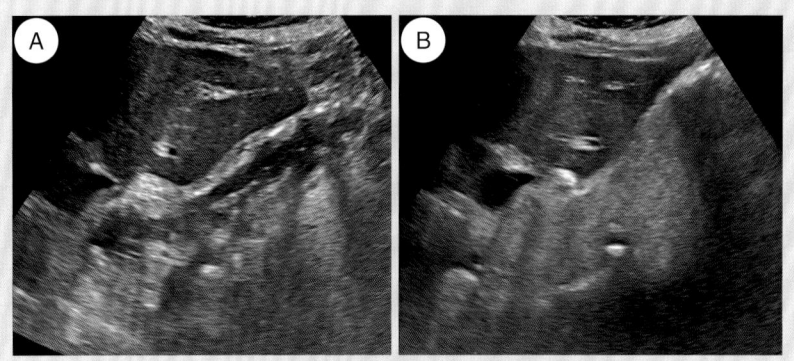

图4-1-1　食管裂孔疝的超声检查图像（原始图）

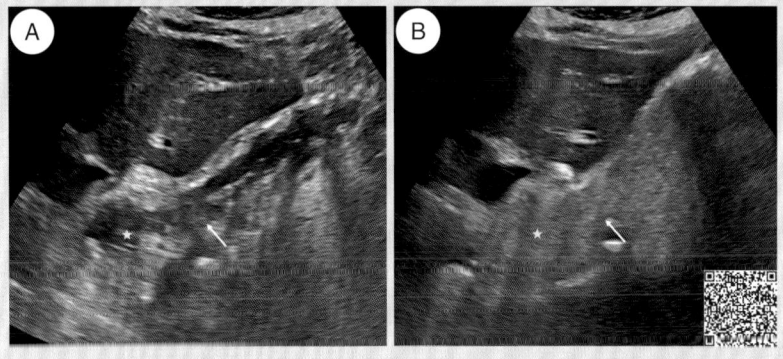

食管裂孔（箭头）内径明显增宽，部分胃底形成疝囊（五角星）位于膈上（图A为空腹图像，图B为口服胃窗造影剂图像）。扫二维码观看动态视频，可见胃窗造影剂在胃腔与膈上囊袋样结构之间持续往返流动。

图4-1-2　食管裂孔疝的超声检查图像（标示图）

2.X线钡剂造影表现

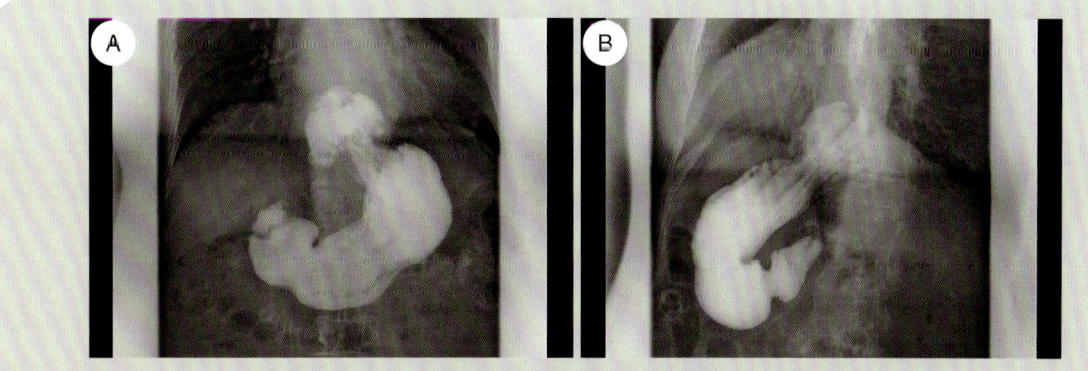

图4-1-3 食管裂孔疝的X线钡剂造影图像（原始图）

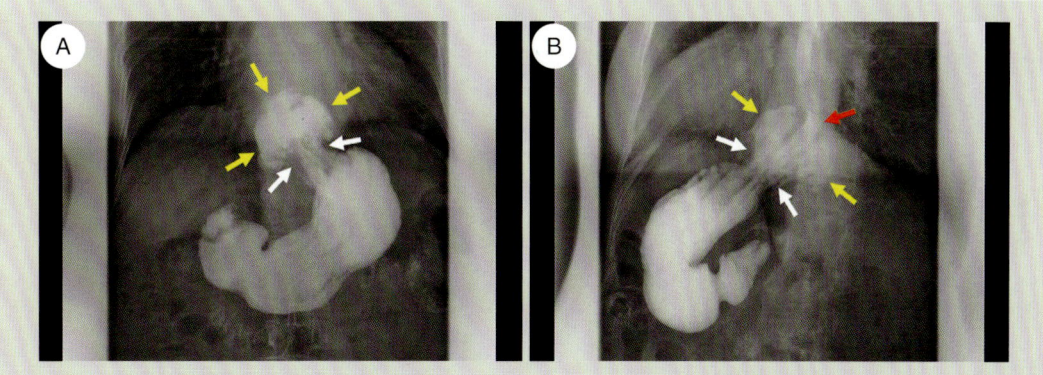

食管裂孔增宽（图A、图B，白箭头），胃食管连接部（图B，红箭头）及胃底（图A、图B，黄箭头）经食管裂孔疝入膈上，图B可见膈上、下胃黏膜皱襞相延续。本例为Ⅲ型食管裂孔疝。

图4-1-4 食管裂孔疝的X线钡剂造影图像（标示图）

3.CT表现

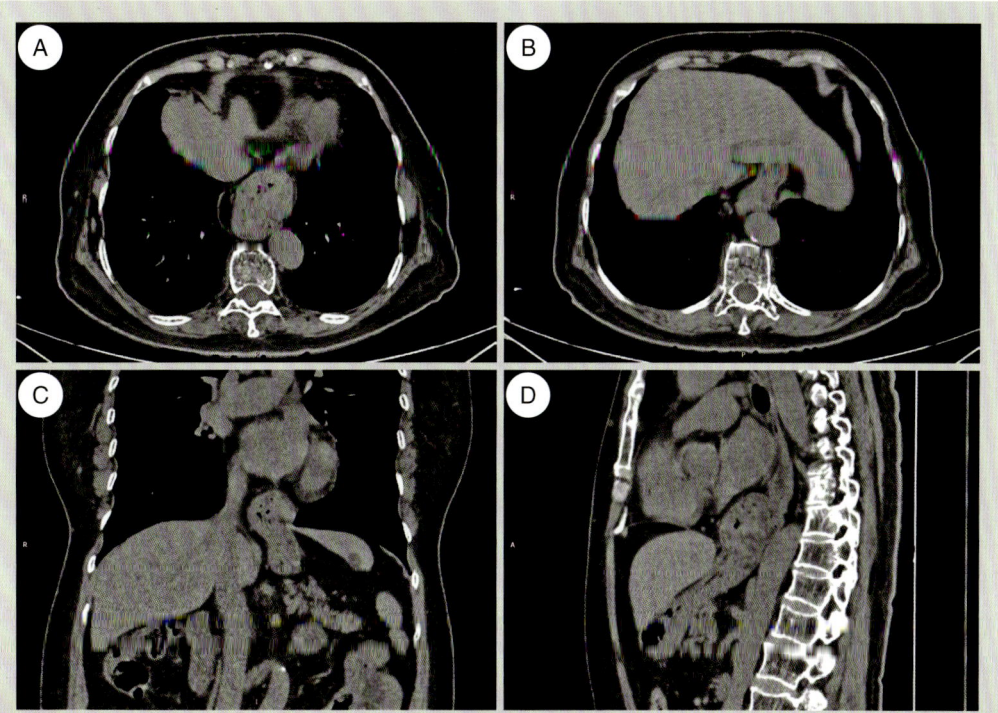

图4-1-5 食管裂孔疝的CT检查图像（原始图）

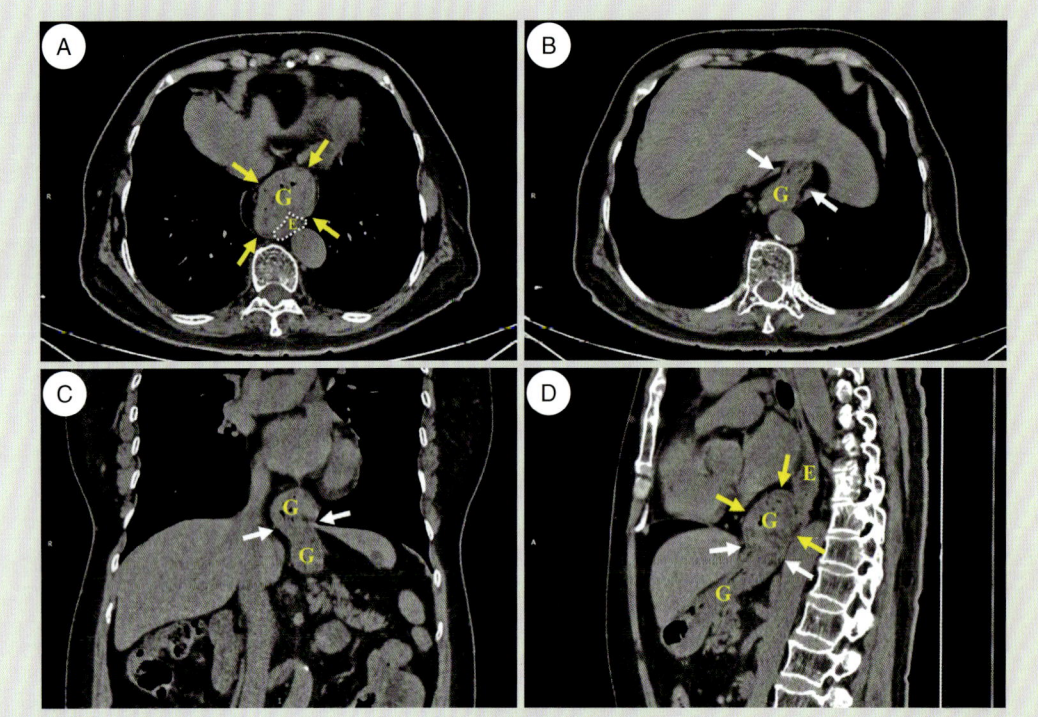

A~D.均为平扫图像。食管裂孔增宽（图B~图D，白箭头），胃食管连接部及胃底经食管裂孔疝入纵隔内（图A、图D，黄箭头）。G：胃；E：食管。白色虚线为压迫的食管下段。本例为Ⅲ型食管裂孔疝。

图4-1-6　食管裂孔疝的CT检查图像（标示图）

4.胃镜表现

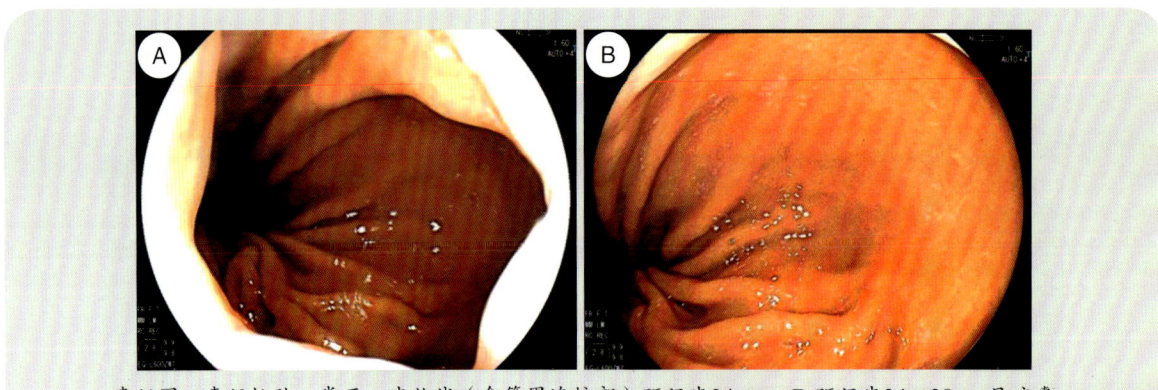

A.贲门图，贲门松弛，常开，齿状线（食管胃连接部）距门齿34 cm；B.距门齿34~38 cm见疝囊。

图4-1-7　食管裂孔疝的胃镜检查图像

【影像诊断要点分析及小结】

食管裂孔疝的病因可分为先天性和后天性，以后天性者多见。先天发育不全或后天性的外伤、手术及腹内压升高、高龄等均可致食管裂孔加大、膈食管膜与食管周围韧带松弛变性，致胃经食管裂孔向上疝入。其他因素如慢性食管炎、食管溃疡的瘢痕收缩、食管癌浸润均可使食管短缩并伴发本病[1-4]。食管裂孔疝可分为以下内容。

Ⅰ型：滑动疝，特征是食管胃连接部移位至膈上。胃仍保持其正常的纵向位置，胃底仍处于胃食管连接部之下。

Ⅱ型：由膈食管膜的局部缺损导致，胃底作为疝的引导点，而胃食管连接部仍固定于主动脉前筋膜和正中弓状韧带。

Ⅲ型：兼具Ⅰ型和Ⅱ型食管裂孔疝的特征，其特点是胃食管连接部和胃底均经裂孔疝出。胃底位于胃食管连接部之上。

Ⅳ型：与膈食管膜的较大缺损有关，特征是疝囊内存在胃之外的其他器官（如结肠、脾脏、胰腺或小肠）。

其中Ⅱ、Ⅲ、Ⅳ型又称为食管旁疝，是有疝囊的真性疝，其特征是胃底经膈食管膜缺损向上疝出[3-4]。

本病常见症状有反酸、烧心、嗳气、胸骨后烧灼感等，多由反流性食管炎引起，常用的检查方法包括超声、X线钡餐、CT和胃镜。

超声是一种无创、无痛、无辐射、操作简便、费用低廉的检查方法，口服胃窗造影剂超声通过口服胃窗造影剂充盈胃腔，消除腔内气体、内容物干扰，可在自然状态下实时动态观察膈上疝囊的大小、膈食管裂孔增宽的程度及胃食管反流情况，并可在患者腹压改变前后重复进行，有望成为临床筛查食管裂孔疝的一线筛查手段。食管裂孔疝在口服胃窗造影剂超声中具有特征性表现，具体包括：①膈上疝囊（直接征象）。多数患者平静状态的平卧位剑突下斜切面及右侧卧位右上腹斜切面声像图均可显示膈上疝囊，部分患者需增加腹压方可显示，疝囊内见黏膜皱襞与膈下胃黏膜皱襞相连续。在呼吸及瓦氏动作时，腹压变化可导致食管裂孔大小发生变化，胃壁于膈肌上下滑动，疝囊大小随之变化，造影剂同步往返于疝囊与膈下胃腔。②膈肌食管裂孔增宽。食管裂孔增宽必先于食管裂孔疝发生，是大多数食管裂孔疝形成的先决条件。③胃底横膈异常。胃底横膈异常多为继发性改变，受疝囊牵拉引起形态改变。正常胃底横膈处于下垂或近水平状态；食管裂孔疝患者胃底部分疝入膈上，胃底横膈与贲门距离缩短并上翘，此征象在疝入物为大部分胃底时明显。Ⅳ型疝和部分Ⅲ型疝因胃底大部疝至膈上而不能探到横膈，而部分Ⅰ、Ⅱ型疝因胃底疝入部分过少此征象亦不明显。④造影剂在疝环口做往返运动[5]。

X线造影检查时，膈上见疝囊为直接征象。其中Ⅰ型膈上疝囊可能随体位而变化、消失。其中Ⅰ型和Ⅲ型可见胃食管结合部上移至膈上，其中后者伴胃底全部或大部分进入膈上形成疝囊。Ⅱ型显示疝囊位于下段食管旁，胃食管结合部仍在膈下，对比剂先沿食管、贲门流入胃腔，随后进入膈上的疝囊内。Ⅳ型胃往往大部分疝入膈上，常伴轴向异常（如扭转），常可见其他脏器同时疝入而对胃腔造成的压迹，此型CT诊断更为准确[1]。

CT检查无须禁食，平扫获得图像可行冠状位、矢状位等平面重组（multiplanar reformation，MPR）即可清楚显示疝入胸腔疝囊内的器官组织成分及其与腹腔的连续性，多层螺旋CT（multi-slice spiral CT，MSCT）诊断食管裂孔疝阳性率可达100%，上消化道钡剂造影检查阳性率为92.5%。CT表现为：①胸腔内脂肪密度肿块或实性团块影，并与腹腔器官相延续；②"胸腔胃黏膜征"，即膈肌以上水平见疝囊及疝囊内见与膈下胃腔延续的胃黏膜。CT增强显示疝囊壁均匀强化似膈下胃壁；③"电缆线征"，即疝囊壁均匀菲薄似电缆线的外层绝缘皮，其内环绕一圈脂肪密度影似电缆线绝缘皮的屏蔽网，中央紧贴的食管和胃恰恰是内部的两根电线，其中心出现的水密度影又似线芯；④"领征"即"束腰征"，指疝囊通过食管裂孔水平时，受到裂孔的挤压，较其上下部狭窄，形成一狭颈；⑤"阳性血管征"，即膈下网膜血管局部跨越食管裂孔，呈现一向上的弓形，纵贯胸腹腔；⑥显示食管裂孔的膈肌脚间距增宽且形态异常[1-2,6]。

胃镜检查在评估食管黏膜病变程度、有无Barrett食管、食管裂孔疝、食管炎性狭窄等方面具有一定作用，尤其在获取标本进行组织学活检评估有无食管癌等方面具有重要作用。食管裂孔疝在胃镜中主要表现为：①食管胃连接部上移至食管裂孔环之上；②门齿距食管胃连接部的距离<

38 cm；③贲门裂口明显增宽，可达镜身直径2倍以上；④膈上可见胃黏膜的疝囊腔；⑤常伴有反流性食管炎[3]。

影像学检查在食管裂孔疝的诊断、随访等环节发挥重要作用和价值，临床可根据患者具体状况和需求合理选择运用。

参考文献

[1] 韩萍，于春水. 医学影像诊断学[M]. 第4版. 北京：人民卫生出版社，2017.

[2] 王福倩，程鑫，韩明，等. 螺旋CT在食管裂孔疝诊断中的应用价值[J]. 中国CT和MRI杂志，2016，14（5）：46-48.

[3] 于皆平，沈志祥，罗和生. 实用消化病学[M]. 北京：科学出版社，2007.

[4] 陈双. 食管裂孔疝和胃食管反流病外科治疗[M]. 北京：人民卫生出版社，2023.

[5] WANG J Y, LUO Y, WANG W Y, et al. Contrast-enhanced ultrasound using SonoVue mixed with oral gastrointestinal contrast agent to evaluate esophageal hiatal hernia：Report of three cases and a literature review[J]. World J Clin Cases，2021，9（11）：2679-2687.

[6] KOHN G P, PRICE R R, DEMEESTER S R, et al. Guidelines for the management of hiatal hernia[J]. Surg Endosc，2013，27（12）：4409-4428.

二、食管癌

食管胃结合部腺癌

【病例1概要】

患者男性，70岁，患者1月余前无明显诱因出现左侧肩膀疼痛，为持续性隐痛，后伴上腹阵发性绞痛。于2020年6月3日入我院查胃镜示：胃底见血凝块。齿状线距门齿45 cm，贲门口稍狭窄，直径约0.9 cm内镜勉强通过。贲门-胃底见一直径约4.0 cm肿物，活检质脆、易出血。病理回报：（食管胃结合部）分化差的癌，倾向于低分化腺癌，Lauren分型为弥漫型。免疫组化：CK5/6灶性阳性，P40阴性，CK7阳性，CEA部分阳性。查超声造影示：肝内实性占位性病变，考虑转移性肝癌超声改变；肝门区多发低回声团，考虑转移性淋巴结可能；食管胃连接部实性肿物，考虑恶性，请结合临床。查CT示：食管-贲门结合部巨大肿块，考虑恶性肿瘤，膈肌、肝左外叶部分受侵；心膈角、胃左动脉旁、肝总动脉旁、门静脉旁、腹主动脉旁、纵隔（2R、4R、4L、7）及左肺门多发淋巴结转移；肝脏3个转移瘤，左肾上腺结合部转移瘤，左肺下叶后基底段一个转移瘤，右侧胸小肌转移瘤，盆腔3个种植转移结节。检验结果：大便潜血阳性，血红蛋白77.7g/L，肿瘤标志物：CA125 3798.3 U/mL，CA153 109.3 U/mL，CA19-9 1308.25 U/mL，CEA 87.49 ng/mL。

第四章 胃肠疾病

【图片资料】

1.超声表现

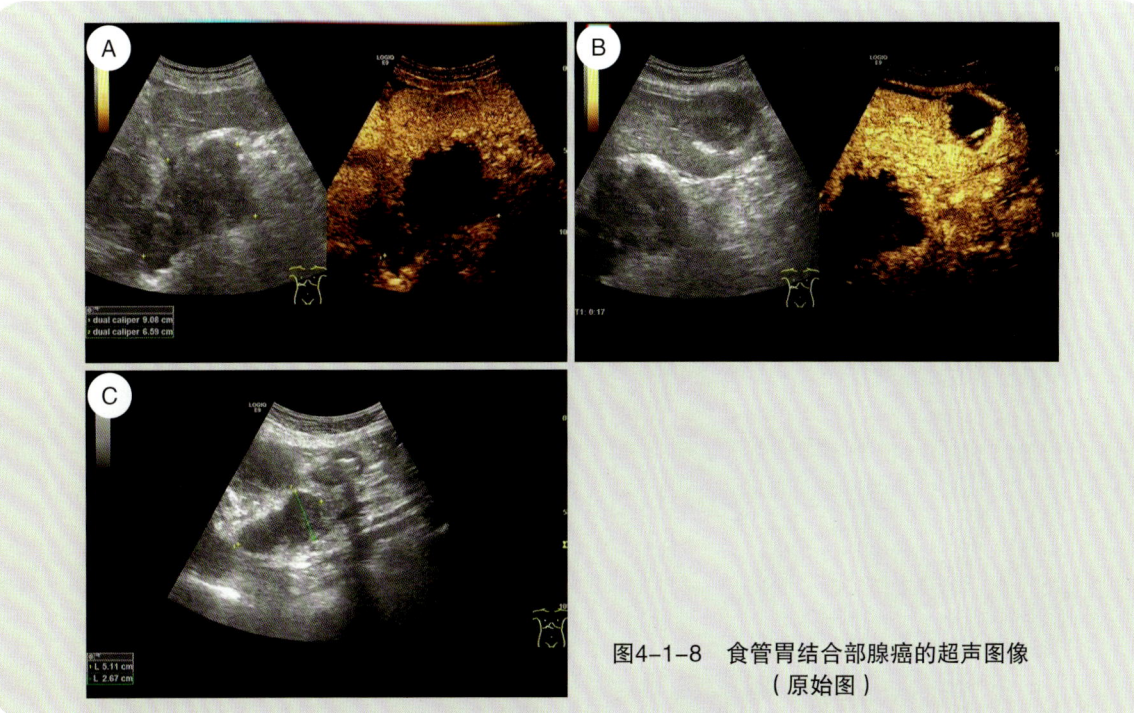

图4-1-8 食管胃结合部腺癌的超声图像（原始图）

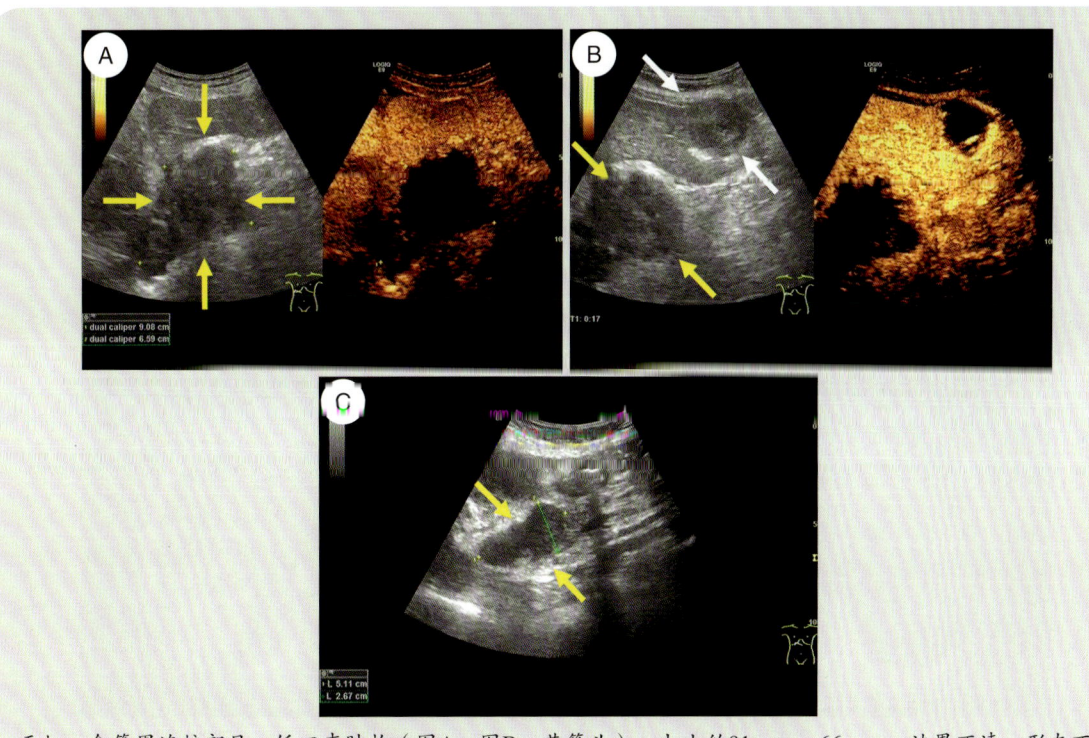

平扫：食管胃连接部见一低回声肿物（图A、图B，黄箭头），大小约91 mm×66 mm，边界不清，形态不规则，内回声欠均匀；肝S3（图B，白箭头）见一低回声团，大小约47 mm×34 mm，边界尚清，形态规则，内回声不均；肝门区见多个低回声团（图C，黄箭头），较大约51 mm×27 mm，边界清晰，形态不规则，淋巴门未探及。超声造影：团注造影剂后，肝门部淋巴结及食管胃连接部肿物呈周边环状增高。肝内病灶动脉相呈周边环状高增强，增强信号消退迅速，门脉相及延迟相病灶呈低增强。

图4-1-9 食管胃结合部腺癌的超声图像（标示图）

2.CT表现

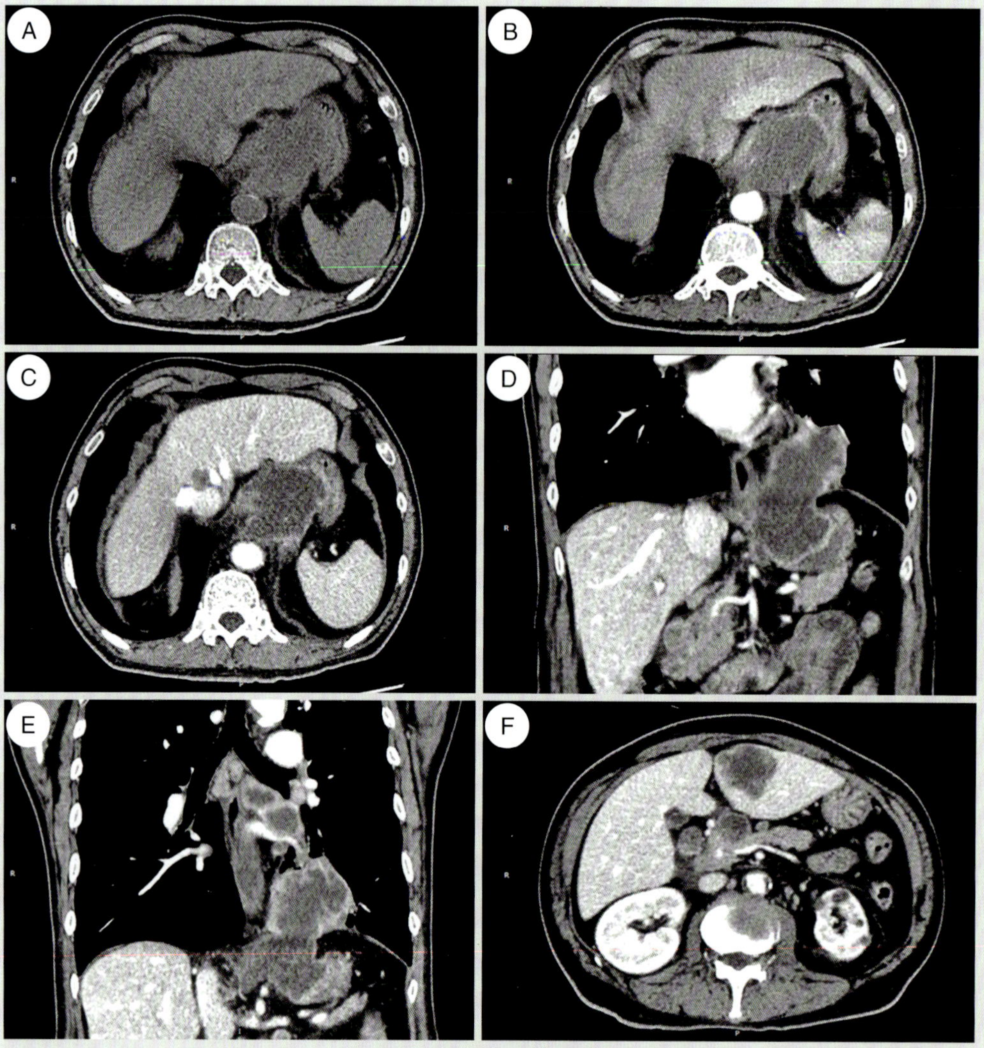

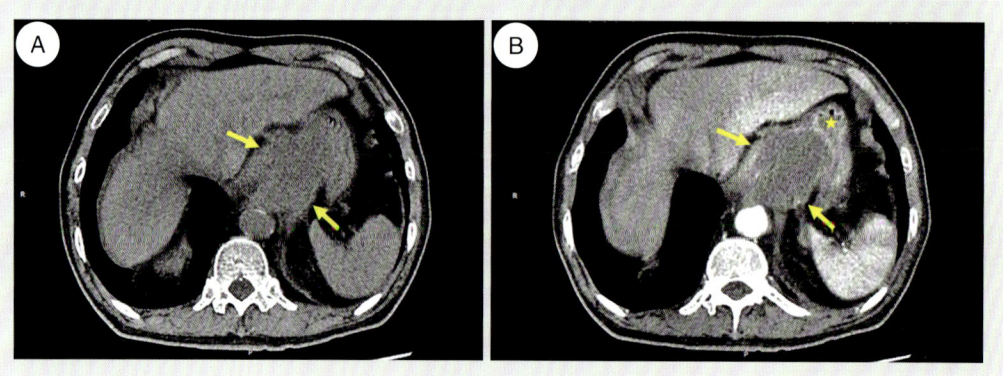

图4-1-10 食管胃结合部腺癌的CT图像（原始图）

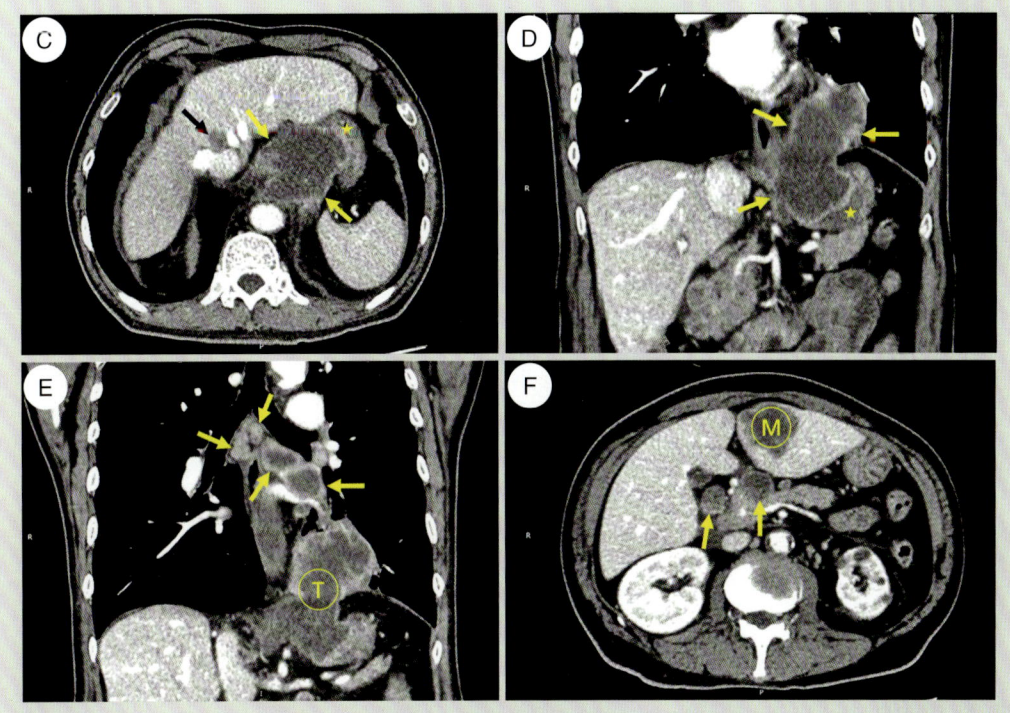

食管胃结合部见一个巨大肿块影（图A~图D，黄箭头），平扫（图A）以稍低密度为主，增强扫描（图B~图E）示病灶实质部分明显强化，中央可见大片状低密度无强化区。肿物部分突入左侧胸腔内，左侧膈肌受侵（图E，带圈T）。纵隔（图E，黄箭头）及肝门区（图F，黄箭头）可见多发转移淋巴结，强化特点与前述肿物相当。肝内可见2个转移瘤，分别位于S8（图C，黑箭头）和S3（图F，带圈M）。五角星代表正常胃腔。

图4-1-11 食管胃结合部腺癌的CT图像（标示图）

3.胃镜表现

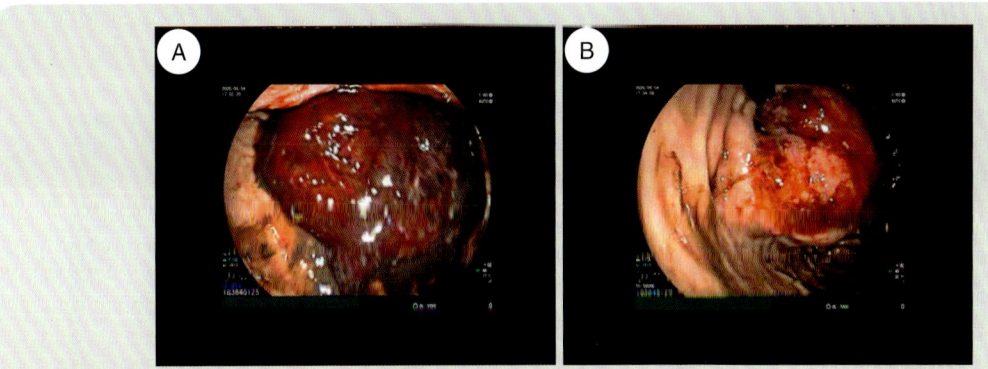

A、B.距门齿43~45 cm食管腔逐渐狭窄。胃底见血凝块。齿状线距门齿45 cm，贲门口稍狭窄，直径约0.9 cm内镜勉强通过。贲门-胃底见一直径约4.0 cm肿物，活检质脆、易出血。

图4-1-12 食管胃结合部腺癌的胃镜图像

【病例2概要】

患者男性，57岁，因"吞咽困难3月余"就诊。患者3个月前无明显诱因出现吞咽困难，吞固体食物时为重，呈进行性加重，无呕血，无反酸，无恶心、呕吐，无腹痛、腹泻；在外院胃镜检查揭示：食管中段占位病变，食管癌？糜烂性胃炎；外院病理示：食管中段中分化鳞状细胞癌。患者自起病以来，大小便正常，睡眠饮食尚可，近期体重下降约2 kg。

【图片资料】
PET/CT表现

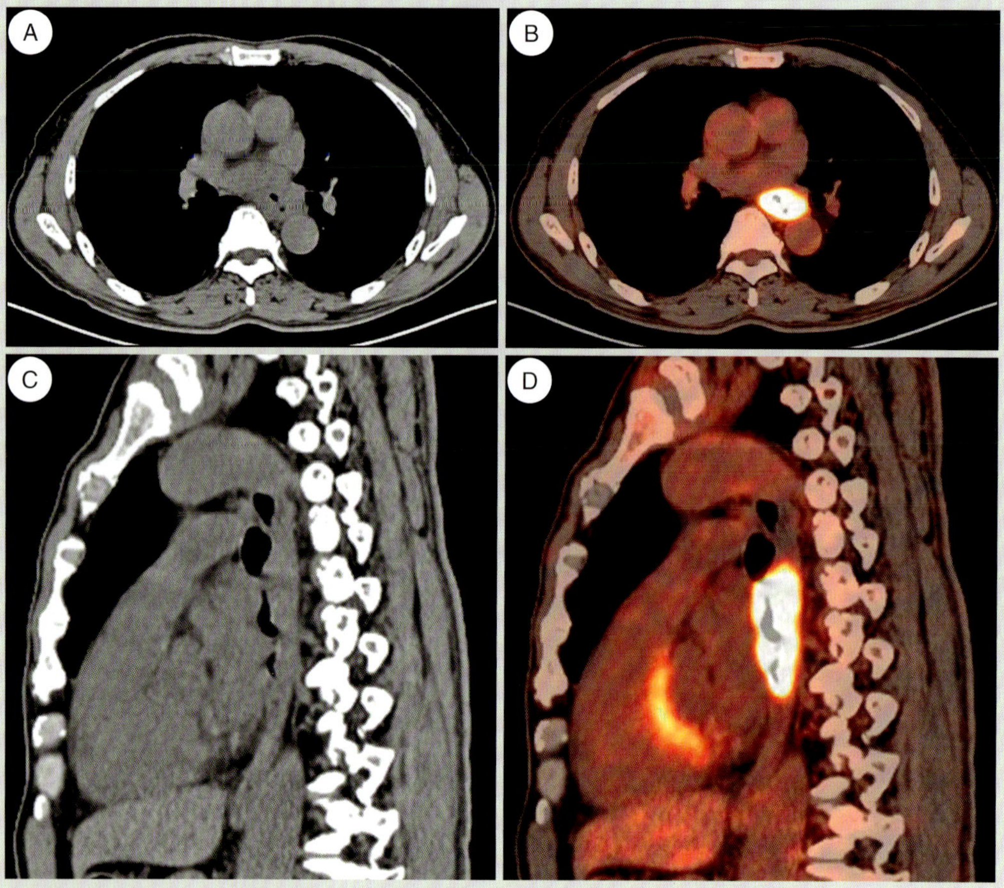

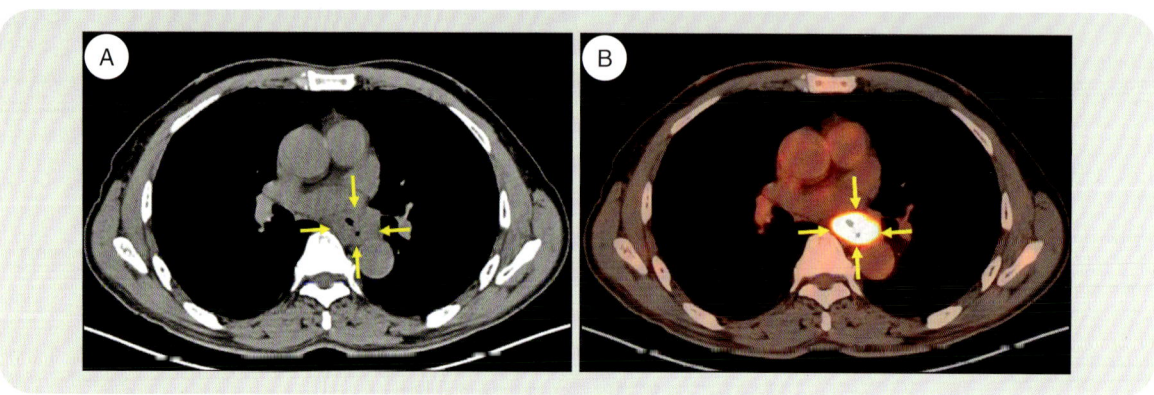

图4-1-13 食管癌的PET/CT检查图像（原始图）

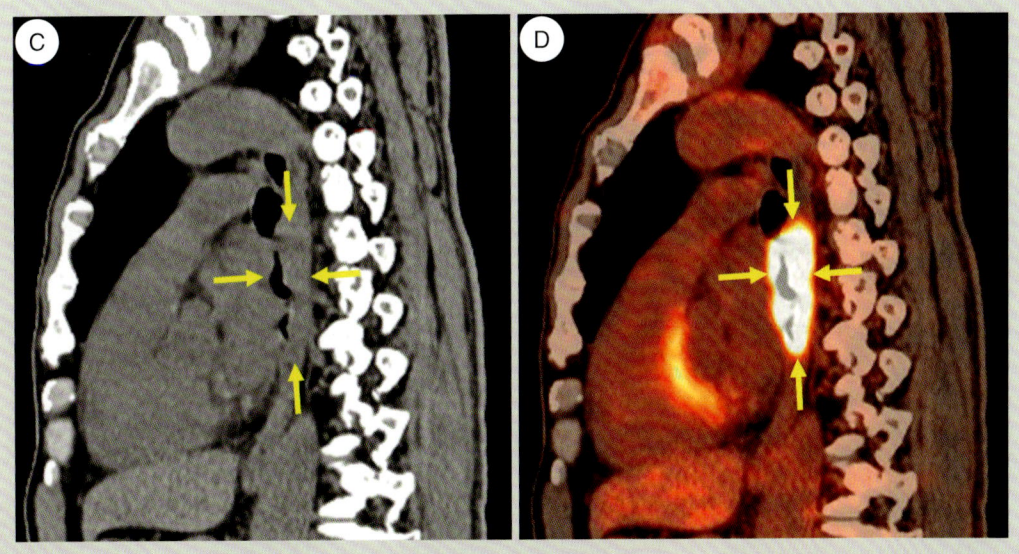

A、C.CT影像；B、D.PET/CT融合影像。食管胸中段（约$T_{6\sim8}$椎体水平）管壁不规则增厚（图A、图C，黄箭头），可见异常^{18}F-FDG浓聚（图B、图D，黄箭头），SUV_{max}约12.6，局部管腔狭窄，病变食管壁外缘稍毛糙，与邻近心包、降主动脉前壁、左主支气管关系密切。

图4-1-14　食管癌的PET/CT检查图像（标示图）

【影像诊断要点分析及小结】

食管胃结合部腺癌（adenocarcinoma of esophagogastric junction，AEG）已被认为是一种不同于食管腺癌和胃癌的独立疾病。世界卫生组织（World Health Organization，WHO）对AEG的定义为肿瘤中心处于食管胃结合部（esophagogastric junction，EGJ）上下5 cm范围以内的腺癌并跨越或接触食管胃结合部[1]。Siewert分型[2]是当前临床较为实用的分型方法，Ⅰ型为食管远端腺癌，位于EGJ近端1～5 cm，通常从食管特有的肠上皮化生区域即Barrett食管发展而来；Ⅱ型即贲门癌，位于EGJ近端1 cm至远端2 cm，起源于贲门黏膜或EGJ周围的肠上皮化生小片区域；Ⅲ型为贲门下胃癌，位于EGJ远端2～5cm，可自下而上浸润EGJ甚至食管远端。AJCC第8版肿瘤分期系统[3]在食管与食管胃结合部癌及胃癌章节对AEG分期作了统一规定，可称为"2 cm原则"：肿瘤中心位于EGJ以下2 cm近侧并侵犯EGJ，按食管癌进行分期；肿瘤中心位于EGJ以下2 cm以远，无论是否侵犯EGJ，均按照胃癌分期。手术切除是AEG的唯一根治手段，术前需要进行有效的影像学检查以便确定疾病分型及分期，进而更好地制订治疗方案。

AEG位于食管胃交界区，胃镜检查难度相对较大，可能会导致小病灶的漏诊。胃镜检查可清晰观察胃内情况，对瘤体的大小、形态等具有较高的空间分辨率，但其无法观察邻近器官的浸润情况。

CT图像上[4]，对于SiewertⅠ、Ⅱ型患者根据食管癌分期标准：T1～T2期食管壁厚<5 mm，食管管腔无明显狭窄，外缘光整，脂肪间隙清晰；T3期食管壁厚>5 mm，但管腔可有狭窄，外缘不规整或结节状外突；T4期管壁明显增厚且管腔狭窄，病变段食管外周脂肪间隙消失，同时，根据气管推移变形、食管接触胸主动脉夹角>90°等征象还可间接判断气管、主动脉侵犯。SiewertⅢ型根据胃癌分期标准：T1期内层（显示2层胃壁）或内、中层（显示3层胃壁）增厚且明显强化，也可仅表现为明显强化；T2期肿瘤累及胃壁全层，但外缘光整；T3期肿瘤累及胃壁全层，外缘不规整或结节状外突，T4期胃壁全层呈明显强化，病灶周围脂肪间隙消失或可见邻近组织器官受侵表现。淋巴结大小是CT判定淋巴结转移最常用的指标：纵隔淋巴结短径>10 mm；胃周淋巴结短径＞6 mm或胃周外淋巴结短径＞8 mm者均应怀疑为淋巴结转移。其他指标还包括：淋巴结边缘不清、中心坏死、多发小淋巴结聚集等。CT还是诊断腹膜转移的首选方法，表现为腹膜明显增厚，结节或絮状改变。CT检查在评估AEG肿瘤侵犯深度、远处转移方面具有较高价值，但不能辨别微小转移淋巴结和炎性反应增生的良性淋巴结。

PET/CT[5-6]：食管癌在PET/CT上表现为食管壁局限性增厚，伴明显^{18}F-FDG摄取。食管癌病灶的^{18}F-FDG摄取程度与组织学类型相关，鳞癌及大部分腺癌的^{18}F-FDG摄取程度较高。PET/CT能够诊断出大部分食管癌原发病灶，但由于空间和对比分辨率的限制，导致其在评价早期原发性肿块的解剖范围和局部肿瘤深度上受到制约。在确定淋巴结转移分期上，PET/CT优于CT，但特异性和灵敏性比较尚存争议，纵隔及肺门的炎性淋巴结可导致假阳性。对于远处转移和复发灶的检出，PET/CT有重大意义，术前PET/CT检查可以减少患者一些不必要的食管癌手术，改变患者的治疗策略。

随着超声技术的发展，经体表超声逐渐用于AEG术前检查中，尤其对孕妇、危重人群无限制。EGJ的位置较深，游离度小，位置相对固定，受患者胃腔内气体影响较小，便于实行经体表超声检查。尤其是进展期的AEG，在超声声像图上更易诊断。当肿瘤突入EGJ时，EGJ会发生不同程度的变形、狭窄，且狭窄的管腔与附近增厚的管壁会形成明显对比。在进行经体表超声检查时需注意根据患者的肥胖程度不同调整患者的体位和探头频率，并通过饮水或胃窗助显剂来使胃腔充盈，便于清晰检查胃壁等情况，提高诊断准确率。

为了更精准地进行术前TNM分期，除了常规的胸腹部增强CT或MRI，对于怀疑或不确定的病灶不排除转移者宜积极建议行PET/CT。另外，NCCN指南已在诊疗流程中建议对≥cT1b的胃癌病例积极行腹腔镜探查+脱落细胞学检查，排除腹腔脱落细胞学检查阳性（CY1）和影像学隐匿的腹膜转移（P1）的情况，以利此类病例接受更为恰当的转化治疗。

参考文献

[1] 陈凌，刘凤林. 食管胃结合部腺癌的定义和分型：从历史到现状[J]. 中华外科杂志，2022，60（9）：813-818.

[2] NAGTEGAAL I D, ODZE R D, KLIMSTRA D, et al. The 2019 WHO classification of tumours of the digestive system[J]. Histopathology, 2020, 76（2）: 182-188.

[3] SIEWERT J R, HOLSCHER A H, BECKER K, et al. Cardia cancer: attempt at a therapeutically relevant classification[J]. Chirurg, 1987, 58（1）: 25-32.

[4] RICE T W, ISHWARAN H, HOFSTETTER W L, et al. Recommendations for pathologic staging （pTNM） of cancer of the esophagus and esophagogastric junction for the 8th edition AJCC/UICC staging manuals[J]. Dis Esophagus, 2016, 29（8）: 897-905.

[5] 李菲，黄俊星，张俊. ^{18}F-FDG PET/CT在食管癌中的临床应用[J]. 国际放射医学核医学杂志，2016，40（4）：282-286.

[6] SHI W, WANG W, WANG J, et al. Meta-analysis of 18FDG PET-CT for nodal staging in patients with esophageal cancer[J]. Surg Oncol, 2013, 22（2）: 112-116.

第二节 胃疾病

一、先天性疾病

先天性肥厚性幽门狭窄

【病例概要】

患儿女性，27天，因呕吐3天入院。患儿为第2胎第2产，胎龄39周，生后奶粉喂养，吃奶90 mL/次，每3小时1次。3天前患儿因出现呕吐奶样胃内容物，以进食10分钟后为甚，入住当地医院，行超声显示幽门增厚，管腔狭窄，考虑"先天性肥厚性幽门狭窄"。

【图片资料】

1.超声表现

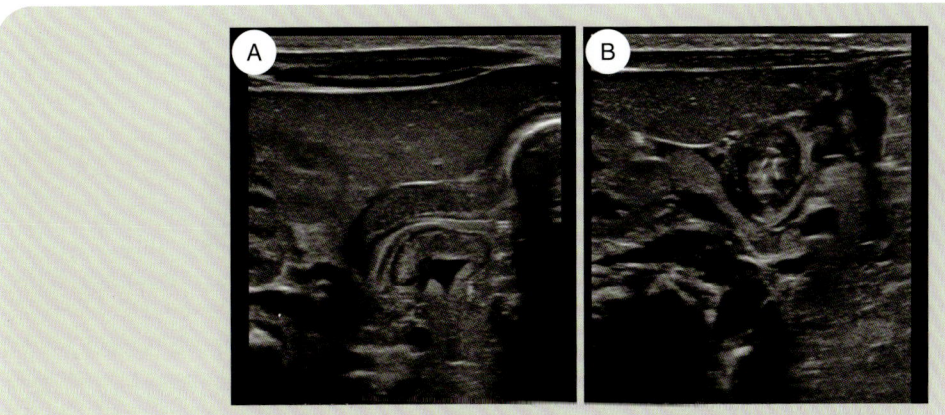

图4-2-1 先天性肥厚性幽门狭窄的超声检查图像（原始图）

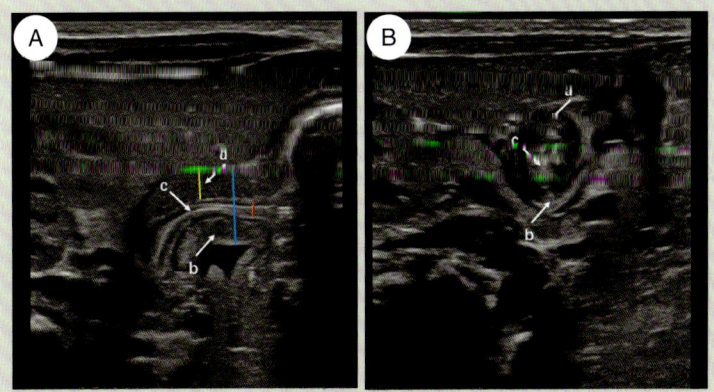

A.长轴切面；B.短轴切面。二维超声显示幽门肌前后壁明显增厚，呈低回声，管腔狭窄，长轴切面呈"宫颈征"，短轴切面呈"靶环征"。a为增厚的幽门肌前壁，b为增厚的幽门肌后壁，c为狭窄幽门管内胃管，黄线测量单侧幽门肌厚度，红线测量幽门管腔内径，蓝线测量幽门直径。

图4-2-2 先天性肥厚性幽门狭窄的超声检查图像（标示图）

2.上消化道造影表现

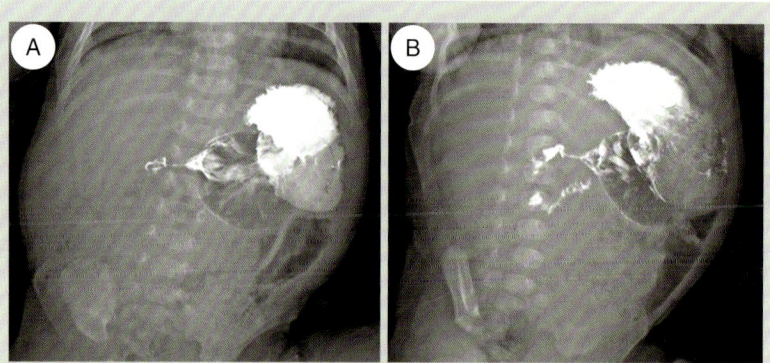

图4-2-3 先天性肥厚性幽门狭窄的上消化道造影图像（原始图）

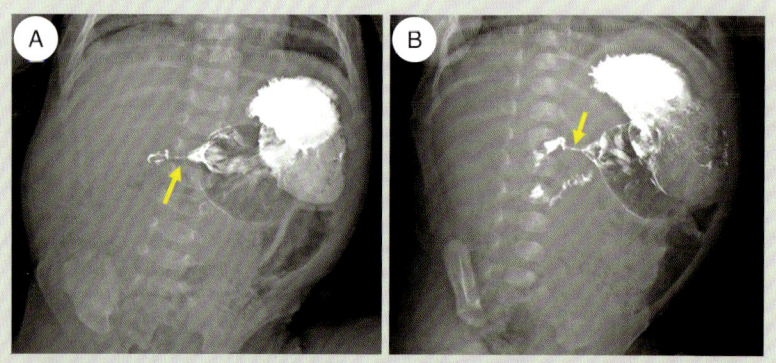

A、B.上消化道造影检查见幽门管延长并明显狭窄，局部对比剂呈细线样（黄箭头），幽门前区可见"鸟嘴征"，局部对比剂通过缓慢，近端胃腔稍扩张。

图4-2-4 先天性肥厚性幽门狭窄的上消化道造影图像（标示图）

【影像诊断要点分析及小结】

先天性肥厚性幽门狭窄（congenital hypertrophic pyloric stenosis，CHPS）是新生儿常见的先天性疾病，占新生儿消化道畸形的第3位，好发于男性，男女比例为5：1。由于幽门环肌肥厚、增生引起管腔狭窄导致上消化道不完全梗阻，是新生儿器质性呕吐最常见的病因。典型临床表现为胃蠕动波、扪及幽门肿块和喷射性呕吐。早期诊断，早期治疗，预后良好；若不能及时诊断和正确治疗，将发生严重营养不良，严重者危及生命[1]。

超声检查已成为CHPS首选的影像学检查。使用高频线阵探头在腹中线偏右侧可清晰显示幽门肌、幽门管等结构，观察幽门形态结构及蠕动情况，测量幽门肌厚度、幽门管长度、幽门直径及幽门管腔内径。其中幽门肌厚度指仅测量幽门单侧壁固有肌层的厚度。幽门直径测量两侧外肌的距离即两侧浆膜层至浆膜层的距离（含浆膜层）。幽门管腔内径指测量幽门开放时标准长轴切面上的内径，即测量两侧壁黏膜层之间的距离（不含黏膜层）。CHPS超声诊断标准：单侧幽门肌厚度≥4 mm（主要指标），幽门长径＞16 mm，幽门直径＞14 mm，幽门管腔内径≤2 mm，纵切面幽门长轴呈"宫颈征"，管腔细狭，幽门管呈"双轨征"，横切面幽门短轴呈"靶环征"，周围环状低回声，中心高回声。此外，超声检查简单易行，无放射性伤害[2]。

上消化道造影可见幽门管延长、狭窄，十二指肠球部的基底部和幽门前区有时可见"蘑菇样"或"伞形"的充盈缺损，形成所谓的"双肩征"。幽门前区也可呈"鸟嘴状"突出。胃呈不同程度的扩张，内可见大量滞留液。胃的蠕动早期增强，后期则减慢，胃排空时间延长。因幽门狭窄气体进入小肠内困难而表现为小肠充气减少[3]。

影像学检查在CHPS的诊断、随访等环节发挥重要作用和价值，常用的检查方法是超声及上消化道造影，临床可根据患者具体状况和需求合理选择运用。

参考文献

[1] HERNANZ-SCHULMAN M.Infantile hypertrophic pyloric stenosis[J]. Radiology，2003，227（2）：319-331.

[2] BLUMHAGEN J D，MACLIN L，KRAUTER D，et al. Sonographic diagnosis of hypertrophic pyloric stenosis[J]. AJR Am J Roentgenol，1988，150（6）：1367-1370.

[3] RICH B S，DOLGIN S E.Hypertrophic Pyloric Stenosis[J]. Pediatr Rev，2021，42（10）：539-545.

二、后天性疾病

（一）急性胃扩张

【病例概要】

患者男性，28岁，因"反复腹痛、腹胀10年"入院。患者于2012年无明显诱因出现间断性上腹隐痛，2013年外院胃镜结果提示幽门梗阻，十二指肠狭窄，诊治后症状反复，遂至我院就诊诊断考虑克罗恩病可能，于2016年行内镜下幽门狭窄球囊扩张术。现病情反复再次返院诊治。专科体查：腹部外形膨隆，腹部叩诊呈鼓音。辅助检查：①入院后行小肠CT造影（computed tomography enterography，CTE）考虑克罗恩病，胃幽门-十二指肠球部狭窄并胃腔扩张。②肠道彩色多普勒超声（炎性肠病）提示第3~6组小肠炎症活动期改变，胃幽门-十二指肠球部狭窄并胃腔扩张，血供丰富。入院后完善相关检查，结合病史及辅助检查考虑克罗恩病可能，给予生物制剂治疗。临床最终诊断：①克罗恩病可能；②胃幽门-十二指肠球部狭窄并胃腔扩张；③幽门梗阻球囊扩张术后。

【图片资料】

1.超声表现

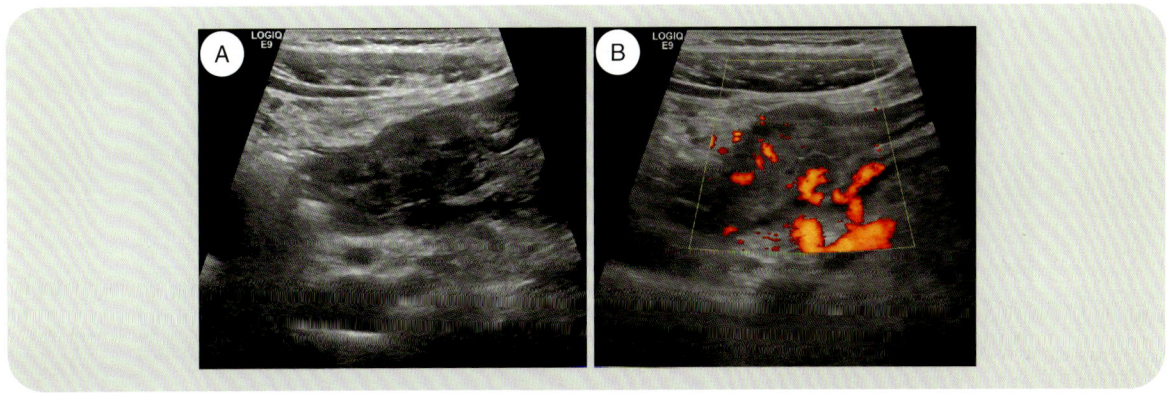

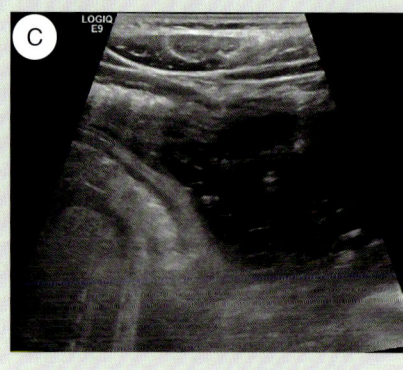

图4-2-5 急性胃扩张的超声检查经腹胃幽门、十二指肠球部冠状斜切面及经腹胃体大小弯短轴二维灰阶及能量多普勒图像(原始图)

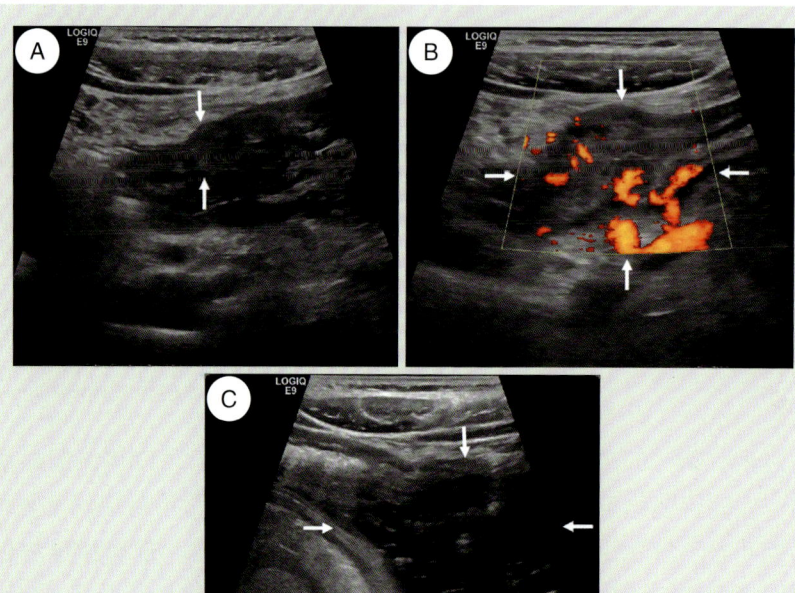

二维超声及能量多普勒超声所见:胃幽门-十二指肠球部增厚狭窄(图A,箭头),动态观察胃内容物通过受阻;能量多普勒示:Limberg分级Ⅳ级,血供丰富(图B,箭头)。胃腔扩张(图C,箭头)。

图4-2-6 急性胃扩张的超声检查经腹胃幽门、十二指肠球部冠状斜切面及经腹胃体大小弯短轴二维灰阶及能量多普勒图像(标示图)

2.CT表现

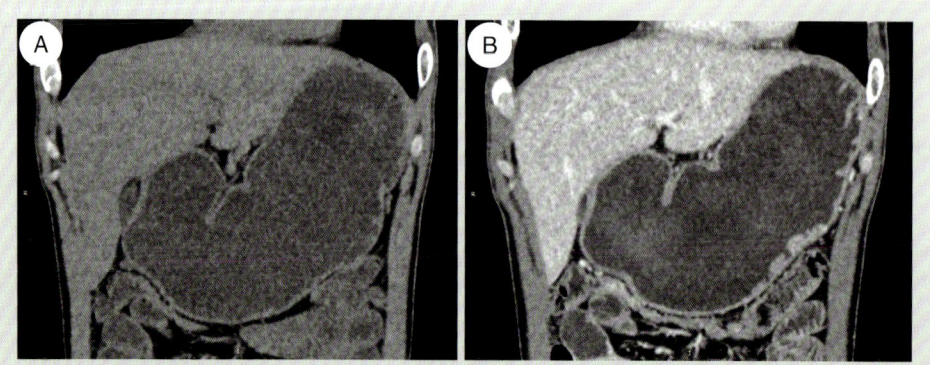

第四章 胃肠疾病

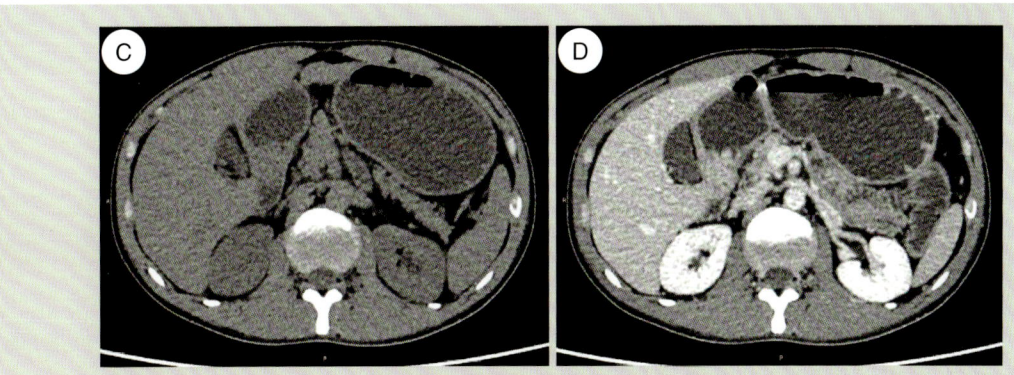

图4-2-7 急性胃扩张的CT检查平扫及增强图像（原始图）

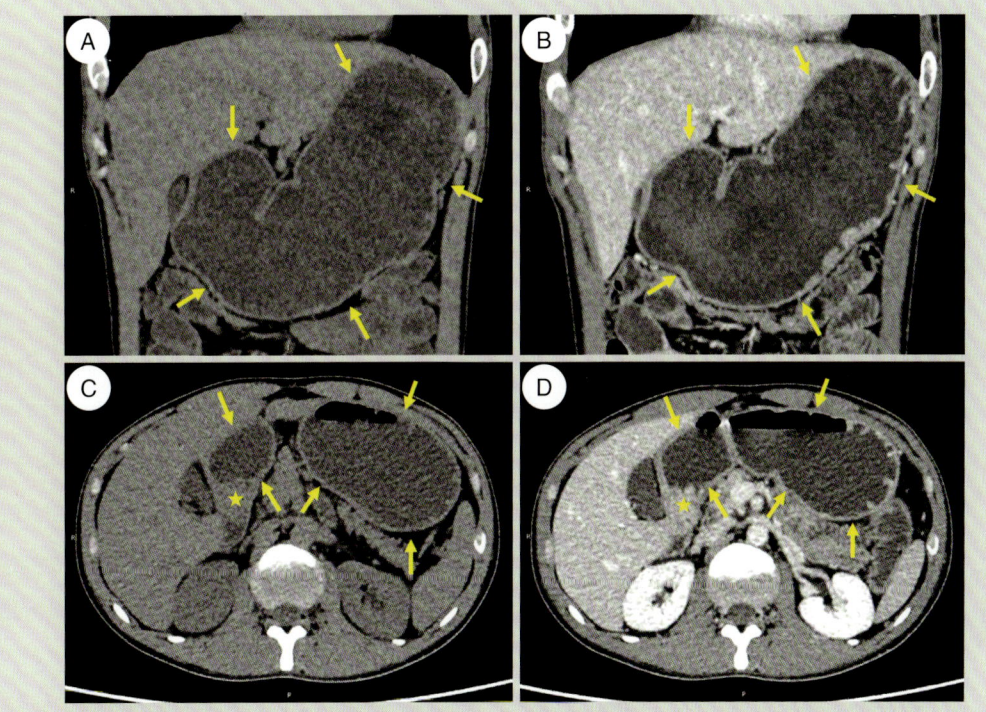

A.平扫冠状位；B.增强静脉期冠状位；C.平扫横断位；D.增强横断位。平扫及增强CT示：冠状面（图A、图B，箭头）和横断面（图C、图D，箭头）示胃腔明显扩张，梗阻部位位于幽门部（五角星）。

图4-2-8 急性胃扩张的CT检查平扫及增强图像（标示图）

【影像诊断要点分析及小结】

急性胃扩张（acute gastric dilatation）是一种由各种原因引起的胃和十二指肠短期内大量积气积液而急性扩张，引起反复呕吐等症状的疾病，甚至可导致水电解质紊乱及循环衰竭[1]。急性胃扩张的病因有暴饮暴食、手术及麻醉、腹腔炎症、肠系膜上动脉综合征等[2-3]。

急性胃扩张的超声检查可表现为胃腔大量积气积液，动态观察示胃幽门管壁增厚、层次紊乱，胃内容物排出受阻，伴有胃腔急性高度扩张，胃壁松弛、蠕动消失，CDFI示胃腔狭窄处血流信号丰富。

腹部X线片是最简单且常见的检查方法，用于急性胃扩张患者的初步诊断是否合并消化道穿孔。胃壁缺血发展至一定程度时，可致胃壁气肿，即胃壁内出现气体，特别是沿着大弯侧出现并伴有胃壁增厚，此时在X线片上会出现类似晕圈的特征性线性气体阴影。

265

急性胃扩张的CT检查在细节显示上则更为清楚，可见胃腔及食管显著扩张，其内见宽大液平，同时有助于确定是否有机械性梗阻和并发症的存在。当CT片上发现肠壁强化不良、肠系膜或门静脉血栓形成或门静脉气体时，常提示腹腔内脏器的严重缺血，应采取紧急措施减压；若已明确腹腔脏器缺血坏死，应立即剖腹探查。

参考文献

[1] 高娴，刘艳，李传硕，等. 全麻鼻内镜术后以进行性呼吸困难为主要表现的急性胃扩张1例[J]. 中国耳鼻咽喉头颈外科，2019，26（9）：513-514.

[2] NAM K，SHIN H D，SHIN J E.Acute gastric dilatation and ischemia associated with portal vein gas caused by binge eating[J]. Korean J Intern Med，2019，34（1）：231-232.

[3] LOI C M，CHEN K H.Total gastric necrosis caused by massive gastric dilatation due to Superior Mesenteric Artery Syndrome[J]. Asian J Surg，2022，S1015-9584（22）01713-4.

（二）胃溃疡

【病例1概要】

患者男性，60岁，黑便、腹痛4天，患者4天前无明显诱因出现黑便，伴左侧腹痛，夜间明显，外院给予消炎处理腹痛有好转，仍有黑便。自起病以来，患者自诉无进食猪血、服用中药等，精神、胃纳、睡眠可，体重无明显变化。入院后完善相关检查，查肿瘤标志物无明显异常：CEA＜1.73 ng/mL，CA19-9 19.340 U/mL，大便潜血试验弱阳性，查胃镜提示：胃角溃疡，予多点活检。活检病理提示：胃角胃溃疡伴轻度肠上皮化生。免疫组化：幽门螺杆菌阳性。

【图片资料】

1.CT表现

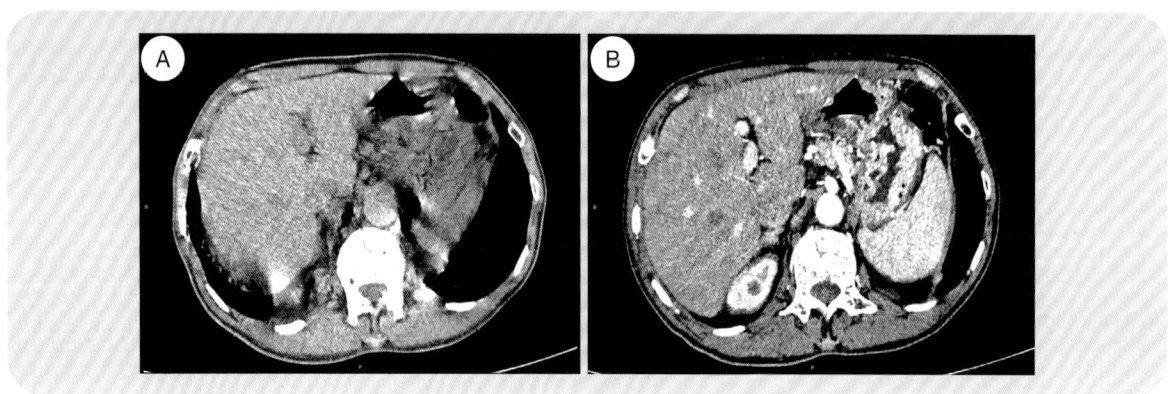

第四章 胃肠疾病

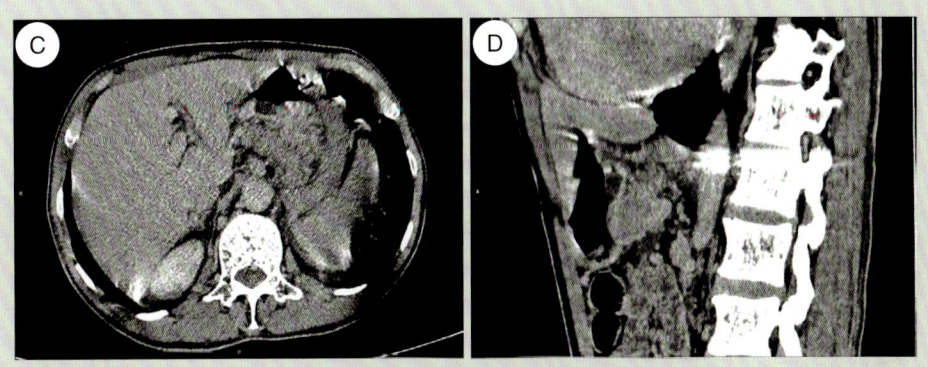

图4-2-9 胃溃疡的CT检查图像（原始图）

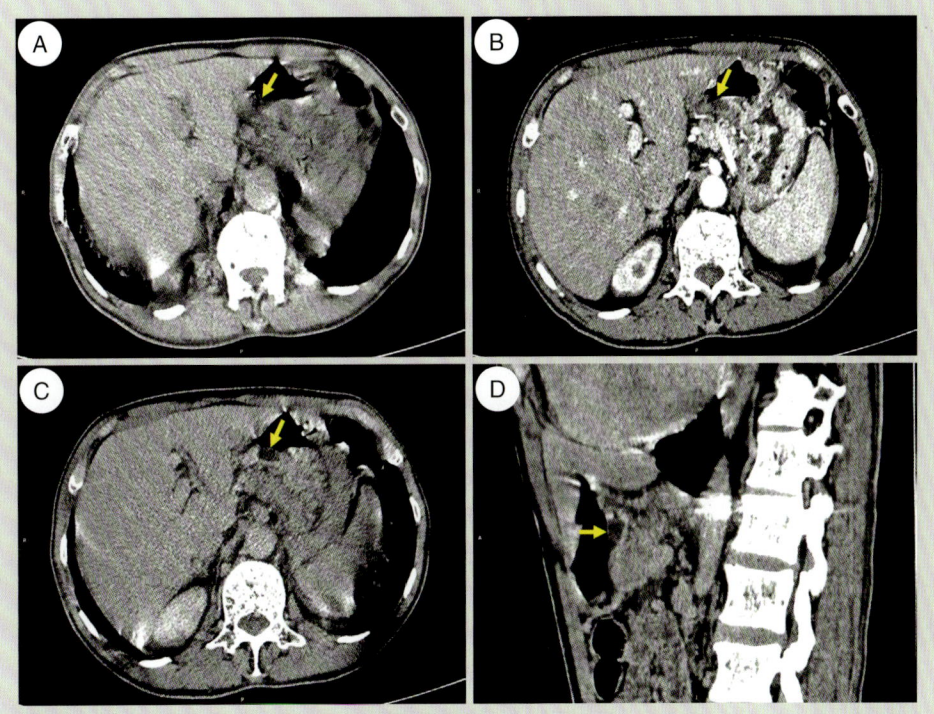

A、C、D.平扫；B.增强动脉期。胃角处胃壁黏膜侧局部凹陷，范围约16 mm×13 mm，深约10 mm，增强扫描溃疡底面见较明显强化（图B，黄箭头）。

图4-2-10 胃溃疡的CT检查图像（标示图）

2.胃镜表现

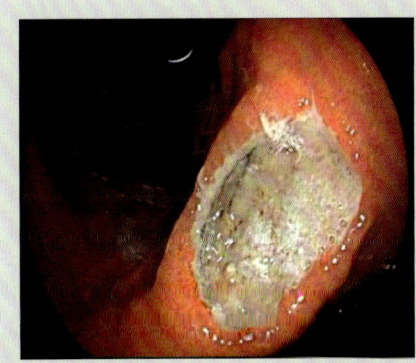

图4-2-11 胃溃疡患者胃镜检查图像（原始图）

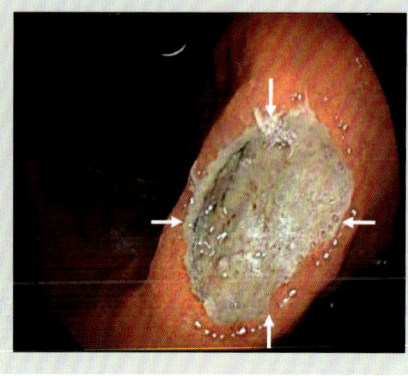

胃角见一大小约3.0 cm×2.0 cm溃疡（箭头），近端距门齿59 cm，边界清晰，覆白苔。

图4-2-12 胃溃疡患者胃镜检查图像（标示图）

【病例2概要】

患者男性，38岁，上腹部疼痛10天余。患者于10天前无明显诱因出现上腹部胀痛不适，隐痛，无反酸、嗳气，无恶心、呕吐，无腹泻、血便、黑便等，后症状加重，呈阵发性疼痛，就诊于当地医院，行胃镜检查提示胃体癌，于我院入院后查肿瘤标志物：CEA 3.55 ng/mL，CA19-9 10.90 U/mL。胃镜检查显示：胃角溃疡，予多点活检。病理结果：胃角溃疡。免疫组化：幽门螺杆菌阴性。

【图片资料】

1.上消化道造影表现

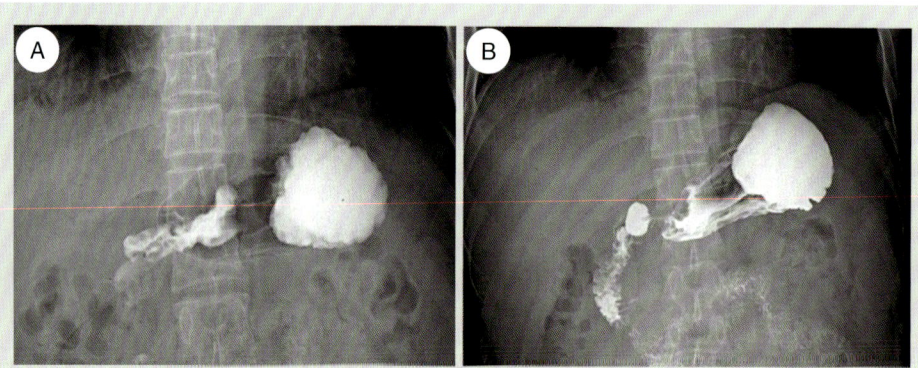

图4-2-13 胃溃疡的X线上消化道造影检查图像（原始图）

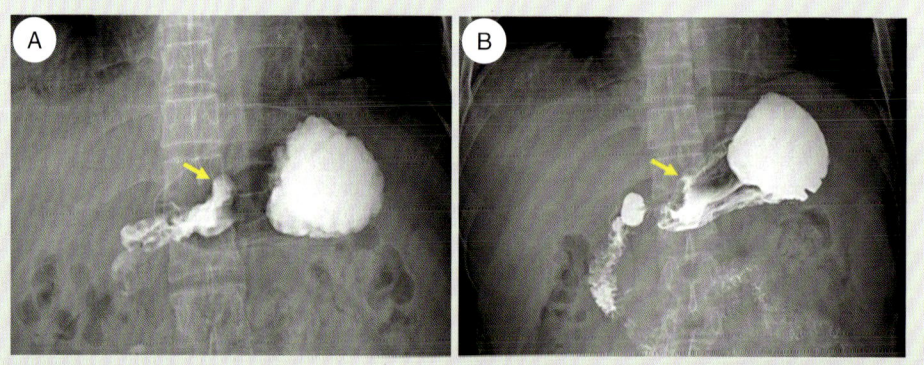

上消化道造影显示：胃角处见一龛影，大小为18 mm×23 mm（图A，黄箭头），局部黏膜皱襞纠集（图B，黄箭头）。

图4-2-14 胃溃疡的X线上消化道造影检查图像（标示图）

2.CT表现

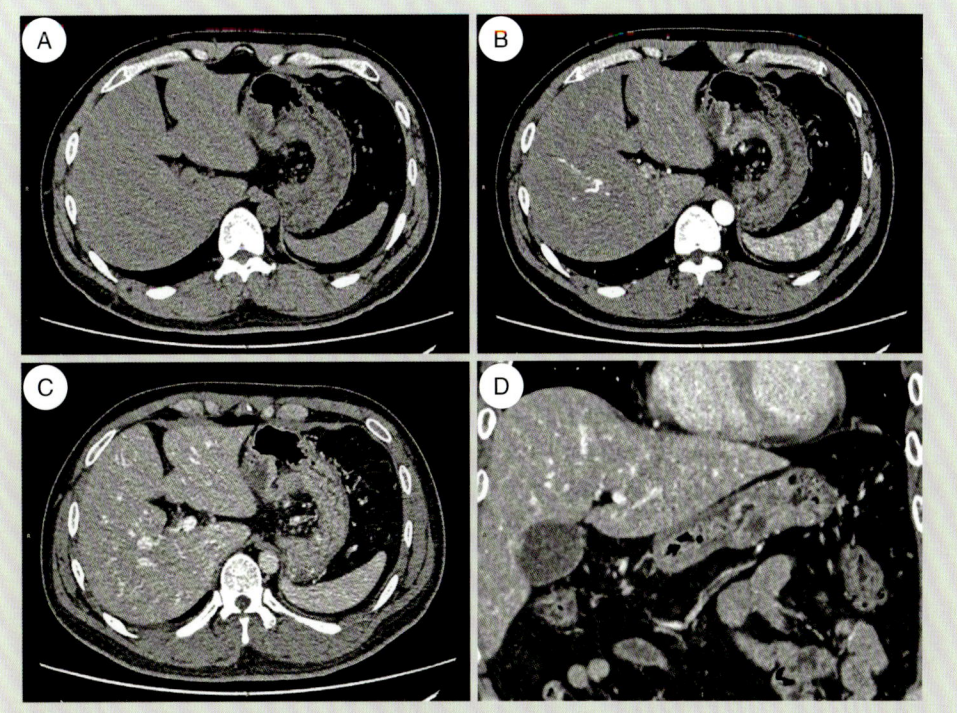

图4-2-15 胃溃疡的CT检查图像（原始图）

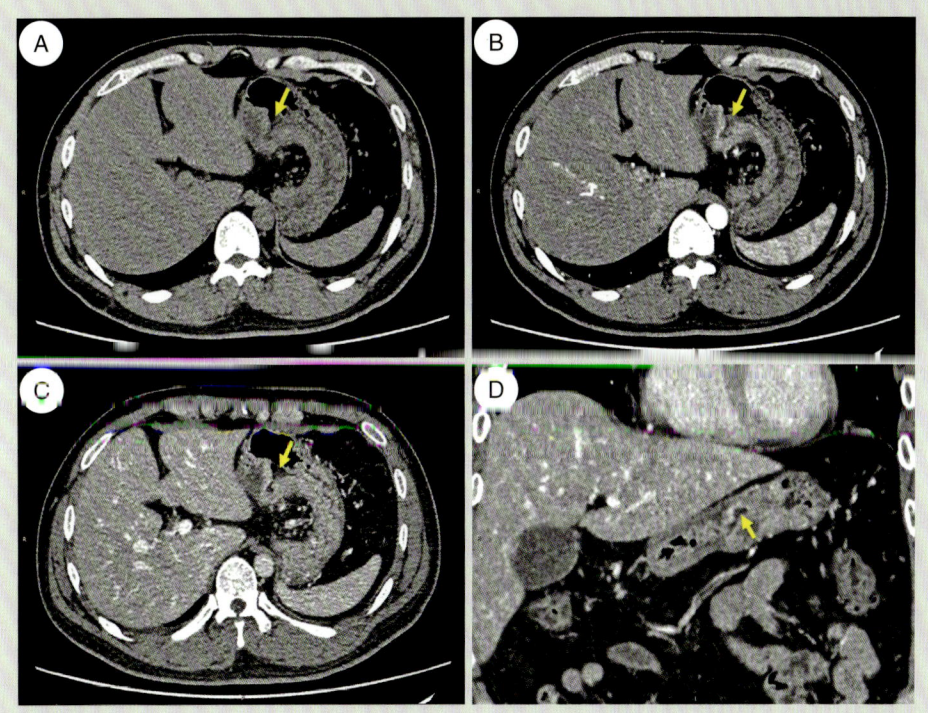

A.平扫；B.动脉期；C、D.静脉期。胃角处胃壁局部凹陷，邻近胃壁稍增厚、隆起，增强扫描溃疡呈明显强化（黄箭头）。

图4-2-16 胃溃疡的CT检查图像（标示图）

3.胃镜表现

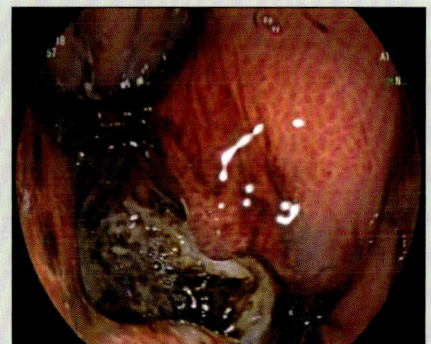

图4-2-17 胃溃疡的胃镜检查图像（原始图）

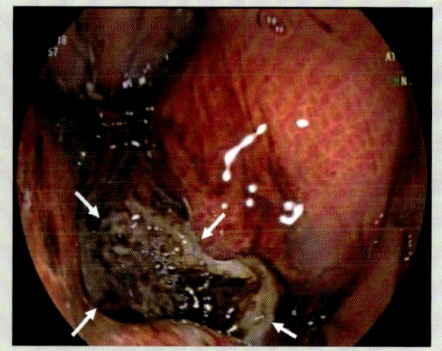

胃角可见一直径约3.0 cm溃疡（箭头），覆污秽苔，周围黏膜水肿，边缘不规则，伴陈旧性血迹。

图4-2-18 胃溃疡的胃镜检查图像（标示图）

【病例3概要】

患者男性，47岁，晕厥伴黑便1月余。患者1个月前无明显诱因下出现黑便，量不多，伴全身乏力，虚弱感，有头晕不适未予重视。1周前患者工作时突发头晕加重，黑蒙，后晕倒在地，约数分钟后神志清醒，醒后能回忆，遂于外院就诊，给予对症治疗后，症状较前好转，现为进一步诊治收入我院。患者自起病以来，精神、胃纳、睡眠可，体重无明显变化。入院后完善相关检查，查肿瘤标志物无明显异常：CEA 4.0 ng/mL，CA19-9 23.67 U/mL，查胃镜提示：胃小弯溃疡，予多点活检。活检病理提示：胃小弯溃疡，未见肠上皮化生，未见不典型增生。免疫组化：幽门螺杆菌阳性。

【图片资料】

1.超声表现

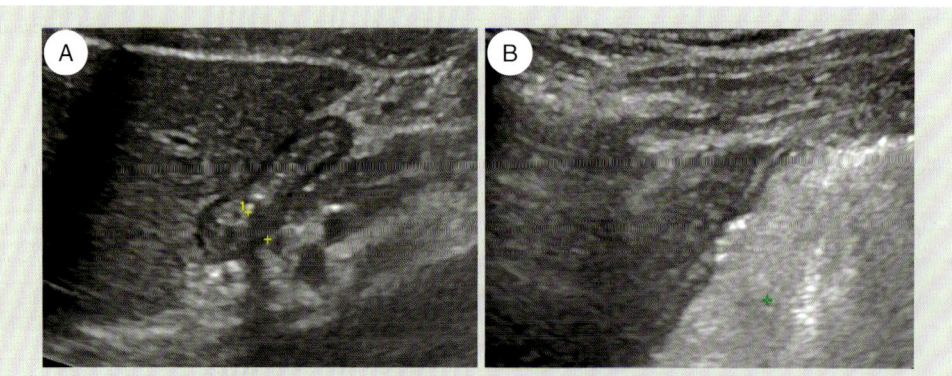

图4-2-19 胃溃疡的超声检查图像（原始图）

第四章 胃肠疾病

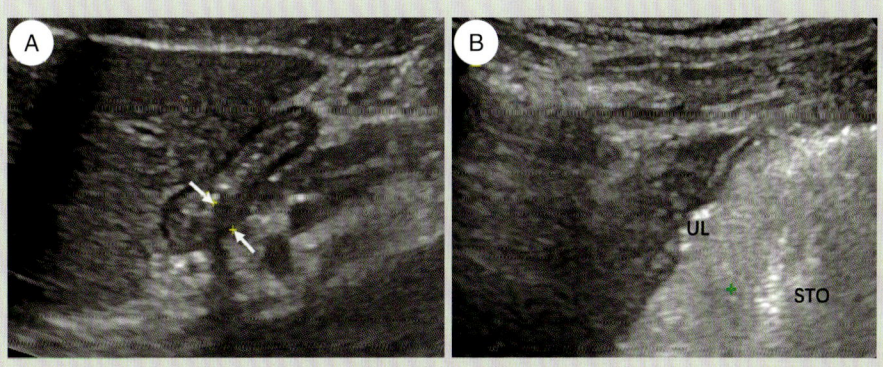

A.胃壁局限性增厚，厚度约6 mm，增厚胃壁回声减低（箭头）；B.胃窗示：黏膜面见凹陷（UL），宽约10 mm，深约3 mm，形态规则，底部平坦，表面覆以强回声气体。STO：胃腔；UL：溃疡灶。

图4-2-20　胃溃疡的超声检查图像（示意图）

2.胃镜表现

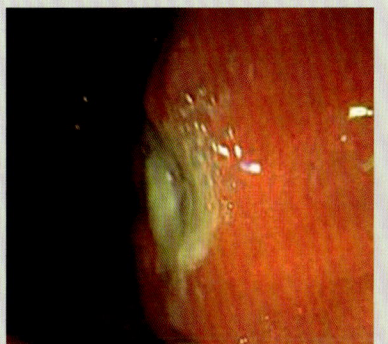

图4-2-21　胃溃疡的胃镜检查图像（原始图）

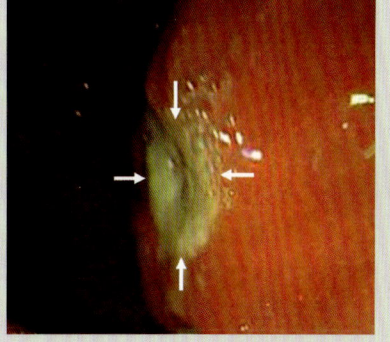

胃体上部小弯侧见直径约1.2 cm厚白苔溃疡（箭头），周围黏膜稍充血。

图4-2-22　胃溃疡的胃镜检查图像（标示图）

【影像诊断要点分析及小结】

胃溃疡（gastric ulcer，GU）是消化系统常见病。通常认为消化性溃疡的发生是因胃黏膜的损害因素与防御因素之间失衡所致。损害因素包括：①胃酸、胃蛋白酶；②幽门螺杆菌（helicobacter pylori，Hp）感染；③药物因素：如阿司匹林/非甾体类抗炎药物（nonsteroidal anti-inflammatory drug，NSAID）；④乙醇；⑤胆盐。胃黏膜防御因素包括：①胃黏膜黏液屏障；②碳酸氢盐；③细胞再生；④前列腺素和表皮生长因子；⑤黏膜血流等。当对胃黏膜的损害因素大于防御因素时，溃疡病就可能形成，另外还有精神因素、遗传因素及其他一些因素的参与，构成了溃疡病发生的复杂致病机制。胃溃疡主要是防御因素或修复因素的削弱，也可能两者兼而有之[1]。胃溃疡好发年龄为20～50岁。胃溃疡通常单发，发病部位以胃小弯与胃角附近多见。病理改变为黏膜层局限性凹陷，可深达肌层，溃疡多呈圆形或椭圆形，直径多为5～20 mm，深5～10 mm，溃疡口部周围呈炎性水肿，底部平坦或高低不平。胃溃疡的严重并发症有：出血、瘢痕性幽门梗阻和溃疡穿孔。

临床表现：主要是上腹部疼痛，具有反复性、周期性与节律性的特点，此外可伴有恶心、呕吐、嗳气与反酸等症状，若出血则有呕血或黑便。

X线造影：良性胃溃疡通常表现为圆形或卵圆形钡斑，周围丘状水肿和（或）薄而直的褶皱，向溃疡口边缘辐射[2]。从侧面看，良性溃疡突出到胃壁之外，相反恶性溃疡位于胃壁以内。大多数良性溃疡位于胃窦小弯侧或后壁。然而，偶尔良性溃疡可能发生在胃窦远端大弯侧，几乎所有这些溃疡都是由NSAID引起的。

胃窗超声：诊断的主要依据是胃壁局限性低回声增厚隆起，厚度常小于15 mm，胃黏膜面出现凹陷性缺损，其表面常附有强回声光斑，凹陷形态规整，底部平坦[3]。应用均匀有回声型造影剂充盈胃腔法超声诊断胃溃疡，可以显示溃疡的部位、大小及深度、胃壁增厚的程度及范围，为临床选择合适的治疗方案提供客观依据，同时对保守治疗的患者可以多次检查以监测治疗效果，在临床上，慢性穿透型溃疡、胼胝型溃疡与溃疡型胃癌从声像图上难以鉴别，因此超声不宜作为鉴别良、恶性溃疡的常规手段。

CT：不是胃溃疡的常规检查手段，主要用于评估胃溃疡的并发症[4]，如穿孔、癌变等。由于消化性胃溃疡大多比较表浅，CT表现与胃黏膜间沟相似，因此许多胃溃疡在CT上显示不理想。然而，深溃疡和穿透性溃疡常可在CT上显示，表现为胃炎背景下（胃壁增厚）的胃壁局限性凹陷，呈"火山口"样改变，常伴溃疡基底部胃周脂肪间隙模糊。多平面重建为评估胃溃疡的有用工具，一些胃溃疡可能在矢状位或冠状位重建中更容易观察到。

治疗：质子泵抑制剂（proton pump inhibitor，PPI）和钾离子竞争性酸阻滞剂（potassium-competitive acid blocker，P-CAB）均可有效抑制胃酸分泌，促进溃疡愈合。组胺H2受体拮抗剂（H2 receptor antagonist，H2RA）可以部分抑制基础和餐后胃酸分泌，促进胃溃疡愈合。黏膜保护剂可用于GU的治疗，有助于提高黏膜愈合质量。合并Hp感染的胃溃疡均应进行Hp根除治疗。推荐含铋剂的四联疗法作为根除Hp的经验性治疗方案，高剂量双联疗法（high dose dual therapy，HDDT）亦可作为初次和再次治疗方案[5]。

预后：Hp感染、NSAIDs（含阿司匹林）的使用和特发性消化性溃疡是溃疡复发的主要原因[3]。目前消化性溃疡死亡率已降至1%以下，主要死亡原因为大出血或急性穿孔。

总结：X线气钡双对比造影是首选影像学检查手段，CT及MRI不作为常规应用。胃溃疡在影像学上的表现可分为直接征象（溃疡本身的改变）和间接征象（溃疡所导致的功能性与瘢痕性改变），一般不难诊断，主要是注意胃良性溃疡与恶性溃疡的鉴别，应从龛影的形状、龛影口部的充钡状态及周围黏膜皱襞情况、邻近胃壁的柔软性及蠕动等方面进行综合分析。

参考文献

[1] 胡伏莲. 消化性溃疡发病机制的现代理念[J]. 中华消化杂志，2005，25（3）：189-190.

[2] GORE R M, LEVINE M S. Diseases of the Upper GI Tract. 2018 Mar 21. In: Hodler J, Kubik-Huch RA, von Schulthess GK, editors. Diseases of the Abdomen and Pelvis 2018-2021: Diagnostic Imaging - IDKD Book [Internet]. Cham（CH）: Springer; 2018. Chapter 10.

[3] 中华消化杂志编辑委员会. 消化性溃疡诊断与治疗共识意见（2022年，上海）[J]. 中华消化杂志，2023，43（3）：176-192.

[4] GUNIGANTI P, BRADENHAM C H, RAPTIS C, et al. CT of Gastric Emergencies[J]. Radiographics，2015，35（7）：1909-1921.

[5] 沈理，汪晓虹，王怡. 我国胃疾病超声诊断的现状与展望[J]. 中华医学超声杂志：电子版，2016，13（6）：401-405.

第四章 胃肠疾病

(三) 胃间质瘤

【病例概要】

患者女性，49岁，因反复腹胀不适3月余，加重伴腹痛5小时就诊。患者7年前于外院行胃镜下黏膜下肿瘤切开套扎术，肿瘤大小约1.2 cm×1.5 cm，术程顺利。6年前复查胃镜提示：胃体黏膜下肿物，大小约0.8 cm。胃镜病理提示：黏膜慢性炎症，炎性纤维性息肉。余既往无特殊。入院后完善相关检查：肿瘤标志物CA125升高（49.0 U/mL）。

【图片资料】

1.超声表现

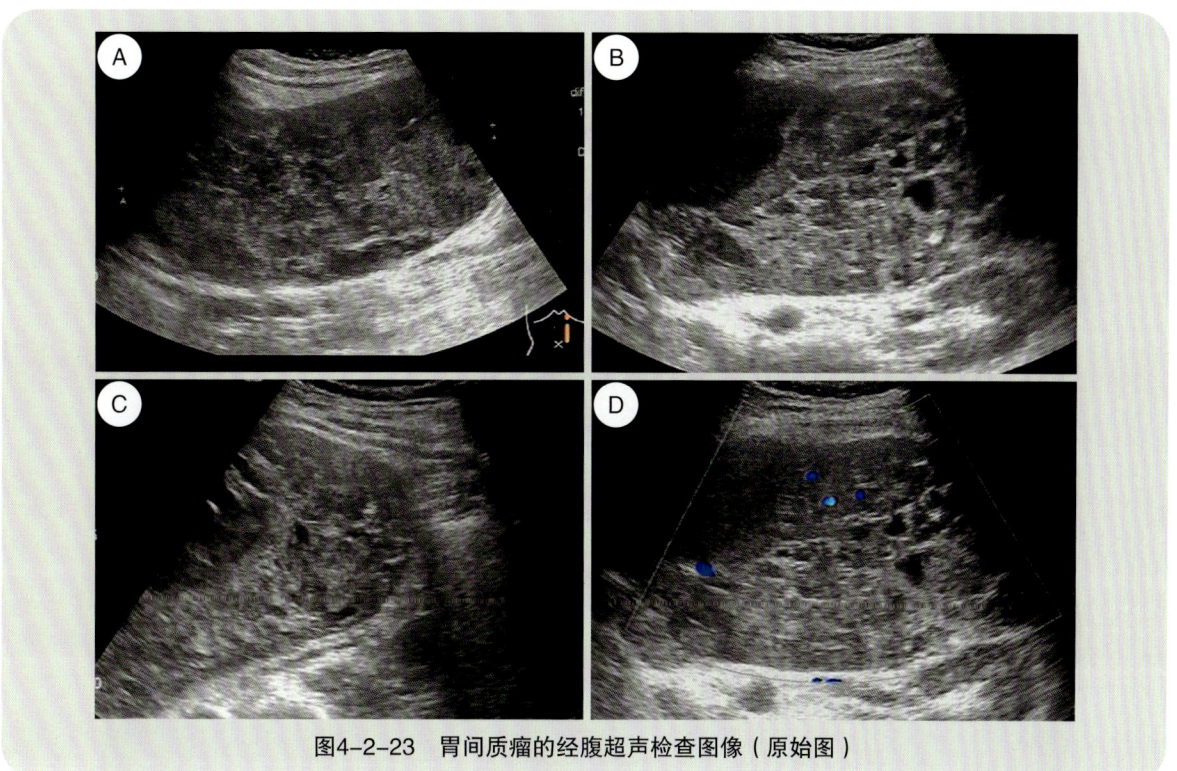

图4-2-23　胃间质瘤的经腹超声检查图像（原始图）

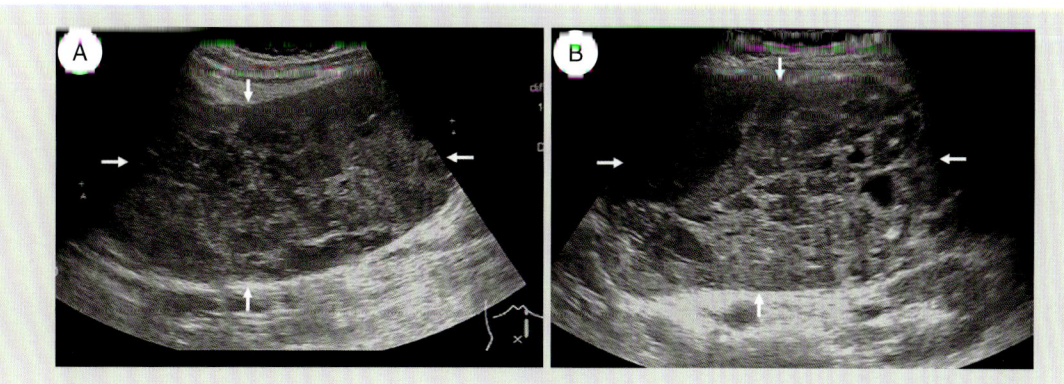

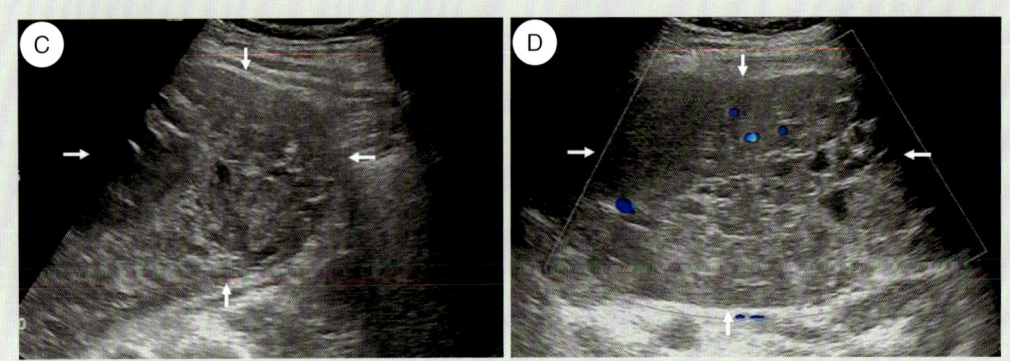

二维超声显示左上腹见一个混合回声包块，纵切面（图A）及横切面（图B）显示其形态欠规则，内部回声不均，见小片状不规则液性暗区。肿块边界尚清，局部与胃壁关系密切（图C）。CDFI示肿物内探及点条状血流信号（图D，箭头）。

图4-2-24　胃间质瘤的经腹超声检查图像（标示图）

2.CT表现

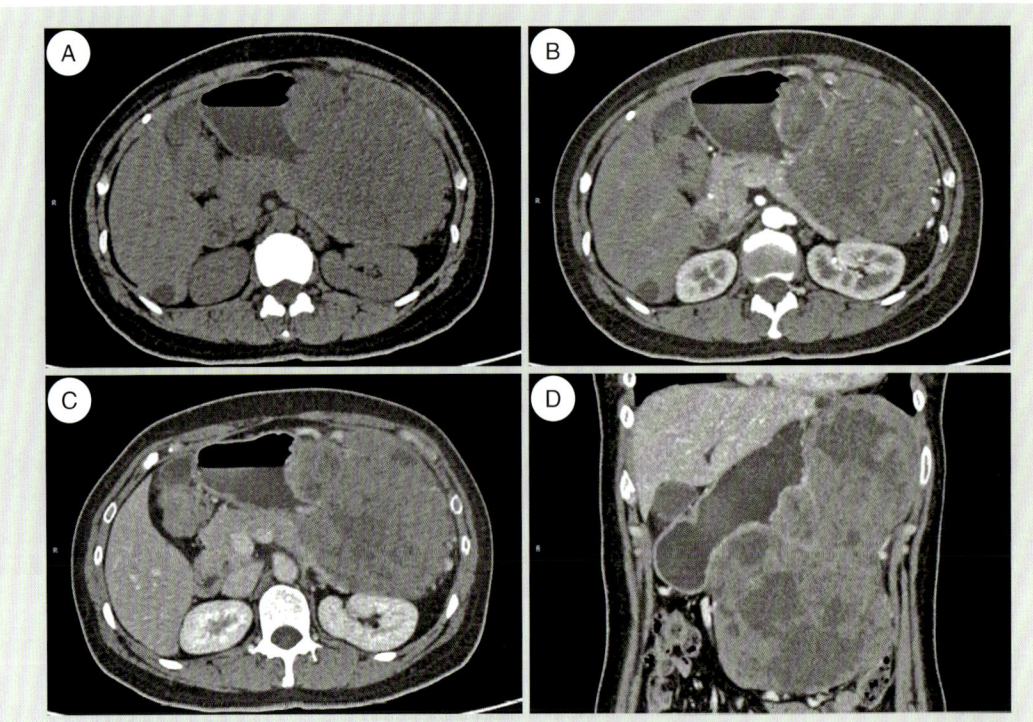

图4-2-25　胃间质瘤的CT检查图像（原始图）

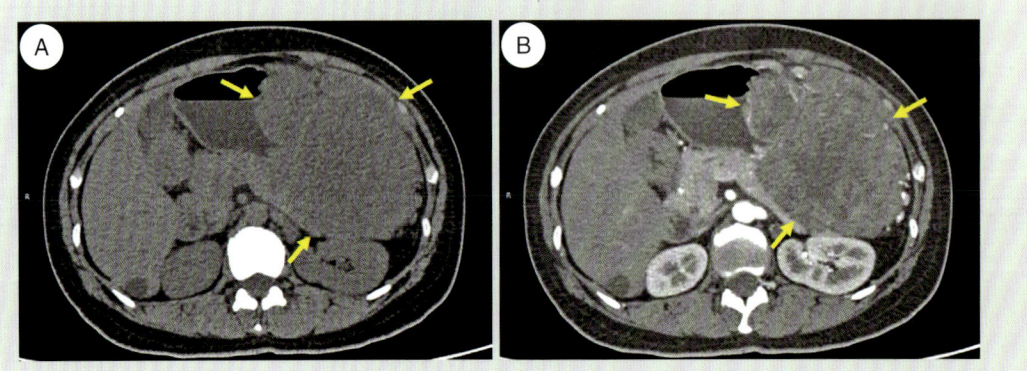

第四章 胃肠疾病

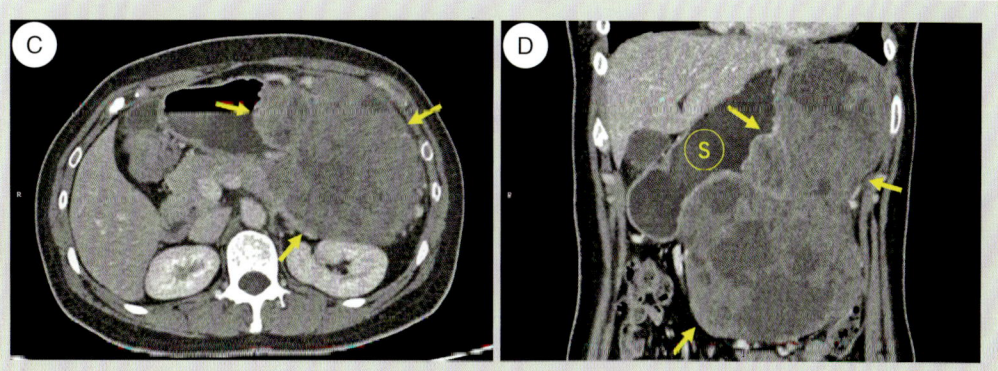

胃体大弯侧见巨大占位向腔内外突起，以腔外突起更为显著（图A～图D，黄箭头），平扫（图A）呈较均匀的中等密度，增强扫描动脉期（图B）不均匀强化，瘤体内可见增粗的肿瘤血管影，门静脉期（图C、图D）示肿瘤实质部分呈中度强化，内见多发低密度无强化灶，提示为坏死区。肿瘤边界清晰，边缘呈分叶状，相应大弯侧胃黏膜线显示较完整，提示肿瘤起源于黏膜下层或肌层。图D中的带圈S代表正常胃腔。

图4-2-26　胃间质瘤的CT检查图像（标示图）

3.MRI表现

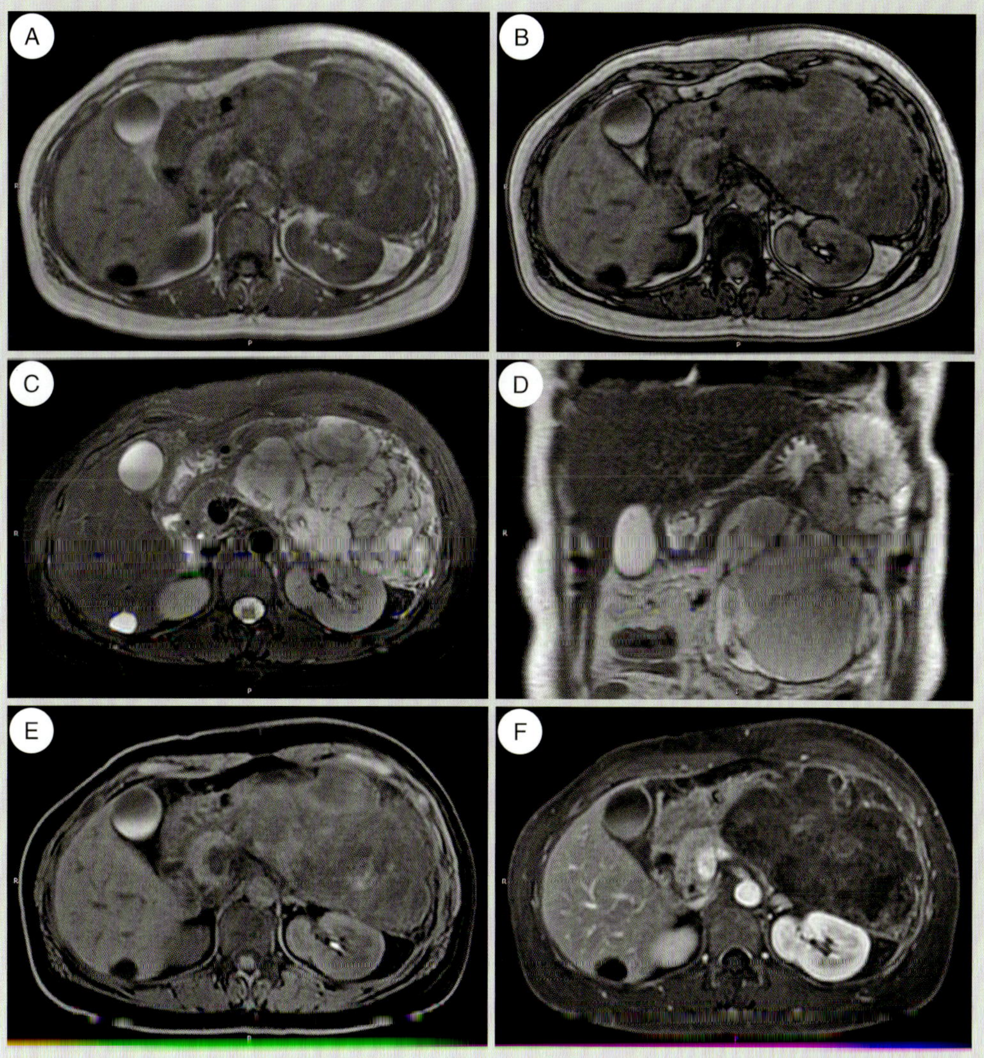

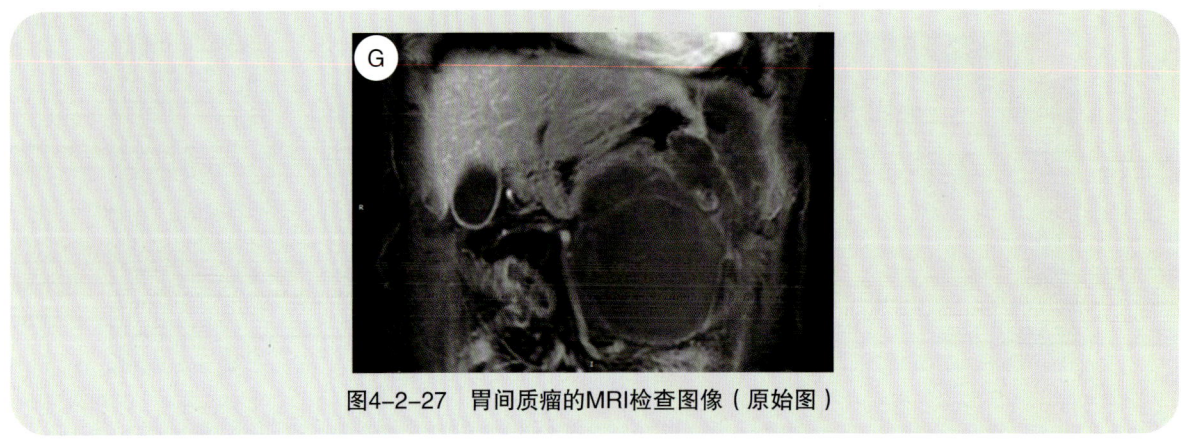

图4-2-27 胃间质瘤的MRI检查图像（原始图）

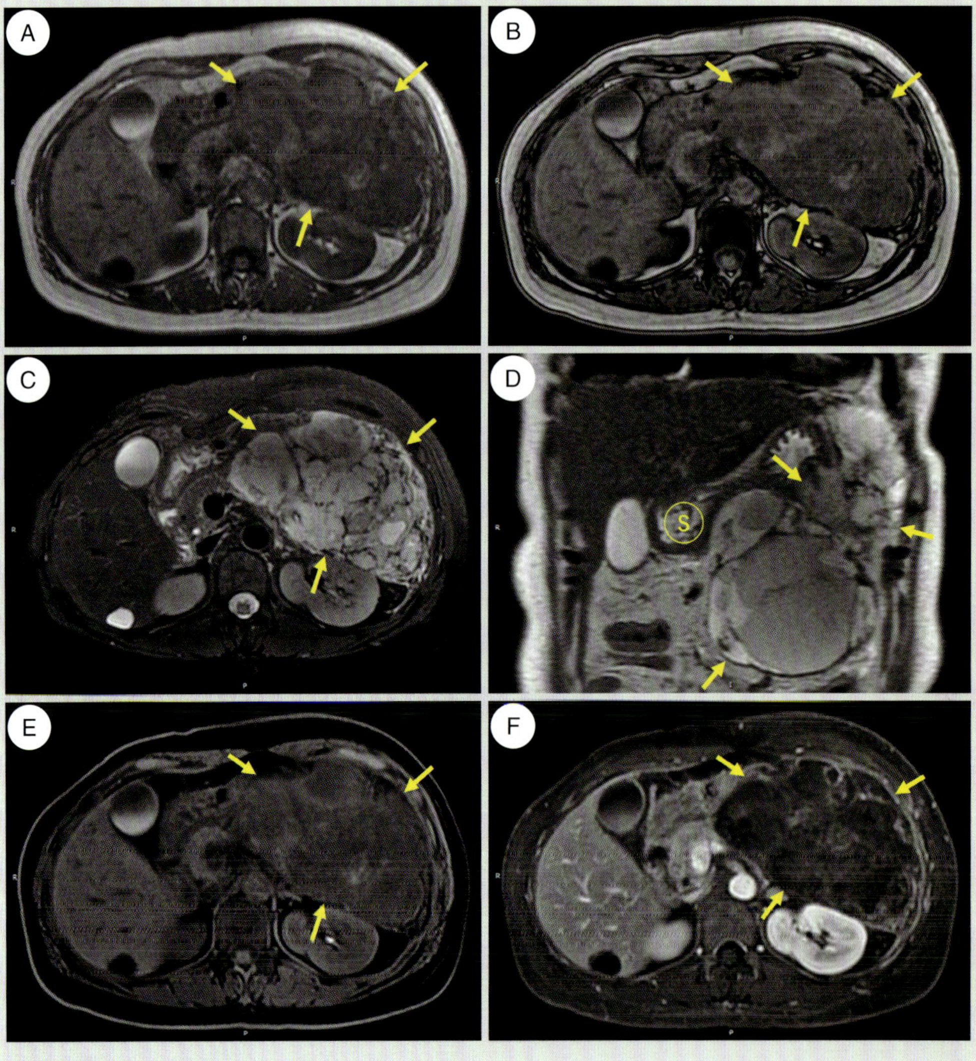

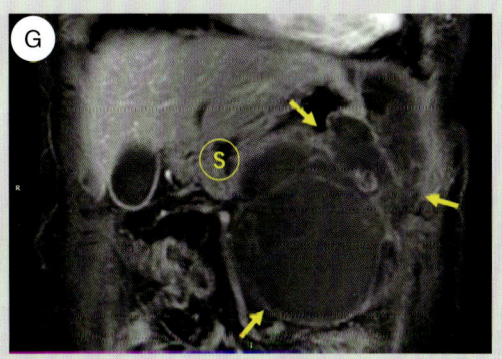

MRI检查前患者已行甲磺酸伊马替尼400mg，每日1次，治疗19天。胃体大弯侧见巨大占位向腔内外突起，以腔外突起更为显著（图A~图G，黄箭头），T_1WI同反相位（图A、图B）示瘤体以不均匀等-稍低信号为主，内部另见少量斑片状稍高信号区，提示肿瘤内部合并少量出血可能；脂肪抑制T_2WI横断面（图C）和常规T_2WI冠状面（图D）示肿瘤以高信号为主，其内可见多发低信号分隔，提示肿瘤已大部分囊变，为治疗有效的表现之一；LAVA平扫（图E）表现与T_1WI相仿，增强扫描（图F、图G）示肿瘤大部分无明显强化，以边缘强化内部分隔样强化为主，同样为治疗有效的表现。肿瘤周围未见明显肿大淋巴结。图D和图G中的带圈S为正常胃腔。

图4-2-28 胃间质瘤的MRI检查图像（标示图）

4. PET/CT表现

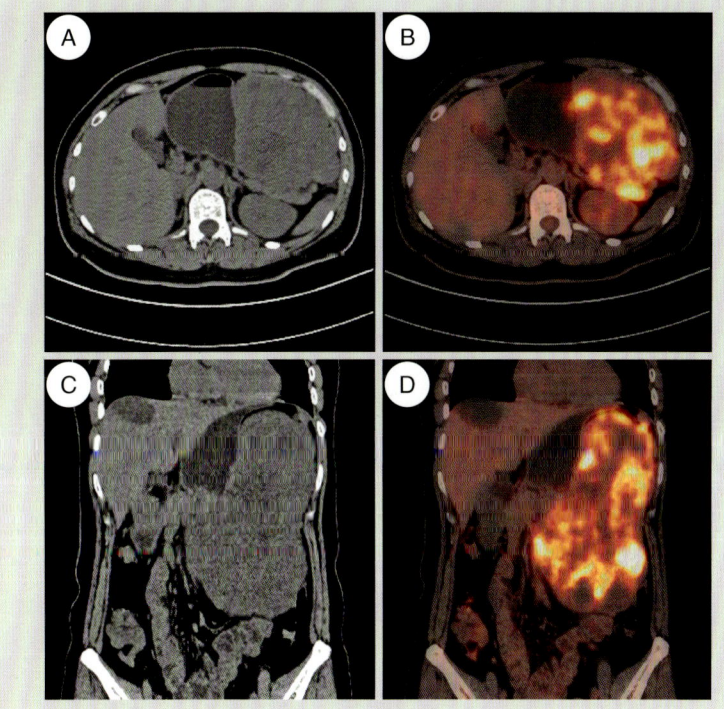

图4-2-29 胃间质瘤的^{18}F-FDG PET/CT图像（原始图）

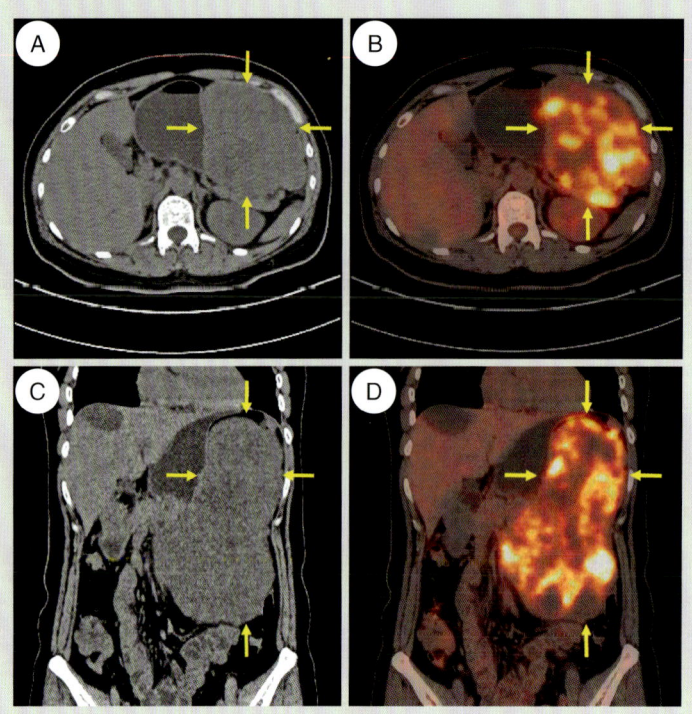

A、C.CT影像；B、D.PET/CT融合影像。胃体大弯侧巨大软组织肿物（箭头），向腔外生长，局部与肝脏左外叶、胰腺体尾部分界不清，肿物内可见发片状低密度坏死区，PET/CT可见病灶实性部分呈明显异常 ^{18}F-FDG浓聚，低密度坏死区未见明显 ^{18}F-FDG摄取。

图4-2-30　胃间质瘤的 ^{18}F-FDG PET/CT图像（标示图）

【影像诊断要点分析及小结】

胃肠道间质瘤（gastrointestinal stromal tumor，GIST）是胃肠道最常见的间叶源性肿瘤，占全部胃肠道恶性肿瘤的0.1%~3%，发病率在（7~15）/100万，好发年龄为50~70岁，无性别差异。大多数GIST发生于胃（60%~65%），第二常见的部位是小肠（20%~25%）；直肠、结肠、食管等部位少见[1-2]。GIST有恶性潜能，病理上根据肿瘤大小及高倍镜下的有丝分裂数判断肿瘤恶性程度，肿瘤直径越大、有丝分裂率越高，其恶性程度越高[2]。

临床表现：GIST主要表现为胃或肠肿瘤。出血、疼痛和体重减轻是就诊时的常见症状。临床上，以腹部肿块，肿瘤慢性出血，消化道穿孔等腹部症状为主要表现。少数患者没有症状，体检时偶然发现；部分病例首先表现为转移症状，而原发灶无法确定。

GIST影像分型：根据影像表现，可有多种分型法：①经典型GIST、囊性GIST、厚壁型GIST；②腔内型、腔外型、混合型；③良性，恶性，交界性。临床上常常按照其生长方式分为腔内型、腔外型、混合型。腔内型多为类圆形及不规则形，因其生长空间有限，瘤体通常较小。混合型同时向腔内外生长呈哑铃状，以外生性生长为主。腔外型肿瘤自浆膜下向外生长，体积通常较大，与肠壁/胃壁呈蒂状或宽基底相连。

内镜和超声内镜（endoscopic ultrasonography，EUS）检查：对GIST尤其是小GIST（直径＜2 cm）的检出和诊断具有重要帮助，EUS可评估肿瘤大小、形状、边缘以及肿瘤起源层和内部特征，镜下出现边界不规整、溃疡形成、囊性变（异质性）、回声不均匀（强回声）、快速生长等恶性征象时，也可在EUS引导下行细针穿刺活检（fine needle aspiration，FNA），借助常规病理、免疫组织化学和分子检测来明确诊断和分子分型[2]。

CT：胃间质瘤在CT及MRI上均有较为典型的影像学表现[3-4]，胃间质瘤发生于胃体、胃底部多见，胃窦部少见。良性者在CT上通常呈圆形或类圆形，直径<5 cm，密度均匀，边界清晰，增强扫描通常轻度均匀强化；恶性者在CT上通常形态不规则，直径>5 cm，囊变坏死多见，坏死部分可与胃腔相通，钙化少见，增强扫描强化明显，可伴有周围组织侵犯或远处转移，常见肝脏、腹膜、系膜等转移，淋巴结转移较少见。

MRI：在GIST术前指导、肝转移灶评估和肿瘤出血坏死中的优势更加明显，病变T_1WI多呈低或稍低信号，T_2WI呈高或稍高信号为主，信号多不均匀，边界清晰，周边可见环形细线样T_1WI、T_2WI呈低信号包膜。中高危分级瘤体内更易发生出血、坏死甚至破溃，病变内出血随出血时期不同而呈现不同的MR信号特点。DWI可见弥散受限。以DWI为代表的功能性影像学有望在GIST危险度评估和靶向药物疗效评估中发挥更大作用。

PET/CT：在胃间质瘤诊断方面适用于CT和MRI诊断不明确的病例，可用于间质瘤早期复发和转移的探测。在^{18}F-FDG PET/CT上，大多数胃间质瘤表现为^{18}F-FDG摄取程度增高，但^{18}F-FDG摄取程度与肿瘤ki-67指数、肿瘤分期及肿瘤危险度分层显著相关。另外，PET/CT对GIST患者治疗反应的早期评估和恶性潜能的早期检测具有重要价值。^{18}F-FDG摄取程度的改变可以反映肿瘤细胞的代谢水平，分子靶向药物治疗后，肿瘤的功能及代谢情况会在短时间内发生变化，治疗有效的患者主要表现为^{18}F-FDG摄取程度降低，并且肿瘤的功能、代谢变化要先于形态学改变。^{18}F-FAPI PET/CT显像在检测各种原发性和转移性肿瘤方面优于^{18}F-FDG。报道显示在探测复发性或转移性胃肠道间质瘤时，新型的FAPI显像剂明显优于^{18}F-FDG PET/CT，特别是对于肝转移[5-6]。

超声：近年来，经腹部超声对胃肠间质瘤诊断、鉴别诊断、用药评估、术后随访的价值得到临床的认识，有回声型胃超声显像剂增加了对胃肠解剖结构的显示，结合超声造影，可发挥重要作用。

胃间质瘤临床诊疗过程中，影像学检查在诊断、随访、并发症监测、疗效评估等环节发挥重要作用和价值，上述影像学技术各有优势，临床应根据患者具体状况和需求合理选择运用。

参考文献

[1] BLAY J Y, KANG Y K, NISHIDA T, et al. Gastrointestinal stromal tumours[J]. Nat Rev Dis Primers, 2021, 7（1）: 22.

[2] AL-SHARE B, ALLOGHBI A, AL HALLAK M N, et al. Gastrointestinal stromal tumor: a review of current and emerging therapies[J]. Cancer Metastasis Rev, 2021, 40（2）: 625-641.

[3] LEVY A D, REMOTTI H E, THOMPSON W M, et al. Gastrointestinal stromal tumors: radiologic features with pathologic correlation.Radiographics.2003 Mar-Apr; 23（2）: 283-304.

[4] KING D M.The radiology of gastrointestinal stromal tumours（GIST）[J]. Cancer Imaging, 2005, 5（1）: 150-156.

[5] 张达，张红梅.胃肠道间质瘤的影像学研究进展[J]. 中国医刊, 2016, 51（2）: 12-16.

[6] WU C, ZHANG X, ZENG Y, et al. [^{18}F]FAPI-42 PET/CT versus [^{18}F]FDG PET/CT for imaging of recurrent or metastatic gastrointestinal stromal tumors[J]. European journal of nuclear medicine and molecular imaging, 2022, 50（1）: 194-204.

（四）胃癌

【病例1概要】

患者男性，64岁，腹痛1年。患者于1年前无明显诱因出现上腹部阵发性隐痛，腹痛多于饥饿时出现，进食后可部分缓解，伴反酸、嗳气，无恶心、呕吐，无腹胀，无向背部及其他部分放射痛。到外院就诊行胃镜检查提示胃窦部有一肿物，累及胃窦长度约5 cm，取病理活检提示胃腺癌。肿瘤标志物检查：CEA 7.68 ng/mL，CA125 5.10 U/mL。最终诊断：胃窦部低分化腺癌。

【图片资料】

1.超声表现

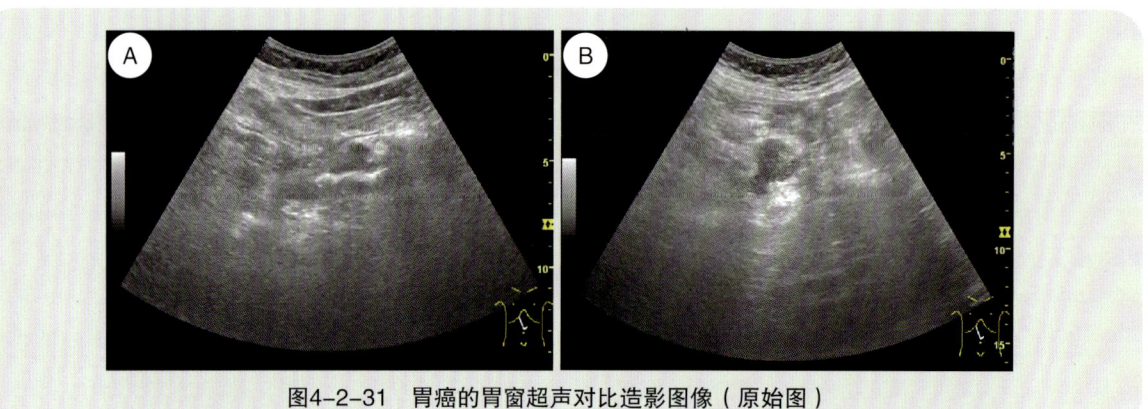

图4-2-31　胃癌的胃窗超声对比造影图像（原始图）

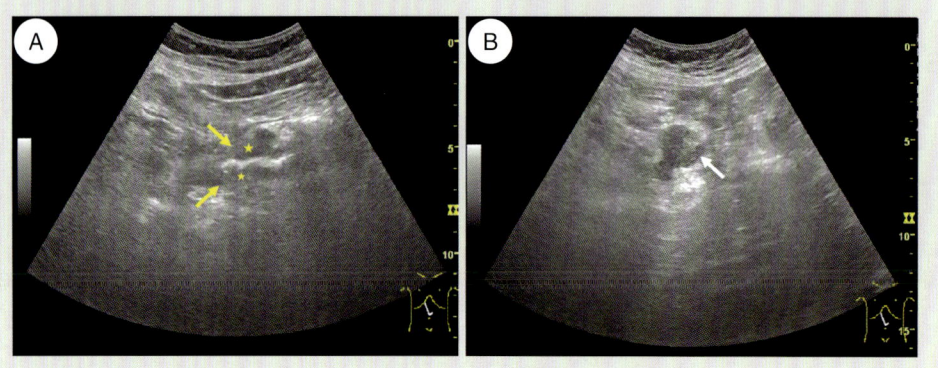

A.胃窦近幽门部局限性隆起性增厚（黄箭头+五角星），增厚胃壁层次消失，边缘不规则；B.幽门周围肿大淋巴结，部分相互融合（白箭头）。

图4-2-32　胃癌的胃窗超声对比造影图像（标示图）

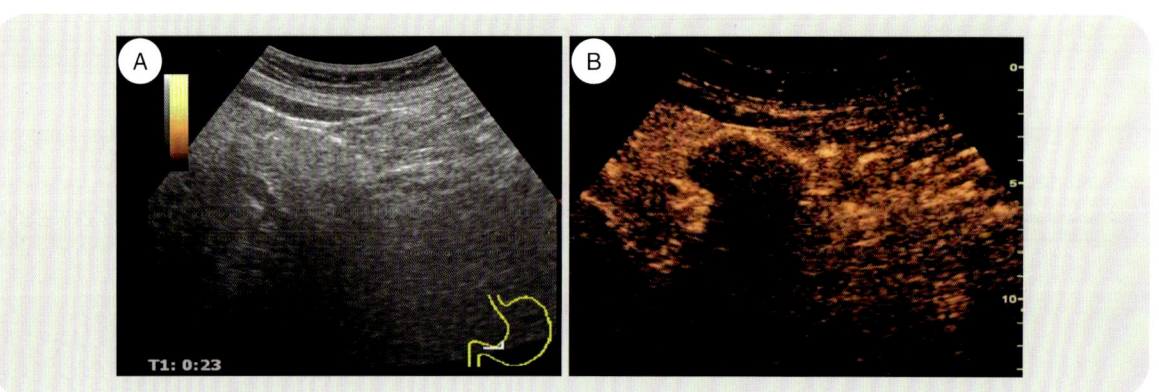

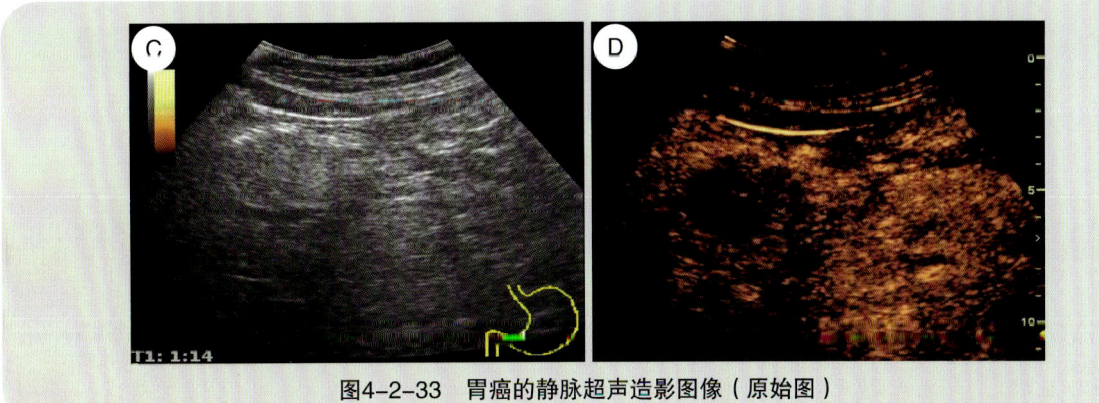

图4-2-33 胃癌的静脉超声造影图像（原始图）

A、B.静脉注射造影剂23秒显示肿瘤呈不均匀高增强（黄箭头）；C、D.静脉注射造影剂74秒病灶增强消退，显示肿瘤呈不均匀低增强（黄箭头）。

图4-2-34 胃癌的静脉超声造影图像（标示图）

2.CT表现

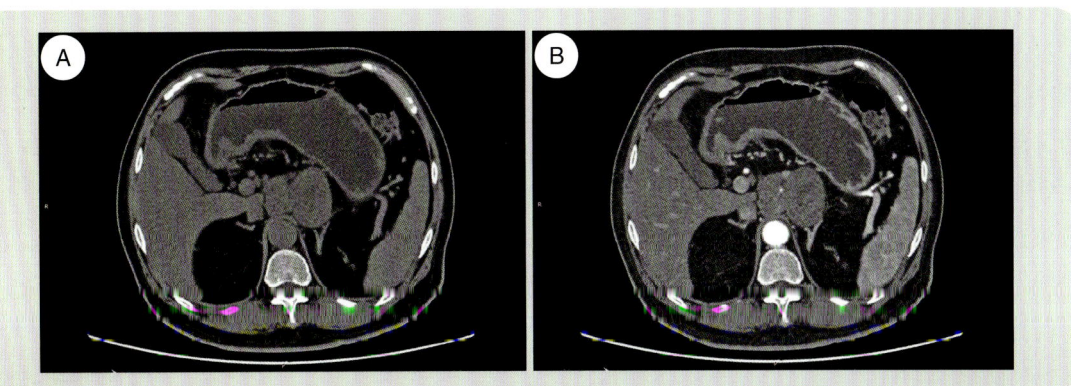

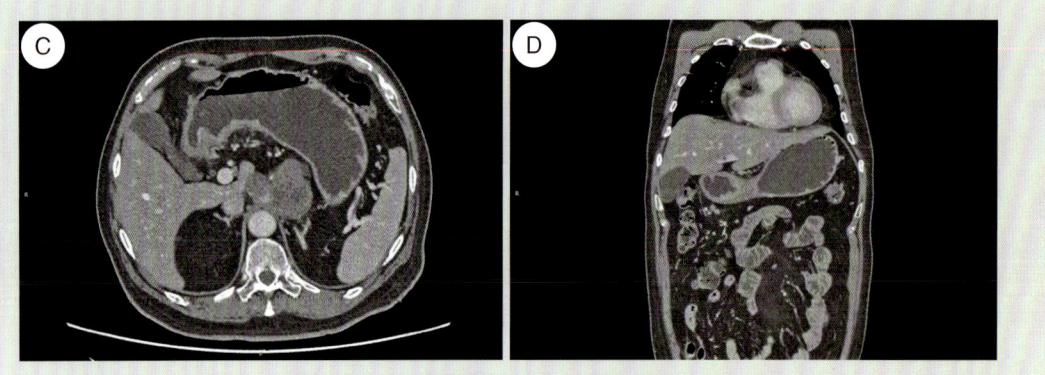

图4-2-35 胃癌的CT图像（原始图）

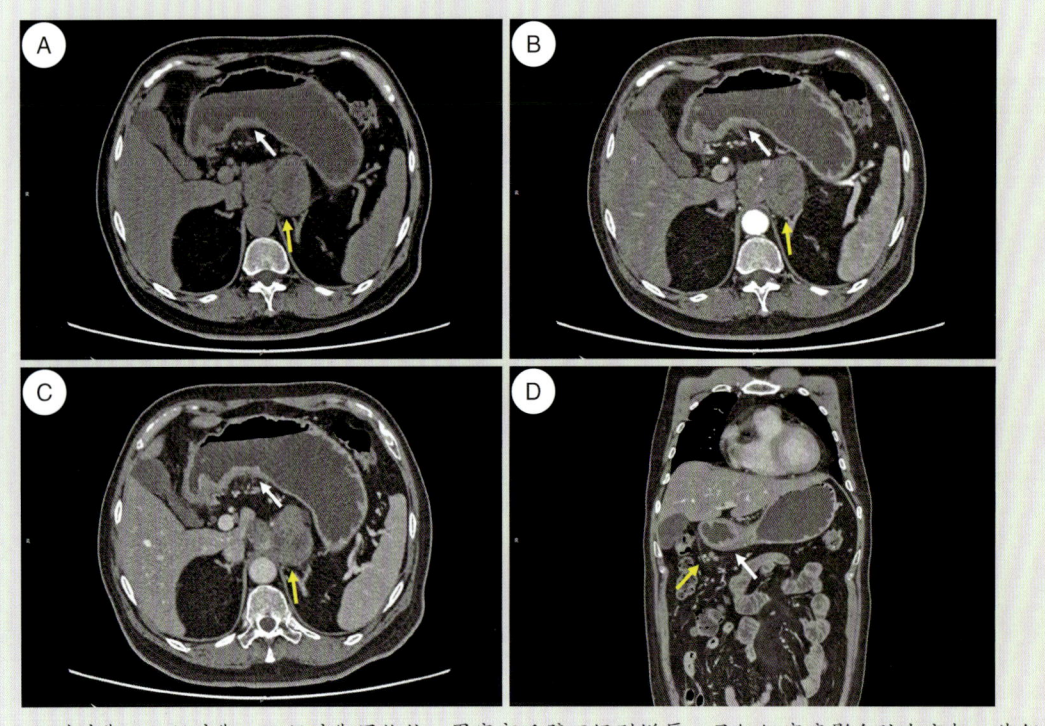

A.平扫；B.动脉期；C.门脉期；D.门脉期冠状位。胃窦部后壁不规则增厚，呈组织密度影向腔内突起，其邻近脂肪组织内见索影（白箭头），幽门下及腹主动脉周围见多发肿大淋巴结影，提示转移（黄箭头）。

图4-2-36 胃癌的CT图像（标示图）

【病例2概要】

患者女性，53岁，腹胀10年余伴腹痛20多天。患者10年余前无明显原因出现腹胀，10年余无明显加重或减轻，无恶心、呕吐，食欲情况一般，曾多次去医院就诊，行胃镜检查，结果回报为胃炎。20多天前自觉腹痛，无恶心、呕吐，无发热，休息也无好转后去当地医院就诊，行胃镜检查，提示胃黏膜糜烂，行腹部CT检查提示胃癌并转移可能，实验室检查提示CA19-9升高。为求进一步诊治，至我院就诊。入院后胃镜检查示：胃体下部大弯侧见一直径约5 cm隆起型肿物，中央凹陷溃烂，四周隆起，表面充血糜烂，质硬易出血。活检病理提示：胃低分化腺癌。

第四章 胃肠疾病

【图片资料】
PET/CT表现

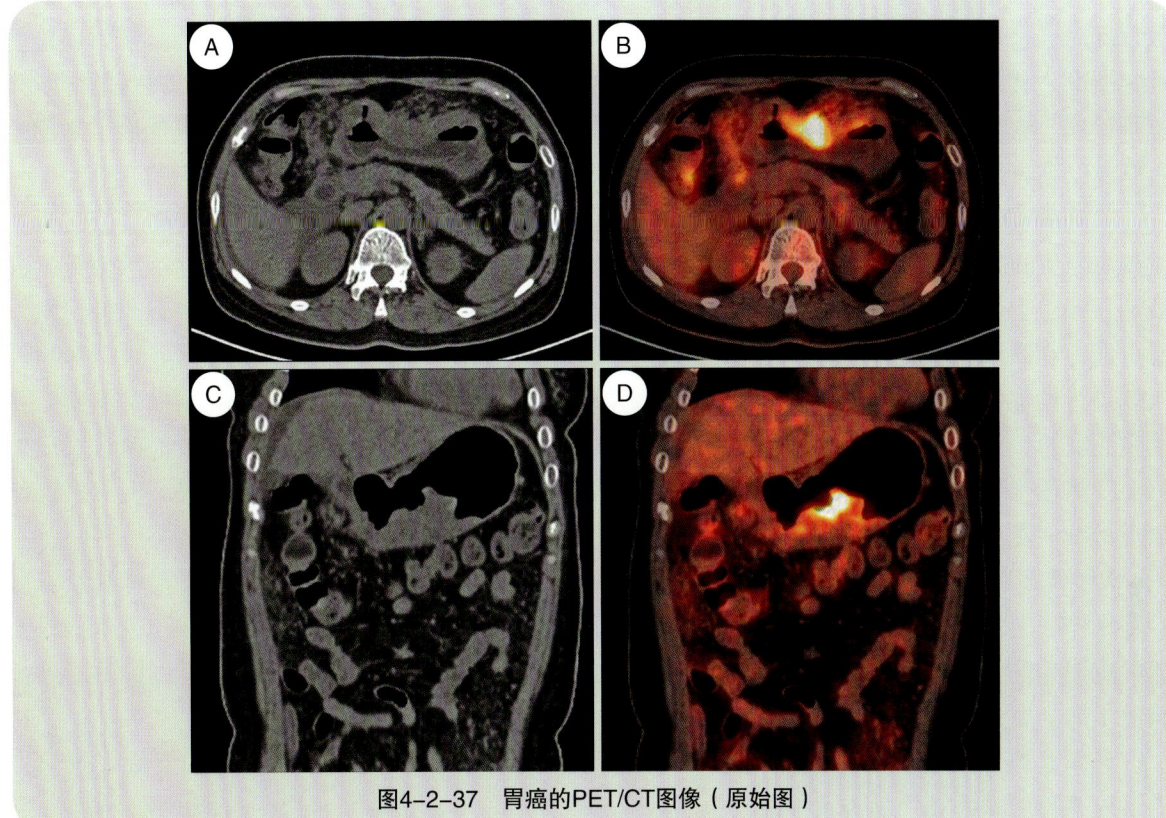

图4-2-37 胃癌的PET/CT图像（原始图）

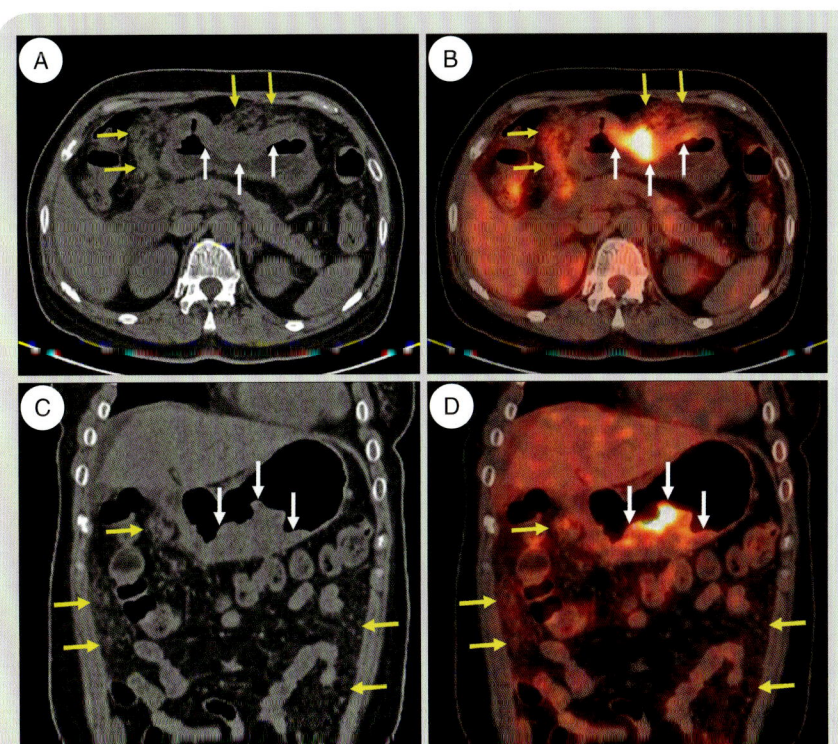

A、C. CT影像；B、D. PET/CT融合影像。胃体大弯侧胃壁局部不规则增厚（白箭头），见异常FDG浓聚，SUV_{max}约11.3；胃周脂肪间隙模糊，见片状软组织影，伴FDG浓聚，SUV_{max}约6.6，与病变胃壁及前腹膜粘连、分界欠清；腹膜见多处结节样、斑片条索状密度增高影，伴异常FDG浓聚，SUV_{max}约5.7，考虑腹膜转移（黄箭头）。

图4-2-38 胃癌的PET/CT图像（标示图）

【胃癌影像要点分析及小结】

胃癌是原发于胃上皮源性恶性肿瘤，是最常见的恶性肿瘤之一，发病率和死亡率均较高。2020年，我国新发胃癌47.9万例，相关死亡37.4万例[1]。我国早期胃癌占比很低，仅约20%，大多数发现时已是进展期胃癌，总体5年生存率不足50%。近年来随着胃镜检查的普及，早期胃癌比例逐年增高。胃癌应当结合患者的临床表现、内镜及组织病理学、影像学检查等进行胃癌的诊断和鉴别诊断。胃癌根据病理大体形态，分为早期胃癌（局限于黏膜或黏膜下层的浸润性癌，无论是否有淋巴结转移），进展期胃癌（组织侵达固有肌层或更深者，无论是否有淋巴结转移）[2]。

临床表现：早期胃癌患者常无特异的症状，随着病情进展可出现类似胃炎、溃疡病的症状，主要有：上腹饱胀不适或隐痛，以饭后为重。食欲减退、嗳气、反酸、恶心、呕吐、黑便等。进展期胃癌除上述症状外，常出现体重减轻、贫血、乏力。胃部疼痛持续加重且向腰背放射，则提示可能存在胰腺和腹腔神经丛受侵犯。胃癌一旦穿孔，可出现剧烈腹痛胃穿孔症状。贲门部癌可出现进行性加重的吞咽困难及反流症状，胃窦部癌引起幽门梗阻时可呕吐宿食。出血和黑便，肿瘤侵犯血管，可引起消化道出血。小量出血时仅有大便隐血试验阳性，当出血量较大时可表现为呕血及黑便。其他症状如腹泻（患者因胃酸缺乏、胃排空加快），转移灶的症状等。晚期患者可出现严重消瘦、贫血、水肿、发热、黄疸和恶病质[2]。

X线胃肠造影：X线钡餐检查是最早用于胃癌诊断的方法，通过口服钡剂、翻动身体和及时摄片等操作程序，动态观察胃肠道各部位的病变情况，具有清晰度高、运动伪影少等优点。但X线钡餐检查对于癌灶的浸润深度及周围淋巴结、远处脏器转移情况无法做出明确诊断，因此不能进行胃癌术前全面分期评估。

超声检查：因简便易行、灵活直观、无创无辐射等特点，可作为胃癌患者的常规影像学检查。充盈胃腔造影超声检查可准确定位病灶大小、病变位置，清晰呈现胃壁结构层次，评估T分期[3]。早期胃癌可表现为局部胃壁增厚，回声减弱。进展期胃癌可表现为胃壁不规则增厚、隆起，表面不平整，层次消失，局部蠕动消失，管腔不规则狭窄。按照Borrmann分型声像特征如下，①肿块型：胃壁呈局限性低回声肿块、向胃腔里突出隆起，黏膜面呈凹凸不平状，内部不均匀，病变部位间胃壁蠕动僵硬。②溃疡型：胃壁变厚、隆起，其中央部可见凹陷，凹陷底部不平滑，胃壁层次不清，黏膜表面可见不规则的强回声斑。③弥漫型：侵及范围大，甚至侵犯全胃，病变胃壁弥漫性不规则增厚、隆起，回声紊乱，胃壁无蠕动。④溃疡浸润型：兼具浸润性、溃疡型两种影像学表现，胃壁不规则增厚，见有一个或是多个溃疡凹陷，胃黏膜表面可形成大量强回声斑[4]。彩色多普勒血流成像可以观察病灶内血供；此外，采用口服胃充盈超声造影结合静脉超声造影的双重超声造影检查方法，可更加清晰显示胃癌病灶早期快速整体或不均匀高增强，胃壁层次不清，病灶增强快速消退呈低增强[5]。此外超声检查还可评估腹盆腔重要器官及淋巴结有无转移，颈部、锁骨上淋巴结有无转移；超声引导下胃、肝脏病变以及淋巴结穿刺活检有助于肿瘤的诊断及分期[2]。

CT检查：对胃癌的主要价值在于肿瘤分期、治疗计划的制订、评价治疗效果与复查随访。胃癌的CT表现可为胃壁大小不等的软组织肿块影，常见征象为胃壁增厚且僵硬的改变，可呈凹凸不平或结节状；增强扫描病灶呈显著强化。而且CT的另一优势在于能了解胃癌组织向腔外累及和浸润的程度以及有无突破浆膜，与邻近脏器的关系，有无直接浸润肝左叶或胰腺，判断有无局部胃腔外淋巴结肿大及肝脏转移[6]。

MRI：以无辐射、组织分辨力高等特点越来越多地应用于胃癌术前分期，为治疗方案提供准确依据。早期胃癌由于胃壁不增厚或增厚不明显，MRI显示能力有限，而中晚期胃癌常表现为胃壁增厚、软组织肿块和胃壁破坏等现象，一般将胃壁厚度>6 mm视为异常，增厚的胃壁在T_1WI序列上呈等信号，在T_2WI序列上呈高信号或稍高信号。当出现溃疡时，在T_2WI序列上可见类似造影下的"龛影"征象。胃壁破坏则表现为中断的低信号带。MRI有独特的软组织分辨力，能够多方位综合成像，易于全面观察胃壁邻近结构及器官的受累情况，对判断有无胃腔外淋巴结肿大及其他部位的转移和种植都可以准确定位及清晰显示。

核医学检查：胃癌在PET/CT上的^{18}F-FDG摄取程度与癌症分期、组织学分型及肿瘤大小相关。随着癌症分期的进展和肿瘤体积的增大，胃癌的^{18}F-FDG摄取程度明显增高。部分低分化腺癌胃癌中印戒细胞癌、黏液腺癌肿瘤细胞表面葡萄糖转运蛋白的表达水平低于高、中分化腺癌，这导致其对^{18}F-FDG的摄取减少，可能出现假阴性。PET/CT对胃癌的N分期和M分期优势明显，可提供淋巴结及远处组织脏器等有无转移的相关信息，发现常规影像学不能检出的隐匿转移，其对区域淋巴结转移的诊断灵敏性虽然较低，但特异性很高[7]。FAPI PET/CT在胃癌原发灶、淋巴结转移、腹膜转移等其他远处转移方面明显优于^{18}F-FDG，尤其是^{18}F-FDG摄取程度较低的胃癌，可弥补^{18}F-FDG在这类肿瘤显像中的不足。

影像学检查在胃癌的诊断、疗效评估等环节发挥重要作用和价值，各影像学技术各有优势，临床应根据患者具体状况和需求合理选择运用。

参考文献

[1] CAO W, CHEN HD, YU Y W, et al. Changing profiles of cancer burden worldwide and in China: a secondary analysis of the global cancer statistics 2020[J]. Chin Med J（Engl）, 2021, 134（7）: 783-791.

[2] 中华人民共和国国家卫生健康委员会医政医管局. 胃癌诊疗指南（2022年版）[J]. 中华消化外科杂志, 2022, 21（9）: 1137-1164.

[3] 郭振枫, 张新华. 胃肠超声造影检查、CT检查、胃镜检查进展期胃癌TNM分期中的诊断价值比较[J]. 影像研究与医学应用, 2022, 6（18）: 103-105, 108.

[4] 龚绍辉. 超声诊断胃癌疾病的临床应用与影像学表现研究[J]. 中西医结合心血管病电子杂志, 2020, 8（35）: 86, 94.

[5] 邹蕾, 陈竹. 超声双重造影评估胃癌良恶性病变的应用价值[J]. 中国肿瘤临床与康复, 2020, 27（11）: 1363-1365.

[6] SMYTH E, SCHÖDER H, STRONG V E, et al. A prospective evaluation of the utility of 2-deoxy-2-[（18）F]fluoro-D-glucose positron emission tomography and computed tomography in staging locally advanced gastric cancer[J]. Cancer, 2012, 118（22）: 5481-5488.

[7] WU C X, ZHU Z H. Diagnosis and evaluation of gastric cancer by positron emission tomography[J]. World J Gastroenterol, 2014, 20（16）: 4574-4585.

第三节 小肠疾病

一、先天性疾病

（一）十二指肠狭窄

【病例概要】

患者男性，16岁，"反复腹痛、腹胀伴呕吐4年余，再发3个月"入院。反复出现无明显诱因上腹痛，呈阵发性胀痛，伴有腹胀，以餐后为主，伴有恶心、呕吐，有呕吐宿食，呕吐后可缓解。胃镜及CT检查均提示胃潴留，十二指肠球部溃疡并狭窄。最后诊断：十二指肠溃疡并狭窄。

【图片资料】

1.超声表现

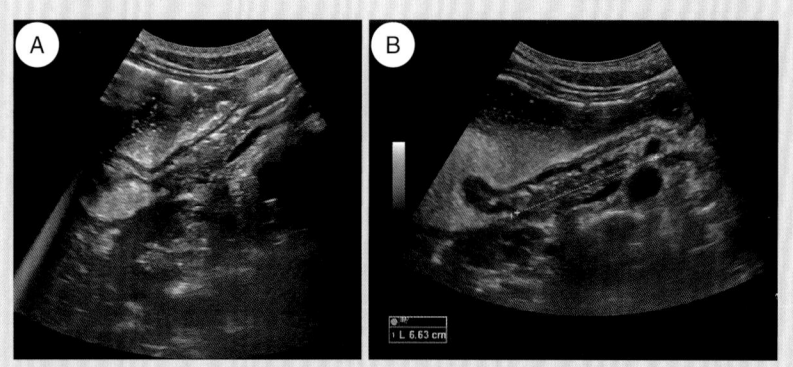

图4-3-1 十二指肠狭窄的口服胃窗造影剂超声检查图像（原始图）

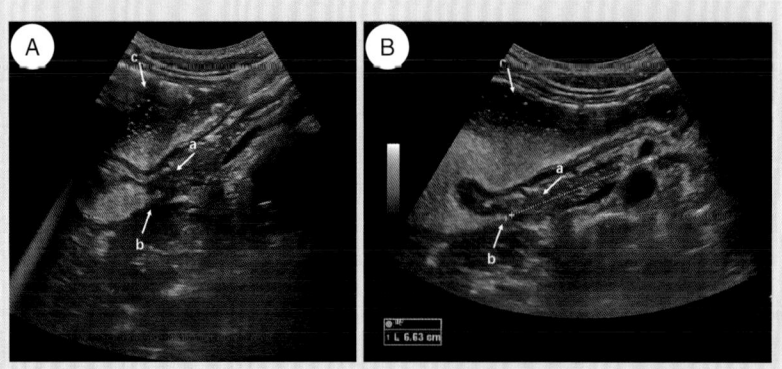

A、B.二维超声显示十二指肠球降部肠壁增厚，层次不清，管腔狭窄，狭窄长度约66 mm，未见胃窗造影剂通过。a示十二指肠球降部肠壁增厚，管腔狭窄，内未见胃窗造影剂，b示狭窄处胃窗造影剂中断，c示胃内造影剂潴留。

图4-3-2 十二指肠狭窄的口服胃窗造影剂超声检查图像（标示图）

2.CT表现

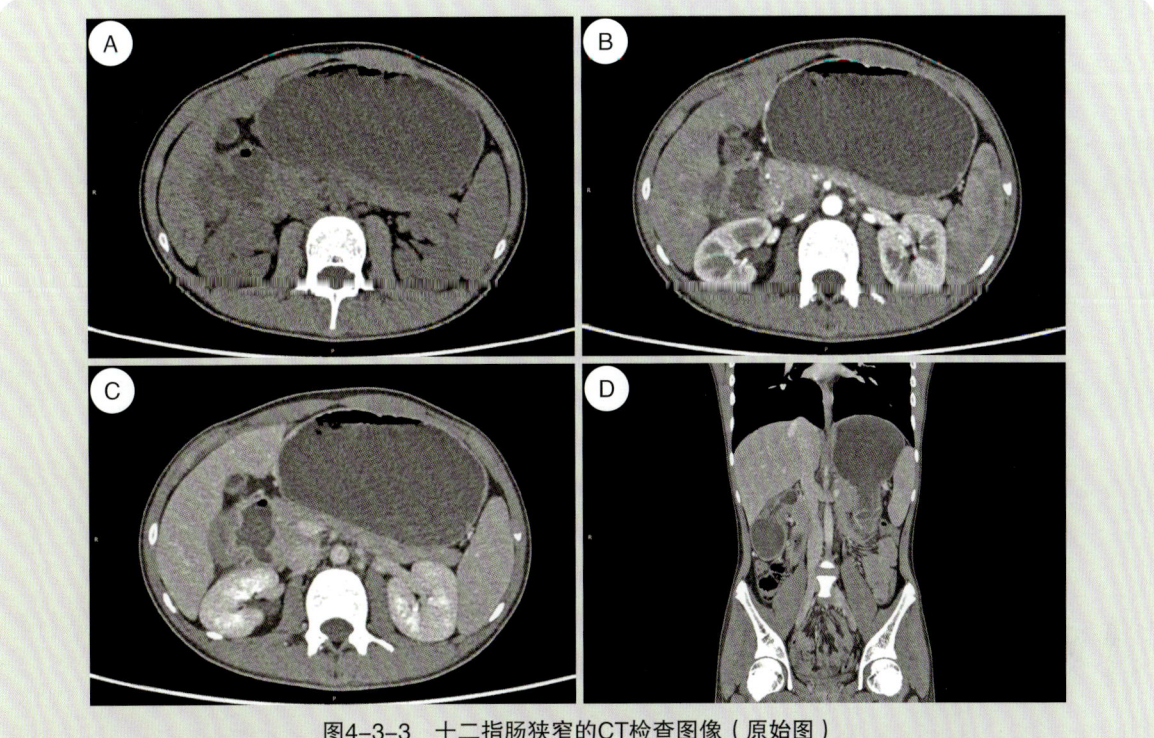

图4-3-3 十二指肠狭窄的CT检查图像（原始图）

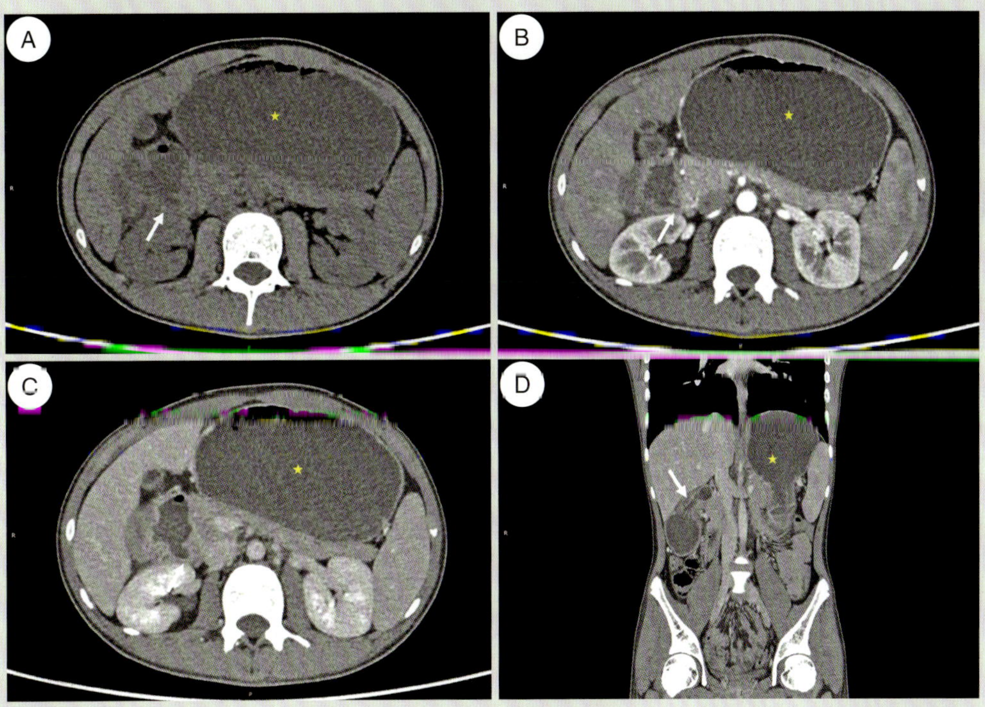

A.平扫；B.动脉期；C.门脉期；D.门脉期冠状位。十二指肠球部与降部交界处管壁增厚，强化稍明显，局部管腔狭窄（箭头），其近端胃潴留（五角星）。

图4-3-4 十二指肠狭窄的CT检查图像（标示图）

3.X线造影表现

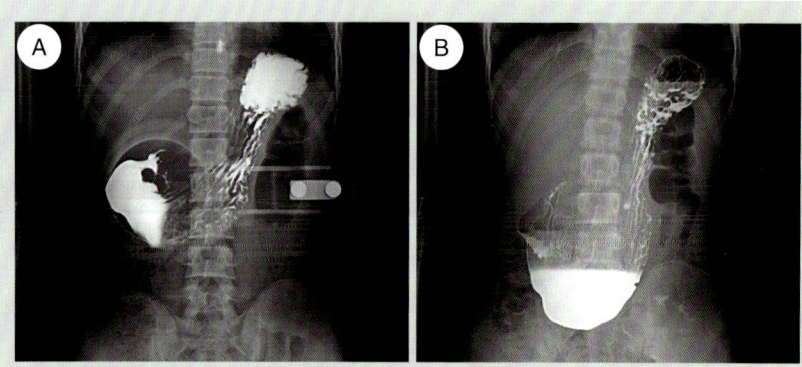

图4-3-5　十二指肠狭窄的X线造影检查图像（原始图）

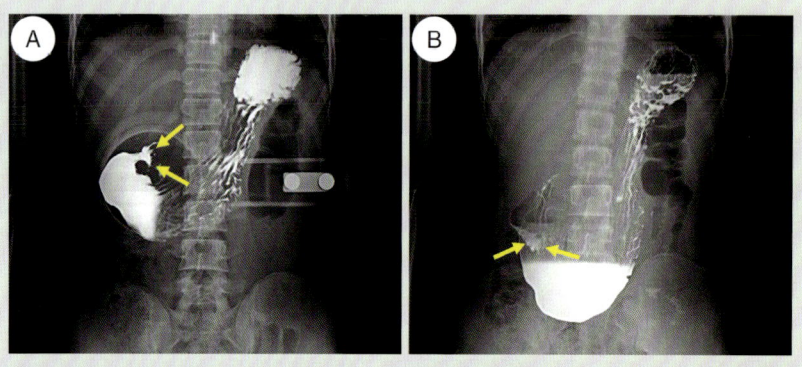

A.十二指肠球部变形、狭窄，边缘呈多个尖角样突起（箭头）；B.口服对比剂20分钟后，仅可见少量对比剂进入十二指肠降段（箭头），提示对比剂通过受阻。

图4-3-6　十二指肠狭窄的X线造影检查图像（标示图）

【影像诊断要点分析及小结】

　　十二指肠狭窄分为先天性狭窄和获得性狭窄。先天性十二指肠狭窄或闭锁属于先天性肠管发育畸形。可发生在十二指肠任何部位，以十二指肠第二段多见，一般发生在Vater壶腹远端，常伴有其他部位畸形。先天性十二指肠狭窄或闭锁产前超声直接显示增大的胃泡及扩张的十二指肠，典型者呈"双泡征"表现。十二指肠狭窄或闭锁表现为狭窄处肠管局部变细，近端肠管明显扩张，远端萎瘪，动态观察造影剂能否通过狭窄处，可判断是狭窄或是闭锁[1-3]。

　　后天性十二指肠狭窄分为良性狭窄和恶性狭窄。良性狭窄多是由十二指肠溃疡所致狭窄的并发症。十二指肠溃疡是消化系统常见病、多发病，若未能及时诊断及正规治疗，可出现十二指肠狭窄并发症，以十二指肠球降交界部位的溃疡更容易出现狭窄。恶性狭窄主要是由十二指肠晚期恶性肿瘤、肿瘤切除术后吻合口复发、胰腺及周围脏器恶性肿瘤浸润、压迫所致。

　　超声检查无辐射、操作简便、可重复。超声检查对先天性十二指肠狭窄或闭锁的诊断准确率较高，主要是因为超声检查可显示十二指肠球部、水平部等结构，扩张时较明显；动态扫描下可见内容物缓慢经过狭窄部位，呈"旋涡状"。同时超声还可以诊断十二指肠狭窄的原因，外在原因如环形胰，可见胰头处膨大包绕十二指肠球部；内在原因如隔膜狭窄，当肠内容物通过时可见一带状高回声。由于肠道为含有气体的空腔脏器，易受肠道内气体及内容物干扰，常规超声难以显示正常或异常结构，可借助胃肠充盈超声造影剂产生的均匀回声界面，为超声显示肠道结构提供良好的声窗。超声诊断十二指狭窄共有声像图特点为近端肠管、胃腔扩张，远端肠管细窄、萎瘘，动态观察造影剂能否通过狭窄处，以及是否存在逆蠕动[2-4]。

十二指肠狭窄X线最主要征象为"双泡征"，十二指肠狭窄引起胃和狭窄以上十二指肠高度扩张，拍摄立位腹部平片时可见十二指肠和胃内各见一较大气液平面，即所谓"双泡征"；当胃发生一定程度扭转时胃内出现2个气液平面加上十二指肠球部的气液平面形成"三泡征"。以上表现是十二指肠狭窄或闭锁的典型X线征象，如果能够发现这一征象，即可明确诊断，无须进行其他检查。如果十二指肠–空肠交界区无法清晰显示，则需要行上消化道造影排除中肠扭转[5]。

CT/MRI较多用于明确导致十二指肠狭窄的病因，如环状胰腺、肠扭转、肠癌等。十二指肠狭窄手术修复后存活率可达90%以上，修复的方式需根据狭窄原因确定，因此对这类患者进行CT/MRI检查明确病因是至关重要的。

影像学检查在十二指肠狭窄的诊断中发挥着重要作用和价值，临床应根据患者具体状况和需求合理选择运用。

参考文献

[1] 孙真真，霍亚玲，谷慧慧，等. 先天性十二指肠梗阻的超声诊断及漏误诊原因分析[J]. 中国超声医学杂志，2021，37（3）：292-295.

[2] 刘青林，王晓曼，贾立群. 小儿十二指肠膜式狭窄的超声诊断价值[J]. 中华医学超声杂志（电子版），2018，15（12）：931-934.

[3] 易欣，高虹，李雪娇，等. 先天性小肠狭窄及闭锁的超声诊断[J]. 中国医学影像学杂志，2016，24（8）：589-590.

[4] 吴建航，陈斌，凌文. 高频超声诊断新生儿先天性十二指肠梗阻的价值[J]. 现代医用影像学，2021，30（12）：2200-2204.

[5] 李春芳，张应和，汤耀斌，等. 先天性十二指肠狭窄伴小肠旋转不良的X线诊断[J]. 实用全科医学，2006，4（5）：595-596.

（二）先天性肠旋转不良

【病例1概要】

患者男性，39岁，因"上腹痛6天"入院。患者于6天前开始无明显诱因出现上腹痛，为阵发性胀痛，与饮食无关，伴有大便性状改变，为糊状便，3次/天，无便血，无发热，无反酸、恶心、呕吐等不适。遂至外院就诊，查血常规：白细胞计数15.5×10^9/L，中性粒细胞百分比85%，给予头孢地尼、环丙沙星、得舒特等药物处理，症状无明显改善。现为进一步诊治至我院。自起病以来，患者精神一般，饮食睡眠尚可，大便如上述，小便正常，体重近期无明显改变。患者自诉1年前行冠脉造影检查发现冠脉狭窄30%（未见单），吸烟20年，2包/天，无饮酒嗜好。余既往史、个人史、婚育史、家族史无特殊。腹部查体：腹平软，脐周偏左中腹有压痛，无反跳痛。肝肾区无叩击痛，移动性浊音阴性，肠鸣音正常。

【图片资料】

1.超声表现

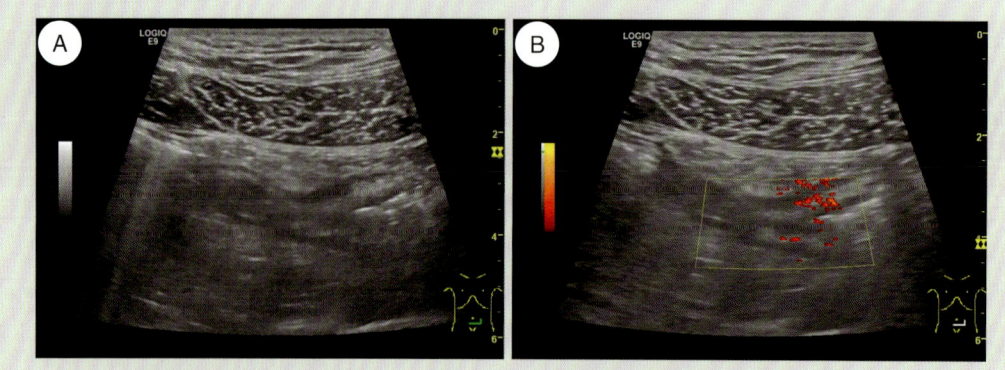

图4-3-7 超声检查左下腹横切面二维灰阶及能量多普勒图像（原始图）

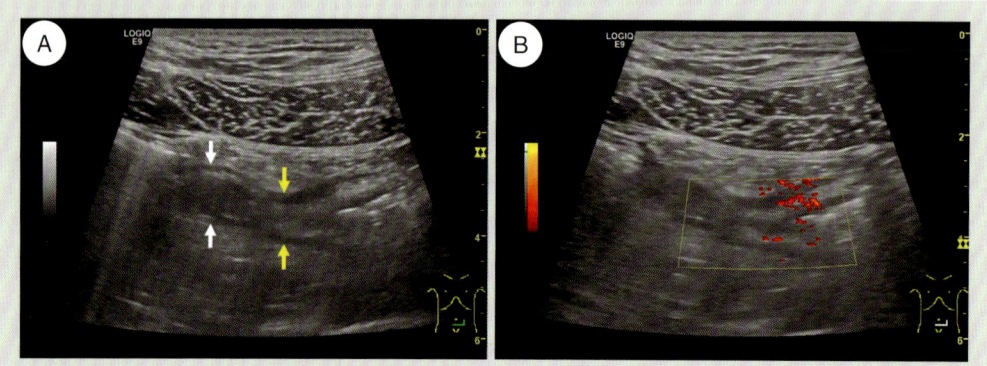

回盲部（图A，白箭头）位于左下腹，并于该处见盲管状结构（图A，黄箭头），长＞45 mm，宽约10 mm，管壁厚5 mm，双层状，管壁回声尚连续，管腔扩张不明显。能量多普勒：Limberg评分Ⅲ级（图B）。

图4-3-8 超声检查左下腹横切面二维灰阶及能量多普勒图像（标示图）

2.CT表现

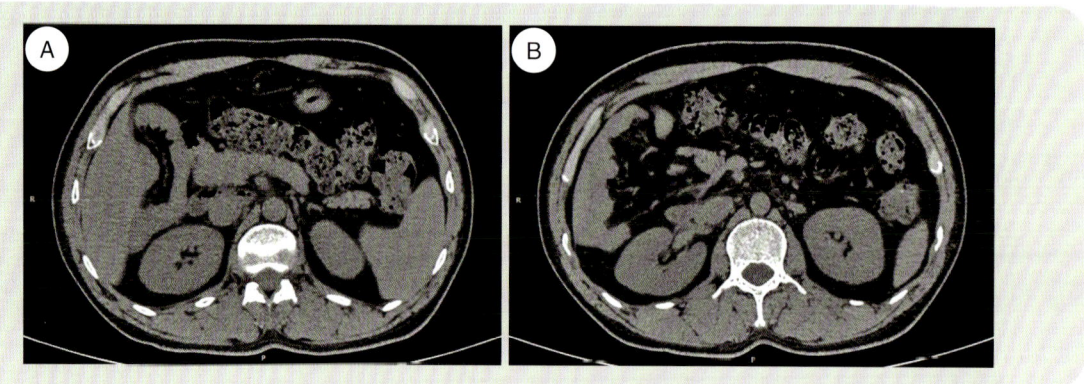

第四章 胃肠疾病

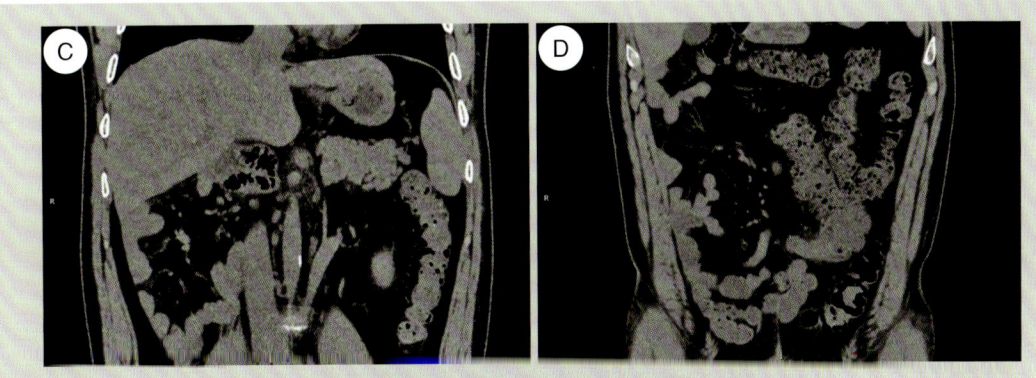

图4-3-9 先天性肠旋转不良的CT检查图像（原始图）

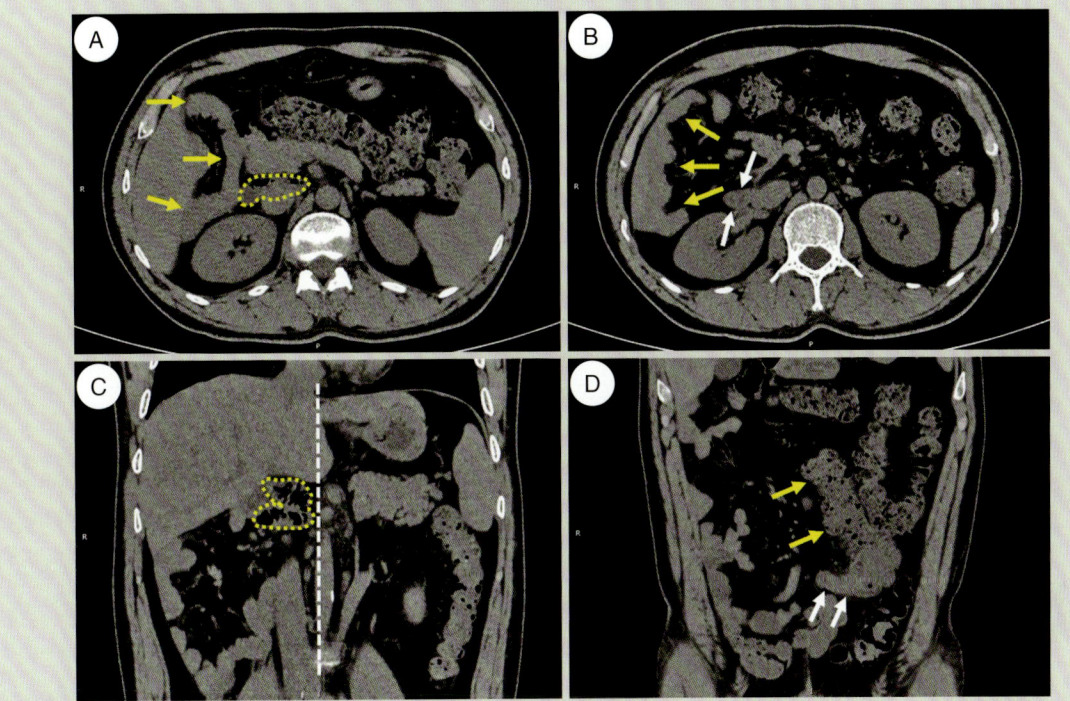

全部十二指肠（图A、图C，黄色虚线）均位于腹中线右侧，空肠（图A、图B，黄箭头）位于右上腹，其中图B白箭头所指为空肠起始部。小结肠（图D，黄箭头）和回肠末段（图D，白箭头）位于左腹部。

图4-3-10 先天性肠旋转不良的CT检查图像（标示图）

【病例2概要】

患者男性，14岁，因"间断腹胀呕吐便秘7年余"入院。患者于7年前无明显诱因出现腹痛、腹胀，以剑突下、十二指肠区为主，伴恶心呕吐，呕吐物为胃内容物，症状反复。5年前于外院超声检查示：肠旋转不良？静脉曲张？发育不良？给予抑酸护胃、禁食补液、抗生素等对症处理，症状可缓解。1个月前患者进食后再次出现腹胀、呕吐，性质同前。外院查胃镜示：慢性浅表性胃炎伴胆汁返流，Hp阳性。现为进一步诊治到我院就诊，门诊拟"不完全性肠梗阻"收入我科。患者自起病以来，精神一般，饮食睡眠尚可，二便正常，体重下降2 kg。既往史、个人史、家族史无特殊。腹部查体：腹平软，无压痛、反跳痛。肝肾区无叩击痛，移动性浊音阴性，肠鸣音正常。

【图片资料】

1. 超声表现

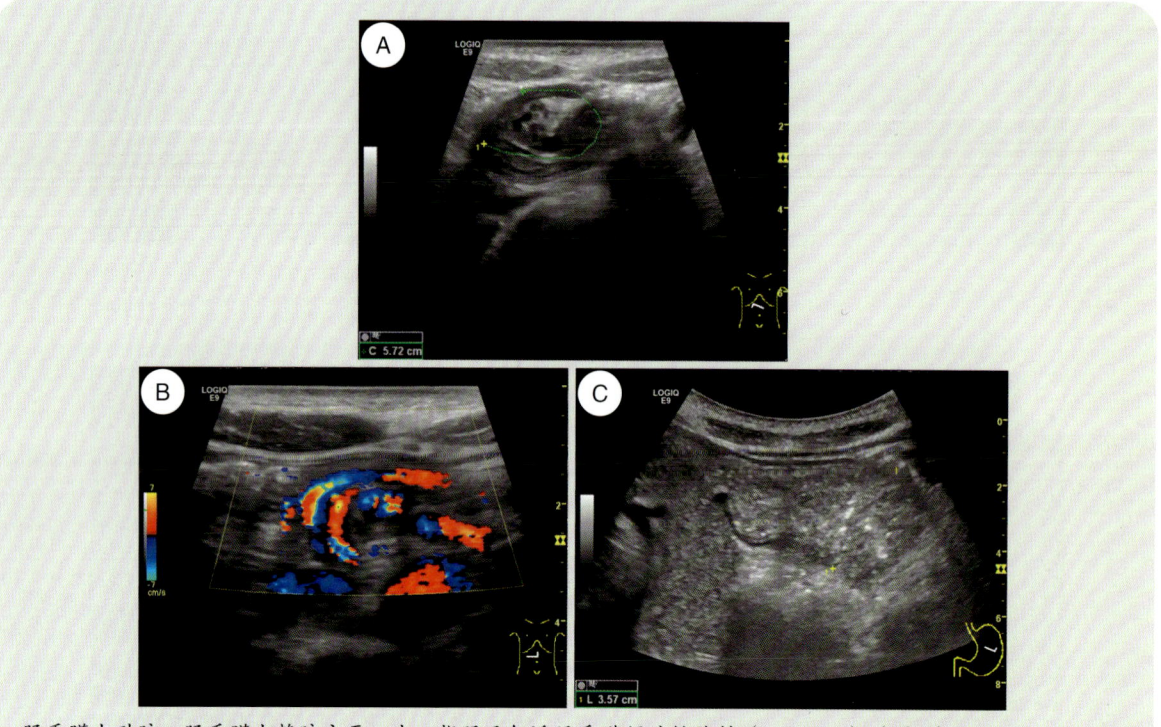

肠系膜上动脉、肠系膜上静脉主干、十二指肠及邻近肠系膜顺时针旋转（>360°）（图A），CDFI呈"旋涡状"（图B），该段受累小肠于旋转处管腔变窄，近端肠管管腔扩张，较宽约36 mm（图C），近端胃腔充满内容物回声。空肠及其系膜似位于右中上腹部，回盲部位于盆腔偏左侧。

图4-3-11　先天性肠旋转不良超声检查二维灰阶及彩色多普勒图像

2. CT表现

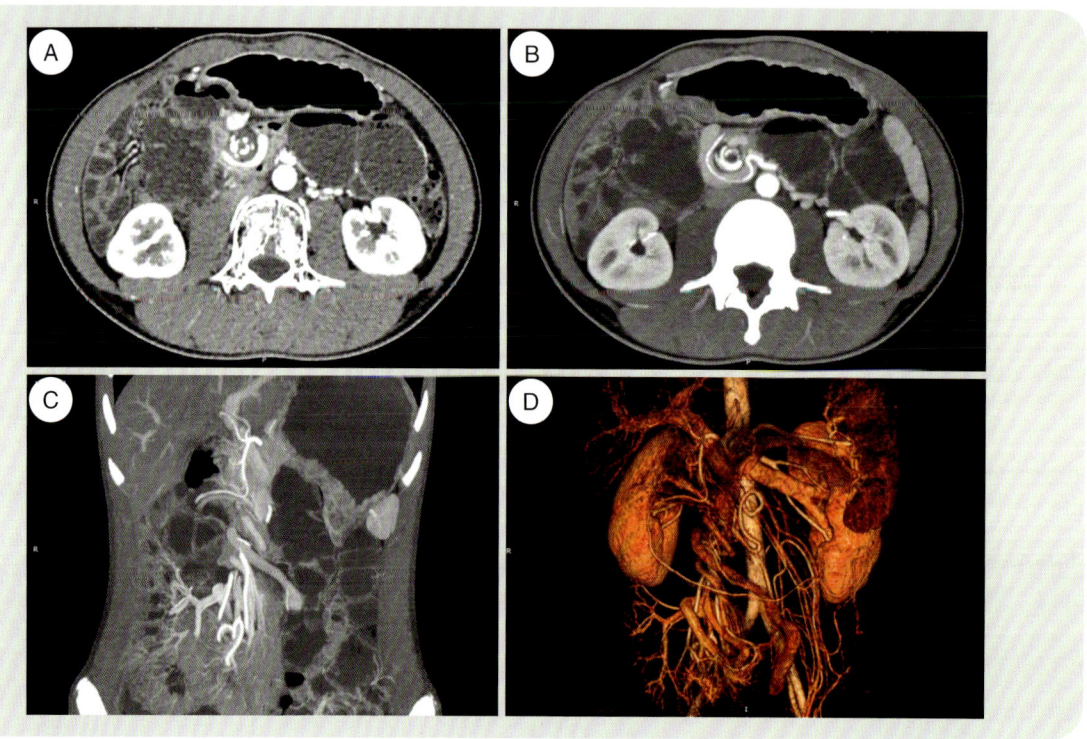

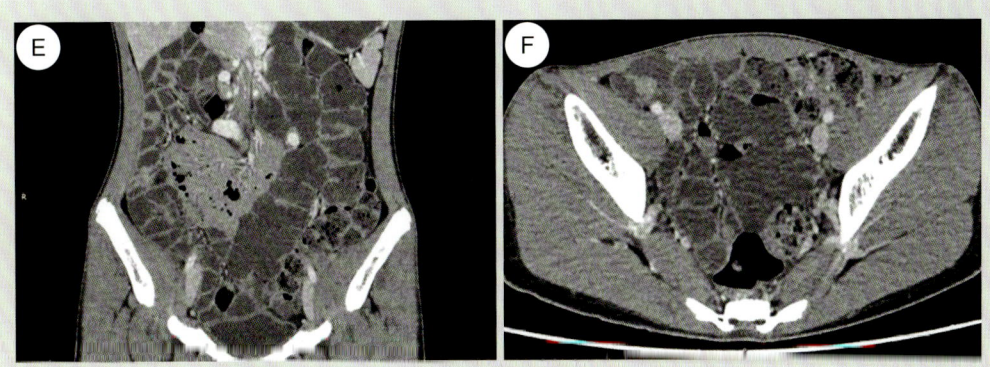

图4-3-12 先天性肠旋转不良的CT图像（原始图）

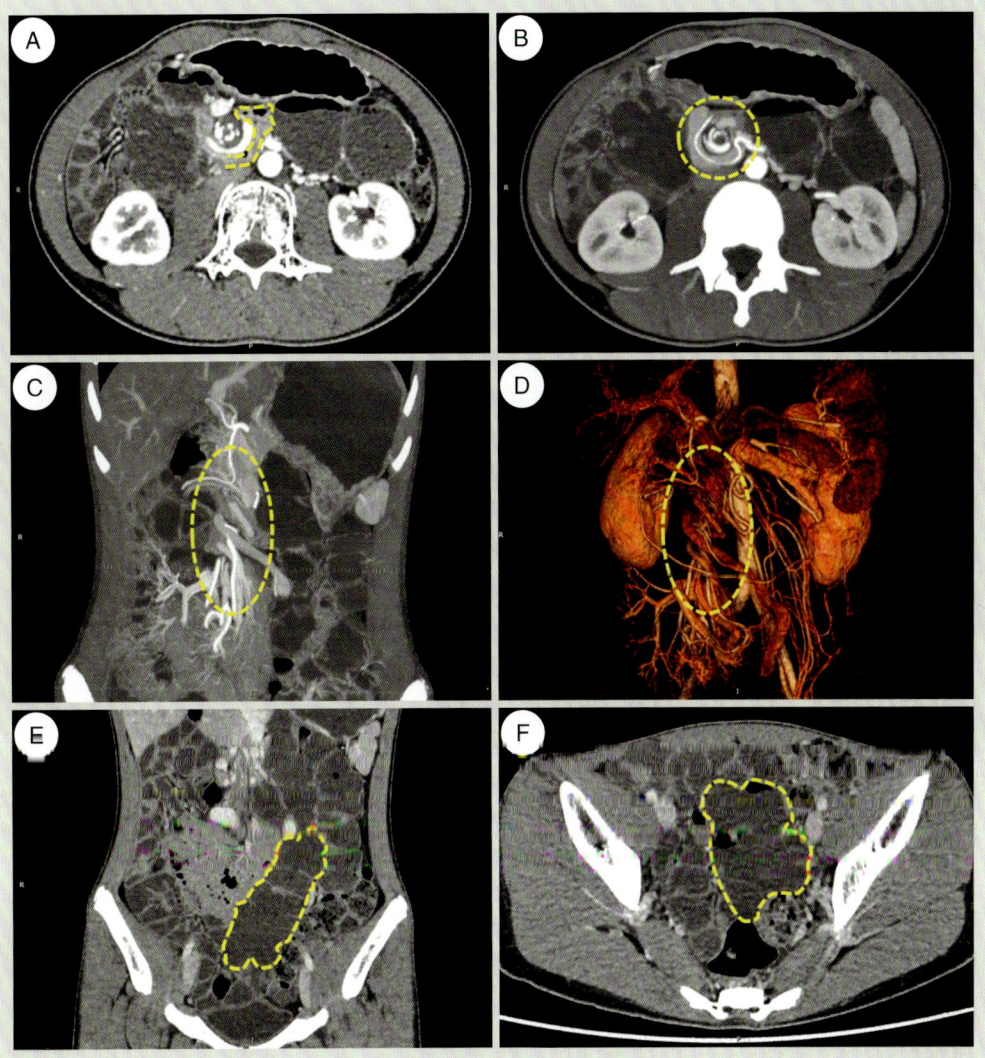

十二指肠最左端只到达腹中线水平（图A，虚线），并未跨越脊柱达左腹部；肠系膜根部肠系膜上动、静脉扭转（图B、图C，虚线），CTA显示更加直观（图D，虚线）；升结肠（图E，虚线）及盲肠（图F，虚线）异位，位于下腹及盆腔偏左侧。以上符合先天性肠旋转不良伴中肠扭转。

图4-3-13 先天性肠旋转不良的CT图像（标示图）

【影像诊断要点分析及小结】

先天性肠旋转不良（congenital intestinal malrotation，CIM）[1-3]是新生儿期最常见的消化道畸形之一，其主要病理改变为胎儿发育过程中的中肠旋转及固定异常，主要分为3种类型：第一种是肠扭转，第二种是肠旋转不良，第三种是空肠上端膜状组织压迫和屈曲。常表现为上消化道梗阻、腹痛等症状，严重者可出现肠扭转坏死，从而影响患儿生长发育甚至生命安全。

腹平片：不能确诊，但可作为判断是否存在肠梗阻的常规检查。主要表现为消化道不全性或完全性梗阻，典型表现为十二指肠梗阻即显示胃及十二指肠球部扩张，呈"双泡征"，但其并非本病的特异性征象。

上消化道造影（泛影葡胺）[1]：安全、简单、准确率高，是本病的首选诊断方法，缺点是有辐射。主要表现为胃及十二指肠近端不同程度扩张，屈氏韧带或空肠起始部位置下移或内移，位于十二指肠球部下方腹中线或脊柱右侧；扩张的十二指肠末端可呈"鸟嘴状"或"鼠尾状"，钡剂在此下行受阻，于右侧卧位或右前斜卧位观察钡剂通过十二指肠及空肠上段呈螺旋形或来回迂曲下行于右侧中腹部，且该段肠管纤细，呈"开瓶器征"。

下消化道造影（钡剂灌肠）：如能显示盲肠位置异常对肠旋转异常的诊断具有决定性意义。可显示异位的盲肠/阑尾位于右上腹部或中腹部，回盲部可位于盲肠右侧。

超声：超声诊断CIM准确性高，同时具有实时、动态、可床旁、无创等优点，为临床提供可靠的诊断价值。上腹部可见旋转感或"旋涡征"，即肠管、肠系膜、肠系膜上动脉及肠系膜上静脉顺时针或逆时针盘旋形成，此征象为CIM中肠扭转的特征性改变。胃及十二指肠可有积液扩张，也可无明显梗阻。并应全腹探查有无肠管走行异常避免漏诊。

CT[4]：十二指肠走行异常（正常情况十二指肠在脊柱右侧下行，越过中线，上行至幽门水平）；盲肠不位于右下腹，位于左下腹或上腹部；肠系膜上动脉与肠系膜上静脉垂直走形或其相对位置相反（正常情况肠系膜上静脉位于肠系膜上动脉的右前方）；系膜血管以肠系膜上动脉为中心呈旋涡状改变；肠外异常表现，如胰腺钩突缺如或多脾综合征（多脾，先天性短胰，下腔静脉位于左侧）。

小结：综上所述，CIM的影像检查中，腹部X线片为常规检查，超声常常作为筛查手段，CT和MRI对肠系膜上血管定位意义与超声相同。而消化道造影（上消化道造影+钡灌肠）方法简单迅速，既能获得明确的诊断信息又能为外科治疗提供解剖信息，是确诊本病的首选方法。

参考文献

[1] APPLEGATE K E, ANDERSON J M, KLATTE E C. Intestinal malrotation in children: a problem-solving approach to the upper gastrointestinal series[J]. Radiographics, 2006, 26（5）: 1485-1500.

[2] MORRIS G, KENNEDY A J R, COCHRAN W. Small Bowel Congenital Anomalies: a Review and Update[J]. Curr Gastroenterol Rep, 2016, 18（4）: 16.

[3] 李上，张义胜. 成人典型先天性肠旋转不良1例报道[J]. 齐齐哈尔医学院学报, 2018, 39（8）: 990-991.

[4] XIONG Z, SHEN Y, MORELLI J N, et al. CT facilitates improved diagnosis of adult intestinal malrotation: a 7-year retrospective study based on 332 cases[J]. Insights Imaging, 2021, 12（1）: 58.

（三）梅克尔憩室

【病例1概要】

患者男性，1岁，以间断便血半年余就诊。患儿5月龄首次添加米糊后出现黑便，全身皮疹，当地医院给予止血治疗并更换为氨基酸奶粉后好转。2022年6月26日首次服用羊肉粥2小时后出现面色苍白，伴排柏油样便，于外院（2022年6月26日至2022年6月28日）住院治疗，考虑"消化道出血"，给予护胃、补液等治疗后好转。2022年6月29日于外院完善ECT未见异常。2022年7月10日服用猪肉粥后再次出现柏油样便，再次于外院住院治疗（2022年7月10日至2022年7月21日），完善腹部超声未见异常，胃镜提示慢性浅表性胃窦炎，肠镜提示糜烂出血性结肠炎。2022年7月20日病理报告提示胃窦黏膜呈轻度慢性炎伴灶性糜烂；回盲部、乙状结肠、横结肠、降结肠黏膜呈轻度慢性炎。给予输血、抗感染、止血补液等对症治疗。患儿症状好转后出院给予氨基酸奶粉喂养。2022年7月27日无明显诱因出现鲜血便，于当地医院就诊，完善肠镜提示盲肠、直肠乙结肠出血，并行止血夹及氩离子凝固止血术。患儿出院后口服氨基酸奶粉至今，无发热，无血便黑便，无腹泻皮疹等不适。为求进一步诊治来诊，入院后完善相关检查，考虑为梅克尔憩室，排除手术禁忌证后行腹腔镜下梅克尔憩室切除术，术后病理诊断为梅克尔憩室。

【图片资料】

1.超声表现

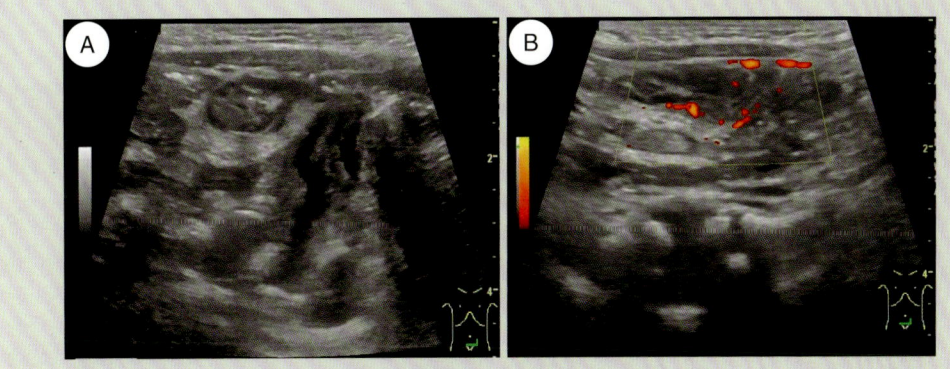

图4-3-14　梅克尔憩室的超声图像（原始图）

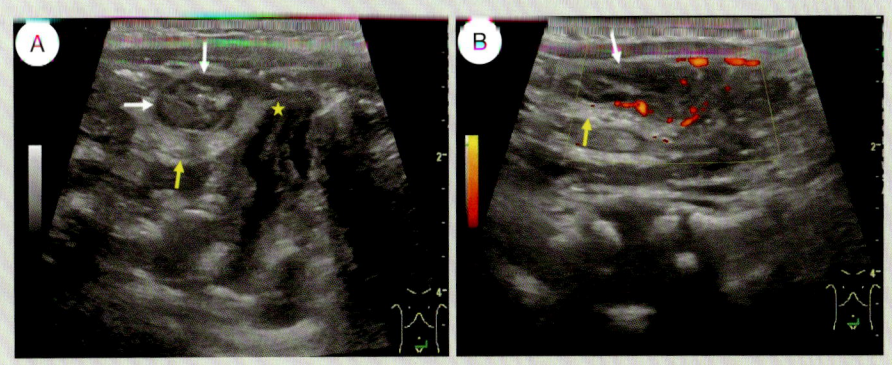

右下腹见一肠管样结构（图A、图B，白箭头），管壁稍增厚，回声减低，长约25 mm，与回肠（图A，五角星）相连，周围见少许增厚脂肪组织（图A、图B，黄箭头）。血供丰富，能量多普勒：Limberg分级：Ⅲ级（图B）。

图4-3-15　梅克尔憩室的超声图像（标示图）

2.CT表现

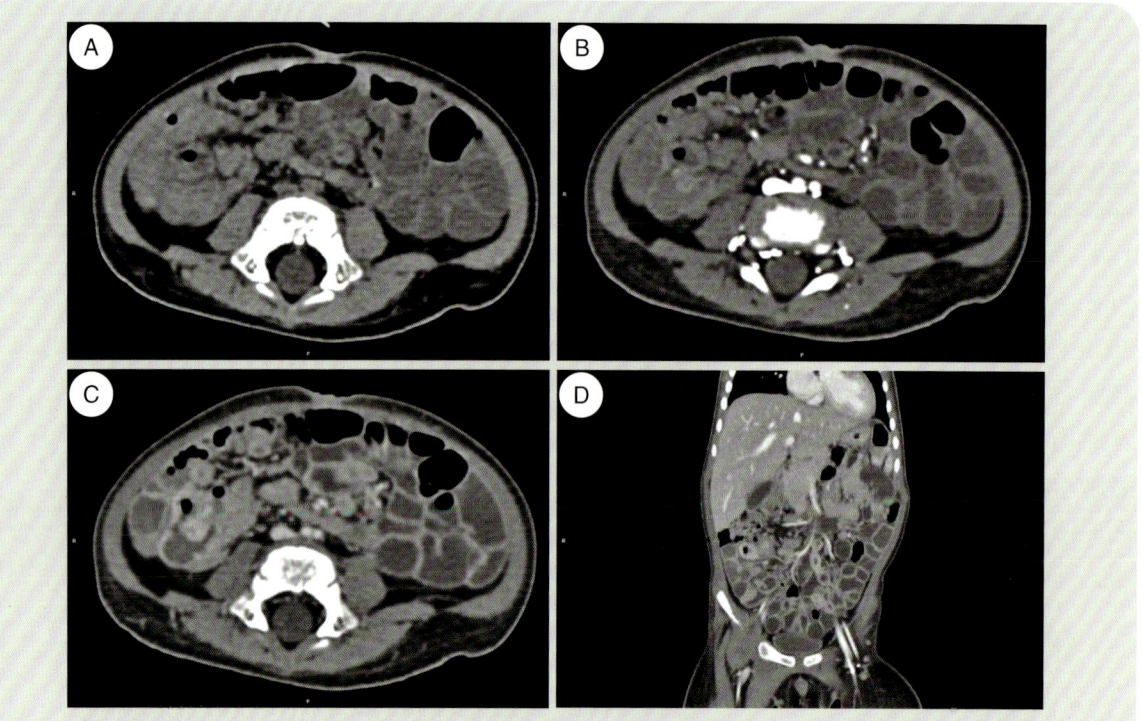

图4-3-16 梅克尔憩室的CT图像（原始图）

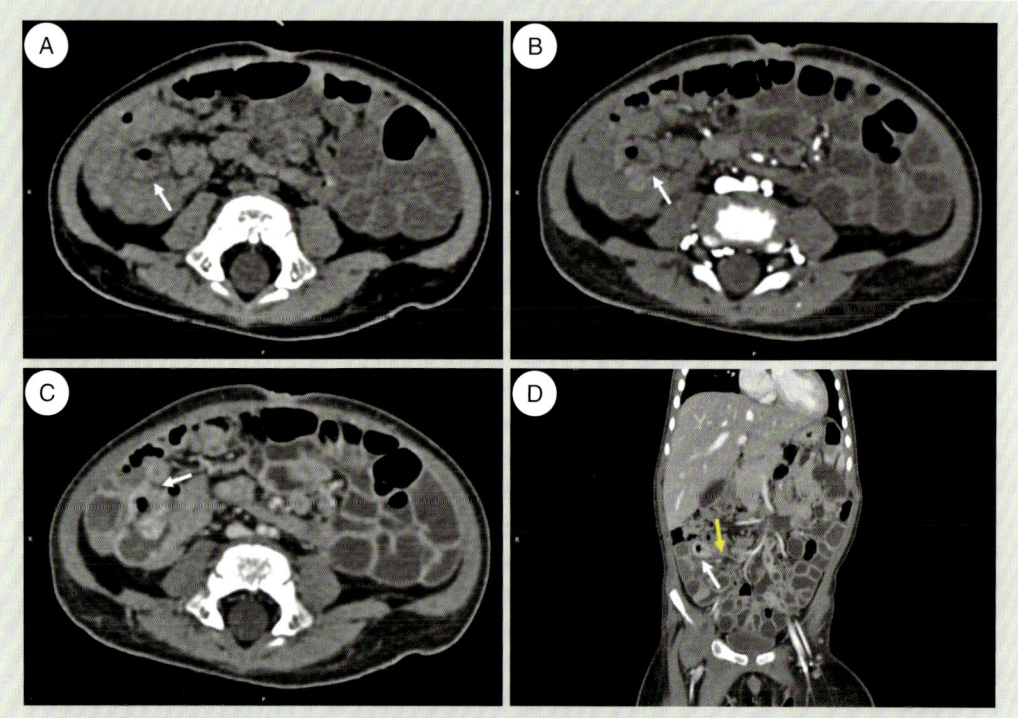

A.平扫；B.动脉期；C.门脉期；D.门脉期冠状位图像。回肠远端见囊袋状盲端突起，相应管壁增厚并明显强化（图A～图D，白箭头），病灶由一支肠系膜上动脉分支（卵黄管动脉）供血（图D，黄箭头）。

图4-3-17 梅克尔憩室的CT图像（标示图）

【病例2概要】

患者男性，6岁，便血1月余就诊。患儿1月余前烧烤后开始出现排稀烂黑便，1~2次/天，表面可见暗红色血液，量10~20 mL，未见黏液，无伴腹痛。患儿曾就诊于当地医院，查大便常规：潜血阳性，红细胞阴性。在此期间患儿出现面色、甲床苍白，伴活动力下降等情况，转院后查血常规提示血红蛋白降低。2周前我院行肠道彩色多普勒超声提示：右下腹盲管状结构，考虑诊断梅克尔憩室。入院后完善相关检查，排除手术禁忌证后行腹腔镜下梅克尔憩室切除术，术后病理诊断为梅克尔憩室。

【图片资料】
超声表现

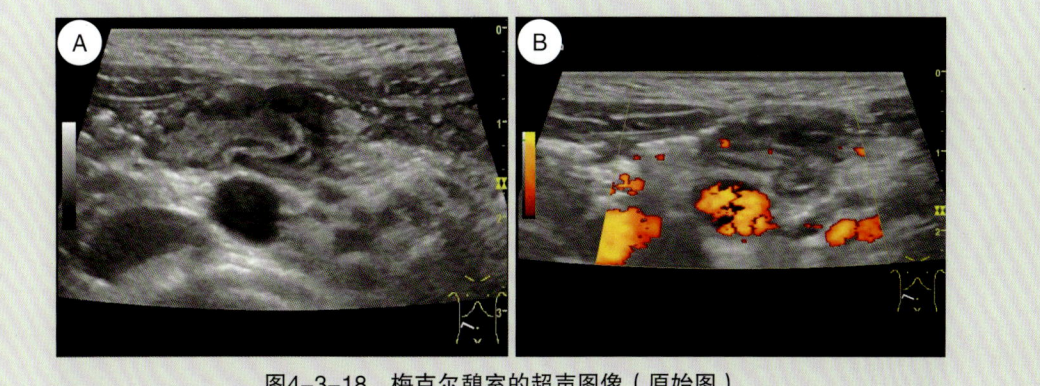

图4-3-18 梅克尔憩室的超声图像（原始图）

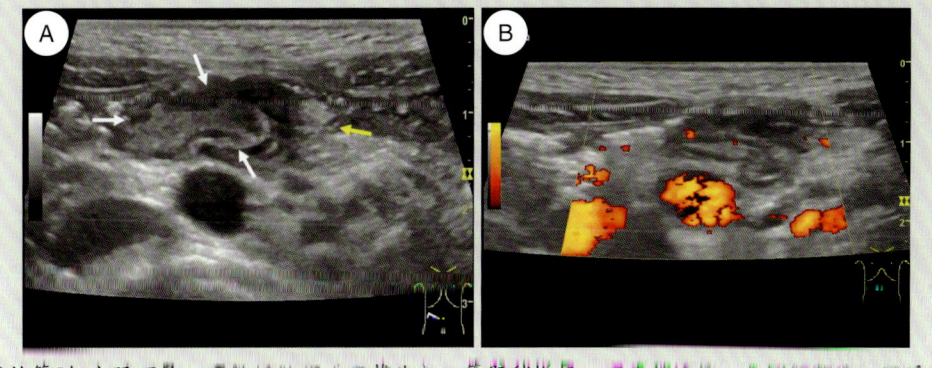

A.右下腹约第5组小肠可见一盲管样结构（白箭头），管壁稍增厚，回声稍减低，与回肠相连，周围可见增厚系膜脂肪组织（黄箭头）；B.血供稍丰富，能量多普勒：Limberg分级Ⅱ级。

图4-3-19 梅克尔憩室的超声图像（标示图）

【病例3概要】

患者女性，7岁4个月，以腹痛10月余就诊。患儿10月余前行中耳炎手术后开始出现腹部阵发性绞痛，每天持续疼痛十余次，持续时间3个月后好转，疼痛与时间、体位变动无关，进食寒冷刺激食物及进食过多均可引起腹部绞痛，腹部可触及数个肠管样包块，给予艾灸后腹痛可减轻。程度剧烈，夜间有痛醒，俯卧位可稍减轻。2022年11月患儿因腹痛加剧伴停止排气排便就诊于外院，诊断为"肠梗阻"，给予对症治疗后腹痛好转。2023年1月至2023年3月，患儿腹痛较前好转。2023年2月16检查彩色多普勒超声检查报告：左下腹异常肠管回声，考虑梅克尔憩室。2023年3月21日肠道彩色多普勒超声：回肠系膜对侧缘管状突起，周围系膜增厚，盆腔少量积液，考虑梅克尔憩室并炎症改变。2023年4月患儿因进食冰冷刺激食物后出现恶心呕吐，呕吐物为胃内容物，未见咖啡样物质，伴腹部绞痛，给予艾灸后腹痛缓解。2023年7月6日我院门诊复查肠道彩色多普勒超声：回肠系膜对侧缘管状突起，周围系膜增厚，考虑梅克尔憩室并局部轻度炎症改变可能。为求进一步诊治来诊，入院后完善相关检查，考虑为梅克尔憩室，排除手术禁忌证后2023年7月13日行腹腔镜小肠病损切除术（回肠憩室），术后病理诊断为梅克尔憩室。

【图片资料】
SPECT/CT表现

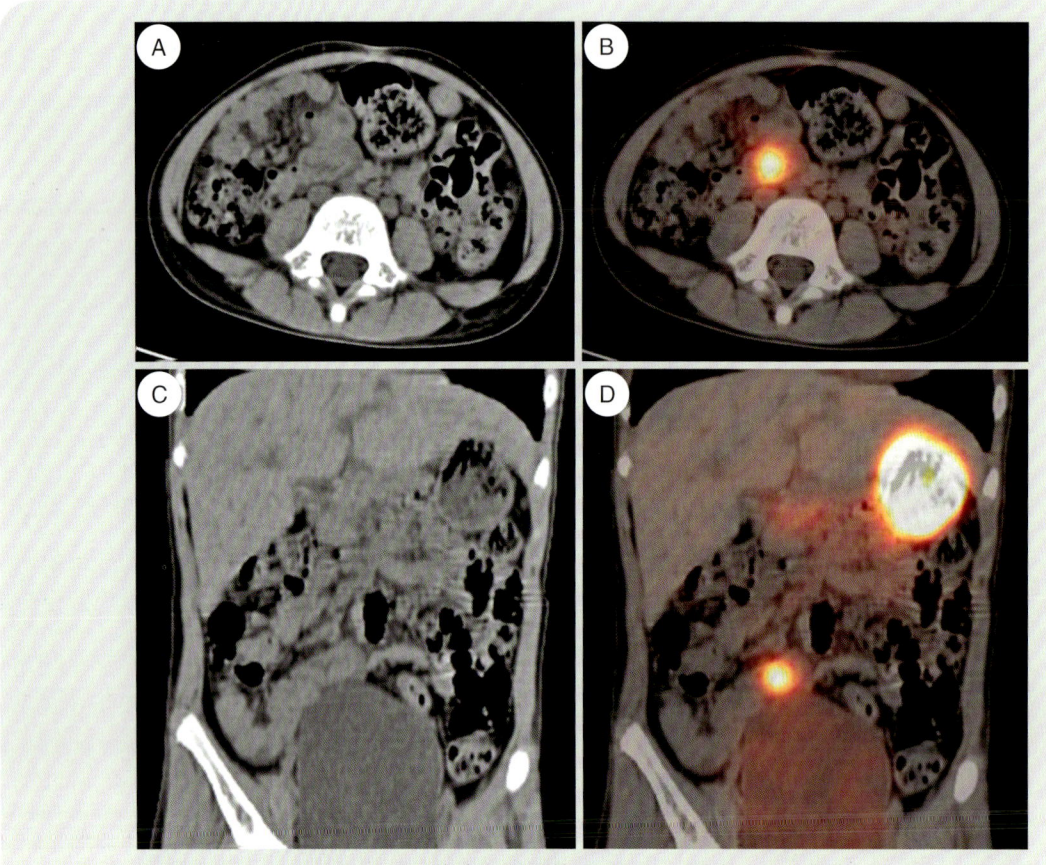

图4-3-20 梅克尔憩室的SPECT/CT图像（原始图）

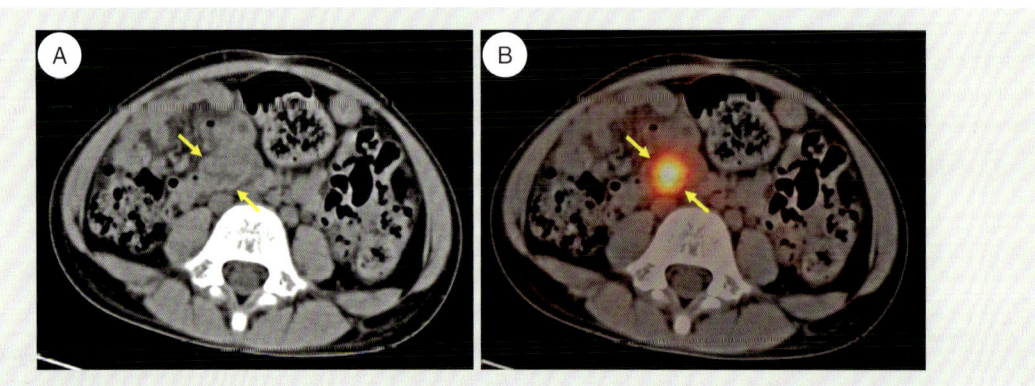

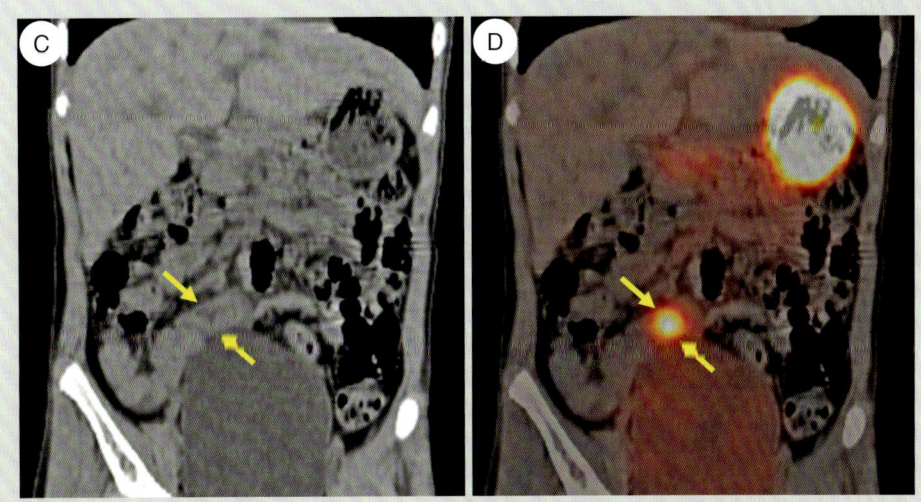

A、C. CT影像;B、D. SPECT/CT融合影像。注射显像剂后约1小时行全腹部SPECT/CT断层显像示:盆腔第6组小肠(黄箭头)可见一局灶异常放射性浓聚灶,CT平扫局部肠腔稍呈囊袋样扩张,范围约1.0 cm×1.4 cm。

图4-3-21 梅克尔憩室的SPECT/CT图像(标示图)

【梅克尔憩室影像诊断要点分析及小结】

梅克尔憩室(Meckel's diverticulum,MD)是一种先天性肠道畸形,是真性憩室,是憩室中最常见的类型[1]。MD又称先天性回肠末端憩室,为胚胎第5~9周卵黄管脐端纤维性闭塞而肠端未闭所遗留下的一种先天性胃肠道畸形,占卵黄管病变的90%[2]。

临床表现:MD的临床症状和体征可表现不同[3]。大多数患者并无特征性临床表现,多在影像学检查、腹部手术或尸体解剖时偶然被发现。约25%的患者会以并发症的形式发病,其中男性较女性更为多见[4]。小肠出血是MD患者,尤其是患儿最常见的症状,约占有症状患者的30%。出血多由异位的胃黏膜溃疡所致,临床表现多为无痛、间歇、缓慢性的出血,程度不一,多以黑便、便血或贫血为主诉[3]。小肠梗阻是MD的另一常见并发症,多见于青少年及成年患者,其中成年患者发病率可达26%~53%[5]。其发生多因憩室仍通过纤维束与腹壁相连而致肠扭转。临床多表现为腹痛、腹胀、呕吐及便秘。此外,憩室炎也是成年患者较为常见的并发症[3]。临床多表现为发热、呕吐、脐周或右下腹疼痛,较难与阑尾炎相鉴别,且可能继发肠穿孔、腹膜炎、肠壁炎性粘连或肠梗阻。若腹腔镜探查未见阑尾炎,应考虑憩室炎[1]。

影像学检查对该病的诊断具有重要价值,各种影像学检查表现和意义如下。

超声:超声多用于表现为腹痛的患儿,具有操作简单、无创、价格低廉的优点。MD在超声检查时多表现为具有盲端的厚壁管状结构及典型的"多边征",在并发肠套叠时可表现出"靶征"[6]。然而MD形态多样,超声分型目前尚无统一标准,据相关文献报道大致归纳为以下几种类型。①囊肿型:表现为腹腔内囊性无回声结构,壁薄,肠壁层次清晰,囊腔内部透声好或可见细小点状回声,一端与肠管相通,一端为盲端。②厚壁型:憩室伴感染可导致壁水肿增厚,超声主要表现为厚壁包块,中央可见少量液性无回声区,彩色多普勒于囊壁可探及血流信号。③混合型:腹腔内见异常肠襻回声,肠黏膜较周围肠管增厚且凹凸不平,管腔萎瘪或少量积液(无回声区),呈多层混合型结构,可随周围肠管蠕动,但蠕动较弱且形态不变,黏膜多粗大,因异位黏膜或组织表面糜烂、充血、水肿、炎症浸润所致[9]。在以上几种图像特征的基础上,不同并发症可伴有相应的表现,因憩室与周围肠壁粘连形成索带压迫肠管形成肠梗阻,可见典型肠套叠表现;憩室如有感染穿孔或合并阑尾炎时,周围组织受炎性物质浸润,病变周边回声杂乱,可出现高回声层，腹腔内可见游离液性无回声区，网膜回声增强等[7]。

CT：MD本身在CT图像上特征性不强，常表现为起源于回肠远端的圆管状或尾端为盲端的管状结构，多位于右下腹部，需与阑尾炎相鉴别。因此，在CT上同时找到阑尾的存在，对CT诊断MD有重要的鉴别意义。此外CT扫描对于索带与脐部相连、梗阻所致的肠管扩张积气积液或肠套叠等合并症有较高的诊断价值，肠套叠时可见典型的"同心圆"征象[8-9]。CT检查时需重视动脉期观察，因为MD部分会含有异位胃黏膜或异位胰腺组织，表现为动脉期强化[9]。

MRI：MRI空间分辨率不如CT，更易受到肠道蠕动的影响，肠道可追踪性不如CT，但对于合并感染的病例，DWI、脂肪抑制T_2WI等序列应用对发现炎症水肿较CT更为敏感。

放射性核素检查（高锝酸盐异位胃黏膜显像）：MD多存在异位组织，且以异位胃黏膜组织多见；由于^{99m}TcO$_4^-$对胃黏膜壁细胞具有特殊的亲和力，能被胃黏膜选择性地摄取而出现异常显像剂分布的浓聚影，随着时间延长，该异常浓聚影位置固位不动，显像剂分布逐渐增多，但是当MD不含异位胃黏膜或异位胃黏膜少或憩室发生炎症水肿时，可出现假阴性。SPECT/CT显像可同时获得病灶的功能和解剖信息，可提高检查的特异性，减少误诊。总而言之，异位胃黏膜核素显像对于有症状MD患者的检出率高，且是一种简便、无创、有效的术前诊断方法，可作为小儿消化道出血鉴别诊断首选的影像学方法[3, 9-11]。

影像学检查对该病的诊断具有重要价值，临床应根据患者具体状况和需求合理选择运用。

参考文献

[1] SRISAJJAKUL S, PRAPAISILP P, BANGCHOKDEE S.Many faces of Meckel's diverticulum and its complications[J]. Jpn J Radiol, 2016, 34（5）：313-320.

[2] SINHA C K, FISHMAN J, CLARKE S A.Neonatal Meckel's diverticulum：spectrum of presentation[J]. Pediatr Emerg Care, 2009, 25（5）：348-349.

[3] 白婷婷，王立夫.梅克尔憩室的诊断研究进展[J].内科理论与实践，2016，11（2）：108-111.

[4] AL JANABI M, SAMUEL M, KAHLENBERG A, et al. Symptomatic paediatric Meckel's diverticulum：stratified diagnostic indicators and accuracy of Meckel's scan[J].Nucl Med Commun, 2014, 35（11）：1162-1166.

[5] ELSAYES K M, MENIAS C O, HARVIN H J, et al. Imaging manifestations of Meckel's diverticulum[J]. AJR Am J Roentgenol, 2007, 189（1）：81-88.

[6] PEPPER V K, STANFILL A B, PEARL R H.Diagnosis and management of pediatric appendicitis, intussusception, and Meckel diverticulum[J]. Surg Clin North Am, 2012, 92（3）：505-526.

[7] 沈琪，吴梦琦，卢贤映.儿童梅克尔憩室的超声诊断及鉴别诊断[J].临床超声医学杂志，2018，20（4）：274-276.

[8] 唐汝泽，赵俊刚，汪健.儿童梅克尔憩室影像学诊断分析[J].世界最新医学信息文摘，2017，17（80）：123-124.

[9] 梅宇宙，艾耀伟，周本刚.梅克尔憩室伴消化道出血1例并文献复习[J].中国当代医药，2020，27（27）：180-184.

[10] KIRATLI P O, AKSOY T, BOZKURT M F, et al. Detection of ectopic gastric mucosa using 99mTc pertechnetate：review of the literature[J]. Ann Nucl Med, 2009, 23（2）：97-105.

[11] DOLEZAL J，VIZDA J.Experiences with detection of the ectopic gastric mucosa by means of Tc-99m pertechnetate disodium scintigraphy in children with lower gastrointestinal bleeding[J]. Eur J Pediatr Surg，2008，18（4）：258-260.

（四）十二指肠憩室

【病例概要】

患者女性，71岁，因"反复上腹痛半年，加重伴消瘦1个月"就诊。患者半年来反复出现上腹疼痛，为餐前明显，进食后稍减轻，饱餐后加重。反复多次于我院门诊就诊，给予PPI、胃黏膜保护剂等治疗，症状反复。1个月前自觉上腹疼痛程度加重，夜间睡觉时可痛醒，程度难忍。伴有精神、食欲差，体重下降约3 kg。既往史、个人史、婚育史、家族史无特殊。腹部查体：腹平软，上腹部压痛，无反跳痛。肝肾区无叩击痛，移动性浊音阴性，肠鸣音正常。

【图片资料】

1.上消化道造影表现

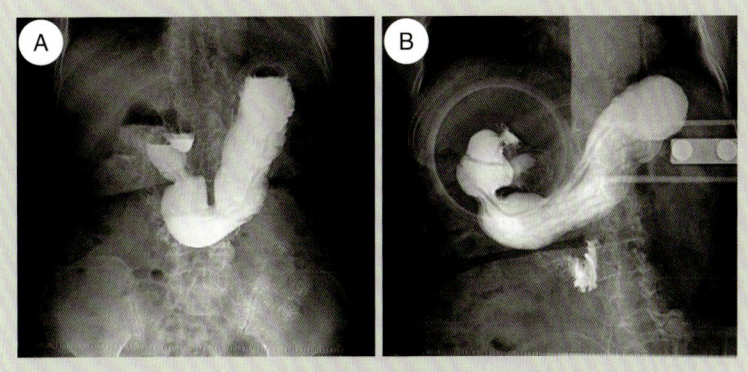

图4-3-22　十二指肠憩室上消化道造影图像（原始图）

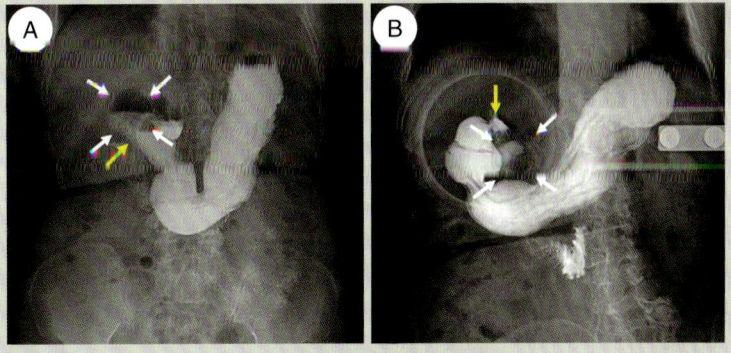

A、B.十二指肠降部近段（右后侧）可见一个囊袋影突起（白箭头），可为阳性对比剂部分充盈并形成气液平面。图A黄箭头示憩室口部黏膜皱襞纠集；图B黄箭头示十二指肠球部。

图4-3-23　十二指肠憩室上消化道造影图像（标示图）

2.胃镜表现

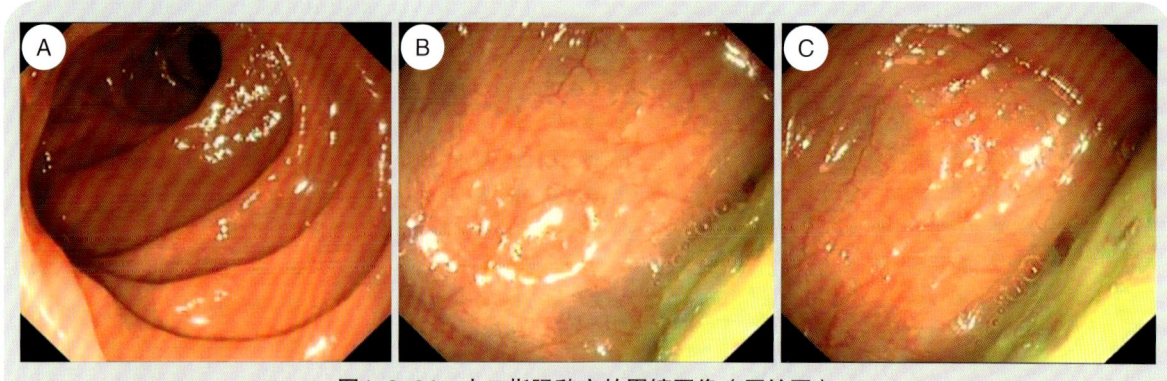

图4-3-24 十二指肠憩室的胃镜图像（原始图）

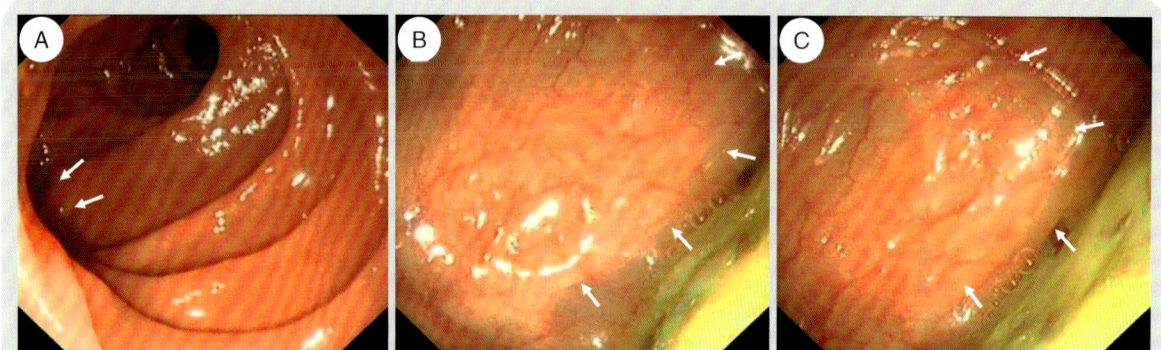

十二指肠乳头未见异常，乳头近端见一巨大憩室（图A，白箭头，憩室口），憩室内壁黏膜未见异常（图B、图C，白箭头）。

图4-3-25 十二指肠憩室的胃镜图像（标示图）

3.CT表现

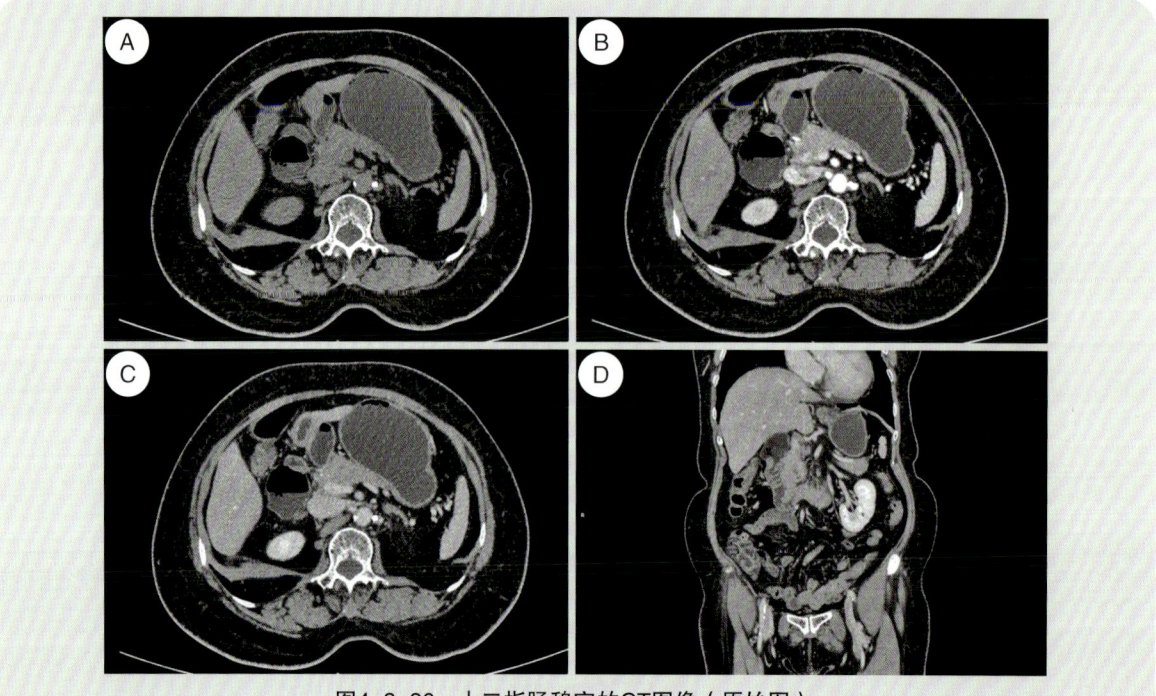

图4-3-26 十二指肠憩室的CT图像（原始图）

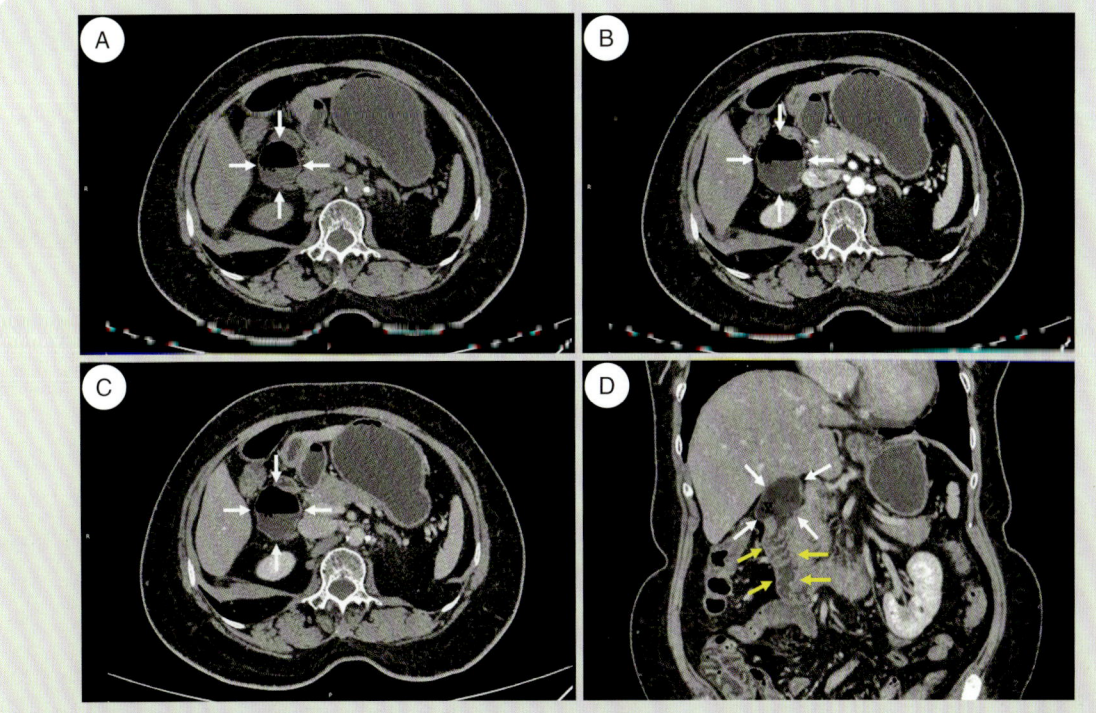

A.平扫；B.动脉期；C.静脉期；D.静脉期冠状位。十二指肠降段起始部旁见一个囊袋状影突起，其内可见气液平面（白箭头），其内壁光滑。冠状面图像直观显示病灶与十二指肠降段（黄箭头）相通。

图4-3-27　十二指肠憩室的CT图像（标示图）

4.MRI表现

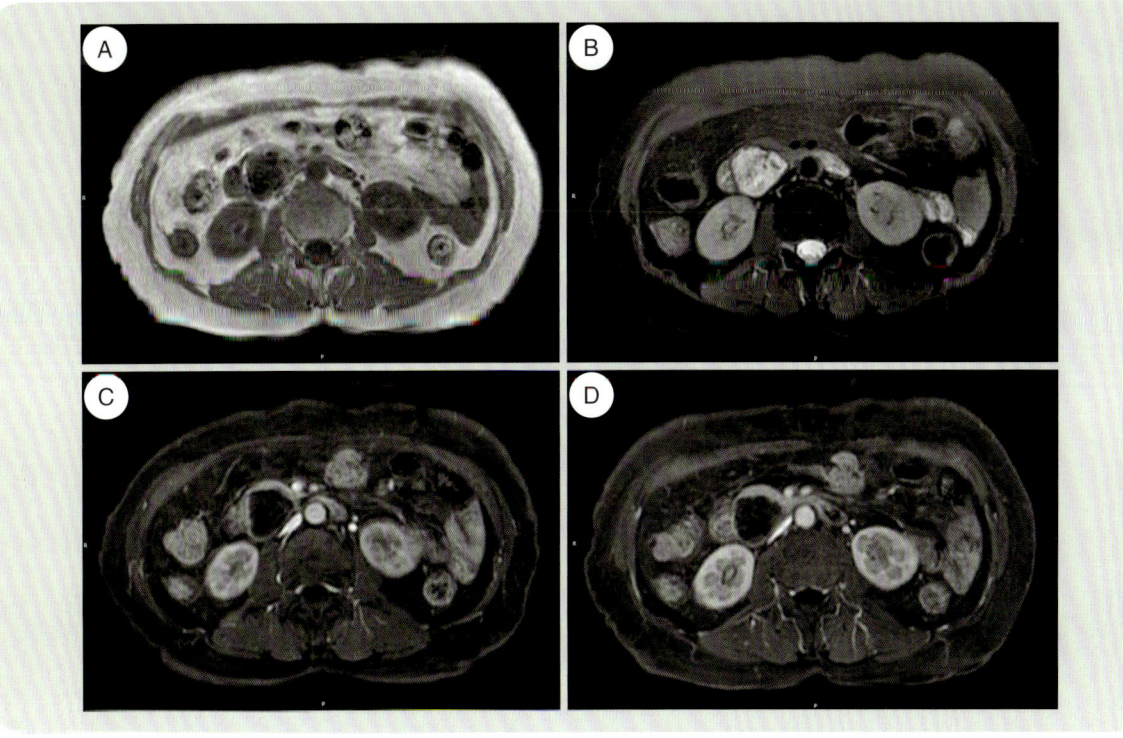

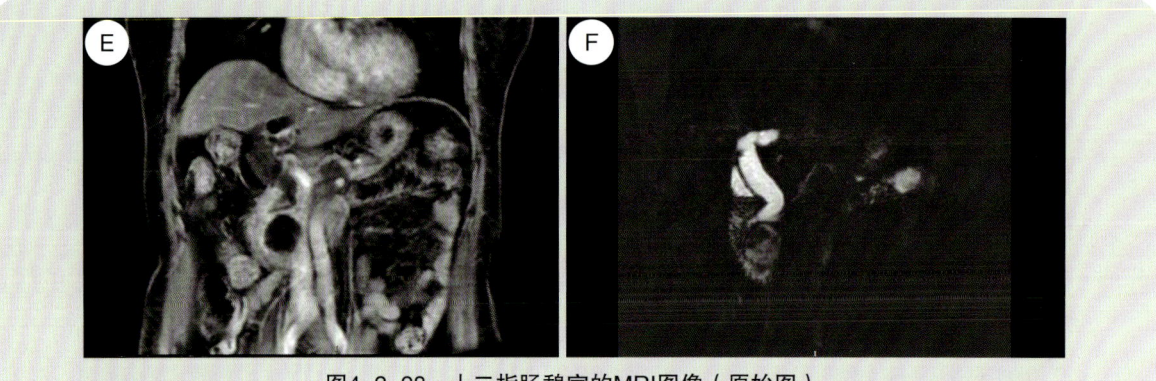

图4-3-28 十二指肠憩室的MRI图像（原始图）

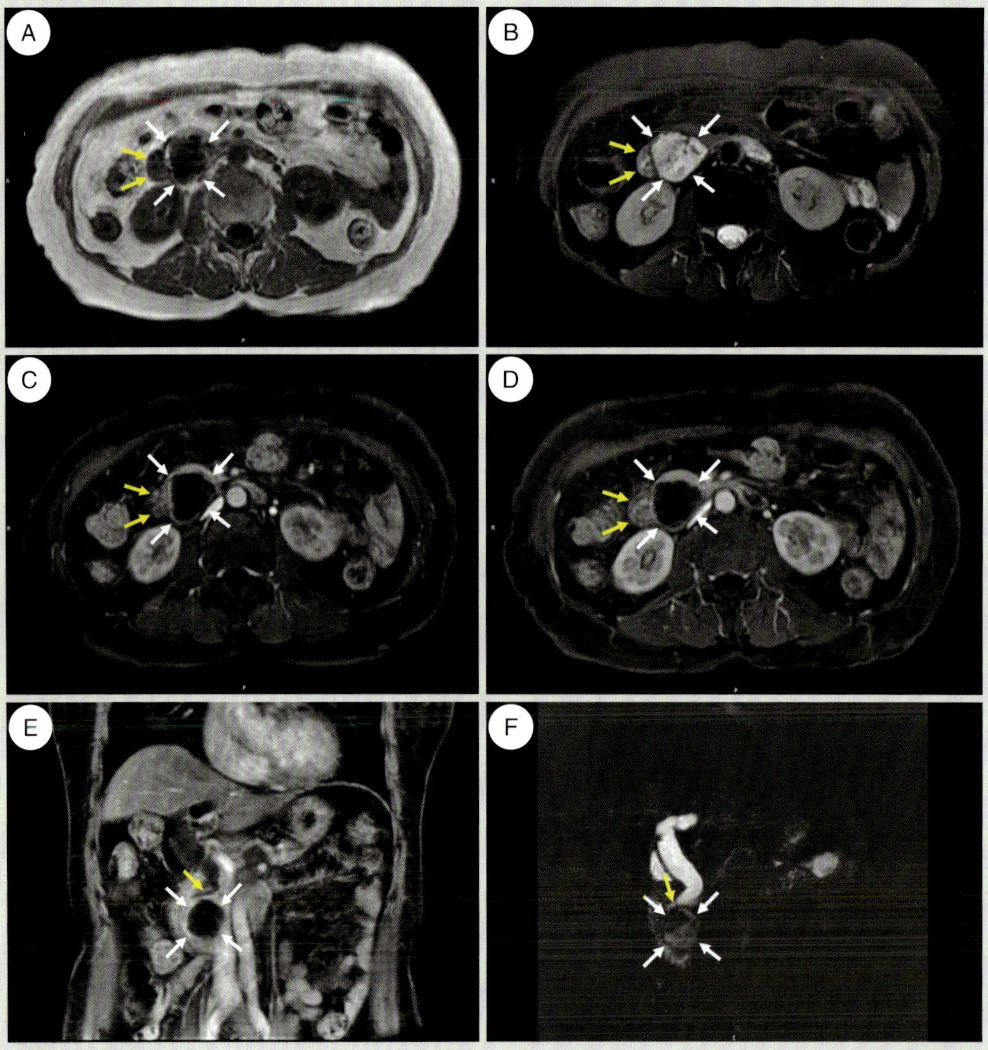

A.T_1WI；B.脂肪抑制T_2WI；C.动脉期；D.静脉期；E.静脉期冠状位；F.MRCP。十二指肠降段内侧壁旁见一个较大囊袋状突起（白箭头），内可见积液及肠内容物，十二指肠降段（图A～图D，黄箭头）稍受压，胆总管下段（图E、图F，黄箭头）受压变窄并近端胆总管扩张。

图4-3-29 十二指肠憩室的MRI图像（标示图）

【影像诊断要点分析及小结】

十二指肠憩室（duodenum diverticulum）多发生于中年以上患者，占消化道憩室的首位。可发生在十二指肠的任何部位，以降部最为多见，约70%发生于十二指肠降段的后内侧，一般在十二指肠乳头开口与壶腹周围2～3 cm，称十二指肠乳头憩室，与胆胰疾病关系密切。绝大多数情况下不引起症状，多于体检中偶然发现，但其并发症可以导致各种临床症状。十二指肠憩室尤其是乳头旁憩室，最易合并乳头旁憩室综合征，表现为胆胰疾病，而并发穿孔、出血、肿瘤、内瘘、肠梗阻等少见严重并发症。因此，并发症的早期发现和诊断对治疗效果至关重要[1-2]。

上消化道造影：表现为突出腔外钡剂存留影，形态可变，轮廓光整，可呈囊袋状、类圆形、三角形及不规则状。憩室颈部长短、宽窄不一。

内镜：表现为向十二指肠壁外膨出的囊性结构。

CT：十二指肠旁与十二指肠腔相通的囊袋状影，常可见气液平面。合并炎症时，囊壁增厚并明显强化，周围脂肪间隙模糊。

MRI及MRCP：在横断位T_2WI上常可以看到气液平面，冠状位可以很好地显示憩室的位置、与壶腹部的距离、其相关的胆管、胰管的扩张。MRCP可清晰显示胆管、胰管解剖及其Oddi括约肌的功能改变，还可以同时显示十二指肠内部形态。MRI及MRCP对检出少量气体不敏感，使得部分病变与胰腺囊性病变难以鉴别。

小结：十二指肠憩室的诊断主要依靠上消化道钡剂造影和内镜检查，CT、MRI能发现十二指肠乳头区憩室所在的位置，以及并发的憩室炎和胆道、胰腺的病变，对临床治疗起到很重要的指导作用。

参考文献

[1] MOYSIDIS M，PARAMYTHIOTIS D，KARAKATSANIS A，et al. The challenging diagnosis and treatment of duodenal diverticulum perforation：a report of two cases[J]. BMC Gastroenterol，2020，20（1）：5.

[2] CAPASSO M，DIOSCORIDI L，FORTI E，et al. Totally endoscopic treatment of duodenal diverticulum[J]. Endoscopy，2023，55（S 01）：E1051-E1052.

二、后天性疾病

（一）十二指肠溃疡

【病例概要】

患者男性，59岁，因"反复上腹隐痛2月余，加重伴呕吐2天"前来就诊。急诊留观抽血提示血红蛋白进行性下降（2023年7月26日16点28分血红蛋白83.000 g/L），2023年7月27日18点9分血红蛋白54.000 g/L，拟"消化道出血"收入院。患者自起病以来体重下降5.5 kg。

【图片资料】

1.X线造影表现

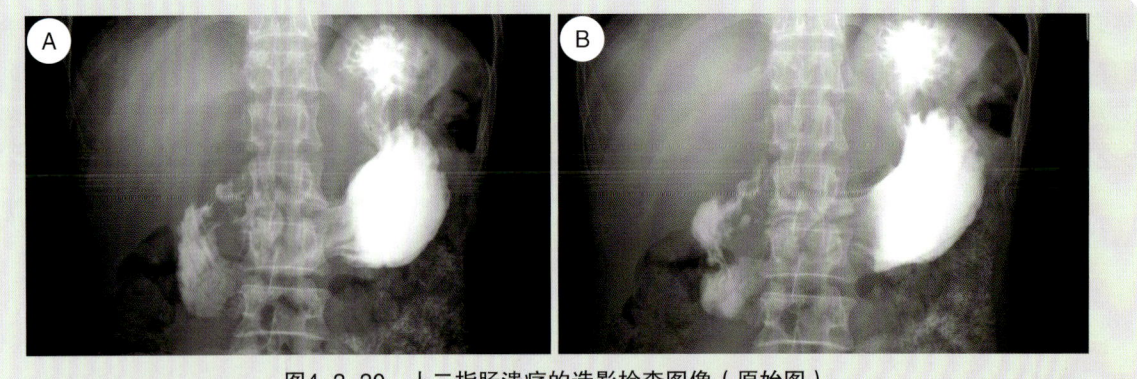

图4-3-30 十二指肠溃疡的造影检查图像（原始图）

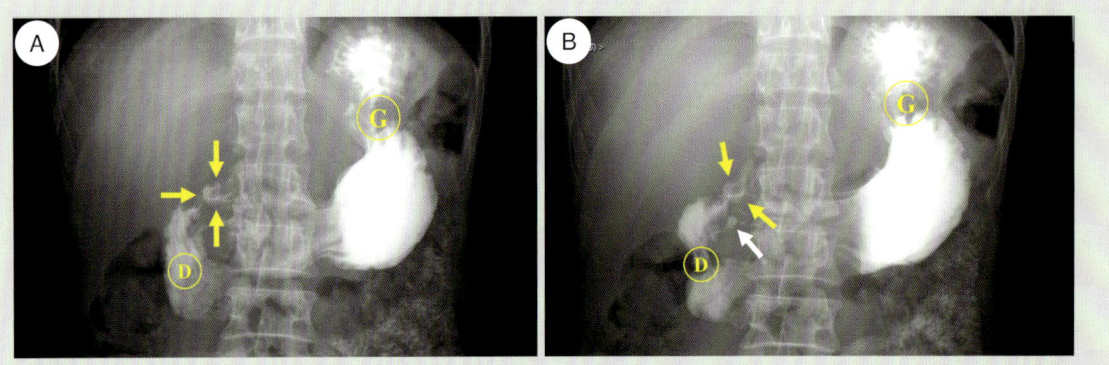

十二指肠球部可见局限性对比剂聚集，即"龛影"（图A、图B，黄箭头），其轮廓位于十二指肠轮廓之外，周围可见黏膜皱襞纠集。另于十二指肠降段内侧另见一个"龛影"，形态规则，边缘光滑，为憩室之表现（图B，白箭头）。G：胃；D：十二指肠。

图4-3-31 十二指肠溃疡的造影检查图像（标示图）

2.CT表现

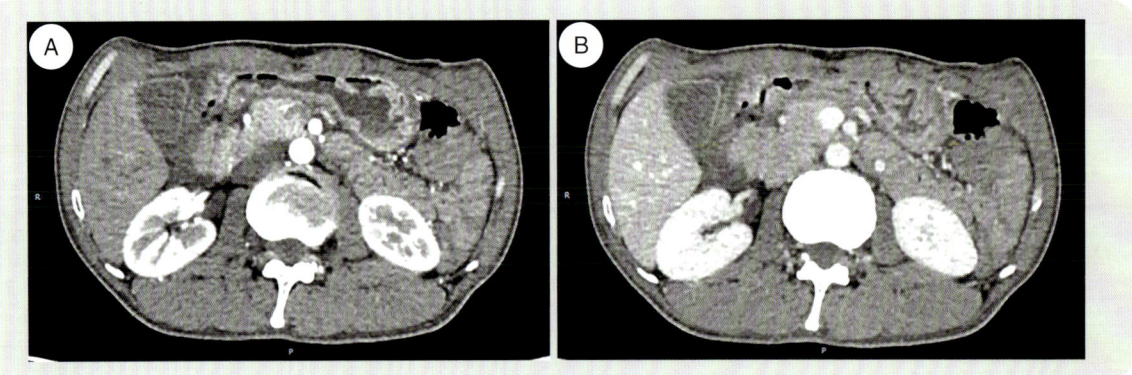

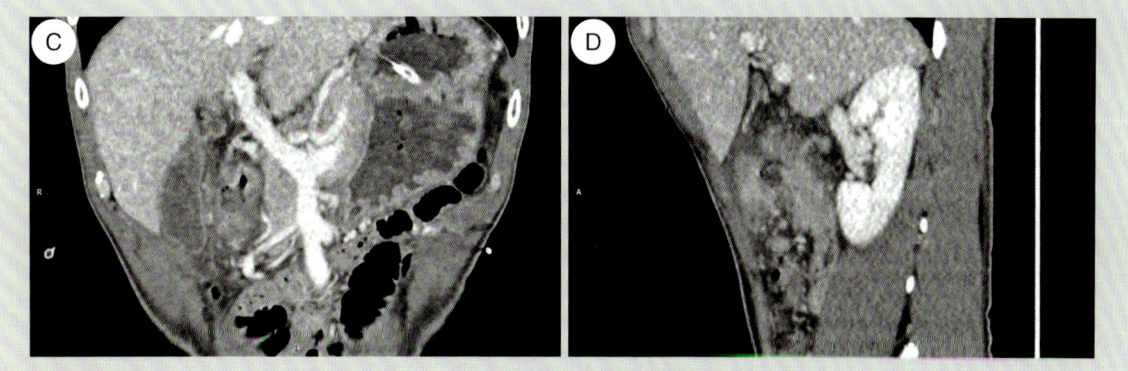

图4-3-32 十二指肠溃疡的CT检查图像（原始图）

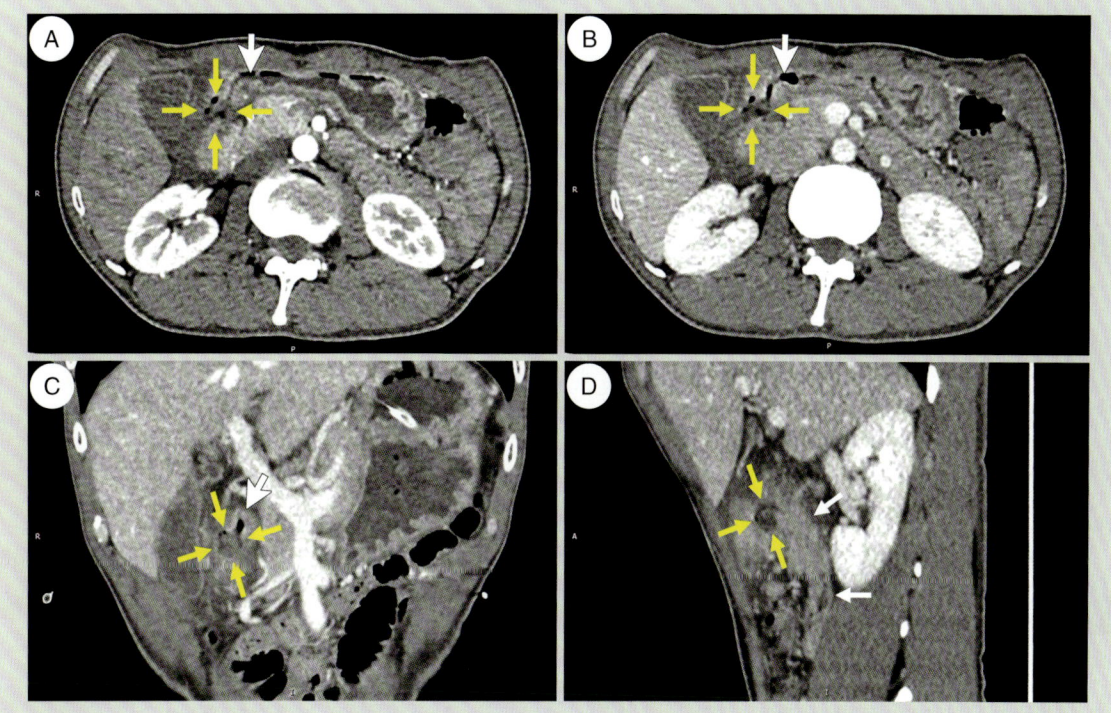

A.动脉期；B~D.静脉期。十二指肠球部局部黏膜及黏膜下层缺损，呈"火山口"状（图A~图D，黄箭头），其内可见积液及少量积气，增强后病灶边缘轻度强化，受累十二指肠壁外缘毛糙，邻近脂肪间隙稍模糊。溃疡腔与十二指肠腔（图A~图C，白箭头）相连。图D白箭头为十二指肠降段，该图直观显示溃疡在十二指肠的位置及与之关系。

图4-3-33 十二指肠溃疡的CT检查图像（标示图）

3.胃镜表现

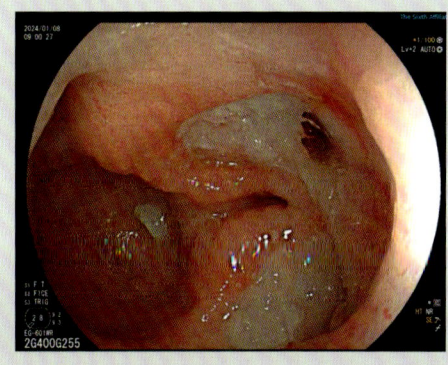

图4-3-34 十二指肠溃疡的胃镜检查图像（原始图）

常见消化系统疾病影像图库

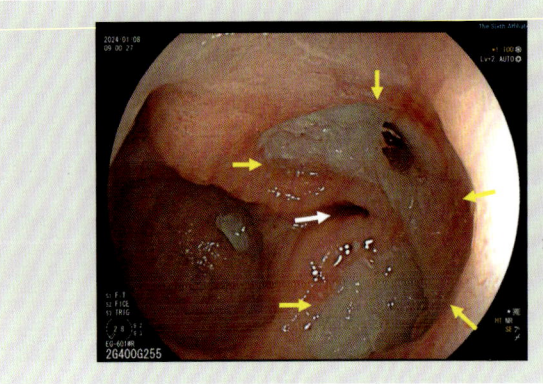

十二指肠球部可见一个较大溃疡形成（黄箭头），溃疡表面附黄白苔，周围黏膜稍隆起，伴十二指肠球部变形、狭窄（白箭头为狭窄的十二指肠腔）。

图4-3-35　十二指肠溃疡的胃镜检查图像（标示图）

【影像诊断要点分析及小结】

十二指肠溃疡（duodenal ulcer，DU）是最常见的消化性溃疡之一。消化性溃疡（peptic ulcer，PU）是指胃肠道黏膜被胃酸/胃蛋白酶消化造成的溃疡。溃疡处黏膜缺损超过黏膜肌层，故不同于糜烂（erosion）[1]。胃溃疡和十二指肠溃疡最常见，一般消化性溃疡是指胃溃疡和十二指肠溃疡。

Hp感染及阿司匹林和其他NSAID使用是消化性溃疡最主要的危险因素。其他药物，如糖皮质激素、5-羟色胺再摄取抑制剂类药物、抗血小板药物等的应用使发生消化性溃疡的风险增加，另外，吸烟、应激和心理因素、刺激性饮食也使消化性溃疡的风险增加[1-3]。

十二指肠溃疡以饥饿性疼痛为主，有节律性，表现为疼痛-进食-缓解，疼痛在夏季多缓解，疼痛部位较固定和局限。患者食欲正常，体重常无明显改变。

十二指肠溃疡90%发生在十二指肠球部，多为单发，少数患者可为复合性溃疡，即同时有胃溃疡和十二指肠溃疡。溃疡直径为4～12 mm，多在10 mm左右，溃疡周围可充血水肿，溃疡可腐蚀血管造成消化道大出血。十二指肠溃疡愈合时形成纤维瘢痕组织，可造成十二指肠狭窄、变形。

胃镜及活检组织是诊断和鉴别诊断消化性溃疡最主要的方法。胃镜检查可以观察到溃疡的部位、形态、大小、深度，以及溃疡周围黏膜的情况。对于良、恶性溃疡的鉴别诊断有重要价值，准确性高于钡剂造影。

胃肠道钡餐造影是十二指肠溃疡最常用的影像学诊断方法，但不如胃镜直观、准确。其表现有以下几种。①良性龛影：是球部溃疡的直接征象，充盈加压像可见龛影周围有一圈光滑的透亮带，或见放射状黏膜纠集。②球部变形：是诊断球部溃疡的重要征象。由瘢痕收缩、黏膜水肿、痉挛引起，表现为山字形、三叶草状、花瓣状、葫芦形或假性憩室形成，而且恒定存在。③间接征象包括：a.激惹征：为炎症刺激所引起，表现为钡剂迅速通过球部不易停留。b.十二指肠球部有固定压痛。c.胃液有无分泌增多，胃蠕动增加或减弱。d.并发症有出血、穿孔、梗阻及瘘管形成。

CT检查：对于穿透性溃疡或穿孔，CT检查可发现穿孔周围组织炎症、包块、积液，且对游离气体的显示优于立位腹部平片；CT检查对幽门梗阻也有鉴别诊断意义；口服对比剂后，CT可显示出十二指肠壁中断、穿孔周围组织渗出、增厚等改变。增强CT还可能协助判断溃疡活动性出血，表现为对比剂自溃疡部位渗漏[1]。

治疗：目的在于除去病因（根除Hp，尽可能停服阿司匹林或其他NSAID、戒烟等），消除症状，愈合溃疡，防止溃疡复发和避免并发症。不同患者消化性溃疡的病因不尽相同，发病机制亦可能各异，处理应个体化[1-3]。

综上所述，影像学检查在十二指肠溃疡的诊断、随访、疗效评估等环节发挥重要作用和价值，临床可根据患者具体状况和需求合理选择运用。

参考文献

[1] 葛均波,徐永健,王辰.内科学 第9版[M].北京:人民卫生出版社,2018.
[2] KAVITT R T, LIPOWSKA A M, ANYANE-YEBOA A, et al. Diagnosis and treatment of peptic ulcer disease[J]. Am J Med, 2019, 132(4): 447-456.
[3] 中华医学会,中华医学会杂志社,中华医学会消化病学分会,等.消化性溃疡基层诊疗指南(2023年)[J].中华全科医师杂志,2023,22(11):1108-1117.

(二)肠套叠

【病例概要】

患者男性,14岁,因"阵发性右下腹痛三天"来诊。腹痛无明显诱因,无呕吐、腹泻、黑便,无肉眼血尿,否认手术外伤史。体格检查:右下腹有压痛、反跳痛,无肌紧张,无放射痛,麦氏征阴性。未扪及包块。实验室检查:2021年11月29日白细胞计数$5.7×10^9$/L,中性粒细胞百分比57%,大便潜血阴性。

【图片资料】

1.超声表现

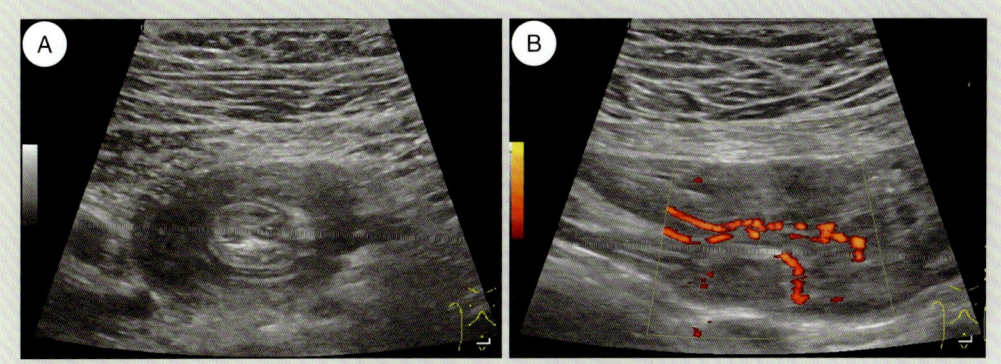

图4-3-36 肠套叠患者经腹横切及纵切超声图像(原始图)

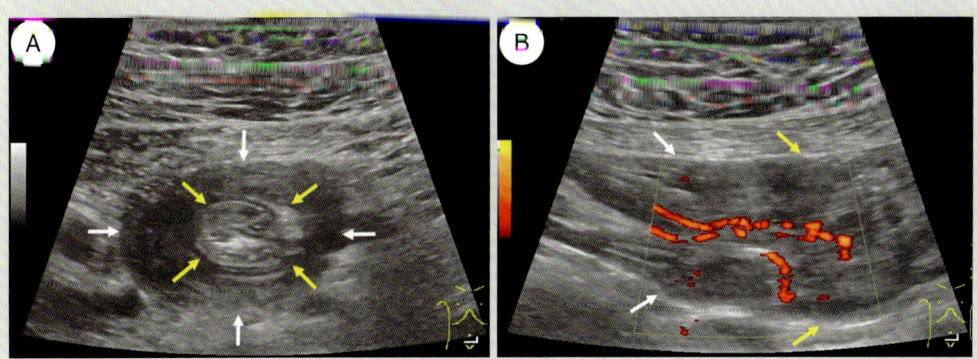

右下腹小肠横切面见"同心圆环"样结构,外圆为较宽的环状低回声带,内部为高低相间混合回声;肠周可见增厚脂肪组织包绕。纵切面呈"套筒样",可见一低回声"套头"结构,后见套叠颈部,套筒内部可见混合回声结构牵入肠管。能量多普勒:管壁见稍丰富血流信号。A.横切面呈"同心圆征",白箭头:周边呈环状低回声(为鞘部肠壁回声),黄箭头:中心呈高低混合回声(为套入部肠管回声);B.纵切面呈"套筒征",白箭头:套叠颈部,黄箭头:套叠头部。

图4-3-37 肠套叠患者经腹横切及纵切超声图像(标示图)

2.CT表现

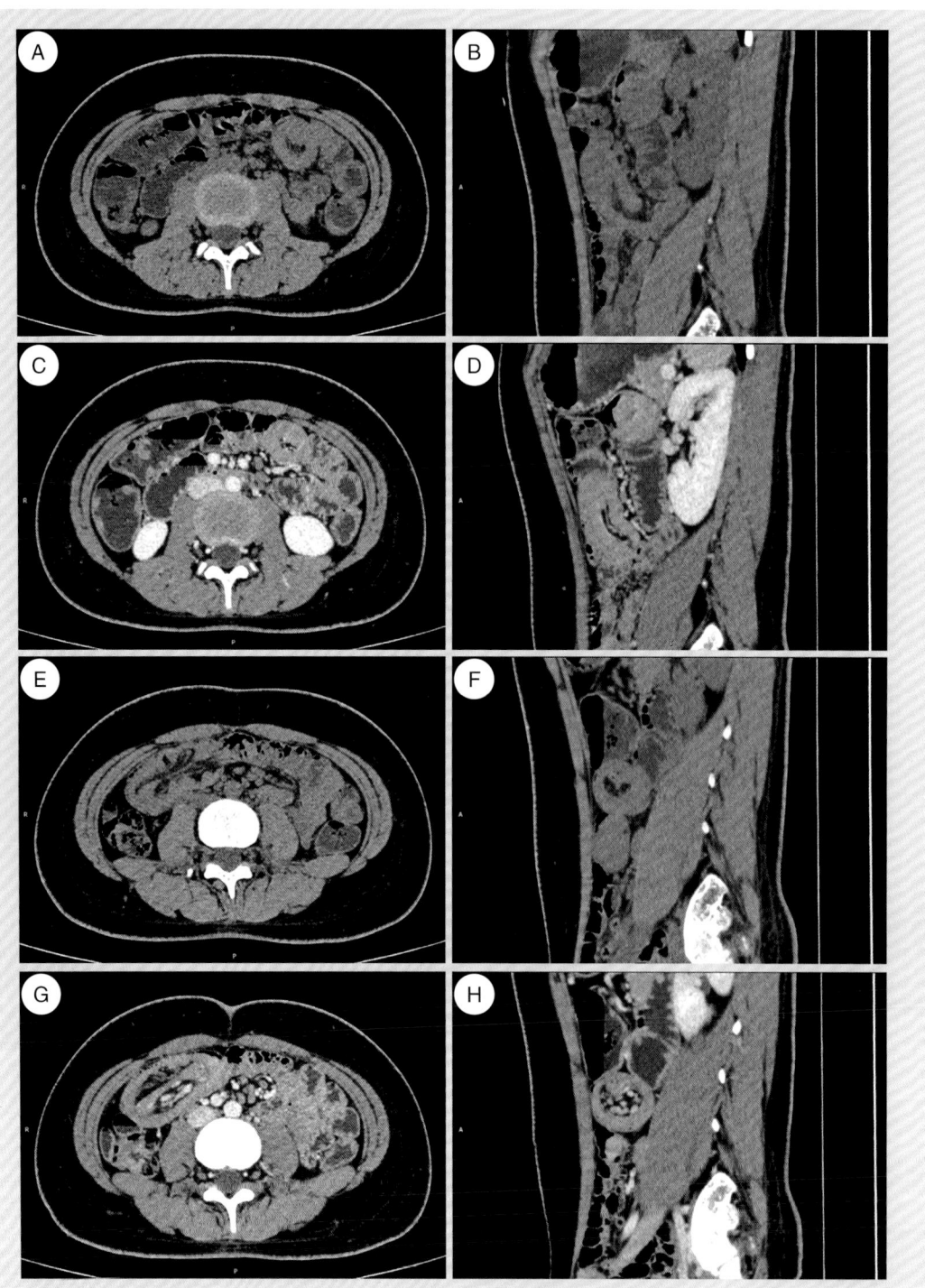

图4-3-38 肠套叠患者全腹平扫CT及增强CT图像（原始图）

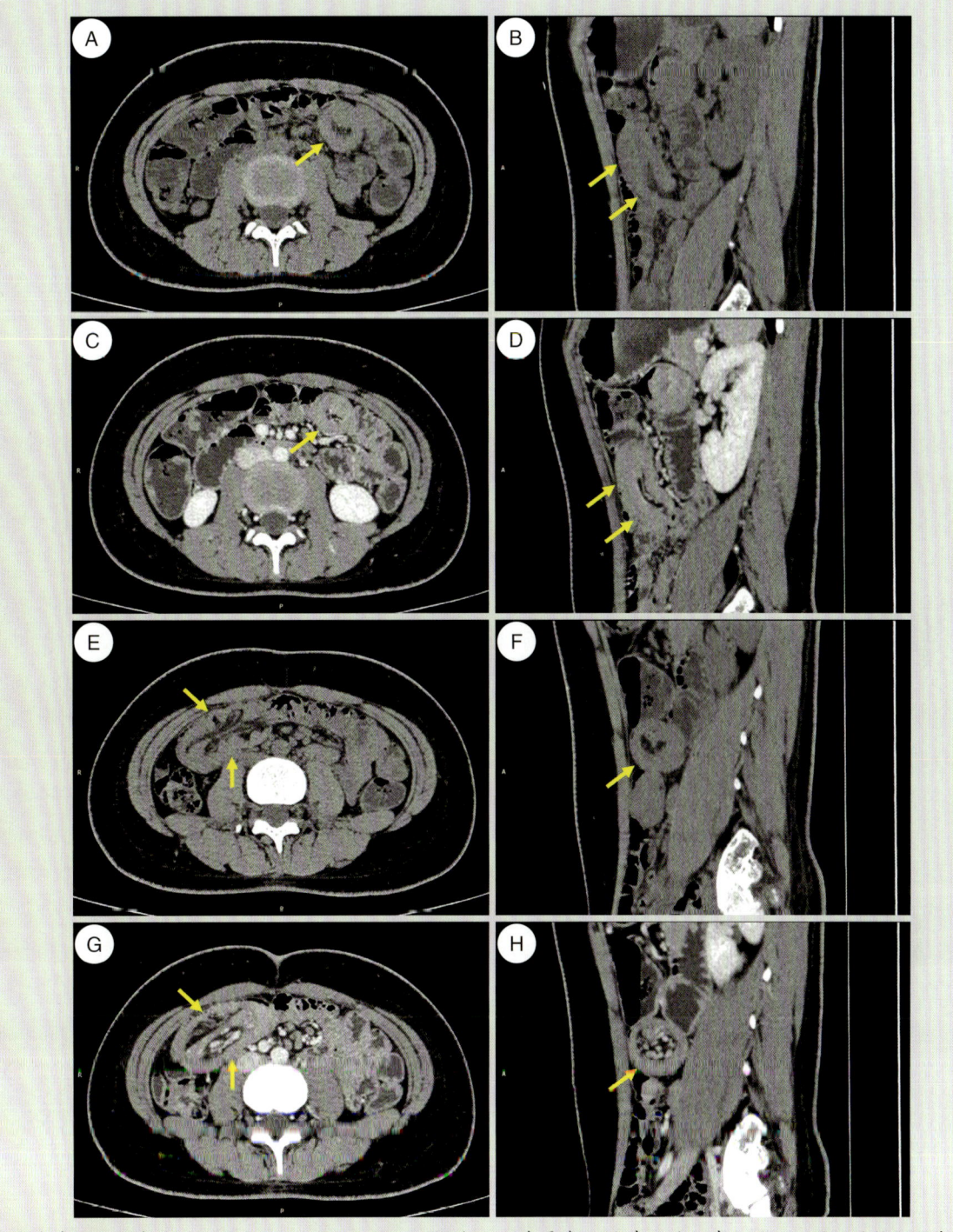

患者有两处肠套叠（分别为图A~图D和图E~图H）。肠套叠在CT上表现为具有三层同心圆环的软组织密度影，横截面呈"靶征"，水平相切时呈"套鞘征"。同心圆的最内层代表套入部的内层，外层为陷入的肠系膜，因其含有脂肪而呈低密度影，最外层是套入部的外层和鞘部。若口服对比剂扫描，则在套入部周围还可见高密度对比剂影。

图4-3-39 肠套叠患者全腹平扫CT及增强CT图像（标示图）

【肠套叠影像要点分析及小结】

肠套叠（intussusception）是指一段肠管套入邻近肠管内，是常见的急腹症，也是导致肠梗阻的重要原因之一，以婴幼儿发病率最高，在儿童中，男性比女性更常见，通常发病年龄为6~18个月[1]。临床主要表现为腹痛、便血、腹部包块三联征[2]。

儿童肠套叠多为原发性，超声无辐射且敏感性及特异性较高，一般作为其首选诊断方法，成人肠套叠多合并器质性病变，CT成像速度快，有助于查找病因，并且可判断肠套叠位置及累及肠管长度、有无肠缺血及穿孔等，因此作为成人肠套叠患者首选检查。钡剂或空气灌肠则兼具诊断及治疗作用，常用于婴幼儿及儿童。

钡剂灌肠主要的表现为：钡剂到达肠套叠部位时，钡剂前端突然停止前进，可见杯口状充盈缺损，部分患儿钡剂进入鞘部和套入部之间表现为弹簧状。随着压力增加，钡剂逐渐前行。整复成功后，肠管内杯口状充盈缺损消失，多量钡剂进入小肠。

超声诊断技术近年来逐渐用于肠套叠的诊断，并可鉴别套叠性质。当婴幼儿因怀疑肠套叠就诊时，因儿童腹壁薄，超声能够清晰反映肠套叠的包块形态及其内部结构，了解肠壁情况，并能分析血流频谱变化[3]。主要的超声影像学特点包括：①横切面图像显示为"同心圆征"或"靶环征"，中心圆的边缘轮廓多不规则，是由套入部肠管形成反折的浆膜及内层黏膜相互重叠挤压所致。同心圆的构成：外圆为较宽的环状低回声（为鞘部肠壁），其内部呈高低相间混合回声或呈一致性高回声（为套入部肠管、肠系膜、肠内容物等）。②纵切面呈"套筒征"或"假肾征"，周边为低回声带（为鞘部肠壁），紧贴其内侧的是呈高低混合回声的套入部肠管及肠系膜，中心部有的可见肠内容物、气体强回声。纵切面应仔细寻找套头部位，套头呈一椭圆形结构，还可显示套叠的颈部。③套入部肠管周围常可见到数个大小不等的肠系膜淋巴结，表现为椭圆形低回声结节。④继发肠梗阻时，表现为肠管扩张、肠蠕动异常、腹腔积液等。血流信号是超声检查的重点，彩色多普勒或能量多普勒可反映肠管血供情况，若未能检出现血流信号，则提示肠壁缺血坏死可能[4]。但超声检查出现的"同心圆征"或"靶环征"并不是肠套叠的特异性表现。中上腹部超声扫查时胃窦部也可出现该征象，但其动态观察时会随胃肠蠕动消失；而肠套叠在复位前同心圆会持续存在。此外胃肠道肿瘤时也可能出现"靶环征"和"假肾征"，但其形态不规则，肠壁厚薄不一，中心呈较强的活动气体反射。而肠套叠中心部靶环样强回声区多较稳定，鞘部形成外圆轮廓多较光滑完整。在临床工作中，超声作为一种安全有效的非侵入性检查手段，也可用于引导空气灌肠或液体灌肠对肠套叠进行复位[5]。

肠套叠CT影像学表现为具有3层同心圆环的软组织密度影，横截面呈"靶征"，水平相切时呈"套鞘征"。同心圆的最内层代表套入部的内层，外层为陷入的肠系膜，因其含有脂肪而呈低密度影，最外层是套入部的外层和鞘部。随着CT设备的进步，多层螺旋CT图像更可以立体重建显示解剖结构，甚至可以发现更细小的病变及黏膜的病变[4]。CT的直接表现[6]为：①"靶征"（或"同心圆征"）。套叠肠管长轴与CT扫描层面垂直或接近垂直时的表现，表现为鞘部、反折壁及套入部肠管3层结构的解剖关系呈类似"同心圆"改变，最内层为套入肠管，其外为陷入的肠系膜，连同其血管和脂肪纠集、扭曲卷入套入部，为不均匀密度影，常偏向于肠管一侧，多呈新月形或半月形表现，最外层为套鞘部肠管。②"肾形征"。套叠肠管长轴与CT扫描层面斜切时的表现，套鞘呈弧形围绕套入部，外形犹如肾脏轮廓，而套叠颈部的肠管、肠系膜状若肾蒂。③"彗星尾征"。为套叠尾部多见的征象，因肠系膜脂肪及血管牵拉、聚拢卷入套入部，表现为肿块附以线状血管影及低密度脂肪影，似彗星尾。④"双肠管征"/"腊肠征"。套叠肠管长轴与CT扫描层面平行或接近平行时的表现，多见于套入部较深、体部较长的患者。此外，CT的间接表现为：①肠壁增厚。②完全性或不完全性肠梗阻。③腹腔积液。④邻近肠系膜或筋膜增厚、边缘模糊。⑤腹膜后淋巴结肿大。

肠套叠诊断需结合病史、体格检查、实验室检查及影像学检查进行综合评价，影像对该疾病的诊断及严重程度的判断对于下一步的临床处理至关重要，需要影像医师对肠套叠有清晰而深刻的认识。

参考文献

[1] MCRAE J E, QUINN H E, SARAVANOS G L, et al. Paediatric Active Enhanced Disease Surveillance (PAEDS) annual report 2016: Prospective hospital-based surveillance for serious paediatric conditions[J]. Commun Dis Intell (2018), 2019, 43.

[2] EDWARDS E A, PIGG N, COURTIER J, et al. Intussusception: past, present and future[J]. Pediatr Radiol, 2017, 47(9): 1101-1108.

[3] 柏禹竹, 汪雪雁, 唐玉英, 等. 高低频超声结合在诊断小儿肠套叠中的应用价值[J]. 分子影像学杂志, 2022, 45(5): 697-700.

[4] 张明. 高频超声在儿童肠息肉合并肠套叠诊断中的应用价值[J]. 中国肛肠病杂志, 2021, 41(2): 37-38.

[5] CHUKWU I S, EKENZE S O, EZOMIKE U O, et al. Ultrasound-guided reduction of intussusception in infants in a developing world: saline hydrostatic or pneumatic technique[J]? Eur J Pediatr, 2023, 182(3): 1049-1056.

[6] KIM Y H, BLAKE M A, HARISINGHANI M G, et al. Adult intestinal intussusception: CT appearances and identification of a causative lead point[J]. Radiographics, 2006, 26(3): 733-744.

(三) 肠梗阻

【病例概要】

患者男性，29岁，因"确诊克罗恩病6年，腹部绞痛3天"来诊。腹痛以右下腹为著，无明显诱因，无呕吐、未停止排气、排便，否认手术外伤史。体格检查：腹壁平坦，呼吸运动正常，无皮疹、条纹、瘢痕、包块，未见胃肠型及蠕动波。腹软，右下腹压痛、无反跳痛、腹部肿块未触及，腹部移动性浊音阴性。肠鸣音活跃，10次/分。实验室检查：血红蛋白124g/L，白细胞计数6.5×10^9/L，中性粒细胞百分比57%，大便潜血弱阳性。

【图片资料】

1.超声表现

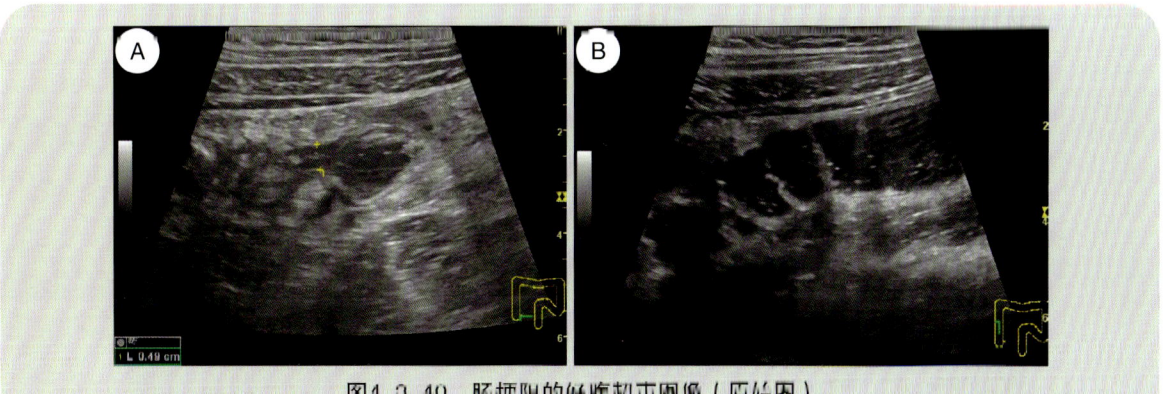

图4-3-40 肠梗阻的虚腹超声图像（原始图）

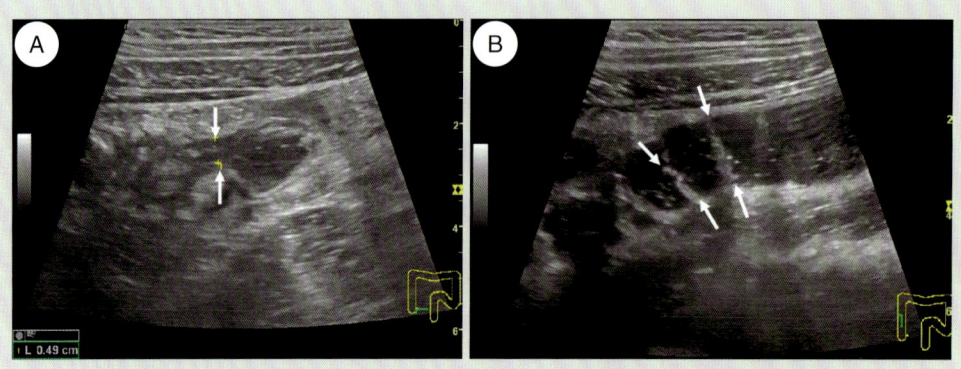

第4组小肠肠腔狭窄，较窄处宽约5 mm，近端小肠持续性扩张，可见肠内容物逆蠕动。A.狭窄的小肠肠腔，白箭头示小肠肠腔较窄处；B.狭窄近端扩张的肠段，白箭头示近乎垂直的长短不一的皱襞。

图4-3-41 肠梗阻的经腹超声图像（标示图）

2.CT表现

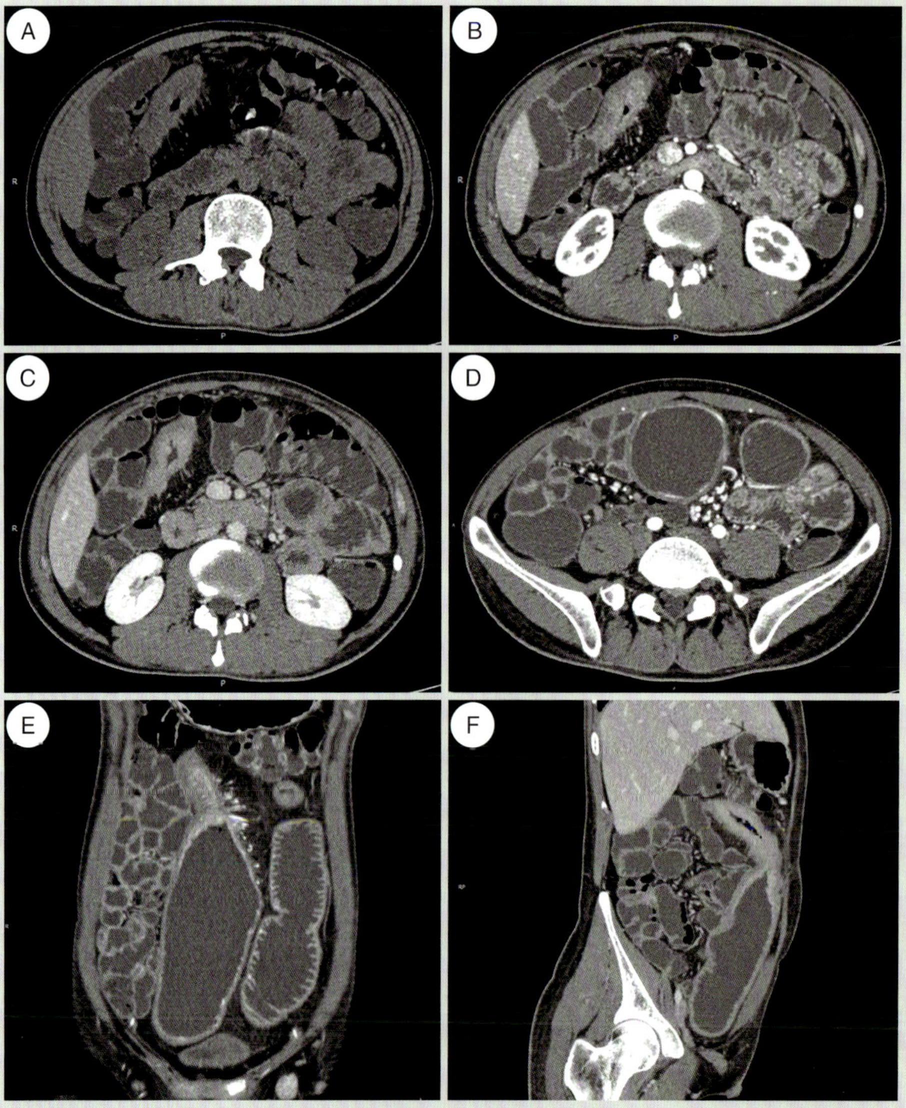

图4-3-42 肠梗阻的全腹平扫CT及增强CT图像（原始图）

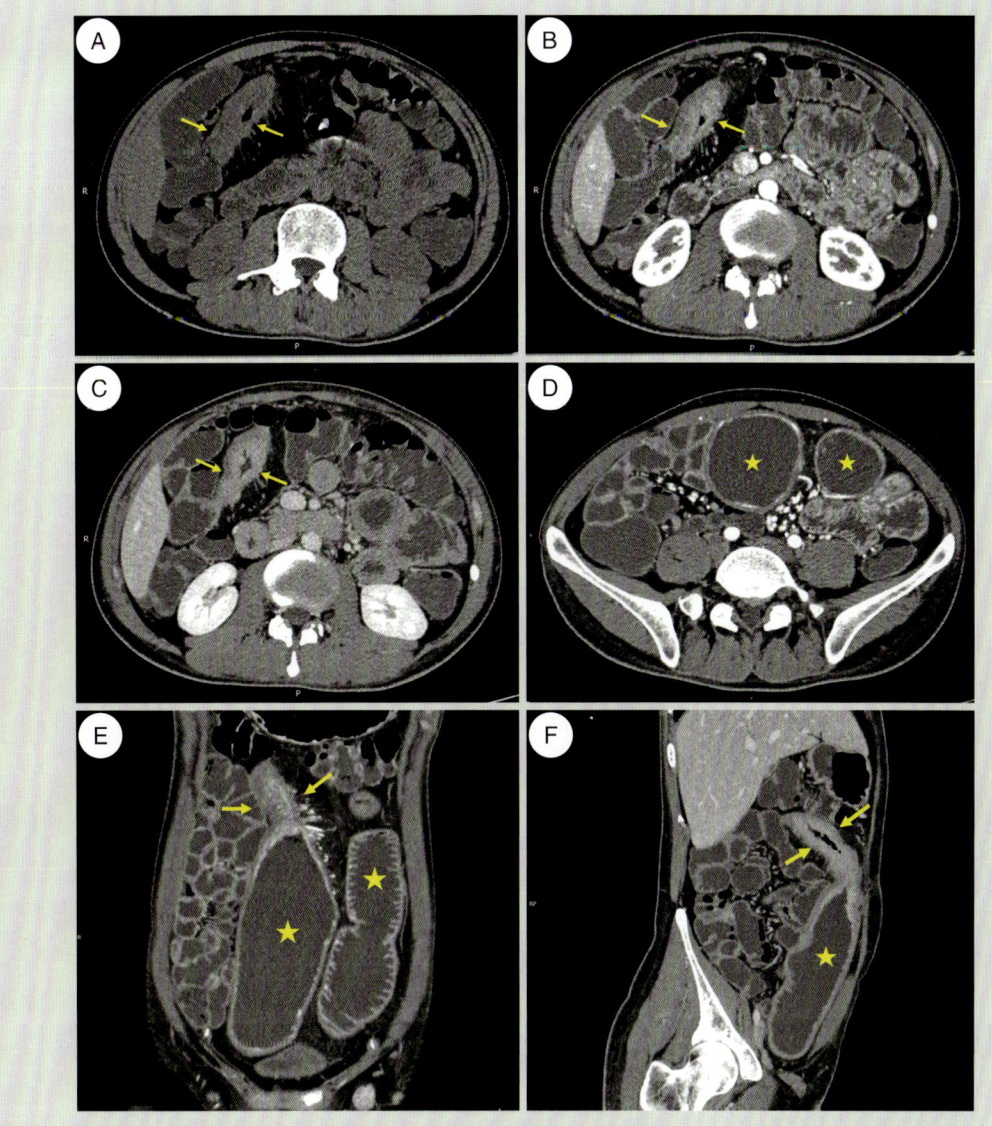

平扫（图A）第4组小肠见一段肠壁环周增厚、伴肠腔狭窄（黄箭头），增强扫描动脉期（图B）、静脉期（图C）显示病变肠段分层样强化，横断位（图D）、冠状位（图E）、斜冠状位（图F）显示狭窄肠段近侧明显扩张小肠（五角星）。

图4-3-43　肠梗阻的全腹平扫CT及增强CT图像（标示图）

【肠梗阻影像要点分析及小结】

肠梗阻（intestinal obstruction）是由各种原因引起肠腔内容物不能正常运行或通过障碍的一种疾病状态，是常见的外科急腹症，延误可出现肠坏死、腹膜炎等严重情况。根据发病的原因，肠梗阻分为三大类。①机械性肠梗阻：各种原因导致肠腔变窄，肠内容物不能通过，如肠粘连、炎症、肿瘤、肠套叠等，其中最常见的是腹腔粘连引起的肠梗阻。②动力性肠梗阻：由神经抑制或毒素刺激导致肠壁肌肉运动紊乱，使肠内容物不能通过，可分为麻痹性肠梗阻和痉挛性肠梗阻。麻痹性肠梗阻较常见，可发生在腹部手术后、腹部创伤或急性弥漫性腹膜炎患者。③血运性肠梗阻：由于肠系膜血管血栓形成或栓子栓塞，导致肠管血运循环障碍，失去蠕动能力，肠内容物停止运行而出现的肠麻痹现象。各种原因引起肠梗阻的共同临床表现有：①腹痛，呈阵发性剧烈绞痛，伴肠鸣。②呕吐，高位肠梗阻多在早期发生频繁呕吐，吐出物为胃内容物，低位小肠梗阻呕吐出现较晚。呕吐物为经发酵、腐败的肠内容物；结肠梗阻少有呕吐发生。③腹胀：低位肠梗阻较高位肠梗阻明显。④停止排气和排便。

肠梗阻的主要体征为可见肠型及肠蠕动，肠鸣音亢进。当有绞窄性肠梗阻或单纯性肠梗阻晚期，肠壁有坏死、穿孔合并腹腔内感染时，表现为腹膜炎体征。

肠梗阻的腹部平片主要表现为：①单纯性小肠梗阻典型的X线表现为梗阻以上肠腔扩张、积气，立位或水平侧位可见气液平面，梗阻以下的肠管塌陷无气或仅见少量气体，立位腹部平片主要表现为"阶梯状液面征"。②绞窄性肠梗阻既有梗阻以上肠腔扩大的表现，还有一些比较特征性的征象如"咖啡豆征""假肿瘤征""空回肠异位征"等。③麻痹性肠梗阻仰卧位腹部平片上表现为整个胃肠道普遍性扩张，胃、小肠和结肠均可见轻度到中度扩大、胀气；立位腹部平片主要表现为分布范围较广的小肠、结肠气液平面，这些平面宽窄不等[1]。

CT正确诊断肠梗阻部位和梗阻病因优于传统X线检查，并能评估有无肠缺血。CT检查具备较高的时间与空间扫描分辨率，且扫描时间短，可获取高质量的图像，有利于观察肠道解剖结构及形态特点，同时对梗阻区域做出判断，还可对肠壁、肠腔内积液及肿块等情况进行观察，增强扫描更有助于了解梗阻病因并确定肠系膜与肠壁的血供情况[2-3]。

超声对肠梗阻的诊断有一定优势，除了能清晰显示肠壁、回盲瓣和黏膜皱襞的结构，还可用于其他梗阻性病变（如粪石、肿瘤等）的检查，结合肠蠕动，对早期肠梗阻的诊断也有重要价值[4]。肠梗阻主要的超声表现为：①肠管扩张伴积液、积气，小肠部位可见梗阻扩张的肠管内径超过3 cm（正常小肠管径小于3 cm），并可显示扩张肠管内的液体、气体及肠内容物，呈液性回声及中强点状回声。②肠蠕动异常，梗阻近端扩张的肠管蠕动活跃，伴有液体无回声及气体点状强回声的往返流动；麻痹性肠梗阻受累肠管蠕动减弱或消失，动态观察无明显肠蠕动。③肠腔内可见与肠壁近乎垂直的长短不一肠黏膜皱襞的线状回声，由肠壁向肠腔内延伸，称为"键盘征"[5]。④肠管张力状态改变，扩张的肠管外壁光滑、圆润、富有弹性感。肠坏死时局部肠壁膨胀性及张力下降，肠管壁下塌，管壁线平直，弹性消失。⑤有时可见腹腔积液。

目前，临床对此类疾病的治疗方法的确定主要依赖于影像学检查。通过腹部平片、CT及超声对肠梗阻的早期诊断，为患者提供早期治疗，阻断病情进展，可明显改善患者的临床预后。

参考文献

[1] 金征宇，龚启勇. 医学影像学[M]. 北京：人民卫生出版社，2015.

[2] 金鑫. 多层螺旋CT与腹部X线平片对急性肠梗阻的诊断价值对比[J]. 中国肛肠病杂志，2022，42（2）：36-38.

[3] SCAGLIONE M, GALLUZZO M, SANTUCCI D, et al. Small bowel obstruction and intestinal ischemia: emphasizing the role of MDCT in the management decision process[J]. Abdom Radiol (NY), 2022, 47 (5): 1541-1555.

[4] 孙圣，刘璟怡，马秀梅. 超声和螺旋CT以及腹部X线诊断肠梗阻的临床价值[J]. 影像研究与医学应用，2021，5（9）：12-14.

[5] 任东卫，常才. 超声诊断学[M]. 北京：人民卫生出版社，2015.

(四)阑尾炎

【病例1概要】

患者男性,35岁,因"右下腹痛10天,发热3天"就诊。腹痛无明显诱因,无肉眼血尿,无呕吐、腹泻。3日前开始发热,最高温度38.5℃,无头晕、头痛,无恶心、呕吐,否认手术外伤史。曾于外院就诊,给予奥美拉唑及头孢硫脒治疗后,症状无明显改善,疼痛较前加重。体格检查:全腹稍胀,腹肌稍紧张,麦氏点压痛及反跳痛,未触及明显肿块。实验室检查:白细胞计数 10.3×10^9/L,中性粒细胞百分比80%。

【图片资料】

1.超声表现

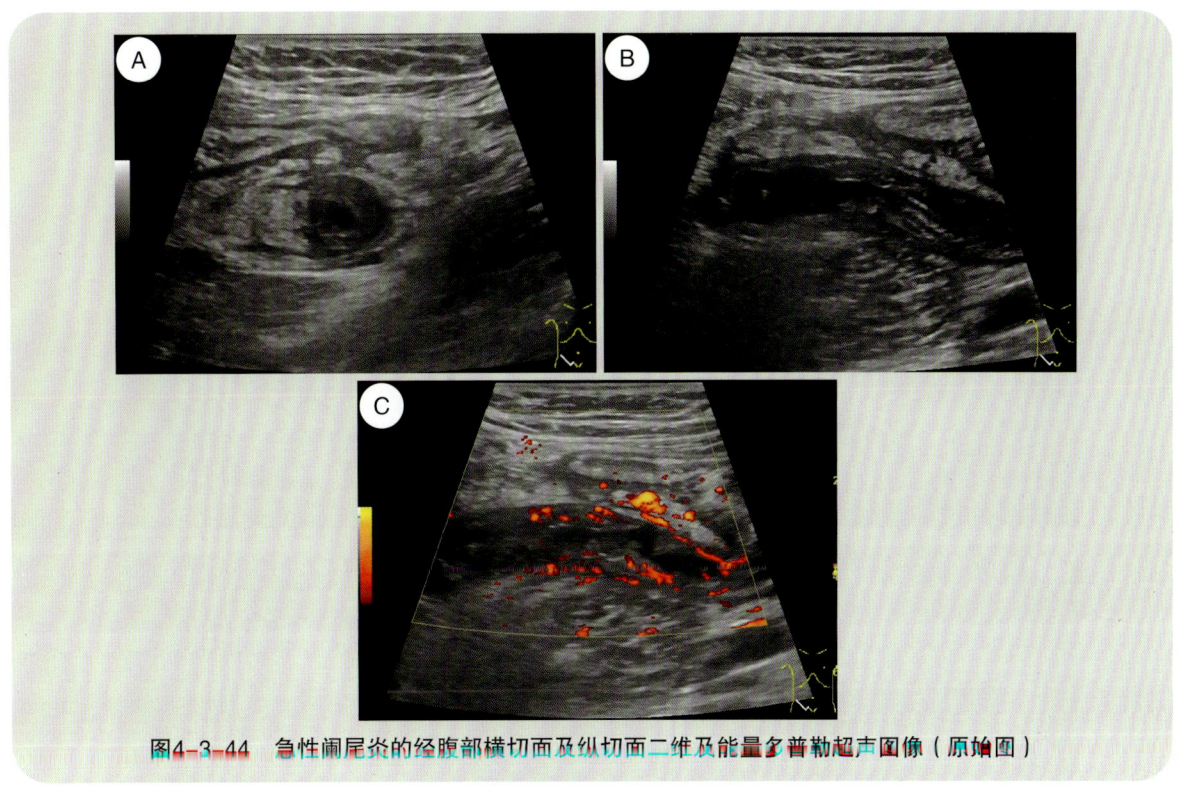

图4-3-44 急性阑尾炎的经腹部横切面及纵切面二维及能量多普勒超声图像(原始图)

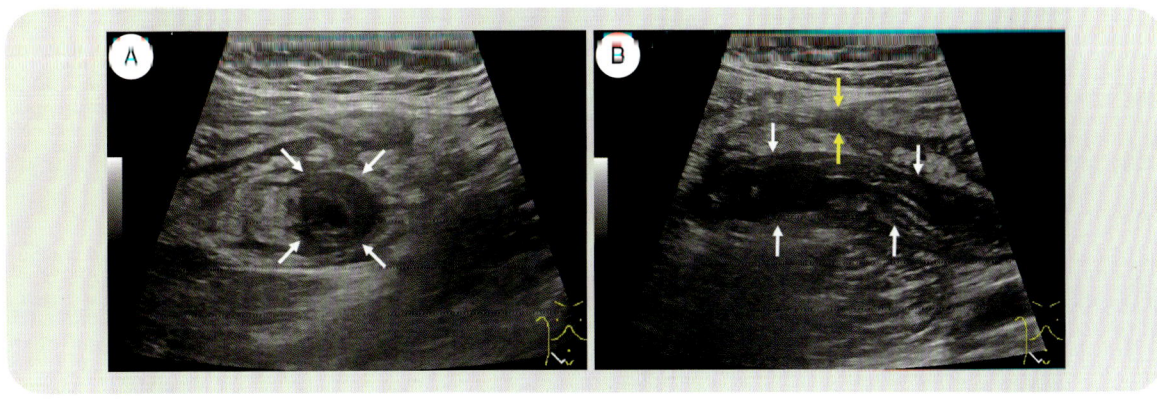

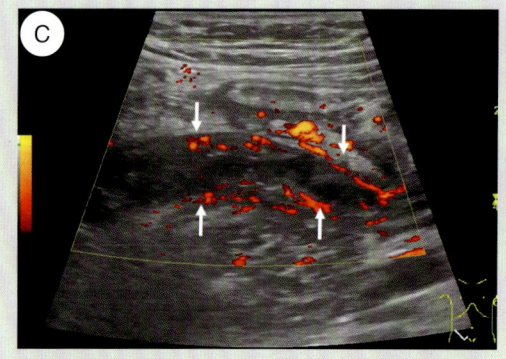

右下腹阑尾区可见杆样管状结构，宽约16 mm，管壁厚5 mm，双层状，管壁回声欠连续，管腔扩张（图A～图B，白箭头），周围可见少量不规则小片状炎性渗出，肠周可见少量液性暗区（图B，黄箭头），未见明显脓肿回声；肠周可见增厚脂肪组织包绕。能量多普勒：增厚的阑尾壁及周围增厚脂肪组织均探及丰富的血流信号（图C，白箭头）。

图4-3-45 急性阑尾炎的经腹部横切面及纵切面二维及能量多普勒超声图像（标示图）

2.CT表现

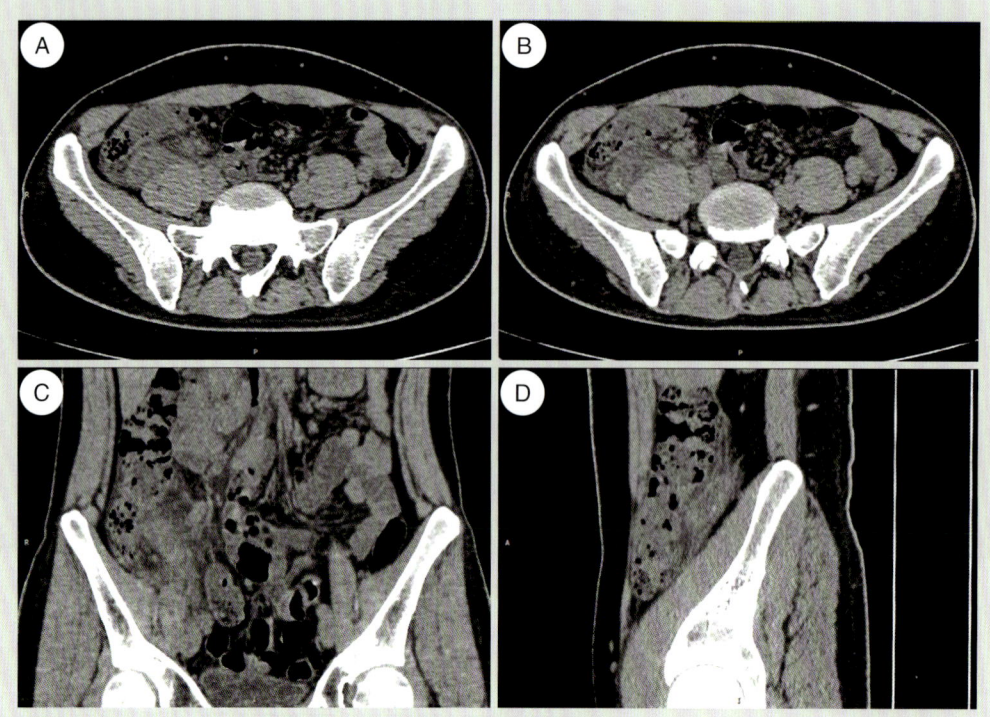

图4-3-46 急性阑尾炎的CT平扫图像（原始图）

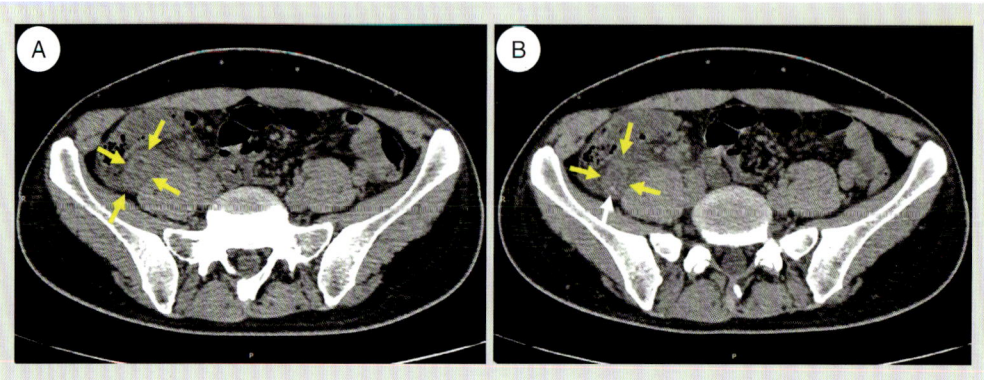

第四章 胃肠疾病

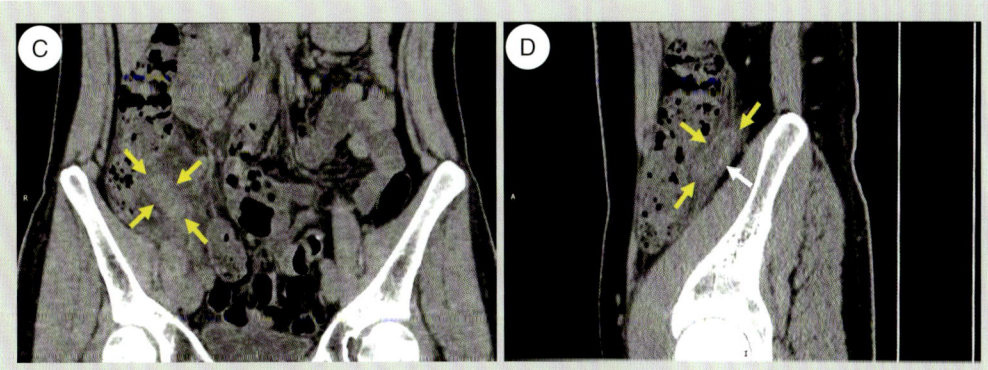

A~D.阑尾明显增粗、肿胀（黄箭头），最宽处直径约15 mm，阑尾内可见较多低密度积液及一个点状高密度影（白箭头），提示为粪石；阑尾周围脂肪间隙模糊，提示炎性渗出。

图4-3-47 急性阑尾炎的CT平扫图像（标示图）

【病例2概要】

患者男性，37岁，因"右下腹隐痛伴1月余"就诊。腹痛无明显诱因，无肉眼血尿，无呕吐、腹泻，无发热，否认手术外伤史。体格检查：腹壁平坦，腹肌稍紧张，脐周及右下腹压痛、反跳痛，以麦氏点明显，未触及明显肿块。实验室检查：白细胞计数8.9×10^9/L，中性粒细胞百分比60%。术后病理诊断：慢性阑尾炎。

【图片资料】

1.超声表现

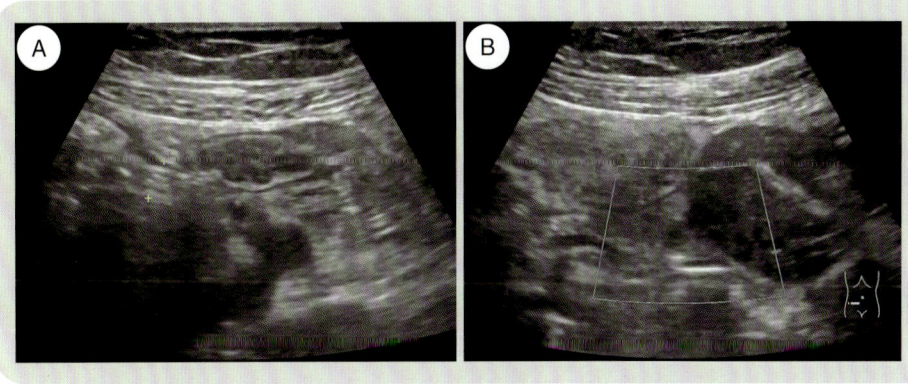

图4-3-48 慢性阑尾炎的经腹部二维及彩色多普勒超声图像（原始图）

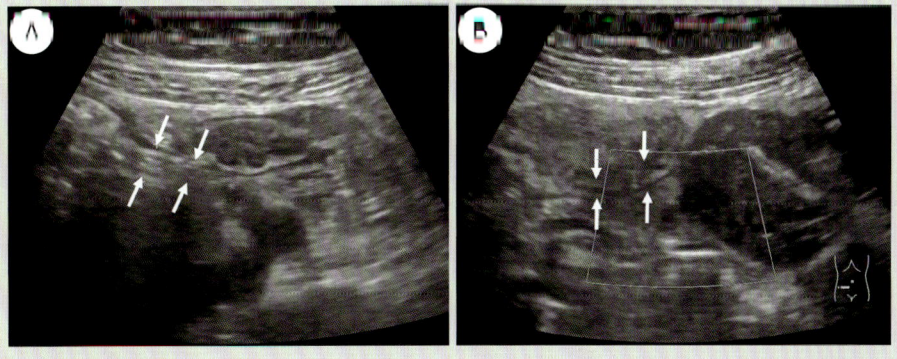

右下腹阑尾区见杆样管状结构，宽约7 mm，管壁厚3 mm，增厚不明显，管壁双层状，回声稍增强，管腔未见明显扩张，周围见增厚的脂肪组织，未见明显脓肿或积液回声；肠周可见增厚脂肪组织包绕。能量多普勒：管壁未见明显血流信号。A、B走行迂曲（白箭头），管腔未见明显扩张的阑尾。局部探头压痛、反跳痛明显。

图4-3-49 慢性阑尾炎的经腹部二维及彩色多普勒超声图像（标示图）

2.CT表现

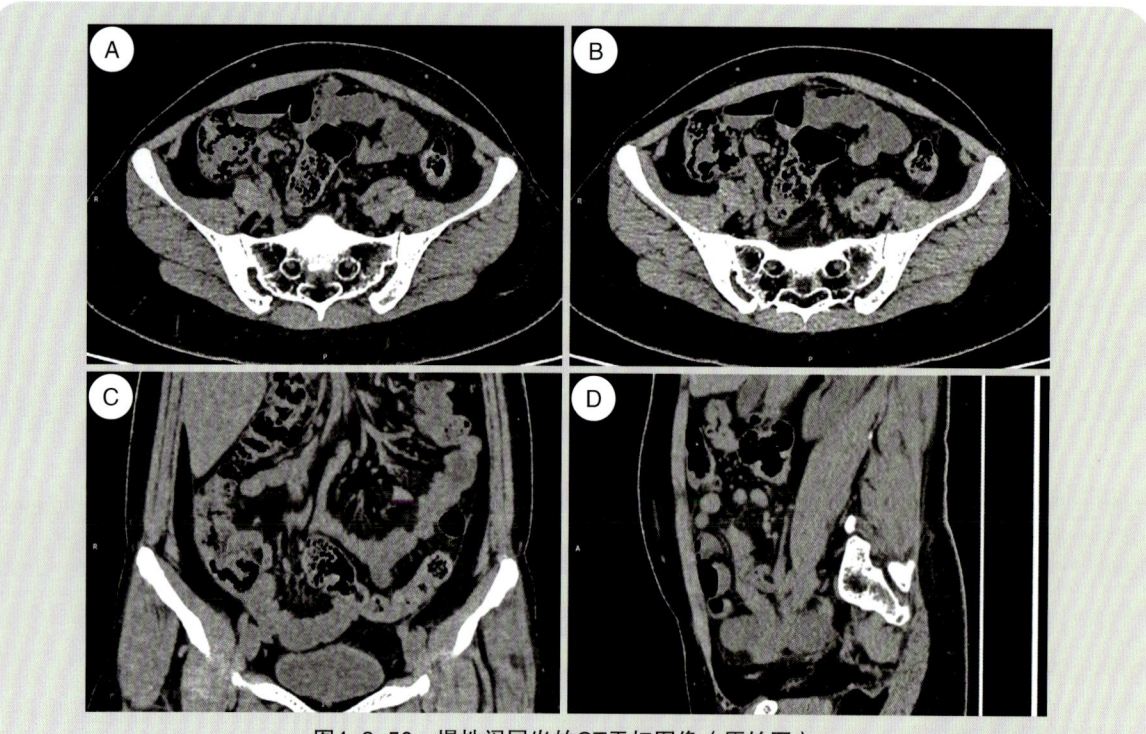

图4-3-50 慢性阑尾炎的CT平扫图像（原始图）

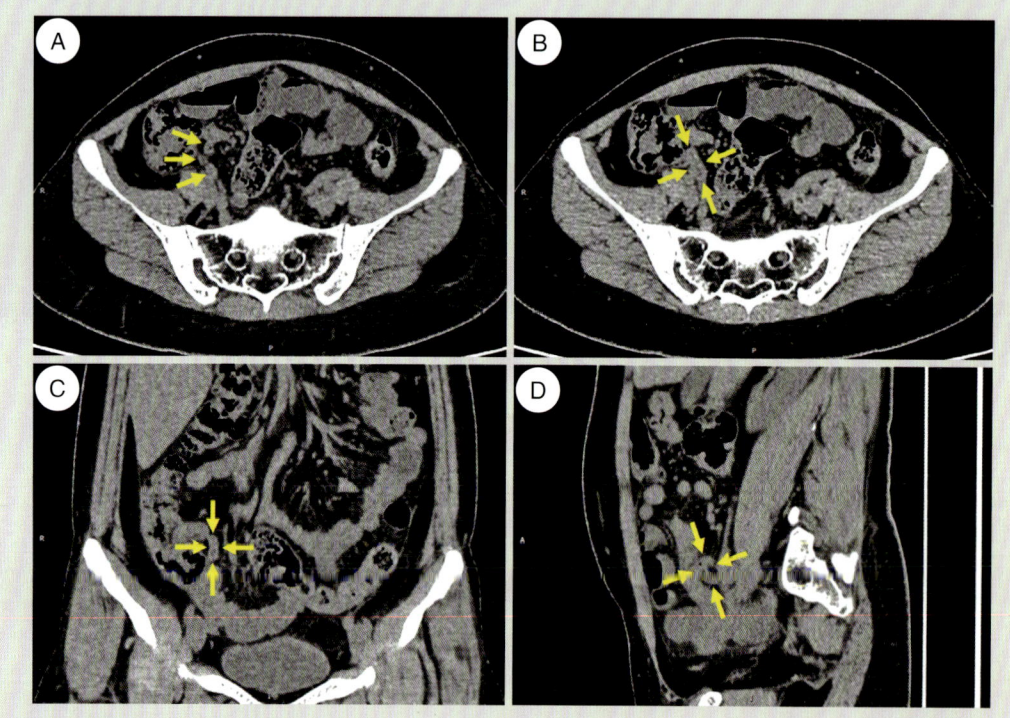

A~D.阑尾呈盘曲状，阑尾稍增粗（黄箭头），直径约8 mm，管壁稍增厚，其内未见异常密度影，阑尾周围脂肪间隙清晰。

图4-3-51 慢性阑尾炎的CT平扫图像（标示图）

【阑尾炎影像要点分析及小结】

1.急性阑尾炎

急性阑尾炎（acute appendicitis）是外科常见病，居各种急腹症的首位。临床将阑尾炎主要分为3种类型，即单纯性阑尾炎、化脓性阑尾炎、坏疽性阑尾炎。单纯性阑尾炎系病变早期，阑尾的主要改变是充血、水肿及白细胞浸润，腔内少量积液或积脓，阑尾轻度肿胀。如果单纯性阑尾炎不加控制，可进展为化脓性阑尾炎，此时阑尾壁各层均受累，并形成小脓肿。阑尾肿胀明显，腔内积脓，浆膜高度充血并有脓性渗出物附着。阑尾周围腹腔内可有脓性渗出液。临床表现为转移性右下腹痛、反跳痛，患者常有发热和白细胞总数升高。化脓性阑尾炎进一步加剧为坏疽性阑尾炎。此时阑尾管壁充血、坏死、常有穿孔，并有较多渗出液。此类患者多有弥漫性腹膜炎，表现为右下腹甚至全腹压痛、肌紧张或肠麻痹，如发展速度较慢，阑尾穿孔后往往只出现炎性包块或脓肿，临床可扪及压痛性肿块。

腹部超声是临床应用较为广泛的影像学检查手段，能够清晰显现患者阑尾形态、大小、周边系膜等情况。超声具有操作简单、成本低、非侵入性和无电离辐射等优点，将其作为急性阑尾炎的诊断方法能使患者受益并降低医疗成本，尤其是对于急诊患者[1]。急性阑尾炎主要的超声可表现为：①阑尾内径>6 mm；②不可压缩；③肠壁增厚或肠腔扩张，充满脓性内容物；④最初肠壁层次保持不变，但是炎症越重，肠壁层次的破坏越多；⑤阑尾的位置为最大压痛点；⑥周围的脂肪组织回声增强，严重的病例回声减低，可见脓性渗出；⑦邻近的肠管如盲肠和回肠末端常受累及、增厚。急性化脓性阑尾炎及急性坏疽性阑尾炎患者超声诊断准确率较高，可达90%，但急性单纯性阑尾炎患者超声诊断准确率相对较低，可能是因为急性单纯性阑尾炎患者炎性病变局限于黏膜及黏膜下层，炎性渗出较少，阑尾管壁增厚不明显，管腔伴或不伴扩张，阑尾与周围正常肠系膜组织及肠管回声难以甄别，超声检查难以发现[2]。但是超声检查便捷、无辐射、可重复。依然有很大应用价值。

CT是外科急腹症诊断与鉴别诊断最为常用、可靠、快速的辅助检查方法，具有扫描速度快、成像质量高、可增强扫描的特点，能精准定位阑尾位置及周围比邻情况，腔内粪石、积液积气等显示直观，同时多平面重建后测量的阑尾管径更为准确，对阑尾肿胀程度评估更为准确。急性阑尾炎CT影像学表现[3]主要为：①阑尾壁增厚>3 mm，增强CT显示增厚阑尾壁明显强化。②阑尾增粗伴积液，阑尾直径>6 mm，其内可伴粪石。③"阑尾周围脂肪条纹征"：阑尾周围脂肪组织内可见片絮状及条纹状模糊影。④肠系膜淋巴结肿大，最大径>5 mm，周围伴有肠系膜炎性改变。不同病理类型急性阑尾炎在CT上的表现亦有其特征性。例如，急性单纯性阑尾炎在CT可见阑尾增粗，直径在6 mm以上，边界多清晰，管腔内可见液体影；急性化脓性阑尾炎在CT扫描亦可见阑尾增粗，但直径在10 mm以上，且边界模糊；急性坏疽性阑尾炎在CT扫描典型征象为阑尾周边积气明显，邻近系膜增粗明显。目前有大型实用试验和系统回顾发现低剂量CT（low-dose CT，LDCT）诊断效能可与常规剂量CT（conventional-dose CT，CDCT）媲美，更适合对儿童急性阑尾炎进行诊断[4]。

2.慢性阑尾炎

大多数慢性阑尾炎（chronic appendicitis）由急性阑尾炎转变而来，少数也可开始即呈慢性过程。主要的病变为阑尾壁不同程度的纤维化及慢性炎性细胞浸润。患者既往常有急性阑尾炎发作病史，经常有右下腹疼痛，剧烈活动或饮食不节可诱发急性发作[5]。

慢性阑尾炎的主要的超声表现为阑尾走行扭曲，肠壁层次模糊，回声正常或增强，边缘毛糙，与周围组织分界不清，管腔显示欠清，蠕动性差，有时仅表现为阑尾区增强的条索状回声[6]。慢性阑尾炎患者因炎症长期反复发作，在缓解期肠壁炎症水肿不明显，管腔无扩张积液，管径可能正常。

慢性阑尾炎主要的CT表现为阑尾走行扭曲，肠腔狭窄或增宽，增强有均匀强化，部分腔内可见高密度结石影[7]。阑尾周围脂肪间隙清晰，无或少见液体及气体影。慢性阑尾炎增粗阑尾需要与正常变异粗大的阑尾相鉴别，正常变异粗大的阑尾无反复下腹部疼痛的临床症状，CT增强扫描不会异常强化。同时也需要与急性阑尾炎相鉴别，急性阑尾炎常在阑尾增粗基础上有积液或气体，周围脂肪间隙模糊，临床症状重。

阑尾炎诊断需结合病史、体格检查、炎症指标及影像学检查进行综合评价，影像对该疾病的诊断及严重程度的判断对于下一步的临床处理至关重要，需要超声医师及影像医师对急性阑尾炎有清晰而深刻的认识。

参考文献

[1] ALTUĞ E，ŞENER K，ÇAKIR A，et al. Accuracy of emergency physician bedside ultrasonography compared with private teleradiologist for acute appendicitis diagnosis[J]. Ir J Med Sci.2023，192（3）：1473-1479.

[2] 余俊丽，刘广健，文艳玲，等.超声检查对不同病理类型阑尾炎的诊断价值[J]. 中华医学超声杂志（电子版），2015，12（6）：467-472.

[3] MONSONIS B，MANDOUL C，MILLET I，et al. Imaging of appendicitis：Tips and tricks[J]. Eur J Radiol，2020，130：109165.

[4] PARK J H，SALMINEN P，TANNAPHAI P，et al. Low-Dose Abdominal CT for Evaluating Suspected Appendicitis in Adolescents and Young Adults：Review of Evidence[J]. Korean J Radiol，2022，23（5）：517-528.

[5] 陈孝平，王建平，赵继宗.外科学[M].北京：人民卫生出版社，2018.

[6] 梁雪薇，黄一帆，王东雁，等.彩色多普勒超声诊断阑尾炎68例临床分析[J]. 中华医学超声杂志（电子版），2011，8（3）：632-635.

[7] KAEWLAI R，WONGVEERASIN P，LEKANAMONGKOL W，et al. CT of appendicoliths in adult appendicitis：clinical significance and characteristics of overlooked cases[J]. Eur Radiol，2024，34（4）：2534-2545.

（五）小肠肿瘤

【病例1概要】（小肠淋巴瘤）

患者男性，39岁，因"腹泻4月余"前来就诊。患者4个月前开始出现腹泻，6～7次/天，黄色水样便，伴乏力，不伴有腹痛、恶心、呕吐、低热等症状。2022年3月遂至当地医院就诊，腹部彩色多普勒超声提示：右下腹巨大包块。肠镜提示：回肠末端10 cm见肠腔僵硬，黏膜充血水肿，表面呈铺路石样改变，考虑可能为克罗恩病。患者近日乏力、体重下降明显，无腹痛、腹泻、恶心、呕吐等症状。患者自发病以来，体重下降5 kg左右。

体格检查：腹壁平坦，呼吸运动正常，无皮疹、瘢痕。无腹壁静脉曲张，未见胃肠型及蠕动波。腹软，无压痛、反跳痛，右下腹触及肿块。肝脾肋下未触及，肝区双肾区无叩痛，腹部移动性浊音阴性，肠鸣音正常，5次/分。无震水音。

实验室检查：2022年4月6日至2022年4月29日CA125 59.100 U/mL↑。

入院后完善各项检查，行3程R-hyperCVAD化疗后行右下腹肿物手术切除，术后病理：符合小肠Burkitt淋巴瘤。

【图片资料】

1.超声表现

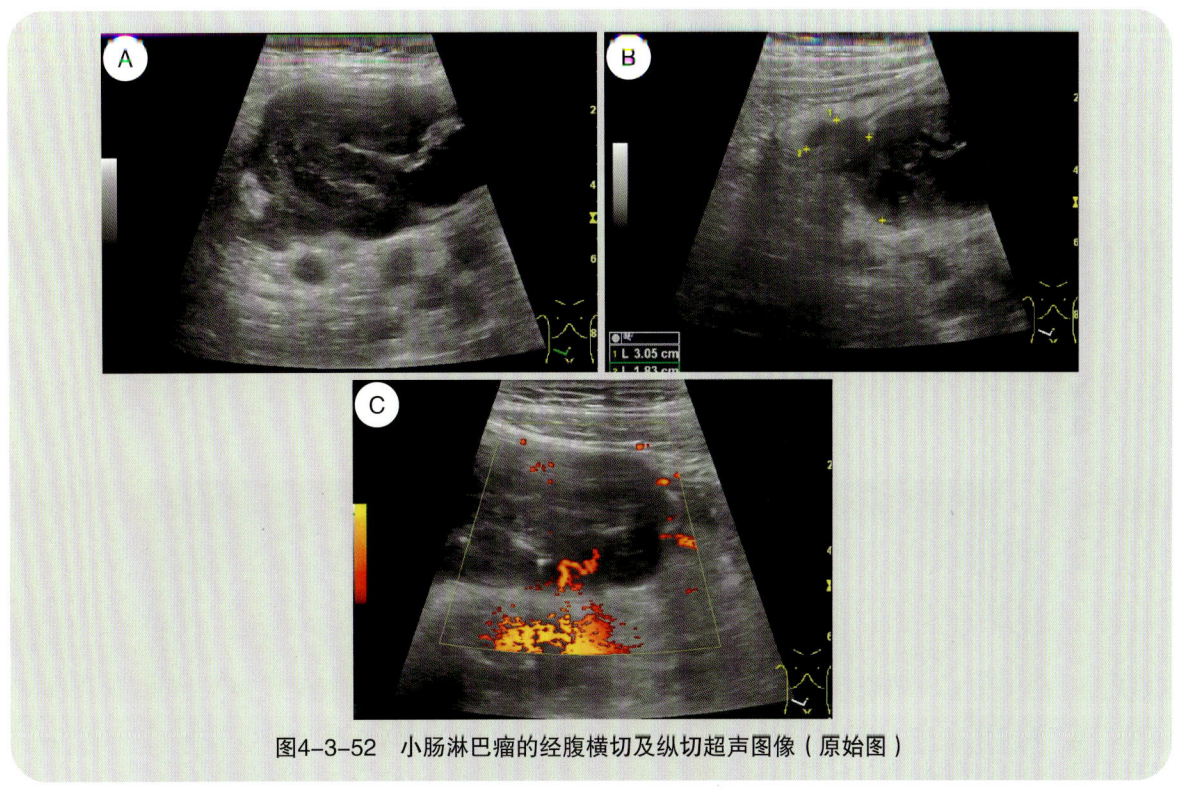

图4-3-52 小肠淋巴瘤的经腹横切及纵切超声图像（原始图）

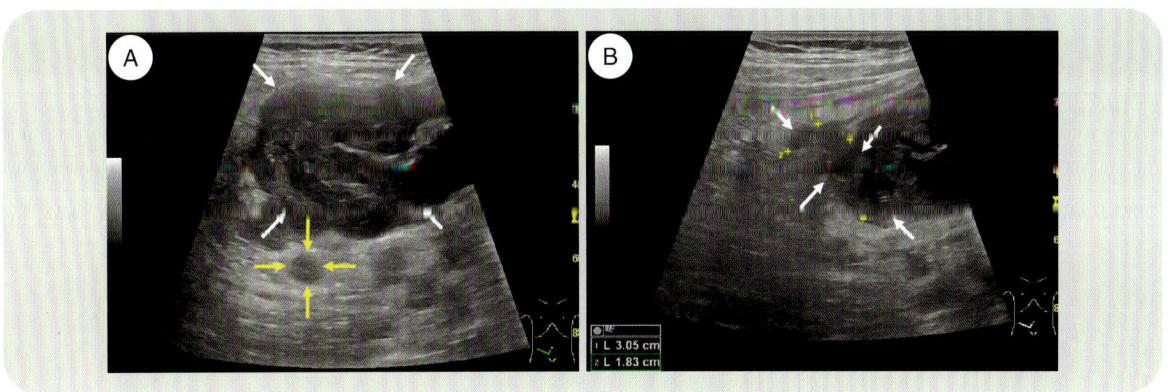

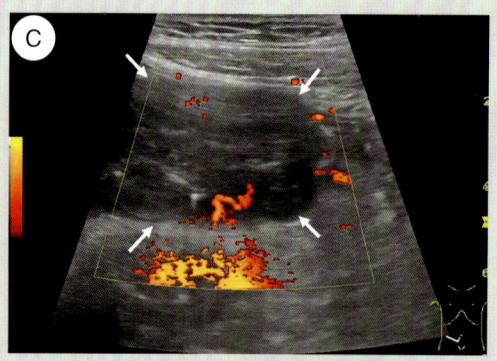

回盲部-回肠末段局部肠壁增厚，增厚程度不均匀，纵切面呈"假肾征"，肠壁层次不清，回声减低；肠壁周围可见增厚脂肪组织，回声增高、模糊；肠周可见多发片状低回声区，较大范围约31 mm×18 mm，以及多发肿大淋巴结。A.增厚的肠壁，白箭头：增厚肠壁纵切面呈"假肾征"，黄箭头：肠周肿大淋巴结；B.肠周片状低回声区；C.白箭头：增厚肠壁纵切面呈"假肾征"，能量多普勒：肠壁增厚，可见长条状血流信号（Limberg Ⅲ级）。超声诊断：回盲部-回肠末段局部肠壁增厚，增厚程度不均匀，血供丰富，肠周多发肿大淋巴结，考虑淋巴瘤可能性大。肠周多发片状低回声，考虑渗出灶。

图4-3-53 小肠淋巴瘤的经腹横切及纵切超声图像（标示图）

2.CT表现

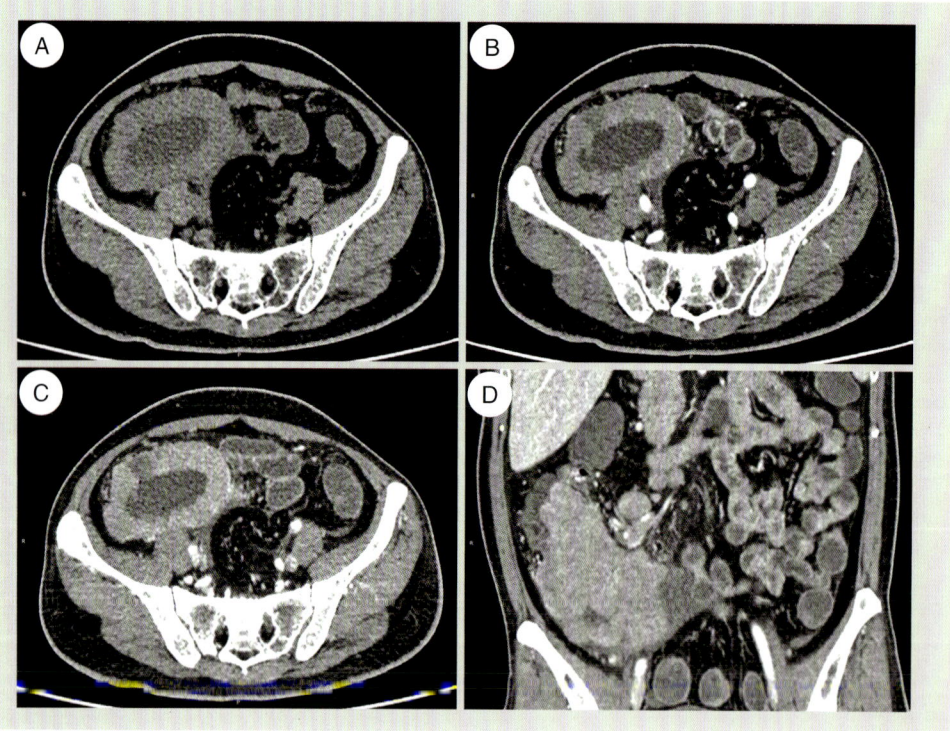

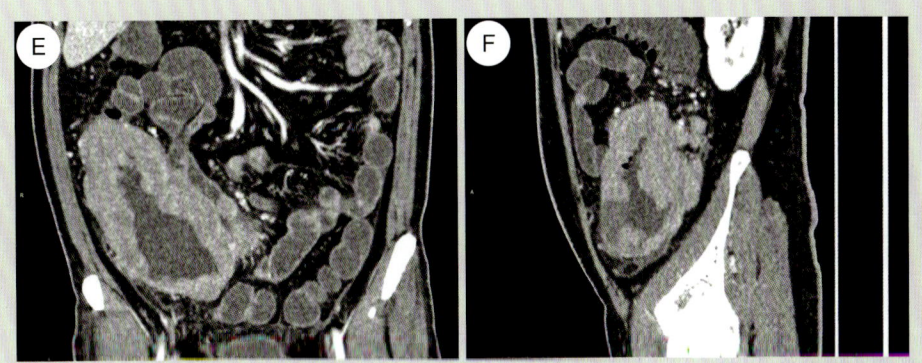

图4-3-54 小肠淋巴瘤患者全腹平扫CT及增强CT图像（原始图）

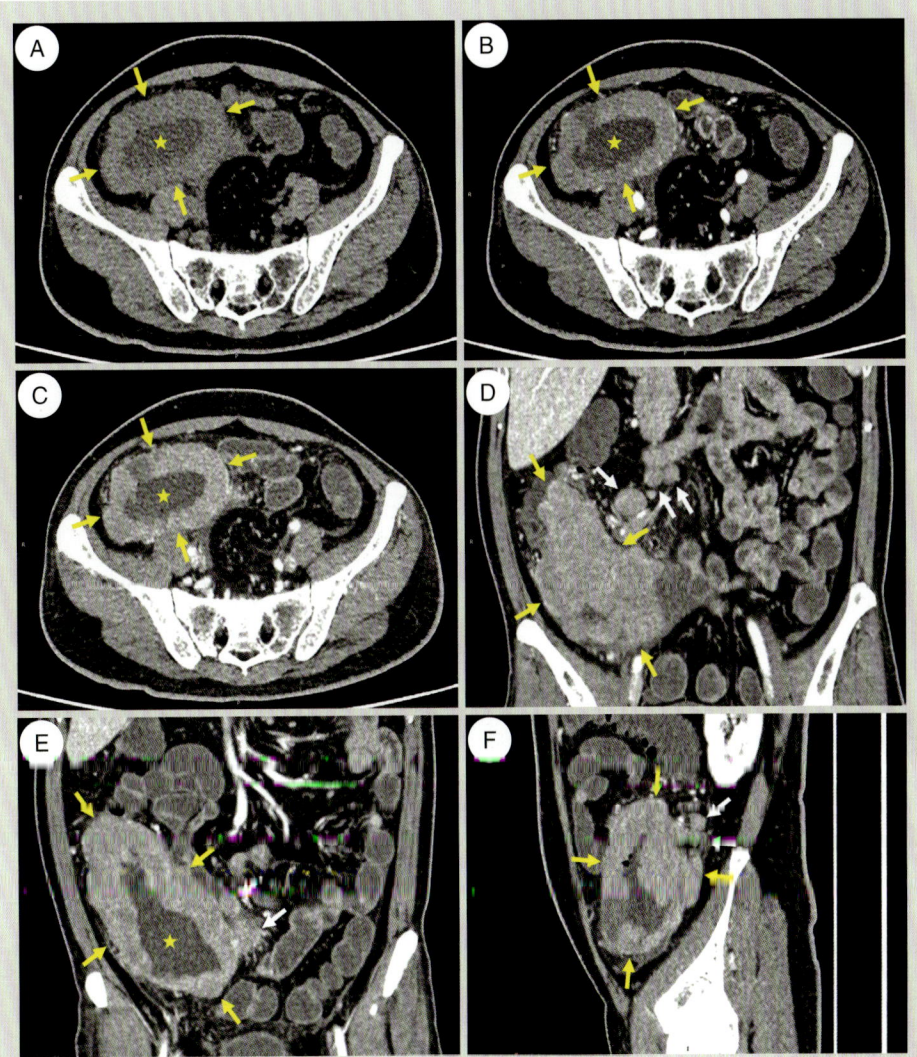

A.平扫；B.动脉期；C～F.静脉期。回肠末段-回盲部肠壁环周明显增厚（黄箭头），增强扫描以中度均匀强化为主，少部分区域呈轻度强化。病变肠段肠腔呈动脉瘤样扩张（五角星），近端肠管未见扩张。肠周脂肪间隙模糊，见多发条索影及少量积液影。病变肠旁肠系膜内见多发肿大淋巴结（白箭头），提示淋巴结浸润。

图4-3-55 小肠淋巴瘤患者全腹平扫CT及增强CT图像（标示图）

3.PET/CT表现

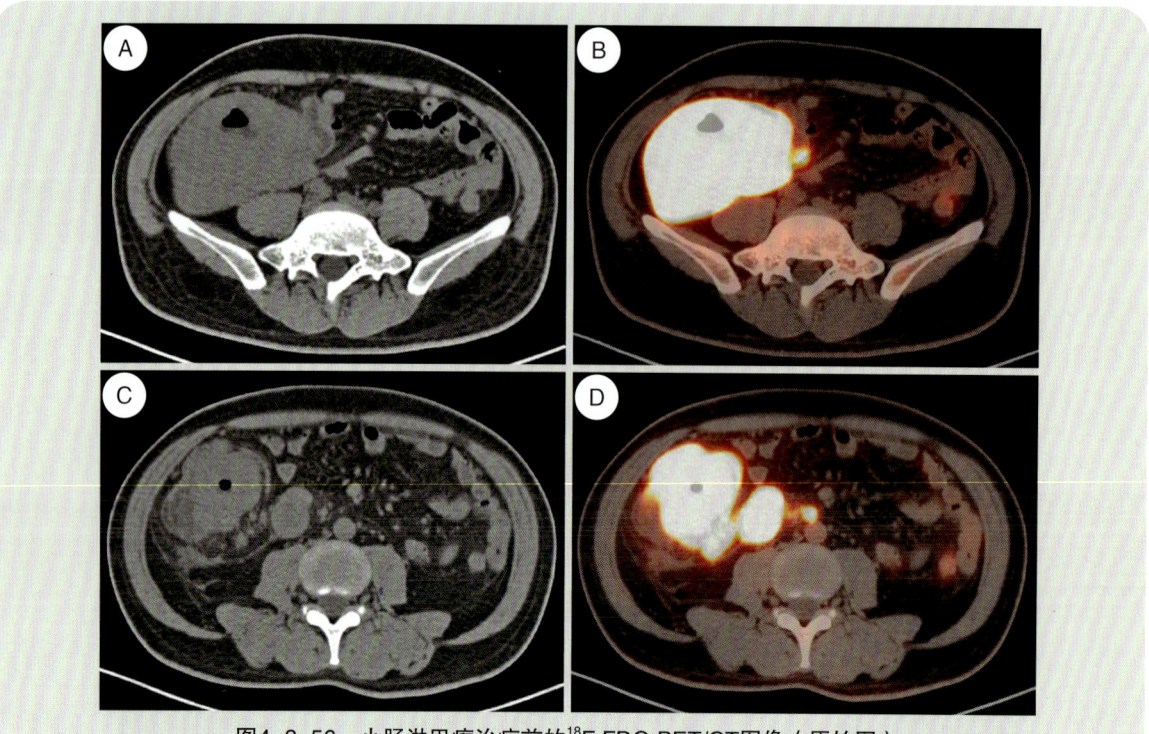

图4-3-56 小肠淋巴瘤治疗前的^{18}F-FDG PET/CT图像（原始图）

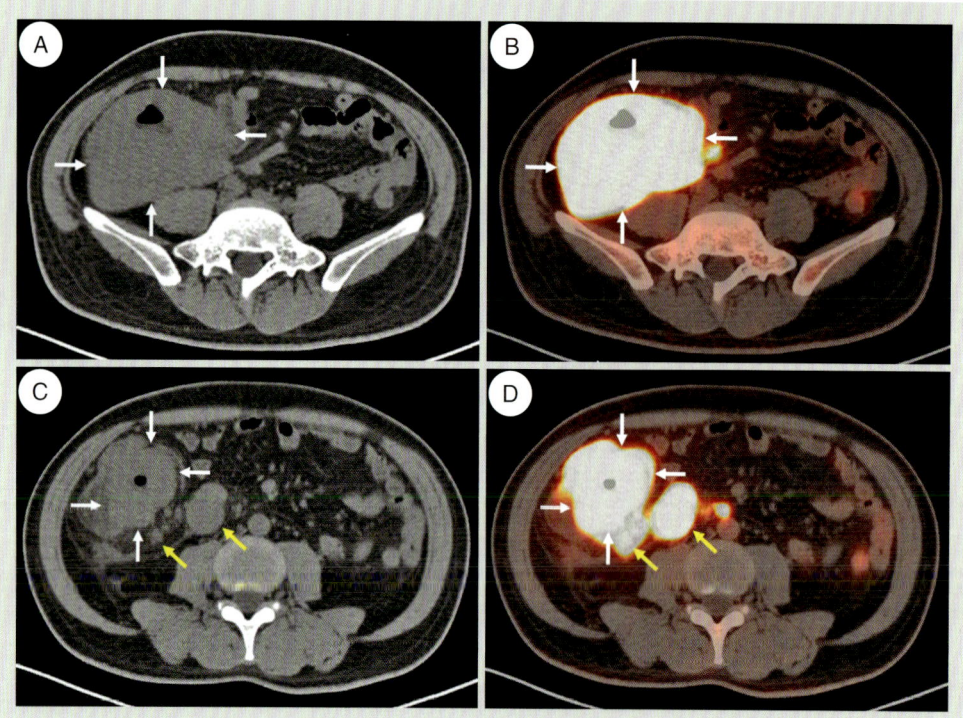

A、C.CT影像；B、D.PET/CT融合影像。^{18}F-FDG PET/CT显像示回盲部-回肠末段肠壁不规则环周增厚，肠壁见明显^{18}F-FDG摄取，SUV_{max}约33.4（白箭头）。肠旁系膜区、肠系膜根部、腹主动脉旁多发增大淋巴结影，可见明显^{18}F-FDG浓聚，SUV_{max}约31.6（黄箭头），考虑淋巴瘤浸润。

图4-3-57 小肠淋巴瘤治疗前的^{18}F-FDG PET/CT图像（标示图）

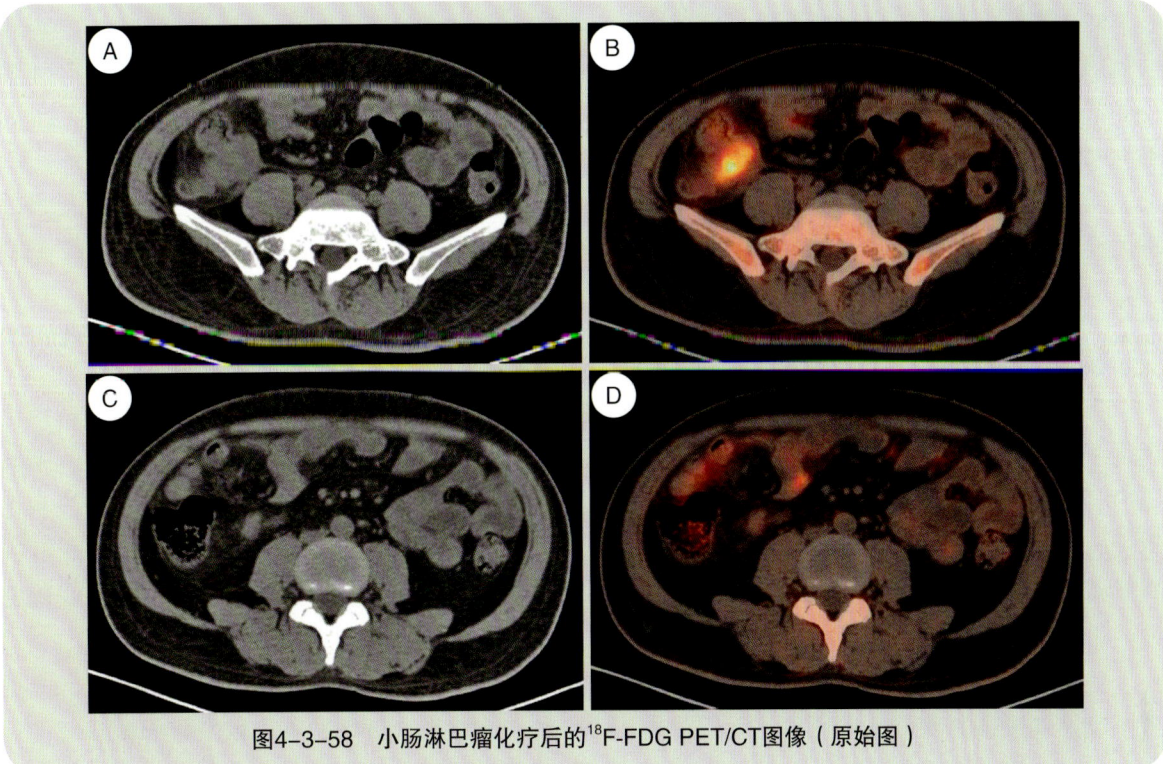

图4-3-58 小肠淋巴瘤化疗后的^{18}F-FDG PET/CT图像（原始图）

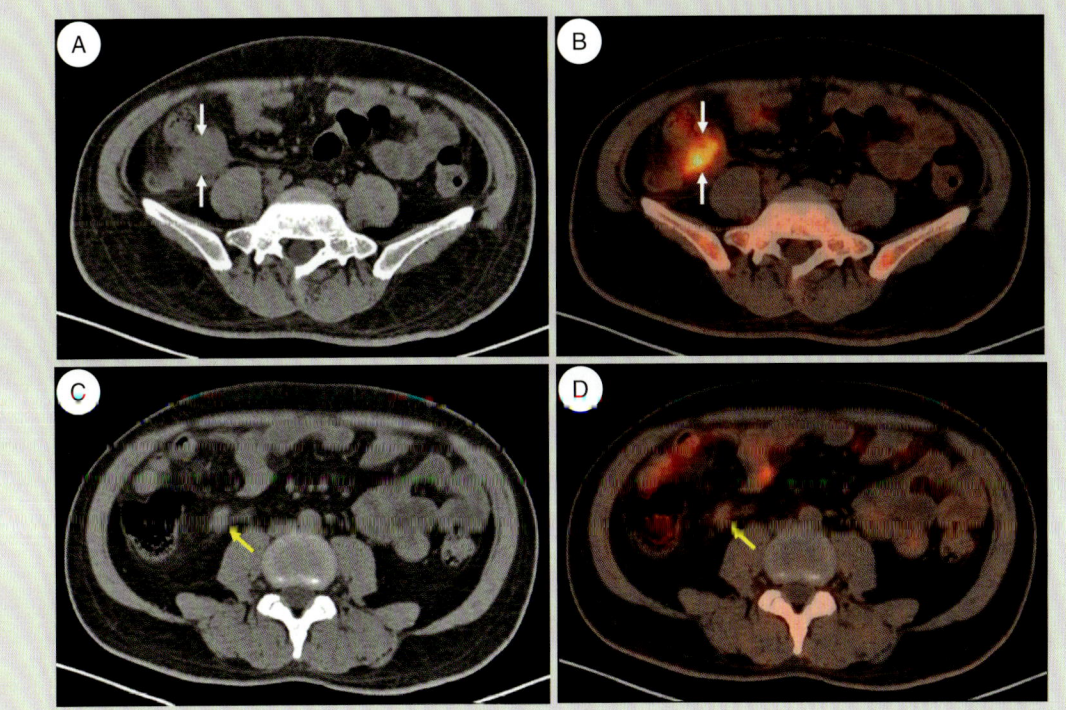

A、C.CT影像；B、D.PET/CT融合影像。回盲部-回肠末段病灶范围较前明显局限（白箭头），代谢较前明显减低，现代谢仍活跃，SUV_{max}约6.1，考虑肿瘤活性残留；原回盲部肠系膜区、回结肠动脉旁、肠系膜根部、腹主动脉旁多发淋巴结较前明显缩小、减少，代谢较前明显减低，较大者SUV_{max}约1.1（黄箭头）。

图4-3-59 小肠淋巴瘤化疗后的^{18}F-FDG PET/CT图像（标示图）

【病理】

肉眼所见：送检肠管一段，长21 cm，周径6 cm，距结肠切缘19 cm于回盲瓣触及一质硬区，大小4 cm×1 cm，切面呈灰白色；小肠长11 cm，周径5 cm，阑尾一条，长2.5 cm，直径0.5～1 cm，附大网膜大小32 cm×20 cm×2 cm。

病理诊断：肠壁组织黏膜局部糜烂，伴溃疡形成，肠壁纤维组织细胞反应，肠壁全层见多灶淋巴样细胞浸润，细胞均有异型性，染色质浓染，结合HE形态、免疫组化结果及临床病史，病变符合Burkitt淋巴瘤治疗后改变。

【病例2概要】（十二指肠腺癌）

患者男性，55岁，因"反复上腹胀1月余，呕吐半月余"入院。患者1月余前无明显诱因出现反复上腹胀，无腹痛、反酸等不适。半月余前（2021年5月15日）患者出现反酸、呕吐，呕吐胃内容物6～7次，无发热、胸痛等不适，就诊外院，胃镜提示：①反流性食管炎；②慢性浅表性胃炎；③食物潴留（胃、十二指肠），腹部超声未见明显异常。给予禁食、补液、抑酶、止吐、胃肠减压等对症治疗，患者腹胀较前明显缓解，无排气排便。现患者为行进一步治疗前往我院就诊。患者自起病以来，精神、睡眠尚可，胃纳差，近日未排便，小便正常，体重下降约5 kg。

体格检查：腹壁平坦，呼吸运动正常，无皮疹、条纹、瘢痕、包块、无腹壁静脉曲张，未见胃肠型及蠕动波。腹软，无压痛、无反跳痛、腹部肿块未触及。肝脾肋下未触及，肝区双肾区无叩痛，腹部移动性浊音阴性，肠鸣音减弱，2次/分。无震水音。

实验室检查：肿瘤标志物5项（CEA、CA125、CA19-9、CA15-3、AFP）均为正常范围。

入院后完善各项检查后，行十二指肠小肠切除术，术后病理：符合十二指肠腺癌。

【图片资料】

1.超声表现

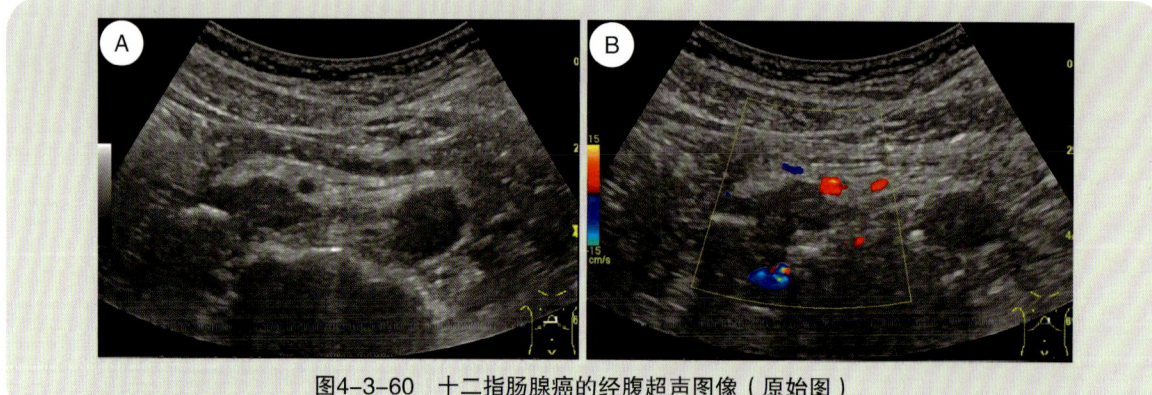

图4-3-60 十二指肠腺癌的经腹超声图像（原始图）

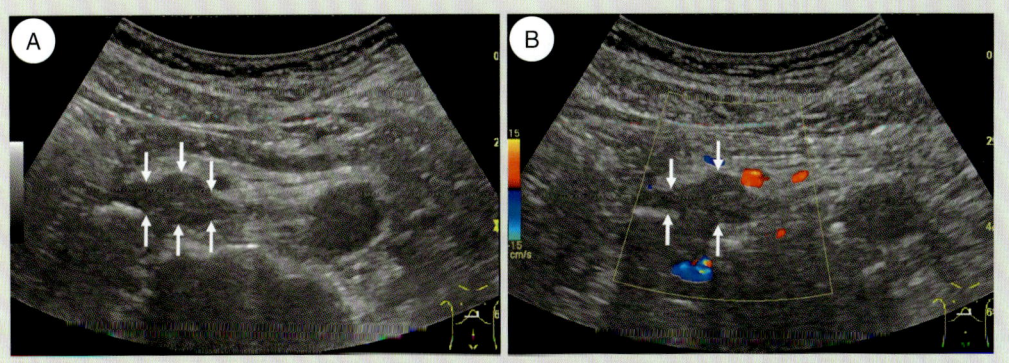

A、B.不对称性增厚的肠壁（白箭头）。口服胃窗造影剂胃部超声检查：十二指肠球部形态正常，黏膜连续性好。十二指肠降部与水平部之间处肠壁不对称性增厚，厚约9 mm，长约25 mm，回声减低，管腔狭窄，近端造影剂瘀滞并逆蠕动，近端内径约23 mm，远端未见造影剂充填。CDFI示增厚的肠管周围少量血流信号。超声诊断：十二指肠降部与水平部之间肠壁不对称性增厚并狭窄，性质待定，肿瘤待排。

图4-3-61　十二指肠腺癌的经腹超声图像（标示图）

2.CT表现

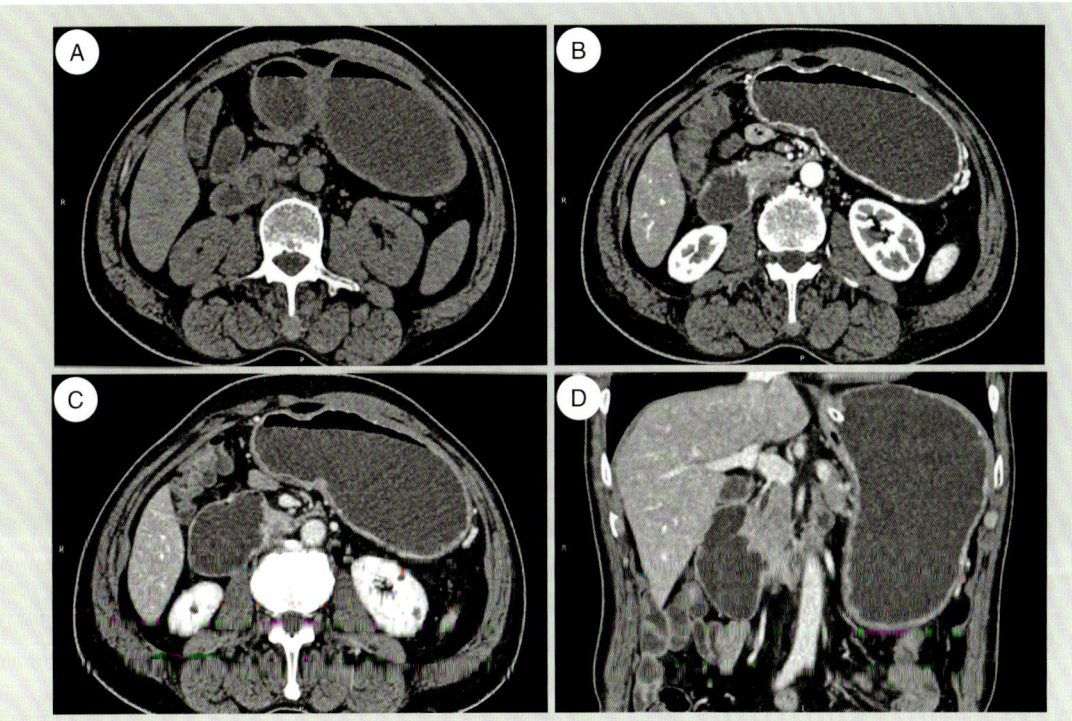

图4-3-62　十二指肠腺癌的CT图像（原始图）

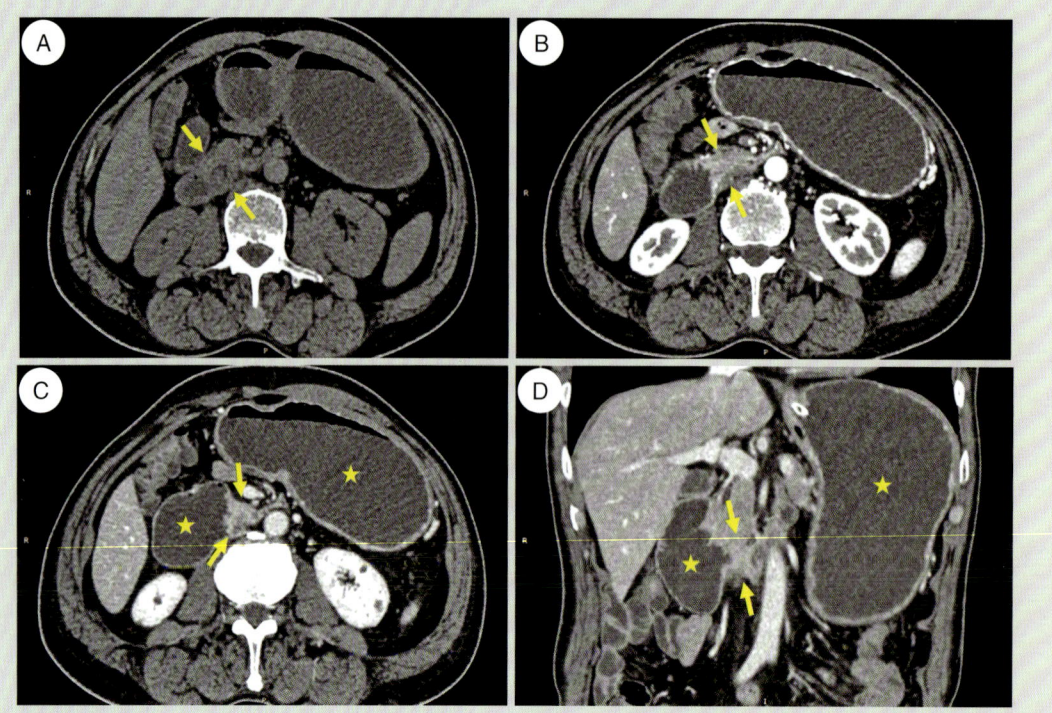

A.平扫；B.动脉期；C.静脉期；D.静脉期冠状位。十二指肠水平段起始部肠壁环周增厚并管腔狭窄（图A～图D，黄箭头），平扫呈中等密度，增强扫描动脉期及静脉期可见明显强化，肠壁外缘欠光整，与邻近胰腺钩突分界欠清；病变近端十二指肠及胃腔扩张（图C、图D，五角星）。

图4-3-63 十二指肠腺癌的CT图像（标示图）

【病理】

病理诊断：十二指肠黏膜、黏膜下、固有肌层见高分化腺癌浸润。

【病例3概要】（小肠滑膜肉瘤）

患者男性，24岁，因"腹痛后排柏油样便、黑便"入院前来就诊。患者9年前无明显诱因出现肛周肿痛，无发热，无腹痛、腹胀、腹泻，无黑便、血便等，未予重视及诊治，后肛周症状逐渐加重。于外院多次行肛周脓肿切除术。8年前无明显诱因出现腹痛、腹泻，每日3～4次，为褐色烂便，体重下降10 kg，于外院就诊，肠镜示"结肠溃疡"，小肠镜示回肠50 cm纵行溃疡，病理提示"克罗恩病"。激素治疗3个月及服用美沙拉秦后症状缓解。后患者于外院行类克、维多珠单抗、乌司奴单抗等治疗，症状控制一般，其间仍反复出现腹痛后排柏油样便、黑便。患者1个月前（2022年7月29日）再次出现腹痛，以左下腹痛为主，伴排黑便，1次/1～3天，伴恶心、反酸、嗳气，无呕吐，无呕血，无排黏液血便等，再次于外院就诊，查血常规：血红蛋白58 g/L，大便潜血阳性，给予扩胃抑酸、止血、输血等治疗，患者住院期间反复出现发热，无畏寒、寒战，无盗汗，无咳嗽、咳痰等，可自行降至正常，复查血红蛋白61 g/L。为求进一步诊治，至我院就诊。

体格检查：腹部外形正常，无胃型，无肠型及无蠕动波，腹软，左下腹有压痛，无反跳痛，无腹部包块，肝脏触诊未触及，胆囊未触及，脾未触及肿大，腹部叩诊呈鼓音，肝区无叩击痛，肾区无叩击痛，移动性浊音阴性，听诊肠鸣音正常。

实验室检查：肿瘤标志物5项（CEA、CA125、CA19-9、CA15-3、AFP）正常范围；红细胞计数2.440×10^{12}/L↓，血红蛋白63.000 g/L↓。

入院后完善各项检查后，行小肠切除术，术后病理：符合小肠滑膜肉瘤。

【图片资料】
1.超声表现

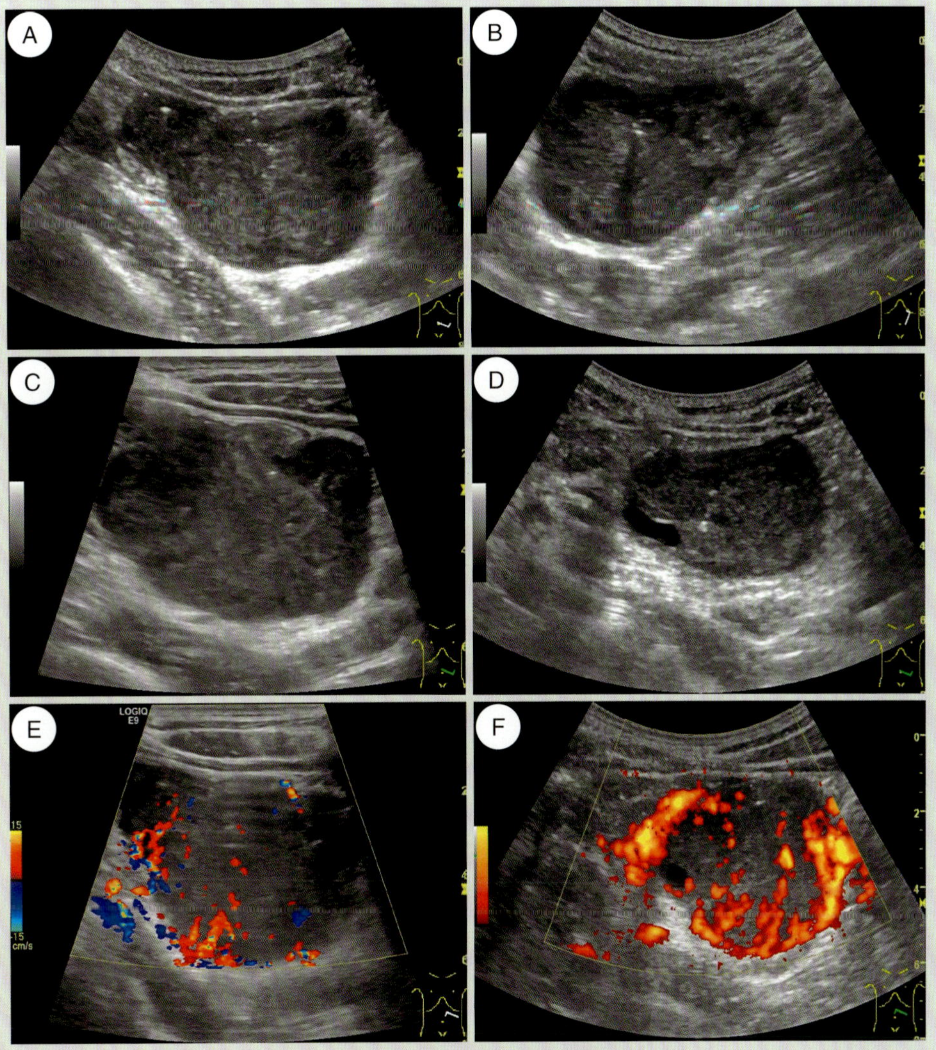

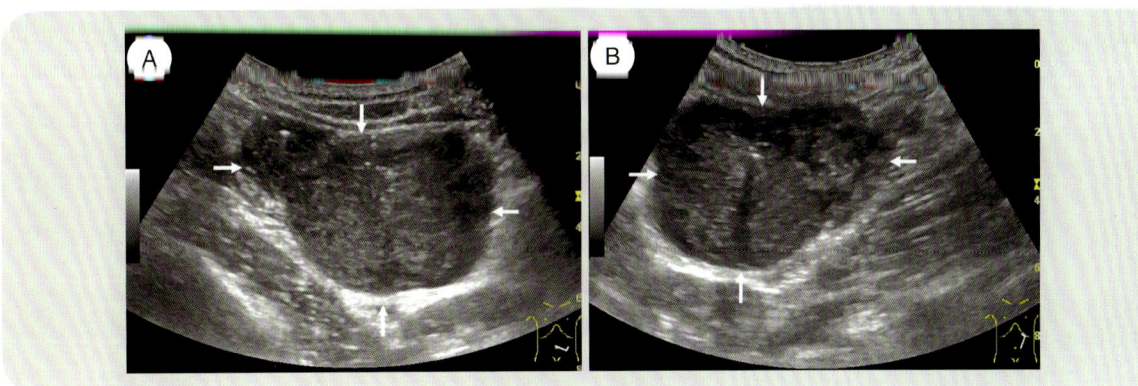

图4-3-64　小肠滑膜肉瘤的经腹超声图像（原始图）

【图片资料】

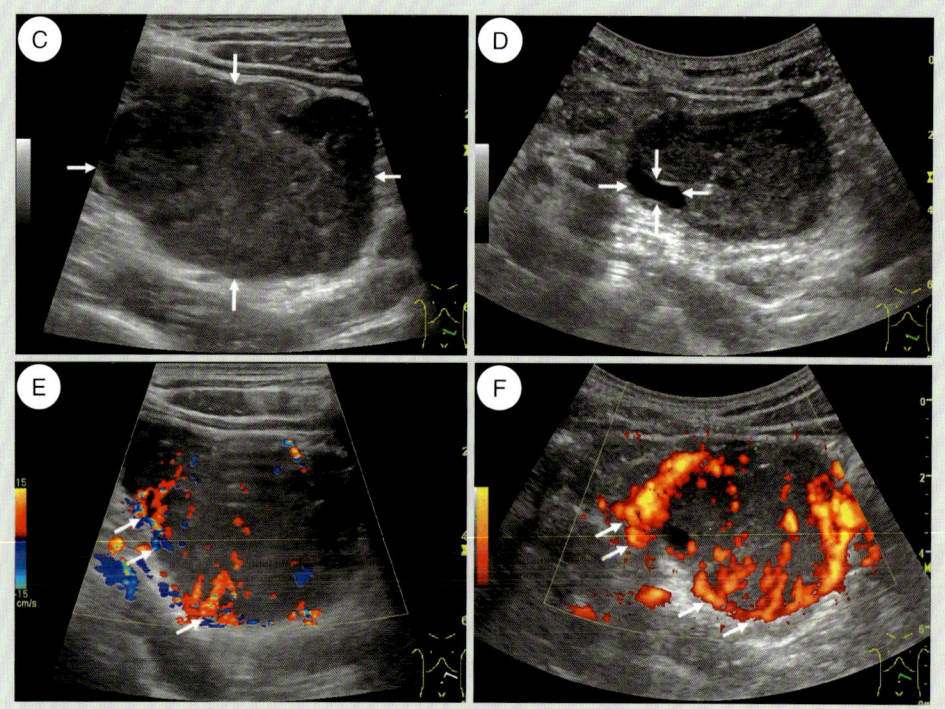

图A（凸阵探头横切）、图B（凸阵探头纵切）、图C（线阵探头横切）显示左上腹第3组小肠肠壁明显增厚，肠壁层次消失，回声明显减低，成团块样（箭头），内回声不均，见无回声区（图D，箭头），肠壁周围脂肪组织未见增厚。图E（彩色多普勒）、图F（能量多普勒）显示肿块内探及丰富的血流信号（箭头）。

图4-3-65 小肠滑膜肉瘤的经腹超声图像（标示图）

2.CT表现

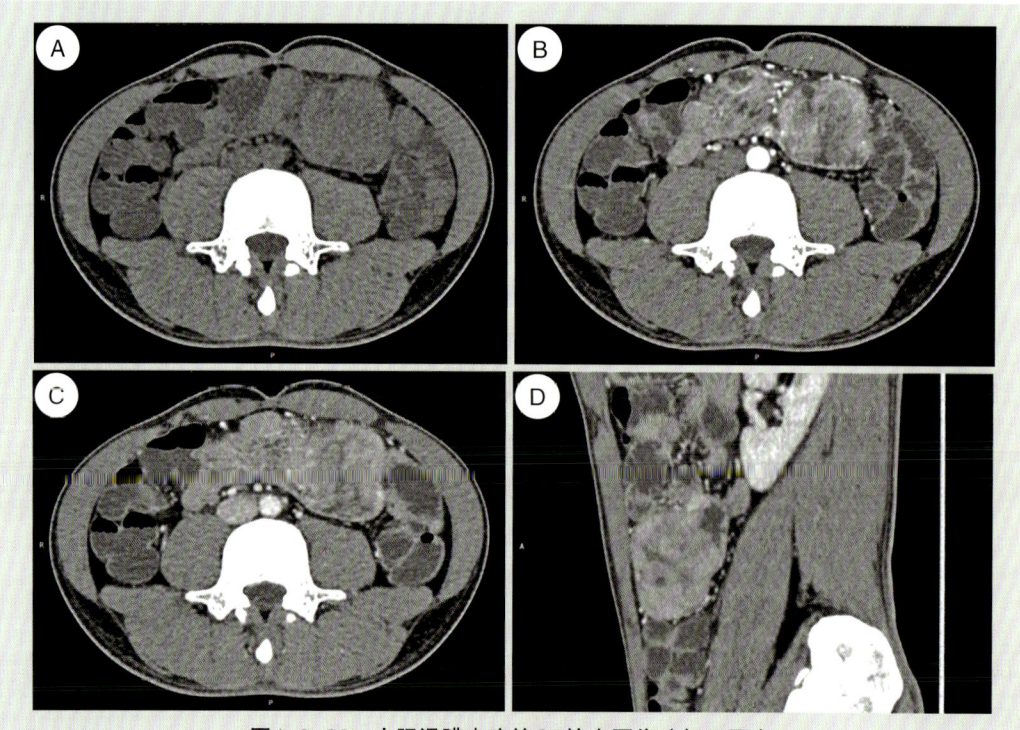

图4-3-66 小肠滑膜肉瘤的CT检查图像（标示图）

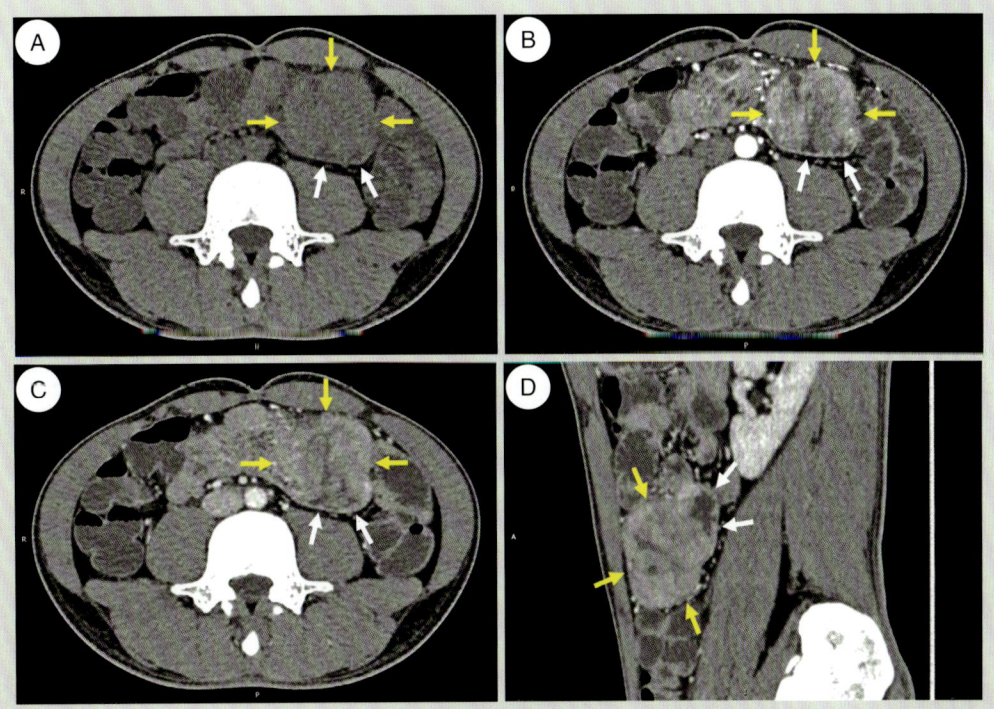

A.平扫；B.动脉期；C.静脉期；D.静脉期矢状位。左腹部约第3组小肠前壁可见一个软组织肿块影向腔内、外突起，以外生性为主（图A~图D，黄箭头），肿物后方可见部分正常空肠壁（图A~图D，白箭头），肿物累及约1/2肠周（图D）。平扫肿物以中等密度为主，其内可见裂隙状稍低密度区；增强扫描病灶实质部分见不均匀强化，有延迟强化趋势，低密度区始终无强化。

图4-3-67　小肠滑膜肉瘤的CT检查图像（标示图）

【病理】

小肠肿瘤主要位于浆膜层，并累及小肠肠壁全层，肿瘤细胞呈圆形、短梭形，核仁不明显，排列成巢片状，灶性区域呈血管外皮瘤样结构，小肠切缘未见肿瘤累及，结肠切缘未见肿瘤累及，网膜组织见肿瘤转移，另见一憩室。（肠系膜淋巴结）淋巴结13枚，均未见肿瘤转移（0/13）。免疫组化：CK灶性阳性，Bcl-2阳性，CD56阳性，SDHB阳性，ki-67约40%阳性，CD99阳性，EMA弱阳性，SOX-10阴性，S-100阴性，CD34阴性，STAT6阴性，SATB2阴性，Calponin阴性，ALK阴性，Dog1灶性阳性，CD117阴性，Desmin阴性，SMA阴性，HMB45阴性，SyN阴性；行基因检测发现SS18：PAGE4融合基因，经病理阅片、免疫组化及基因检测综合考虑为小肠滑膜肉瘤。

【病例4概要】（小肠间质瘤）

患者女性，68岁，因"反复黑便伴腹痛3年，加重半月"前来就诊。患者3年前无明显诱因出现黑便，1次/天，伴腹部隐痛，无恶心、呕吐、低热等症状，于当地医院行胃肠镜检查未见明显异常，对症治疗（具体不详）后好转，3年内间歇性黑便，近半月来患者再次出现黑便，约3次/天。患者自起病以来，精神胃纳一般，小便正常，体重无明显变化。

体格检查：腹壁平坦，呼吸运动正常，无皮疹、瘢痕。无腹壁静脉曲张，未见胃肠型及蠕动波。腹软，无压痛、反跳痛，右下腹未触及肿块。肝脾肋下未触及，肝区双肾区无叩痛，腹部移动性浊音阴性，肠鸣音正常，5次/分，无震水音。

实验室检查：肿瘤标志物5项（CEA、CA125、CA19-9、CA15-3、AFP）正常范围。

入院后完善各项检查后，行小肠部分切除术，术后病理：符合胃肠道间质瘤（低危险度）。

【图片资料】

1.超声表现

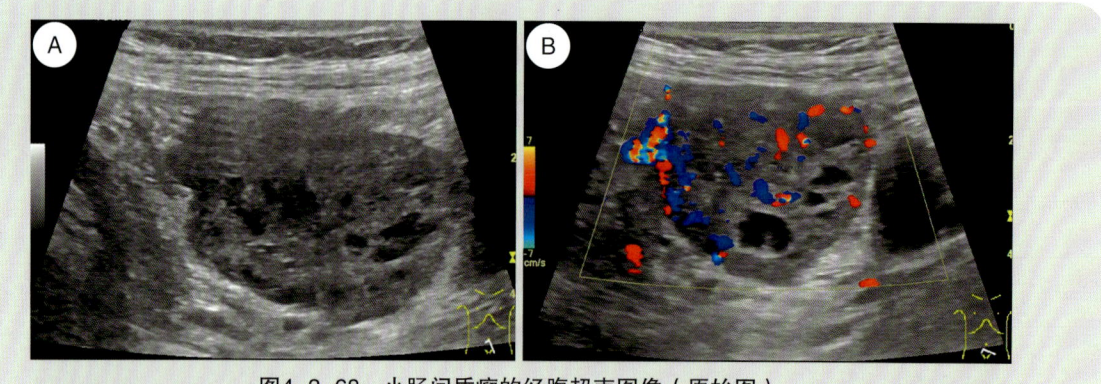

图4-3-68 小肠间质瘤的经腹超声图像（原始图）

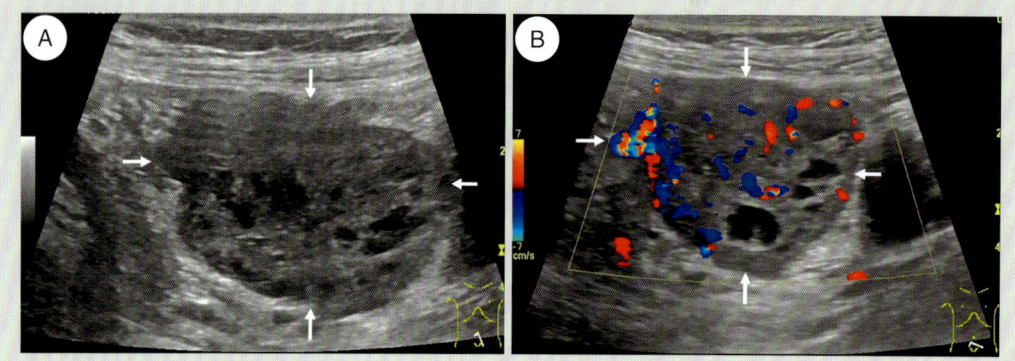

A.盆腔小肠可见一囊实性肿块（箭头），似起源于固有肌层，大小约46 mm×44 mm×36 mm，边界清晰，形态不规则，肠壁层次不清，回声不均匀，见多个无回声区，肠周未见明显异常肿大淋巴结回声；B.CDFI示其内可见丰富的血流信号。超声诊断：盆腔小肠囊实性肿块，考虑间质瘤可能。

图4-3-69 小肠间质瘤的经腹超声图像（标示图）

2.CT表现

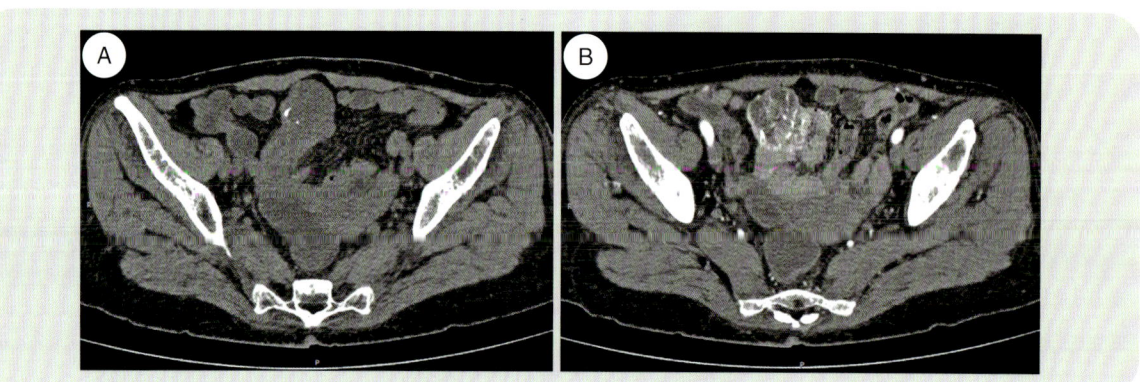

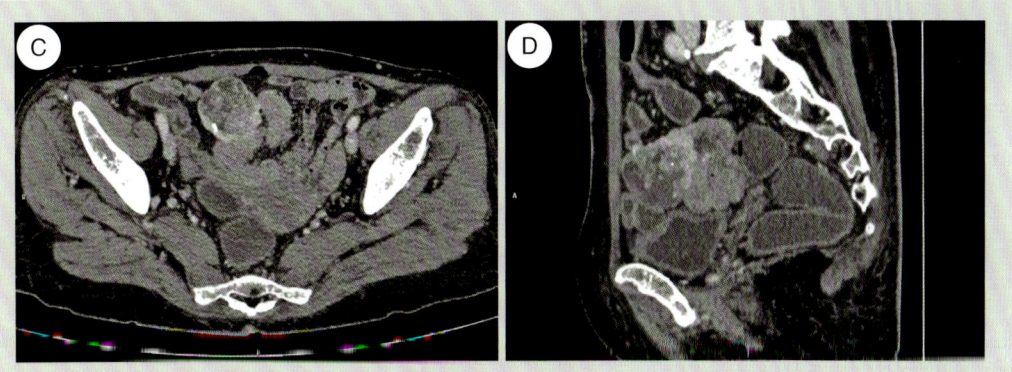

图4-3-70 小肠间质瘤的CT检查图像（原始图）

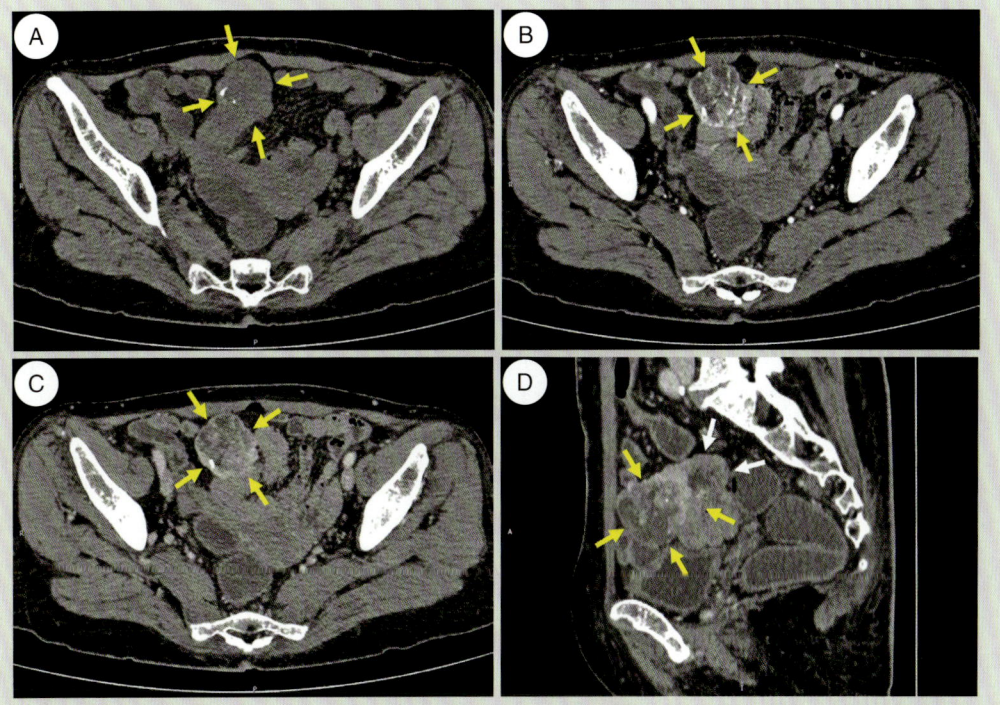

A.平扫；B.动脉期；C.静脉期；D.静脉期矢状位。盆腔偏右侧回肠可见一个外生性为主软组织肿块（图A~图D，黄箭头），密度欠均匀，其内可见少量高密度钙化影（图A），增强扫描呈明显、不均匀强化，病灶内可见不规则无强化区。图D显示肿物起源于回肠前壁，肿物所在肠管后壁尚存在（白箭头），肿物累及约1/2肠周，以外生性为主。肿块边界清晰，边缘欠光整。

图4-3-71 小肠间质瘤的CT检查图像（标示图）

【病理】

肉眼所见：送检肠管一段，长6cm，周径4.5cm，距切缘3cm浆膜面见一隆起型肿物，大小4.5cm×3.5cm×3cm，呈多结节状，肿物对应黏膜面呈溃疡状，切开面呈多房囊实性，实性区域灰白色，质稍硬，囊性内含液体，囊壁较光滑。

病理诊断：小肠梭形细胞肿瘤，伴玻璃样变及囊性变，主要位于黏膜下层，核分裂像罕见，两切缘未见肿瘤，免疫组化：CD17阳性，Dog1阳性，Desmin阴性，SMA阳性，CD34阳性，S-100阴性，ki-67约5%肿瘤细胞阳性，SDHB阳性，符合胃肠道间质瘤（低危险度）。

【病例5概要】（小肠平滑肌瘤）

患者男性，34岁，因"反复黑便伴腹痛5月余"前来就诊。患者5月余前无明显诱因出现黑便，伴腹部隐痛，排便后腹痛可缓解，无恶心、呕吐、低热等症状，于当地医院行胃肠镜检查未见明显异常，胶囊内镜示：空肠上段肿物，来源于黏膜下层可能性大。对症治疗（具体不详）后情况无明显改善。患者精神胃纳一般，小便正常，体重无明显变化。

体格检查：腹壁平坦，呼吸运动正常，无皮疹、瘢痕。无腹壁静脉曲张，未见胃肠型及蠕动波。腹软，无压痛、反跳痛，右下腹肿块未触及。肝脾肋下未触及，肝区双肾区无叩痛，腹部移动性浊音阴性，肠鸣音正常，5次/分，无震水音。

实验室检查：肿瘤标志物5项（CEA、CA125、CA19-9、CA15-3、AFP）正常范围，血红蛋白98 g/L↓。

入院后完善各项检查后，行小肠部分切除术，术后病理：符合小肠平滑肌瘤。

【图片资料】

1.超声表现

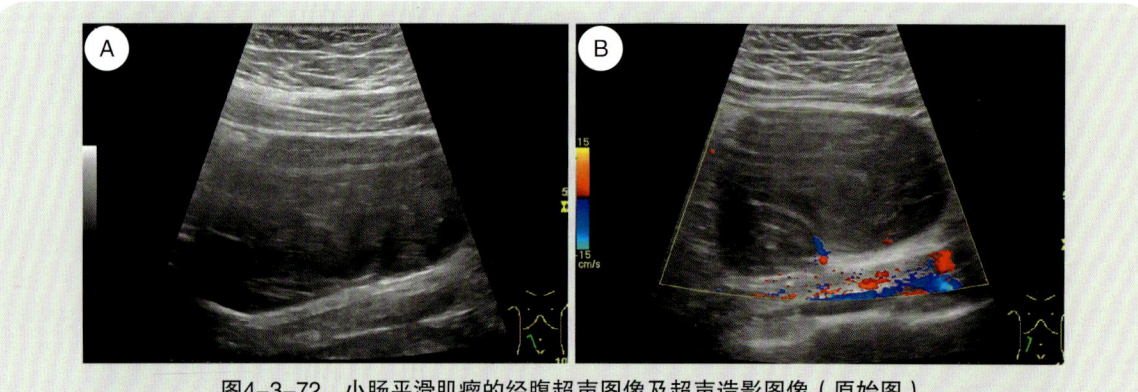

图4-3-72 小肠平滑肌瘤的经腹超声图像及超声造影图像（原始图）

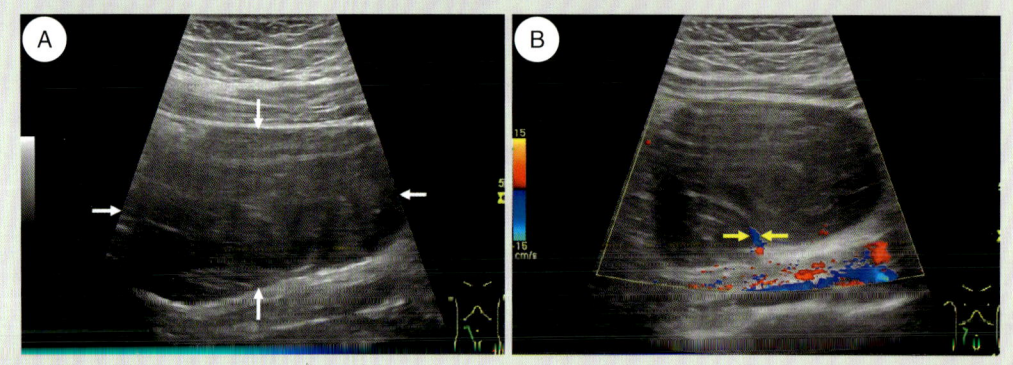

右下腹部可见一低回声实性肿块，椭圆形，大小约101 mm×77 mm×51 mm，内回声尚均匀，与周围肠管分界尚清晰，CDFI示肿物内可见条状血流信号。A.低回声巨大小肠肿物（白箭头）；B.肿物内条状血流信号（黄箭头）。超声提示右下腹部实性肿块，性质待定，考虑平滑肌瘤可能，建议活检。

图4-3-73 小肠平滑肌瘤的经腹超声图像及超声造影图像（标示图）

2.CT表现

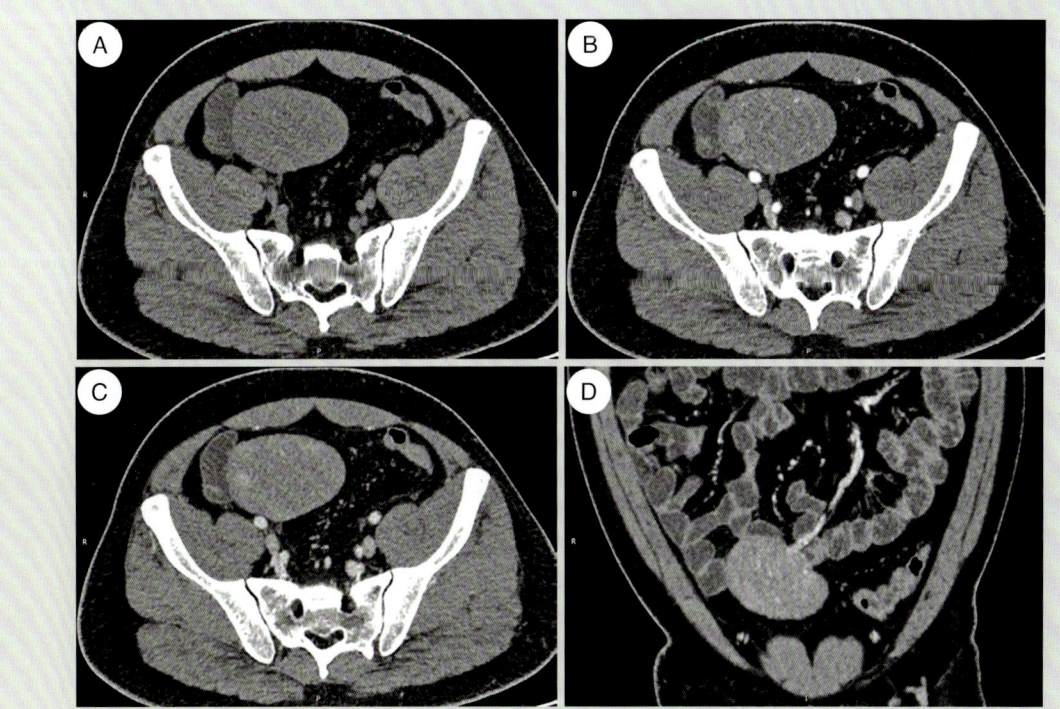

图4-3-74 小肠平滑肌瘤的CT检查图像（原始图）

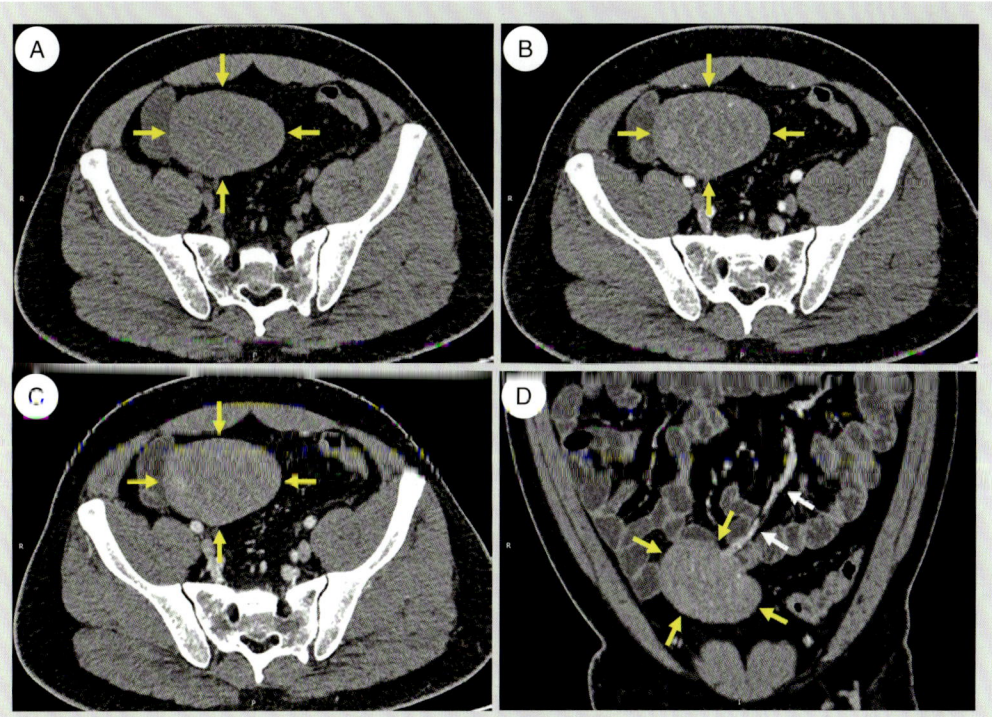

A.平扫；B.动脉期；C.静脉期；D.静脉期冠状位。右下腹部回肠旁可见一个卵圆形肿块（图A～图D，黄箭头），平扫密度均匀，增强扫描大部分呈较均匀的中度强化，其内可见斑点状或小结节状稍明显强化区。冠状面重组示肿物上缘可见粗大静脉回流至肠系膜上静脉（图D，白箭头），间接证实肿物为小肠起源。

图4-3-75 小肠平滑肌瘤的CT检查图像（标示图）

【病理】

肉眼所见：送检部分肠壁组织一块，大小3.5 cm×2.5 cm，黏膜下见一结节样肿物，大小7.5 cm×49 cm×8.5 cm，切面呈灰白色，实性质韧，呈编织状，并见游离吻合口组织，大小4 cm×1.5 cm×0.8 cm。

病理诊断：小肠梭形细胞肿瘤，细胞轻度异型，胞浆丰富嗜酸，核分裂<5个/50HPF，肿瘤膨胀性生长，累及肠壁黏膜下层、固有肌层及浆膜层。免疫组化：Dog1阴性，Desmin 阳性，Actin阳性，CD117阴性，CD34阴性，S-100阴性ki-67 2%阳性，结合免疫组化结果，符合平滑肌瘤，切缘未见肿瘤累及，吻合口未见肿瘤。

【病例6概要】（小肠腺癌）

患者男性，46岁，因"反复腹痛2年余，加重2周"前来就诊。患者2年前无明显诱因下出现腹痛不适，为阵发性隐痛不适，无四周放射性疼痛，与饮食、活动无明显关系，当时未重视就诊，2周前患者自述腹痛较前加重，外院查全腹部CT示：左上腹小肠占位，考虑CA可能性大，系膜区多发淋巴结肿大。2020年5月27日行腹腔镜辅助下小肠癌根治+肠周围淋巴结清扫+腹腔引流术，术后病理：小肠中分化腺癌。

【图片资料】

PET/CT表现

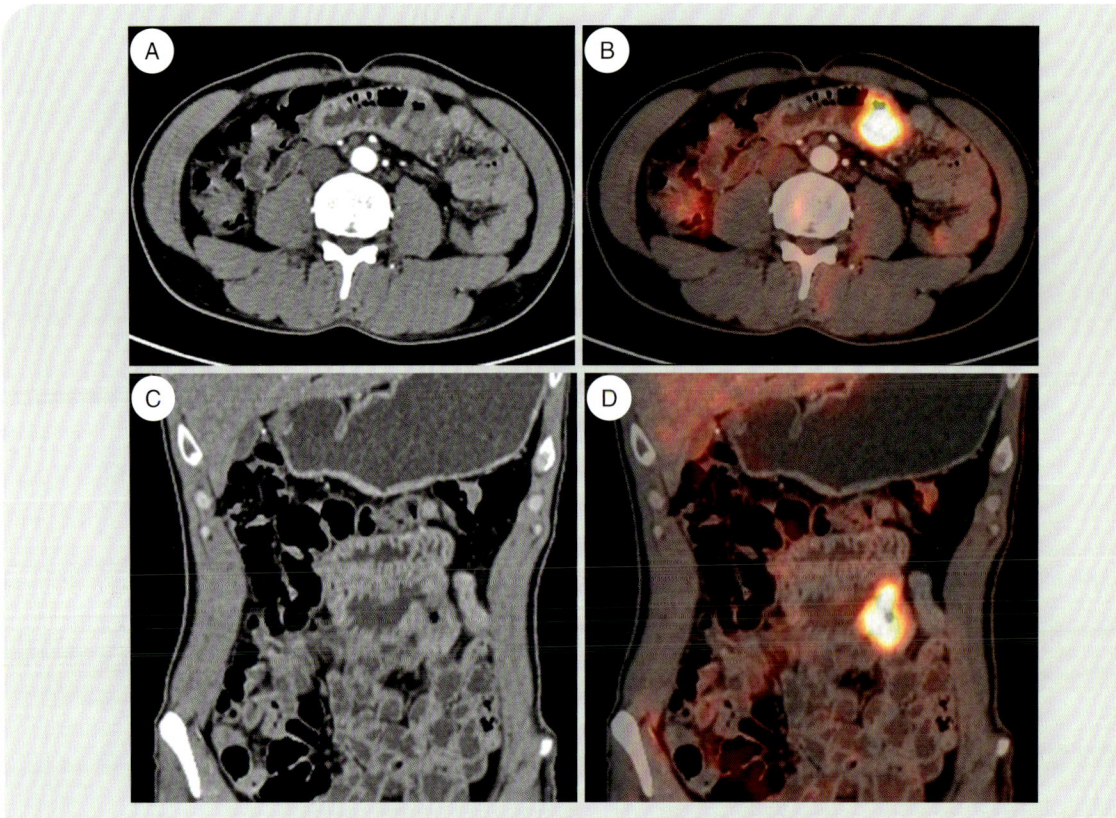

图4-3-76 小肠腺癌的PET/CT图像（原始图）

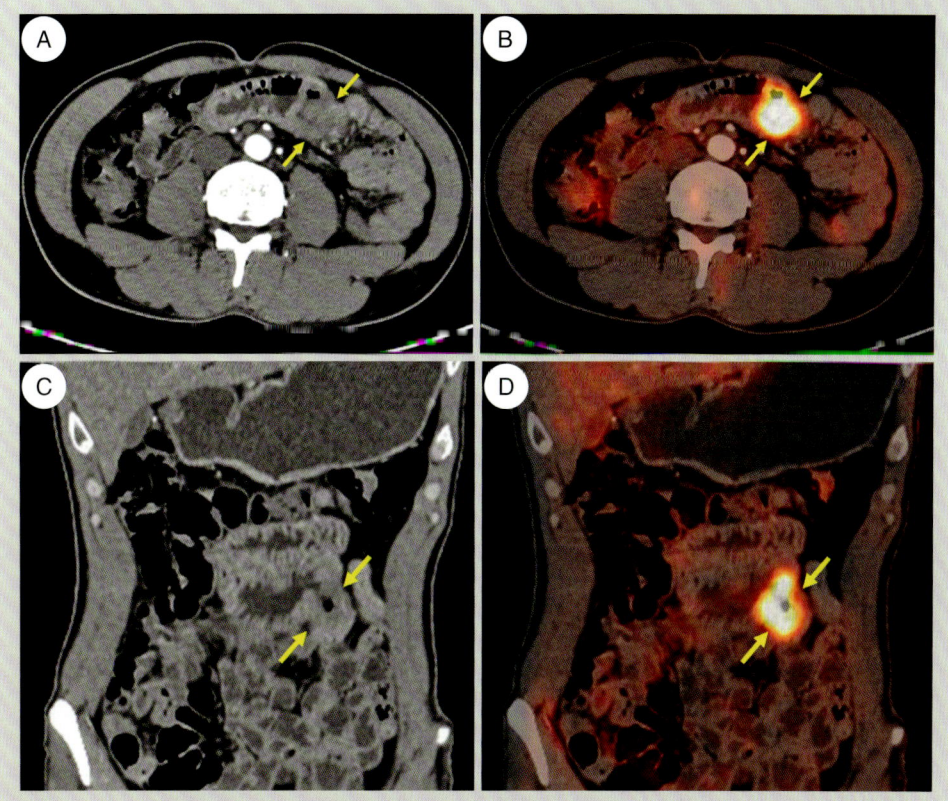

A、C.CT影像；B、D.PET/CT融合影像。左中腹第3组小肠局部肠壁不规则增厚，伴异常FDG浓聚，SUV_{max}约9.2，局部肠腔稍狭窄，病变肠壁外缘尚光整（图A~D，黄箭头）。

图4-3-77 小肠腺癌的PET/CT图像（标示图）

【小肠肿瘤影像要点分析及小结】

小肠肿瘤的发病率占胃肠道肿瘤的1%~5%，其中恶性肿瘤约占3/4，常见的小肠恶性肿瘤有淋巴瘤、腺癌等。

小肠淋巴瘤是最常见的小肠肿瘤，好发于男童，一般起源于小肠黏膜淋巴滤泡组织，向肠壁各层浸润，多发于回肠（约50%），其次为空肠（30%），十二指肠较为少见（10%~15%）。病理学上，小肠淋巴瘤绝大部分属于非霍奇金淋巴瘤。小肠淋巴瘤的大体形态可分为息肉型、溃疡型和浸润型。小肠淋巴瘤病程较短，多在半年以内，无特异的临床症状，临床表现多种多样，主要表现为腹痛、腹部肿块、腹胀三大症状。小肠淋巴瘤可分为4种不同类型的超声表现：①肿块型。表现为肠壁增厚并局部形成低回声肿物，中心见气体强回声，纵切呈"假肾征"，横切呈"靶环征"。②浸润型。表现为肠壁条状增厚呈较均匀的低回声，中心可见长条形气体强回声。③肠系膜型。表现为分叶状低回声肿物，边界欠清，不伴有中心气体强回声。④混合型。表现为形态不规则的低回声肿物，边界不清，回声不均匀，可见气体强回声[1]。小肠淋巴瘤属于全身性疾病，因此还应注意肠系膜、腹腔及腹壁其他部位是否伴有肿大淋巴结。此外，由于小肠淋巴瘤不产生诱导成纤维细胞反应，病变肠管区域无明显结缔组织增生，肠管仍保持一定的扩张度和柔软度，故可观察到肠管蠕动，是超声诊断小肠淋巴瘤重要的征象之一[2]。彩色多普勒可显示增厚肠壁及肿块样回声内丰富的血流信号，呈网状分布。肠系膜肿大淋巴结内亦可见分支状彩色血流信号。

小肠淋巴瘤的CT表现多样，可以某一种形态为主，同时可伴有另一种或多种表现形式。主要的CT影像学特征有：①肠壁增厚为主。肿瘤沿肠壁浸润生长，肠壁呈较对称性或环状增厚，肠腔可呈"动脉瘤样扩张"。②肠壁肿块为主。单发或多发，呈大小不一、黏膜/黏膜下息肉状或结节状的肠壁肿块。③腔外生长为主。肿块向肠腔外生长，局部肠壁穿孔，多呈巨大空洞/肿块性病变。④累及肠系膜及淋巴结。肿瘤沿系膜蔓延，肠系膜增厚，脂肪间隙浑浊；伴多发淋巴结肿大，可呈"三明治"征。增强扫描淋巴结呈轻度或中度增强。⑤混合表现。同时存在以上2种或更多形态表现。在CT上与腺癌的鉴别诊断，若存在明显肠壁增厚（>2 cm）、偏心性狭窄和肿大淋巴结时可提示小肠淋巴瘤。与腺癌相比，淋巴瘤倾向于多灶性受累[3]。

PET/CT能较准确诊断小肠淋巴瘤，因淋巴肿瘤组织代谢增强，其摄取的^{18}F-FDG增多，并在磷酸己糖激酶作用下形成FDG-6-磷酸，较长时间停留于肿瘤细胞内，显示放射性浓聚。小肠淋巴瘤的PET/CT糖代谢程度往往与病理类型相关，弥漫大B细胞淋巴瘤糖代谢明显增高，而黏膜相关淋巴组织淋巴结糖代谢常较低。PET/CT为全身显像，既可协助小肠淋巴瘤临床分期，也可区分小肠淋巴瘤与全身淋巴瘤局部累及肠道[4]；原发小肠淋巴瘤在受累肠段周围可见肿大淋巴结，而继发性小肠淋巴瘤可出现全身多处组织器官受累、肝脾肿大等表现。但PET/CT也可出现假阳性及假阴性，肠道生理性摄取、炎症及其他代谢活跃的肿瘤等也可引起糖代谢增高，而淋巴瘤病灶累及肠壁程度较轻或惰性淋巴瘤等可致假阴性。因此，PET/CT诊断小肠淋巴瘤需结合临床表现、内镜、病理检查等。

小肠腺癌的高发部位为十二指肠，其腺癌发生率占小肠腺癌的40%～50%。十二指肠降部特别是Vater壶腹周围发生的腺癌最多见，肿瘤常呈局限性结节，较小时就可压迫或堵塞胆总管下段引起黄疸。十二指肠腺癌主要的超声特征为：①病变肠管部分/环周不对称性增厚或呈结节肿块样，回声减低，边界不清；②较少发生出现坏死、出血，因此肿物内部少见无回声区；③Vater壶腹周围发生的腺癌易压迫或阻塞胆总管造成肝内外胆管扩张或胰管扩张[5]。与超声检查类似，十二指肠腺癌的CT表现根据其形态特征主要分为肿块型与缩窄型。肿块型十二指肠腺癌一般表现为腔内息肉状或菜花状软组织肿块，平扫呈软组织密度影，密度一般较均匀，增强扫描多呈轻-中度均匀强化，边界清晰，与邻近周围脏器分界清楚；缩窄型十二指肠腺癌一般表现为肠壁不规则或环形增厚，伴有肠腔不同程度狭窄，平扫呈软组织密度影，密度均匀或不均匀，增强扫描呈中度或重度均匀或不均匀强化，部分病灶边界光整，部分可突破浆膜面累及肠周脂肪间隙或邻近脏器，表现为肠周脂肪间隙模糊，小肠系膜增厚，极少数病灶内可见钙化[6]。十二指肠腺癌常合并一些其他征象，胆管及胰管扩张为最常见的伴随征象。

小肠癌的^{18}F-FDG摄取程度一般较小肠良性病变明显增高，表现为糖代谢异常增高的病灶；但^{18}F-FDG并非肿瘤特异性显像剂，除恶性肿瘤外，小肠生理性摄取、肉芽组织及炎症组织、参与炎症组织的巨噬细胞均可引起糖代谢增高。PET/CT全身显像相较其他传统影像检查具有的最大优势是可一次检查同时获得全身各个脏器的解剖和功能信息，较为方便地探及肿瘤对毗邻组织结构及实质脏器有无侵犯，发现区域及远处淋巴结转移、腹盆腔种植转移或肝转移等实质脏器转移，从而改变分期与治疗决策[7-8]。

小肠滑膜肉瘤（small intestinal synovial sarcoma）是起源于具有上皮分化潜能的原始间充质细胞的软组织肿瘤，恶性程度较高，病因和发病机制尚不清楚，其年龄、性别无明显差异，可发生于全身各处，好发于关节附近，原发性消化道滑膜肉瘤少见，发生于下消化道者罕见[9-10]。小肠滑膜肉瘤超声多表现为体积较大、形态不规则的囊实性肿块，可与邻近肠管分界不清，边界清晰，内回声不均匀，部分可见囊实性坏死成分，与其体积较大，生长迅速有关。消化系统滑膜肉瘤恶性程度高，容易复发和转移，据报道，肿瘤最大径5 cm及5 cm以上肿瘤患者在确诊后迅速发展至死亡的风险更高；随着年龄的增加，死亡风险显著增加[10]。消化系统滑膜肉瘤术前影像诊断较困难，需要术后病理或基因诊断确诊。肠道超声作为一种无创便捷、性价比高的检查手段，能够有效对病变肠管进行局部观察和评估，易反复进行，患者接受度高，在术前定位、术后随访中能起到一定的作用。其CT表现多为分叶状软组织肿块，部分呈囊实性，肿瘤一般体积较大，多大于5 cm，肿瘤一般边界较清，周围结构受压、移位，多合并出血，病灶较大时实性成分密度相对较低，CT值多小于20 Hu，腹膜后及盆腔淋巴结无肿大，多合并腹腔及盆腔积液。影像检查能对滑膜肉瘤进行准确定位，提供病变大小、形态、内部结构、生长特征等特点，在观察有无邻近组织器官侵犯，有无淋巴结及远处转移方面具有重要的价值。

小肠良性肿瘤较少见，好发于回肠及空肠。良性肿瘤根据组织来源分类主要包括良性间质瘤、错构瘤、脂肪瘤、腺瘤、纤维瘤、血管瘤等，其中良性间质瘤多见。小肠间质瘤（small intestinal stromal tumor）起源于肠道的Cajal细胞，是由特异的酪氨酸激酶受体或血小板衍生生长因子突变而引起的一种间叶源性肿瘤，多数为单发，呈类圆形或分叶形。小肠间质瘤的主要超声表现：肿物多边界清晰，多向腔外生长，内呈低回声或不均匀回声，常伴有囊变坏死，血供多丰富，一般不伴有周围淋巴结肿大。分叶、回声不均和囊变的超声征象与恶性风险升高相关，有助于在治疗前评估小肠间质瘤的生物学行为[11]。小肠间质瘤主要的CT表现多为外生型实性软组织肿块，部分内部可见囊性变，多呈圆形、类圆形，少数呈不规则形或分叶状。增强时，可呈轻度-明显强化，当肿瘤为低度危险性时增强扫描常可见显著均匀强化，黏膜面完整；潜在恶性及恶性肿瘤多呈现不均匀强化，并表现延迟强化特点，通常肿瘤黏膜面溃疡、内部坏死、形状不规则、边缘模糊浸润、供血/引流血管扩张、邻居脏器侵犯为小肠间质瘤高危险度影像征象[12]。

小肠平滑肌瘤（small intestinal leiomyoma）是另一常见的小肠良性肿瘤，约占小肠良性肿瘤的1/3，以空肠发病最多见，其主要的超声表现多为单发低回声肿物，边缘完整，轮廓清晰，患侧肠壁及其相连的肠壁层次清晰，无破损[13]。此外，小肠平滑肌瘤主要的CT表现为突入肠腔内和（或）突出肠腔外的单发实性软组织肿块，位于肠腔外的肿块较大，而位于肠腔内的肿块则较小，即所谓的"冰山现象"。小肠平滑肌瘤通常形态规则，边界清晰，三期增强扫描均为中度均匀强化改变。平滑肌瘤与平滑肌肉瘤有时鉴别困难，有学者认为平滑肌肿瘤的良恶性与肿瘤的直径有关，直径≥8 cm或有转移灶者恶性可能较大，而直径<5 cm者多为良性[14]。此外，良恶性除与肿瘤直径大小有关外，对于那些肿块形态极为不规则的、分叶较为显著的、增强后肿块内有大量无强化坏死区的，也有助于做出恶性的判断。

影像学检查小肠肿瘤的诊断、随访、疗效评估等环节发挥重要作用和价值，上述影像学技术各有优势与不足，临床应根据患者具体状况和需求合理选择运用。

参考文献

[1] 胡兵.住院医师规范化培训超声医学科示范案例[M].上海：上海交通大学出版社，2016.

[2] 崔宁宜，王勇，郝玉芝，等.原发性小肠淋巴瘤的超声诊断价值[J].中国超声医学杂志，2015，31（2）：150-153.

[3] JASTI R，CARUCCI L R.Small bowel neoplasms：a pictorial review[J]. Radiographics，2020，40（4）：1020-1038.

[4] 王万里，董志辉，郭淑利，等.PET/CT在弥漫大B细胞淋巴瘤诊治中的应用[J].中国CT和MRI杂志，2019，17（3）：146-149.

[5] 王勇，周纯武，张蕊，等.十二指肠肿瘤的超声诊断研究[J].中华医学超声杂志（电子版），

2009，6（3）：524-530.

[6] 韦程纲，徐莉，谭洁莹，等. 原发性十二指肠腺癌MSCT表现[J]. 放射学实践，2014，29（9）：1050-1053.

[7] CRONIN C G, SCOTT J, KAMBADAKONE A, et al. Utility of positron emission tomography/CT in the evaluation of small bowel pathology[J]. Br J Radiol, 2012, 85（1017）：1211-1221.

[8] 谢昌辉，尹吉林，李向东，等. 原发性小肠恶性肿瘤[18]F-FDG PET/CT显像与病理特征探讨[J]. 中国基层医药，2012，19（2）：195-198.

[9] GAZENDAM A M, POPOVIC S, MUNIR S, et al. Synovial sarcoma：a clinical review[J]. Curr Oncol, 2021, 28（3）：1909-1920.

[10] ZHANG J, FINDEIS SK, LANG BJ, et al. Primary rectal monophasic synovial sarcoma[J]. Proc（Bayl Univ Med Cent），2021，34（4）：512-516.

[11] 崔宁宜，王勇，吕珂，等. 小肠淋巴瘤和小肠间质瘤的超声征象及鉴别诊断[J]. 协和医学杂志，2016，7（5）：342-346.

[12] ZHOU C, DUAN X, ZHANG X, et al. Predictive features of CT for risk stratifications in patients with primary gastrointestinal stromal tumour[J]. Eur Radiol, 2016, 26（9）：3086-3093.

[13] 任卫东，常才. 超声诊断学[M]. 北京：人民卫生出版社，2020.

[14] 韦璐，陈刚，许彪，等. 原发性小肠肿瘤的CT诊断价值探讨[J]. 中国临床医学影像杂志，2012，23（4）：270-272.

（六）克罗恩病

【病例概要】

患者男性，20岁，因反复腹痛、腹泻1个月就诊。患者近1月余来反复出现腹部闷痛，以脐周为主，阵发性，无向他处放射，与进食及体位改变无明显相关，伴排不成形大便，2～3次/天，无血便。既往体健。近1个月来，患者精神、胃纳可，大便如上述，小便正常，体重下降约1.5 kg。入院后实验室检查：C-反应蛋白100.78 mg/L↑，红细胞沉降率51 mm/h↑，血小板计数410.000×10^9/L↑，白细胞计数8.640×10^9/L，CA19-9 58.3 U/mL↑。

【图片资料】

1.超声表现

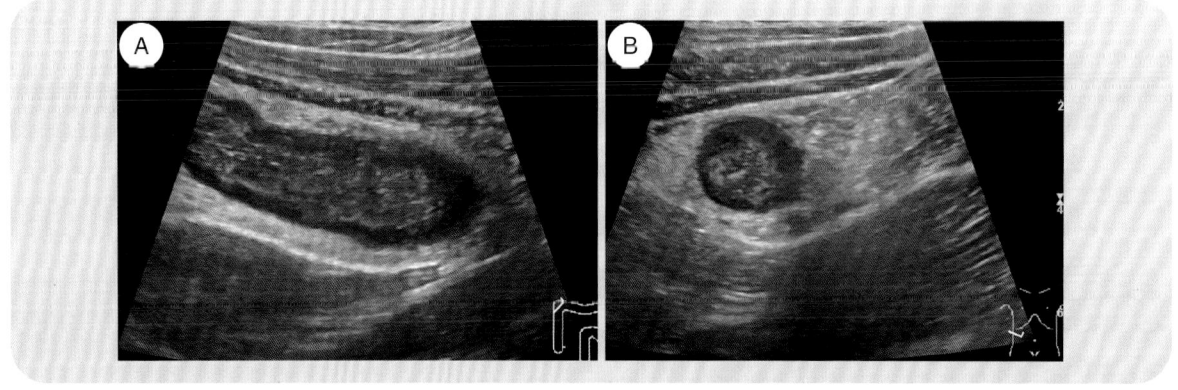

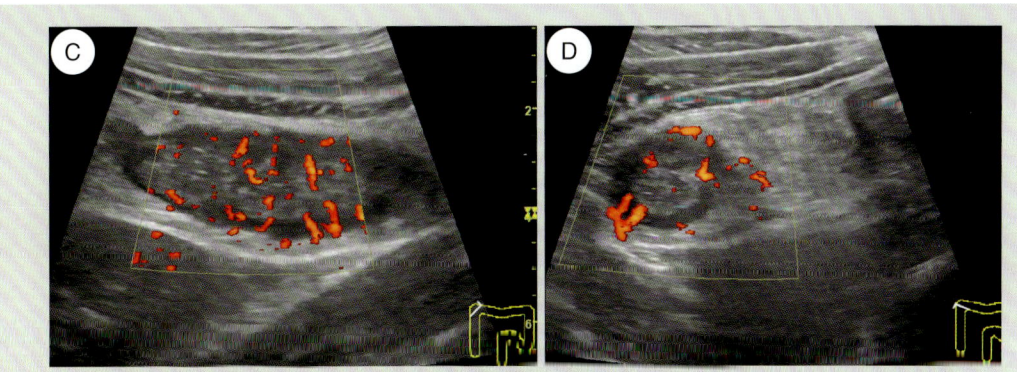

图4-3-78 克罗恩病的经腹肠道超声图像（原始图）

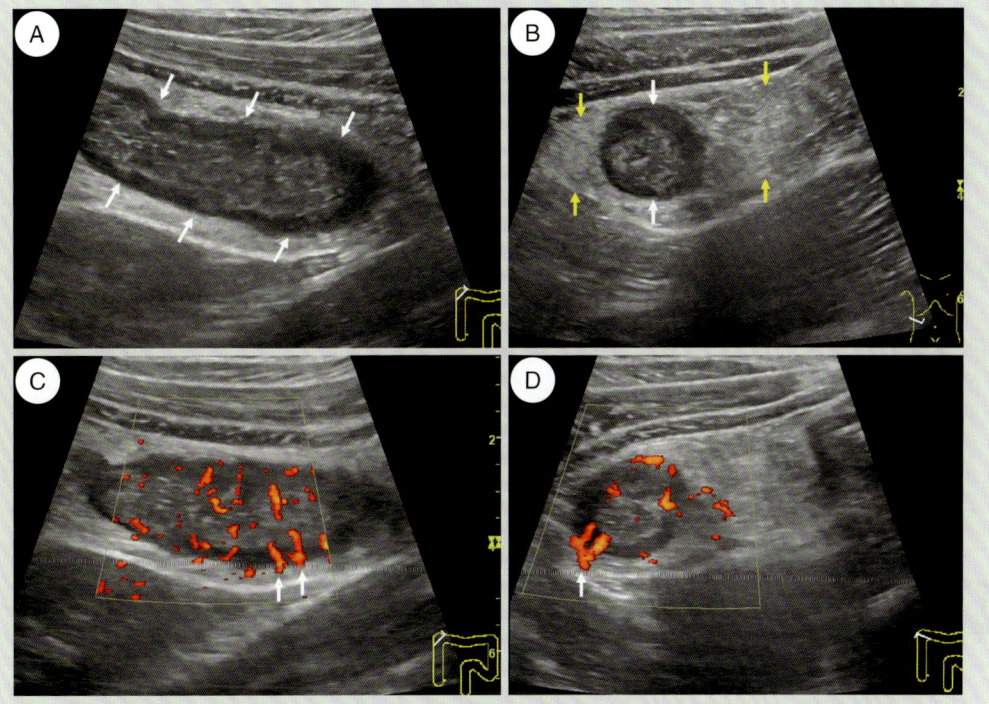

回肠末段、回盲瓣、盲肠、升结肠、横结肠、降结肠及乙状结肠肠壁节段性增厚，最厚位于结肠肝曲，约9mm，肠壁层次不清，回声减低（图A、图B，白箭头），肠壁周围可见增厚脂肪组织，回声增高，模糊（图B，黄箭头）；肠周未见明显肿大淋巴结；能量多普勒显示肠壁内及肠周可探及条状血流信号，Limberg分级：Ⅳ级（图C、图D，白箭头）。

图4-3-79 克罗恩病的经腹肠道超声图像（打了图）

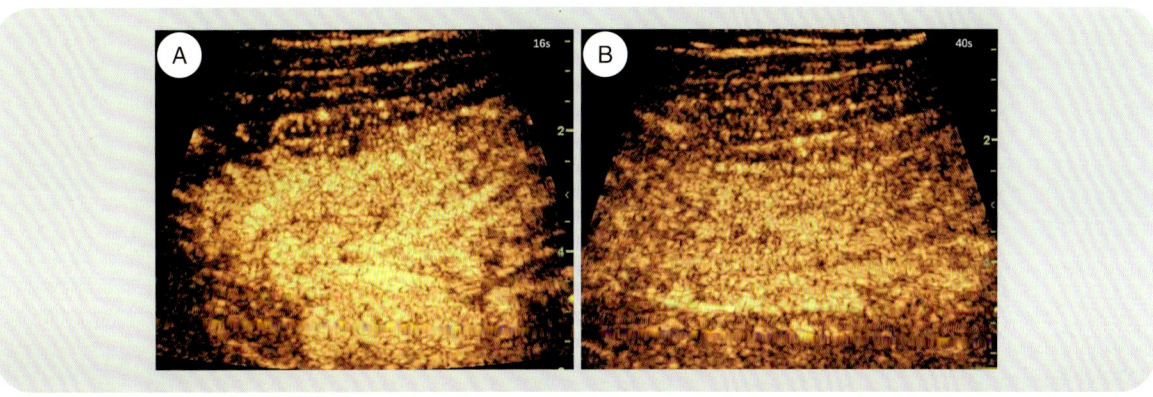

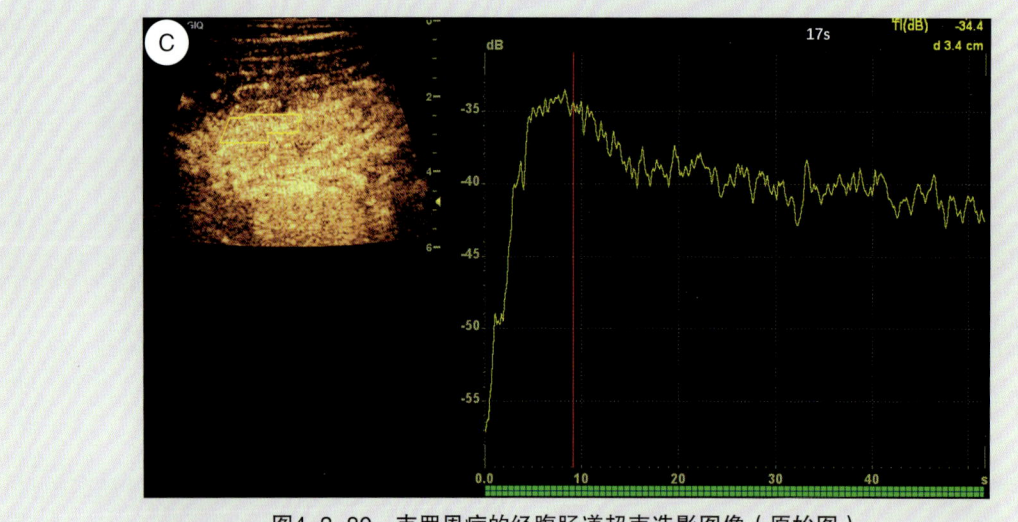

图4-3-80 克罗恩病的经腹肠道超声造影图像（原始图）

A、B.超声造影显示动脉期肠壁全层高增强（箭头）；C.超声造影定量分析显示于17秒到达峰值强度。

图4-3-81 克罗恩病的经腹肠道超声造影图像（标示图）

2.CT表现

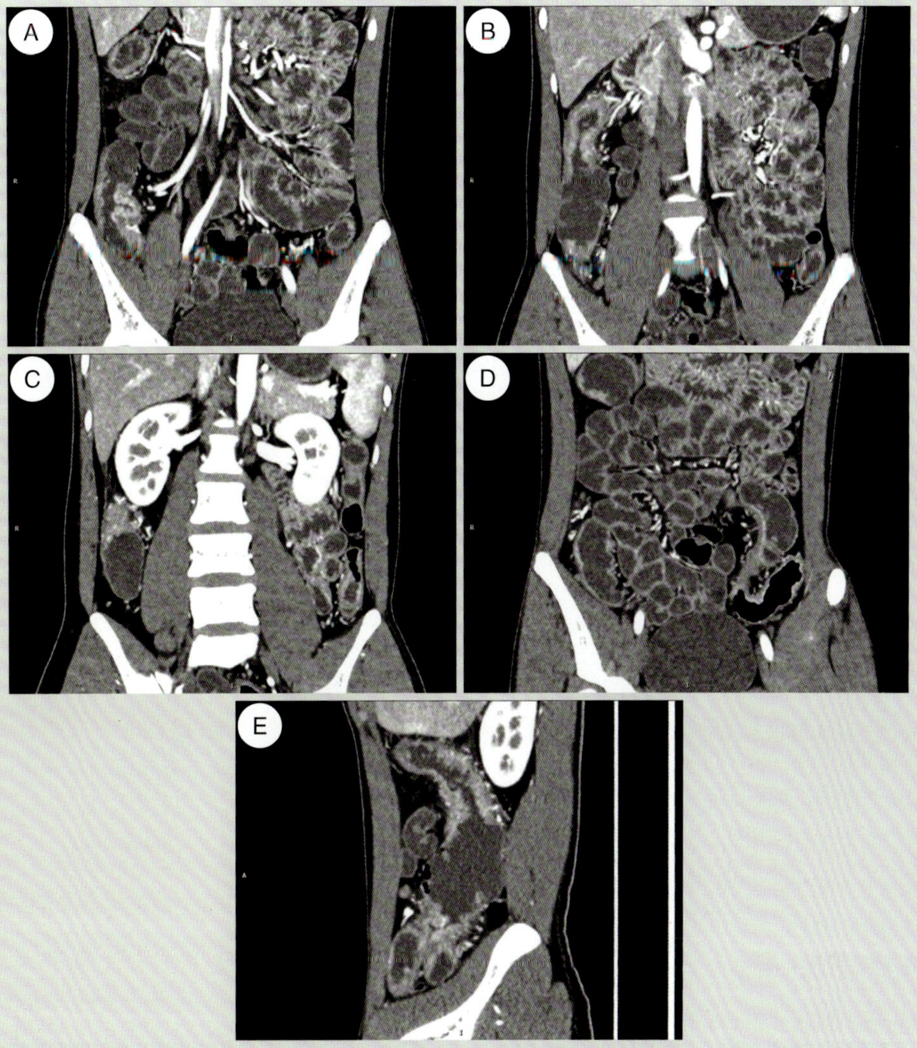

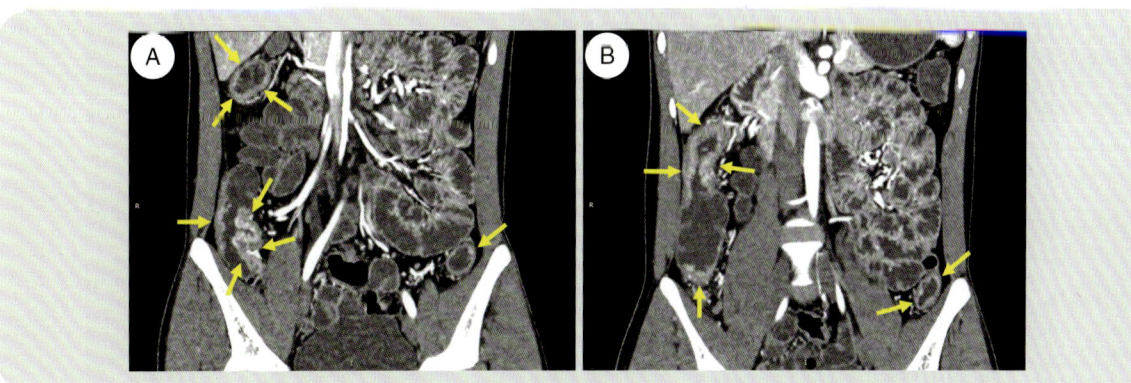

图4-3-82 克罗恩病的CTE检查图像（原始图）

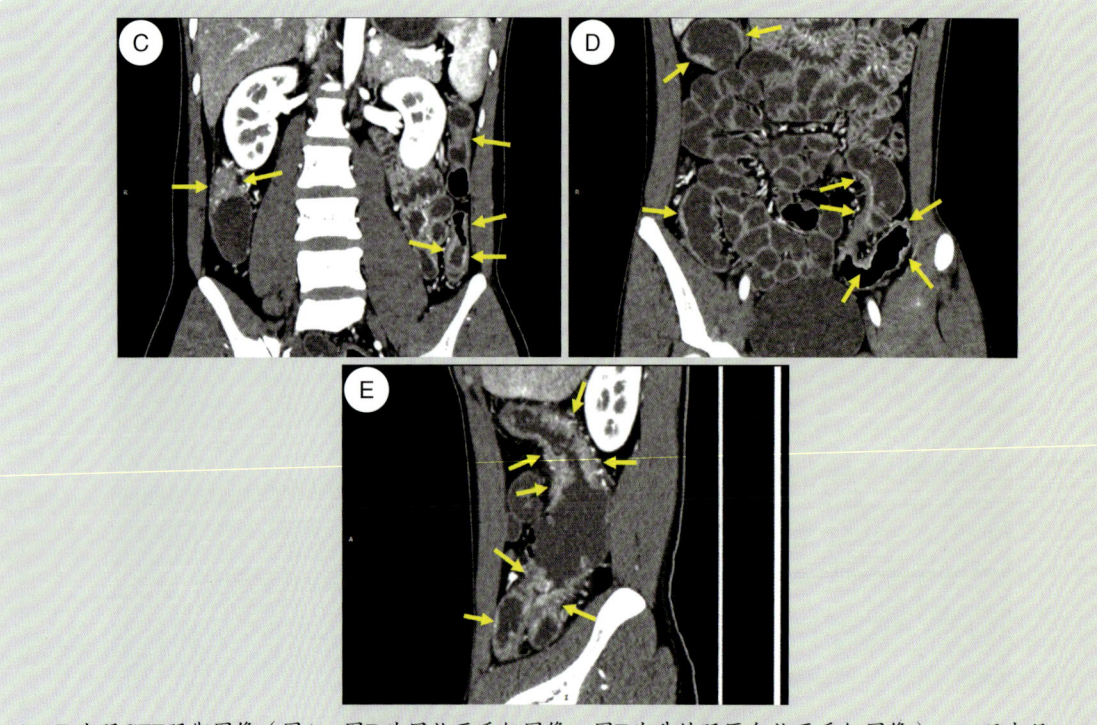

A～E.小肠CTE肠期图像（图A～图D为冠状面重组图像，图E为升结肠区矢状面重组图像）。回肠末段、回盲部、升结肠、横结肠、降结肠及乙状结肠肠壁节段性增厚，增强扫描明显强化，部分呈分层强化。病变肠管周围直小血管增粗、增多（升结肠近肝曲病变周围较明显），部分病变肠周脂肪间隙稍模糊；病变肠管近端及病变肠管之间的正常肠管未见扩张。

图4-3-83 克罗恩病的CTE检查图像（标示图）

3.PET/CT表现

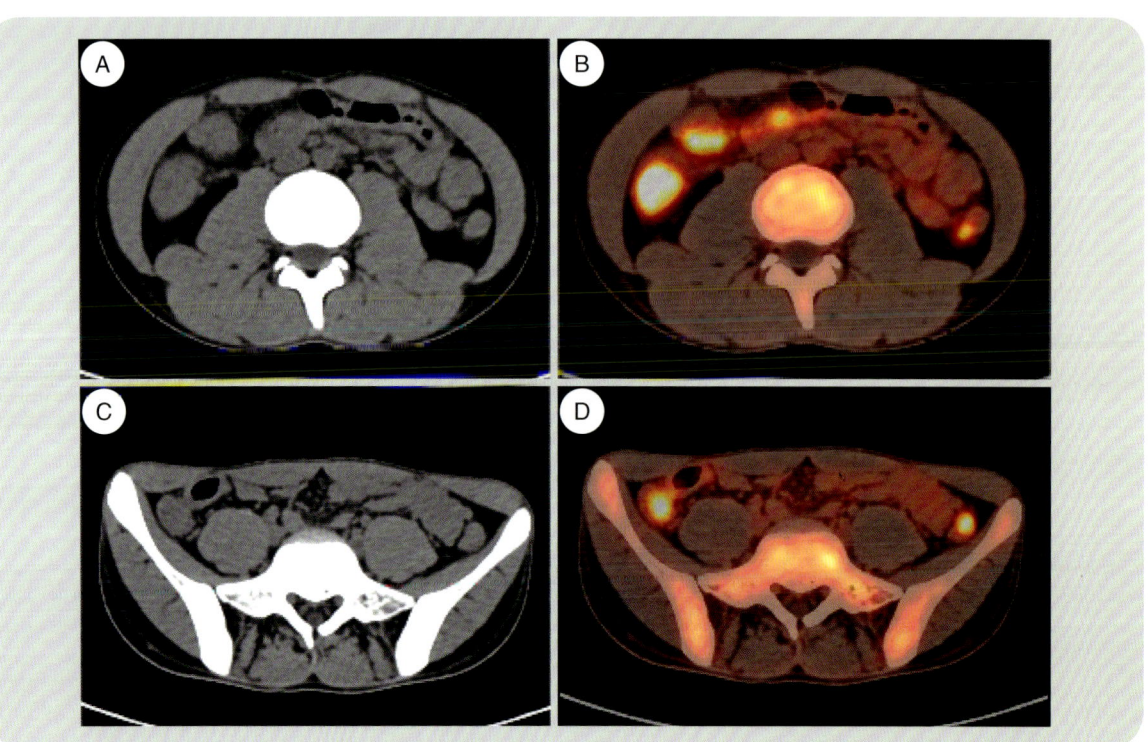

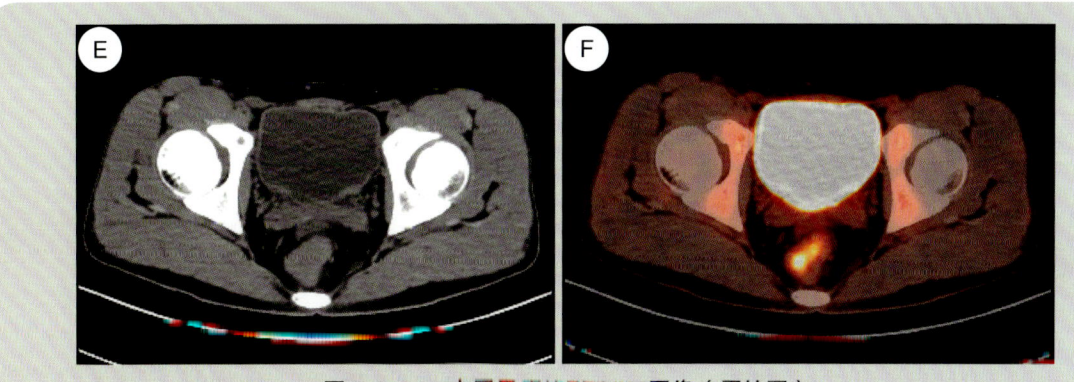

图4-3-84 克罗恩病的PET/CT图像（原始图）

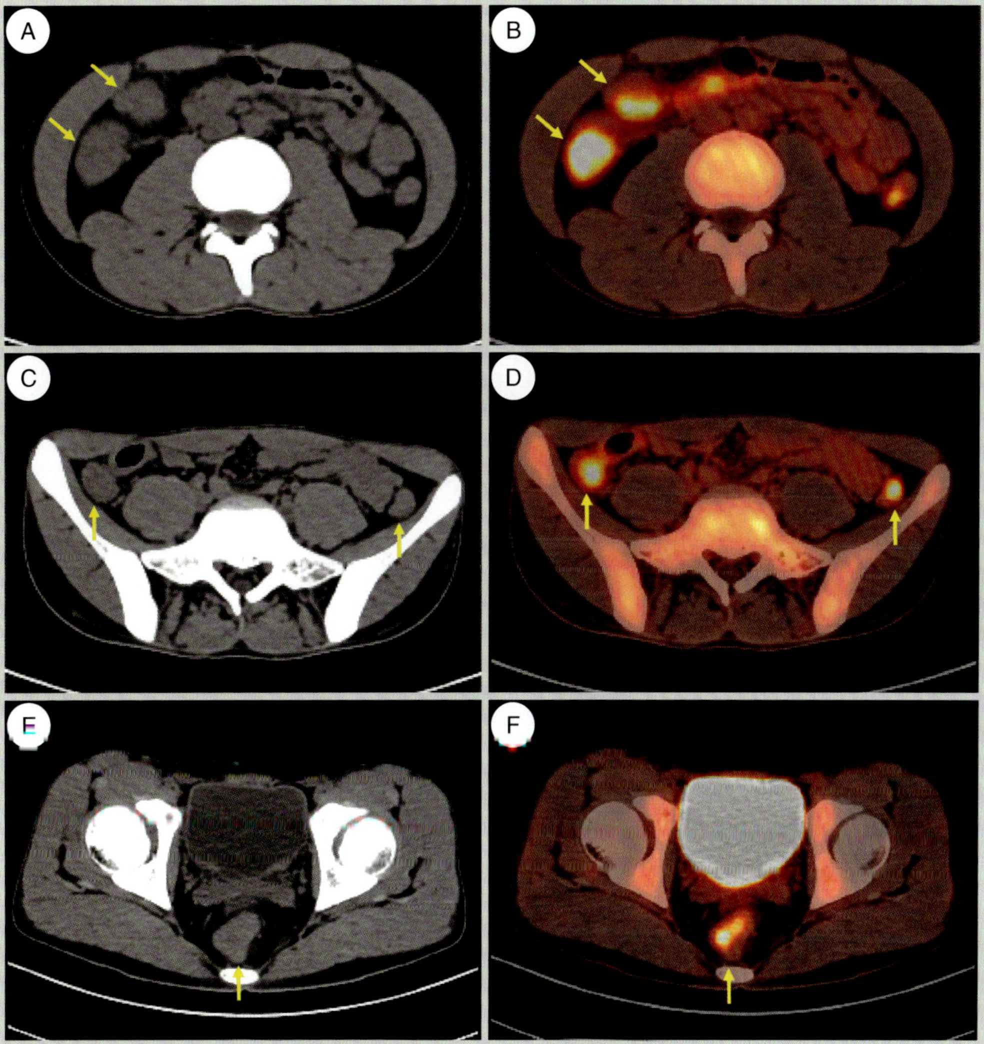

A、C、E.CT影像；B、D、F.PET/CT融合影像。回肠末段至直肠多处管壁增厚，病变肠段呈明显异常放射性浓聚，放射性浓聚以黏膜面/腔内区域分布为主（黄箭头）。

图4-3-85 克罗恩病的PET/CT图像（标示图）

4.结肠镜表现

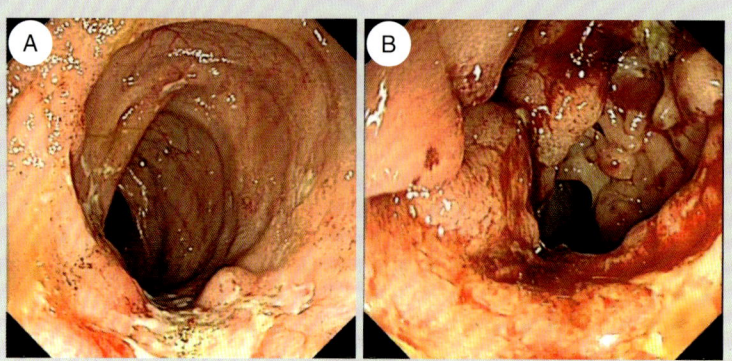

图4-3-86　结肠镜图像（原始图）

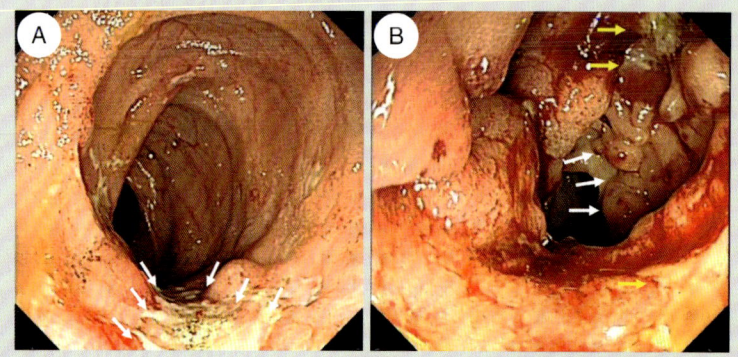

A.回肠末段：所见黏膜充血，近回盲瓣见一大小1.0 cm×5.0 cm纵行溃疡，覆白苔（白箭头）；B.回盲瓣-肝曲：回盲瓣变形，回盲瓣-肝曲见多发息肉样增生，密集成片分布，表面充血（白箭头），其间可见大量不规则溃疡灶，覆白苔（黄箭头）。

图4-3-87　结肠镜图像（标示图）

5.结肠镜下活检病理

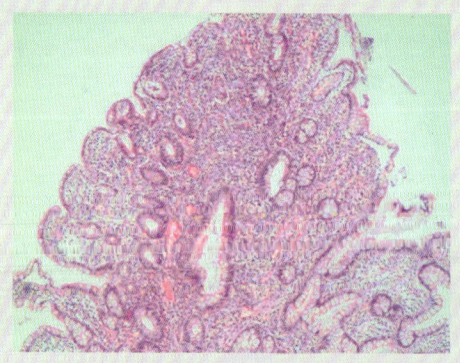

（回肠末端）小肠黏膜局部糜烂，内见较多淋巴细胞、浆细胞及中性粒细胞浸润，可见炎性肉芽组织形成，炎症分布不均匀，可见隐窝脓肿，绒毛变钝萎缩，隐窝结构紊乱，符合慢性活动性炎，伴溃疡形成。

图4-3-88　结肠镜下活检病理图像（HE，100×）

【诊断要点分析及小结】

克罗恩病（Crohn's disease，CD）是一种慢性非特异性消化道炎性疾病，任何年龄的人均可发病，好发于13~30岁，可累及消化道任何部位，以末端回肠和右半结肠多见，亦可累及部分肠外器官，如口腔、眼部、皮肤、肝胆等。CD的临床表现多样，包括消化道、全身性、肠外表现和并发症。消化道表现主要有腹泻和腹痛，可有血便；全身性表现主要有体重减轻、发热、食欲不振、疲劳、贫血等；肠外表现包括关节损伤（如外周关节炎、脊柱关节炎等）、皮肤黏膜表现（如口腔溃疡、结节性红斑和坏疽性脓皮病）、眼部病变（如虹膜炎、巩膜炎、葡萄膜炎等）、肝胆疾病（如脂肪肝、原发性硬化性胆管炎、胆石症等）、血栓栓塞性疾病等；并发症常见的有瘘管、腹腔脓肿、肠腔狭窄和肠梗阻、肛周病变（肛周脓肿、肛周瘘管、皮赘、肛裂等）。腹泻、腹痛、体重减轻是CD的常见症状，如伴肠外表现和（或）肛周病变高度疑为本病。肛周脓肿和肛周瘘管可为少部分CD患者的首诊表现，应予注意[1]。

诊断：CD缺乏诊断的"金标准"，诊断需要结合临床表现、实验室、内镜、影像学和病理组织学检查进行综合分析并密切随访。小肠CT造影（CT enterography，CTE）、MR小肠造影（MR enterography，MRE）和肠道超声（intestinal ultrasound，IUS）检查是临床评估炎性肠病的三种常用影像学方法。

CTE和MRE的肠道准备相似，检查前禁食6~8小时，不禁水；检查前40~60分钟口服2.5%甘露醇溶液400~500 mL/15 min（总量1600~2000 mL）；如需更好地评估乙状结肠下段及直肠，可选直肠保留灌肠，即经肛门灌注2.5%甘露醇溶液约500 mL。检查前10~15分钟肌注低张药物（山莨菪碱）。MRE检查前需检查操作人员带领患者进行呼吸屏气训练。IUS检查前可禁食6小时，儿童禁食2~4小时。部分学者认为炎症性肠病患者的IUS检查无须禁食准备，特别是急诊床边检查的情况下一般不需要清洁灌肠和使用口服或灌肠助显剂。建议将IUS检查安排在肠镜检查之前，以减少因肠镜检查时注气产生的气体干扰。

CTE：拥有较高的空间分辨率和密度分辨率，可以清晰显示肠壁及肠周的解剖结构和炎症累及情况，CD患者的首次检查一般建议选用CTE检查，其他首选CTE的情形包括：对脓毒症或疑似腹腔内复杂穿透性疾病需要后续干预者；年龄较大（35岁以上），合并急性症状患者，排除其他疾病或评估其他小肠疾病；有MR成像禁忌证，钆对比剂过敏或幽闭恐惧症者。

MRE：能够全面评估全腹肠道病变情况，具有很高的诊断价值，MRE检查总体优于CTE检查，对年轻患者（35岁以下），特别是评估患者治疗后反应时应优先选用，怀孕和碘对比剂过敏者只能选用MRE（孕妇只能平扫）。

CD活动期CTE/MRE表现：小肠黏膜下层水肿、管壁增厚、增强扫描时见黏膜层及浆膜层强化，黏膜下层水肿，呈分层改变；不对称肠壁炎症，系膜侧较重，较为特征性；肠壁炎症和穿透并发症可以并存；肠系膜内小血管增多、增粗，可见"梳征"；肠系膜淋巴结反应性增生；肠腔狭窄伴近端小肠扩张（>3 cm）；慢性肠系膜静脉血栓/栓塞；轻微炎症表现为管壁轻度增厚并强化；严重炎症表现为管壁明显增厚，溃疡、T_2WI高信号并且弥散受限；炎性肠壁的增强程度（强化信号比值>1.3）、弥散受限程度与炎症程度密切相关。

CD穿透性病变CTE/MRE表现：深溃疡导致透壁性炎症及窦道形成，进而发展为瘘管，瘘管连接小肠-小肠、小肠-结肠、小肠-胃、小肠-膀胱或皮肤等，可导致脓肿形成；可为单纯瘘（连续两段肠管/空腔脏器）或复杂瘘（多段肠管/空腔脏器），后者表现为"三叶草"样，或"星征"；增强扫描可清晰显示瘘管、窦道、脓肿，也有助于区分粘连和瘘管。

CD纤维狭窄病灶的CTE/MRE表现：CD病程中反复的炎症和修复性损伤，大部分CD狭窄都有炎症和纤维化成分；明确狭窄内是否伴有炎症非常关键，目前药物治疗可以减轻炎症并避免或延迟手术，而真正的纤维化狭窄很可能需要手术，还需要描述狭窄的数目、位置及长度；狭窄程度重的需要外科手术治疗，以存在近端肠腔扩张（小肠常定义为>3 cm）为依据，以鉴别是肠管痉挛性狭窄还是真性狭窄；纤维狭窄肠段无蠕动、肠壁增厚固定及肠腔狭窄，狭窄段肠管壁增厚，T_2WI呈低信号。

CD其他病灶的CTE/MRE表现：CD患者肛瘘的发生率为13%~27%，肛瘘10年累及发生风险为21%，20年为26%~28%[8]；结直肠活动性CD是发生肛周疾病的危险因素；CD导致的肛瘘与其他疾病所致的肛瘘相比更容易发生继发分支或发生肛瘘相关脓肿；怀疑CD的患者，建议常规进行肛周增强MRI检查，或者在进行CTE/MRE检查的时候，将扫描视野覆盖整个肛门，以判断是否存在肛瘘或脓肿。

IUS：是一项经济、便捷且无辐射的检查技术，绝大多数患者无须肠道准备，可短时间内多次检查，甚至可以床边即时操作[2-3]。并且IUS可提供实时动态的图像，可以局部观察更多细节，成像技术多样可以提供形态学、血流、弹性等信息，能够有效对CD病变肠管进行局部观察和评估，对CD的初筛、初诊、活动程度评估、疗效监测、并发症评估（内瘘、窦道、脓肿和肠腔狭窄、肛周病变）、引导介入治疗等方面发挥着越来越重要的作用。和疾病炎症活动相关的超声参数有肠壁厚度、肠壁层次、肠壁血流信号、肠系膜炎性脂肪等[4]。

CD活动期超声表现：主要表现为肠壁增厚（>3 mm）；肠壁回声减低，层次结构模糊或消失；受累肠管僵硬，结肠袋消失；肠腔狭窄伴近端肠管扩张；透壁炎症时可见周围脂肪层回声增强，即肠系膜炎性脂肪（脂肪爬行征）；肠壁血流信号较正常增多。其他常见表现有炎性息肉、肠系膜淋巴结肿大等。超声造影（contrast enhanced ultrasound，CEUS）[5-6]也被证明有助于提高CD受累肠段的识别和辨认，并且可详尽描绘受累肠壁和周围肠系膜的微血流情况，有助于评估是否存在活动性炎症[5]。

CD穿透性病变IUS表现：主要有内瘘、窦道、脓肿和肠腔狭窄；深溃疡导致炎症透壁及窦道形成，进而发展为瘘管，瘘管可连接小肠-小肠、小肠-结肠、小肠-胃、小肠-膀胱或皮肤等，并可导致脓肿形成；目前CEUS在指南中被建议用于鉴别蜂窝织炎和脓肿，以及用来指导经皮穿刺引流的范围[7]。

CD其他病灶的超声表现：CD肛周病变包括肛周脓肿、肛周瘘管、皮赘、肛裂等也能通过直肠腔内超声进行评估。相对于普通性肛瘘，CD相关性肛瘘瘘管壁较厚，瘘管更宽，更容易发生继发分支或出现肛周脓肿。

PET/CT：CD的[18]F-FDG显像在活动期可表现为受累肠段中度至重度放射性浓聚，易受病程、自身免疫状况及临床干预方式等影响，缺乏特异性，难以与溃疡性结肠炎等其他肠病相鉴别，但具有较高的灵敏性[9]。文献报道[18]F-FDG诊断CD的灵敏性是72.9%，在检测严重内镜病变（深层溃疡和狭窄）时敏感性可高达为100%，且与临床表现、内镜表现以及CD的生物学活性具有良好的相关性[10]。活动性CD经成功治疗后，[18]F-FDG显像放射性摄取会减低，与临床症状相符。成纤维细胞活化蛋白（fibroblast activation protein，FAP）是细胞表面二肽基肽酶家族中的一种丝氨酸蛋白酶。虽然FAP在正常组织中表达受限，但在炎症和纤维化组织中表达显著增加。由于纤维化和炎症是CD进展的主要病理特征，故可用成纤维细胞活化蛋白抑制剂（fibroblast activation proteininhibitor，FAPI）显像剂对CD进行显像。[68]Ga-FAPI-04 PET/CT可用于检查CD肠道病变的活性，并与内窥镜、CTE、临床和生物标志物的结果具有良好的相关性。相对于[18]F-FDG PET/CT，[68]Ga-FAPI-04 PET/CT能显示出同样出色的内镜下病变检测能力，此外，它还能够区分狭窄内的纤维化活动和炎症[11]。

CD临床诊疗过程中，影像学检查在诊断、随访、并发症监测、疗效评估等环节发挥重要作用和价值，其中CTE、MRE和IUS是临床常用检查手段，PET/CT检查不推荐常规使用，且上述影像学技术各有优势与不足，临床应根据患者具体状况和需求合理选择运用。

参考文献

[1] VEAUTHIER B, HORNECKER J R.Crohn's Disease: Diagnosis and Management[J]. Am Fam Physician, 2018, 98（11）: 661-669.

[2] BOTS S, DE VOOGD F, DE JONG M, et al. Point-of-care intestinal ultrasound in ibd patients: disease management and diagnostic yield in a real-world cohort and proposal of a point-of-care algorithm[J]. J Crohns Colitis, 2022, 16（4）: 606-615.

[3] FRIEDMAN A B, ASTHANA A, KNOWLES S R, et al. Effect of point-of-care gastrointestinal ultrasound on decision-making and management in inflammatory bowel disease[J]. Aliment Pharmacol Ther., 2021, 54（5）: 652-666.

[4] NOVAK K L, NYLUND K, MAASER C, et al. Expert consensus on optimal acquisition and development of the international bowel ultrasound segmental activity score [ibus-sas]: a reliability and inter-rater variability study on intestinal ultrasonography in crohn's disease[J]. J Crohns Colitis, 2021, 15（4）: 609-616.

[5] RIPOLLÉS T, POZA J, SUAREZ FERRER C, et al. Evaluation of crohn's disease activity: development of an ultrasound score in a multicenter study[J]. Inflamm Bowel Dis, 2021, 27（1）: 145-154.

[6] LATERZA L, AINORA M E, GARCOVICH M, et al. Bowel contrast-enhanced ultrasound perfusion imaging in the evaluation of Crohn's disease patients undergoing anti-TNFα therapy[J]. Dig Liver Dis, 2021, 53（6）: 729-737.

[7] MAASER C, STURM A, VAVRICKA S R, et al. European Crohn's and Colitis Organisation [ECCO] and the European Society of Gastrointestinal and Abdominal Radiology [ESGAR]. ECCO-ESGAR Guideline for Diagnostic Assessment in IBD Part 1: Initial diagnosis, monitoring of known IBD, detection of complications[J]. J Crohns Colitis, 2019, 13（2）: 144-164.

[8] SHEEDY S P, BRUINING D H, DOZOIS E J, et al. MR imaging of perianal crohn disease[J]. Radiology, 2017, 282（3）: 628-645.

[9] 赵庆，徐俊彦，胡四龙. 克罗恩病^{18}F-FDG PET/CT显像病例分析[J]. 上海医学影像, 2012, 21（4）: 318-320.

[10] LOUIS E, ANCION G, COLARD A, et al. Noninvasive assessment of Crohn's disease intestinal lesions with （18）F-FDG PET/CT[J]. J Nucl Med, 2007, 48（7）: 1053-1059.

[11] CHEN L, ZHONG X, LI L, et al. [^{68}Ga]Ga-FAPI-04 PET/CT on assessing Crohn's disease intestinal lesions[J]. Eur J Nucl Med Mol Imaging, 2023, 50（5）: 1360-1370.

第四节 结直肠疾病

一、先天性疾病

（一）先天性巨结肠

【病例概要】

患者女性，10岁，"便秘8年，大便失禁1年"入院。患者8年前无明显诱因出现便秘，4～5天解1次大便，多为硬便，排便前可出现腹部绞痛，排便后腹痛缓解，偶有腹胀，曾于当地医院诊治，具体诊治不详，症状反复。1年前患者出现大便失禁，每天可达4～5次，多为硬便。最后诊断为"先天性巨结肠"。

【图片资料】

1.CT表现

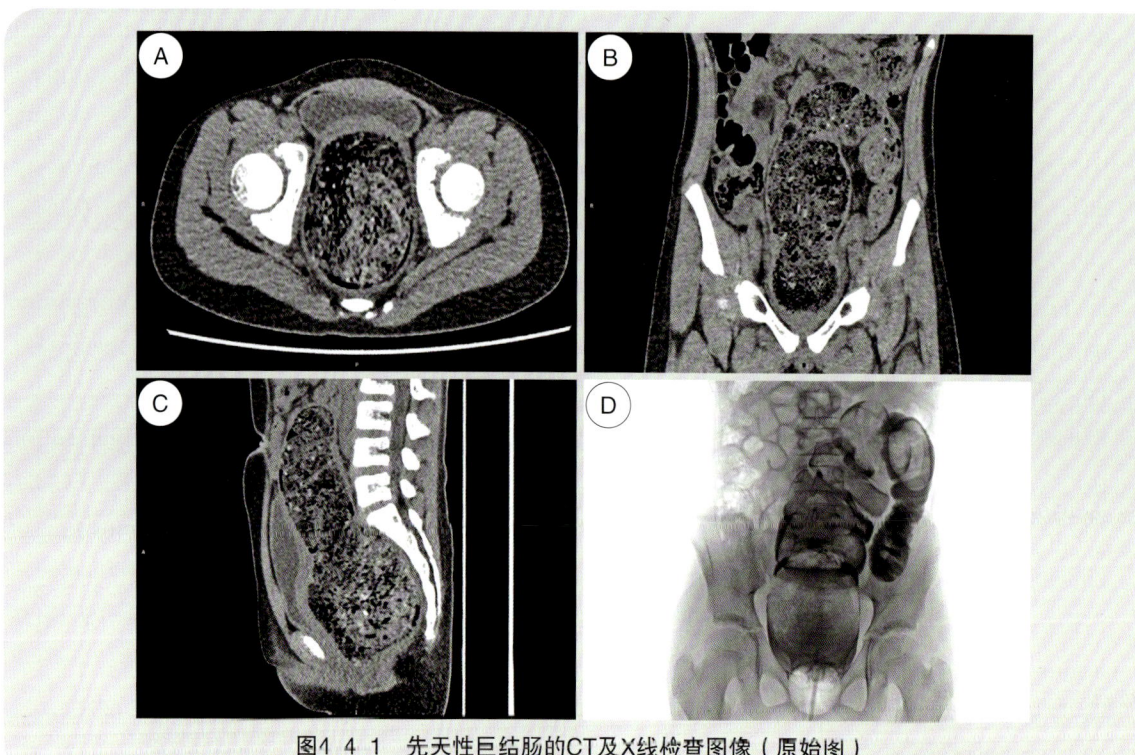

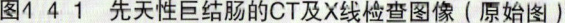
图4-4-1 先天性巨结肠的CT及X线检查图像（原始图）

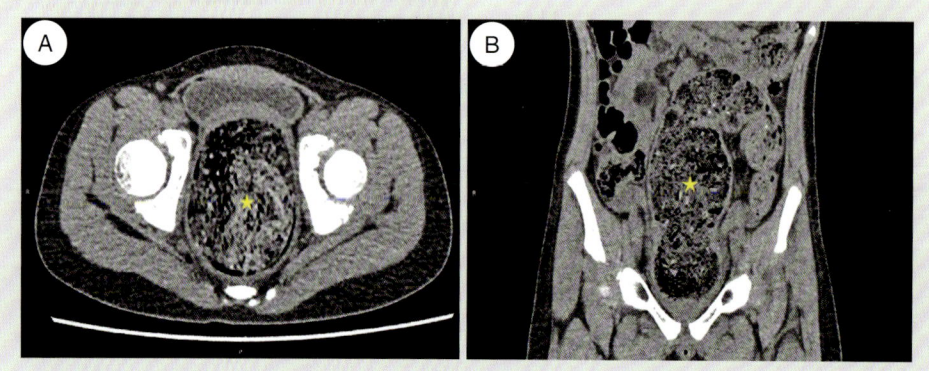

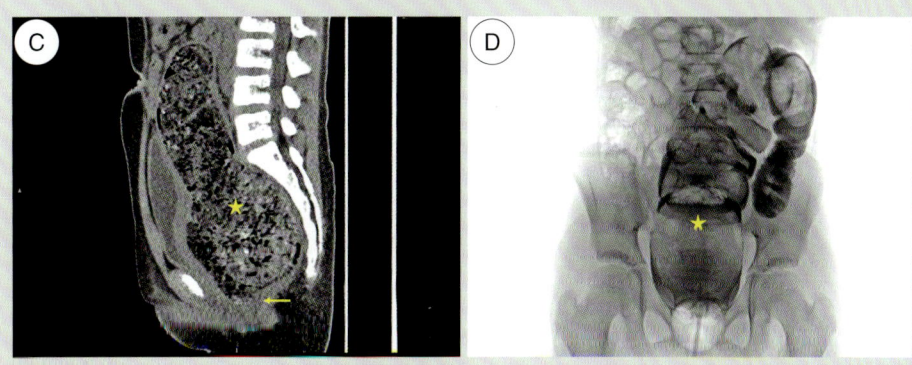

A~C.平扫CT横断位、冠状位及矢状位示全结直肠见大量内容物淤积,伴乙状结肠及直肠腔扩张,最大层面达91mm×76mm(五角星),移行段位于直肠下端(箭头);D.钡灌肠造影示直肠、乙状结肠肠腔明显扩张(五角星)。

图4-4-2　先天性巨结肠的CT及X线检查图像(标示图)

2.MRI表现

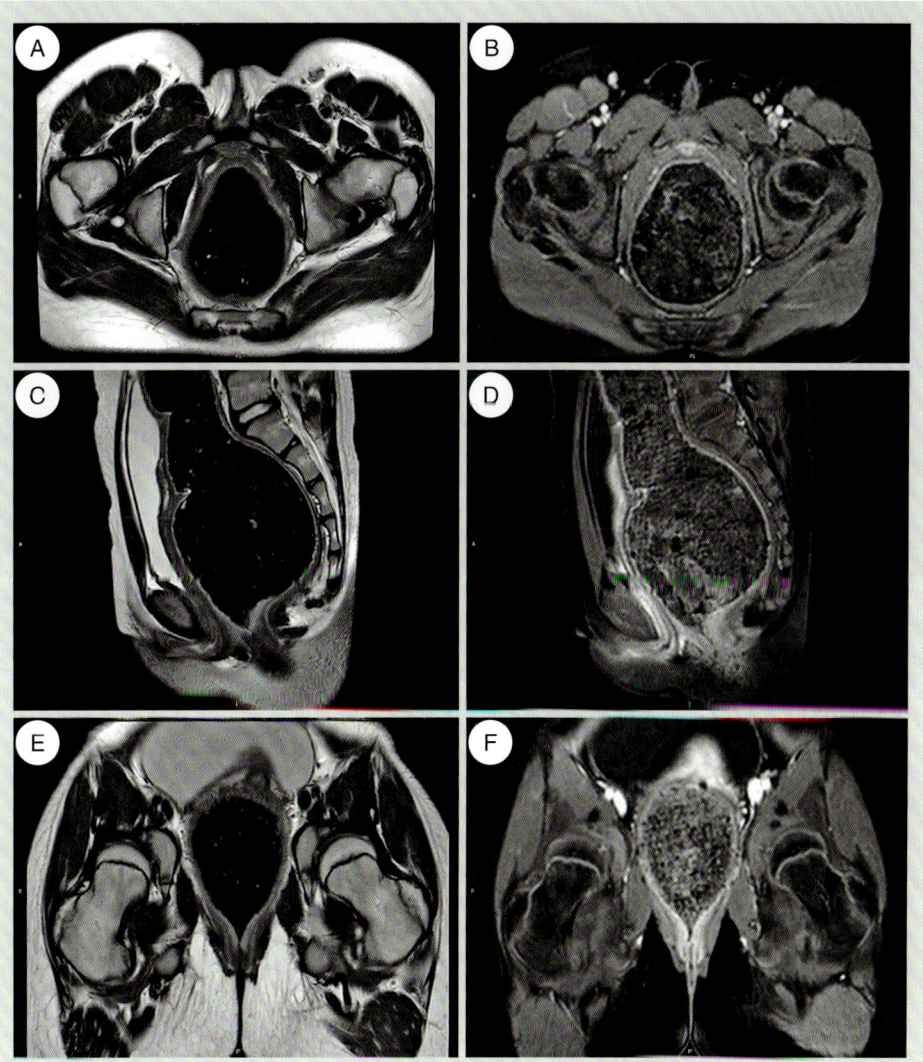

图4-4-3　先天性巨结肠的MRI检查图像(原始图)

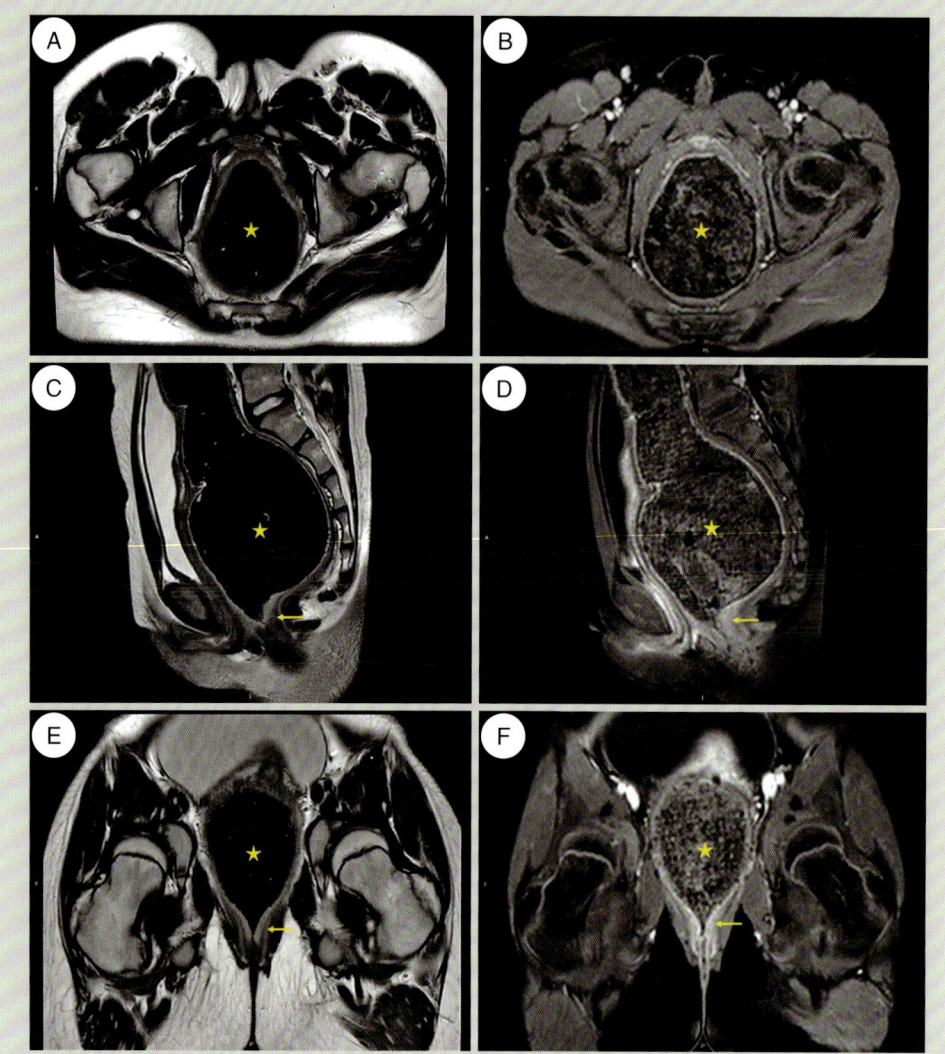

A～F. 直肠及乙状结肠肠腔大量积粪，明显扩张，最宽肠袢为82 mm（五角星），肠壁未见明显增厚或异常强化；移行段位于直肠下端（箭头）。

图4-4-4　先天性巨结肠的MRI检查图像（标示图）

【影像诊断要点分析及小结】

先天性巨结肠（congenital megacolon），又称肠管无神经节细胞症，也称为希尔施普龙病（Hirschsprung's disease，HD），是婴幼儿临床较常见的一种先天性消化道畸形，其发病率仅次于先天性直肠肛管畸形。因肠壁肌层及黏膜下神经节细胞稀少、缺如或异常造成，与遗传存在紧密联系，有家族性发生倾向，男性多见。新生儿期主要表现为胎便排出及排尽时间延迟，反复腹胀及便秘等不全性梗阻表现。儿童主要表现为反复腹胀、排便困难，严重者可导致小肠结肠炎、结肠穿孔等严重并发症[1]。故早期诊断及早期治疗尤为重要。术前明确病变范围，为临床手术方式的选择提供一定的参考依据。

按HD分型标准诊断，根据结肠痉挛段长度，将HD分为6型：①常见型，狭窄段多在直肠近端或直肠、乙状结肠交界处，或位于乙状结肠远端；②短段型，狭窄段位于直肠中下段；③超短段型，病变肠段局限于肛门括约肌、直肠远端；④长段型，狭窄段位于乙状结肠近端及降结肠；⑤全结肠型，病变累及直肠、全部结肠及回肠末端；⑥全肠型，病变肠段波及直肠、全部结肠及回肠、空肠，并可累及十二指肠。

先天性巨结肠的诊断方法包括超声、X线钡灌肠造影、CT/MRI、直肠黏膜活检等，其中直肠黏膜活检是"金标准"。

超声检查无创、无辐射、无须特殊准备，可反复检查，接受度高，且可多切面动态观察肠管的结构及其形态，易于区分痉挛细小的结肠段及扩张肥厚的结肠段，为诊断HD及其分型提供重要依据。常见型及长段型HD表现为降结肠、乙状结肠和近端结肠扩张，远端结肠细小瘪陷，扩张肠管腔内呈气粪混杂的高回声，后壁衰减明显；于侧腹壁及髂肌内侧缘斜扫可避开气体干扰，易于显示痉挛的结肠段。短段型及超短段型HD表现为近端直肠及结肠扩张，远端直肠痉挛细小，常规腹部扫查不易观察，可于会阴区肛门部扫查，能观察到远端直肠痉挛段及扩张的近端直肠。全结肠型HD表现为整个结肠均呈痉挛瘪陷状态，超声显示小肠广泛性扩张、积液、积气较轻、蠕动增强，结肠全程明显细小瘪陷，走行僵硬，柔韧性差，无明显蠕动，结肠腔内可见线状气体强回声或粪便强回声。但是，超声检查也有一定局限性，如巨结肠引起肠梗阻时，由于扩张肠管内充满气粪混杂的高回声，后壁衰减明显，给检查带来一定困难[2-3]。

钡剂灌肠造影检查是天性巨结肠的传统诊断方法。钡灌肠造影可显示结肠痉挛段、扩张段及移行段，目前是HD的重要检查方法；常表现为痉挛段、移行段、近端结肠扩张及检查后一定时间内肠腔钡剂残留；透视状态下灌肠痉挛段肠管出现不规则收缩波。但因X线检查有辐射性，且新生儿HD由于发病时间短，常无明显可见的狭窄段，加之给予钡剂后痉挛段肠管被动扩张，无法显示肠管明显变窄或扩张征象，特别是对于短段型、超短段型HD，钡灌肠造影的发现率较低，容易出现漏诊、误诊现象。此外，还存在对比剂排出困难、对比剂（硫酸钡）注入后加重腹胀等问题，也无法评估病变周围的情况[3]。

CT与传统钡剂灌肠方法相比，造成结肠穿孔的风险低、方便、无痛，作为断面图像能够更细致地显示结肠全段的形态，更容易发现痉挛段、移行段和扩张段等病变，不但可以观察结肠扩张及管壁增厚的程度，通过冠矢状位重建，还可以清楚了解病变的范围及与周围组织器官的关系，为患者的手术治疗提供直观科学的依据。同时，CT仿真内镜的应用为腔道器官疾病提供了新的诊断方法，可任意到达需观察的解剖部位，通过结合二维图像了解腔内及腔外情况[4]。

MRI无电离辐射且能多方位成像，具有良好的软组织分辨率，能清晰显示痉挛段、移行段和扩张段肠壁结构及与邻近脏器的关系。

直肠黏膜活检术也是常见的检查方式，而且是诊断"金标准"。但对于早产儿和低出生体重儿，其发育尚不完全，可能出现假阴性，且约2%的患者可出现出血、穿孔，严重者可致盆腔脓毒症并发症，且无法判断病变范围。

参考文献

[1] 王吉甫. 胃肠外科[M]. 北京：人民卫生出版社，2000.

[2] 刘小芳，刘庆华，张新村，等. 超声诊断小儿先天性巨结肠的价值[J]. 中国医学影像技术，2013，29（1）：88-91.

[3] 虞梅，葛郁荣，石静，等. 超声助显剂灌肠与X线钡灌肠在先天性巨结肠诊断中的应用价值[J]. 临床小儿外科杂志，2021，20（3）：236-240.

[4] AMBARTSUMYAN L, SMITH C, KAPUR R P. Diagnosis of Hirschsprung Disease[J]. Pediatr Dev Pathol, 2020, 23（1）：8-22.

（二）先天性肛门闭锁

【病例概要】

患者女性，19天，因发现无肛门伴会阴部瘘口7天入院。患者父母7天前因患儿不适入当地医院，护士发现其无肛门伴会阴部瘘口，瘘口位于会阴部，口小，可排出稀软大便，诊断"先天性肛门闭锁、直肠会阴瘘"。

【图片资料】

1.超声表现

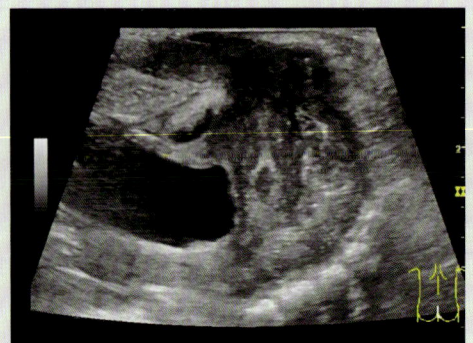

图4-4-5　先天性肛门闭锁的超声图像（原始图）

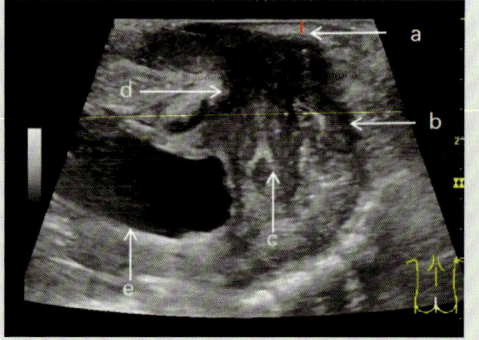

二维超声显示直肠盲端与肛门隐窝之间为软组织回声充填，未见明确肛管、肛门结构，因瘘管细小超声显示不清。a为直肠含气残端距离肛周皮肤垂直距离，b为直肠，c为阴道，d为尿道，e为膀胱。

图4-4-6　先天性肛门闭锁的超声图像（标示图）

2.窦道造影表现

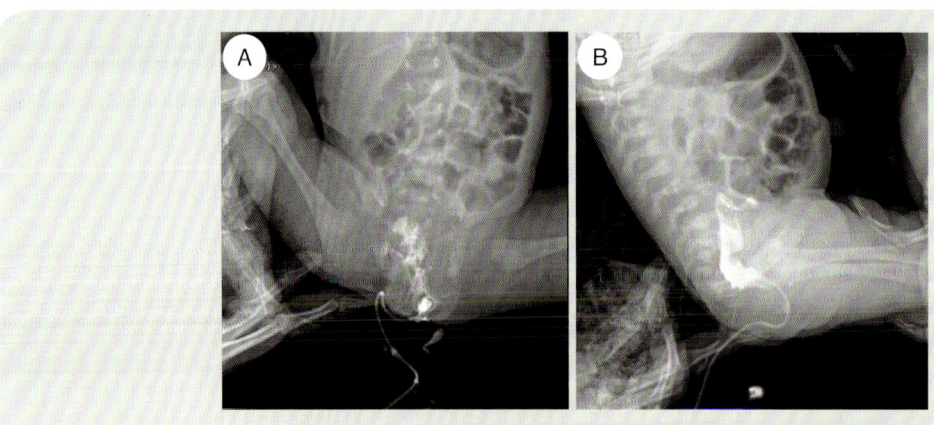

图4-4-7　先天性肛门闭锁的窦道造影图像（原始图）

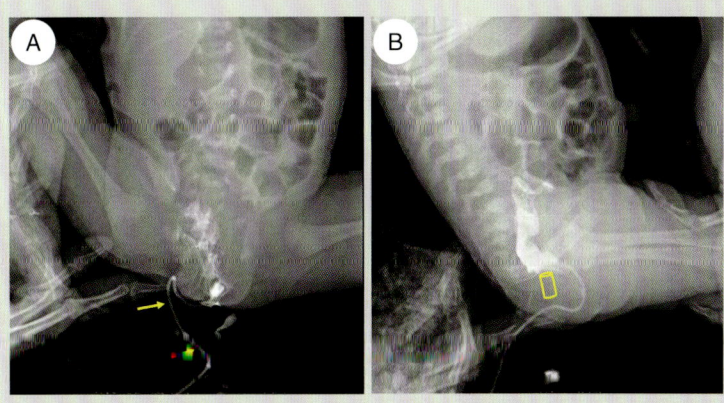

患儿会阴部存在会阴部瘘口,经外瘘口置管并注入阳性对比剂进行造影检查。A.正位图像,黄箭头所指为经会阴部外瘘口置管,经会阴瘘口注入对比剂后,见对比剂快速充盈直肠腔;B.侧位图像,会阴-直肠瘘道显示清晰。患者家属手指末端为正常肛门口位置,其上方未见正常肛管腔显影。黄色圆柱体模拟正常肛管位置。

图4-4-8 先天性肛门闭锁窦道造影图像(标示图)

3.MRI表现

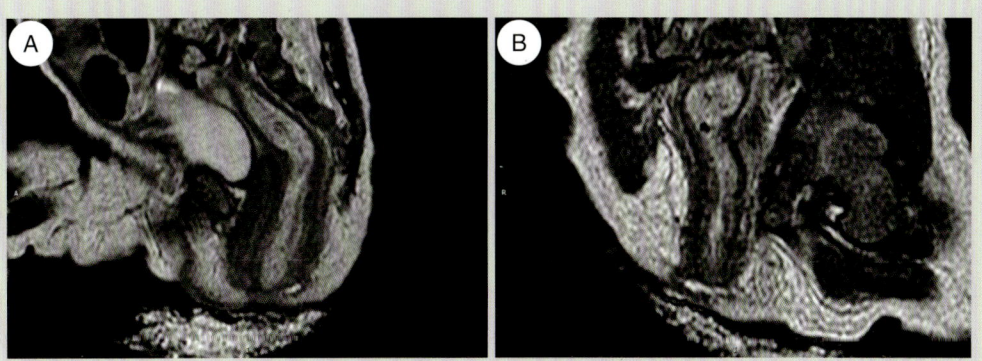

图4-4-9 先天性肛门闭锁的MRI图像(原始图)

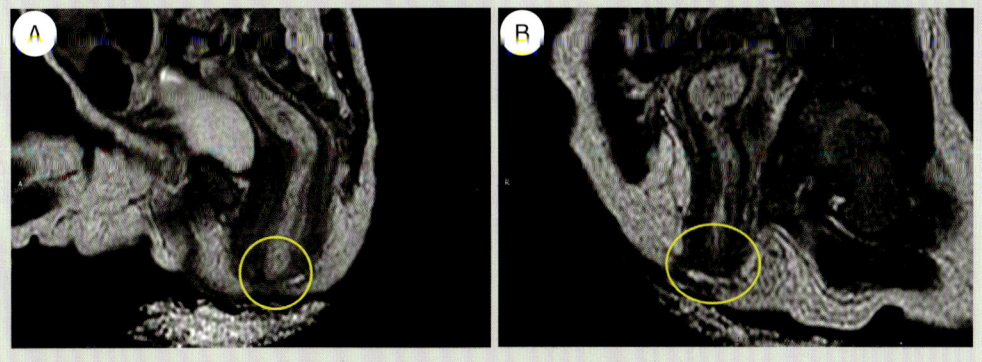

A.矢状面T_2WI;B.冠状面T_2WI。盆腔后间室下降,直肠下段位置较低,肛管末端圆隆,肛管肌肉发育差,肛门口为皮下软组织信号封闭。(黄圈)。

图4-4-10 先天性肛门闭锁MRI的图像(标示图)

【影像诊断要点分析及小结】

先天性肛门闭锁(congenital anal atresia)是常见先天性肛门直肠畸形之一,常同时合并其他畸形,新生儿发生率为1/5000~1/1500。形成先天性肛门闭锁的主要原因是胚胎早期,胎儿肛门与直肠尚未分开，直肠连同膀胱共同构成一个腔，称为泄殖腔。第7周时，胎儿胚胎中的中胚层往下生长，分开直肠和尿生殖窦，直肠往会阴部生长，尿生殖窦则发展为膀胱、尿道或阴道；第9周时，直肠往下延伸，连通骨盆膜和肛门膜，且连通原始肛门，继而发展为直肠肛门，若此时骨盆膈膜或肛门隔膜因某种原因无法被直肠贯通，就会产生先天性肛门闭锁。胚胎发育障碍发生越早，肛门畸形的位置就越高[1-2]。

临床表现：绝大多数先天性肛门闭锁患儿，在正常位置没有肛门，易于发现。不伴有瘘管的直肠肛管畸形在出生后不久表现为无胎粪排出，腹胀、呕吐；瘘口狭小不能排出胎粪或仅有少量胎粪排出时，患儿喂奶后呕吐，以后可呕吐粪样物，并逐渐腹胀；瘘口较大者，在生后一段时间不出现肠梗阻症状，而在几周至数年逐渐出现排便困难。若合并尿道瘘或阴道瘘时，胎粪可由尿道或阴道排出。

肛门闭锁分为以下4个类型：Ⅰ型，肛门或直肠狭窄；Ⅱ型，肛门膜状闭锁；Ⅲ型，肛门直肠闭锁；Ⅳ型，直肠下端闭锁[1]。

新生儿患先天性肛门闭锁会导致肠梗阻，严重者可导致死亡，因此需要早期诊断并在第一时间内行手术治疗。但术前明确闭锁的位置会直接影响手术方式及预后。

先天性肛门闭锁的诊断主要依靠超声、X线倒立位片、MRI检查，主要影像学检查的表现和临床价值简述如下。

超声检查：使用高频线阵探头于会阴部扫查，可见直肠下段扩张，内充满乳糜样内容物，偶可见少量气体回声，向下追踪探查可见肠腔中断，直肠盲端与肛门隐窝之间为软组织回声充填，超声检查需要为临床评估测量直肠盲端与肛门隐窝皮肤之间的距离；由于有时肠内容物移动不明显，很难将直肠盲端与肛门隐窝之间的低回声的软组织相鉴别，此时抬高患儿臀部，可见直肠盲端内容物向低处移动，同时可见少量气体回声向上移动，此时可更清楚地显示直肠盲端的位置，使得测量更准确。患儿哭闹腹内压有改变时，管腔盲端可随呼吸上下摆动，此时应待直肠盲端图像移至与皮肤最近位置时停帧，或改变探头方向使其呈冠状面扫查并测量与肛门皮肤之间的最短距离。当患儿合并瘘时，可在超声实时监控下通过尿道、阴道及瘘口注入生理盐水或稀释的超声造影剂，可发现瘘管的位置、大小与走行。而且超声检查方便、经济、无创伤、无须倒置检查、检查时间无限制，且可多角度和多方位扫查[3]。

X线倒立位片：X线检查若倒置时间较短，或者新生儿出生后24小时，新生儿吞咽的气体未到达闭锁最远端，胎粪、瘘管减压及肛提肌收缩会妨碍气体完全充盈直肠盲端，以上情况均会对检查结果产生不良影响，造成直肠盲端检查呈现的结果高于实际位置，漏诊及误诊风险较高。同时，倒立状态下会加大新生儿缺氧风险，临床诊断具有一定的局限性。

MRI：由于MRI具有多序列、多方位、多参数、高软组织分辨率等成像特点，能全面准确地显示肛门闭锁平面以及闭锁段的长度，在先天性肛门直肠畸形的分型及分类诊断方面具有明显优势。由于不同患儿、不同时间，直肠盲端充盈的物质成份不同，导致MRI信号不同，若直肠盲端被含脂质及黏液成分较多的胎粪充盈，T_1WI及T_2WI上均为高信号，与周围组织形成强烈的对比，可作为大然的MRI对比剂，脂肪抑制序列上呈低信号；若直肠盲端被含水较多的液体充盈时，T_1WI上为低信号，T_2WI及其压脂序列上呈高信号；若被气体充盈时，T_1WI及T_2WI上均为低信号。常规T_1WI、T_2WI可准确判断肛门直肠畸形的闭锁水平、直肠盲端距肛门的距离。MRI对瘘口位置及瘘管形态的显示更清楚，T_2WI横断位及矢状位能提高瘘管的检出率，瘘管黏膜于T_2WI呈高信号，可将瘘管内外口以及与肛门直肠肌群的关系显示清楚。MRI可以较清楚地显示肛提肌、肛管外括约肌形态及发育情况，排查有无伴发脊柱、脊髓、泌尿生殖系统等畸形，如脊髓栓系、骶尾骨发育不全、肾及输尿管异常等,对手术方式选择及预后有指导意义。总之,MRI检查是目前用于诊断先天性肛门闭锁非常有效的影像学方法,可以准确地判断肛门闭锁类型及形态,显示大部分瘘管的存在及走行;在判断肛周肌群发育情况及其他系统畸形方面优势明显,能为手术方式的选择及预后的判断提供依据,具有很高的临床应用价值[4-6]。

影像学检查在先天性肛门闭锁的诊断中发挥重要作用和价值,临床应根据的患者具体状况和需求合理选择运用。

参考文献

[1] ALAMO L, MEYRAT B J, MEUWLY J Y, et al. Anorectal malformations: finding the pathway out of the labyrinth[J]. Radiographics, 2013, 33(2): 491-512.

[2] MIYAKE Y, LANE G J, YAMATAKA A. Embryology and anatomy of anorectal malformations[J]. Semin Pediatr Surg, 2022, 31(6): 151226.

[3] 王岩,刘海飞,梁晓璐,等.经会阴超声诊断小儿直肠肛管疾病的价值[J].中国医学影像学杂志,2016,24(2):130-132.

[4] 杨复宾,方林,盛茂,等.先天性肛门直肠畸形倒立位X线片与MRI比较[J].中国医学影像学杂志,2015(4):306-308,310.

[5] 杜秀明,冷忠诚,荆彦平,等.磁共振成像在小儿先天性肛门闭锁的诊断价值[J].实用医学影像杂志,2019,20(6):571-573.

[6] 孙静,王至立,张敏,等.两种影像学检查对中高位先天性肛门直肠畸形的诊断价值研究[J].临床小儿外科杂志,2021,20(12):1159-1162.

二、后天性疾病

(一)溃疡性结肠炎

【病例1概要】

患者女性,58岁,因"反复腹泻6个月,伴黏液血便4月余"就诊。1个月前就诊于当地医院,查胃肠镜示:食管增生;胃窦炎;乙状结肠炎,痔疮。病理示:乙状结肠、直肠呈黏膜慢性活动性炎。给予护胃、补液及营养支持等治疗后,患者腹泻次数增加,肿大量黏液样便,10次/天,并有乏力、食欲缺乏等不适。遂于当地医院就诊,入院消化道造影示:①拟胃炎;②十二指肠水平部所见,未除外肠系膜上动脉轻度压迫综合征可能;③拟胃-食管轻度返流征,未除外反流性食管炎;④拟小肠功能紊乱。给予"美沙拉秦1.0 g,每天3次"并补液、营养支持、护胃等对症等治疗后,患者排便次数较前减少,仍反复排黏液血便,现大便次数4~5次/天,伴有饭后及大便前腹痛。后行结肠镜示结直肠黏膜呈多发息肉样增生样改变,中部间隔多发浅溃疡,考虑为重症溃疡性结肠炎。转我院进一步治疗。患者自发病以来,胃纳差,睡眠一般,大便如上诉,小便正常,近期体重减少15 kg。患者入院后查C反应蛋白52.76 mg/L↑;降钙素原(PCT)1.660 ng/mL↑;血红蛋白71.000 g/L↓;白蛋白31.49 g/L↓。

【图片资料】

1.结肠镜表现

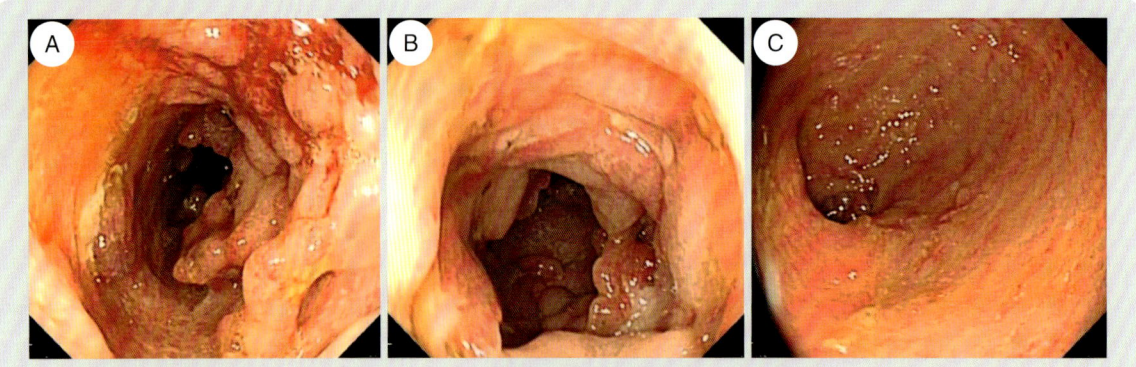

图4-4-11 溃疡性结肠炎的结肠镜图像（原始图）

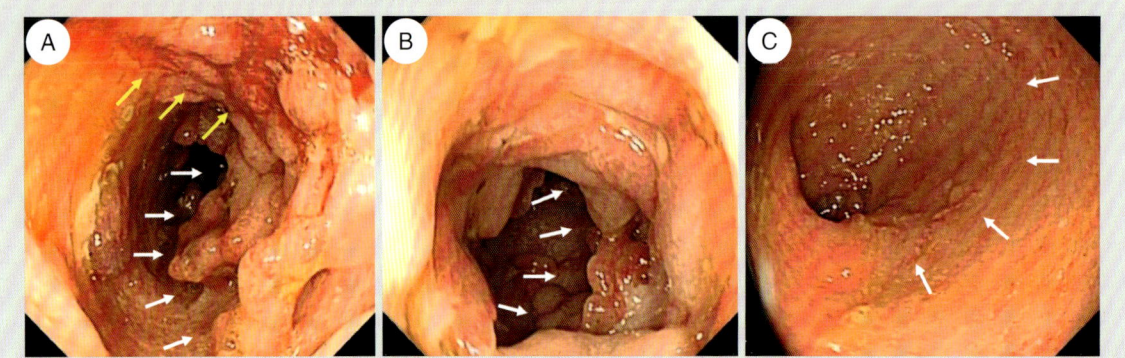

A.降结肠；B.乙状结肠；C.直肠。肠镜检查见结直肠肠腔呈铅管样，痉挛明显，所见黏膜弥漫性颗粒样改变，血管纹理消失（图A～图C），距肛缘10～45cm段遍布息肉样及结节样增生物（图A、图B，白箭头），局部增生物充血红肿明显，质脆，触之易出血（图A，黄箭头）；距肛缘10cm以下直肠黏膜弥漫性颗粒样改变，血管纹理消失（图C，白箭头），脆性增高。

图4-4-12 溃疡性结肠炎的结肠镜图像（标示图）

2.超声表现

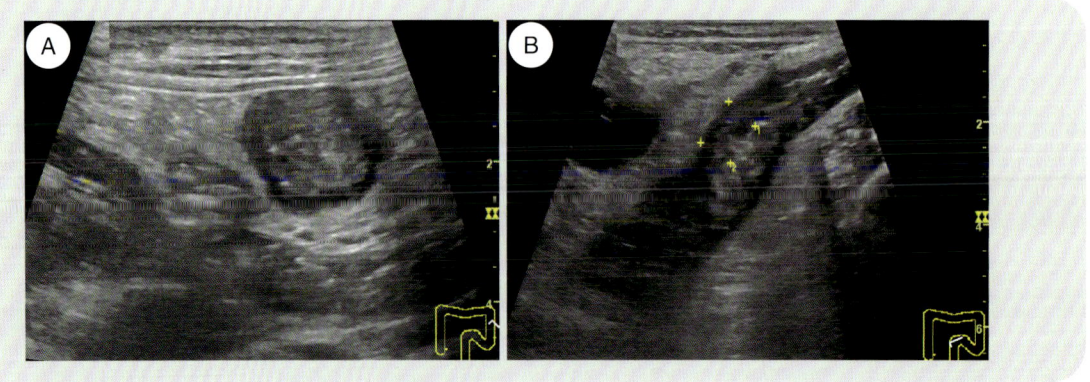

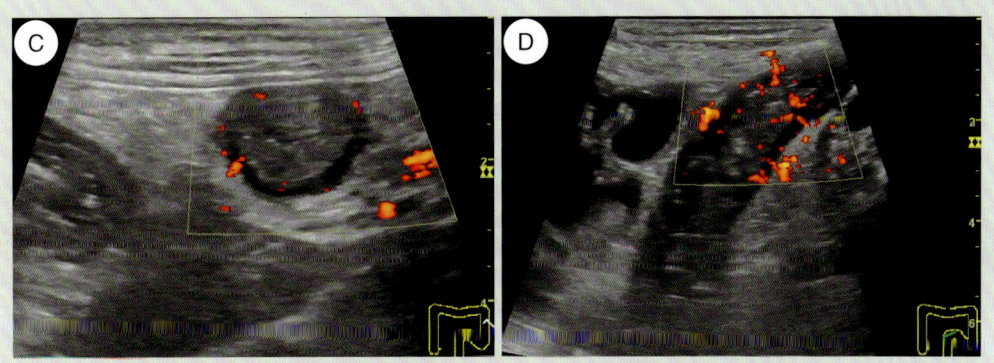

图4-4-13 溃疡性结肠炎的经腹肠道超声检查图像（原始图）

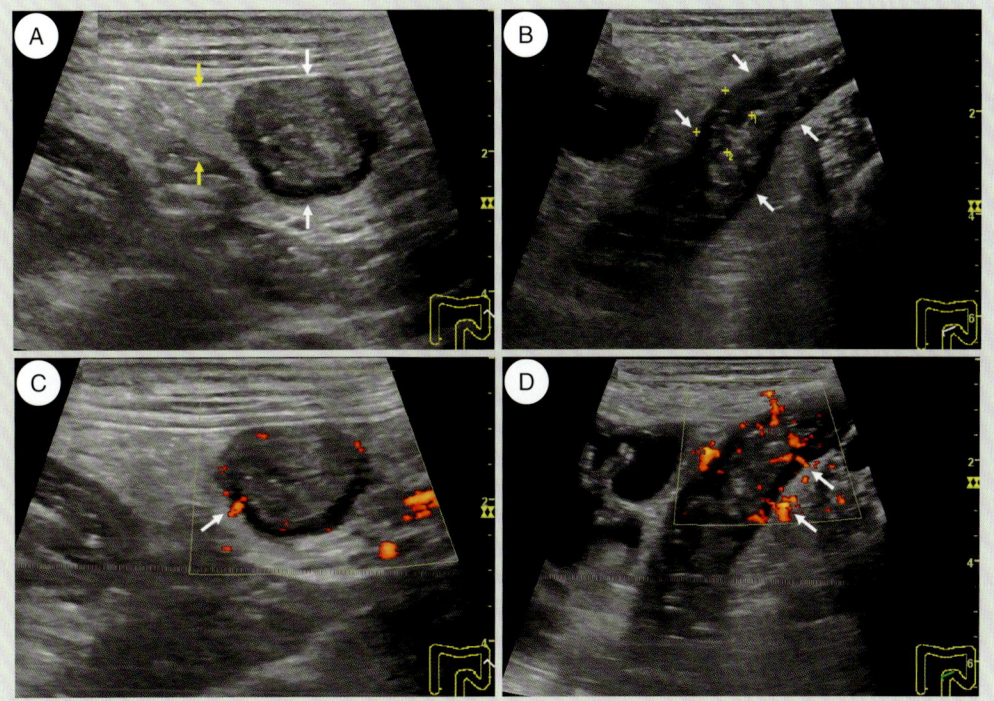

横结肠、降结肠（图A，降结肠横切面）、乙状结肠（图B，乙状结肠纵切面）肠壁增厚，最厚位于降结肠，约9mm，肠壁层次不清，回声减低，结肠袋消失（图A、图B，白箭头）；肠壁周围可见增厚脂肪组织，回声增高、模糊（图A，黄箭头）；肠周未见明显脓肿、瘘管回声。能量多普勒显示肠壁内可探及丰富的血流信号，Limberg分级：Ⅳ级（图C～图D，白箭头）。

图4-4-14 溃疡性结肠炎的经腹肠道超声检查图像（标示图）

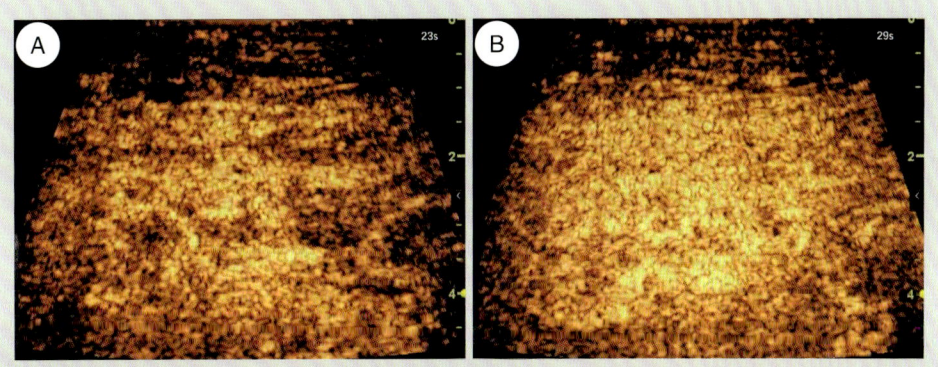

图4-4-15 溃疡性结肠炎的经腹肠道超声造影图像（原始图）

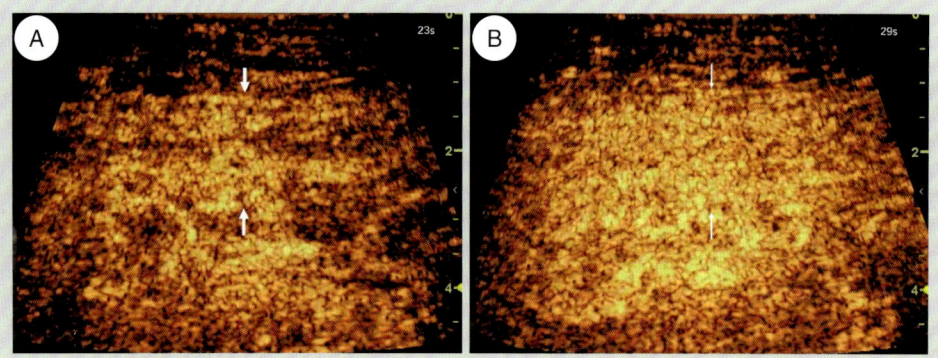

A.超声造影显示降结肠肠壁呈由内向外全层增强,造影剂注射后23秒,近肠腔侧的黏膜及黏膜下层显著增强(箭头);B.造影剂注射后29秒,包括固有肌层、浆膜层界面的全层肠壁均呈高增强,肠周组织亦可见增强(图B,箭头)。

图4-4-16 溃疡性结肠炎的经腹肠道超声造影图像(标示图)

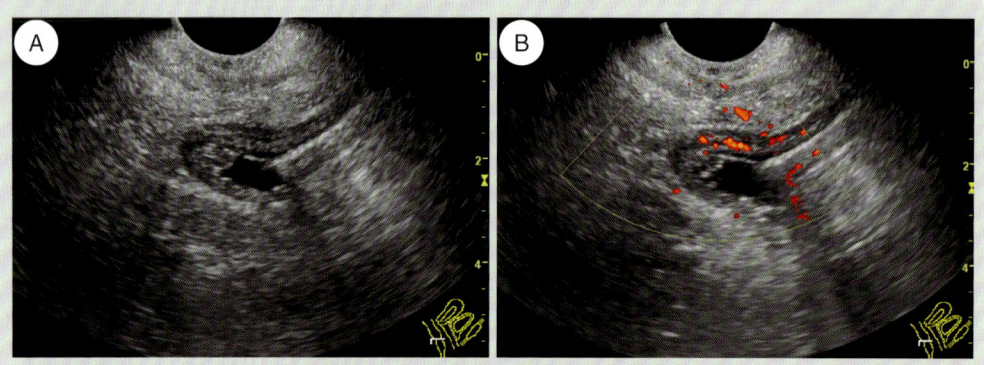

图4-4-17 溃疡性结肠炎的直肠腔内超声检查图像(原始图)

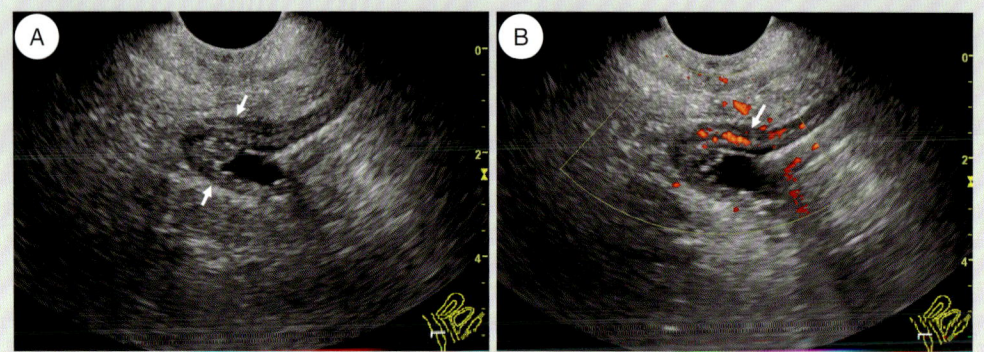

A.使用经阴道端式扫描探头经直肠扫查,可见直肠肠壁增厚,约6 mm,肠壁层次不清,回声减低(箭头);B.肠壁周围可见增厚脂肪组织,回声增高、模糊;肠周未见明显脓肿、瘘管回声。能量多普勒显示肠壁内探及丰富的血流信号,Limberg分级:Ⅳ级(箭头)。

图4-4-18 溃疡性结肠炎的直肠腔内超声检查图像(标示图)

3.CT表现

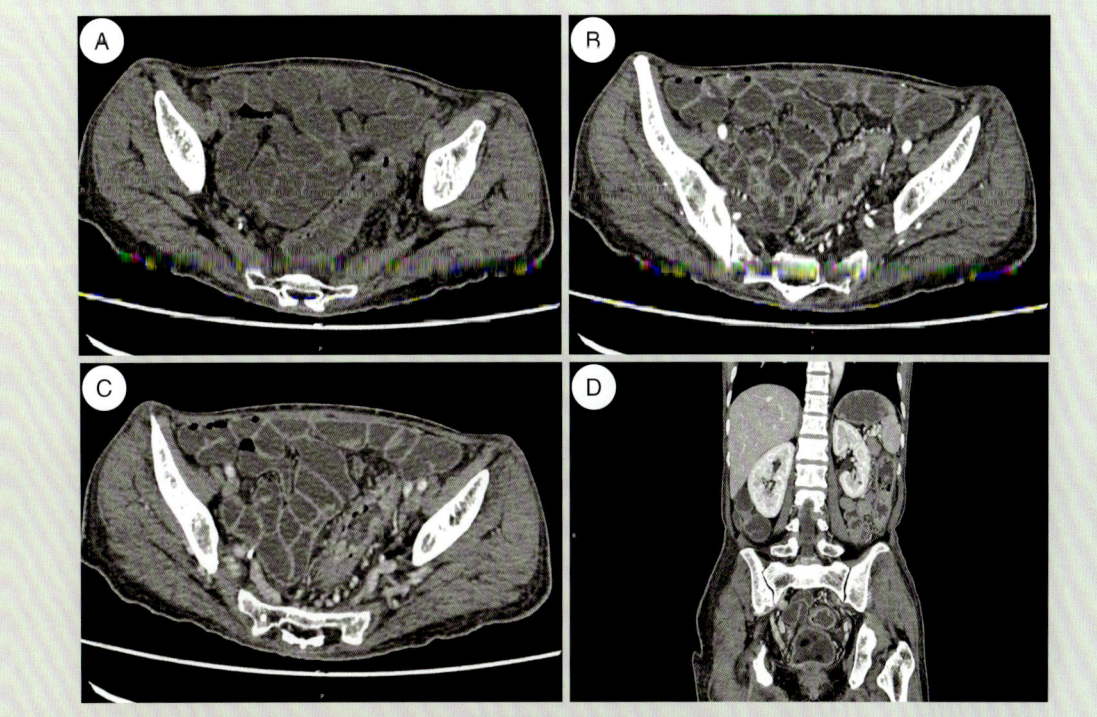

图4-4-19 溃疡性结肠炎的CTE检查图像（原始图）

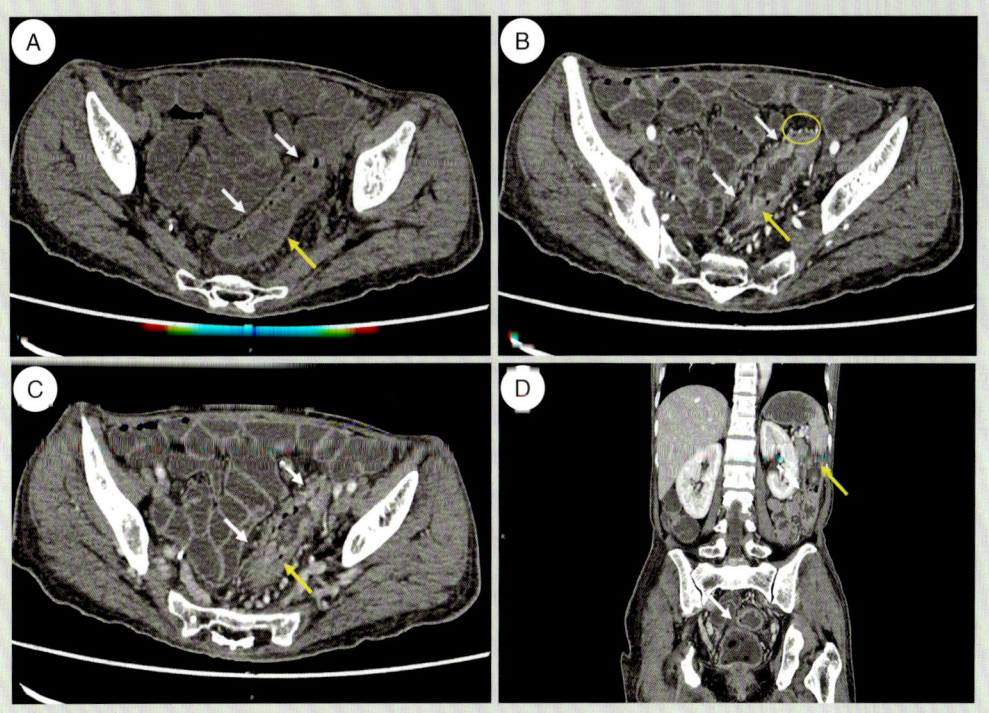

A.平扫；B.动脉期；C.门脉期；D.门脉期冠状位图像。直肠、乙状结肠、降结肠肠壁连续性增厚，增强扫描呈分层样强化，结肠袋消失，呈铅管样（图A~图D，白箭头），结肠腔内黏膜面可见多发炎性息肉（黄箭头），病变区周围肠系膜密度增高、模糊，同时伴有系膜直小血管增粗，呈"梳征"（图B，黄色圈）。

图4-4-20 溃疡性结肠炎的CTE检查图像（标示图）

【病例2概要】

患者女性，64岁，因"便血1个月，腹痛3天"就诊。患者1个月前无明显诱因出现便血，与进食、活动无关，就诊于当地医院，行口服激素治疗。后患者出现腹痛，下腹部为主，疼痛无向他处放射，为进一步诊治于我院就诊。

患者入院后查血红蛋白84.0 g/L↓；C-反应蛋白65.36 mg/L↑；红细胞沉降率86 mm/h↑；白蛋白27.04 g/L↓。

【图片资料】

1.结肠镜表现

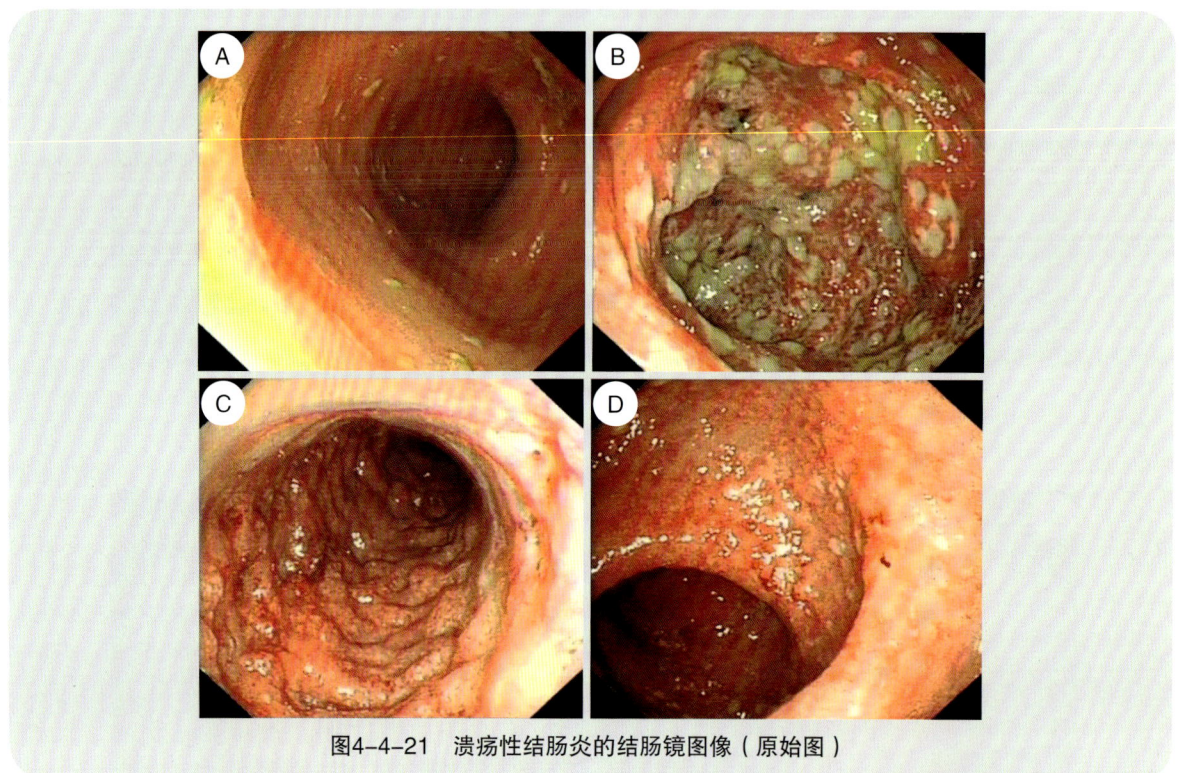

图4-4-21 溃疡性结肠炎的结肠镜图像（原始图）

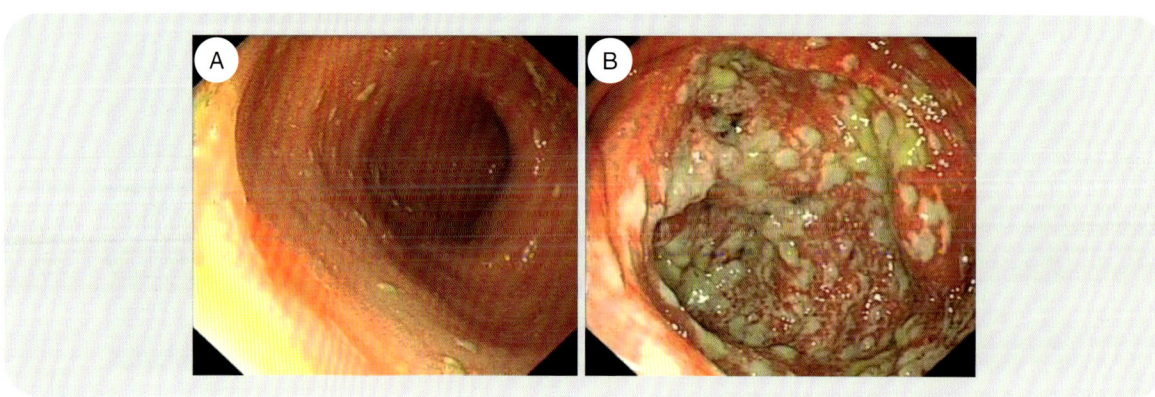

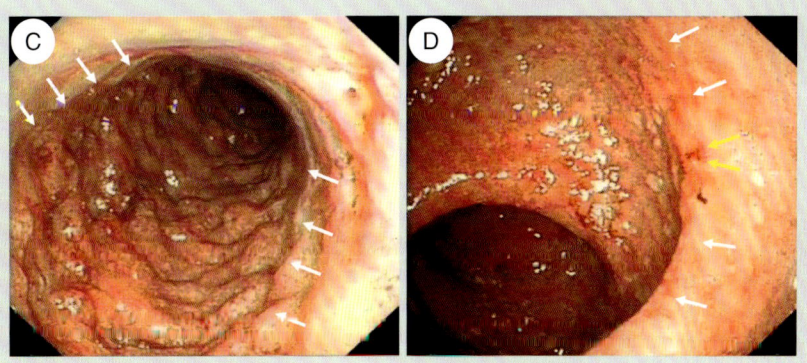

A.回肠末段；B.回盲瓣；C.乙状结肠；D.直肠。回肠末段：所见黏膜未见异常（图A）。回盲瓣：稍变形，黏膜充血水肿伴糜烂及溃疡（图B）。盲肠-直肠：病变连续性分布结直肠全程，血管纹理消失，肠腔部分结肠结构消失，黏膜充血水肿伴糜烂（图C、图D白箭头），散在不规则溃疡，覆白苔，有白色黏液附着，有自发性出血（图D，黄箭头）。

图4-4-22 溃疡性结肠炎的结肠镜图像（标示图）

2.CT表现

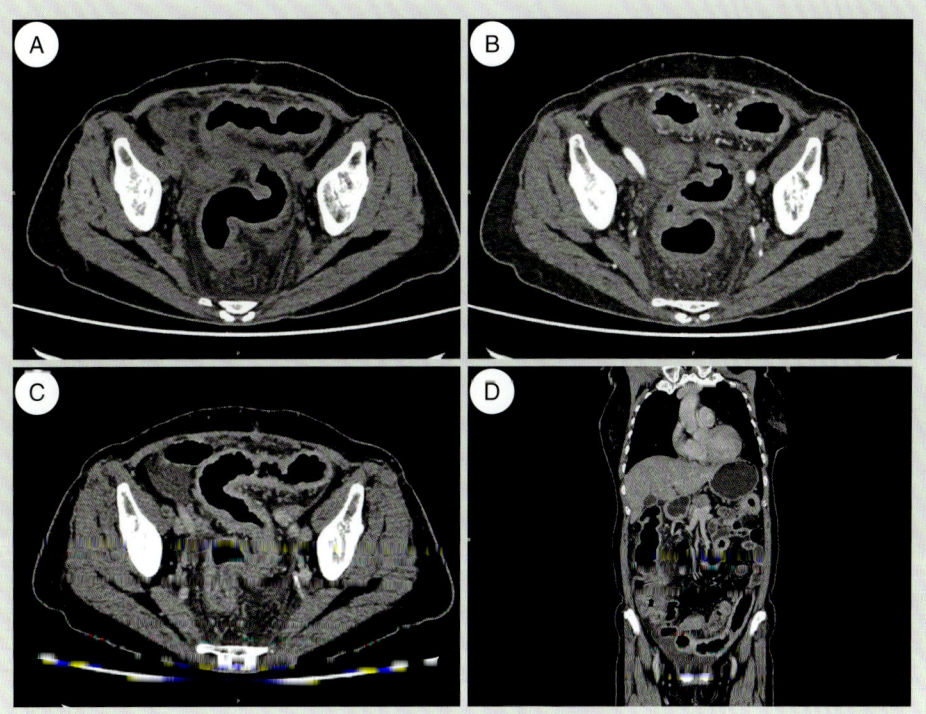

图4-4-23 溃疡性结肠炎的CTE检查图像（原始图）

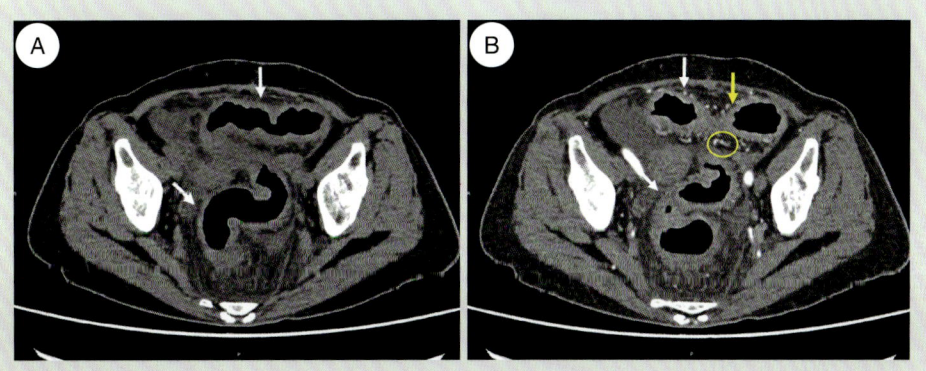

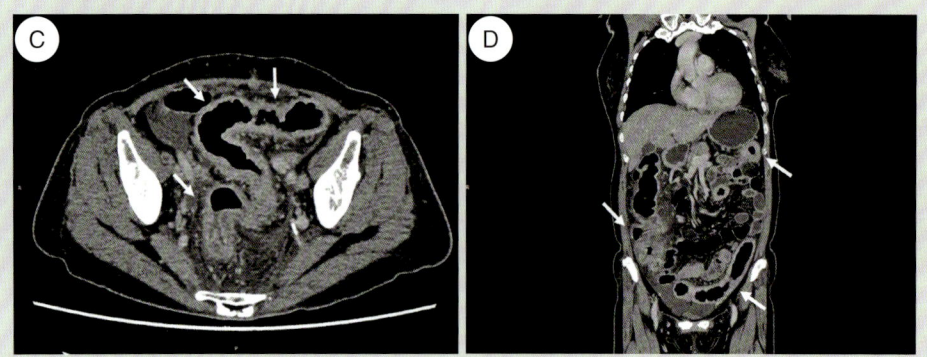

A.平扫；B.动脉期；C.门脉期；D.门脉期冠状位图像。全结直肠-回盲部-阑尾肠壁连续性增厚，增强扫描呈分层样强化，结肠袋消失，呈铅管样（图A~图D，白箭头），结肠黏膜表面粗糙不平，见小溃疡形成（图B，黄箭头），病变区周围肠系膜密度升高、模糊，同时伴有系膜直小血管增粗，呈"梳征"（图B，黄色圈）。

图4-4-24 溃疡性结肠炎的CTE检查图像（标示图）

3. PET/CT表现

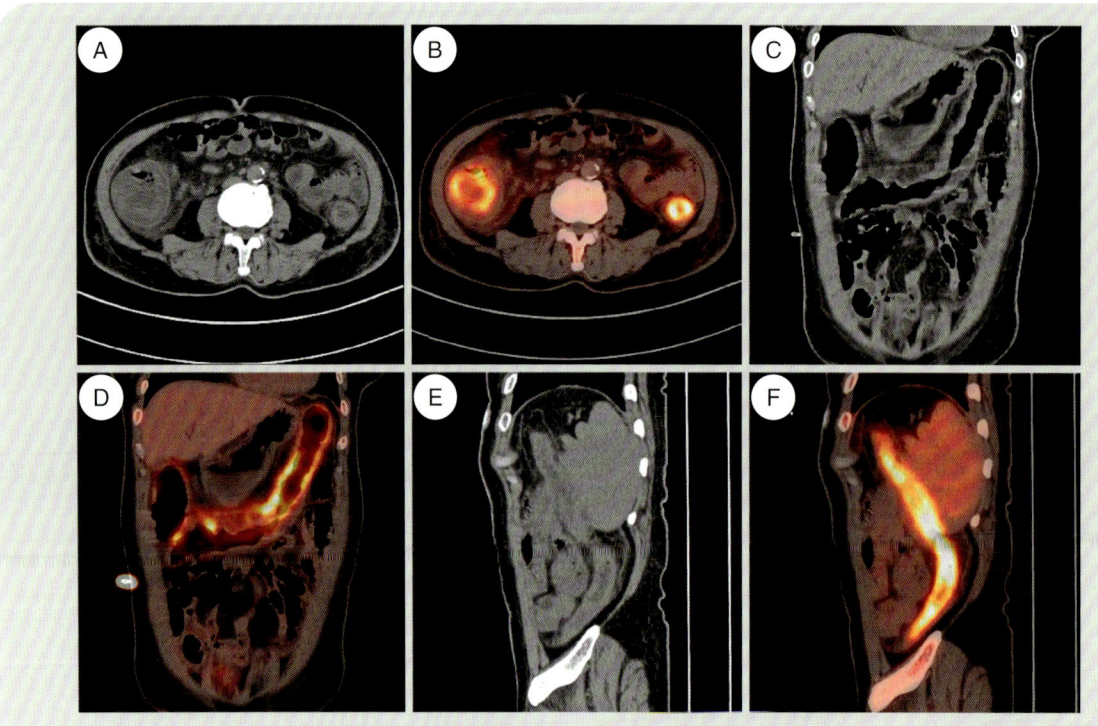

图4-4-25 溃疡性结肠炎的PET/CT检查图像（原始图）

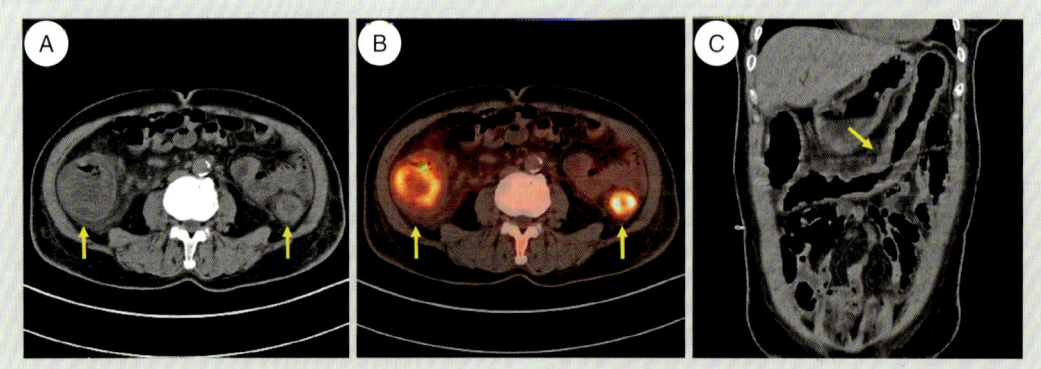

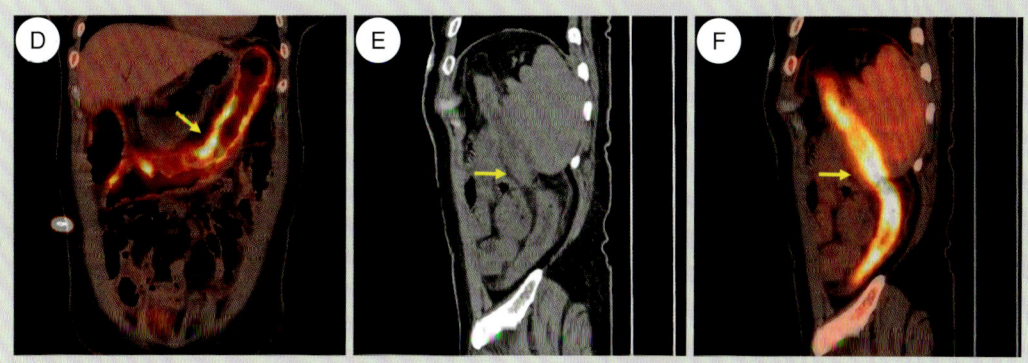

A、C、E.CT影像；B、D、F.PET/CT融合影像。盲肠-直肠肠壁弥漫性大致均匀性增厚（图A，图C，图E，箭头），部分管壁毛糙，管腔未见明显狭窄，其中降结肠局部变细，呈铅管状改变（图E，箭头），PET/CT融合图可见病灶呈均匀连续的沿肠管走行的异常放射性浓聚（图B，图D，图F，箭头）。

图4-4-26 溃疡性结肠炎的PET/CT检查图像（标示图）

【诊断要点分析及小结】

溃疡性结肠炎（ulcerative colitis，UC）是一种慢性特发性肠道炎性疾病，病程表现为复发-缓解相交替。近年来，虽然UC的治疗水平有了很大提高，但一项调查结果显示，UC患者的诊断多有延迟，平均诊断时间为2年[1]。由于UC是一种慢性进展性疾病，严重影响患者的生活质量，早诊早治对疾病缓解具有重要意义。

UC的主要症状为黏液血便、腹泻，伴有腹痛或频繁排便，病程多超过6周，具有复发倾向。因此，如果患者有持续或反复的血便和（或）黏液便或这些症状的病史，则怀疑UC。其他应评估的重要症状包括排便急迫、腹痛、痉挛和体重减轻[2-5]。

UC的诊断缺乏"金标准"，主要结合临床表现、内镜和病理组织学进行综合分析，在排除感染性和其他非感染性结肠炎的基础上做出诊断[5]。其中消化道内镜检查和病理组织学活检是建立诊断的主要依据。

目前在临床实践中，结肠镜检查被是评估UC疾病活动的一线方式[6]。

通过对内镜影像进行Mayo评分，0～1分被定义为黏膜愈合，这一标准已经被广泛接受作为UC的治疗目标。因此，UC患者常需反复接受结肠镜检查，以评估病变的活动、严重程度和对药物治疗的反应。然而，结肠镜是一种侵入性检查操作，需要提前清肠，患者体验和耐受性差。此外，由于存在穿孔等风险，在UC病变严重或爆发期的患者中，结肠镜检查有时不具可行条件。

肠道超声（Intestinal ultrasound，IUS）是一种耐受性良好、非侵入性、无辐射、廉价、易于使用的工具，IUS和结肠镜检查结果之间具有较强的相关性，其有望成为评估UC患者疾病活动一线检查[7]。此外，对于判断UC的短期药物治疗效果，监测缓解期患者的疾病活动，IUS也可能是优先考虑的方案[7]。这不仅可以降低UC疾病监测的侵袭性和风险，增加患者的可接受性，还有助于降低医疗费用。IUS上，UC活动期表现为病变肠管连续性增厚，自直肠逆行而上，病变区肠管变窄，结肠袋消失，周围可见系膜血管增生（能量多普勒或彩色多普勒可探及丰富的血流信号），周围肠系膜脂肪密度增高、模糊，肠系膜淋巴结肿大。鉴于IUS的优势，其在临床评估UC活动程度和随访等方面应用日益广泛。

CT/MRI：UC为连续性病变，自直肠逆行而上，可见肠壁连续性明显增厚强化，呈分层样改变，黏膜面可见多发小溃疡及炎性息肉，病变区肠管狭窄，结肠袋消失呈"铅管征"，周围可见系膜直小血管增粗，呈"梳征"，周围肠系膜脂肪密度升高、模糊，肠系膜淋巴结肿大[8]。"晕征"代表慢性炎症性肠病黏膜下层的脂肪肥大和纤维化，在MRI上表现为黏膜下低信号层，特别是在脂肪抑制的图像上[9-10]。

PET/CT：^{18}F-FDG PET/CT显像可以很好地显示UC的肠壁增厚情况、肠腔有无扩张或狭窄、肠周有无液性渗出及病灶周围有无淋巴结增大等组织结构特点，还可根据放射性浓聚程度反映病灶活动性，炎症活动期SUV_{max}显著高于稳定期[11]。

治疗：UC目前无根治的方案，治疗原则强调延长维持缓解时间。治疗主要在于缓解症状、促进黏膜愈合、减少并发症。诱导/维持缓解治疗，加强医患沟通、保证长期随访，降低急性重症发作风险的同时预防炎癌转化的发生，对溃疡性结肠炎患者的生存率及生活质量至关重要。治疗方式包括药物治疗和手术治疗。

总之，UC是一种累及结肠黏膜和黏膜下层的连续性、非特异性的慢性肠道炎性疾病。病因及发病机制尚未完全阐明，暂无法治愈。诊断缺乏"金标准"，需结合临床表现、实验室检查、影像学检查、内镜检查和组织病理学。影像学检查有助于确定病变范围、严重程度、并发症及疗效评价。

参考文献

[1] DUBINSKY M C, DIBONAVENTURA M, FAN H, et al. Tofacitinib in patients with ulcerative colitis: inflammatory bowel disease questionnaire items in phase 3 randomized controlled induction studies[J]. Inflamm Bowel Dis, 2021, 27（7）: 983-993.

[2] RUBIN D T, ANANTHAKRISHNAN A N, SIEGEL C A, et al. ACG Clinical Guideline: Ulcerative Colitis in Adults[J]. Am J Gastroenterol, 2019, 114（3）: 384-413.

[3] MAASER C, STURM A, VAVRICKA S R, et al. European Crohn's and Colitis Organisation [ECCO] and the European Society of Gastrointestinal and Abdominal Radiology [ESGAR]. ECCO-ESGAR Guideline for Diagnostic Assessment in IBD Part 1: Initial diagnosis, monitoring of known IBD, detection of complications[J].J Crohns Colitis, 2019, 13（2）: 144-164.

[4] MATSUOKA K, KOBAYASHI T, UENO F, et al. Evidence-based clinical practice guidelines for inflammatory bowel disease[J]. J Gastroenterol, 2018, 53（3）: 305-353.

[5] 中华医学会消化病学分会炎症性肠病学组. 炎症性肠病诊断与治疗的共识意见（2018年，北京）[J]. 中华消化杂志, 2018, 38（5）: 292-311.

[6] EDER P, ŁODYGA M, GAWRON-KISZKA M, et al. Guidelines for the management of ulcerative colitis. Recommendations of the Polish Society of Gastroenterology and the Polish National Consultant in Gastroenterology.Prz Gastroenterol[J]. 2023, 18（1）: 1-42.

[7] ALLOCCA M, FIORINO G, BONOVAS S, et al. Accuracy of humanitas ultrasound criteria in assessing disease activity and severity in ulcerative colitis: a prospective study[J]. J Crohns Colitis, 2018, 12（12）: 1385-1391.

[8] THOENI R F, CELLO J P.CT imaging of colitis[J]. Radiology, 2006, 240（3）: 623-638.

[9] KAUSHAL P, SOMWARU A S, CHARABATY A, et al. MR Enterography of Inflammatory Bowel Disease with Endoscopic Correlation[J]. Radiographics, 2017, 37（1）: 116-131.

[10] RIMOLA J, RODRÍGUEZ S, GARCÍA-BOSCH O, et al. Role of 3.0-T MR colonography in the evaluation of inflammatory bowel disease[J]. Radiographics, 2009, 29（3）: 701-719.

[11] 邓燕云，王全师，吴湖炳，等.^{18}F-FDG PET/CT显像对炎性肠病的诊断价值[J]. 中华核医学与分子影像杂志, 2016, 36（6）: 507-511.

(二)结肠癌

【病例概要】

患者女性,60岁,因"排便困难10年余,腹痛1年"就诊。患者10年前无明显诱因开始出现排便困难,约3天1次,大便较干,未予重视。1年前患者无明显诱因开始出现腹痛,呈阵发性痉挛性疼痛,每次约持续1分钟,腹痛与进食无关,排便后可减轻。遂至我院门诊就诊,麻醉肠镜示:横结肠肿物。病理示:(横结肠)中分化腺癌。PET/CT示:右半横结肠局限性增厚,代谢活跃,考虑结肠癌;病变肠周系膜淋巴结,代谢较活跃,考虑转移,分期T3N1bM0。生化检查:大便潜血阳性,肿瘤相关标志物(CA125、CA153、CA19-9、CEA、AFP)均在正常范围。

【图片资料】

1.超声表现

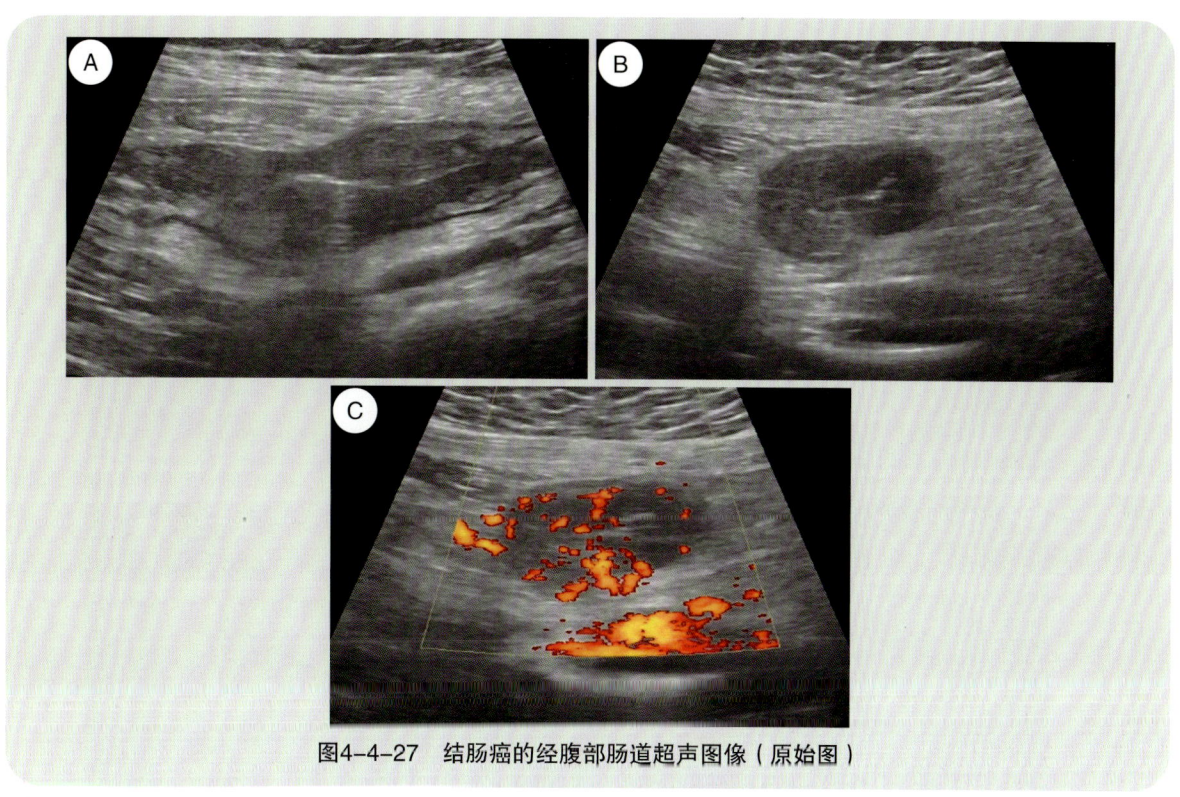

图4-4-27 结肠癌的经腹部肠道超声图像(原始图)

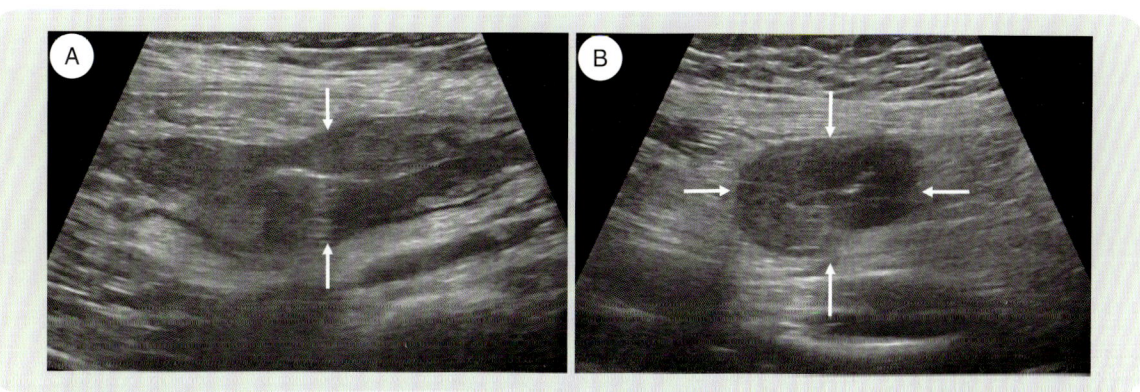

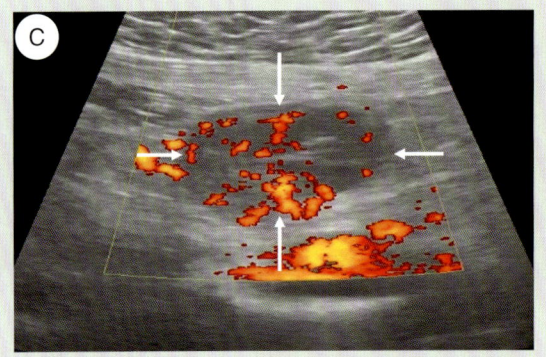

A.横结肠纵切面灰阶超声；B.横结肠横切面灰阶超声；C.横结肠横切面能量多普勒超声图像。二维超声所见：横结肠中段肠壁不规则增厚，最厚约11 mm，受累肠管长约56 mm，肠壁层次紊乱，管壁僵硬，蠕动减慢（图A，图B，箭头）；能量多普勒：肠壁及肠周可见丰富血流信号（图C，箭头）。

图4-4-28 结肠癌的经腹部肠道超声图像（标示图）

2.CT表现

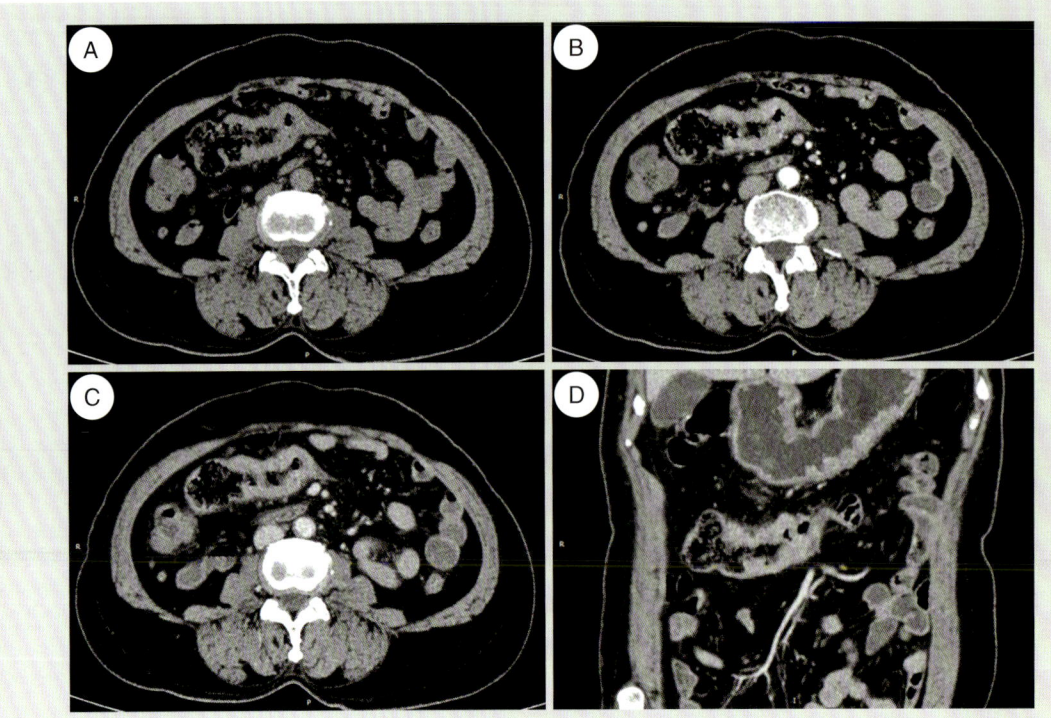

图4-4-29 结肠癌的CT图像（原始图）

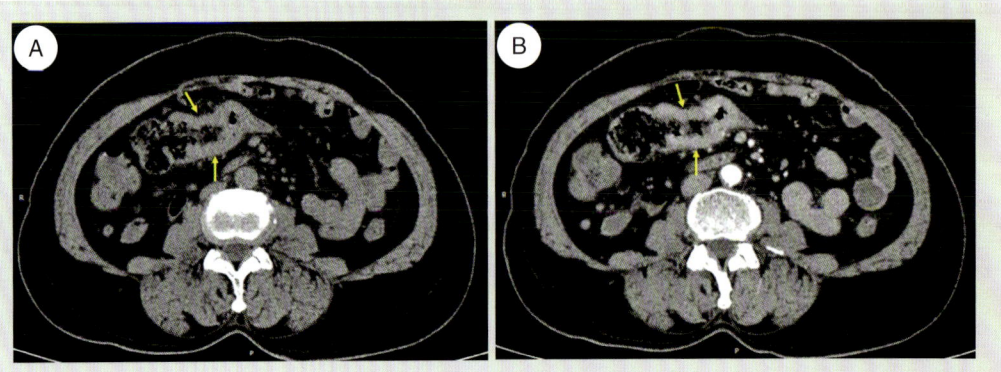

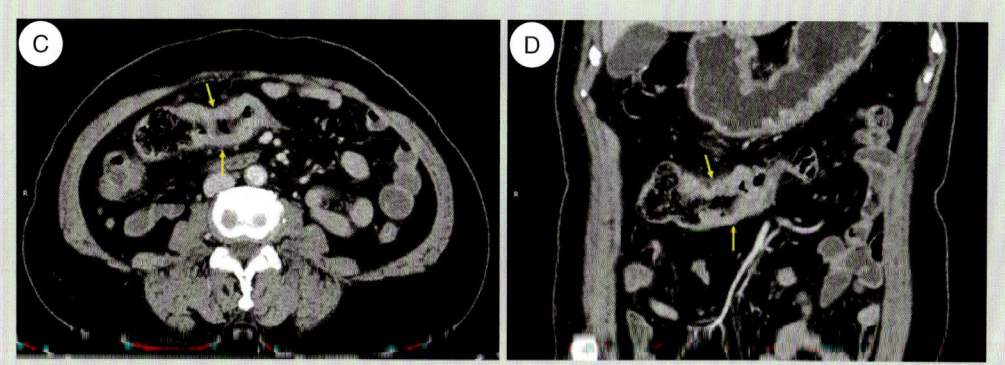

横结肠壁局部不均匀增厚，累及结肠全周，平扫密度均匀（图A，箭头），增强后明显强化（图B～图D，箭头），局部肠腔变窄。病变肠管边缘稍毛糙，与邻近脏器分界尚清晰。

图4-4-30 结肠癌的CT图像（标示图）

3.PET/CT表现

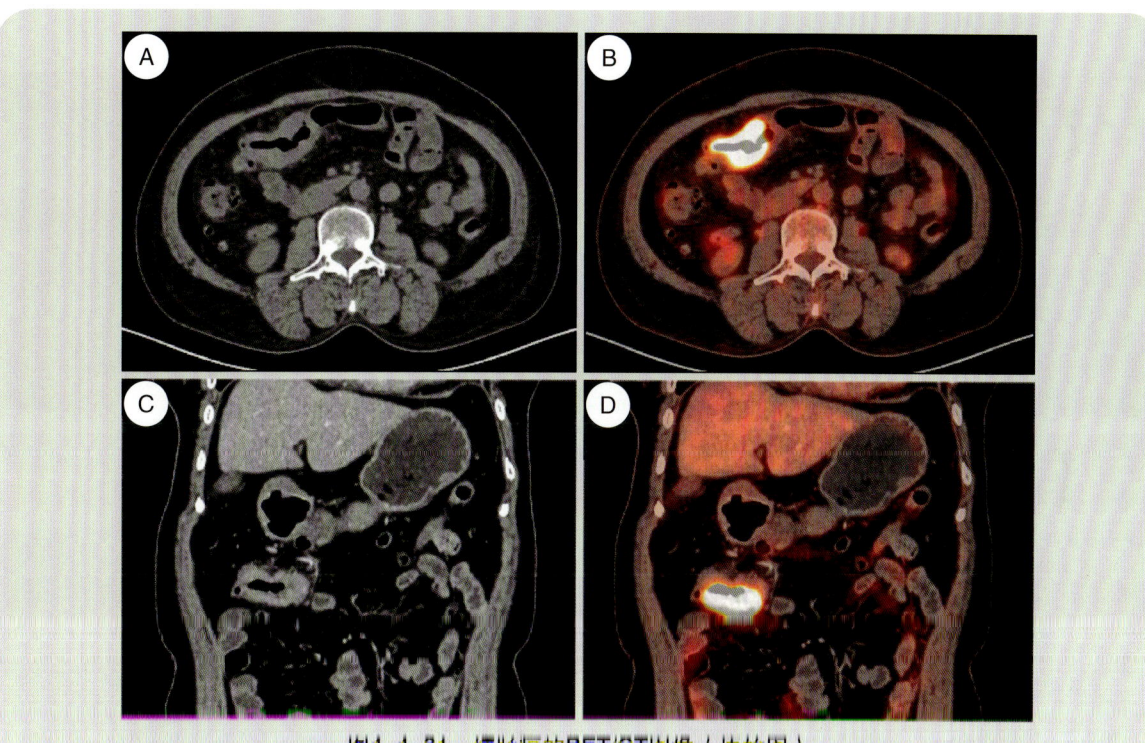

图4-4-31 结肠癌的PET/CT图像（原始图）

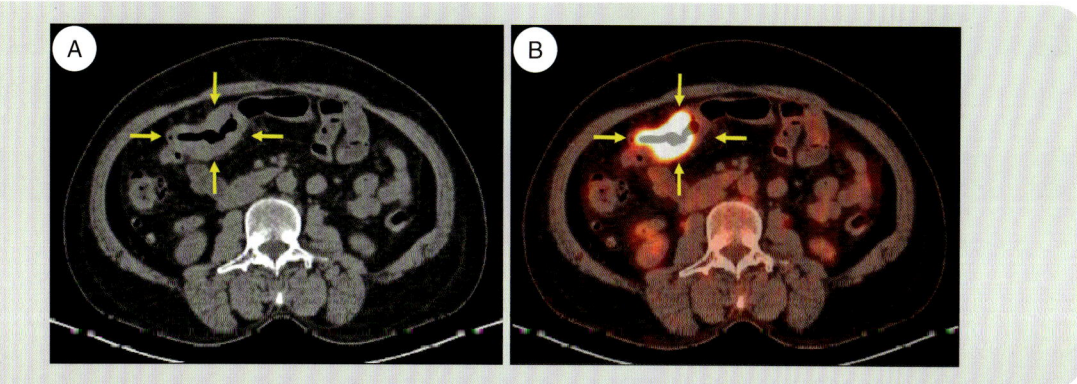

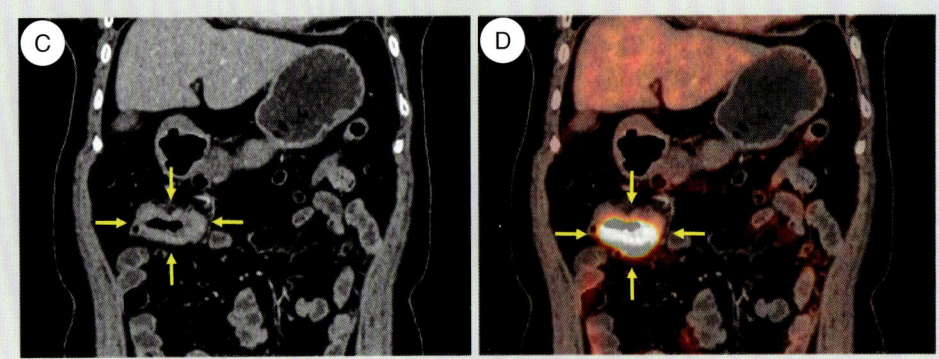

A、C.CT影像；B、D.PET/CT融合影像。右半横结肠肠壁局限性增厚(图A、图C，箭头)，最厚约1.7 cm，累及长度约4.7 cm，有异常FDG浓聚（图B、图D，箭头），SUV_{max}约16.6，增强扫描呈明显强化，病变肠周系膜模糊，见小斑片状密度增高影，未见异常FDG浓聚。

图4-4-32　结肠癌的PET/CT图像（标示图）

4.内镜表现

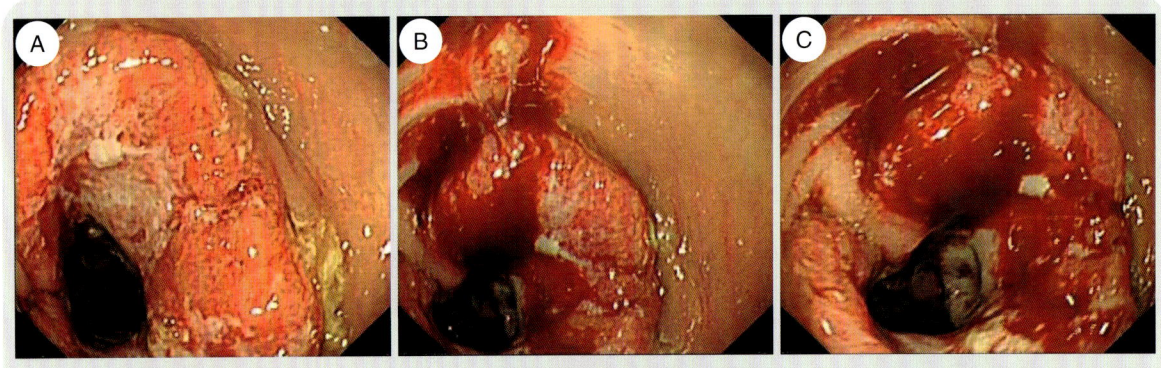

图4-4-33　结肠癌的内镜图像（原始图）

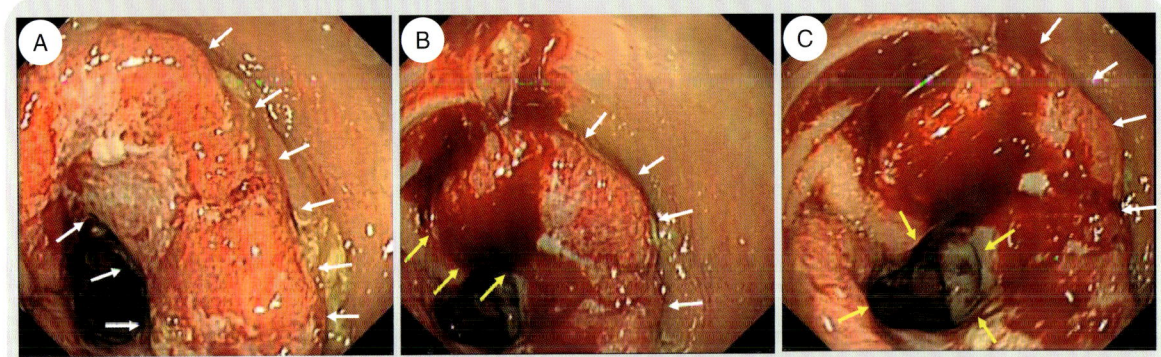

横结肠中段见一环周肿物（图A～图C，白箭头），长约4 cm，质硬，易出血（图B，黄箭头），肠腔稍狭窄（图C，黄箭头）。

图4-4-34　结肠癌的内镜图像（标示图）

【影像诊断要点分析及小结】

结肠癌（colon adenocarcinoma，COAD）是消化系统最常见的恶性肿瘤之一。目前，结肠镜检查下活检为诊断"金标准"，诊断准确可靠，应用广泛。但存在患者依从性、耐受性差，不良反应及禁忌证较多的不足。尤其当结肠癌进入中晚期出现肠腔重度狭窄时，因结肠镜无法通过狭窄处，导致后续检查受阻；其次无法整体观察肠壁及肠腔外侵犯情况，对远处脏器及区域内外淋巴结转移也无法判断，因而肠镜在术前诊断与分期方面存在局限性。

结肠癌超声常表现为节段性肠壁增厚或结肠壁的不均匀低回声团块。节段性肠壁增厚型癌肿常见于左半结肠，通常呈短节段、不对称偏心性或环周性、轮廓不规则的肠壁增厚。这种类型的癌肿容易造成管腔变窄而引起结肠梗阻。肿块型癌更常见于右半结肠。肿瘤大小不一，呈低回声并具有不规则的轮廓。在肿块内常可见表现为高回声的肠腔内气体和粪便，因此被称为"假肾征"。然而，超声检查阴性并不能排除结肠肿瘤的诊断。因为小肿瘤和息肉可能会被漏诊，而因肠气或肥胖使扫描未达到最佳的诊断质量也会导致假阴性结果。考虑到这些限制，超声检查并不是筛查结肠癌的一种有效方法[1-2]。

结肠癌的典型CT表现主要为肠腔内软组织肿块、肠壁增厚及肠腔狭窄，增强扫描多数肿瘤呈明显均匀强化，部分较大肿瘤因内部坏死表现为不均匀强化；结肠癌早期局限于黏膜层或黏膜下层，随后发展侵及固有肌层和浆膜层，呈现肠腔内软组织肿块，也可纵向发展或环形浸润，表现为沿肠管长轴或环周管壁不规则增厚、肠腔偏心性狭窄；结肠癌向外侵犯突破浆膜层，表现为浆膜面毛糙、周围脂肪层模糊，浆膜外出现索条影或不规则结节影，如与周围器官间脂肪间隙消失，表明肿瘤已侵及周围脏器。胸部、腹部和骨盆CT被推荐用于评估肿瘤的局部范围或周围结构的浸润，评估肺、胸和腹腔淋巴结、肝脏、腹腔及其他器官的远处转移。

因大多数结肠腺癌及其转移瘤表现为^{18}F-FDG摄取增高，故^{18}F-FDG PET/CT可被用于结肠癌的诊断、分期、复发及疗效监测。PET/CT作为全身显像，不仅可以诊断结肠癌原发肿瘤，更大价值在于远处转移（如骨转移、肺转移、肝转移、腹膜转移等）的诊断，有助于更准确的临床分期。当结直肠癌患者肿瘤指标（如CEA、CA19-9等）升高，但当常规影像不能明显诊断时，可推荐PET/CT进一步检查。因黏液性肿瘤细胞较少，^{18}F-FDG显像对其敏感性不高，有一定的局限性。相比^{18}F-FDG，新型FAPI PET/CT显像在结肠癌原发灶，特别是淋巴结和腹膜转移的诊断方面具有更高的敏感性和特异性。

结肠癌临床诊疗过程中，影像学检查在诊断、术前术后评估、新辅助疗效评估等环节发挥重要作用和价值，临床应根据患者具体状况和需求合理选择运用[2]。

参考文献

[1] MACONI G，PORRO GB. 胃肠道超声诊断学. 第2版[M]. 周智洋，刘广健主译. 北京：人民卫生出版社，2018.

[2] 中国结直肠癌诊疗规范（2020年版）[J]. 中国实用外科杂志，2020，40（6）：601-625.

（三）直肠癌

【病例1概要】

患者男性，56岁，因"反复便血3月余"就诊。患者3月余前无明显诱因出现大便带血，量少，未予特殊处理，大便带血逐渐增多。外院肠镜提示：距肛缘5 cm处见环1/2周肿物，约4 cm×3 cm，表面破溃出血，病理提示绒毛状-管状腺瘤。专科检查：距肛缘5 cm直肠后壁可触及肿物，活动度可，退指指套未见血染。入院后完善相关检查，排除手术禁忌后行"（单孔腔镜下）经肛门直肠病损切除术（直肠肿瘤）"，术后病理提示：（直肠肿瘤）绒毛状-管状腺瘤，伴黏膜内癌，未见明确黏膜下层浸润，基底及侧切缘均未见癌累及。出院诊断为直肠恶性肿瘤（原位癌）。

【图片资料】

1.超声表现

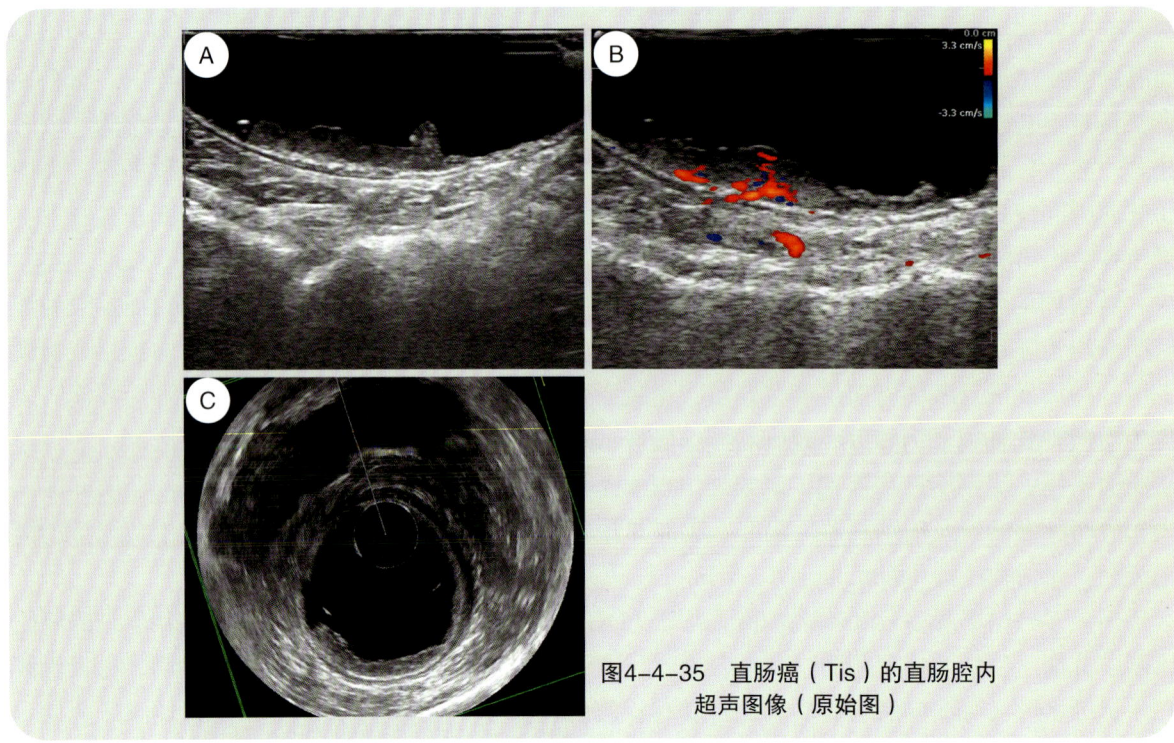

图4-4-35　直肠癌（Tis）的直肠腔内超声图像（原始图）

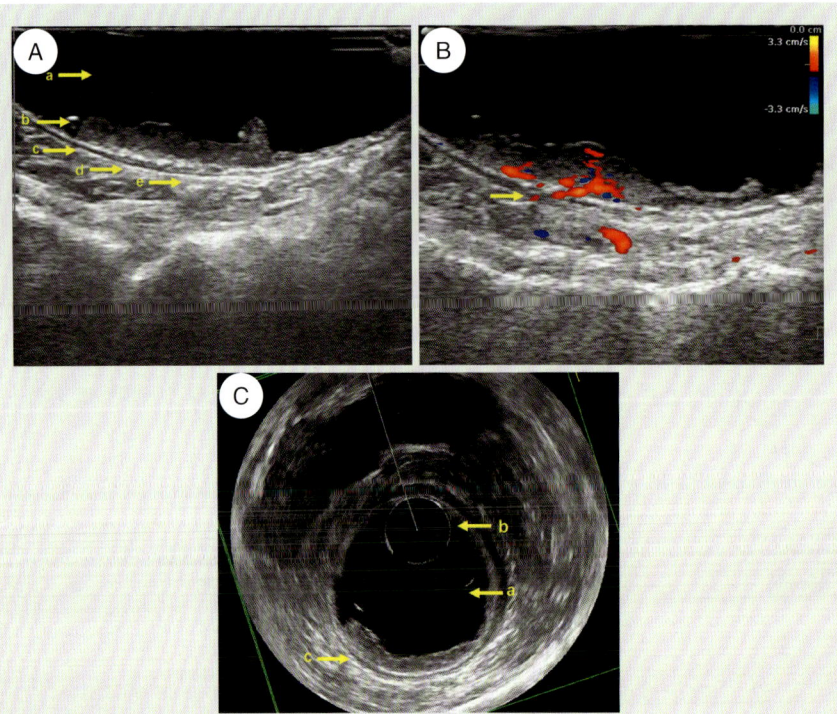

A.灰阶图像（a：直肠腔内填充的耦合剂，呈无回声；b：直肠肿物，呈低回声；c：直肠肿物与黏膜下层分界清晰；d：直肠固有肌层（低回声）清晰、完整，未见肿瘤侵犯；e：直肠壁周围脂肪组织结构清晰，未见肿瘤侵犯）。直肠腔内超声考虑为直肠肿物（uTis）。B.彩色多普勒图像。CDFI示肿物内可探及丰富的血流信号（箭头）。C.直肠腔内超声检查三维重建图像（横断面）（a：直肠腔内填充的耦合剂，呈无回声；b：直肠腔内探头；c：经直肠三维重建——直肠肿物）。

图4-4-36　直肠癌（Tis）的直肠腔内超声图像（标示图）

2.CT表现

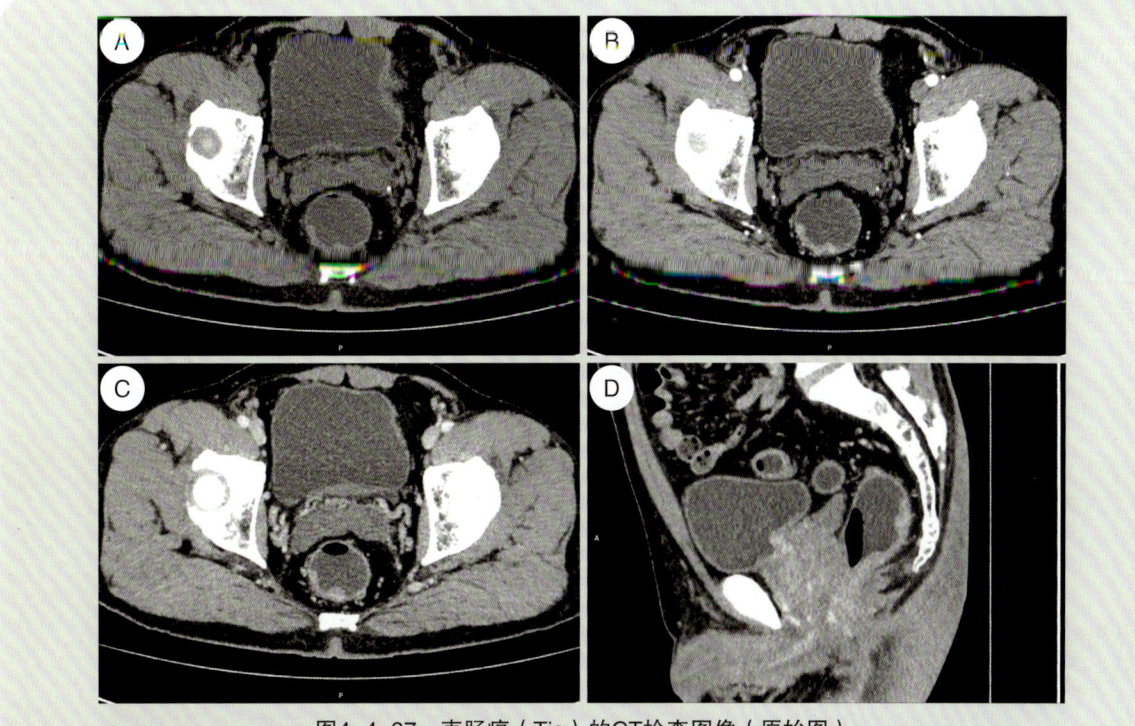

图4-4-37 直肠癌（Tis）的CT检查图像（原始图）

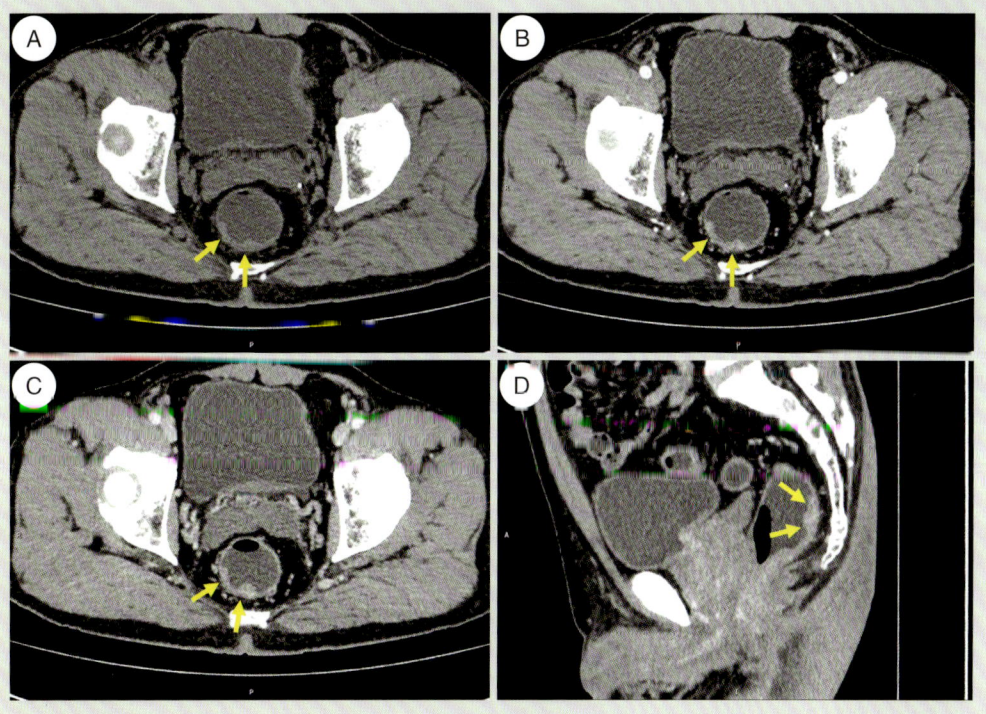

A.平扫；B.动脉期；C.静脉期；D.静脉期矢状位。直肠充盈良好，直肠中段右后壁局限性增厚伴边缘隆起（箭头），略呈"火山口样"改变，增强扫描呈欠均匀中度-明显强化，病灶基底部肠壁外缘光整、清晰。

图4-4-38 直肠癌（Tis）的CT检查图像（标示图）

3.MRI表现

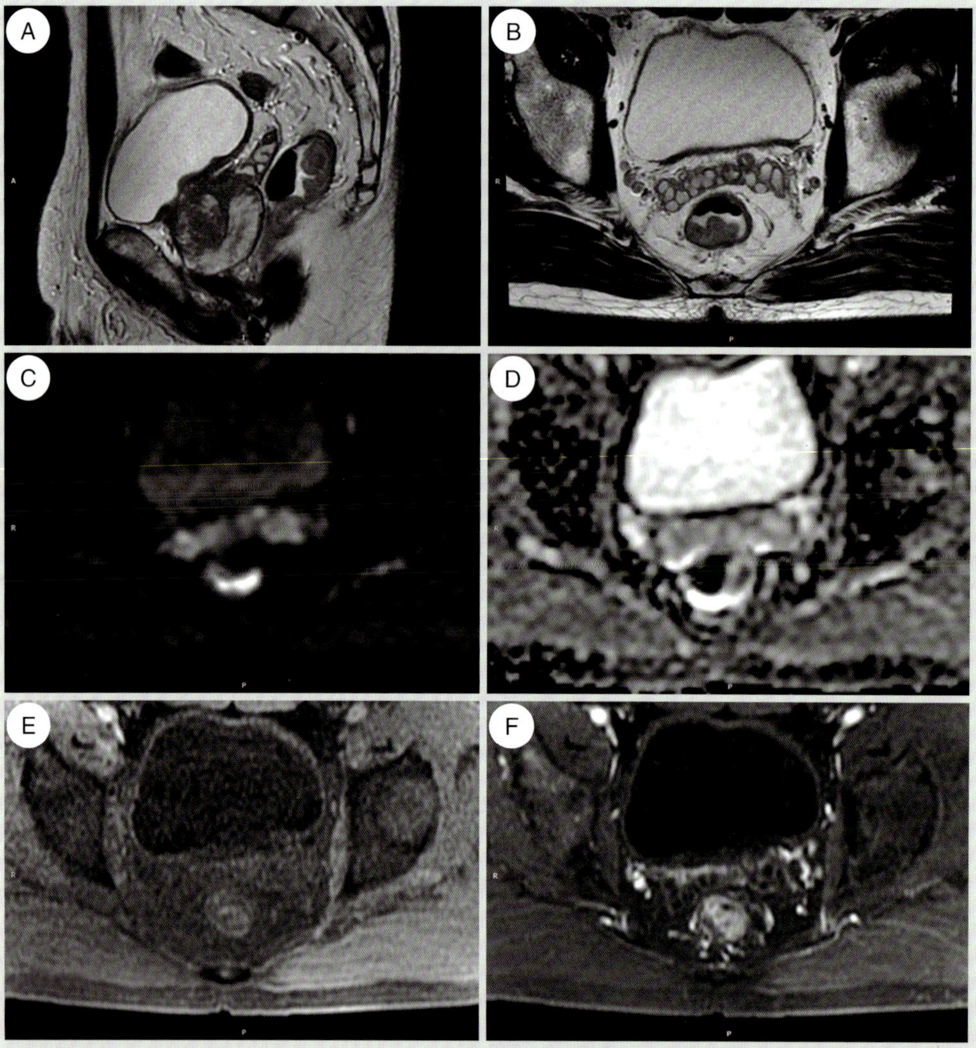

图4-4-39 直肠癌（Tis）的MRI检查图像（原始图）

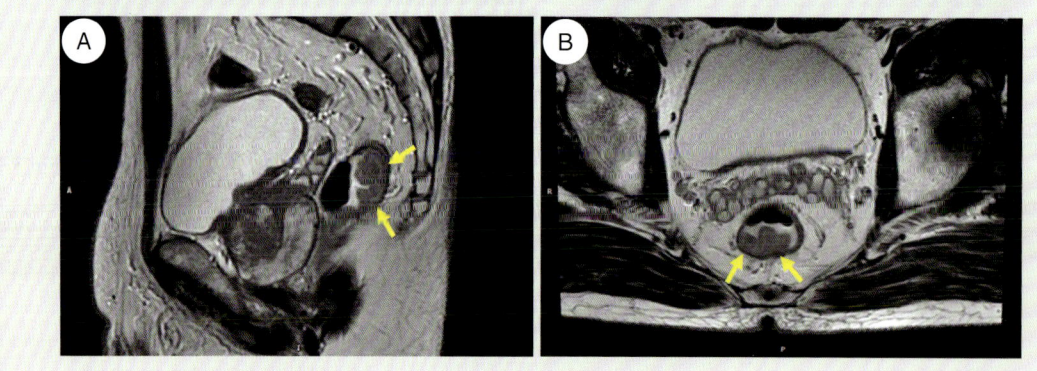

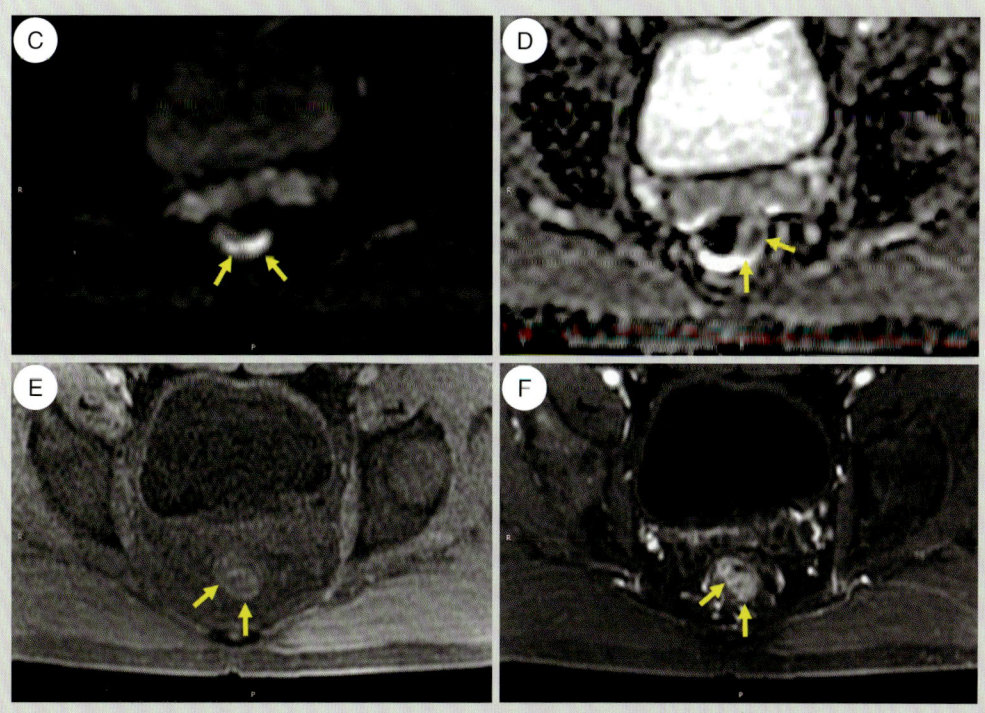

A.T₂WI矢状位；B.T₂WI；C.DWI；D.ADC图；E.LAVA平扫；F.LAVA增强静脉期。直肠中段右后壁局部增厚，呈欠规则肿物向腔内突起（箭头），T₂WI呈欠均匀稍高信号，DWI呈高信号，相应ADC图呈低信号（提示弥散受限），LAVA增强扫描病灶呈欠均匀明显强化。注意T₂WI序列，病灶基底部肠壁固有肌层完整、连续，提示T分期≤2（MRI检查对于区分T2以内的肠癌存在困难，准确性不及直肠腔内超声）。

注：MRI检查直肠没有充盈，病灶形态较CT（直肠充盈良好）有所不同。并且，由于MRI检查时间较长，不同检查序列病灶的方位也可能稍有变化（因直肠蠕动）。

图4-4-40 直肠癌（Tis）的MRI检查图像（标示图）

【病例2概要】

患者女性，59岁，因"肛门不适3月余"就诊。患者3月余前无明显诱因出现肛门不适，主要为肛门灼热感，偶伴便血，无黑便，无腹泻、便秘等。外院肠镜提示：直肠肿物。专科检查（肛门指检）：入指约2.5 cm于直肠后壁可触及一肿物，大小约2 cm，肿物质地较韧，活动度可，无明显压痛点，退指后指套轻微血染。入院后完善相关检查，排除手术禁忌后行"腹腔镜帕克氏术（Park's术）+肠周围淋巴结清扫+乙状结肠-肛门吻合+腹腔穿刺引流+腹腔镜回肠造口术"，术后病理提示：（直肠）中分化腺癌，浸润深度：T1，pTNM分期：pT1N0。

【图片资料】

1.超声表现

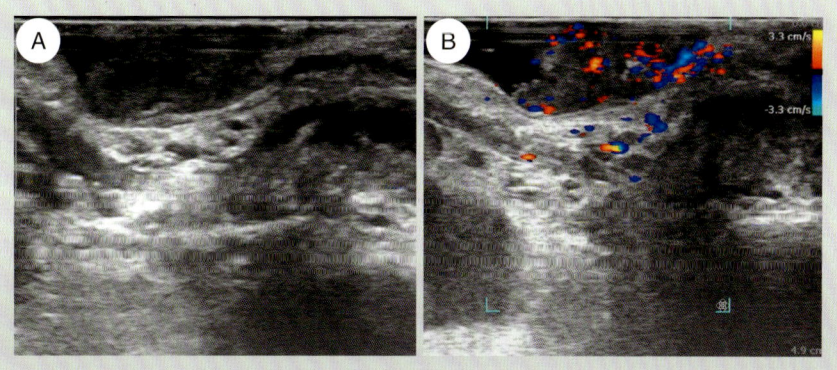

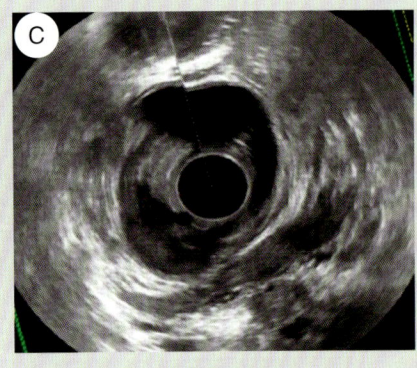

图4-4-41 直肠癌（T1）的直肠腔内超声图像（原始图）

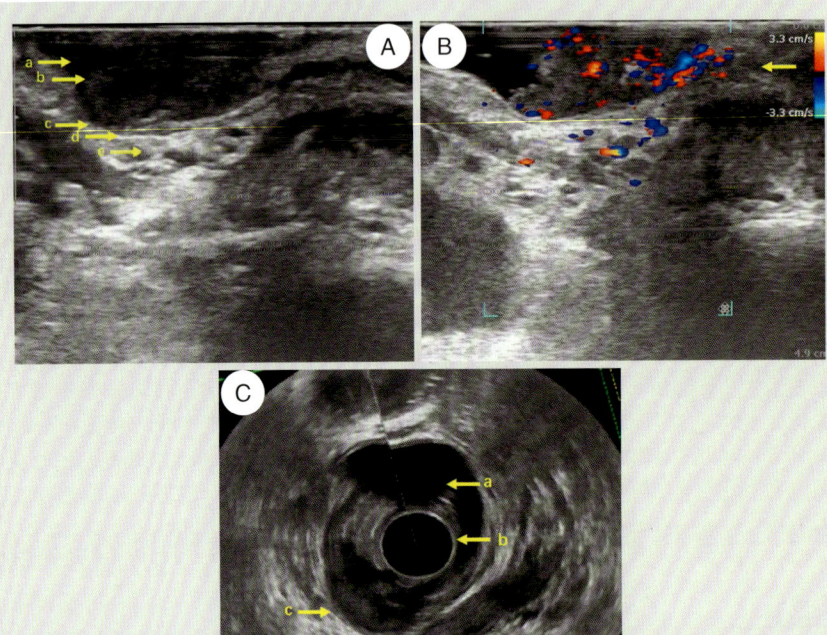

A.灰阶图像（a：直肠腔内填充的耦合剂，呈无回声；b：直肠肿物，呈低回声；c：直肠肿物与黏膜下层分界不清晰；d：直肠固有肌层（低回声）清晰，完整，未见肿瘤侵犯；e：直肠壁周围脂肪组织结构清晰，未见肿瘤侵犯）。直肠腔内超声考虑为：直肠肿物（uT1）。B.彩色多普勒图像。CDFI示肿物内可探及丰富的血流信号（箭头）。C.直肠腔内超声检查三维重建图像（横断面）（a：直肠腔内填充的耦合剂，呈无回声；b：直肠腔内探头；c：经直肠三维重建——直肠肿物）。

图4-4-42 直肠癌（T1）的直肠腔内超声图像（标示图）

2.CT表现

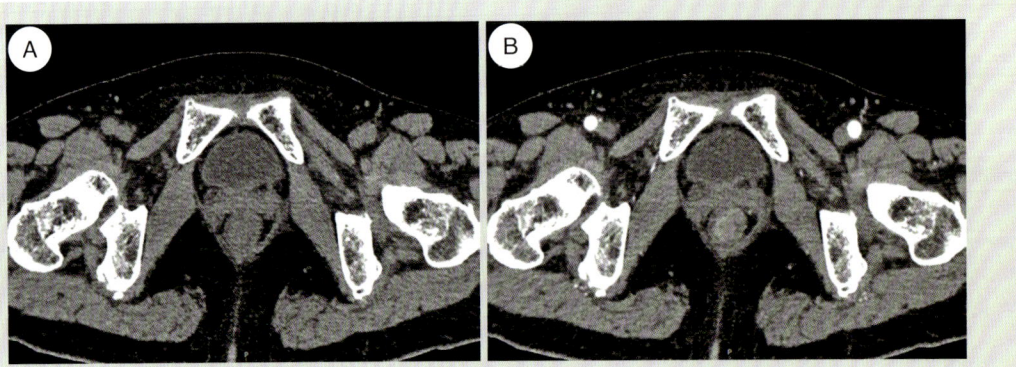

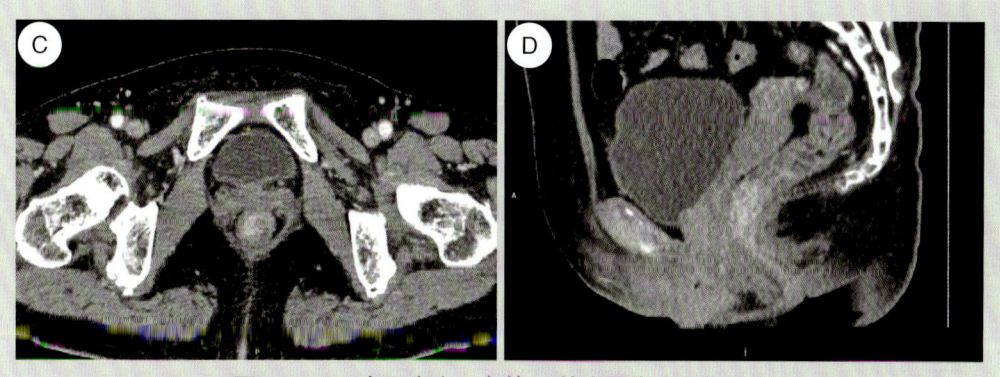

图4-4-43 直肠癌（T1）的CT检查图像（原始图）

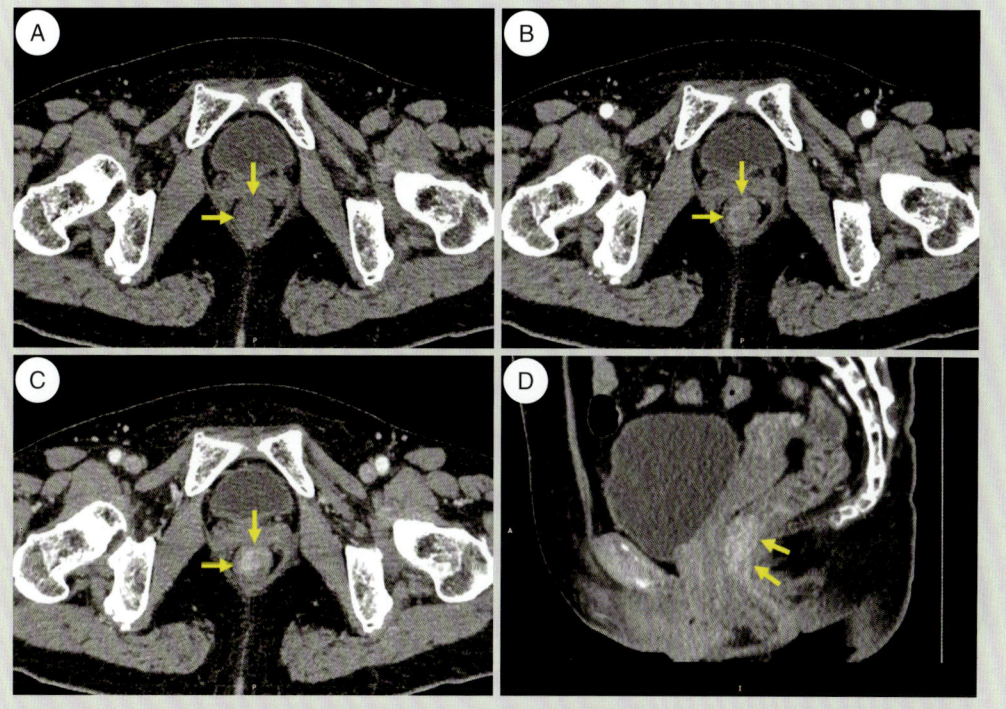

A.平扫；B.动脉期；C.静脉期；D.静脉期矢状位。直肠下段右前壁局部增厚，呈软组织肿物向腔内突起（箭头），增强后可见明显强化。病灶基底部肠壁外缘光整，与邻近阴道、右侧肛提肌分界清晰。

图4-4-44 直肠癌（T1）的CT检查图像（标示图）

3.MRI表现

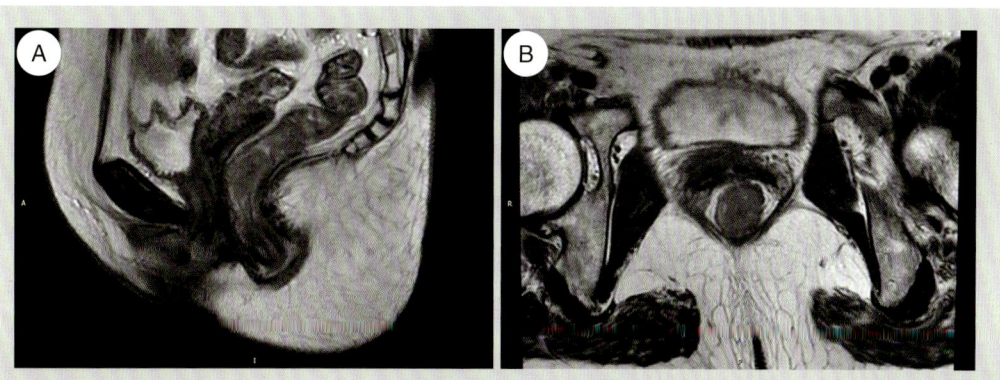

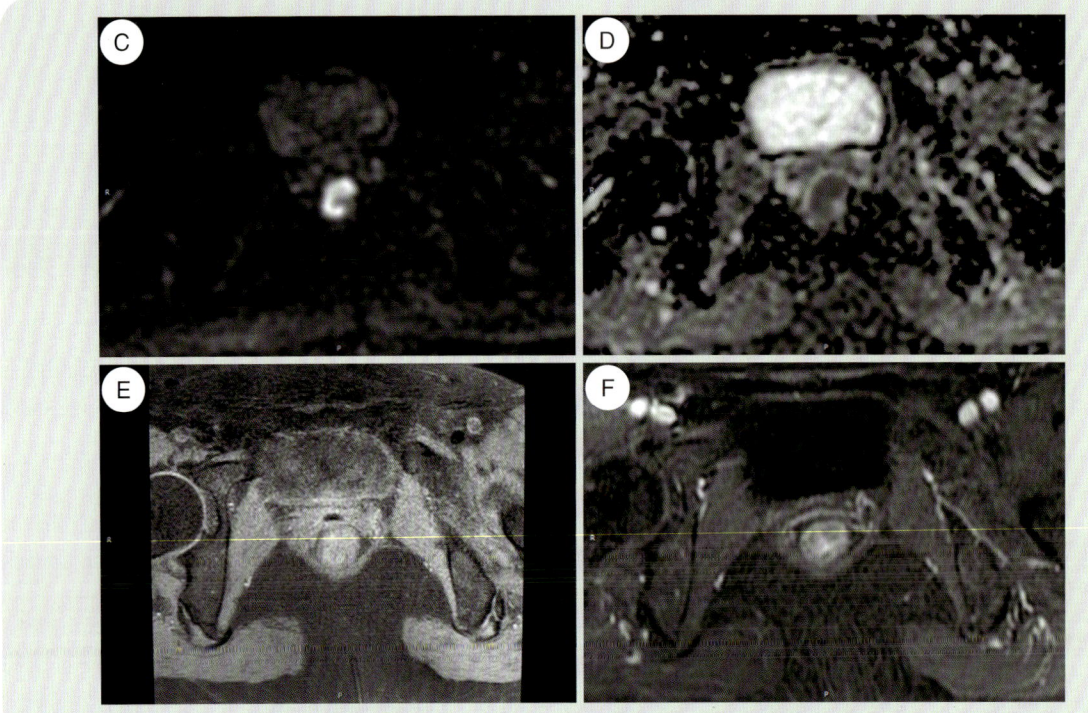

图4-4-45 直肠癌（T1）的MRI检查图像（原始图）

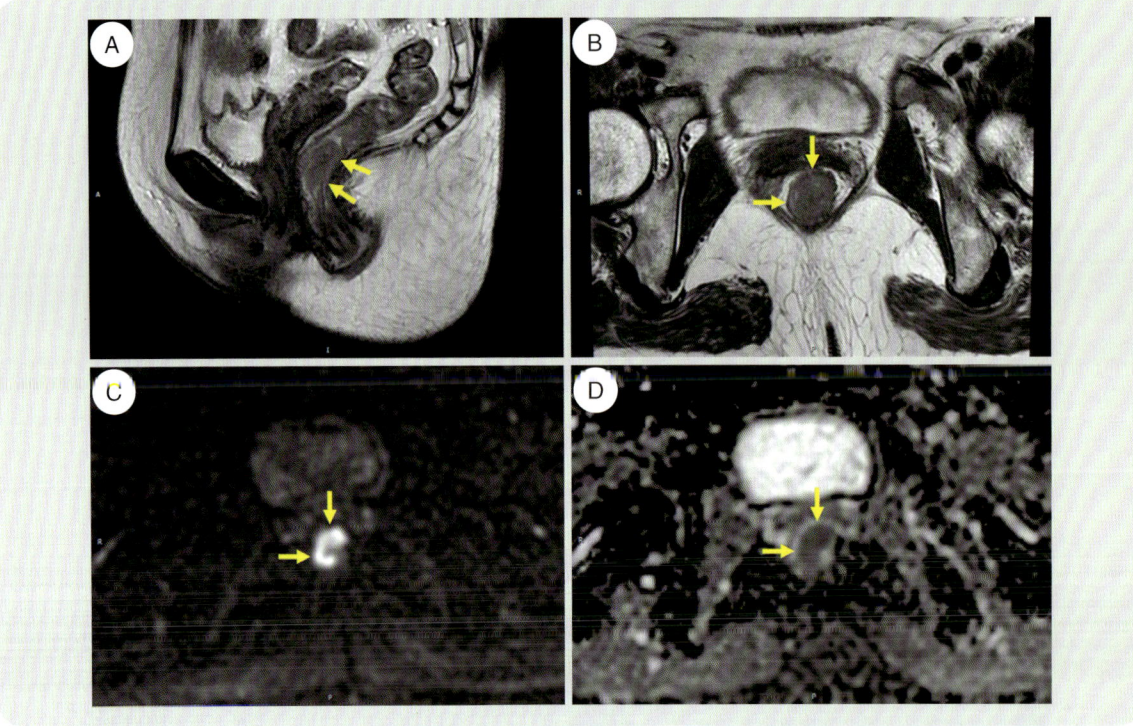

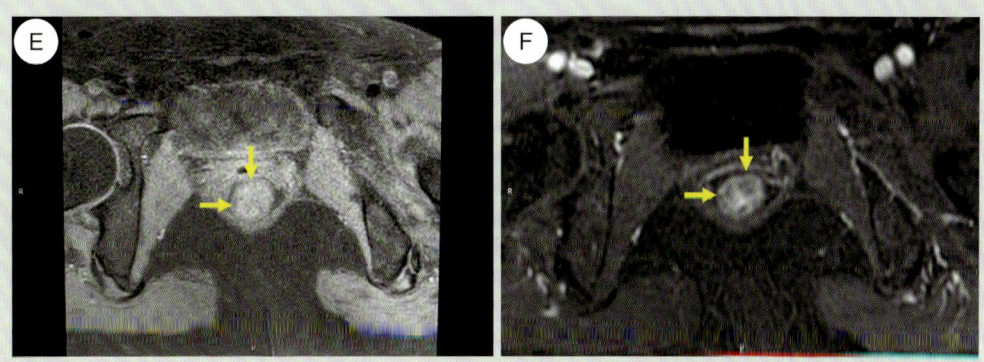

A.T_2WI矢状位；B.T_2WI；C.DWI；D.ADC图；E.LAVA平扫；F.LAVA增强静脉期。直肠下段右前壁局部增厚，呈软组织肿物向腔内突起（箭头），T_2WI呈稍高信号，DWI呈高信号，相应ADC图呈低信号（提示弥散受限），增强后见呈欠均匀中度—明显强化。病灶基底部肠壁外缘光整、清晰。注意T_2WI序列，病灶基底部肠壁固有肌层完整、连续，提示T≤2（MRI检查对于区分T2以内的肠癌存在困难，准确性不及直肠腔内超声）。

图4-4-46　直肠癌（T1）的MRI检查图像（标示图）

【病例3概要】

患者男性，52岁，因"反复黏液血便7月余"就诊。7个月前患者无明显诱因出现便血，排便量少，伴排便不尽感、里急后重感，伴腹胀、腹痛，便血为暗红色，与大便不相混，大便次数增多，4～6次/天。外院肠镜提示：直肠癌。病理提示：（直肠）至少为高级别上皮内瘤变（黏膜内癌）。专科检查（肛门指检）：距肛缘6 cm处可触及大小约4 cm×4 cm肿物，肿物质硬，活动度差，表面凹凸不平，退指指套有血染。入院后完善相关检查，排除手术禁忌后行腹腔镜低位直肠前切除+肠周围淋巴结清扫术，术后病理提示：（直肠）中分化腺癌，浸润深度：T2，pTNM分期：pT2N0。

【图片资料】

1.超声表现

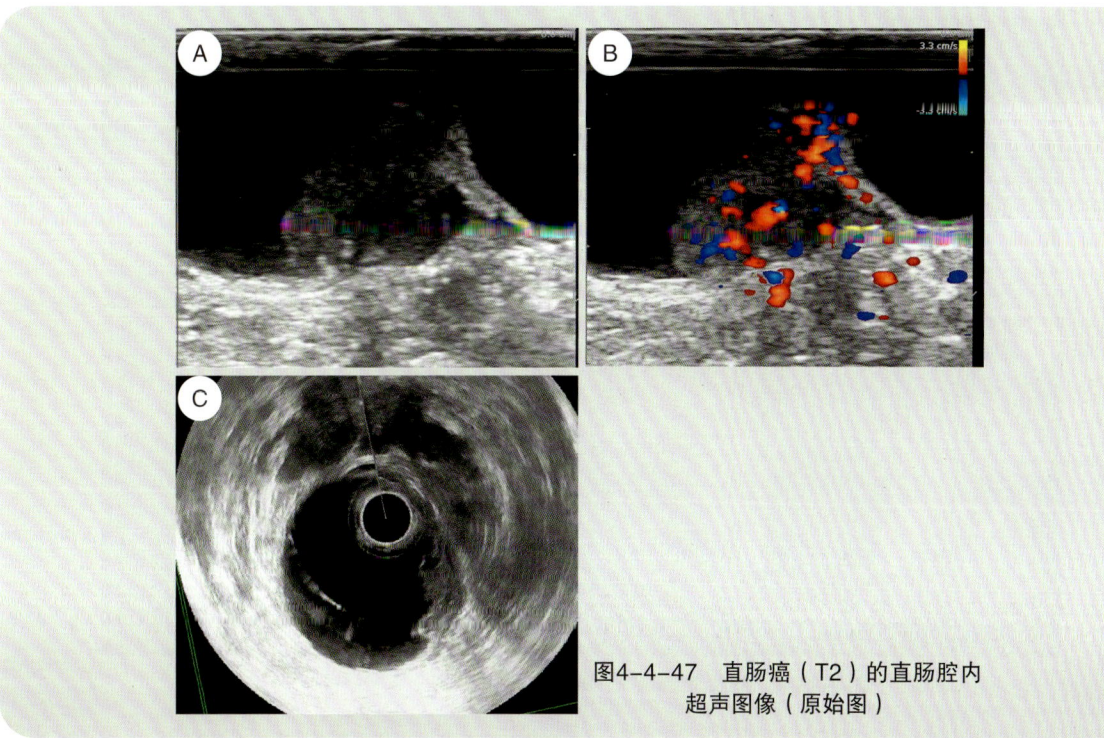

图4-4-47　直肠癌（T2）的直肠腔内超声图像（原始图）

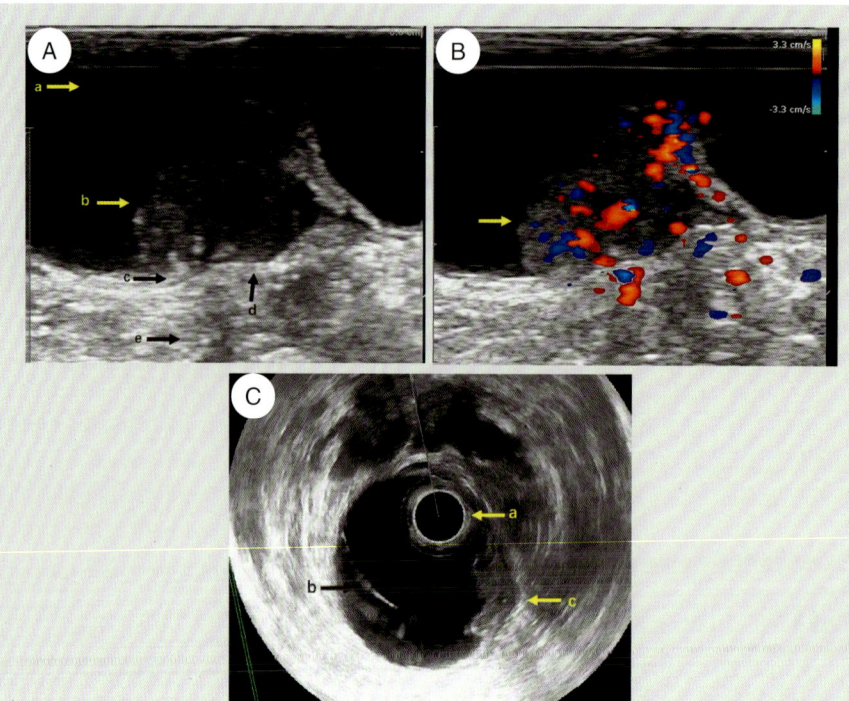

A.灰阶图像（a：直肠腔内填充的耦合剂，呈无回声；b：直肠肿物，呈低回声；c：直肠肿物侵犯固有肌层（低回声），受累的固有肌层增厚；d：直肠肿物未明显突破固有肌层；e：直肠旁组织结构清楚，未见肿瘤侵犯）。直肠腔内超声考虑为：直肠肿物（uT2）。B.彩色多普勒图像。CDFI示肿物内可探及丰富的血流信号（箭头）。C.直肠腔内超声检查三维重建图像（横断面）（a：直肠腔内探头；b：直肠腔内填充的耦合剂，呈无回声；c：经直肠三维重建——直肠肿物）。

图4-4-48　直肠癌（T2）的直肠腔内超声图像（标示图）

2.CT表现

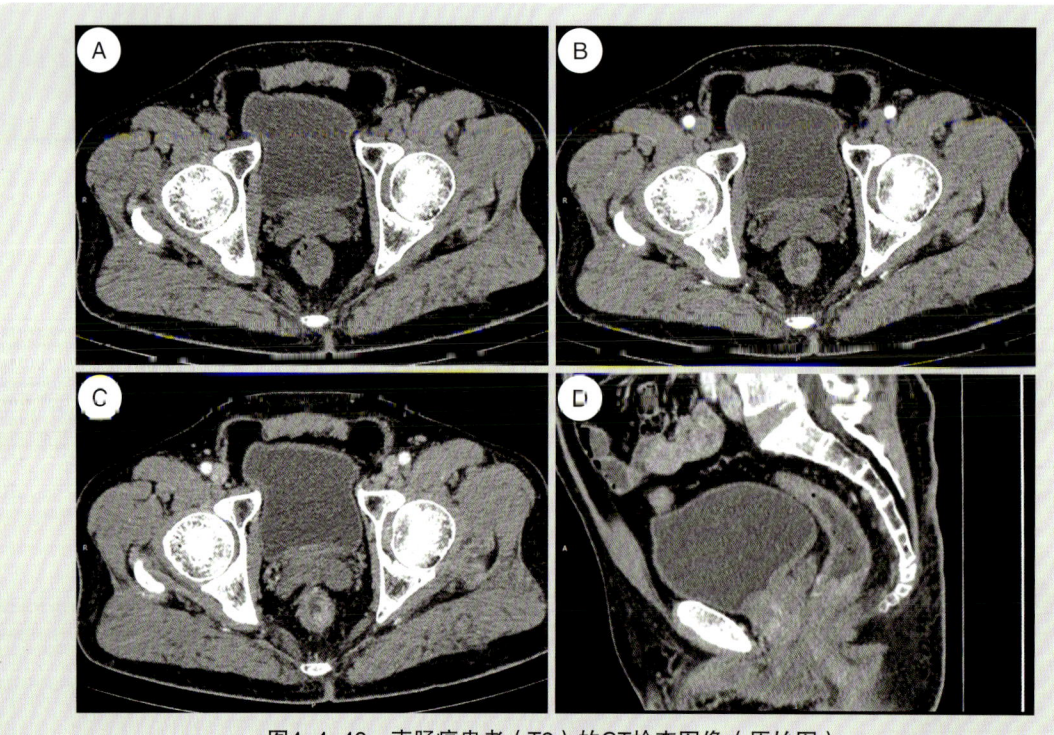

图4-4-49　直肠癌患者（T2）的CT检查图像（原始图）

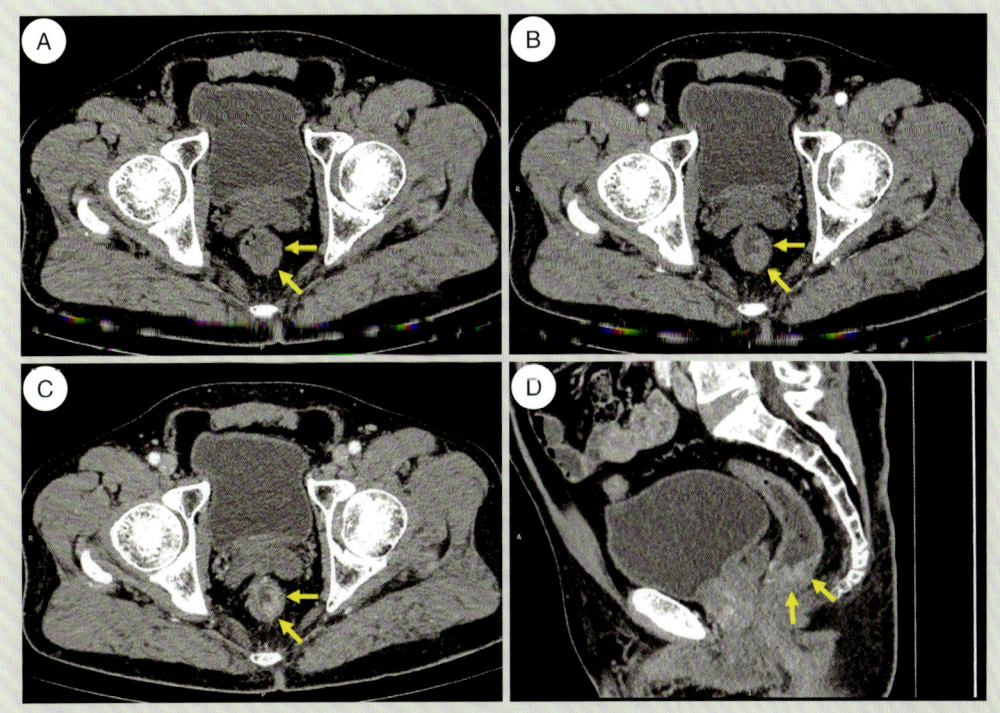

A.平扫；B.动脉期；C.静脉期；D.静脉期矢状位。直肠下段左后壁局部增厚，呈软组织肿物向腔内突起（箭头），增强后呈中度-明显强化。病灶基底部肠壁外缘光整、清晰，周围未见肿大淋巴结。

图4-4-50　直肠癌患者（T2）的CT检查图像（标示图）

【病例4概要】

患者男性，71岁，因"便血半年余"就诊。患者半年前无明显诱因出现便血，量不等，大便次数增多，2～3次/天，伴里急后重，症状逐渐加重。外院肠镜提示：直肠距肛门口7 cm见大小约4 cm×4 cm的肿物生长，环绕1/4肠腔，呈结节状，表面破溃。活检病理：腺癌。入院后肿瘤标志物检查：CEA 3.64 ng/mL，CA19-9＜2.06 U/mL。专科检查：肛缘未见明显赘生物，肛门括约肌肌力可，直肠黏膜光滑，进指7 cm触及直肠肿物下缘，上缘不可及，肿物质韧，占肠腔1/4，活动度一般。入院后使用Folfox方案行第1～3疗程化疗，使用Folfox+信迪利单抗方案行第4～6程化疗，并行新辅助放疗15次，后行腹腔镜下直肠前切除+腹腔镜淋巴结清扫+暂时性回肠造口+腹腔镜下经肛全直肠系膜切除术（L-TaTME），术后pTNM分期：ypN0Mx。

【图片资料】

1.超声表现

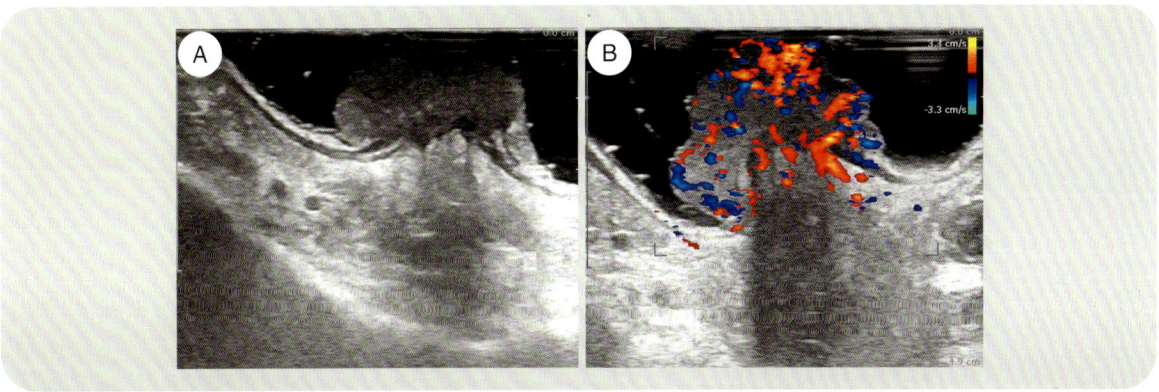

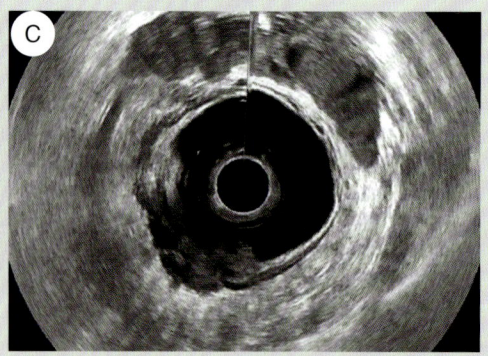

图4-4-51 直肠癌（T3）的直肠腔内超声图像（原始图）

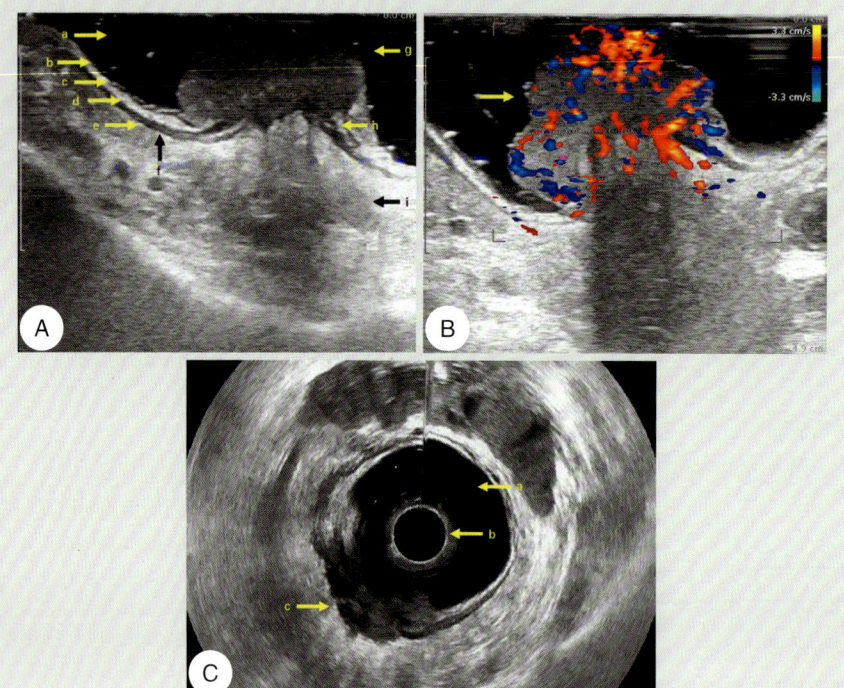

A.灰阶图像（a：直肠腔内填充的耦合剂，呈无回声；b：黏膜层与耦合剂之间的界面，呈高回声；c：黏膜与部分黏膜下层，呈低回声；d：黏膜下层呈高回声；e：固有肌层，呈低回声；f：固有肌层与肠周脂肪组织界面，呈高回声；g：直肠肿物；h：直肠肿物突破固有肌层，侵犯周围脂肪组织，突出于固有肌层外约3.4 mm，与直肠系膜筋膜分界尚清晰；i：肠周脂肪。图像内未见异常肿大淋巴结）。直肠腔内超声考虑为：直肠肿物（uT3b），MRF阴性，EMVI阴性。B.彩色多普勒图像。CDFI示肿物内可探及丰富的血流信号（箭头）。C.直肠腔内超声检查三维重建图像（横断面）（a：直肠腔内填充的耦合剂，呈无回声；b：直肠腔内探头；c：经直肠三维重建——直肠肿物）。

图4-4-52 直肠癌（T3）的直肠腔内超声图像（标示图）

2.该患者行新辅助化疗（6次）、放疗（15次）后直肠腔内超声表现

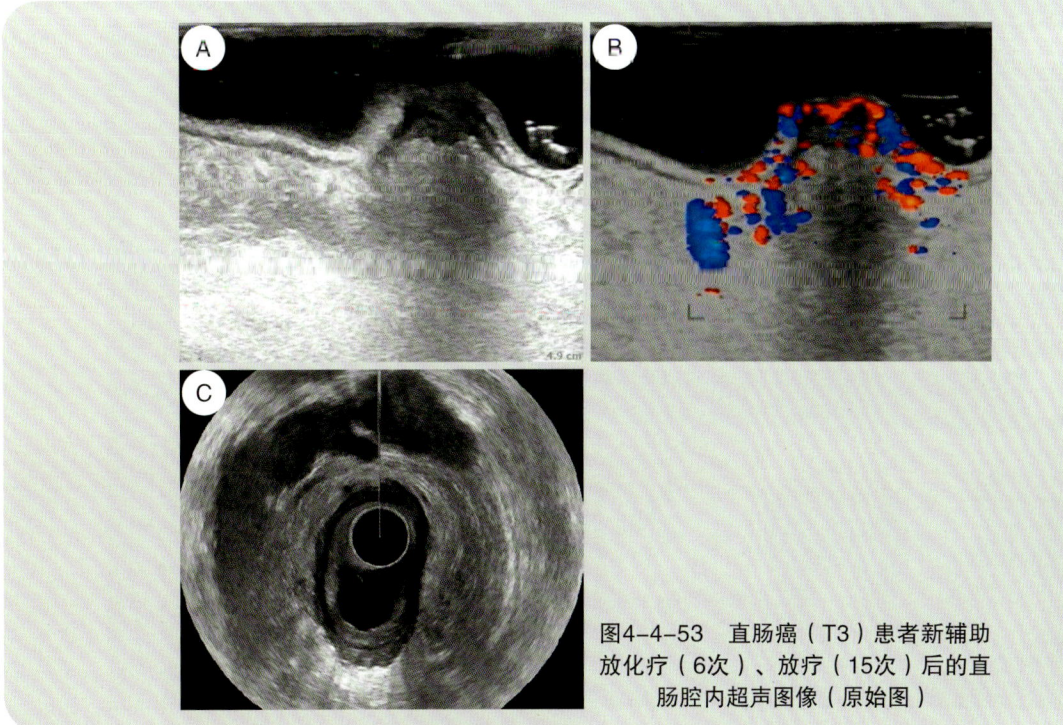

图4-4-53 直肠癌（T3）患者新辅助放化疗（6次）、放疗（15次）后的直肠腔内超声图像（原始图）

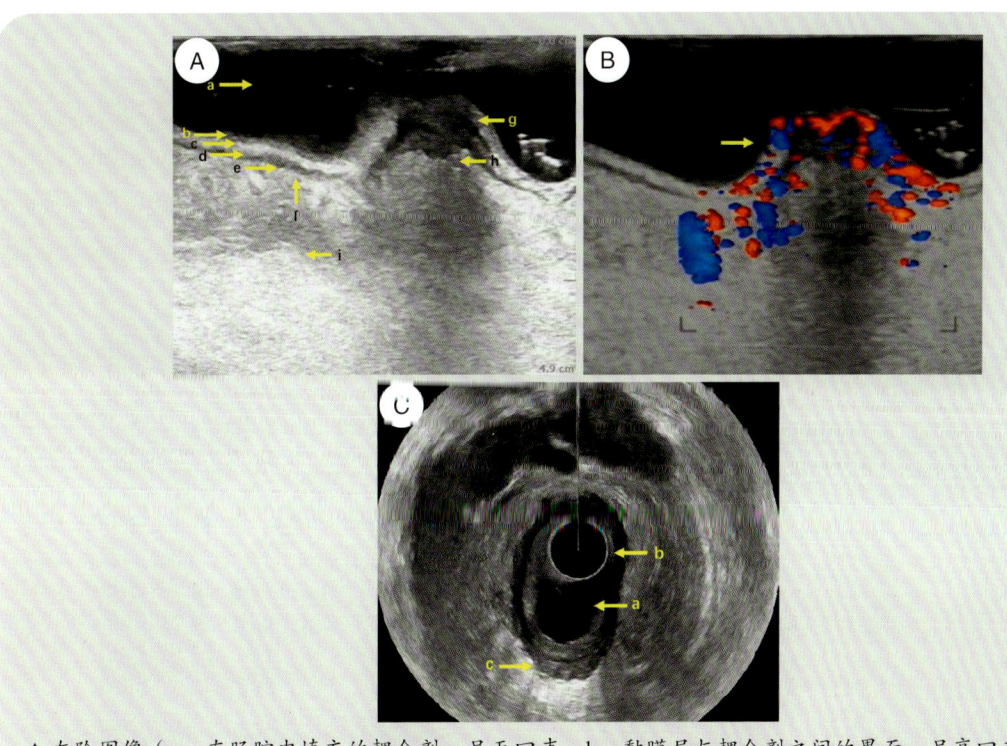

A.灰阶图像（a：直肠腔内填充的耦合剂，呈无回声；b：黏膜层与耦合剂之间的界面，呈高回声；c：黏膜与部分黏膜下层，呈低回声；d：黏膜下层呈高回声；e：固有肌层，呈低回声；f：固有肌层与肠周脂肪组织界面，呈高回声；g：直肠肿物；h：内部呈均匀低回声，肿瘤可疑突破固有肌层，肠壁外缘毛糙；i：肠周脂肪）。直肠肿物较新辅助治疗前明显缩小，提示肿瘤明显退缩伴大部分纤维化。直肠腔内超声考虑为：直肠肿物（超声分期：≤uT3），MRF阴性，EMVI阴性。B.彩色多普勒图像。CDFI示肿物内血流信号较新辅助治疗前明显减少（箭头）。C.直肠腔内超声检查三维重建图像（横断面）（a：直肠腔内填充的耦合剂，呈无回声；b：直肠腔内探头；c：经直肠三维重建——直肠肿物。直肠肿物较新辅助治疗前明显缩小）。

图4-4-54 直肠癌（T3）患者新辅助放化疗（6次）、放疗（15次）后的直肠腔内超声图像（标示图）

3.CT表现

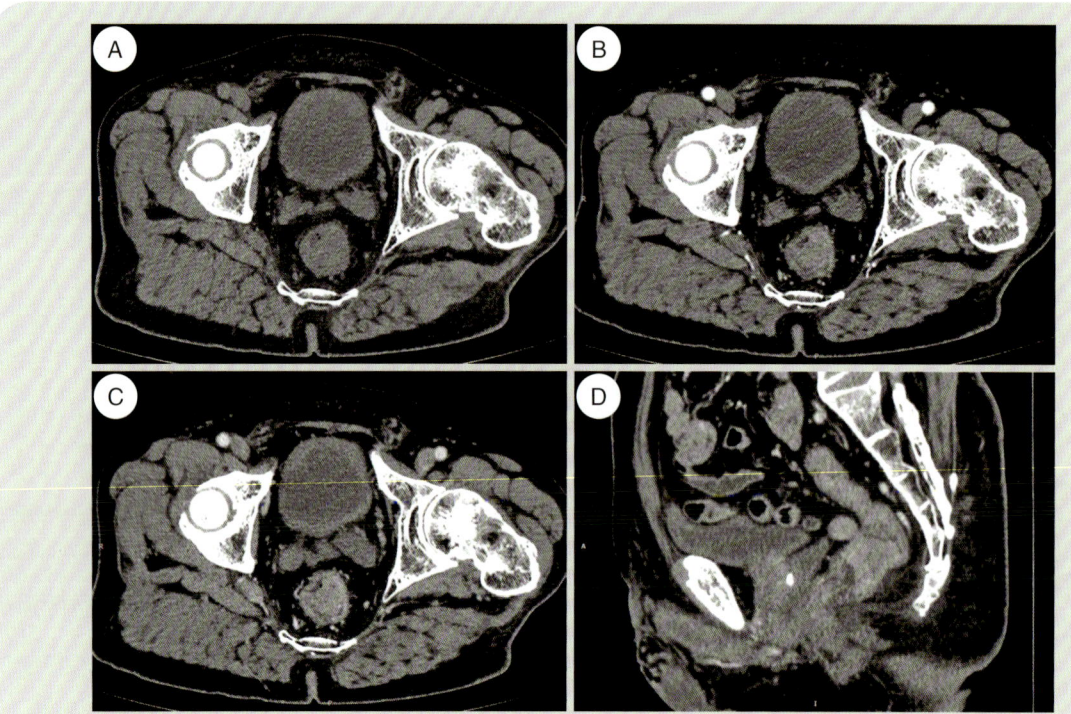

图4-4-55 直肠癌（T3）的CT图像（原始图）

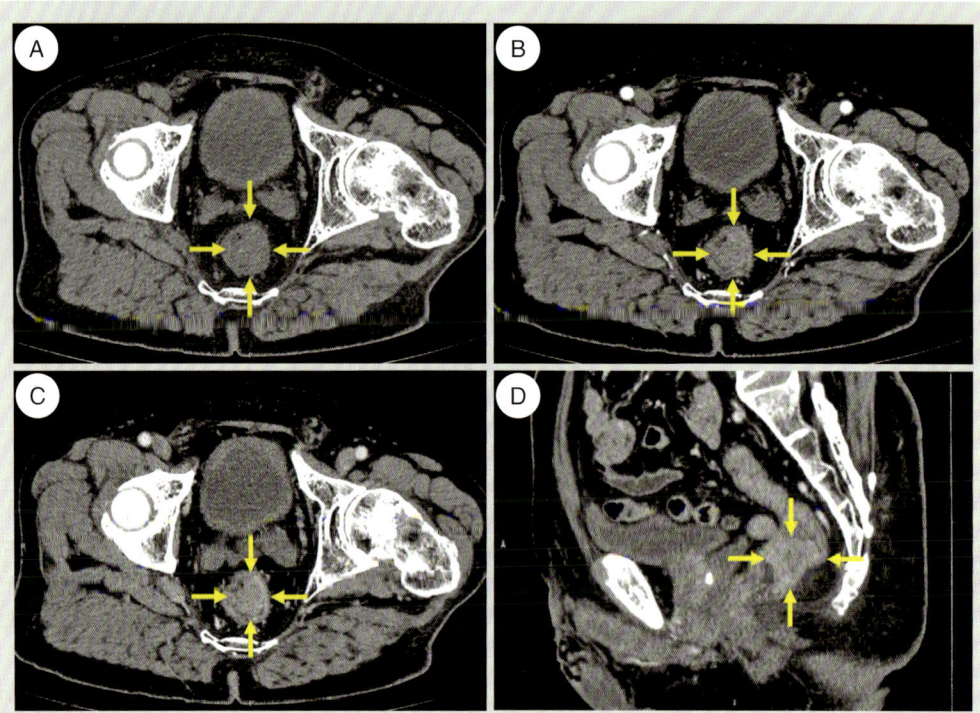

A.平扫；B.动脉期；C.静脉期；D.静脉期矢状位。直肠中段左后壁可见软组织肿物向腔内突起（箭头），平扫呈软组织密度，密度均匀；增强扫描呈中度-明显强化。病灶基底部肠壁外缘稍毛糙，与MRF分界清楚。图像内未见异常肿大淋巴结。

图4-4-56 直肠癌（T3）的CT图像（标示图）

4.MRI表现

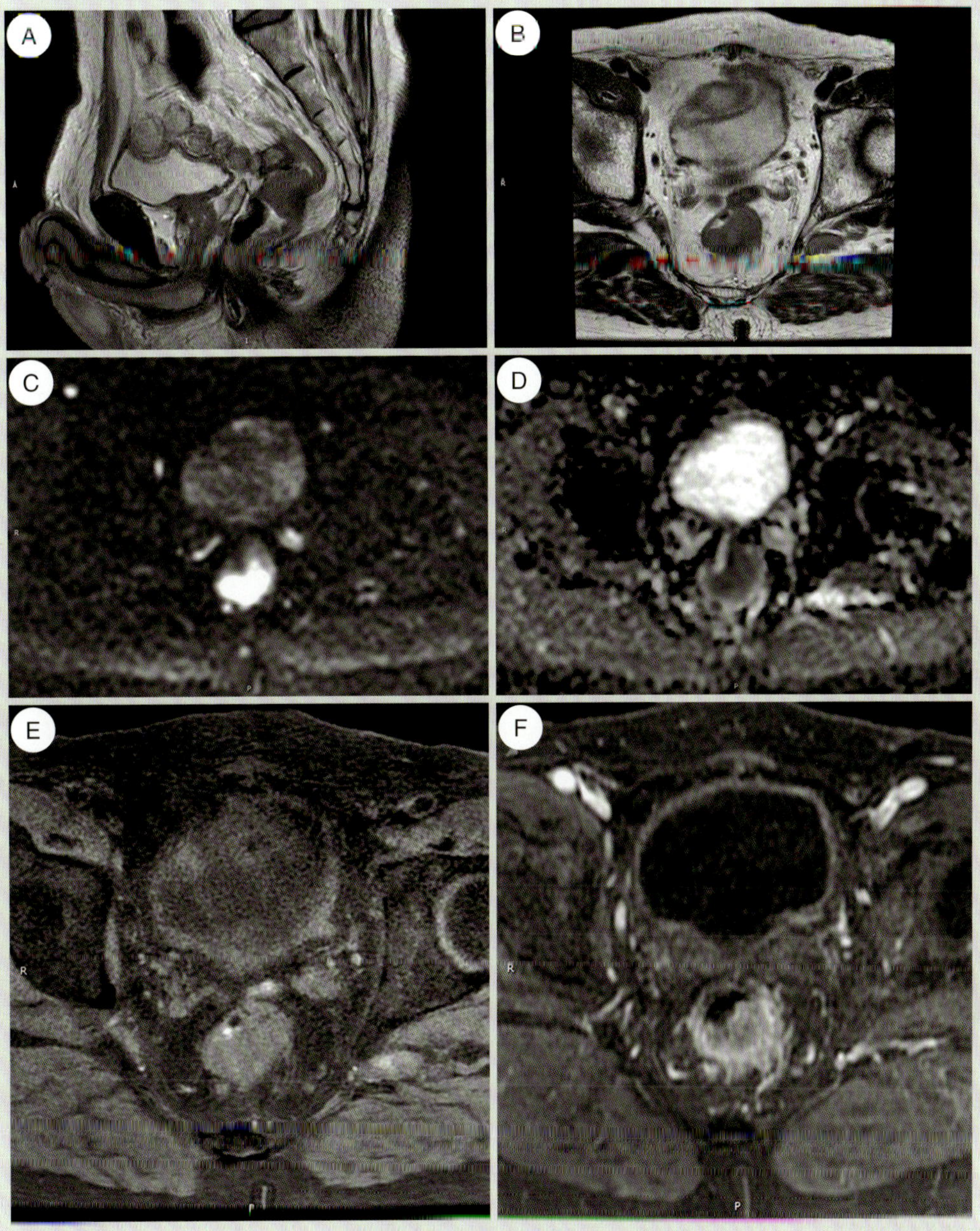

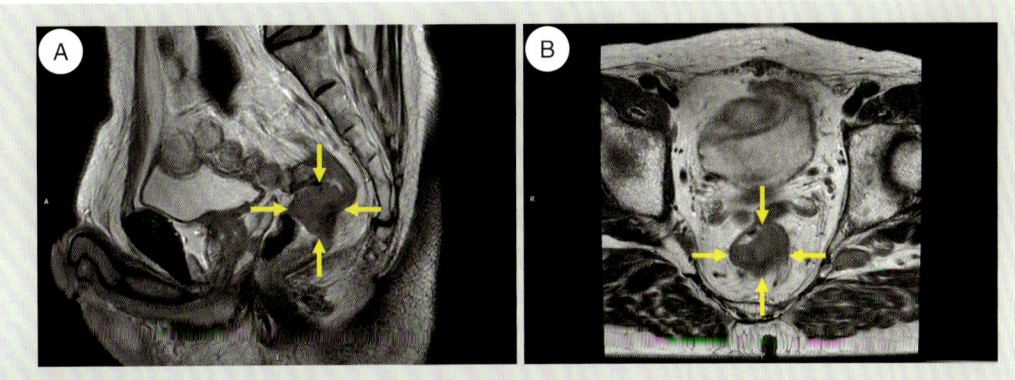

图4-4-57 直肠癌（T3）的MRI检查图像（原始图）

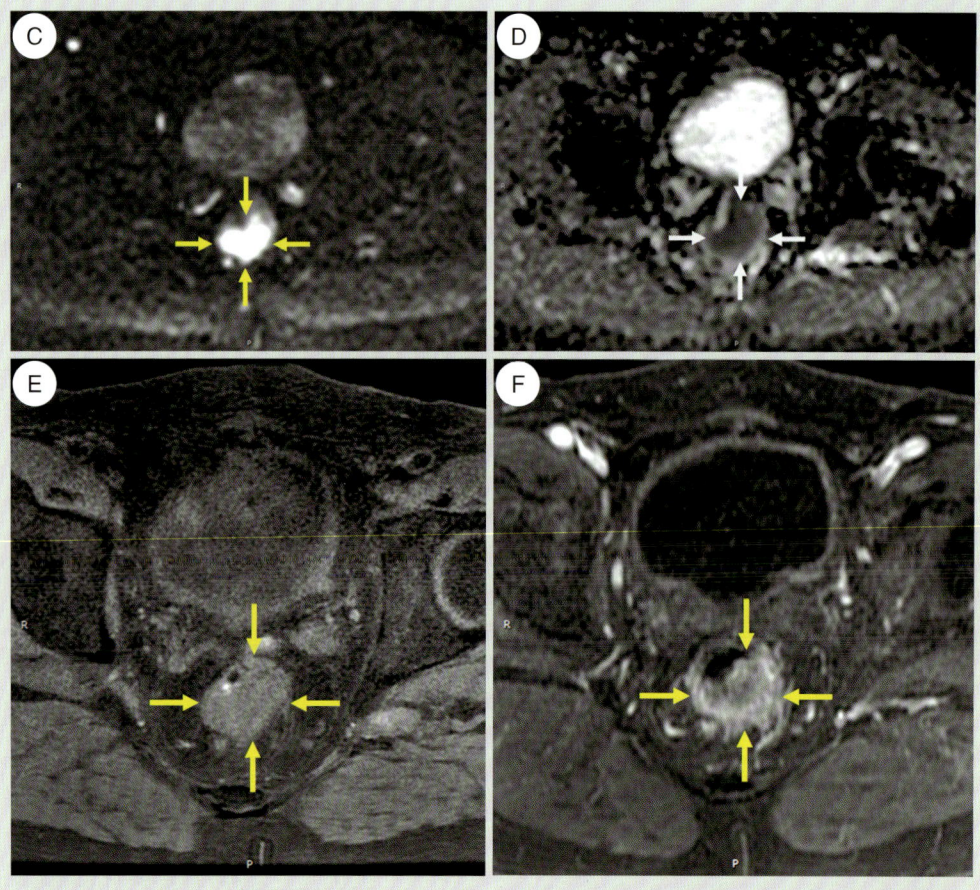

A.T_2WI矢状位；B.T_2WI；C.DWI；D.ADC图；E.LAVA平扫；F.LAVA增强静脉期。直肠中段左后壁可见软组织肿物向腔内突起（黄箭头），T_2WI呈稍高信号，DWI呈高信号，相应ADC图呈低信号，提示弥散受限；LAVA平扫呈中等信号，LAVA增强扫描呈不均匀强化。T_2WI及LAVA增强示病灶基底部固有肌层不连续，肠壁外缘不光整，可见尖角、条索状突起，与直肠系膜筋膜分界尚清晰。图像内未见异常肿大淋巴结。拟MRI分期：T3b，MRF阴性，EMVI阴性。

图4-4-58　直肠癌（T3）的MRI检查图像（标示图）

5.该患者该行新辅助化疗（6次）、放疗（15次）后直肠的CT表现

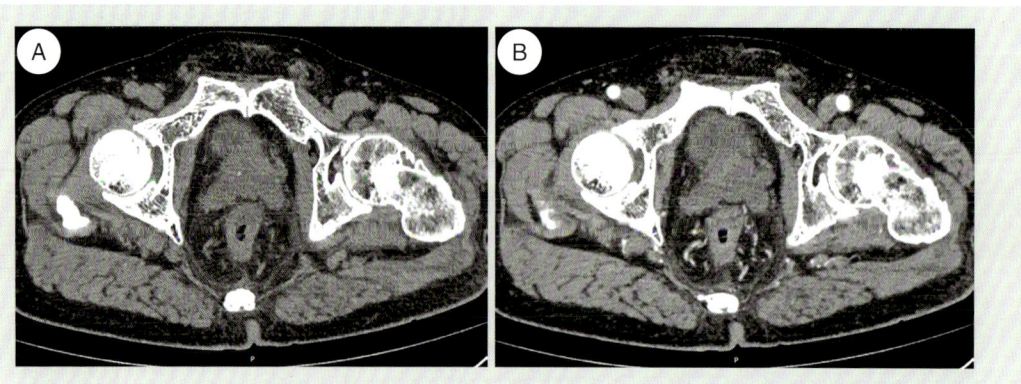

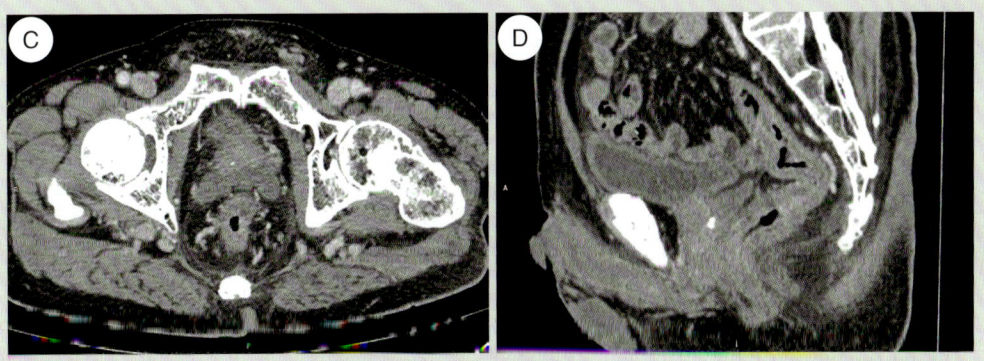

图4-4-59 直肠癌（T3）患者新辅助化疗（6次）、放疗（15次）后直肠的CT图像（原始图）

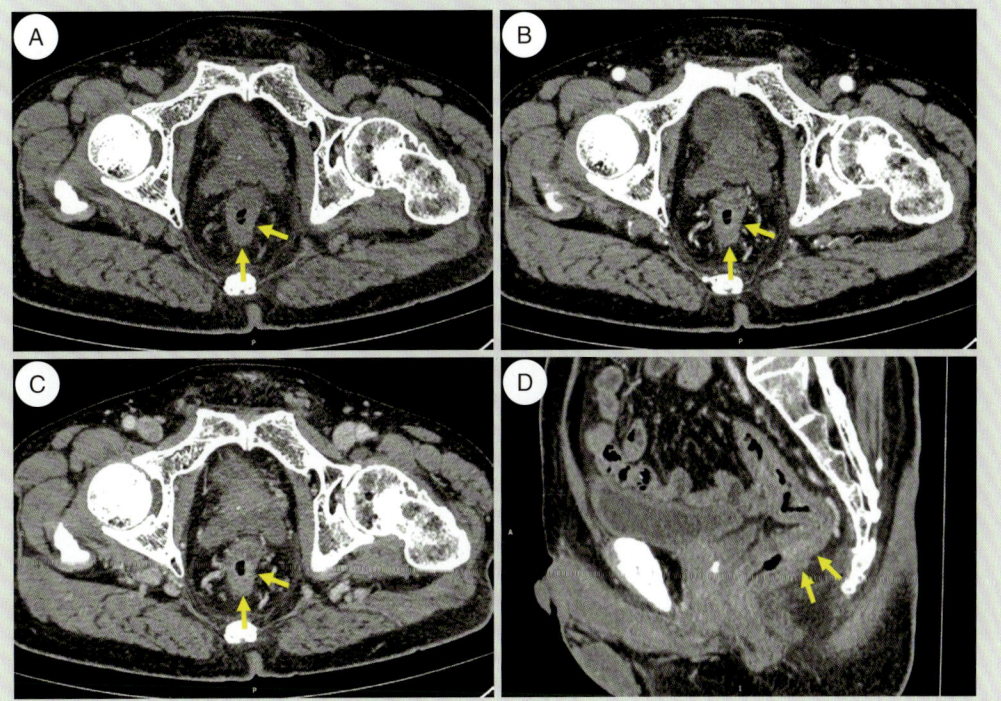

A.平扫；B.动脉期；C.静脉期；D.静脉期矢状位。原直肠中段左后壁软组织肿物显示不清，原病灶部位肠壁层次欠清（箭头），与正常肠壁无明显分界，平扫及增强扫描密度均与正常肠壁接近，肠壁外缘锐利毛糙光整。图像内未见异常肿大淋巴结。

图4-4-60 直肠癌（T3）患者新辅助化疗（6次）、放疗（15次）后直肠的CT图像（标示图）

6.该患者该行新辅助化疗（6次）、放疗（15次）后直肠的MRI表现

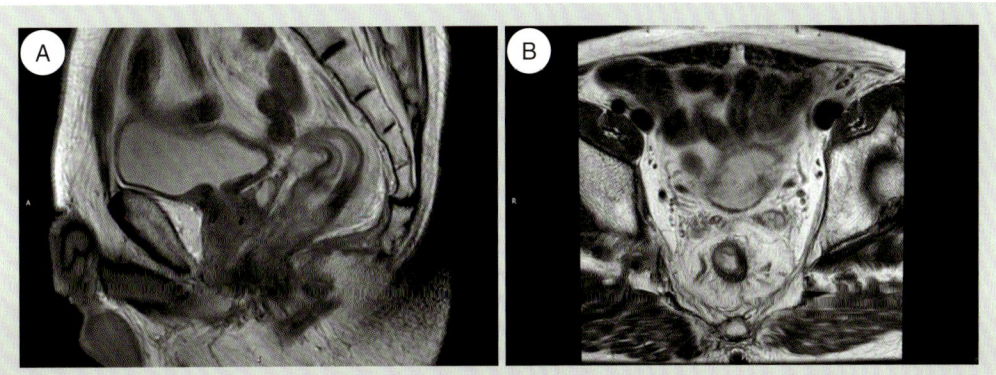

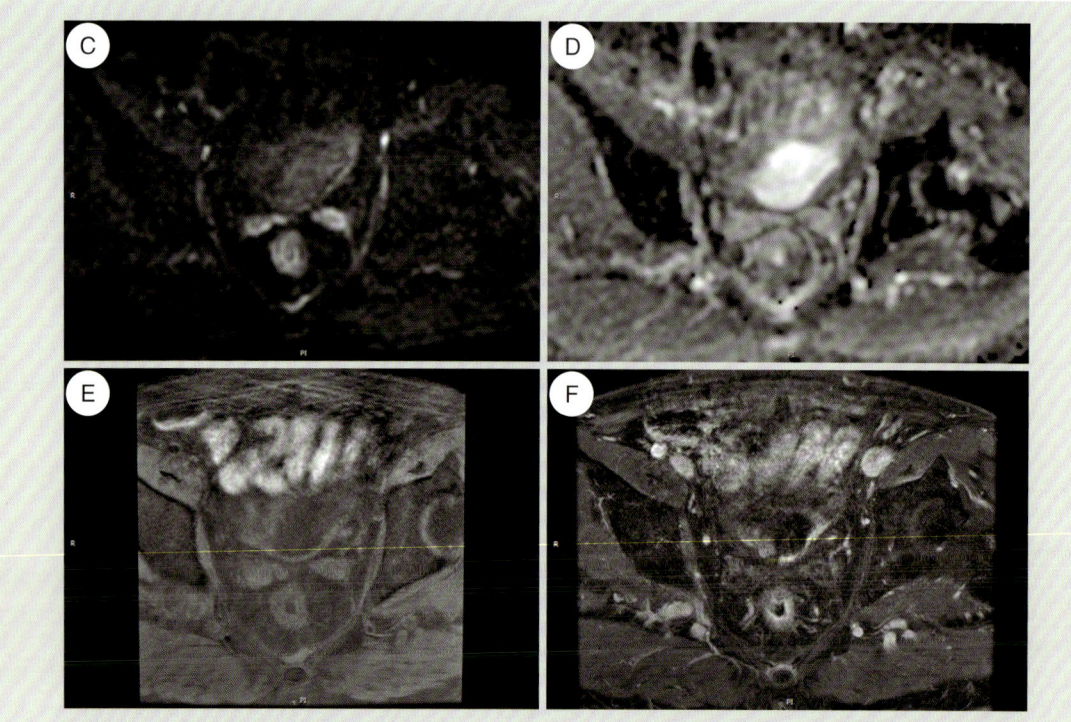

图4-4-61 直肠癌（T3）患者新辅助化疗（6次）、放疗（15次）后直肠的MRI图像（原始图）

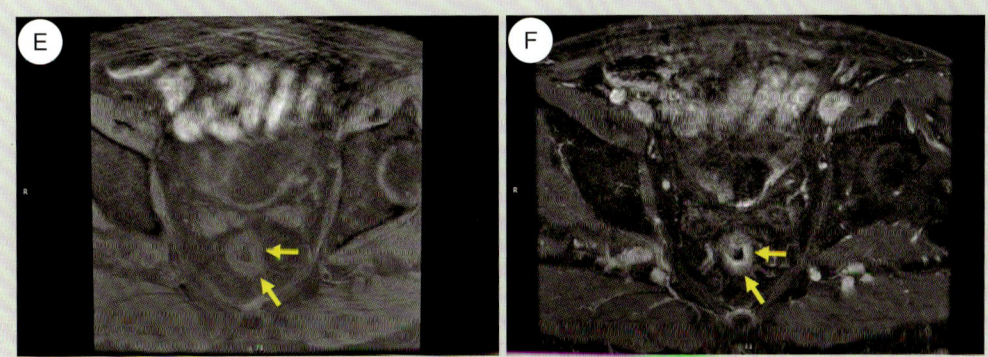

A.T_2WI矢状位；B.T_2WI；C.DWI；D.ADC图；E.LAVA平扫；F.LAVA增强静脉期。直肠中段左后壁软组织肿物显示不清，局部肠壁厚度与正常肠壁相近（箭头），T_2WI信号较前明显减低（现以低信号为主，少部分区域呈稍高信号），DWI信号亦较前明显减低（现信号与正常肠壁相仿），ADC图呈稍低信号（较前增高），提示弥散受限已不明显；LAVA平扫呈中等信号，LAVA增强扫描强化较前明显减低，仅黏膜面强化较明显，其余部分与正常肠壁相仿。病变肠壁外缘较前光整，现仅见少量线状T_2WI低信号影残留。图像内未见异常肿大淋巴结。以上信号所见，提示肿瘤明显退缩伴大部分纤维化。拟MRI再分期：T≤3a，MRF阴性，EMVI阴性。

图4-4-62　直肠癌（T3）患者新辅助化疗（6次）、放疗（15次）后直肠的MRI图像（标示图）

【病例5概要】

患者女性，56岁，因"大便习惯和性状改变1月余"就诊。患者无明显诱因出现排稀烂便，症状逐渐加重，大便频次增多，大便变细、变稀、变少。入院后直肠指检：肛门括约肌收缩有力，直肠空虚，直肠指检未触及质硬肿物，退指指套无血染。入院后完善相关检查行经尿道输尿管支架置入（双侧）+输尿管膀胱吻合（右侧）+直视下输尿管支架置入（右侧）+腹腔镜低位直肠前切除+肠周围淋巴结清扫+经腹全子宫切除+单侧输卵管-卵巢切除（右侧）+输尿管切除（右侧）+结肠造口术，术后病理提示：（直肠肿瘤切除标本）直肠中分化腺癌，浸润肠壁全层，并浸润至子宫、输卵管及卵巢（pT4b），脉管内未见癌栓，神经束未见癌浸润，见中级别肿瘤出芽，壁外静脉见癌侵犯。

【图片资料】

超声表现

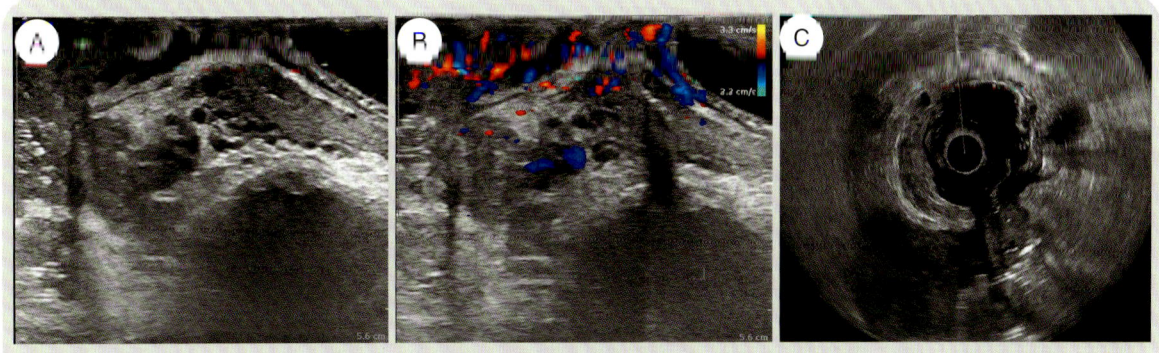

图4-4-63　直肠癌（T4）的直肠腔内超声图像（原始图）

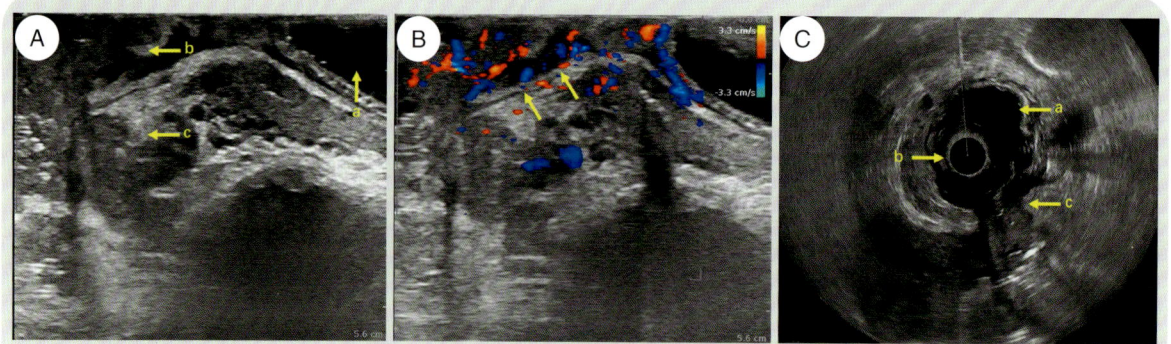

A.灰阶图像（a：直肠腔内填充的耦合剂，呈无回声；b：直肠肿物，呈低回声；c：直肠肿物浸润肠壁全层，浸润至子宫肌层，并与右侧附件分界不清）。直肠腔内超声考虑为：直肠肿物（uT4b）。B.彩色多普勒图像。CDFI示肿物内探及丰富的血流信号（箭头）。C.直肠腔内超声检查三维重建图像（横断面）（a：直肠腔内填充的耦合剂，呈无回声；b：直肠腔内探头；c：经直肠三维重建——直肠肿物与子宫肌层分界不清）。

图4-4-64　直肠癌（T4）的直肠腔内超声图像（标示图）

【病例6概要】

患者女性，65岁，因"腹泻伴血便3月余"就诊。患者3月余前无明显诱因出现腹泻，大便稀状，平均3次/天，伴有腹胀腹痛，里急后重，偶有大便带血，色鲜红，量少。未予重视，后因腹泻症状加重，1周余前于外院就诊，查肠镜检查提示：距肛门齿状线7～10 cm，见菜花样占位组织、表面黏膜糜烂坏死物，质脆、触之易出血、肠腔狭窄。活检病理提示直肠中分化腺癌。

【图片资料】

PET/CT表现

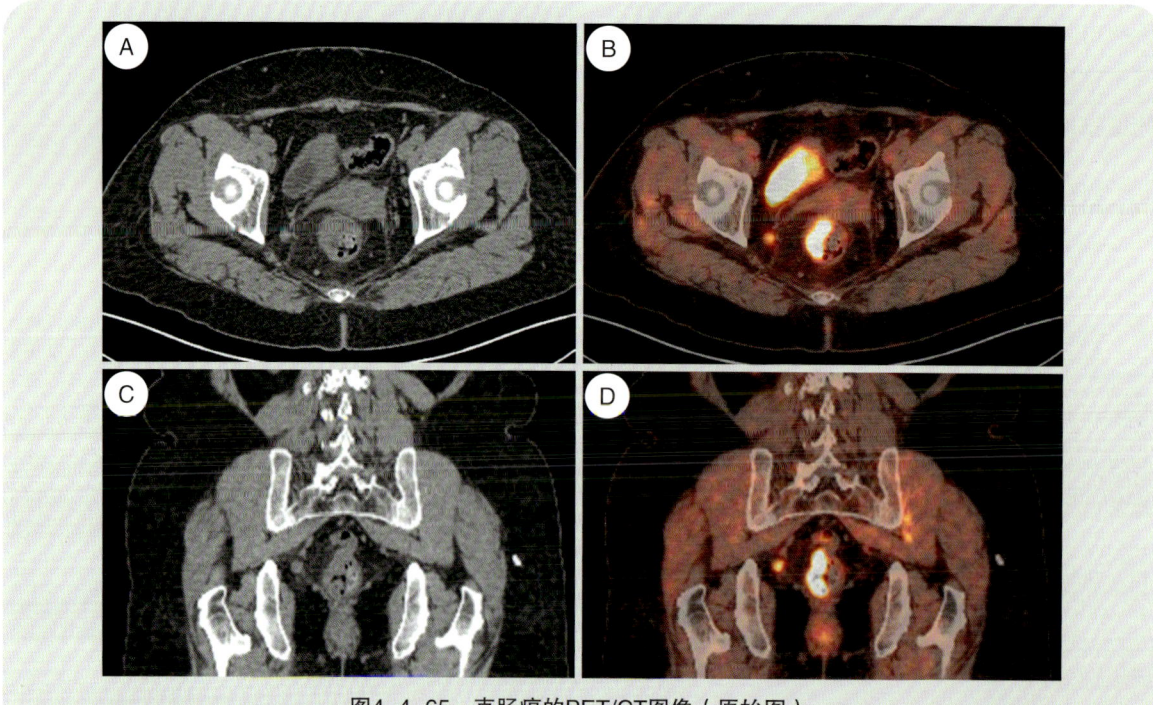

图4-4-65　直肠癌的PET/CT图像（原始图）

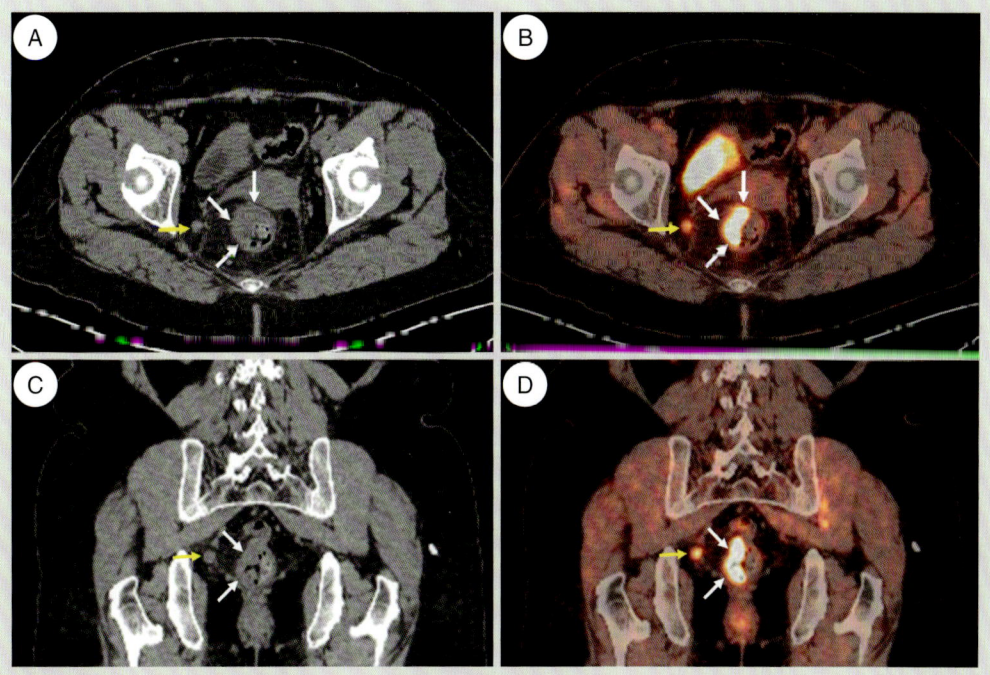

A、C.CT影像；B、D.PET/CT融合影像。直肠中段肠壁不规则增厚（白箭头），环肠腔1/2周，有异常FDG浓聚，SUV$_{max}$约11.4，相应肠腔狭窄，肠壁外膜稍毛糙。直肠系膜、直肠上动脉旁、右侧髂内动脉旁多枚淋巴结转移（黄箭头），伴^{18}F-FDG浓聚，SUV$_{max}$约6.1。

图4-4-66　直肠癌的PET/CT图像（标示图）

【影像诊断要点分析及小结】

直肠癌（rectal cancer，RC）是消化道最常见的恶性肿瘤之一，近年来发病年龄趋于年轻化，且发病率逐年上升[1-2]。我国直肠癌在消化道恶性肿瘤中仅次于胃癌，居第二位。发病率男性高于女性，45岁后明显升高[3]。

临床表现：直肠癌早期常较难发现，多表现为大便潜血阳性，大便带血或黏液便，随着病情发展可能会出现大便习惯及形状改变，肠管部分梗阻时常会出现腹痛、腹胀等。

诊断：直肠癌的诊断需结合临床症状、直肠指检、大便潜血试验、影像学检查进行综合评价，最终确诊主要依赖于肠镜下活检的病理诊断。

肠镜：主要用于观察病灶的位置及组织活检，内镜下组织活检是术前确诊的主要依据。但肠镜无法显示结直肠肿瘤局部的浸润情况，难以提供肿瘤分期的信息。

直肠腔内超声（endorectal ultrasonography，ERUS）：ERUS在20世纪80年代即开始用于直肠癌的分期，具有无创、快速及准确性高的优势，文献报道总准确率可高达96%，是直肠癌术前T分期的重要手段。ERUS能够通过清晰显示直肠壁的5层结构以及肿瘤浸润的深度和周围组织情况，判断直肠癌的浸润深度，并且能较好的区分T1与T2期以及早期T3期肿瘤，因此直肠腔内超声在直肠癌T分期中具有极高的准确性[4-5]。由于ERUS扫查范围有限，在N分期中的应用受到一定限制。ERUS可以观察直肠系膜内淋巴结的大小，回声，形态，血流情况，但是对于盆腹腔淋巴结，需结合CT、MRI及PET/CT等影像学手段综合进行判断，目前影像学技术对于淋巴结是否存在肿瘤转移的判断仍然难以达到预期[5]。超声引导下直肠及直肠系膜内病变的穿刺活检是一种安全、有效的诊断手段，可用于疑难病例、或内镜下难以取材或取材阴性的直肠病变及淋巴结进行活检。

CT：能显示胸腹盆腔脏器情况，观察有无远处转移及淋巴结转移，对于患者M和N分期意义重大，但是CT很难显示结直肠肿瘤局部的浸润情况，对于肿瘤T分期准确性不高。

MRI：直肠MRI检查凭借较高的组织分辨率，能够全面清晰地显示直肠肿瘤及其邻近器官的关系，在肿瘤T分期及直肠系膜筋膜受侵判断中具有重要意义。根据DISTANCE[6]对直肠癌病灶进行分期，DIS代表肿瘤下缘距肛缘的距离，T分期分为四期，T1肿瘤局限于黏膜或黏膜下层，T2肿瘤侵及固有肌层，T3肿瘤穿过固有肌层至浆膜下层或侵犯直肠系膜的脂肪（T3a<1 mm，T3b<5 mm，5 mm<T3c<15 mm，T3d>15 mm），T4肿瘤侵犯周围脏器、组织（T4a侵及腹膜返折，T4b侵犯周围脏器），AN代表肿瘤有无累及肛周复合体，C代表环周切缘，肿瘤外缘、可疑阳性淋巴结、壁外血管侵犯及癌结节距离直肠系膜筋膜距离<1 mm则代表MRF阳性，E代表壁外血管受侵情况。

PET/CT：直肠癌原发灶在 ^{18}F-FDG PET/CT上表现为肠壁不规则增厚，伴不同程度的糖代谢异常增高，病灶显示清楚，定位准确，对原发病灶诊断的灵敏度高，是有效的直肠癌术前分期方法，对于直肠癌原发灶的检测、淋巴结转移、远处转移、T4期病变均具有较高的准确性，但对于T1~T2期和T3期病变分期需结合局部MRI及直肠彩色多普勒超声进一步提高诊断的准确性[7]。

新辅助放化疗（neoadjuvant chemoradiotherapy，nCRT）可以降期、缩小肿瘤，减小手术范围，减少局部复发和改善生存。按照指南的要求，近年来接受nCRT的直肠癌患者逐年上升。接受nCRT后的患者重新分期需比较治疗前后图像所有因素，要尽量保证图像相同条件和层面。采用传统MRI序列对nCRT后肿瘤重新分期的精确性差于初始分期，尤其在证实完全缓解（yT0）方面，主要是很难将残留的肿瘤与纤维化、水肿和正常黏膜区分开来。一般认为，nCRT后原肿瘤区域呈现与正常肠壁一致的两层直肠壁提示为完全缓解，而肿瘤区残留T$_2$WI中等-低信号既可以是肿瘤残留也可以是完全缓解。nCRT后T$_2$WI上纤维化的信号强度很低，而残留肿瘤区域则为中等信号。另外，DWI可以提供与细胞水平相关的功能信息变化。nCRT后肿瘤细胞密度减低、纤维化或坏死降低弥散加权图像的信号强度，并增加其ADC值。因此，仔细评估高分辨T$_2$WI图像和DWI有助于区分小的肿瘤残留和纤维化。不过，虽然DWI能从纤维化中区分存活的肿瘤细胞，也能区分治疗反应好与差，但一般认为不能预测完全缓解[8]。

治疗：手术切除是直肠癌的主要治疗方法，中晚期可联合放化疗、靶向治疗等综合治疗。近年来，nCRT联合全直肠系膜切除术（total mesorectal excision，TME）是局部进展期直肠癌（locally advanced rectal cancer，LARC）的标准治疗方案。nCRT有效地提高了低位直肠癌的保肛率，降低了局部复发率及远处转移率。ERUS在nCRT治疗后LARC患者的评估能发挥一定的作用，ERUS所测得直肠癌nCRT治疗前后肿瘤长度及厚度的变化与nCRT的疗效具有良好相关性，且肿瘤长度及厚度缩小率对预测LARC患者反应良好与pCR具有较高的准确性和临床应用价值，有望为LARC患者的临床个体化治疗提供更可靠的术前评估依据[9]。

直肠癌的临床诊疗过程中，影像学检查在诊断、术前术后评估，nCRT前后评估等环节发挥重要作用和价值，上述影像学技术各有优势，临床应根据患者具体状况和需求合理选择运用。

参考文献

[1] SUNG H, FERLAY J, SIEGEL R L, et al. Global Cancer Statistics 2020：GLOBOCAN Estimates of Incidence and Mortality Worldwide for 36 Cancers in 185 Countries[J]. CA Cancer J Clin, 2021, 71（3）：209-249.

[2] KELLER D S, BERHO M, PEREZ R O, et al. The multidisciplinary management of rectal cancer[J]. Nat Rev Gastroenterol Hepatol, 2020, 17（7）：414-429.

[3] XIA C, DONG X, LI H, et al. Cancer statistics in China and United States, 2022: profiles, trends, and determinants[J]. Chin Med J (Engl), 2022, 135 (5): 584-590.

[4] KAV T, BAYRAKTAR Y. How useful is rectal endosonography in the staging of rectal cancer[J]? World J Gastroenterol, 2010, 16 (6): 691-697.

[5] KOLEV N Y, TONEV A Y, IGNATOV V T, et al. The role of 3-D endorectal ultrasound in rectal cancer: our experience[J]. Int Surg, 2014, 99 (2): 106-111.

[6] NOUGARET S, REINHOLD C, MIKHAEL H W, et al. The use of MR imaging in treatment planning for patients with rectal carcinoma: have you checked the "DISTANCE"[J]? Radiology, 2013, 268 (2): 330-344.

[7] KEKELIDZE M, D'ERRICO L, PANSINI M, et al. Colorectal cancer: current imaging methods and future perspectives for the diagnosis, staging and therapeutic response evaluation[J]. World J Gastroenterol, 2013, 19 (46): 8502-8514.

[8] 《中国结直肠癌诊疗规范（2023年版）》发布[J]. 中华医学信息导报, 2023, 38 (17): 10.

[9] 陈丽梅, 刘小银, 张文静, 等. 经直肠超声评估局部进展期直肠癌新辅助治疗疗效的应用价值[J]. 中华超声影像学杂志, 2019, 28 (8): 691-695.

第五节 消化道异物

【病例概要】

患者男性,21岁,因"腹痛1月余"就诊。

【图片资料】

1. 超声表现

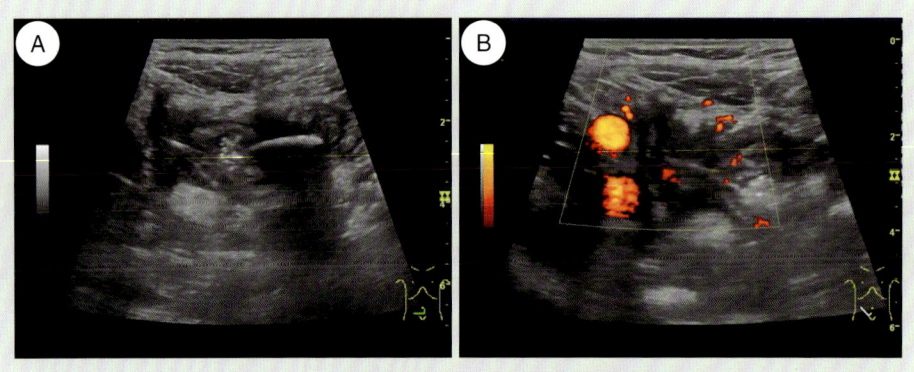

图4-5-1 肠道异物的超声检查图像(原始图)

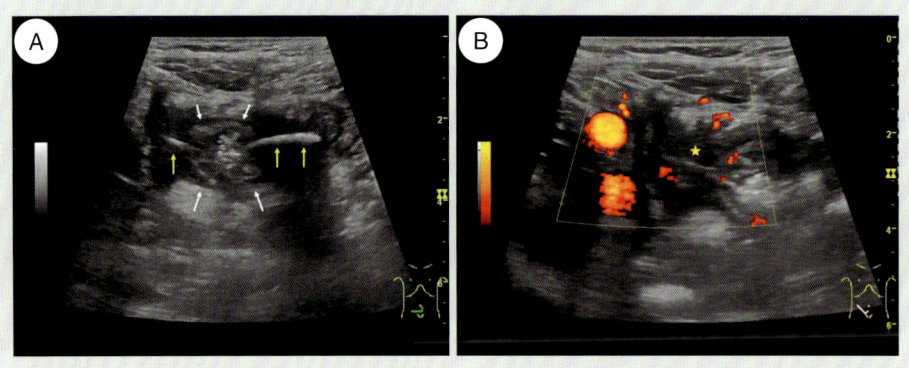

A.二维超声显示肠管短轴切面(白箭头),肠腔内可见一长条状强回声(黄箭头),后伴有声影;B.肠管周围可见不规则低回声区(五角星),能量多普勒示低回声区内可探及点状及短棒状血流信号。

图4-5-2 肠道异物的超声检查图像(标示图)

2. CT表现

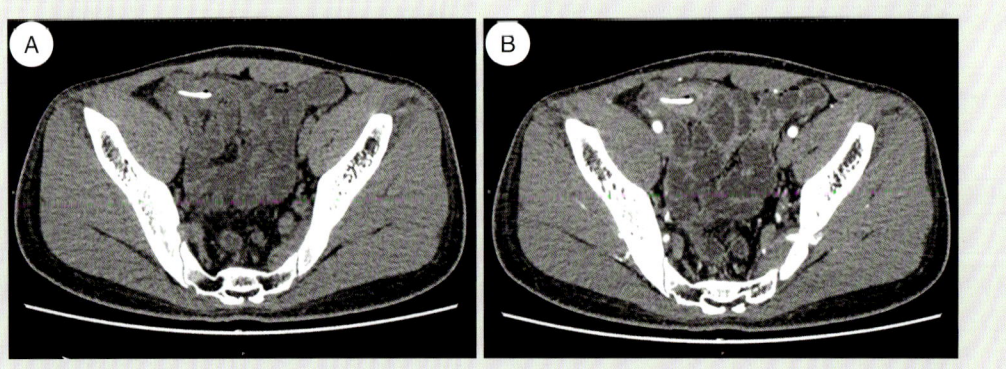

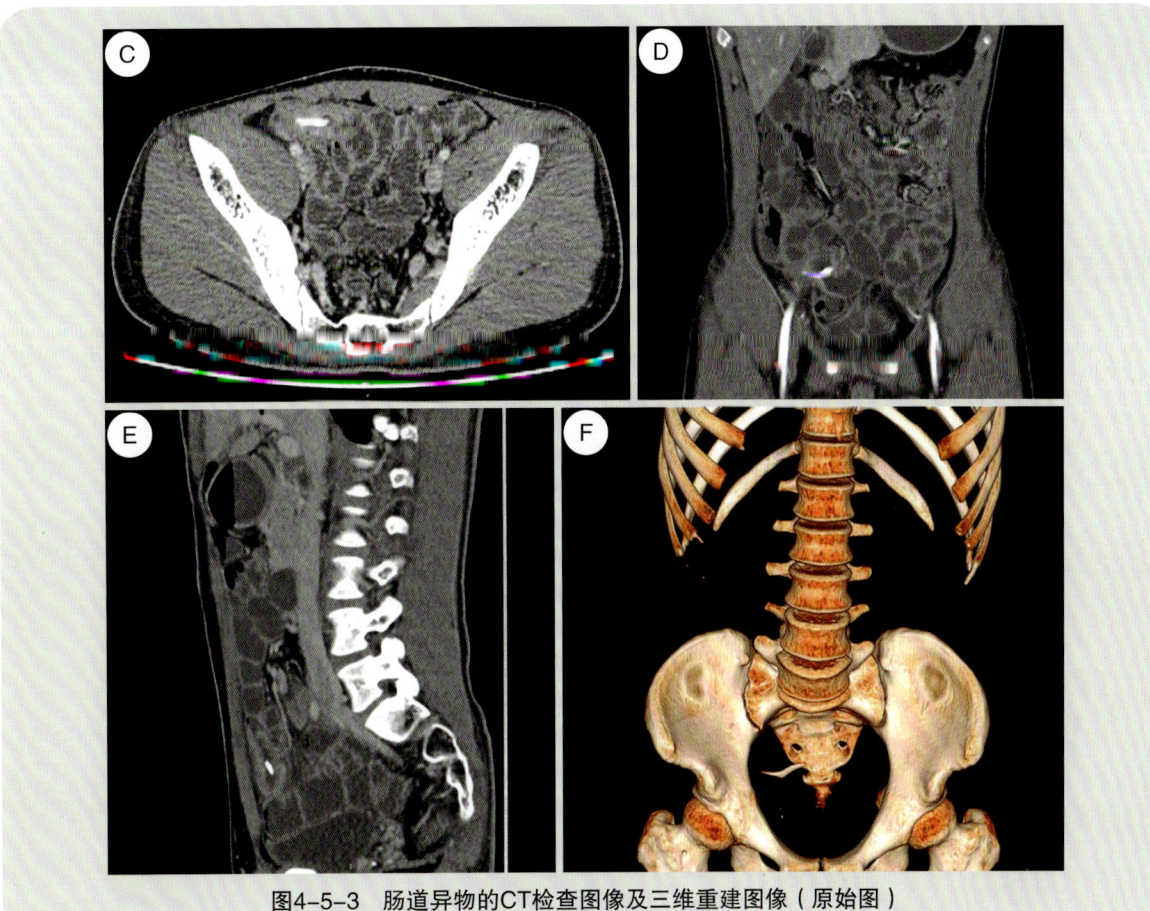

图4-5-3 肠道异物的CT检查图像及三维重建图像（原始图）

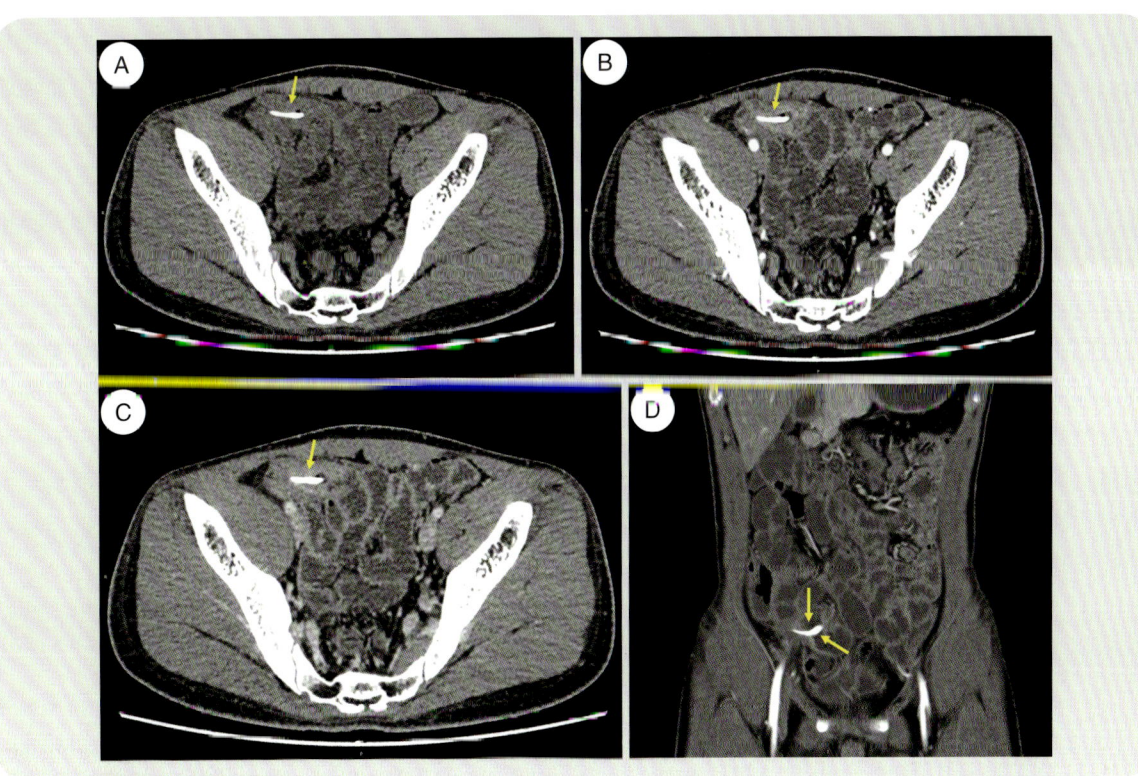

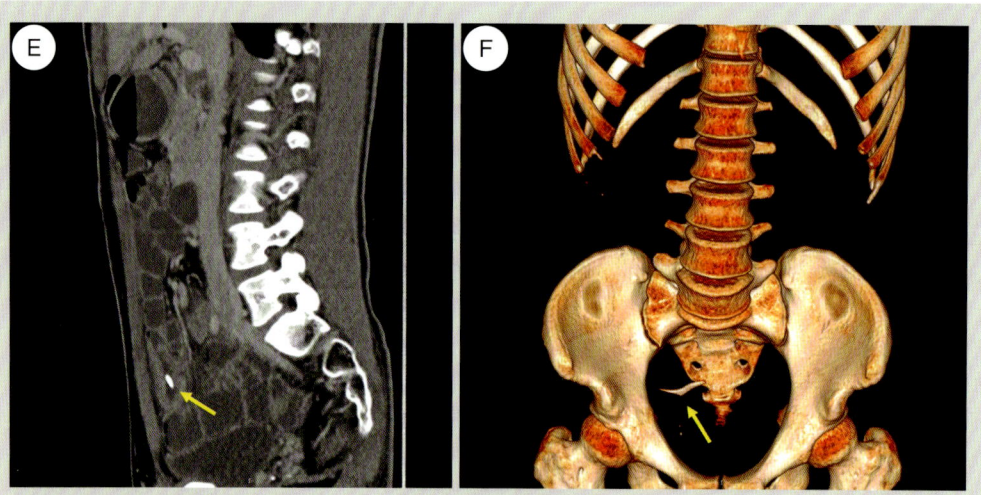

平扫（图A）示盆腔第6组小肠肠腔内可见一条状高密度影（箭头），增强扫描动脉期（图B、图D）、静脉期（图C、图E）示所在肠段壁稍增厚、强化较明显；三维重建（图F）显示高密度异物形态（箭头）。

图4-5-4　肠道异物的CT检查图像及三维重建图像（标示图）

【影像诊断要点分析及小结】

消化道异物在临床中十分常见，绝大多数为经口吞入消化道内。80%～90%的消化道异物可以通过全消化道并自行排出，10%～20%会在消化道某处停留或嵌顿，需要通过内镜取出，约1%需要进行外科手术取出。临床症状主要表现为腹痛、恶心、呕吐等，约30%患者无明显症状[1]。

因异物种类繁多，消化道异物在超声下的形态表现亦不尽相同，大多数异物在超声下表现为强回声，后方回声可有衰减或出现混响伪影，需与肠道内气体加以鉴别。超声发现消化道异物后，需多角度观察异物的形状，如为尖锐异物，认真确认异物与肠壁的关系，明确异物是否突破肠壁。如异物刺激胃肠道可引起局部炎症，表现为局部肠壁增厚，回声减低，肠壁层次结构模糊；如突破肠壁可引起肠周的炎症甚至脓肿，表现为受累肠管周围不规则的低/无回声区，血流信号稍丰富。

有明确消化道异物摄入史的病例，特别是异物为体积较大的金属或质地较为致密物体，传统X线平片及CT诊断较为容易。而对于细小鱼骨、鸡骨、木头、塑料片等，以及很小的金属X线胸腹部平片均难以发现和做出诊断。CT具有很高的密度及空间分辨率，通过容积再现（volume rendering，VR）、MPR、最大密度投影（maximum intensity projection，MIP）等3D重建技术，不仅可以显示这类异物的形状、大小，而且能准确判断异物尖端与肠壁及周围器官、血管的关系。刺状物穿孔一般在异物滞留部位或者邻近部位，受累胃/肠壁内可有少量气体聚集；间接征象表现为肠壁水肿、肠周系膜模糊、腹腔出现游离气体等情况。因此，影像表现怀疑可能有消化道内异物时，应在薄层图像观察，并进行VR、MIP及MPR重建，同时调整窗宽及窗位，有利于判断与肠内谷物密度差别不大异物及观察少量腹腔游离气体；位于咽喉部及食管入口处异物应注意与喉小骨及钙化的气管软骨相鉴别[2]。

参考文献

[1] GUELFGUAT M, KAPLINSKIY V, REDDY S H, et al. Clinical guidelines for imaging and reporting ingested foreign bodies[J]. American Journal of Roentgenology, 2014, 203（1）：37-53.

[2] 王小鹏，朱才松.MSCT三维重建诊断消化道异物的价值[J]. 医学影像学杂志，2018，28（12）：2059-2063.

第六节 消化道穿孔

【病例概要】

患者男性，43岁，因"腹胀、腹痛1周"入院。肠镜提示结肠息肉、结直肠迂曲固定狭窄、结肠多发憩室；腹盆腔增强CT提示乙状结肠憩室穿孔并肠旁脓肿可能；浅表彩色多普勒超声考虑乙状结肠多发憩室并憩室炎声像，肠周脓肿形成，不除外憩室穿孔可能。本例临床最终诊断：结肠憩室穿孔并肠旁脓肿。

【图片资料】

1. 超声表现

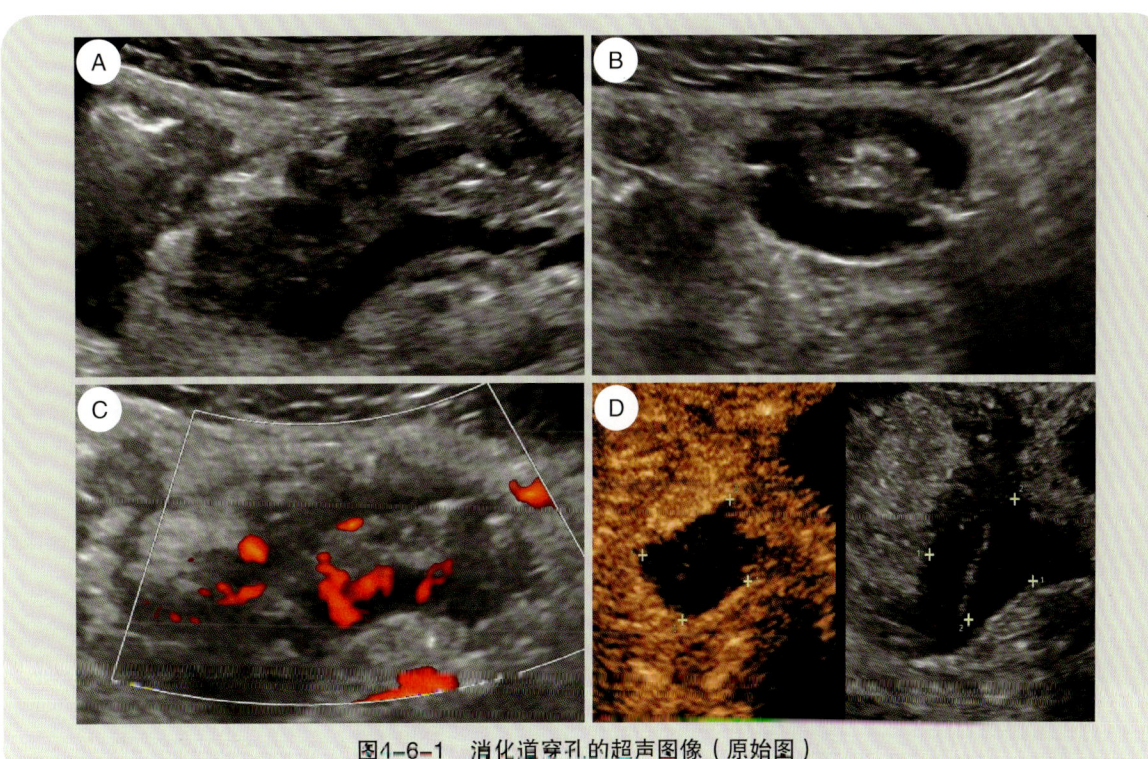

图4-6-1 消化道穿孔的超声图像（原始图）

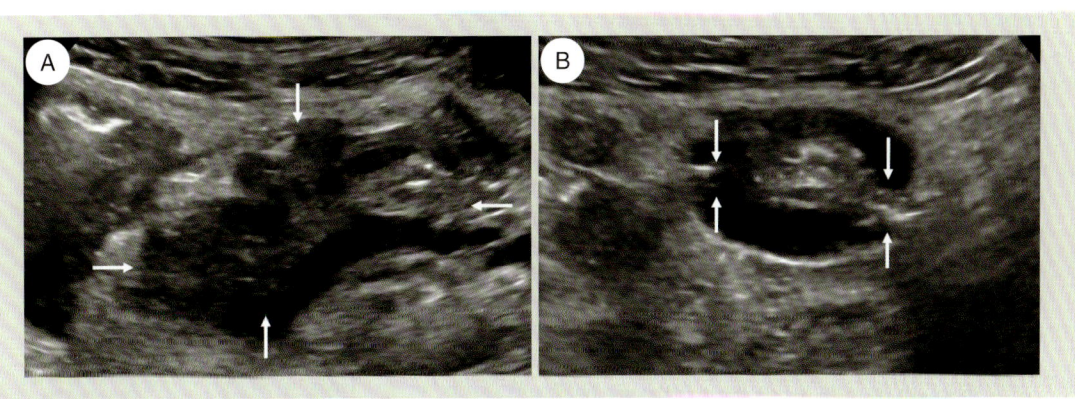

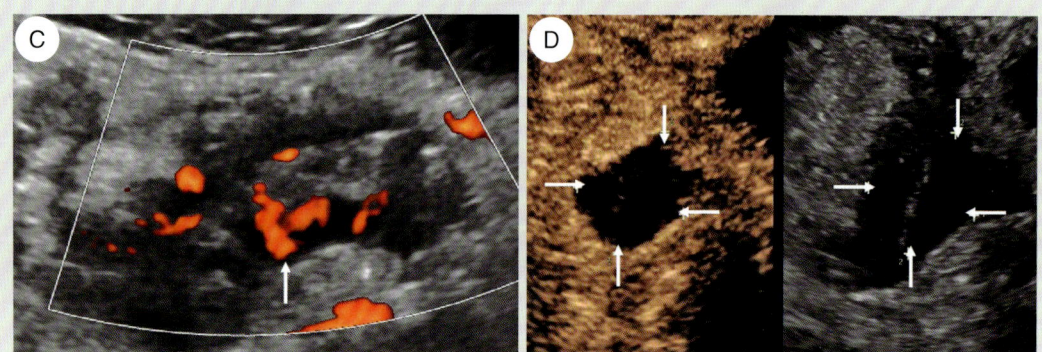

二维超声显示降结肠-乙状结肠交界处肠壁增厚、层次模糊、回声减低,该处可见多发囊袋状低回声突起为结肠憩室(图A,箭头),肠壁局部回声中断、肠腔线向外走行,提示为肠穿孔(图B,箭头),能量多普勒显示病变肠段谈及丰富的血流信号(图C,箭头)。肠周可见片状低回声为肠旁脓肿,超声造影可见脓肿未见明显增强(图D,箭头,左侧为超声造影声像图、右侧为二维超声声像图)。

图4-6-2 消化道穿孔的超声图像(标示图)

2.CT表现

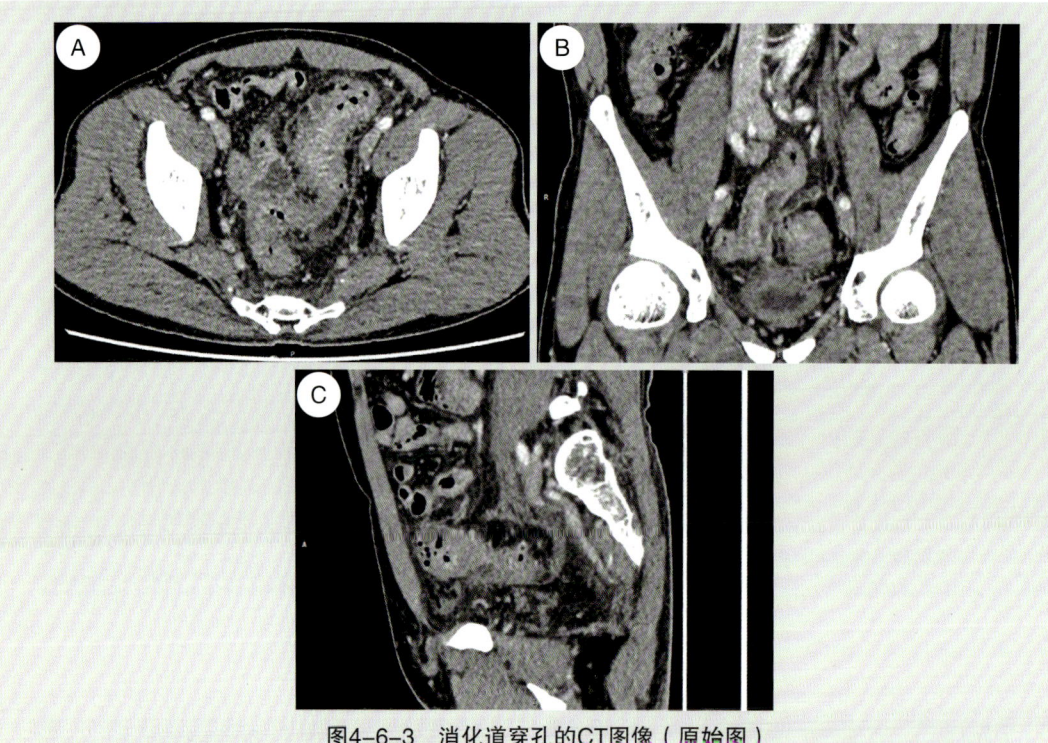

图4-6-3 消化道穿孔的CT图像(原始图)

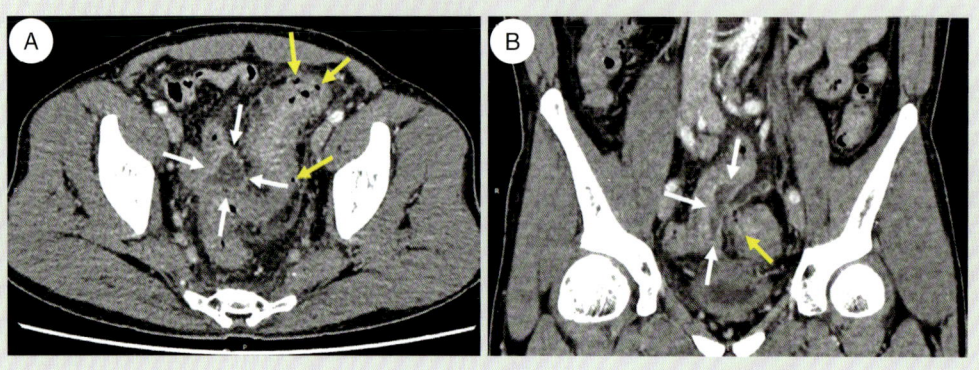

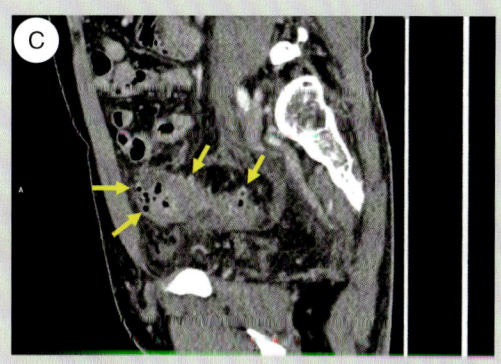

增强扫描静脉期图像。乙状结肠可见多发小憩室，表现为小囊袋影突起（图A、图C，黄箭头）。盆腔乙状结肠旁可见边缘强化低密度区，考虑脓肿形成（白箭头）。图B黄箭头提示可疑穿孔位置。

图4-6-4 消化道穿孔的CT图像（标示图）

【影像诊断要点分析及小结】

消化道穿孔是外科常见的急腹症，主要原因为消化性溃疡、炎症性疾病如憩室炎、缺血性肠病、外伤、医源性因素、异物、肿瘤等，患者临床表现主要取决于穿孔部位、肠内容物渗漏入腹腔的量、能否形成包裹[1]。

超声表现和临床价值：消化道穿孔在二维超声上能够发现腹腔游离气体、腹腔积液、腹腔包块、胃肠道蠕动减弱或消失。其中腹腔游离气体是诊断消化道穿孔最重要的征象。虽然腹腔气体会影响超声在此类患者中的应用，但让患者检查时动态改变体位可增加疾病检出率。患者仰卧位时可在肝前间隙发现等距横纹状多重反射的强回声带，肝脏可因气体遮挡显示欠清，让患者改变体位时可观察到游离气体回声始终在腹腔高处。判断腹腔游离气体时注意与胃肠内气体相鉴别，腹腔游离气体位置是相对固定的，而胃肠道内气体可随呼吸上下移动并沿消化道移动。穿孔胃肠壁回声减低、增厚，其黏膜层及浆膜层连续性中断、壁内见点线状强回声。消化道穿孔后可在腹腔探及液性暗区，一般以漏出物为主，透声差甚至内可见中等回声光点。若消化道穿孔后被大网膜或腹膜包裹，超声可在穿孔部位探及混合回声灶[1-3]。穿孔的其他间接超声征象为肠壁增厚、肠管扩张、周围肠系膜回声增高。超声在诊断消化道穿孔的优势：能够在床旁快速、实时动态观察，能够检出其他征象，为临床医师提供快速可靠的诊断依据[2,4]。

消化道穿孔X线表现：首选腹部立位平片，侧卧位次选，检查前应坐、站立或侧卧片刻（3~5分钟）。典型表现为立位片示膈下游离气体，未见膈下游离气体时，不能完全除外胃肠道穿孔，胃、十二指肠、结肠穿孔后多有游离气体表现，游离气体量少（＜10ml）可不明显；如小肠及阑尾穿孔后游离气体较少；胃后壁溃疡穿孔时气体可局限于小网膜囊不进入腹腔，不易观察；腹膜间位或腹膜后位空腔脏器穿孔，气体可进入肾旁前间隙或其他腹膜后间隙，不进入腹腔。消化道穿孔为消化道造影禁忌证。

消化道穿孔CT表现[5-6]：包括局部胃肠壁增厚，局部胃肠壁连续性中断，穿孔部位周围局限性积液或蜂窝织炎，小网膜囊积液及积气，腹腔游离气体，口服阳性对比剂检查时，可见对比剂自破口处外渗。CT在急性消化道穿孔中的临床诊断价值较X线腹部立卧位高，CT不仅能确定有无胃肠道穿孔，而且能较腹部平片更迅速准确地判断腹腔游离气体的有无、多少，并可根据CT征象及游离气体的分布特点判断穿孔部位。

CT是评估疑似穿孔的首选方法[7]，其对检测腔外气体具有高灵敏性，并且能定位穿孔部位，

401

准确度82%~90%，此外CT还可评估导致穿孔的原发疾病，及时指导临床进行相应处理，减少其死亡率。

参考文献

[1] HOLLERWEGER A, MACONI G, RIPOLLES T, et al. Gastrointestinal Ultrasound（GIUS）in Intestinal Emergencies - An EFSUMB Position Paper[J]. Ultraschall Med, 2020, 41（6）: 646-657.

[2] 陈晓梅. 彩色多普勒超声诊断消化道穿孔的影像研究进展[J]. 实用医学影像杂志, 2019, 20（3）: 287-289.

[3] Giovanni Maconi, Gabriele Bianchi Porro. 胃肠道超声诊断学[M]. 北京: 人民卫生出版社, 2018.

[4] ABU-ZIDAN F M, CEVIK A A. Diagnostic point-of-care ultrasound（POCUS）for gastrointestinal pathology: state of the art from basics to advanced[J]. World J Emerg Surg, 2018, 13: 47.

[5] FURUKAWA A, SAKODA M, YAMASAKI M, et al. Gastrointestinal tract perforation: CT diagnosis of presence, site, and cause[J]. Abdom Imaging, 2005, 30（5）: 524-534.

[6] KIM S H, SHIN S S, JEONG Y Y, et al. Gastrointestinal tract perforation: MDCT findings according to the perforation sites[J]. Korean J Radiol, 2009, 10（1）: 63-70.

[7] POULI S, KOZANA A, PAPAKITSOU I, et al. Gastrointestinal perforation: clinical and MDCT clues for identification of aetiology[J]. Insights Imaging, 2020, 11（1）: 31.

第五章
腹壁、腹膜、腹腔病变

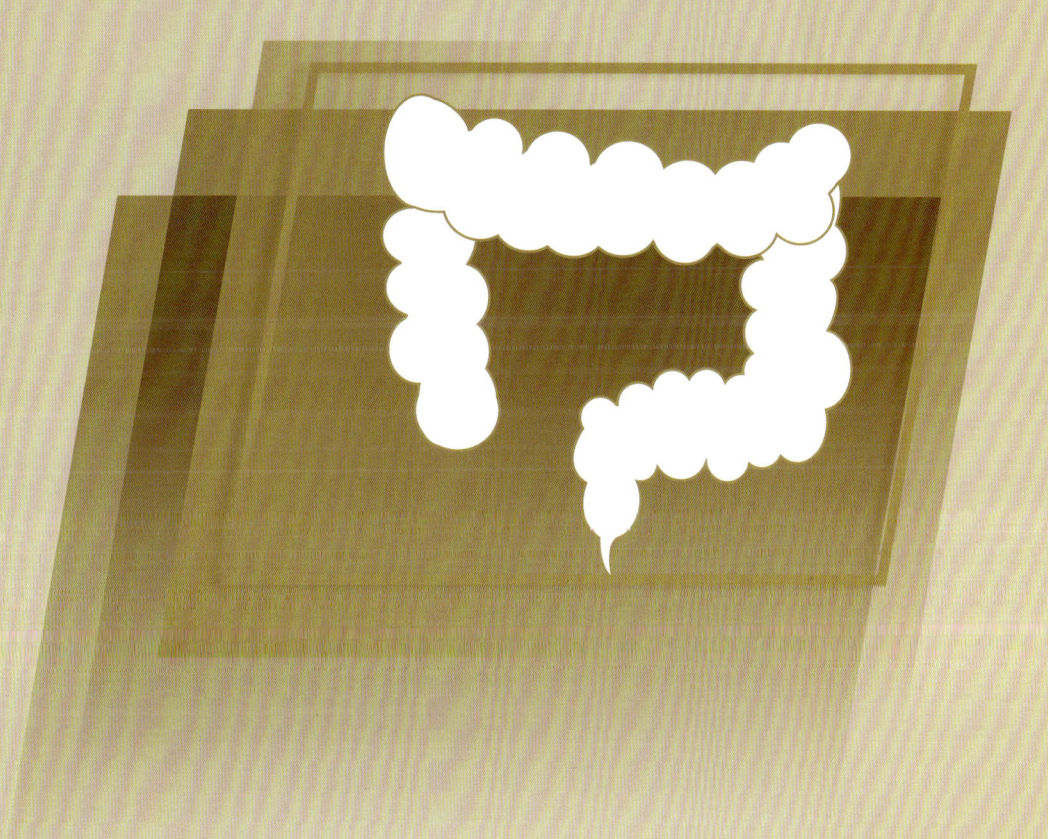

第一节 腹壁病变

一、脐疝

【病例概要】

患者女性，66岁，因"发现肚脐可复性肿物2年"就诊。患者2年前无明显诱因发现肚脐可复性肿物，站立或行远路时出现，伴坠胀感，平卧时可消失，未予特殊处理。肿物逐渐增大，现约2 cm大小，无肿块嵌顿，无肛门停止排气排便。现患者为行进一步诊治于我院门诊就诊，考虑"脐疝"，建议手术治疗，拟"脐疝"收入我科。患者自起病以来，精神一般，睡眠尚可，体重无明显变化，小便正常，大便次数较多，4~5次/天，质软，无血便、黑便。最后诊断：脐疝。

【图片资料】

1.超声表现

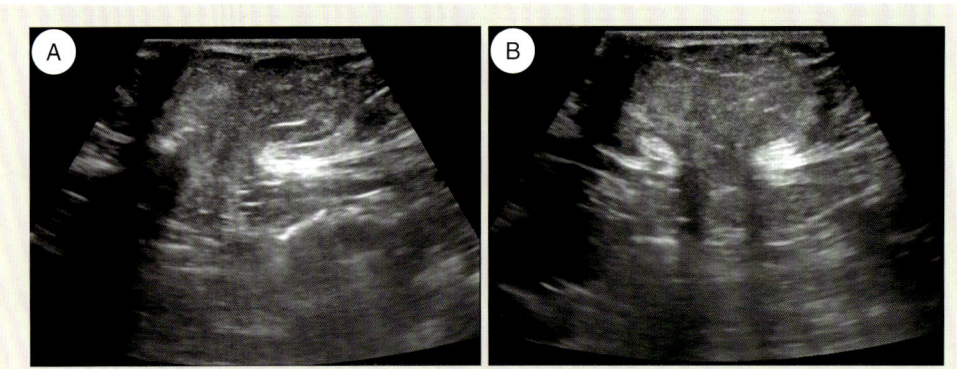

图5-1-1 腹部正中切面脐疝的超声图像（原始图）

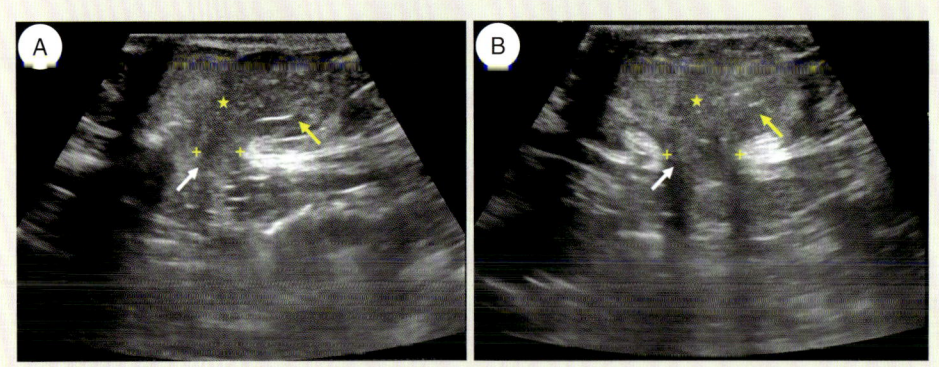

A.二维超声（纵断面）；B.二维超声（横断面）。二维超声显示脐部腹壁回声中断（疝囊颈，白箭头及黄色"+"），可见腹腔内脂肪样网膜组织（疝囊内容物，黄箭头和星五角星）进入腹壁，未见肠管样声。

图5-1-2 腹部正中切面脐疝的超声图像（标示图）

2.CT表现

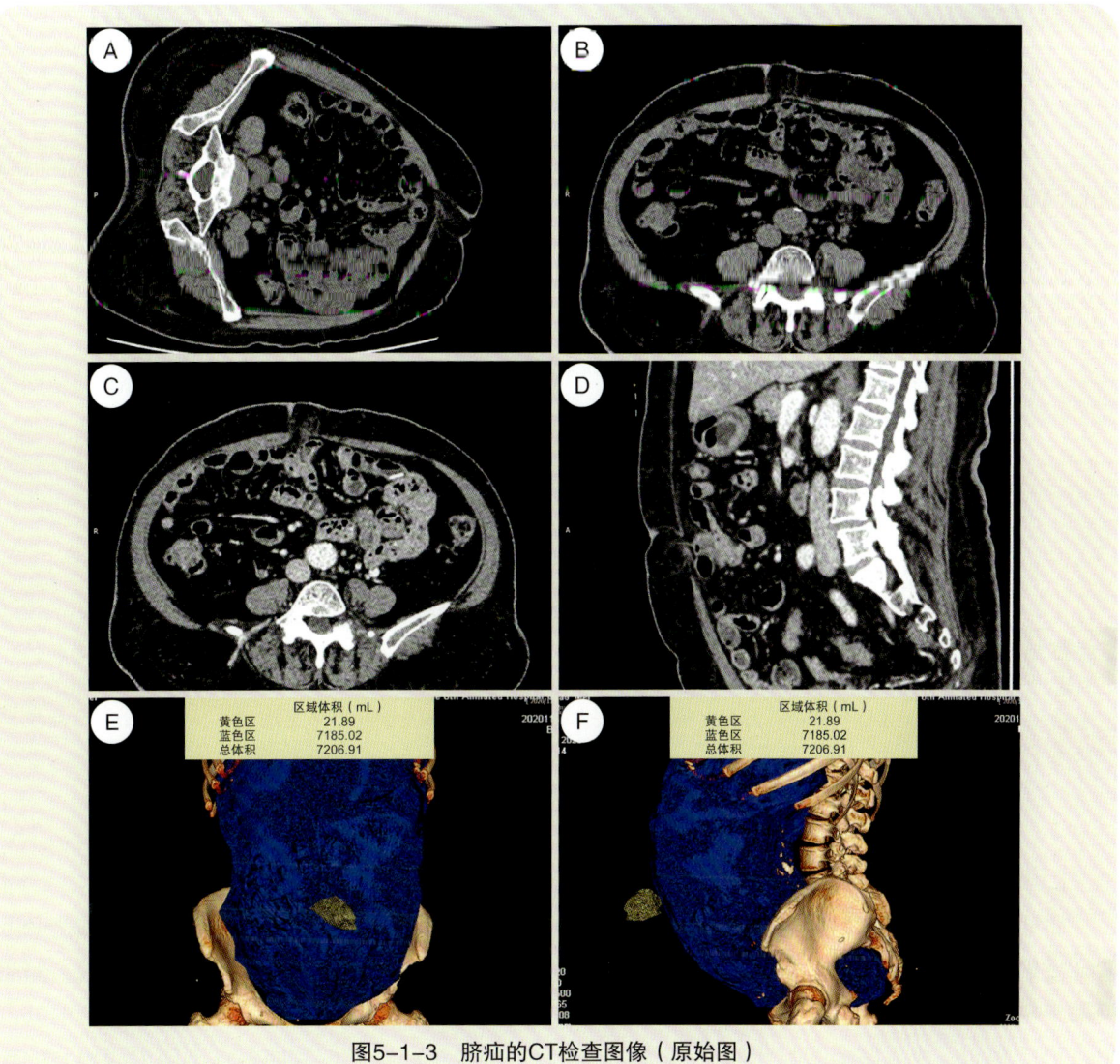

图5-1-3 脐疝的CT检查图像（原始图）

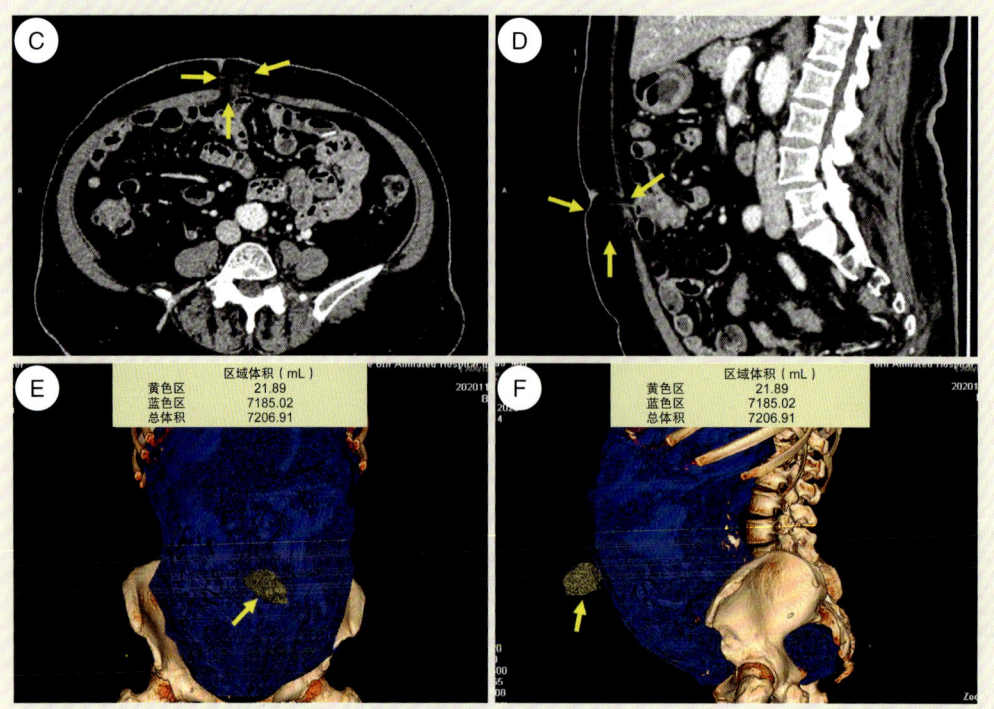

左侧卧位检查（图A）示脐左侧缘可见部分腹膜及脂肪组织疝入。腹壁疝的患者，特别是前腹壁的活动疝，仰卧位检查时疝囊可能会部分或完全恢复，检查时最好采用两种体位（增加侧卧位）。仰卧位平扫（图B）和增强扫描（图C、图D）示疝囊大小无明显变化，增强扫描基本未见强化，未见肠管疝入。利用CT后处理技术（图E、图F），可以获得疝囊（黄色）和腹腔（蓝色）的具体容积，并据此计算疝囊/腹腔容积比。

图5-1-4 脐疝的CT检查图像（标示图）

【超声诊断要点分析及小结】

脐疝[1]是指腹膜腔内容物经脐部薄弱区向外突出的腹外疝。脐疝有小儿脐疝及成人脐疝之分。两者发病的原因不尽相同。小儿脐疝是由于婴儿脐部发育缺陷，脐环未闭合或脐带脱落后，脐带根部组织与脐环黏连，愈合不良，在腹内压力增高的情况下，网膜或者肠管经过脐部的薄弱处凸出，形成脐疝。成人脐疝多见于腹壁薄弱的肥胖者、中老年和经产妇，亦多见于腹内压增高的慢性疾病患者。脐疝主要表现为脐部出现柔软的隆起或圆形的肿物突出。

未嵌顿疝站立位时疝内容物突出于脐部，当用力鼓气增加腹压后，疝内容物明显增大，平卧后疝内容物回入腹腔，疝囊和疝环缩小。当疝环较小、平卧位未增加腹压时，超声较难发现。嵌顿疝增加腹压后，疝内容物无明显增大，平卧后也不能回入腹腔。较小疝的内容物多为网膜组织，网膜组织呈模糊的斑点样或短粗的条索状中强回声，边界不清，彩色多普勒可见短小星点状彩色血流，发生嵌顿粘连，回声增强呈杂乱的斑点，星点状血流消失，发生坏死可见不规则无回声区。较大疝的内容物可为大网膜或肠管，未发生嵌顿时肠壁上可显示多条红、蓝色小血管血流，彩色血流消失，同时肠壁增厚，出现坏死时肠壁回声不均匀[2]。

脐疝CT[3-4]一般可以良好显示，疝囊通过脐环突出的脐疝，疝内容物多为腹腔脂肪及小肠，部分脐疝可见嵌顿。常规仰卧位检查时，活动性脐疝可能会自行回纳，为确保其显示，一般采用两种体位进行扫描，如平扫侧卧位，增强仰卧位，或反之。CT可以进行丰富的图像后处理，可以准确测量疝囊和腹腔的容积，并据此计算疝囊/腹腔容积比，以方便手术方案的制订。脐部腹壁薄弱，呼吸运动也较为明显，一般而言，MRI对脐疝的显示效果可能没有CT理想。加上预约和检查时间相对较长，往往比较少采用MRI检查。

小结：脐疝属于腹壁疝的一种，其诊断主要依据疝环、疝囊的发生位置确定疝的种类，影像报告中还需明确疝内容物的成分及是否存在肠梗阻及梗阻严重程度，从而协助临床医师制订相应治疗方案。

参考文献

[1] BOWLING K, HART N, COX P, et al. Management of paediatric hernia[J]. BMJ, 2017, 359: j4484.

[2] 浦明娟, 骆继芳, 邬萍雨, 等. 原发性腹壁疝超声表现与应用[J]. 浙江创伤外科, 2013, 18（5）: 740-741.

[3] AGUIRRE D A, CASOLA G, SIRLIN C. Abdominal wall hernias: MDCT findings[J]. AJR Am J Roentgenol, 2004, 183（3）: 681-690.

[4] AGUIRRE D A, SANTOSA A C, CASOLA G, et al. Abdominal wall hernias: imaging features, complications, and diagnostic pitfalls at multi-detector row CT[J]. Radiographics, 2005, 25（6）: 1501-1520.

二、腹壁疝

【病例概要】

患者女性，65岁，因"乙状结肠癌术后伤口流脓2个月"就诊。既往全身麻醉下行腹腔镜下乙状结肠癌根治+腹腔粘连松解术。入院后影像学检查示：腹腔多发脓肿；右侧腹壁疝，内容物邻近小肠。遂全身麻醉下行开腹探查+腹腔脓肿切开引流+切口疝修补+腹壁窦道切开引流术。

最终诊断：①腹腔脓肿；②乙状结肠癌术后（pT2N0M0 Ⅰ期）；③右侧腹壁切口疝。

【图片资料】

1.超声表现

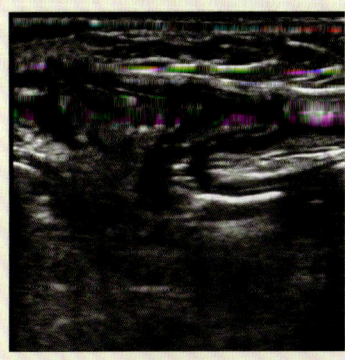

图5-1-5　腹壁疝的超声图像（原始图）

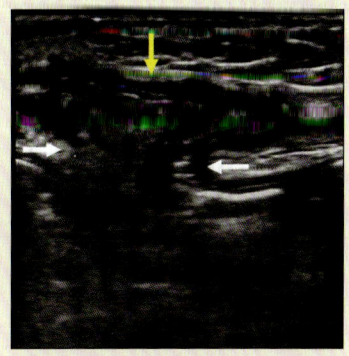

可见腹壁肌层中断，即疝囊颈（白箭头），见肠管样混合回声团（黄箭头）由腹腔凸向腹壁，可见蠕动，随腹压变化而活动。

图5-1-6　腹壁疝的超声图像（标示图）

2.CT表现

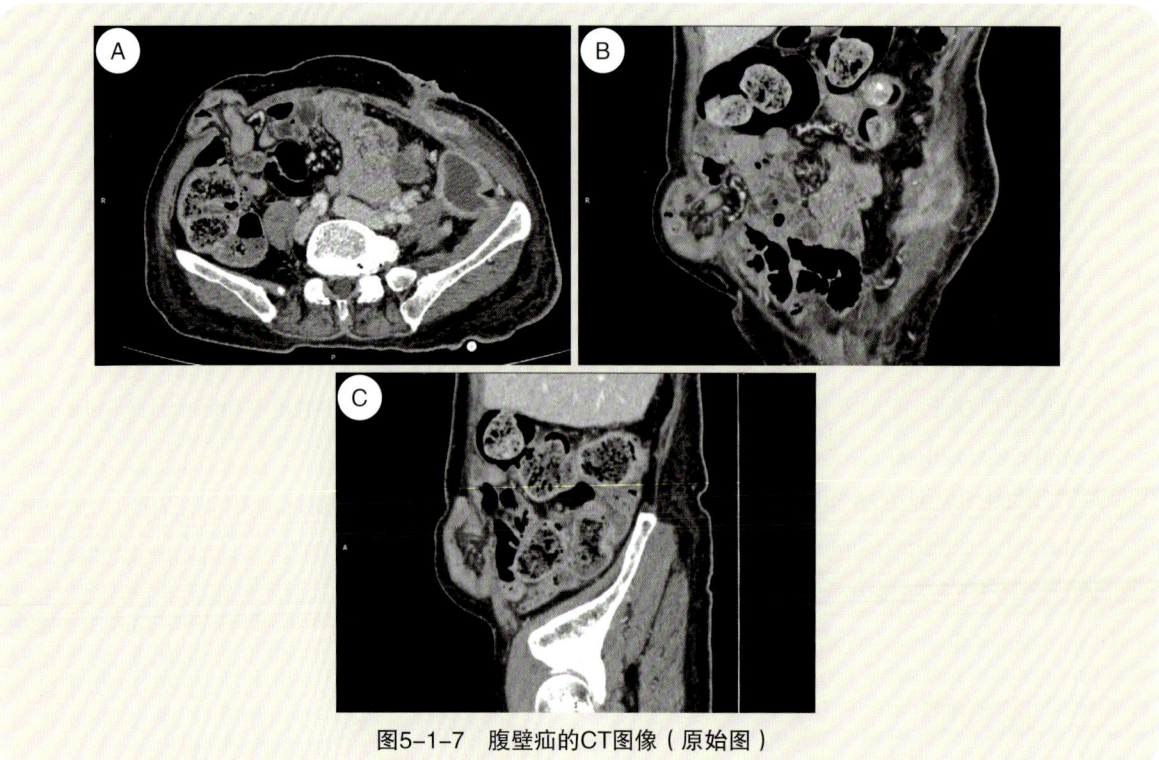

图5-1-7 腹壁疝的CT图像（原始图）

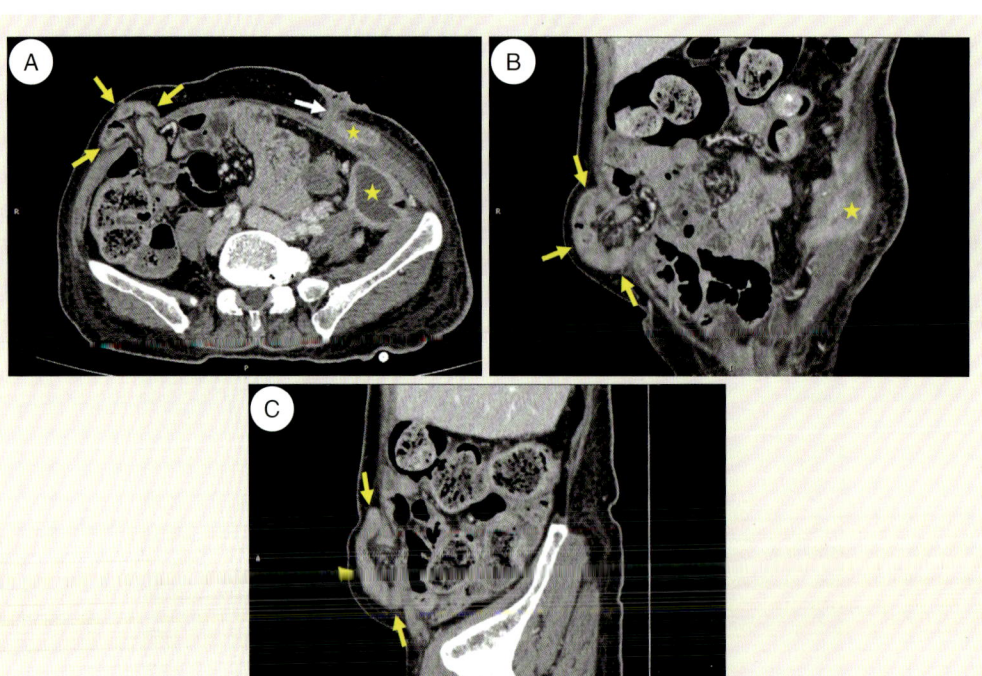

右下腹壁肌层局部连续性中断，可见部分小肠经缺损处疝入腹壁内形成疝囊（图A～图C，黄箭头）。另左下腹见腹壁瘘（图A，白箭头），左下腹壁及左髂窝各见一处脓肿形成（图A、图B，五角星）。

图5-1-8 腹壁疝的CT图像（标示图）

【影像诊断要点分析及小结】

腹壁疝（ventral hernia）是指由于腹腔内压力增加，导致腹部脏器（如肠管）通过腹壁薄弱区域向外突出的一种疾病。如果腹壁的薄弱区域是由先天腹壁肌肉或筋膜组织的缺陷导致的，称为原发性腹壁疝；原发性腹壁疝主要包括：白线疝、脐疝、半月线疝和腰疝。如果腹壁的薄弱区域是由创伤性因素导致的，称为继发性腹壁疝；继发性腹壁疝主要包括：切口疝、造口旁疝和外伤性腹壁疝[1-2]。

超声检查可直接显示腹壁缺损及缺损大小，疝环边缘，肌层组织有无薄弱，是否有多发缺损和疝内容物的成分。超声还能够实时动态观察腹壁疝，嘱患者深吸气后屏气或站立位，可前后对比腹壁包块的大小，内容物的回声改变；疝内容物如为网膜组织，一般呈回声不均的实质组织，内无肠蠕动，无明显血流信号；如为小肠，呈肠壁、肠内容物所组成的混合性回声团，且可见到肠蠕动和其内容物的翻滚现象。以上所见可为后续确定治疗方案提供帮助。

CT检查可显示腹壁缺损及疝囊部位，疝内容物构成等。若疝内容物包含肠管，CT可直观显示肠管有无扩张与积气、积液，肠壁有无增厚，系膜有无渗出，增强扫描强化有无减弱（提示缺血）等[3-4]。若为可复性疝，可行侧卧位CT扫描，以保证疝囊为疝出状态。结合CT后处理重建技术，可立体显示疝囊与腹壁的空间关系，计算疝囊/腹腔容积比，为临床后续治疗提供支持[5]。

腹壁疝可能进展为腹壁功能不全，在进展过程中，对呼吸系统、循环系统、消化系统、泌尿系统和骨骼系统均造成损害。腹壁疝不能自愈，药物和康复锻炼治疗无效，手术是唯一可能治愈腹壁疝的方法。腹壁疝明确诊断后，在条件许可时，建议早期手术修补。

参考文献

[1] LE HUU NHO R，MEGE D，OUAÏSSI M，et al. Incidence and prevention of ventral incisional hernia[J]. J Visc Surg，2012，149（5）：e3-14.

[2] 中华医学会外科学分会疝与腹壁外科学组，中国医师协会外科医师分会疝和腹壁外科医师委员会. 腹壁切口疝诊断和治疗指南（2018年版）[J]. 中华外科杂志，2018，56（7）：499-502. DOI：10.3760/cma.j.issn.0529-5815.2018.07.003.

[3] HALLIGAN S，PARKER S G，PLUMB A A，et al. Imaging complex ventral hernias，their surgical repair，and their complications[J]. Eur Radiol，2018，28（8）：3560-3569.

[4] BLAIR L J，ROSS S W，HUNTINGTON C R，et al. Computed tomographic measurements predict component separation in ventral hernia repair[J]. J Surg Res，2015，199（2）：420-427.

[5] KUSHNER B，STARNES C，SEHNERT M，et al. Identifying critical computed tomography（CT）imaging findings for the preoperative planning of ventral hernia repairs[J]. Hernia，2021，25（4）：963-969.

三、脐尿管畸形

【病例概要】

患者男性，28岁，脐周疼痛4天。患者自诉4天前无明显诱因下出现脐周腹部胀痛，呈持续性，无缓解因素，无明显放射性，无畏寒发热、恶心呕吐、胸闷气促、腹泻血便、无肛门停止排便排气，无尿频尿痛等不适，患者当时未予以特殊处理，症状无明显缓解，遂来我院门诊就诊，完善检查腹部超声示：脐部异常声像，考虑脐尿管未闭合并脐部感染可能，请结合临床。入院后查血常规、生化检查正常。术后病理诊断为脐尿管瘘并感染。

【图片资料】

1.超声表现

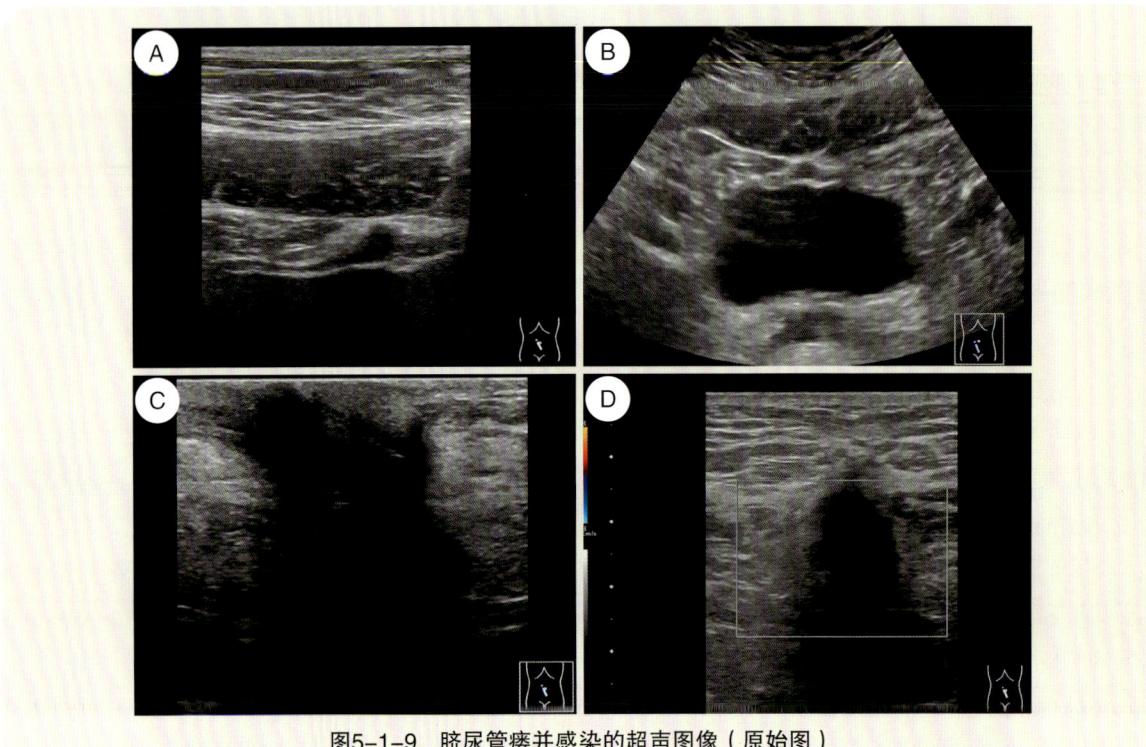

图5-1-9 脐尿管瘘并感染的超声图像（原始图）

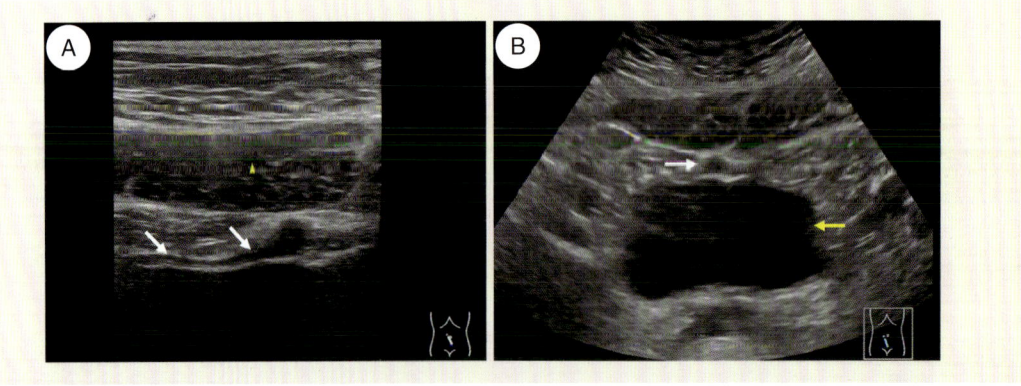

第五章 腹壁、腹膜、腹腔病变

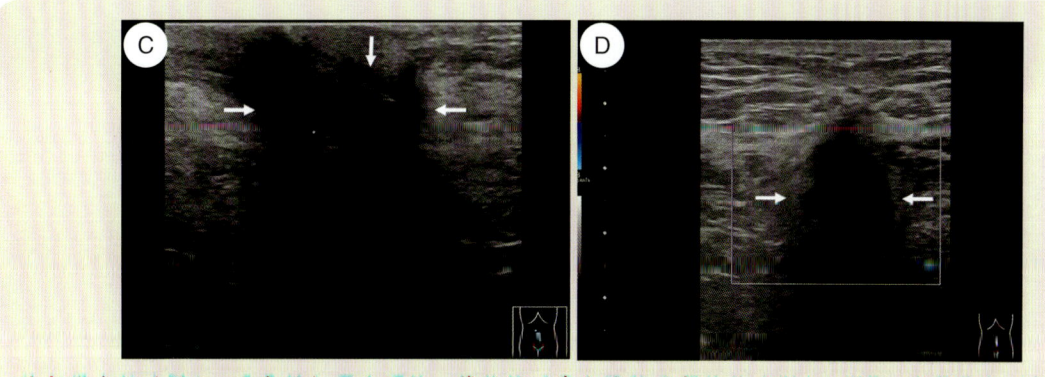

脐部腹直肌（图A，五角星）下方可见一管状低回声向膀胱顶部延伸（图A、图B，白箭头），似与膀胱（图B，黄箭头）相连。脐部腹壁见一低回声区（图C、图D，白箭头），内回声不均，形态不规则，其内未见明显血流信号（图D）。

图5-1-10　脐尿管瘘并感染的超声图像（标示图）

2.MRI表现

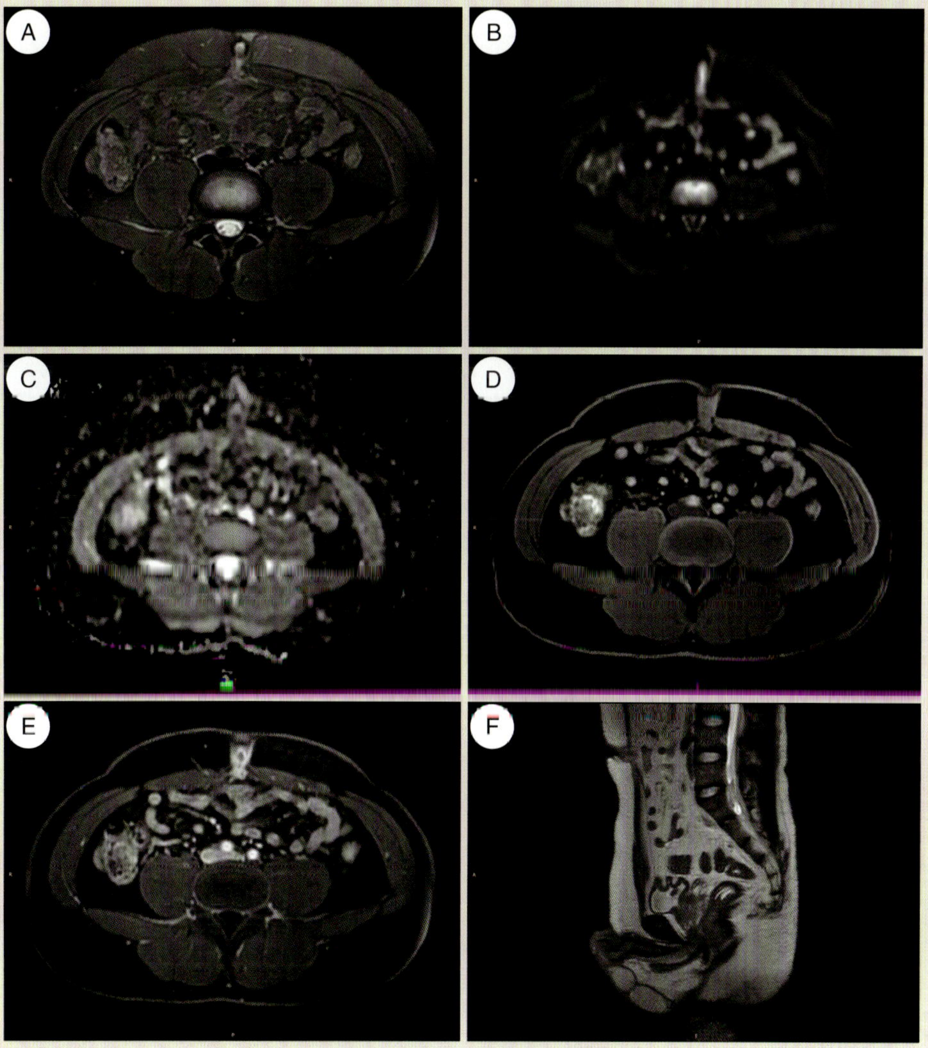

图5-1-11　脐尿管瘘并感染的MRI图像（原始图）

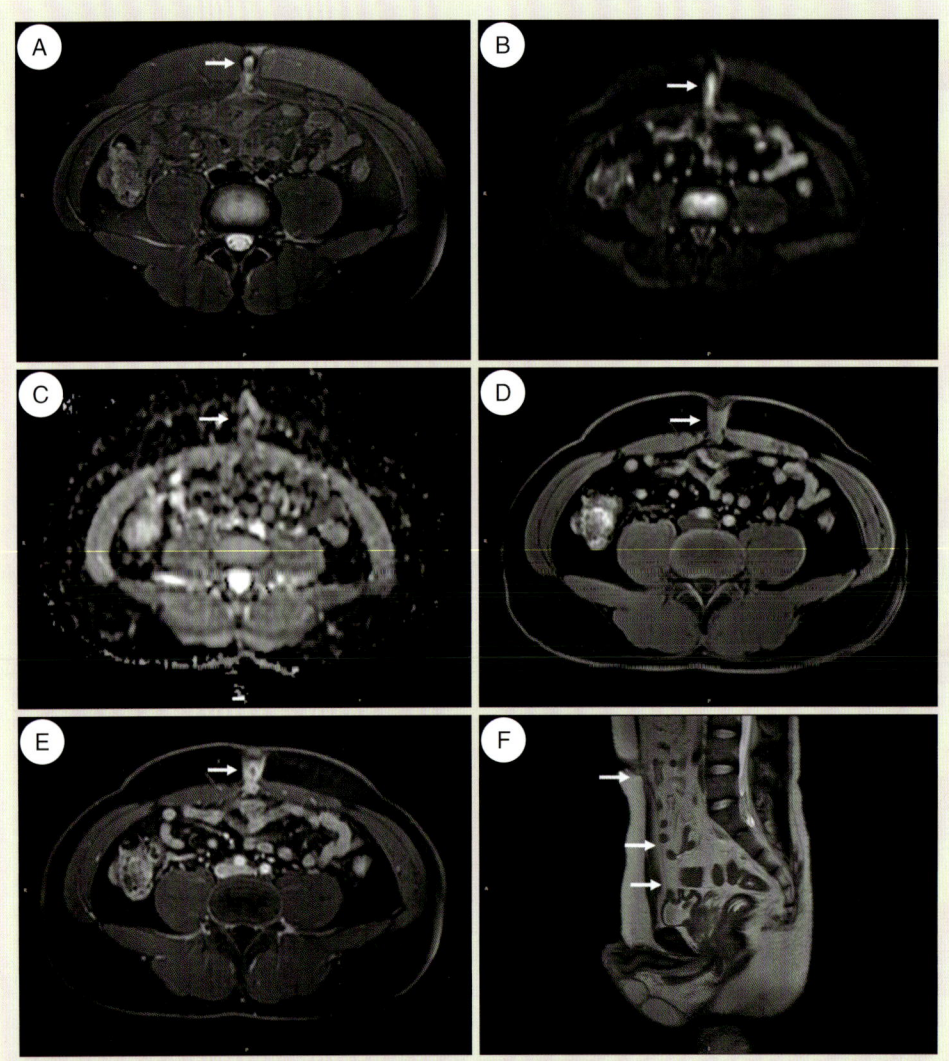

A.脂肪抑制T_2WI；B.DWI；C.ADC；D.增强动脉期；E.增强门脉期；F.矢状位T_2WI。脐部-膀胱尖之间可见索带影相连（图A～图F，白箭头），靠近脐部一段增粗，边缘较毛糙，脂肪抑制T_2WI呈欠均匀高信号，DWI及ADC提示弥散受限，增强后呈明显强化。

图5-1-12 脐尿管瘘并感染的MRI图像（标示图）

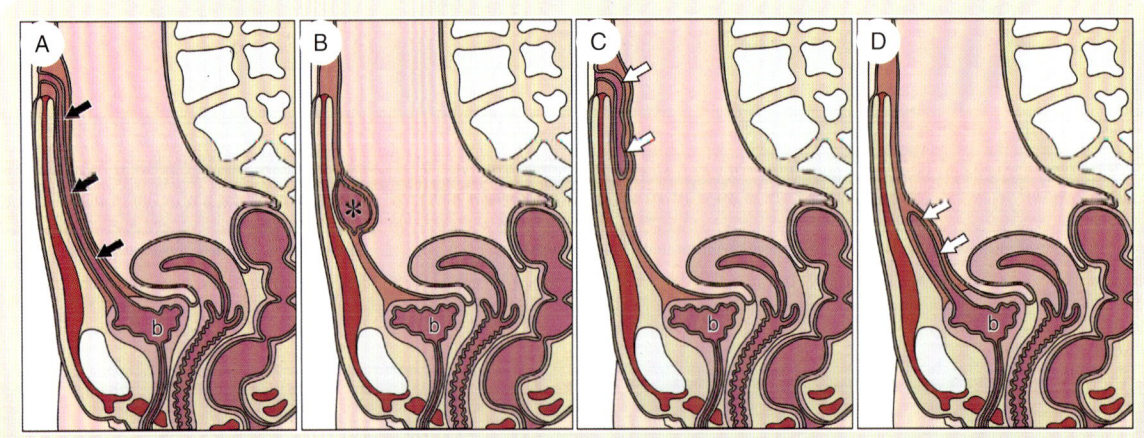

A.脐尿管瘘（箭头）；B.脐尿管囊肿（*）；C.脐尿管窦（箭头）；D.脐尿管憩室（箭头）。b为膀胱。

图5-1-13 脐尿管四种异常的图示

【影像诊断要点分析及小结】

脐尿管是胚胎期脐与膀胱顶部之间的管道在胚胎发育过程中，脐尿管闭锁，成为脐正中韧带[1]。脐尿管畸形可分为脐尿管瘘、脐尿管囊肿、脐尿管窦道及脐尿管憩室。其形成机制是在胚胎发育过程中，膀胱自脐部沿前腹壁下降，在此下降过程中，自脐有一条细管即脐尿管与膀胱相连，以后退化成一纤维索。如果退化不全，两端封闭而中间有一囊腔，则形成脐尿管囊肿；如果脐尿管远端未闭，近端完全闭锁，则形成脐尿管窦道；如果脐尿管未闭，则形成脐尿管瘘；如果仅限于脐尿管近段未闭，则形成脐尿管憩室[2]。

临床表现：脐尿管囊肿成人多见，一般情况下多无临床症状，仅在囊肿增大时有所察觉，合并感染后被发现。临床表现为脐部红肿热痛及流脓。感染一旦累及膀胱壁则会出现尿路刺激征：尿频、尿急、尿痛。排尿时由于膀胱壁的收缩，牵拉脐尿管使得下腹痛症状加重，排尿后症状缓解。脐尿管窦道可发生于任何年龄，常伴有异物排出。脐尿管憩室若与膀胱交通，易在憩室内形成结石；脐尿管瘘多见于新生儿，表现为脐部流液轻者表现为脐部潮湿，重者腹压增加时流液增多，脐尿管畸形也有癌变的可能[3]。

超声检查：超声检查具有无辐射、无创伤、可重复操作等优势，既可观察病变组织的内部结构及回声变化，又能判断其与周边组织的关系，还可以显示病变区血供情况，能够给临床提供可靠的诊断依据。超声对脐尿管畸形的诊断具有较高临床价值。脐尿管囊肿超声特征性表现：位于脐尿管走行区的囊性包块，无感染时，边界清晰，形态规整，彩色多普勒血流显像未检出血流信号；当囊肿伴有感染时声像图显示囊壁增厚，囊内回声较不均，坏死累积的组织碎屑和囊壁渗出液积聚在囊内，表现为密集的点状回声，囊内偶可见强回声结石，后方伴声影，囊肿周边可探及血流信号[4]。脐尿管瘘图像表现为脐尿管走行区局部呈条状或管状低回声区，连接脐部与膀胱，探头加压时脐部可有液体流出。病灶的粗细程度可随膀胱的充盈与排空而发生变化。脐尿管窦道声像图表现为脐部下方可见窦道状包块，边界较清，脐尿管脐端呈较宽的"喇叭口状"，其向下逐渐变细类似"鼠尾状"最终形成盲端。有时脐部或膀胱端炎症引起的粘连或肠气干扰显示不清，可造成窦道和瘘道之间的鉴别困难。脐尿管憩室超声表现为腹中线的囊性包块，内呈液性回声，该包块不与脐部相连，但与膀胱相通，膀胱排尿后包块变小[5]。

CT/MRI检查：脐尿管瘘为脐端-膀胱端管样结构相通，脐尿管囊肿在主要表现为于脐尿管走行区可见长条形或椭圆形的囊性病灶，壁光整，内部密度/信号均匀，增强后无强化；当发生感染时，可见囊壁增厚，明显强化，以内壁强化为著；感染严重可形成脓肿，DWI上可呈明显弥散受限。脐尿管瘘道为膀胱端闭锁成纤维条索影，脐部未闭合呈管状，增强扫描可见强化。脐尿管憩室主要表现为脐端闭锁呈纤维条索影，膀胱端未闭锁，膀胱前壁外囊腔影，囊内密度/信号均匀，与膀胱内尿液密度/信号一致，可见囊腔与膀胱相通[1,3]。

X线-造影检查：脐尿管瘘的诊断可采用注入对比剂后行侧位X线检查，脐尿管与膀胱相通时，可见对比剂进入膀胱，可观察瘘管的行程、直径；也可静脉注射美蓝，若见蓝色尿液从脐部排出即可确诊[5]。

参考文献

[1] PARADA VILLAVICENCIO C, ADAM S Z, NIKOLAIDIS P, et al. Imaging of the Urachus: Anomalies, Complications, and Mimics[J]. Radiographics, 2016, 36（7）: 2049-2063

[2] 胡亚美,江载芳.诸福棠实用儿科学下册[M].7版.北京:人民卫生出版社,2002.

[3] 刘珊珊,王渠源,邵艳萍,等.脐尿管囊肿误诊为卵巢囊肿蒂扭转一例并文献复习[J].中华临床医师杂志(电子版),2012,6(24):8385-8386.

[4] 许敬华,雷建明,李刚,等.脐尿管瘘的超声诊断价值[J].中国超声诊断杂志,2005(10):744-745.

[5] 冀金婵,唐少珊.脐尿管疾病的影像学表现[J].生物医学工程与临床,2020,24(1):110-113.

第二节 腹膜病变

一、腹膜炎性病变

【病例1概要】

患者女性，55岁，因"反复腹痛10余年"入院。既往外院诊断考虑"克罗恩病"与"肠结核"相鉴别。曾抗结核治疗，但病情无明显好转。患者近1年肠道彩色多普勒超声提示第6组小肠系膜侧肠壁节段性增厚，血供丰富，考虑局部炎症活动，腹腔肠系膜弥漫增厚。全腹部增强CT提示右侧盆腹膜病灶，不除外转移可能。超声引导下肠系膜穿刺活检术病理提示（右侧肠系膜）纤维结缔组织及横纹肌组织，未见上皮样肉芽肿。剖腹探查腹膜活检后，手术病理提示腹膜病灶中央见出血灶，周围见含铁血黄素沉积，炎症细胞浸润及纤维母细胞增生、多核巨细胞反应，未见肿瘤。最后诊断：克罗恩病，腹膜炎性改变。

【图片资料】

1.超声表现

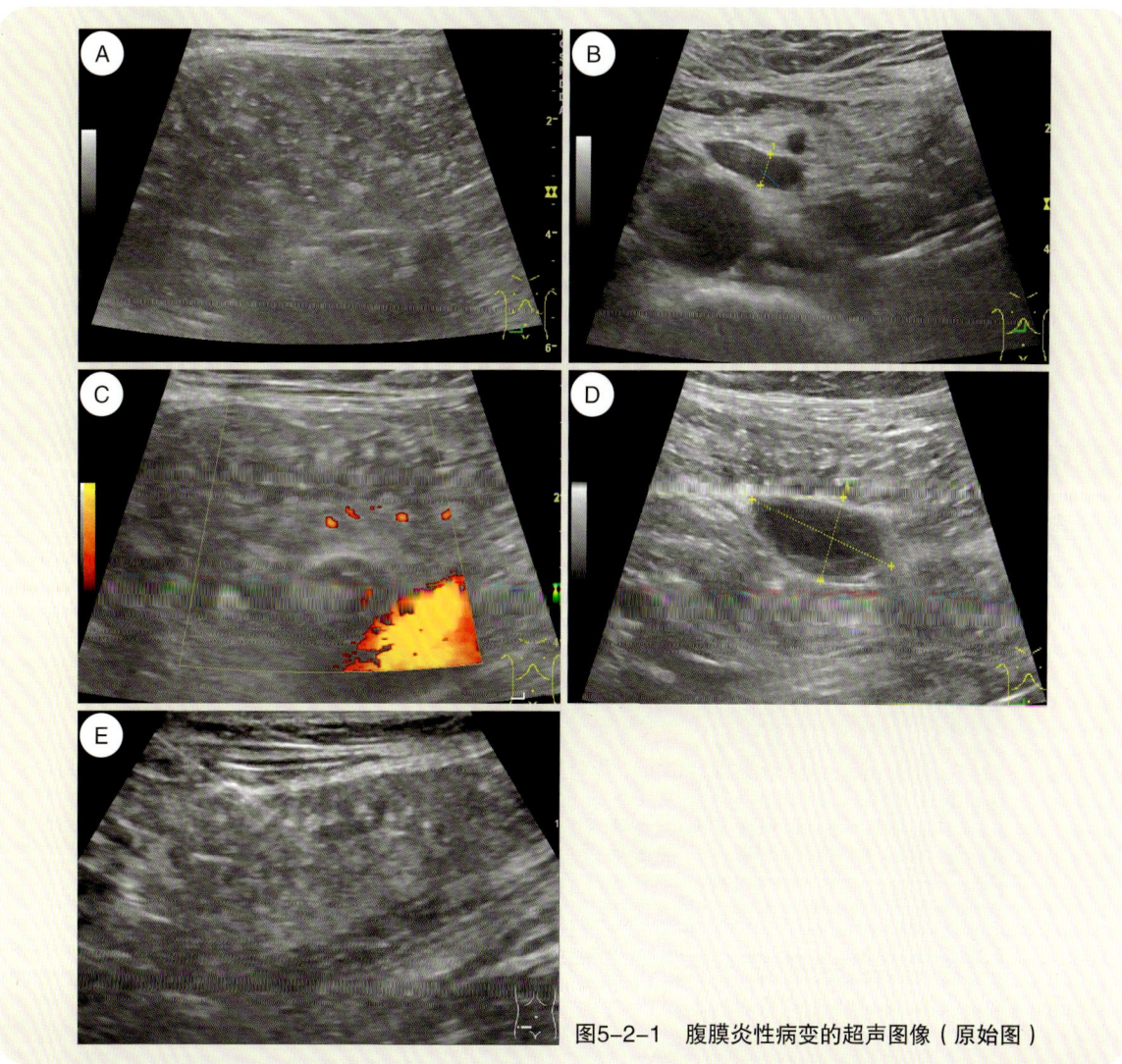

图5-2-1 腹膜炎性病变的超声图像（原始图）

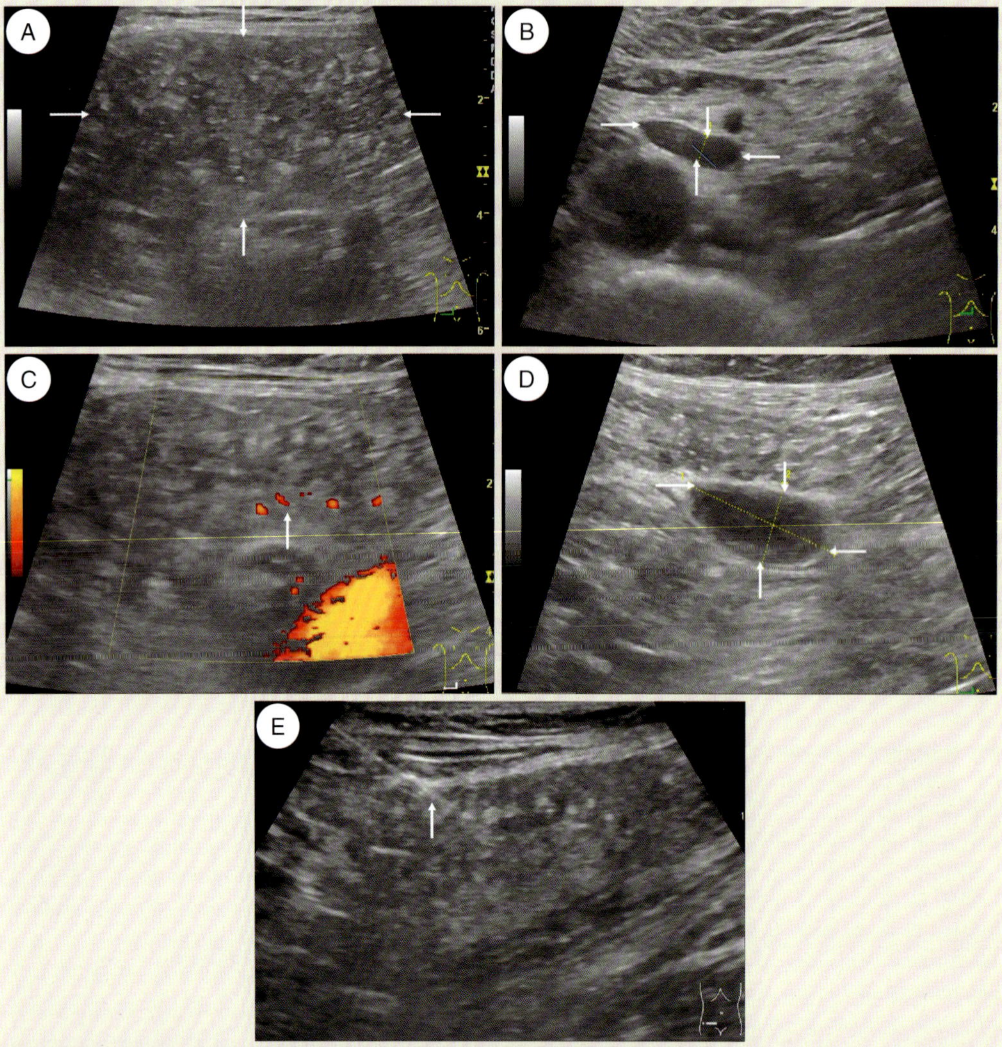

二维超声显示肠系膜明显增厚、回声不均匀、呈多发高回声结节状（图A，箭头），其内可见迂曲扩张的血管（图B，箭头），能量多普勒提示增厚肠系膜内可见稍丰富点状血流信号（图C，箭头）。治疗期间复查二维超声于右侧盆腹膜可见低回声结节，边界清晰（图D，箭头）。为明确诊断行超声引导下腹膜活检术，见穿刺针回声（图E，箭头）。

图5-2-2　腹膜炎性病变的超声图像（标示图）

2.CT表现

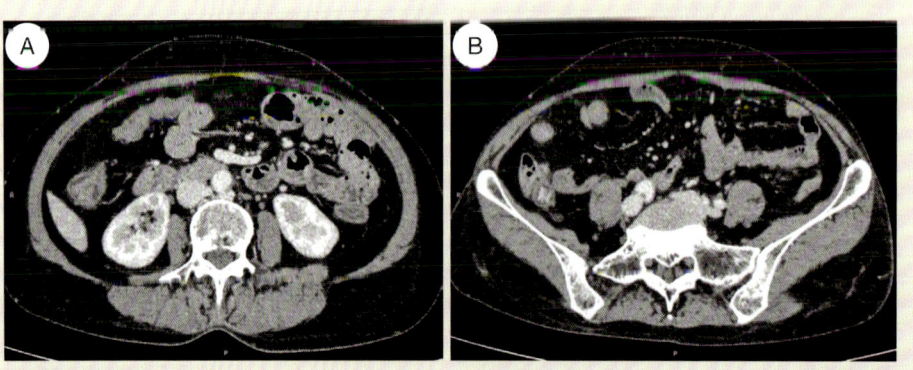

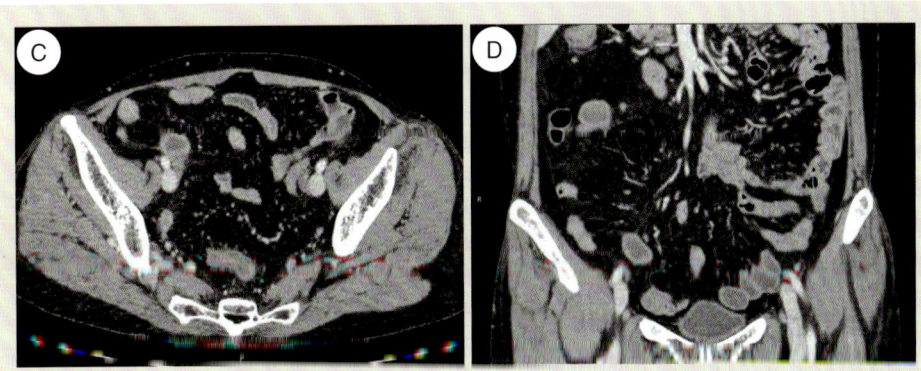

图5-2-3 腹膜炎性病变的CT图像（原始图）

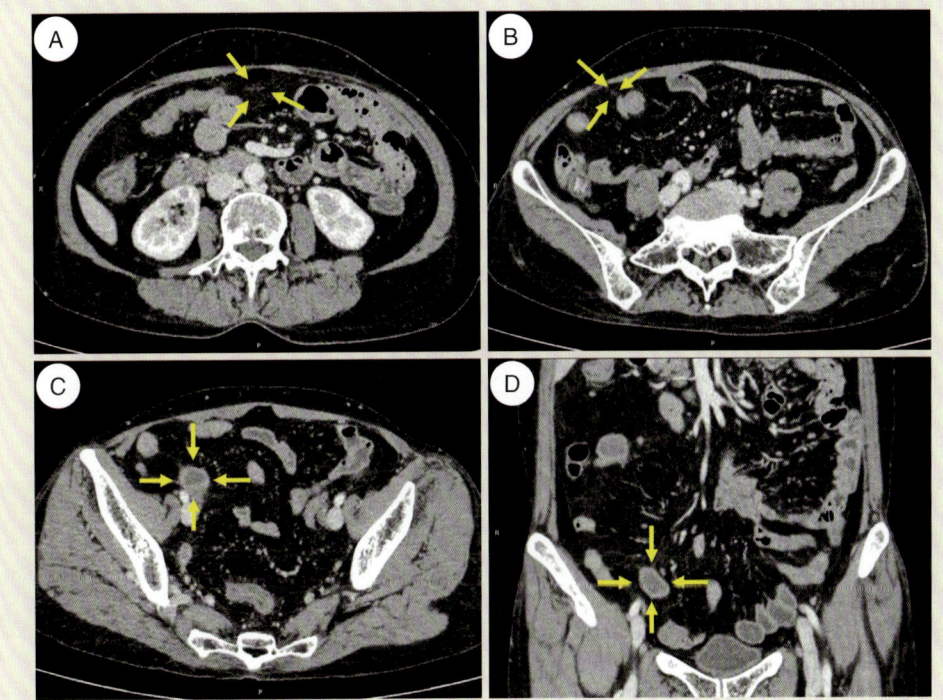

增强扫描静脉期图像。A、B.腹膜部分增厚、模糊，表现为局灶性脂肪间隙模糊、密度增高（箭头）；C、D.右下腹腔包裹性低密度影，呈迂曲环形强化，提示局部脓肿形成（箭头）。

图5-2-4 腹膜炎性病变的CT图像（标示图）

【病例2概要】

患者女性，48岁，因"反复腹痛13年余，停止排便排气3天"入院。既往诊断"克罗恩病"并进行药物及手术治疗，患者病情控制欠佳。肠道彩色多普勒超声提示回结肠吻合口及近端小肠多发节段性增厚，血供丰富，考虑活动期改变；吻合口管腔狭窄并近端小肠广泛扩张，未除外梗阻可能；吻合口炎症透壁、肠周炎性渗出，与近端扩张小肠可疑肠间瘘形成。CTE提示克罗恩部分回肠切除术后改变，吻合口及其近端肠壁增厚，分层强化，提示炎症改变并可疑肠间瘘，吻合口狭窄并小肠不全性梗阻；周围局限性腹膜炎；周围肠系膜多发炎性肿大淋巴结。

最后诊断：①克罗恩病（回结肠型 穿透型+肛瘘型 活动期轻度）；②局限性腹膜炎；③肠梗阻；④回肠切除术后。

【图片资料】

1.超声表现

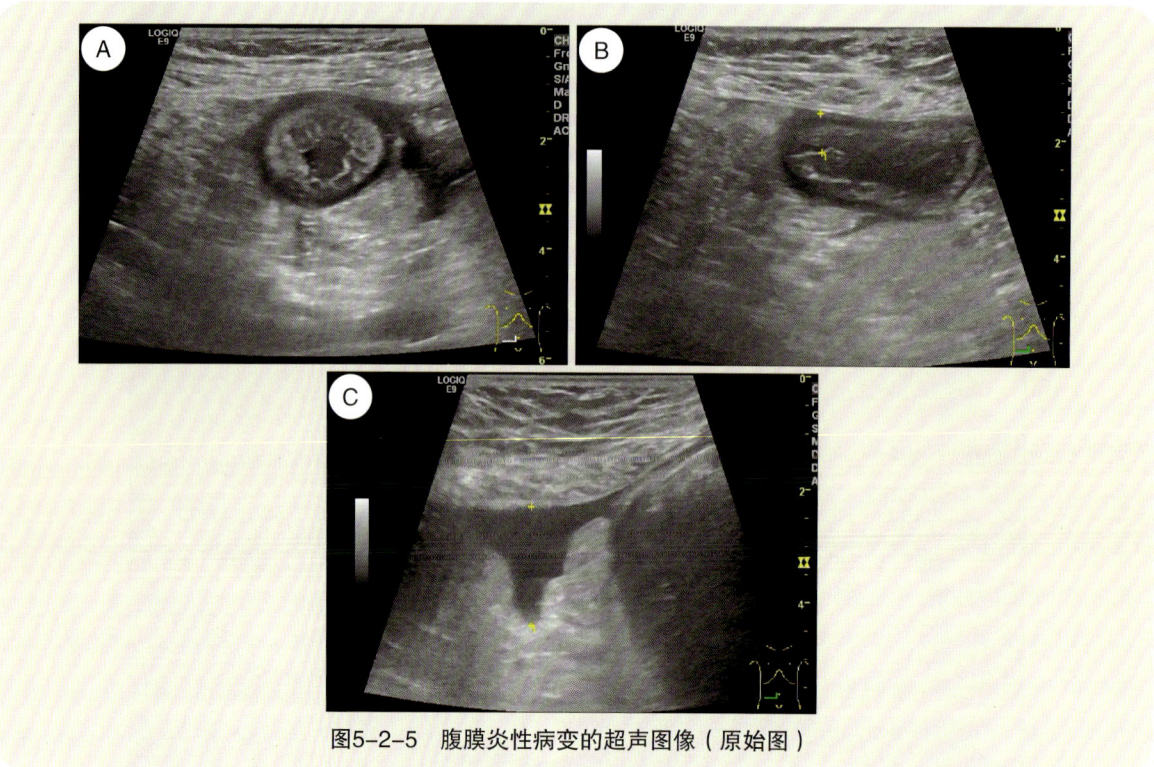

图5-2-5 腹膜炎性病变的超声图像(原始图)

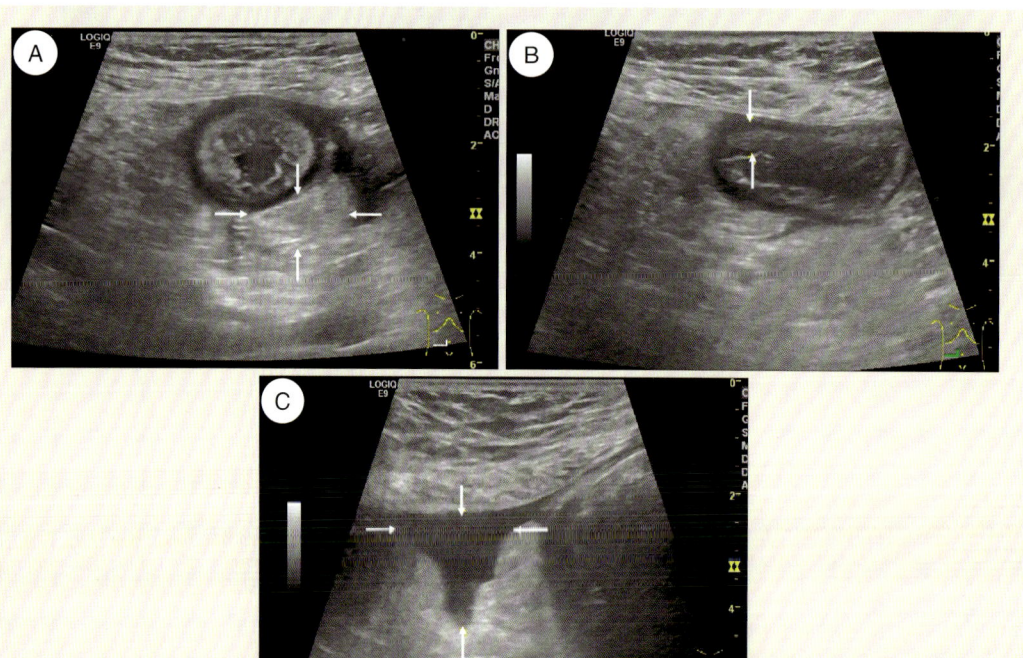

二维超声显示增厚肠壁(图B,箭头),周围肠系膜明显增厚、呈多发高回声结节状(图A,箭头),腹腔可见液性暗区(图C,箭头)。

图5-2-6 腹膜炎性病变的超声图像(标示图)

2.CT表现

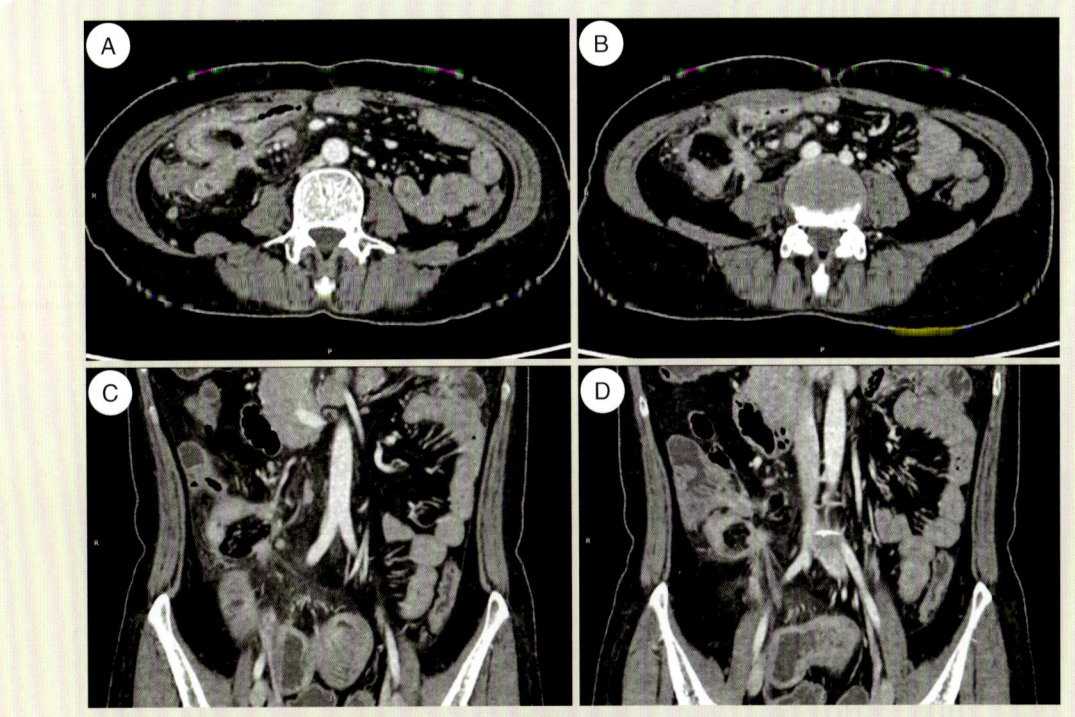

图5-2-7　腹膜炎性病变的CT图像（原始图）

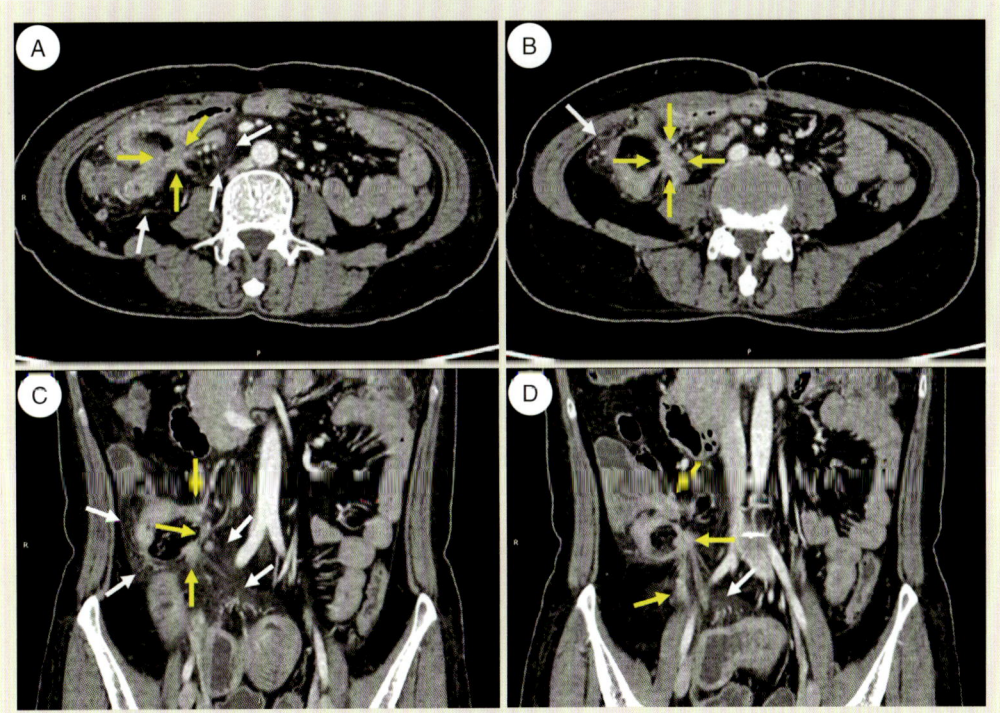

增强扫描静脉期图像。右下腹部分小肠壁增厚，以系膜侧增厚为主，明显强化，部分病变肠旁可见条片状软组织密度影（图A～图D，黄箭头），明显强化，并与邻近病变小肠粘连，提示为炎性肉芽组织，不除外肠间瘘形成。另见右下腹腔脂肪间隙模糊，腹膜增厚（图A～图D，白箭头）。

图5-2-8　腹膜炎性病变的CT图像（标示图）

【病例3概要】

患者男性，29岁，因"反复腹痛2年、加重3个月"入院。患者2年前出现腹痛，不明显，未重视。3个月前出现腹痛加重，湘雅医院考虑肠梗阻，3个月来出现三次梗阻情况。肠镜：结肠未见异常。经口、经肛小肠镜：回肠中下段见黏膜肿胀，不规则溃疡，溃疡处狭窄内镜无法通过。肛管MRI：肛瘘（括约肌间型）；CTE：左下腹部回肠肠壁多发节段增厚，肠系膜间隙及腹膜后多发淋巴结，恶性病变待排。会诊外院病理（小肠）：小肠绒毛变钝，黏膜内见较多淋巴细胞、浆细胞及中性粒细胞浸润，炎症分布不均匀，灶性幽门腺化生，未见上皮样肉芽肿，不能排除克罗恩病。

【图片资料】

PET/CT表现

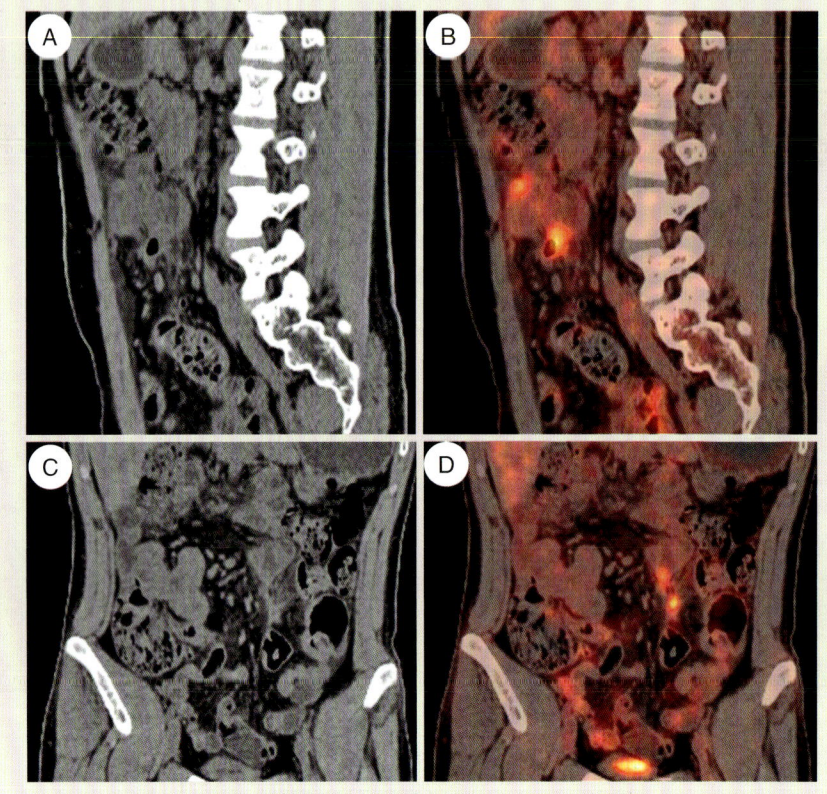

图5-2-9　腹膜炎性病变的PET/CT图像（原始图）

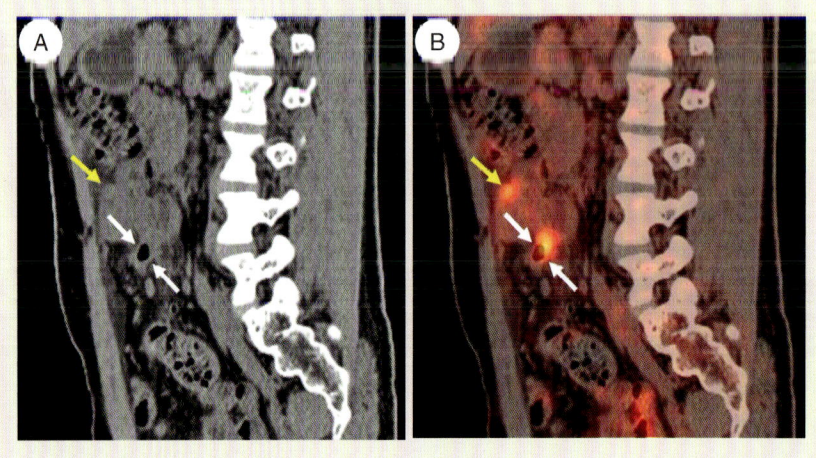

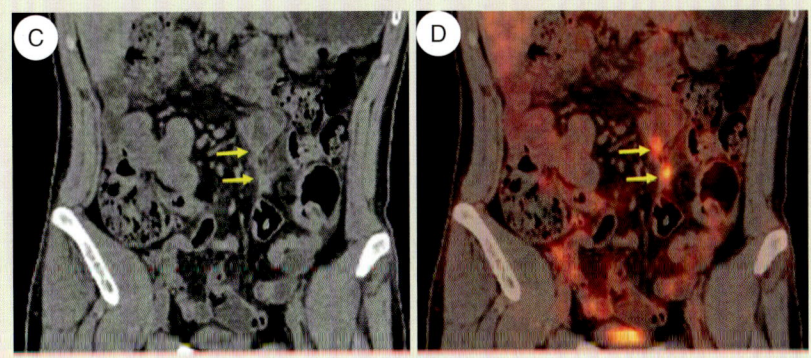

A、C.CT影像；B、D.PET/CT融合影像。第4组小肠下方见包裹性气体影（白箭头），与邻近小肠关系密切，周围见增厚软组织影，有^{18}F-FDG摄取，SUV_{max}约3.3，病灶边界模糊，周围可见多发软组织条索影；病灶左下方、左前上方系膜及大网膜模糊见散在斑片、条片、条索影（黄箭头），伴异常^{18}F-FDG浓聚，SUV_{max}约3.5。考虑小肠穿孔并腹膜炎。

图5-2-10 腹膜炎性病变的PET/CT图像（标示图）

【影像诊断要点分析及小结】

腹膜炎是由细菌感染、化学性刺激或物理性损伤等引起腹膜和腹膜腔的炎症，是最常见的急腹症。由于病因的不同，起病缓急亦各有差异。腹痛是最主要的临床表现，腹膜受刺激后可出现反射性恶心、呕吐，若病情进展可出现如高热、呼吸急促、大汗等一系列感染中毒症状[1]。超声与CT是最为常用的影像学检查方法。

超声表现和临床价值：腹膜炎在二维超声上最常见的表现为大网膜或肠系膜周围脂肪回声增强，呈高回声团块状，彩色多普勒或能量多普勒提示血流信号增加。因各种炎症因子介导血管扩张，可见大网膜或肠系膜内扩张的管道状无回声，彩色多普勒或能量多普勒提示内见血流信号。同时炎症因子介导血管通透性增加，导致受累的大网膜或肠系膜脂肪组织回声比周围正常组织回声增高。检查者可沿着上述征象追踪扫查腹腔内受累的脏器[2]。超声检查易于床旁实施，且可进行动态评估，必要时可在超声引导下进行腹膜活检穿刺活检以明确病原菌，为治疗提供依据。

急性腹膜炎CT表现：腹腔积气、积液，腹膜及相邻腹膜外脂肪层水肿增厚和肠壁增厚等。腹腔积气表现为大量气腹和小气泡征；当积气与积液同存，可在CT横断位片上显示出气液平面。腹膜、肠系膜、大网膜及肠壁水肿、增厚时，均可与正常部分比较而得以确诊。结核性腹膜炎主要征象包括腹腔积液、腹膜增厚，增厚的腹膜可以呈小结节状，大网膜可以呈饼状，可合并淋巴结肿大，增强扫描呈环形强化。

PET/CT[3-4]：结核性腹膜炎与腹膜炎性病变均为渗出性炎，PET/CT多表现为腹膜较均匀增厚，伴^{18}F-FDG摄取弥漫较均匀增高。单纯依靠^{18}F-FDG摄取程度难以将腹膜炎与腹膜转移相鉴别。相比腹膜转移，腹膜炎增厚的腹膜更均匀，较少出现结节状、团块状改变。

参考文献

[1] 陈孝平，汪建平，赵继宗. 外科学[M]. 第9版. 北京：人民卫生出版社，2018.

[2] CHAKRABORTY A K, OLCOTT E W, JEFFREY B R. Hyperechoic abdominal fat: a sentinel sign of inflammation[J]. Ultrasound Q, 2019, 35（2）：186-194.

[3] 张琳焓，李勇，林琳，等. 腹膜弥漫性病变的^{18}F-FDG PET/CT特征[J]. 中国医学影像学杂志，2020，28（9）：682-685，687.

[4] DUAN H, XU D, LU R, et al. Characterizing omental PET/CT findings for differentiating tuberculous peritonitis from peritoneal carcinomatosis[J]. Abdom Radiol (NY), 2021, 46 (12): 5574-5585.

二、腹膜转移瘤

【病例1概要】

患者女性，64岁，因"反复腹部疼痛2个月"就诊。既往史：1年前因"子宫内膜癌"行手术治疗，并有放化疗病史，具体不详。入院后肿瘤标志物检查：CA125 506.3 U/mL、CA153 58.3 U/mL。腹腔右侧肿物超声引导下穿刺活检病理提示为转移性分化差的癌，倾向生殖系统来源。最后诊断：子宫内膜癌综合治疗后并全身多发转移。

【图片资料】

1.超声表现

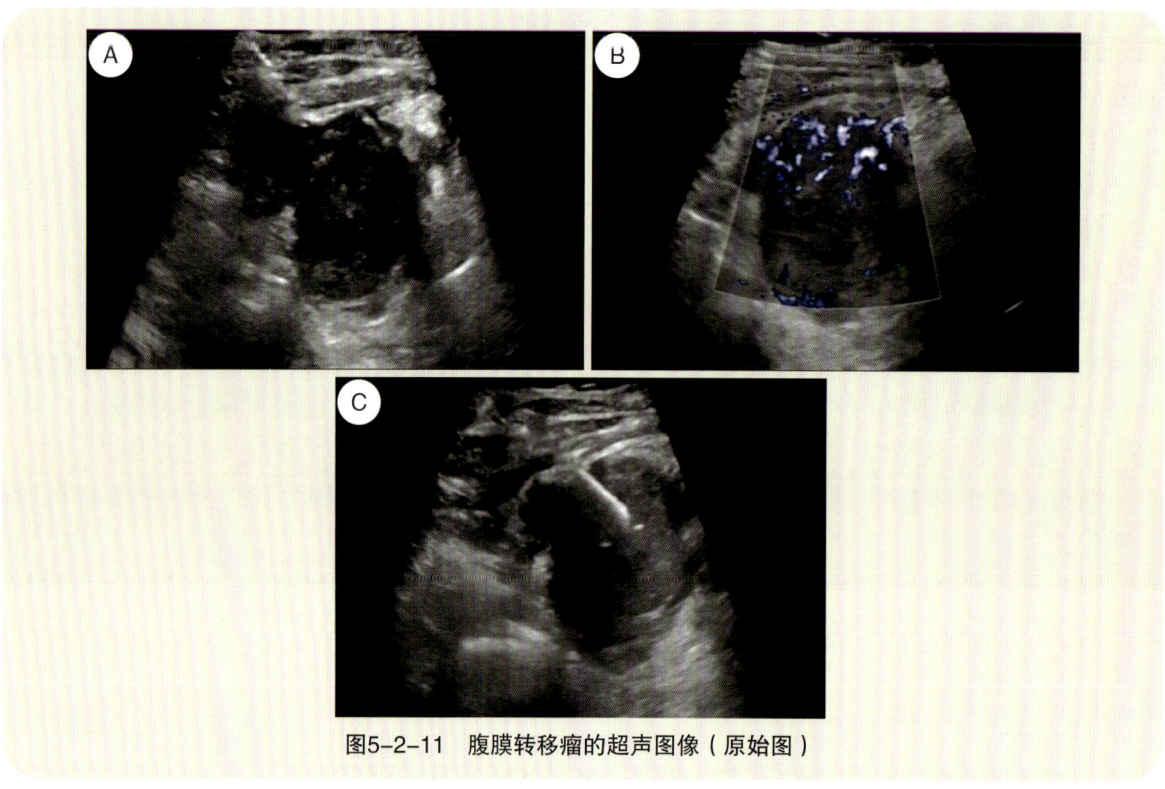

图5-2-11 腹膜转移瘤的超声图像（原始图）

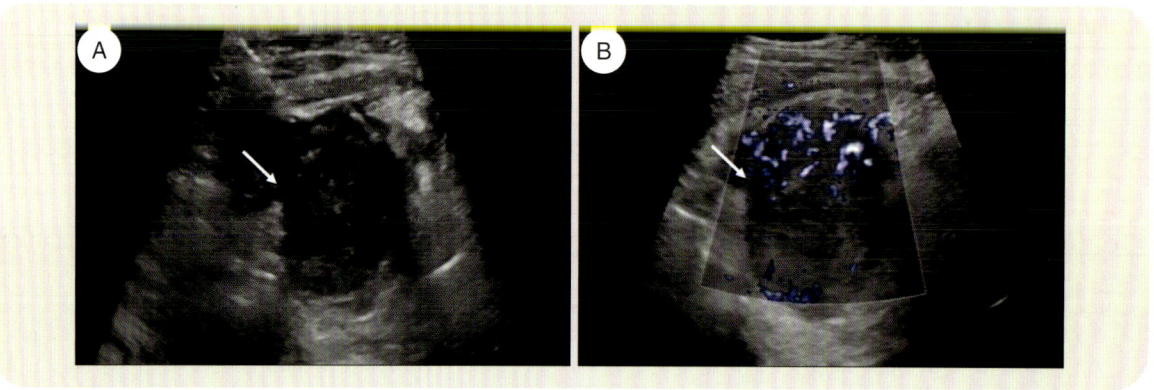

第五章 腹壁、腹膜、腹腔病变

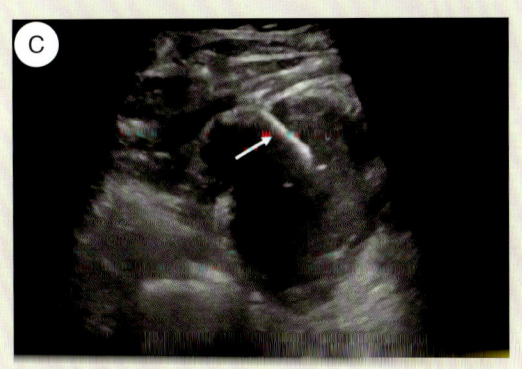

二维超声显示腹腔右侧腹膜处低回声灶（图A，箭头），边界尚清，椭圆形，内回声不均匀，超微血流模式下腹腔右侧腹膜处低回声灶内部及周边均可见丰富血流信号（图B，箭头），予行超声引导下穿刺活检该病灶，箭头为活检针回声（图C，箭头）。

图5-2-12 腹膜转移瘤的超声图像（标示图）

2.CT表现

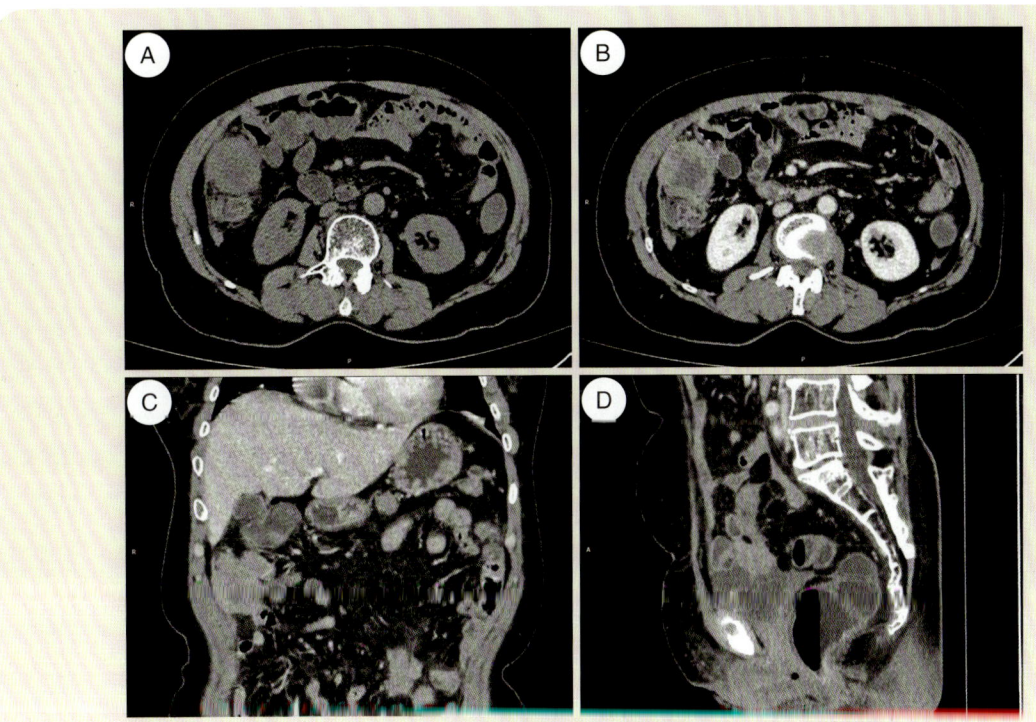

图5-2-13 腹膜转移瘤的CT图像（原始图）

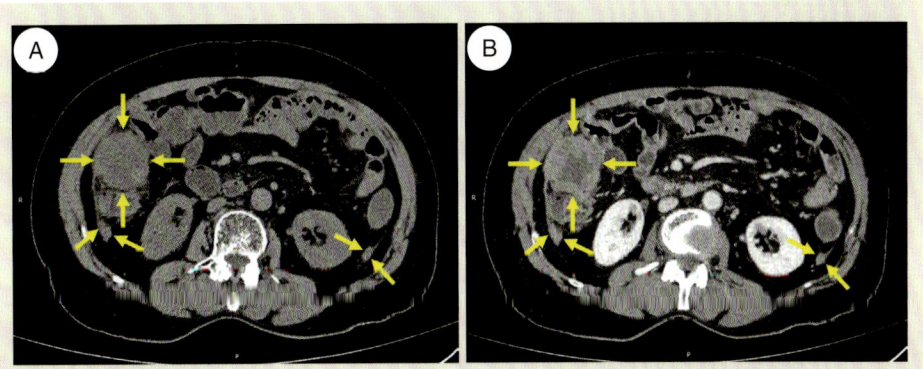

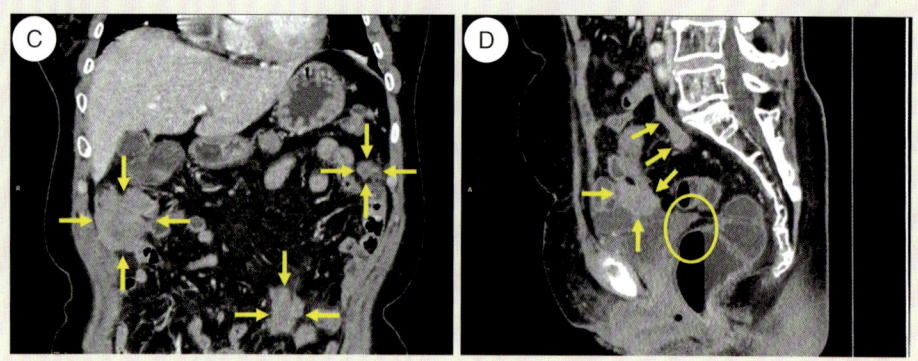

平扫（图A）示腹膜见多个大小不一肿物及结节影（箭头），增强扫描静脉期横断位（图B）和冠状位（图C）示病灶明显强化，较大病灶强化不均匀，结合病史符合腹膜转移瘤。静脉期盆腔矢状面重组图像（图D）示患者子宫呈术后改变（黄圈），同时盆腔另见两处腹膜转移灶（箭头）。

图5-2-14　腹膜转移瘤的CT图像（标示图）

3.MRI表现

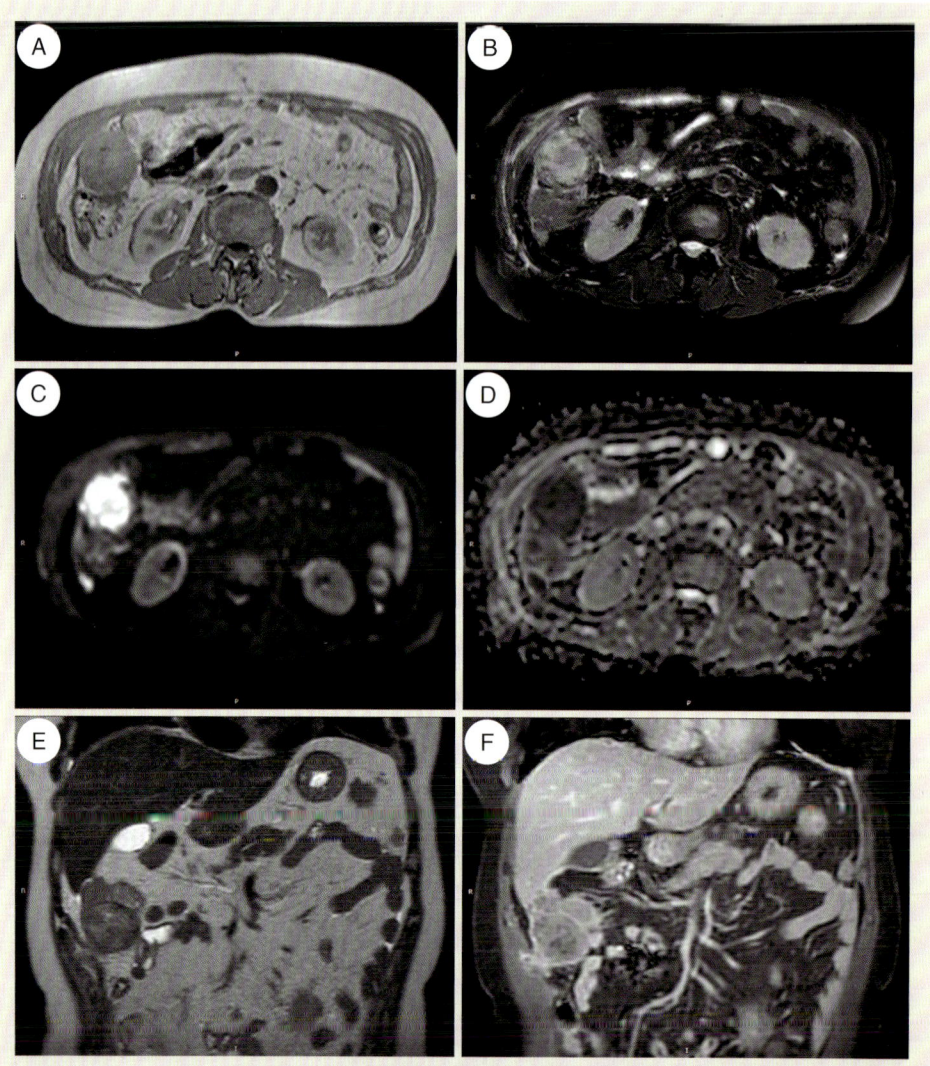

图5-2-15　腹膜转移瘤的MRI图像（原始图）

第五章 腹壁、腹膜、腹腔病变

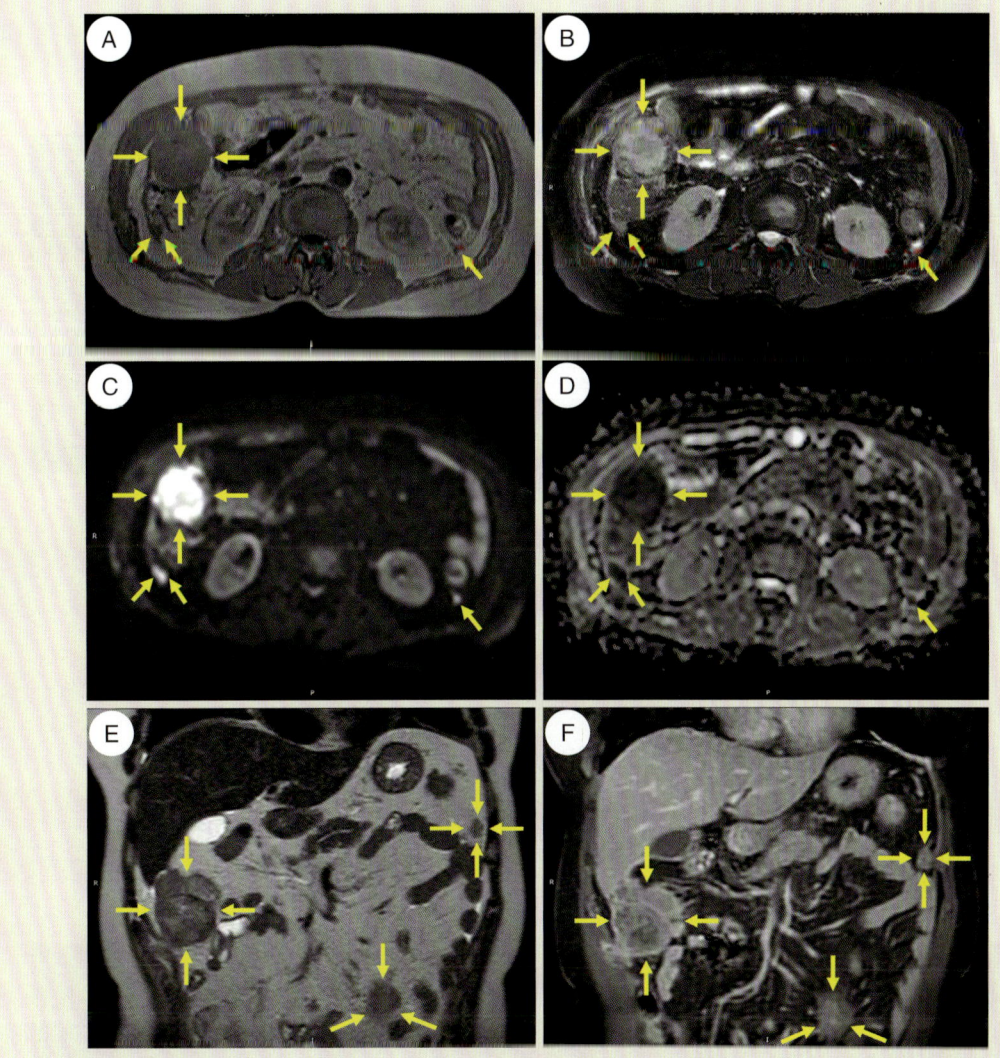

A~F.腹膜可见多发大小不一结节及肿物影（黄箭头）。T_1WI（图A）示病灶呈等信号，脂肪抑制T_2WI（图B）和冠状面T_2WI（图E）呈稍高信号，其中最大病灶内可见更高信号区（提示坏死区）；DWI（图C）及其ADC图（图D）示各病灶弥散受限；冠状面增强扫描静脉期图像（图F）示各病灶欠均匀强化，其中最大病灶（右中腹部肝下缘者）尚见侵犯邻近腹壁。

图5-5-10 腹膜转移癌的MRI图像（标示图）

【病例2概要】

患者男性，62岁，因"腹胀伴纳差3周余"就诊。肿瘤标志物检查：CA125 770.9 U/mL，CEA 27.22 ng/mL。浅表彩色多普勒超声提示腹膜实性结节，考虑种植转移灶。全腹部及盆腔增强CT提示结肠肝曲增厚，考虑结肠癌可能；周围肿大淋巴结，考虑转移；腹腔腹膜广泛种植转移，腹盆腔大量积液。上述腹膜结节超声引导下活检病理提示为腺癌，结合病史及免疫组化结果，支持消化道来源。最后诊断：结肠癌腹膜种植转移。

【图片资料】

1.超声表现

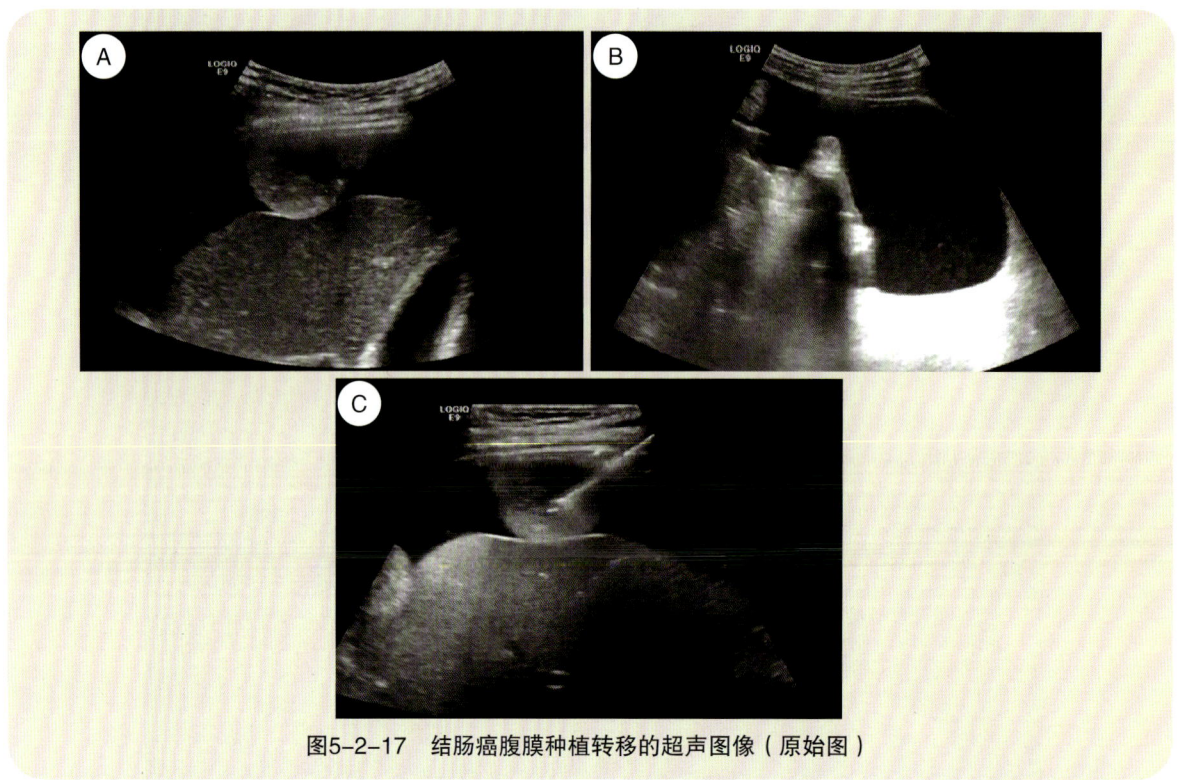

图5-2-17 结肠癌腹膜种植转移的超声图像(原始图)

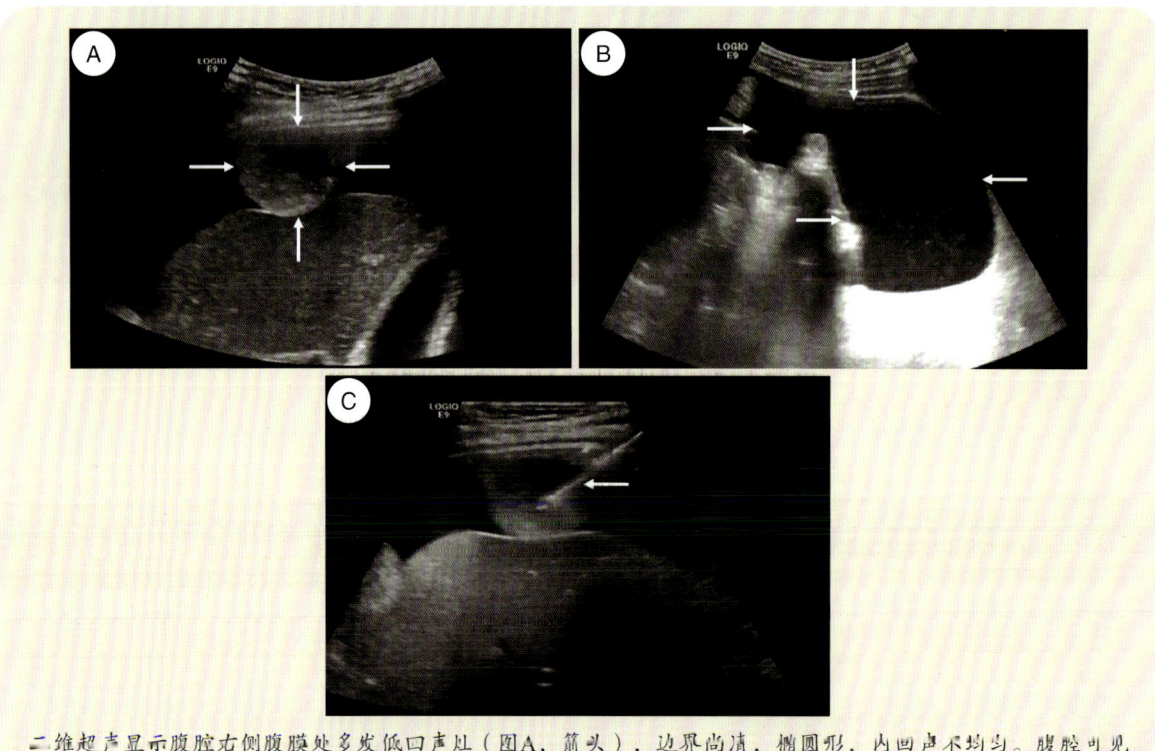

二维超声显示腹腔右侧腹膜处多发低回声灶(图A,箭头),边界尚清,椭圆形,内回声不均匀。腹腔可见液性暗区(图B,箭头)。予行超声引导下病灶穿刺活检,箭头所指活检针回声(图C,箭头)。

图5-2-18 结肠癌腹膜种植转移的超声图像(标示图)

2.CT表现

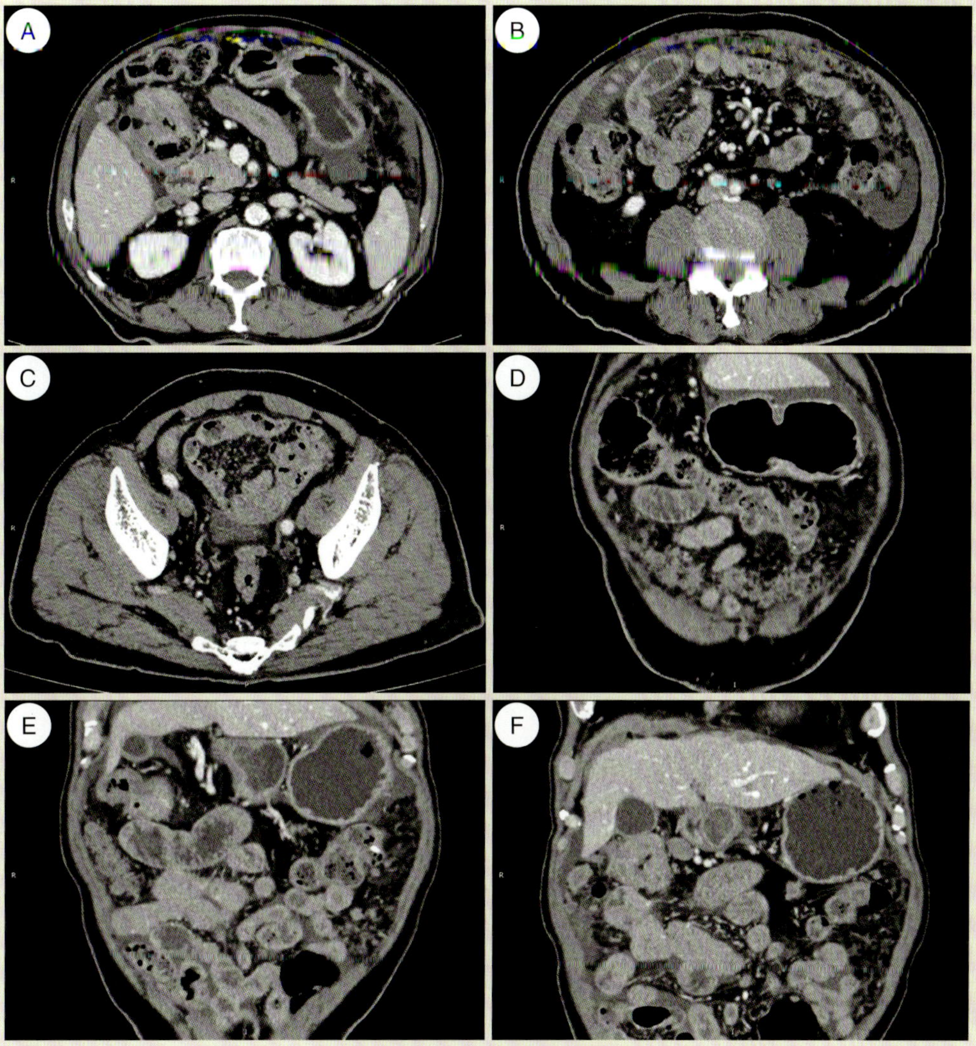

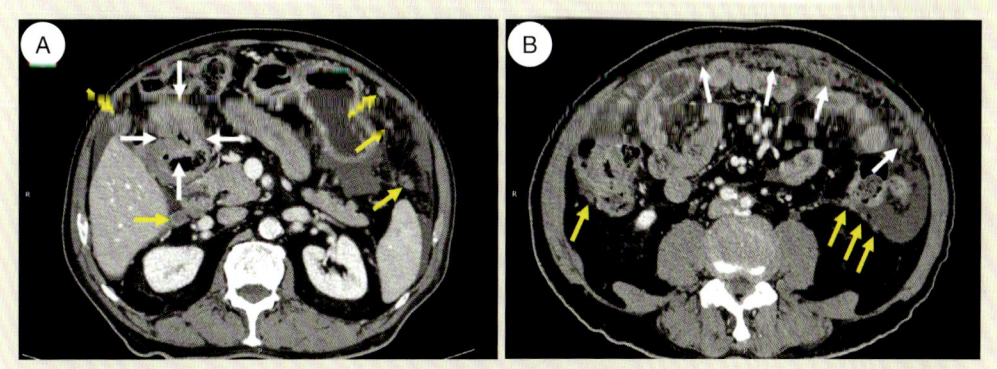

图5-2-19 结肠癌腹膜种植转移的CT检查图像（原始图）

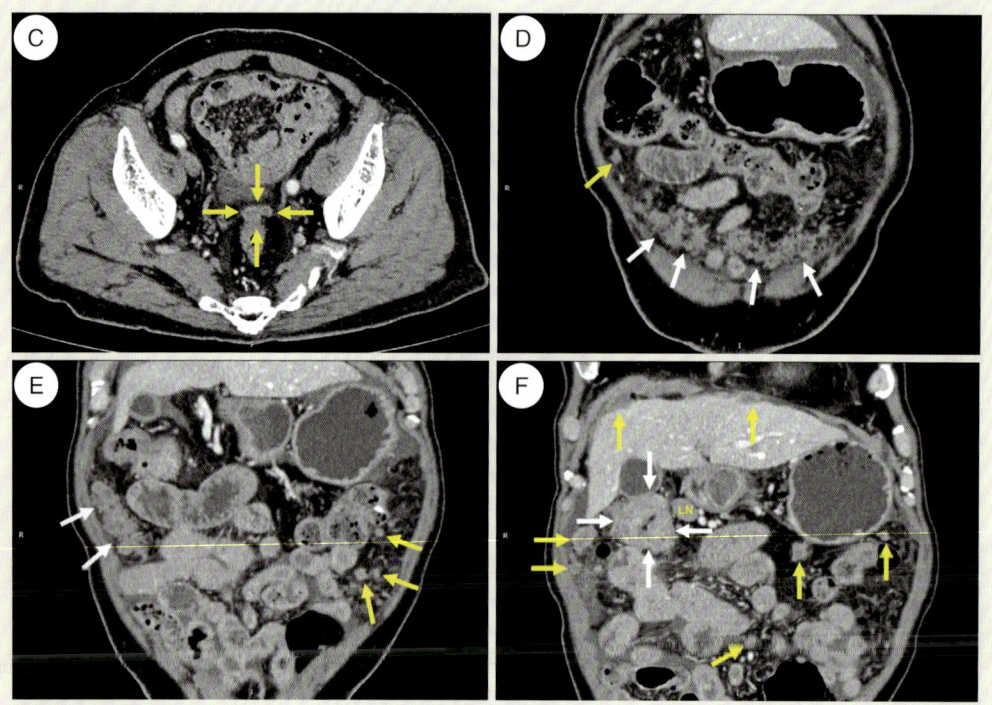

增强扫描静脉期图像。右半横结肠见环周增厚肿物，考虑横结肠癌（图A、图F，白箭头）；病变肠旁可见一枚肿大淋巴结，提示转移（图F，LN）；大网膜广泛增厚并强化，呈"饼"状，考虑结肠大网膜种植转移（图B、图D、图E，白箭头）；其余腹膜另见多发结节状增厚，有强化，符合腹膜广泛种植转移（图A～图F，黄箭头）。

图5-2-20　结肠癌腹膜种植转移的CT检查图像（标示图）

【病例3概要】

患者女性，59岁，因"活动后气促伴腹胀26天"就诊。患者26天前活动后出现气促，休息可稍缓解，坐位减轻，左侧卧位出现气促，右侧卧位减轻，伴腹胀，进食后加重，于当地医院就诊，给予中药治疗，完善CT检查提示右侧胸腔大量积液、腹腔积液，予以胸腔穿刺引流，共引流约2000 mL胸腔积液，患者症状仍明显。2023年10月30日行左侧锁骨上区淋巴结穿刺活检，病理提示高级别浆液性癌转移。胸腹腔积液肿瘤细胞考虑为高级别浆液性癌。结合患者病理、影像学及病史，诊断为卵巢高级别浆液性癌ⅣB期。2023年11月3日至2023年12月22日行3程化疗治疗。2024年1月10行经腹盆腔多发转移灶切除+全子宫切除+双侧输卵管卵巢切除+大网膜切除+结肠转移灶切除+直肠转移灶切除+小肠转移灶切除+腹腔粘连松解术。术后病理示：双侧卵巢高级别浆液性癌。

【图片资料】

PET/CT表现

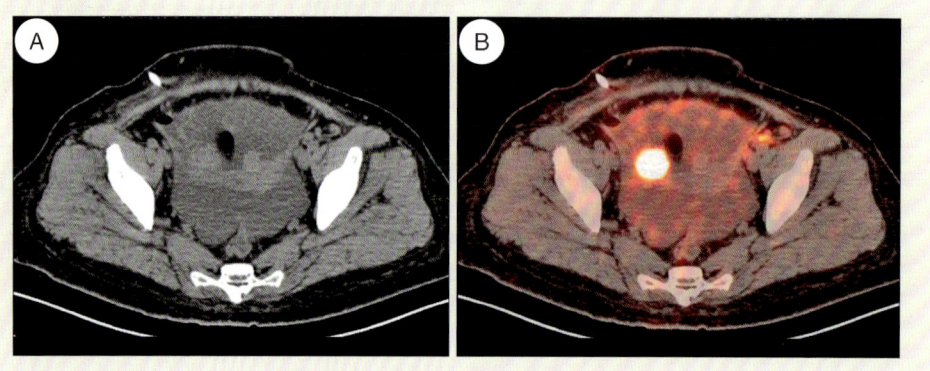

第五章 腹壁、腹膜、腹腔病变

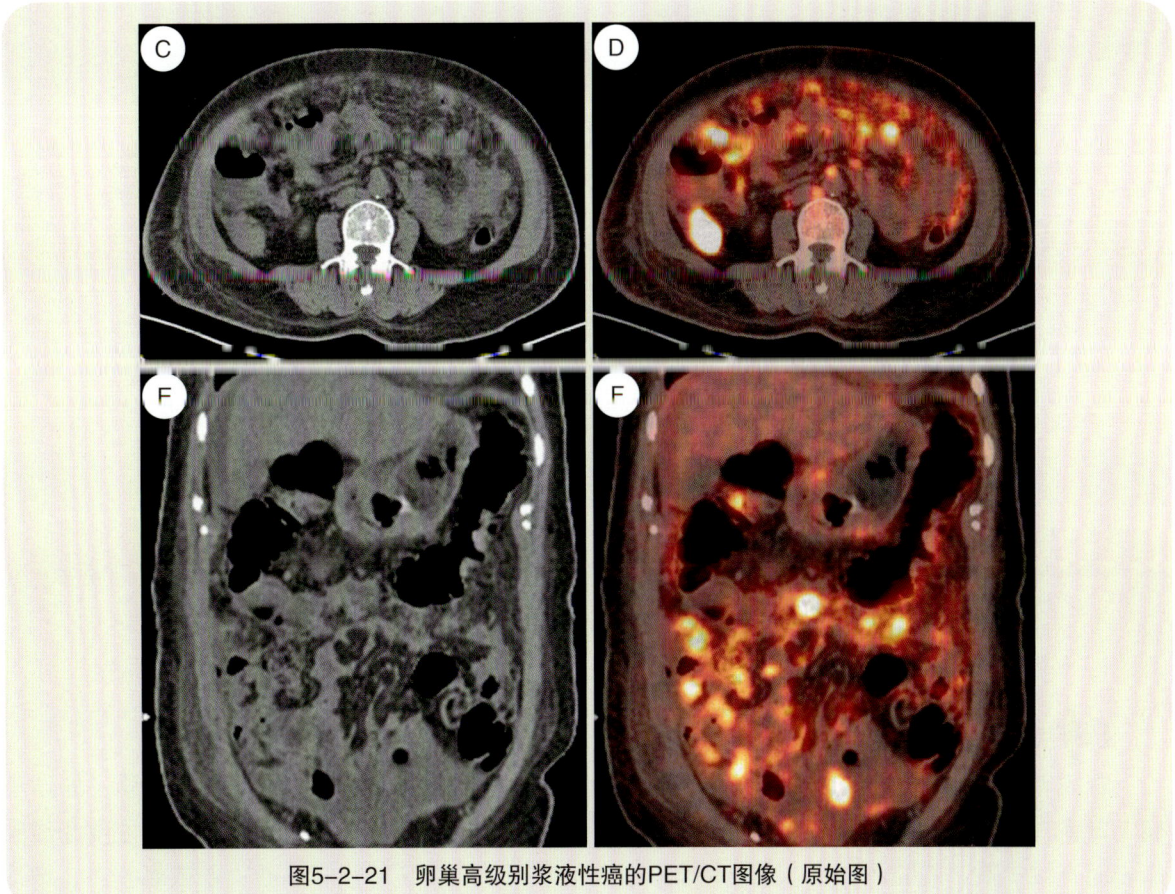

图5-2-21 卵巢高级别浆液性癌的PET/CT图像（原始图）

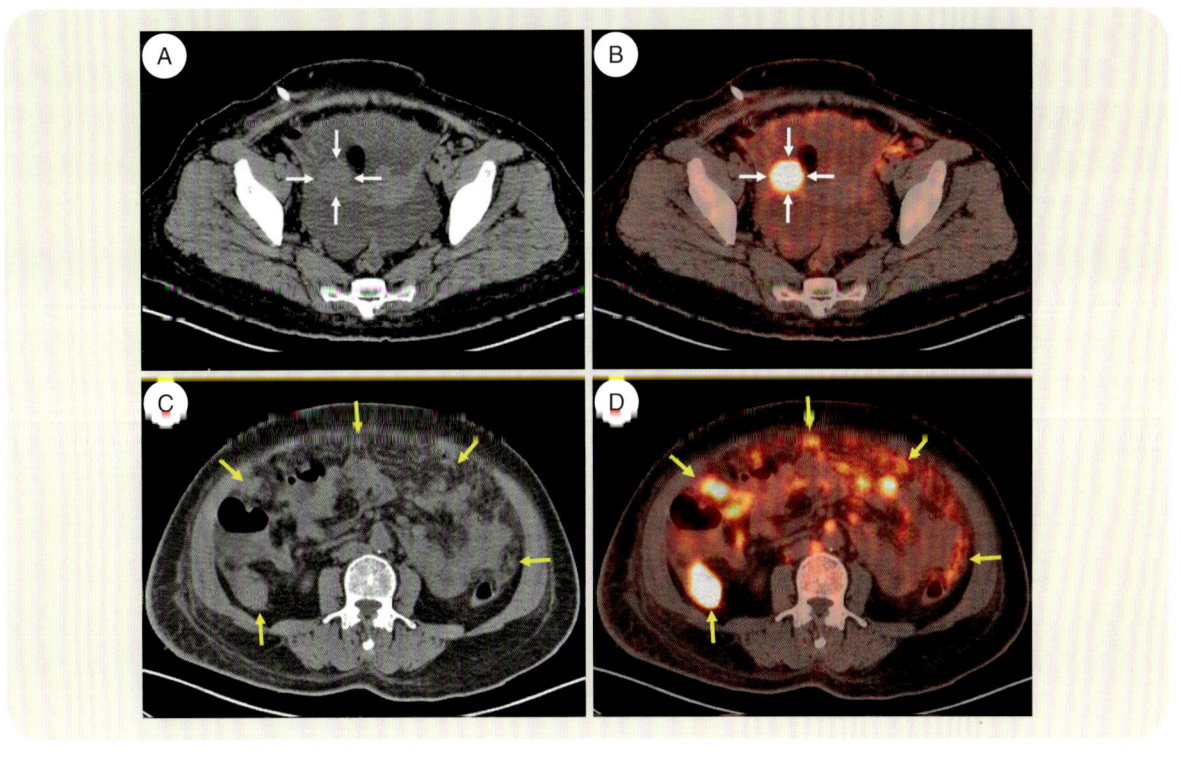

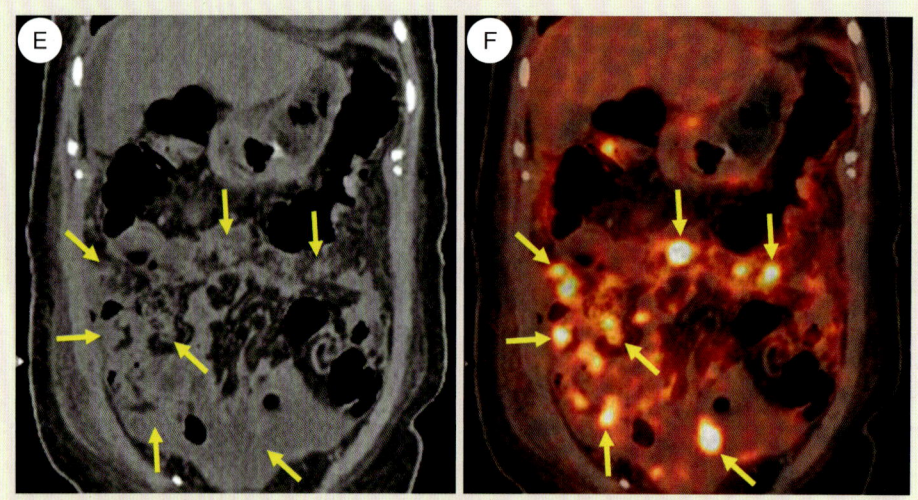

A、C、E.CT影像；B、D、F.PET/CT融合影像。盆腔右侧附件区见1个软组织结节，伴^{18}F-FDG异常浓聚，SUV_{max}约14.8，考虑卵巢癌（白箭头）。腹盆腔腹膜污垢样、结节样、肿块样增厚，伴^{18}F-FDG异常浓聚，SUV_{max}约19.0，考虑腹膜转移（黄箭头）。

图5-2-22　卵巢高级别浆液性癌的PET/CT图像（标示图）

【影像诊断要点分析及小结】

腹膜转移瘤来源于不同的原发肿瘤，包括腹膜间皮瘤，以及其他肿瘤的腹膜转移，如卵巢癌、胃癌、结直肠、阑尾、胰腺癌、乳腺、膀胱、子宫[1]。腹膜转移瘤的具体发病机制主要为沿肿瘤表面直接扩散、腹腔内种植、淋巴播散、血源性转移[2]。腹膜转移瘤诊断主要依靠超声、增强CT/MRI等影像学检查，确诊依靠于组织活检或外科手术探查大体病理。主要影像学检查的表现和临床价值简述如下。

超声是检测腹膜转移瘤安全、便宜、可行的影像学检查手段之一，但超声检查有一定的局限性，特别是对于肥胖或术后患者。超声对所有盆腔及腹腔病变的检测有较高的特异性，对于大网膜受累、肠壁浸润、肝转移的检测敏感性较高，但对肠系膜根部受累、盆腔或腹主动脉旁淋巴结检测敏感性较低。

腹膜转移瘤在二维超声上多为单发或多发的低回声实性结节，形态可不规则，有时结节内可见沙砾样钙化灶。若转移灶较小时，超声能清晰地显示腹膜边界；若病灶较大并浸润腹膜，边界往往显示欠清，若累及大网膜并广泛浸润时，大网膜可呈饼状。此外，腹膜转移瘤患者二维超声常可见腹腔积液，腹腔积液可以是均匀无回声或内可见散在点状低回声，腹腔积液的回声可因其内蛋白质的含量和出血等情况不同而有所不同。

腹膜转移瘤CT上呈污垢状、结节状及饼状改变[2]，这3种改变常同时存在，且3种表现呈递进关系，细点污垢状可增大为结节状，多发结节再融合成饼状。腹腔积液为转移瘤最常见表现，有利于对腹膜病变的观察，特别是局限性积液对转移性肿瘤有提示意义。腹膜假性黏液瘤形成，表现为腹腔内囊状改变，可单发或多发，囊腔内见水样密度，囊内可见细小分隔，改变体位无腹水流动现象，有占位效应，相邻脏器局部可呈弧形受压。小肠由于聚集、黏连、扭曲失去正常形态，小肠肠壁增厚，累及部分或大部分肠管壁，以系膜缘一侧为主。

腹膜转移瘤的MRI信号取决于组织成分，囊性结节T_2WI呈高信号，DWI未见弥散受限；实性结节T_2WI呈低信号，DWI见弥散受限，且结节有强化[3]。

PET/CT[4]：腹膜转移以肝周、盆底多见，可为弥漫性增厚，也可表现为结节型增厚，但结节多分布不均匀，呈条带状或结节状^{18}F-FDG摄取，摄取程度不一，以腹膜结节摄取较高。PET/CT能反映活体组织的代谢信息，从而比CT更早发现病灶，结合同机CT精确解剖可使病灶诊断更加准确。同时，由于PET/CT是全身检查，有助于找到明确的原发病灶。FAPI PET/CT显示腹膜转移的范围比^{18}F-FDG更广泛，在诊断腹膜转移方面比^{18}F-FDG更有优势，尤其是对于^{18}F-FDG摄取程度不高的恶性肿瘤（如印戒细胞癌、黏液腺癌等）腹膜转移。

各种检查方法对探测腹膜转移瘤各有其优劣势，如超声无辐射但受患者体形影响，CT及PET/CT具有辐射，部分危重患者做MRI检查时无法长时间屏气造成图像伪影影响观察，因此对不同患者需综合考虑，采取合适的检查手段对患者进行分期从而协助临床诊疗方案的制订。

参考文献

[1] RAPTOPOULOS V，GOURTSOYIANNIS N.Peritoneal carcinomatosis[J]. Eur Radiol，2001，11（11）：2195-2206.

[2] LEVY A D，SHAW J C，SOBIN L H.Secondary tumors and tumorlike lesions of the peritoneal cavity：imaging features with pathologic correlation[J]. Radiographics，2009，29（2）：347-373.

[3] LOW R N. MR imaging of the peritoneal spread of malignancy[J]. Abdom Imaging，2007，32（3）：267-283.

[4] 王晓燕，张祥松，陈志丰，等.^{18}F-FDG PET/CT诊断腹膜转移瘤的临床价值[J]. 中华核医学杂志，2010，30（2）：98-100.

第三节 腹腔感染性病变

一、肠系膜淋巴结肿大

【病例概要】

患儿女性，10岁，因"反复腹痛2个月，发热、咳嗽1天"入院。现病史：患者2月前无明显诱因出现腹部疼痛，以脐周为主，为阵发性钝痛，疼痛与活动、进食无关，痛时揉按腹部稍缓解，剧烈时伴有恶心，无呕吐。专科体查：腹软，腹部轻压痛、脐周明显，无反跳痛，腹部肿块未触及。肝脾肋下未触及，肝区双肾区无叩痛，腹部移动性浊音阴性，肠鸣音正常。辅助检查：①入院后行肠道彩色多普勒超声提示腹腔多发肿大淋巴结声像。②实验室检查：超敏C反应蛋白6 mg/L。③CT检查提示腹腔多发肿大淋巴结。入院予对症治疗后病情好转。

【图片资料】

1 超声表现

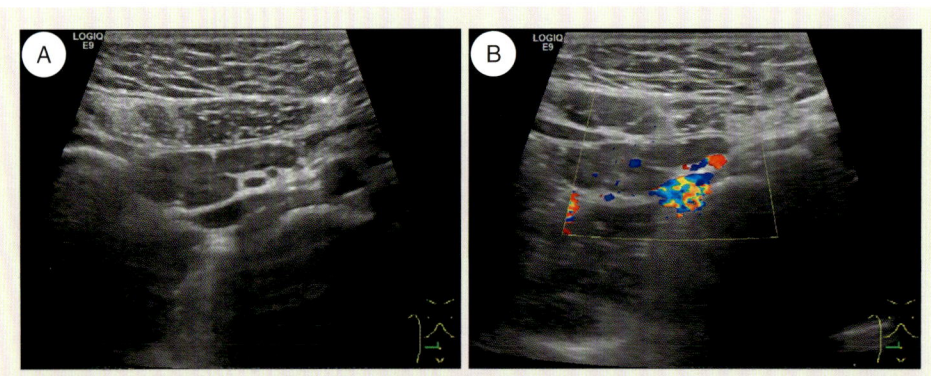

图5-3-1 肠系膜淋巴结肿大的超声检查图像（原始图）

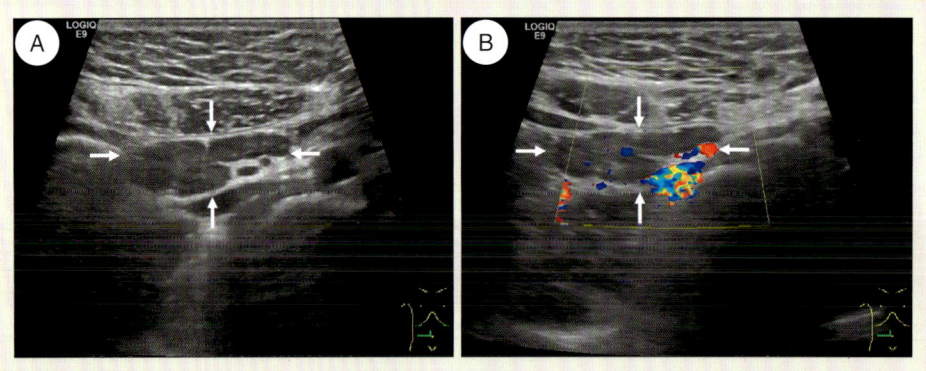

右下腹肠系膜血管旁可见多个低回声团，较大的约：29×10 mm，边界清晰，形态规则，淋巴结门可见，皮髓质分界清（图A，箭头）。CDFI：其内可见门型血流信号（图B，箭头）。

图5-3-2 肠系膜淋巴结肿大的超声检查图像（标示图）

2.CT表现

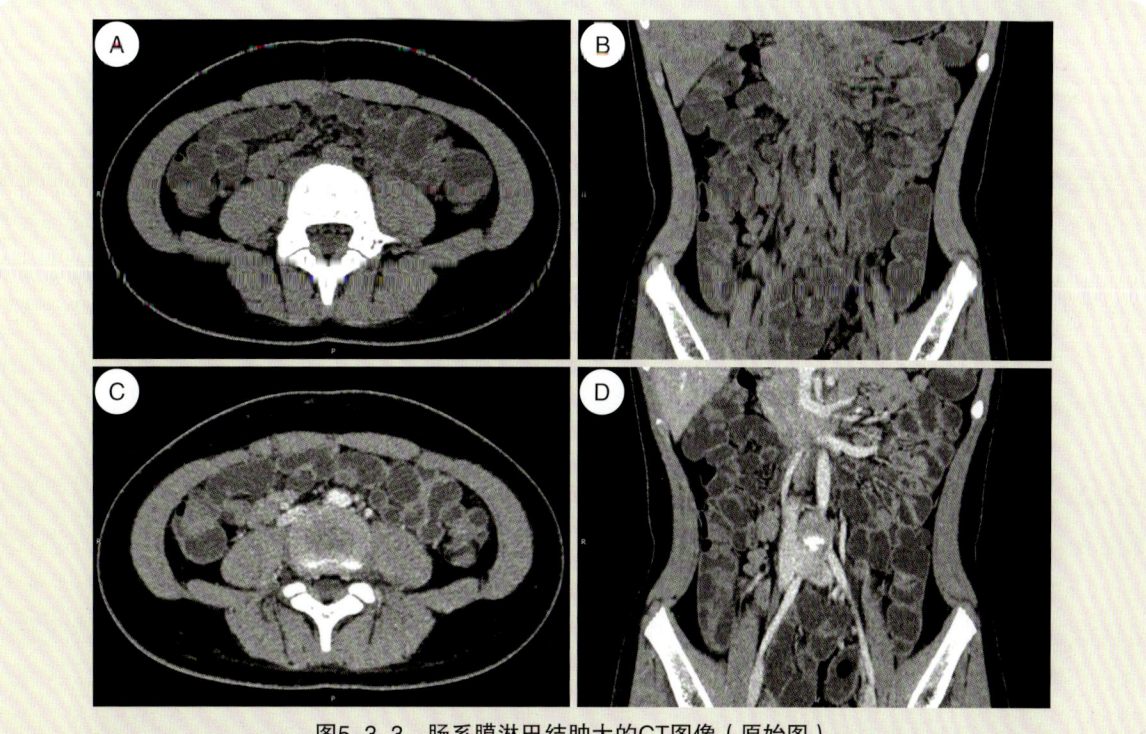

图5-3-3 肠系膜淋巴结肿大的CT图像（原始图）

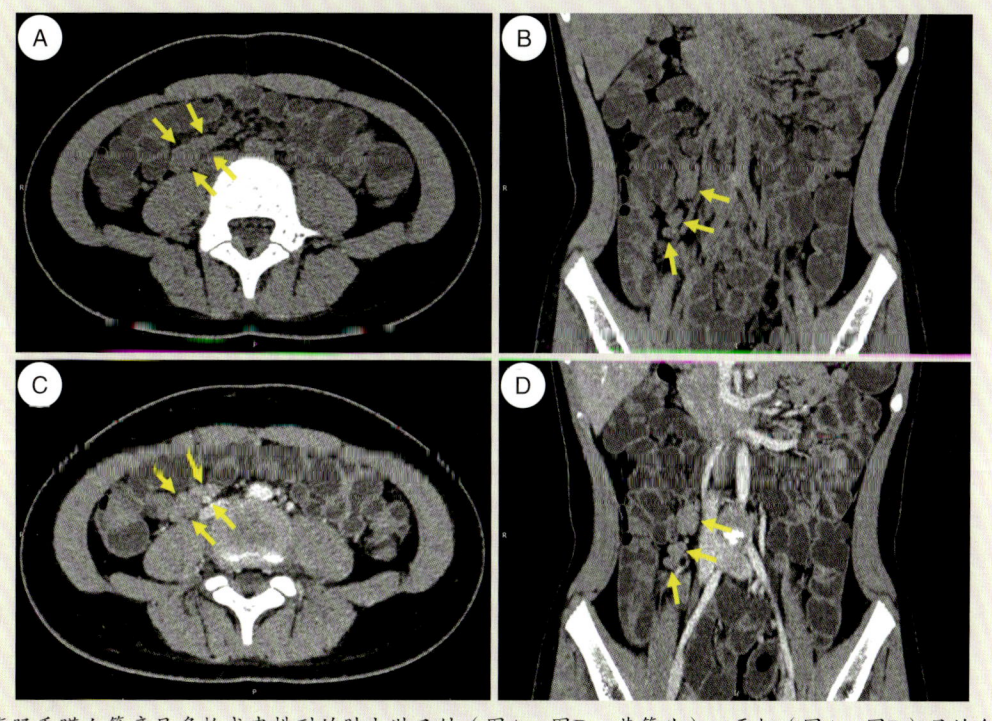

右下腹肠系膜血管旁见多枚成串排列的肿大淋巴结（图A～图D，黄箭头），平扫（图A、图B）呈均匀软组织密度，增强扫描（图C、图D）呈中度均匀强化，边缘光整。

图5-3-4 肠系膜淋巴结肿大的CT图像（标示图）

【影像诊断要点分析及小结】

肠系膜淋巴结肿大（mesenteric lymphadenopathy）是肠系膜淋巴结群因生理或病理原因出现淋巴结池扩张或淋巴回流障碍而表现为淋巴结扩张疾病。肠道脉管系统积极参与慢性炎症、免疫调节及肿瘤播散等病理过程，肠系膜淋巴结肿大继发于病毒感染，也可见于淋巴瘤、炎症性肠病、肠结核及恶性肿瘤相关淋巴转移疾病。

超声：腹腔内可见多个低回声，同一区域肠系膜上有2个以上淋巴结显像，高频探头下见淋巴结长轴直径＞1 cm或短轴直径＞0.5 cm可视为肿大，当横轴＞1.5 cm提示病理性肿大。肠系膜肿大淋巴结血流的散布一般分为以下类型：①淋巴门型：血流信号沿淋巴门散布，该型一般见于非特异性炎的淋巴结，也可见于淋巴瘤；②周边型：淋巴门无血流信号，血流信号分布于淋巴结周边部，多见于淋巴瘤、转移性淋巴结。有研究提示SMI在评估肠系膜淋巴结肿大淋巴结肿大微脉管系统方面优于彩色多普勒血流成像，SMI可用作灰度超声检查的辅助手段，以帮助识别儿科患者的肠系膜淋巴结肿大。

CT：肠系膜多个结节状、团块状软组织密度肿块，可融合成较大肿块。在不同病因下其表现也各有差异，常见的如：①肠系膜淋巴瘤：病灶边缘不规则，病灶内部密度均匀，较少出现坏死，CT增强后病灶均匀性轻度强化，常伴腹膜后淋巴结肿大；②肠系膜淋巴结结核：病灶中心常出现低密度干酪性坏死表现，内部可见钙化灶，CT增强后周边环形强化，如伴有结核性腹膜炎时，可见均匀增厚伴强化的腹膜、腹水、饼状网膜或系膜，以及肠管粘连与扩张等征象；③恶性肿瘤淋巴结转移：病灶形态不规则，密度不均匀，易发生中心坏死，CT增强后不均匀强化。

参考文献

[1] WICK N, HITTO I, WELDER D, et al. Acute myeloid leukemia with RAM immunophenotype presenting with extensive mesenteric and retroperitoneal lymphadenopathy: A case report and review of the literature[J]. Leuk Res Rep, 2021, 17: 100287.

[2] ZU D M, FENG L L, ZHANG L, et al. Evaluation of Mesenteric Lymph Nodes in a Pediatric Population with Mesenteric Lymphadenitis Using Superb Microvascular Imaging[J]. Med Sci Monit, 2019, 25: 5336-5342.

二、腹腔内继发感染

【病例概要】

患者女性，64岁，因"反复腹痛半年余"入院。多次阑尾区彩色多普勒超声提示右下腹异常回声，结合临床考虑急性阑尾炎并周围脓肿可能。超声造影提示右下腹异常回声考虑急性阑尾炎并周围脓肿伴少量液化可能。腹部CT提示急性阑尾炎并周围局限性腹膜炎。多次查血常规白细胞均无明显升高，最高为7.99×10^9/L，中性粒细胞计数最高为6.68×10^9/L，C反应蛋白57.82 mg/dL。患者经保守治疗后出院。3个月后患者症状再发，并行超声引导下右下腹脓肿穿刺置管引流，后行复查全腹部增强CT复查提示急性阑尾炎并周围脓肿及局限性腹膜炎。3个月后再次复查增强CT提示阑尾管壁水肿，炎症范围较前明显减轻；周围腹膜炎基本吸收。遂行腹腔镜下化脓性阑尾切除术，手术病理提示慢性阑尾炎。

第五章 腹壁、腹膜、腹腔病变

【图片资料】

1.超声表现

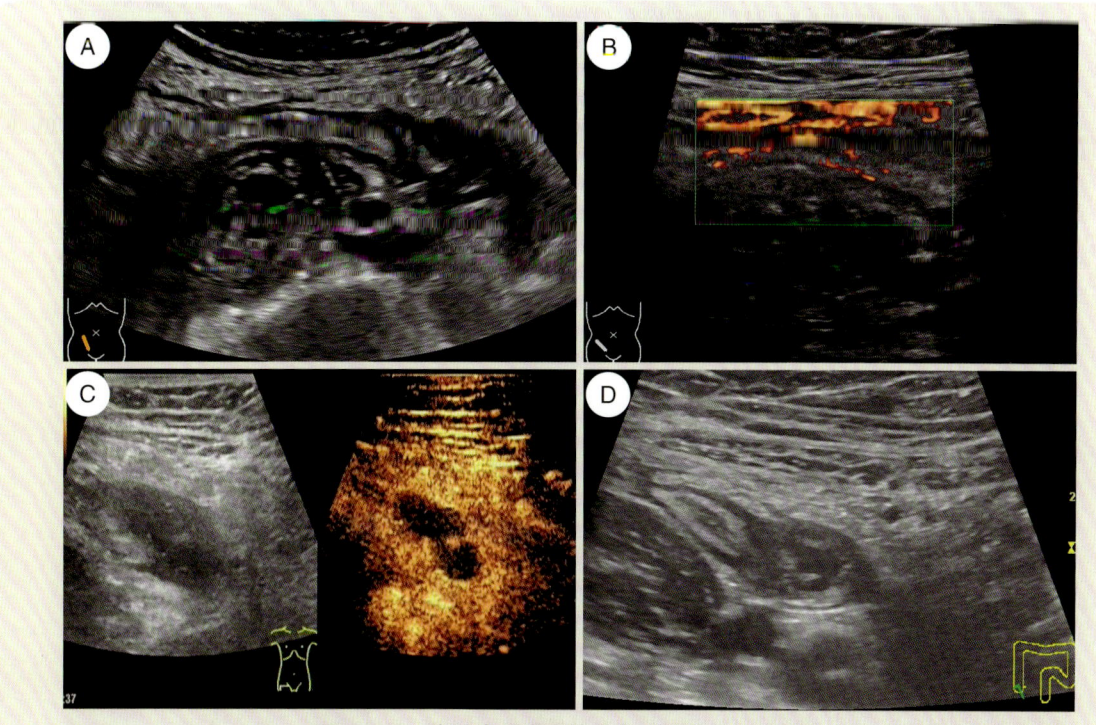

图5-3-5 腹腔内继发感染的超声图像（原始图）

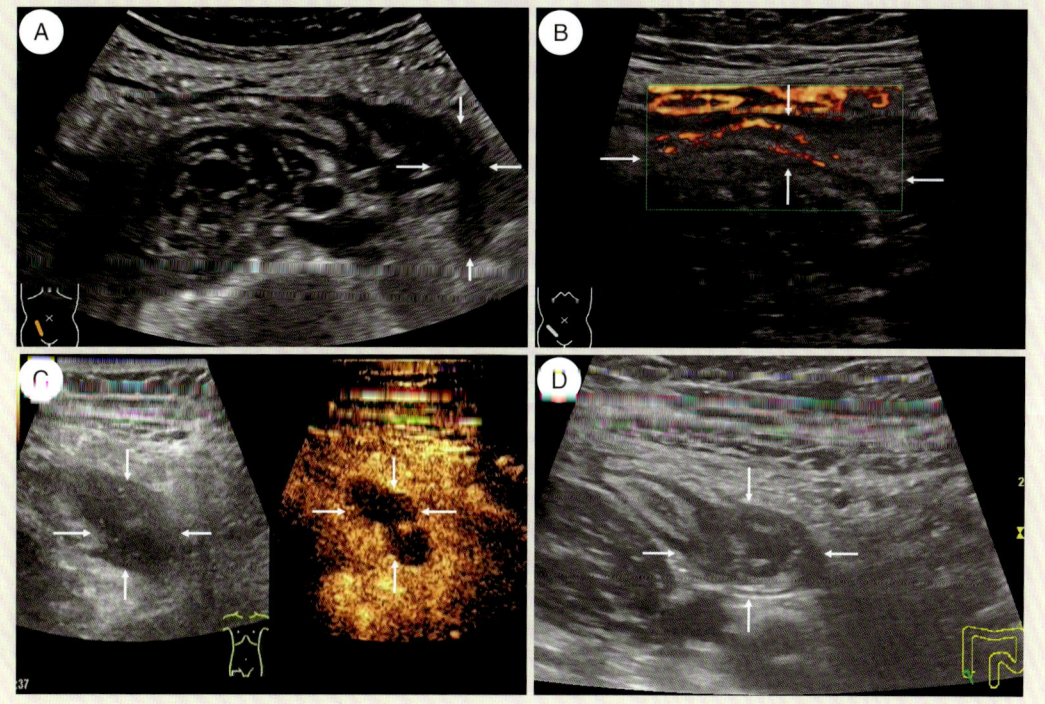

A.二维超声显示增粗阑尾周围低回声灶（箭头）；B.能量多普勒显示增粗阑尾内可见丰富血流信号（箭头），其周围低回声灶未见明显血流信号；C.超声造影提示阑尾周围低回声灶未见明显增强（箭头左侧为二维超声声像图，右侧为超声造影声像图）；D.经皮穿刺引流治疗后复查阑尾周围未见明显渗出及脓肿（箭头），但阑尾仍增粗、回声减低、局部管壁层次消失。

图5-3-6 腹腔内继发感染的超声图像（标示图）

2.CT表现

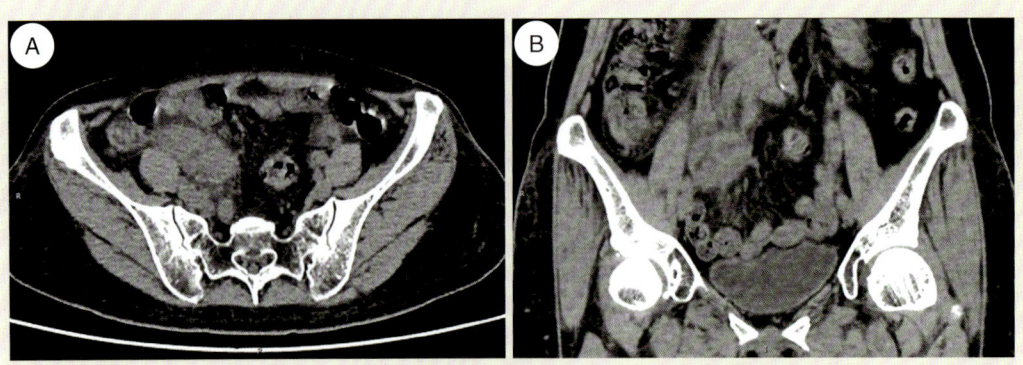

图5-3-7 腹腔内继发感染首诊的CT图像（原始图）

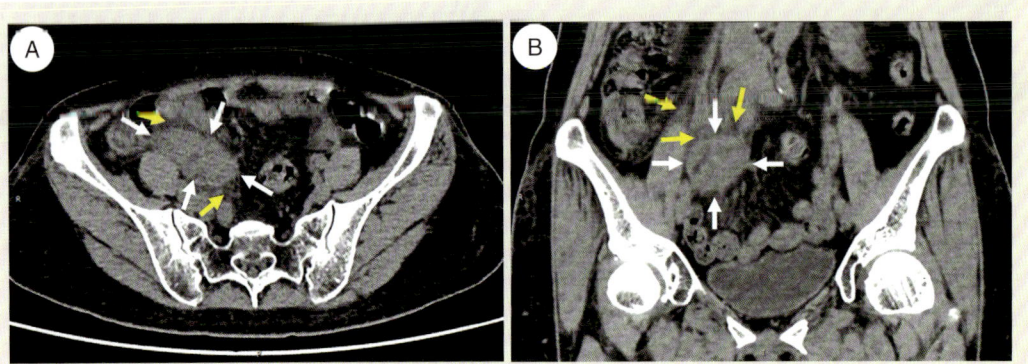

阑尾炎首诊。阑尾明显增粗（图A，白箭头），密度欠均匀，阑尾周围脂肪间隙模糊（图A、图B，黄箭头），提示周围局限性腹膜炎改变。

图5-3-8 腹腔内继发感染首诊的CT图像（标示图）

患者首诊经保守治疗症状好转后出院，3个月后症状再发再次入院并予以超声引导下阑尾周围积脓穿刺置管术，术后行本次增强CT检查，图像如下。

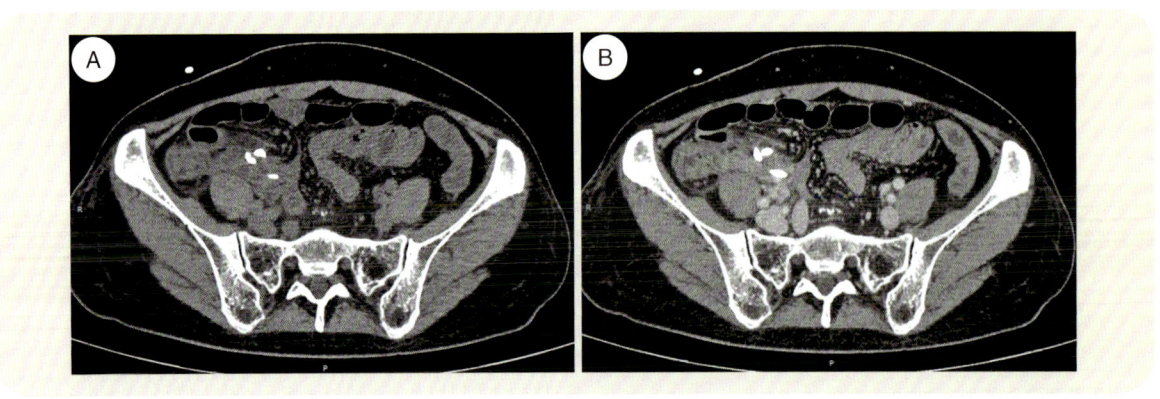

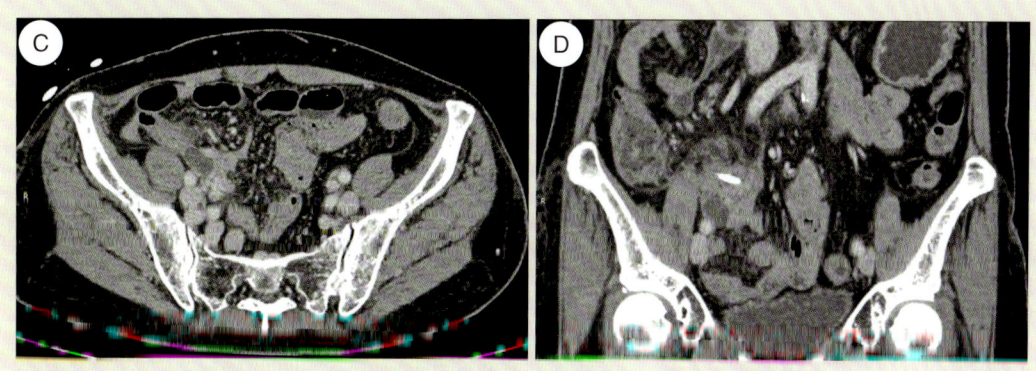

图5-3-9 腹腔内继发感染第2次复查的CT图像（原始图）

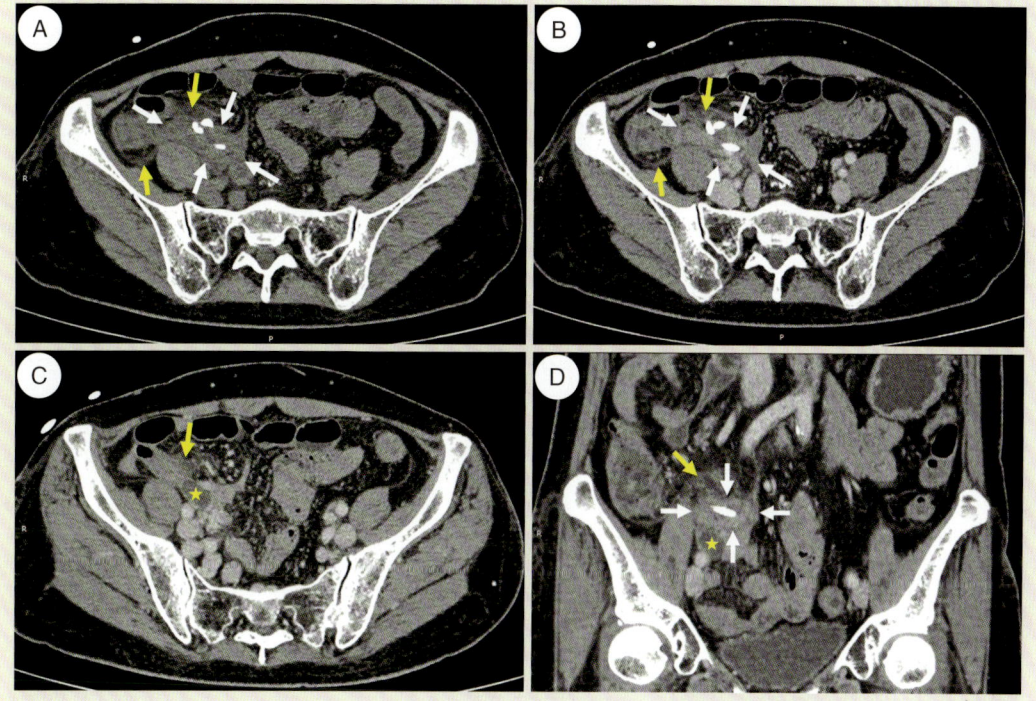

A 平扫；B~D 静脉期。前述阑尾炎患者第2次检查。阑尾区可见置管影。阑尾增粗，管壁增厚并明显强化（图A、图B、图D，白箭头），符合炎症改变；阑尾下方可见包裹性低密度区，增强后边缘强化，内部无强化（图C、图D，五角星），提示阑尾周围脓肿形成；阑尾周围脂肪间隙模糊（图A~图D，黄箭头），提示周围局限性腹膜炎。

图5-3-10 腹腔内继发感染第2次复查的CT图像（标示图）

以下图像为第3次CT复查，于前次检查3个月后。

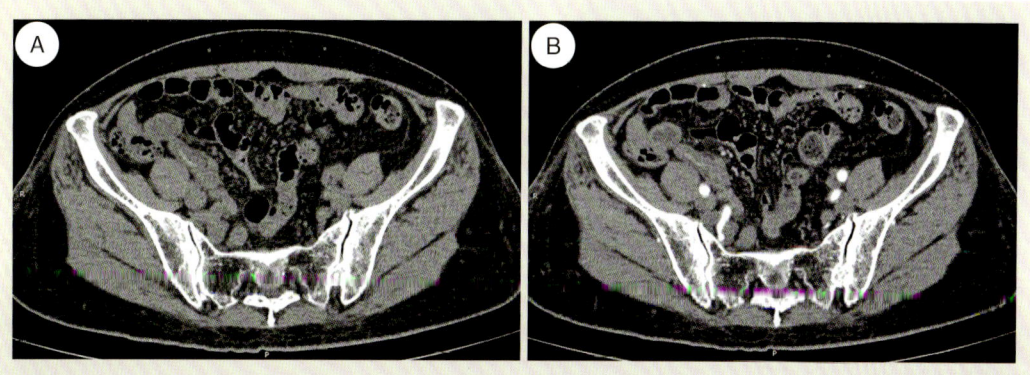

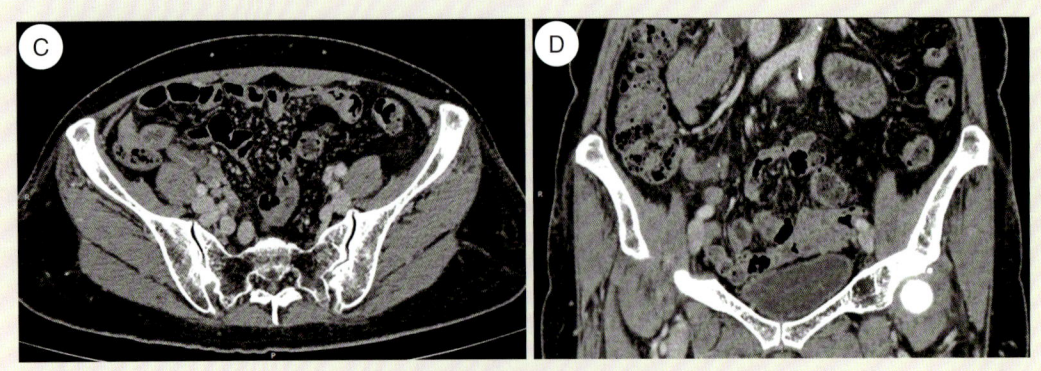

图5-3-11 腹腔内继发感染第3次复查的CT图像(原始图)

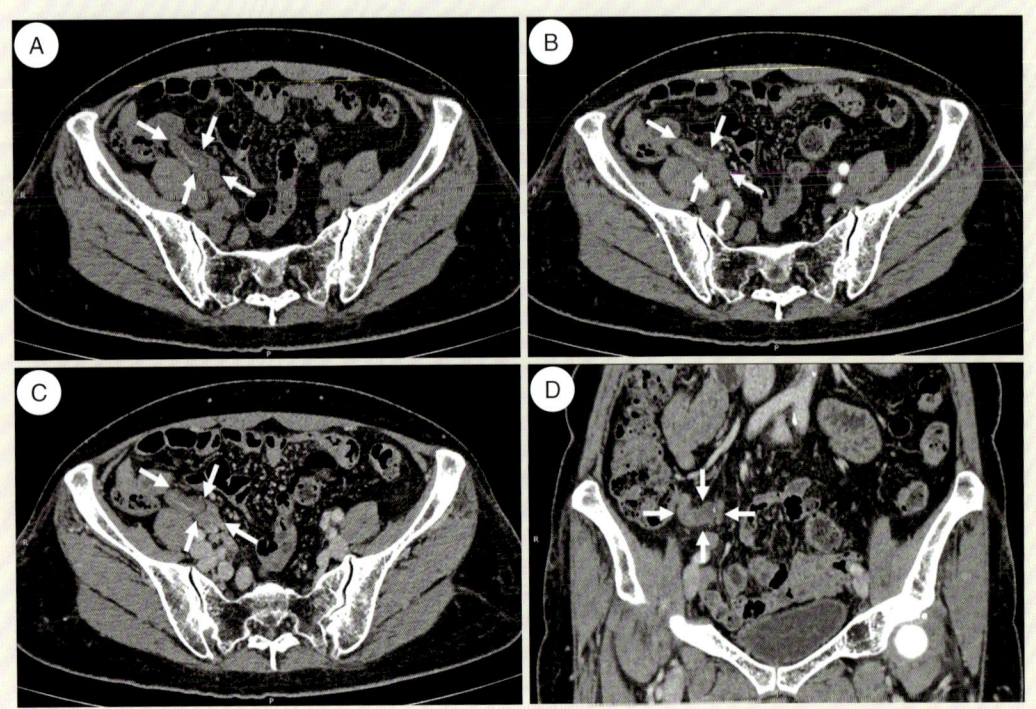

A.平扫；B.动脉期；C、D.静脉期。前述阑尾炎患者第3次检查。阑尾壁仍稍增厚，程度较前明显好转，增强后强化程度较前明显减低(图A~图D，箭头)；阑尾周围脂肪间隙变清晰，提示已无急性渗出表现。

图5-3-12 腹腔内继发感染第3次复查的CT图像(标示图)

【影像诊断要点分析及小结】

腹腔内继发感染是临床常见的急危重症之一，由多种疾病所导致，如急性胆囊炎、急性阑尾炎、各种原因导致的消化道穿孔、术后并发症及创伤等。腹腔内继发感染包括腹腔脓肿以及腹膜炎[1]，本节重点介绍腹腔脓肿的影像学诊断要点。腹腔脓肿常位于原发病灶周围，临床常见的腹腔脓肿有膈下脓肿、盆腔脓肿、肠间脓肿[2]。超声与CT是常用的影像学检查方法。

超声表现和临床价值：腹腔脓肿在二维超声上见脓肿形态多样，膈下脓肿呈椭圆形或梭形、盆腔脓肿及肠间脓肿形态不规则、肠间脓肿可多发；脓肿壁一般较厚、边缘不整齐；脓腔内部回声为无回声或低回声，可见漂浮的中等回声或弱回声，内可见分隔；脓液较黏稠或含较多坏死组织可表现为肿块样回声，部分脓腔还可见气体强回声。彩色多普勒或能量多普勒检查脓肿内部无明显血流信号[2]。超声造影检查时腹腔脓肿脓腔全程呈无增强，可以高效、可靠地鉴别脓肿与肠道、腹腔的实性肿块。超声诊断腹腔脓肿有较高的敏感性和特异性，超声检查易于床旁实施，且可进行动态评估[1]，必要时可在超声引导下进行脓肿穿刺引流治疗。

腹腔脓肿的CT表现是多样的，主要取决于它的发展阶段。在最初阶段，腹腔脓肿可能会表现为一个CT值接近软组织的肿块。随着发展，脓肿发生液化性坏死。成熟脓肿的CT典型表现为周边强化的脓肿壁和中央接近水样密度的脓腔。伴随征象包括邻近脂肪层的模糊、增厚，邻近结构的位移。包裹性积液内伴气体高度提示为脓肿，但不是特异性的，因为非感染性肿瘤坏死或与肠相通的肿块也可能含有气体。腹腔脓肿的CT特征可能与其他病理过程重叠，如血肿、胆汁瘤、尿瘤、坏死的肿瘤或假性囊肿等。增强CT是诊断腹腔脓肿最为准确的影像学检查方法之一，能够显示脓肿部位、大小、数目、与周围脏器毗邻关系等信息，对脓肿的诊断、定位、毗邻关系等提供了更加准确可靠的依据，对肠道气体较多、范围较小、位置较深的脓肿诊断上往往优于超声检查，特别适用于肥胖、肠胀气和腹腔放置引流管等超声检查困难者。

腹腔脓肿的MRI表现与CT相近。MRI在鉴别血肿与脓肿上优于CT，但可能会错失脓肿内的少量气体。

参考文献

[1] 中华医学会外科学分会，中国研究型医院学会感染性疾病循证与转化专业委员会，中华外科杂志编辑部.外科常见腹腔感染多学科诊治专家共识[J].中华外科杂志，2021，59（3）：161-178.

[2] 吕明德，董宝玮.临床腹部超声诊断与介入超声学[M].广州：广东科技出版社，2001.

第四节 腹腔积液、气腹

一、腹腔积液

【病例概要】

患者男性，68岁，因上腹痛伴消瘦3个月就诊。患者3个月前无明显诱因出现上腹部疼痛不适，伴消瘦，无恶心、呕吐、黄疸、黑便，至外院就诊，查胃镜提示胃底、胃体、胃角环绕胃腔小弯、前壁、后壁胃壁僵硬，多发糜烂和溃疡，呈革囊胃，活检病理提示中低分化腺癌。体格检查：腹部移动性浊音阳性。肿瘤标志物检查：CEA 1.750 ng/mL，CA125 479.200 U/mL，Alb 32.51 g/L。术后病理诊断：胃低分化腺癌。

【图片资料】

1.超声表现

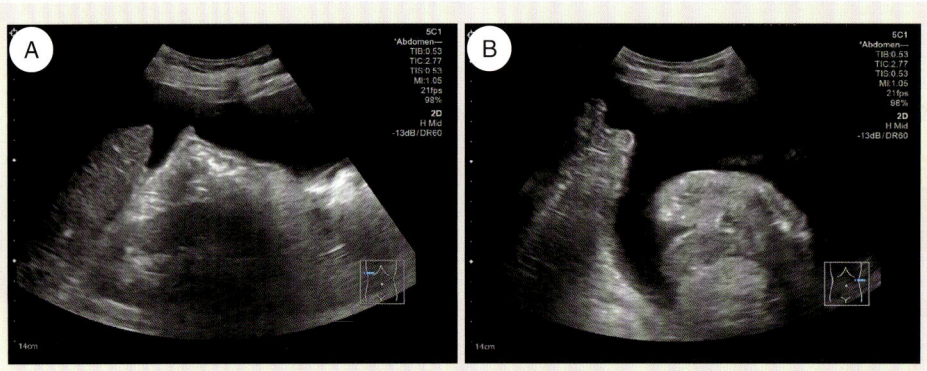

图5-4-1 腹腔积液的超声检查二维灰阶图像（原始图）

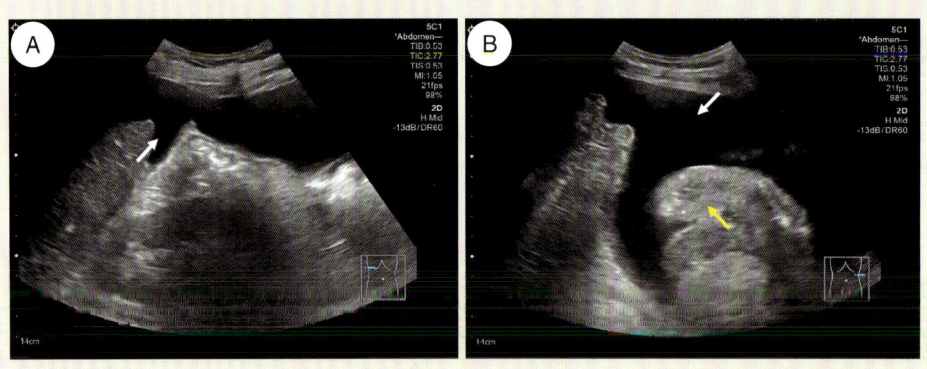

二维超声显示肝肾隐窝（图A，白箭头）、左侧结肠旁沟见液性暗区（图B，白箭头），可见肠管漂浮其中（图B，黄箭头）。

图5-4-2 腹腔积液的超声检查二维灰阶图像（标示图）

2.CT 表现

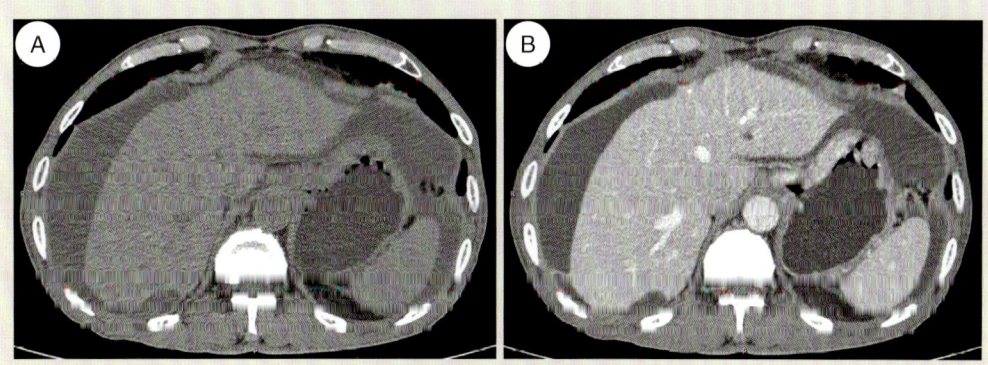

图5-4-3 腹腔积液的CT图像（原始图）

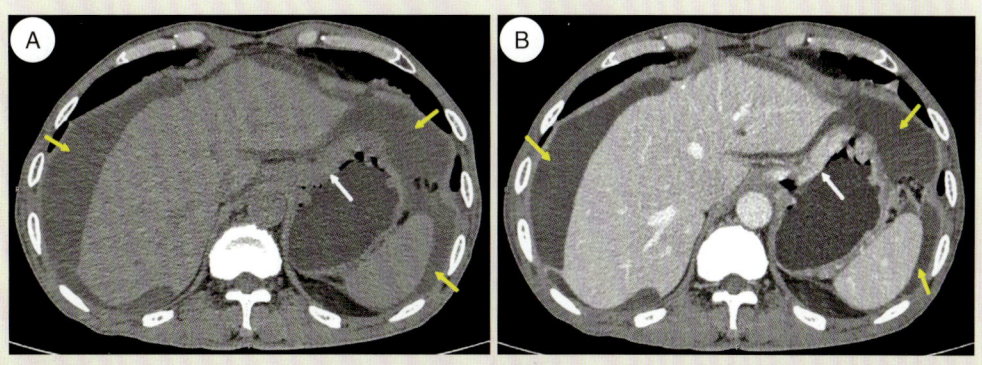

A.平扫于上腹腔肝、脾、胃周围可见新月形低密度影（黄箭头），另见胃体底交界处前壁增厚（白箭头）；
B.增强扫描静脉期腹腔积液无强化，胃体底交界处增厚胃壁明显均匀强化（白箭头），后经病理证实为胃癌，腹腔积液为胃癌腹膜种植转移所致。

图5-4-4 腹腔积液的CT图像（标示图）

3.MRI 表现

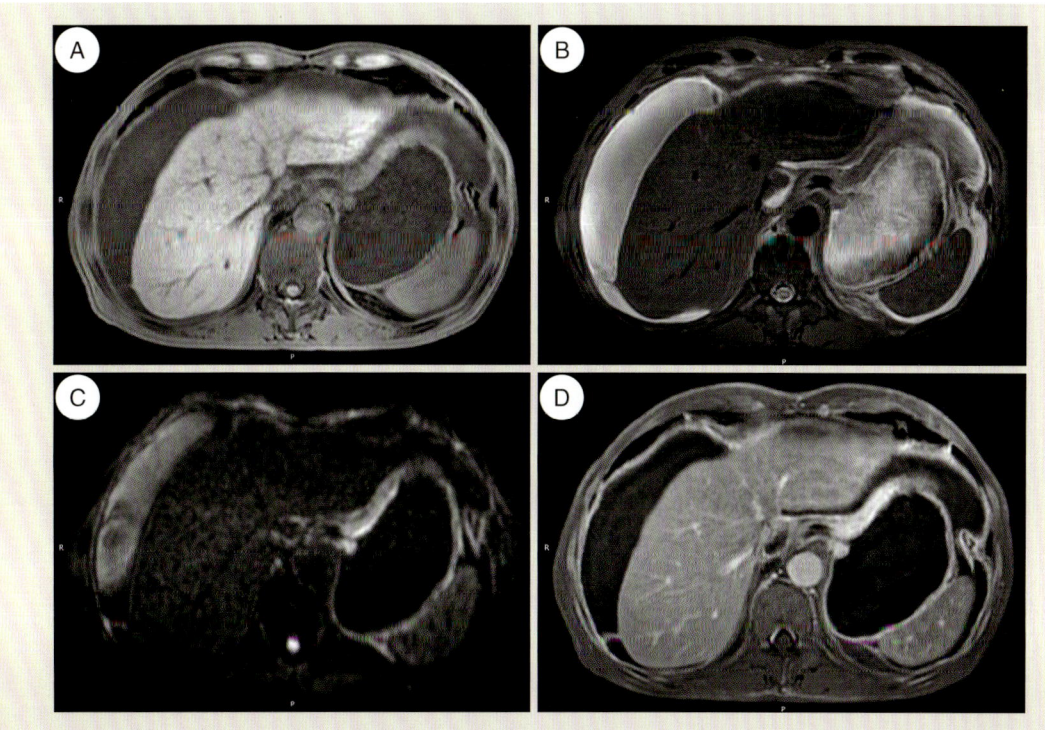

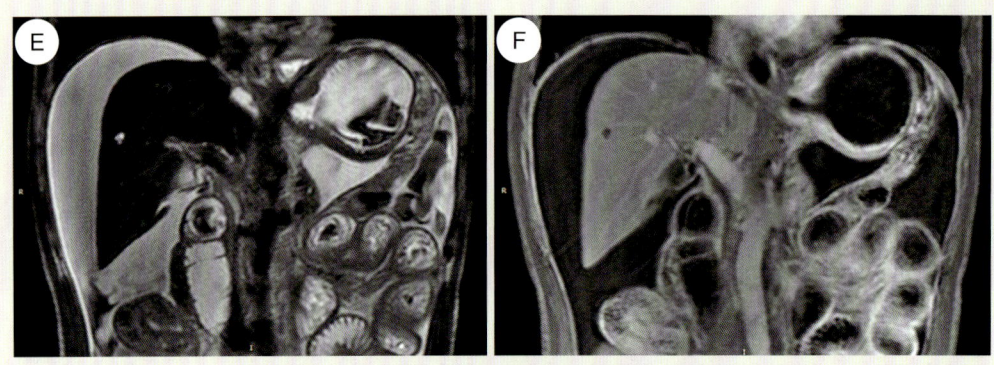

图5-4-5　腹腔积液的MRI图像（原始图）

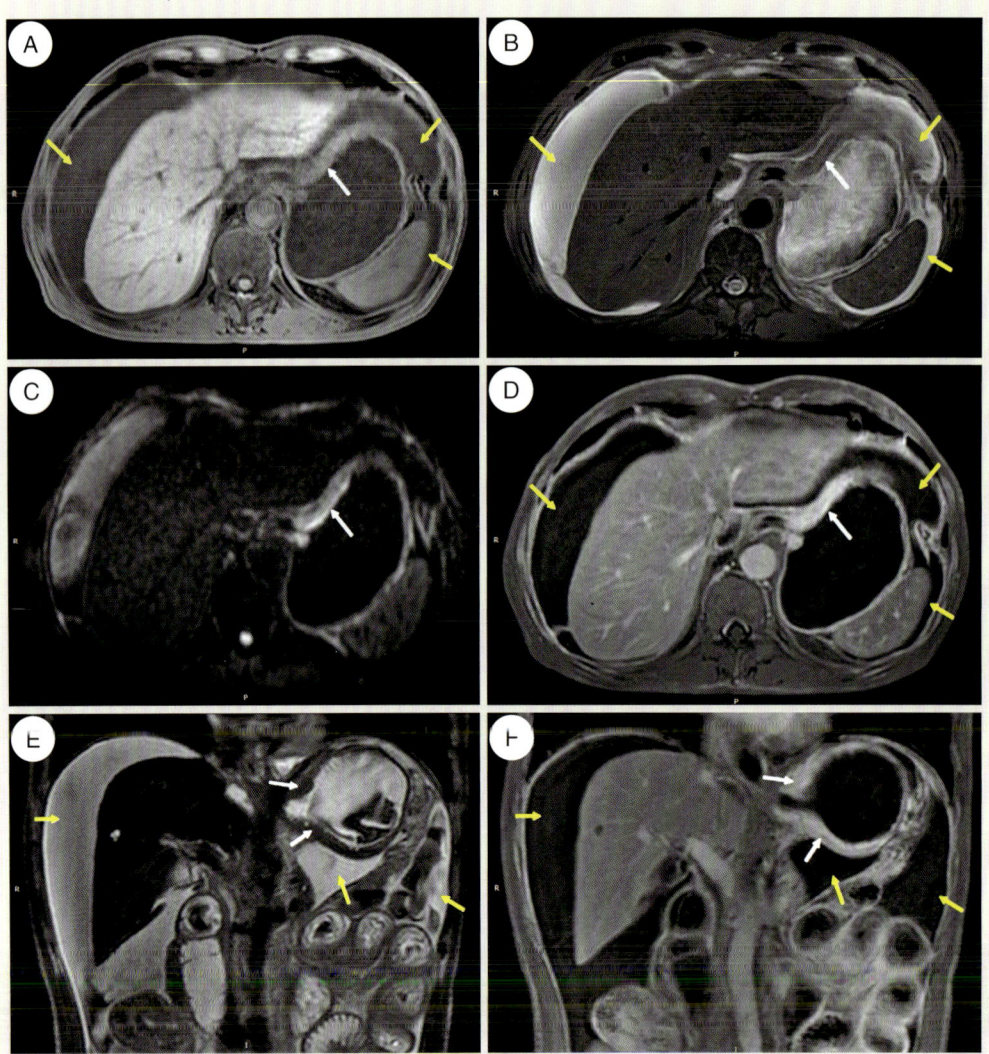

平扫于上腹腔肝、脾、胃周围可见新月形长T1长T2信号影（图A、图B、图D、图E，黄箭头），另见胃体底交界处前壁增厚（白箭头），DWI（图C）呈高信号。增强扫描（图D、图F）腹腔积液无强化，胃体底交界处增厚胃壁明显均匀全层强化（白箭头），符合胃癌，并提示浸润胃壁全层。另增强扫描于腹腔积液外围可见均匀增厚并强化的腹膜，提示腹腔积液为胃癌腹膜种植转移所致。

图5-4-6　腹腔积液的MRI图像（标示图）

【影像诊断要点分析及小结】

腹腔积液（acites）指腹腔内游离液体的过量聚积[1]，正常状态下腹腔内液体50～75 mL。在任何病理情况下腹膜腔内液体量超过200 mL即称为腹腔积液，可分为渗出液或漏出液。腹腔积液常见病因[2]如下。

（1）腹膜本身疾病：如各种原因导致的腹膜炎、腹膜的恶性肿瘤或转移瘤等。

（2）肝脏和门脉系统疾病：多见于肝硬化、肝脏肿瘤、门静脉炎、门静脉血栓形成等。

（3）心血管系统疾病：如充血性心力衰竭、心脏压塞、下腔静脉梗阻等。

（4）肾脏疾病：肾炎、肾脏肿瘤等。

（5）腹腔脏器破裂：如胃肠穿孔、脾脏破裂等。

（6）其他如各种原因导致低蛋白血症、结缔组织病、甲状腺功能减退等。

根据病因不同，产生积液的量不同，部位也不一致。肝硬化引起的腹腔积液主要位于肝脾周围，卵巢癌引起的腹腔积液主要位于盆腔，腹腔炎症引起的腹腔积液主要位于炎症附近。大量积液时，积液可充满腹盆腔[3]。

腹腔积液的诊断可通过超声、CT、MRI等影像学检查，主要影像学检查的表现和临床价值简述如下。

（1）超声对腹腔积液的诊断是极其简便、迅速、准确的。

1）超声能对腹腔积液量进行粗略估计，少量腹腔积液多表现为膈下间隙、肝肾间隙、脾肾间隙或膀胱直肠间隙等一些腹腔低凹处出现较为局限的无回声区；中量腹腔积液时，无回声区呈弥漫性分布，并可随体位改变流动；当出现大量腹腔积液全腹均探及无回声暗区，肠管漂浮其中[4]。

2）超声能对腹腔积液的性状和病因做出初步判断和评估[4]。

3）超声能对腹腔积液的穿刺进行定位和引导，在超声引导下对少量腹腔积液进行穿刺更安全[4]。

（2）腹腔积液在CT上多表现为腹腔内低密度影。少量或中等量积液多呈新月形，位于肝脾周围或结肠旁沟，肝脾被推离腹壁；盆腔内积液多位于膀胱直肠窝内或子宫直肠陷凹。大量积液时，小肠漂浮，充满整个腹盆腔[3]。

（3）MRI检查对少量积液特别敏感，其形态与CT表现一致，T_1WI呈低信号，T_2WI呈高信号[3]。

表5-4-1 良恶性腹腔积液鉴别要点

观察项目	良性	恶性
腹腔积液密度	<20 Hu、透声均匀	>20 Hu、内见点状漂浮回声
腹膜增厚	无腹膜增厚或均匀光滑增厚	结节状或不规则增厚
肠系膜及网膜改变	污迹网膜	不规则饼状改变
腹腔积液部位	大网膜囊内	大、小网膜囊内
肠管形态	肠管漂浮	肠管聚集

参考文献

[1] HANBIDGE A E, LYNCH D, WILSO SR. US of the peritoneum[J]. Radiographics, 2003, 23（3）: 663-685.

[2] HUANG L-L, XIA HH-X, ZHU S-L. Ascitic Fluid Analysis in the Differential Diagnosis of Ascites: Focus on Cirrhotic Ascites[J]. J Clin Transl Hepatol, 2014, 2（1）: 58-64.

[3] 白人驹, 韩萍, 于春水. 医学影像诊断学[M]. 4版. 北京: 人民卫生出版社, 2017.

[4] 陈科锦, 封光华, 贾忠. 腹腔积液的B型超声诊断进展[J]. 医学研究杂志. 2010, 39（1）: 116-118.

二、气腹

【病例概要】

老年患者,因发现结肠癌1周就诊。患者因结肠癌于我院行腹腔镜下结肠癌根治术,术后3天出现腹痛、发热,考虑吻合口瘘并腹腔感染,查CT示腹腔多发积液积气。

【图片资料】

1. 超声表现

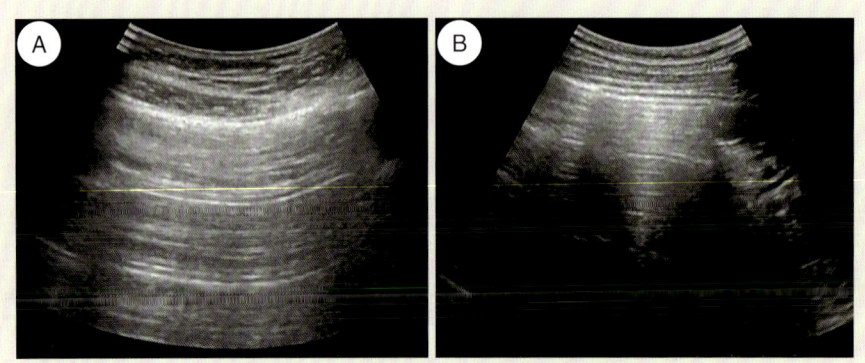

图5-4-7 气腹的超声图像(原始图)

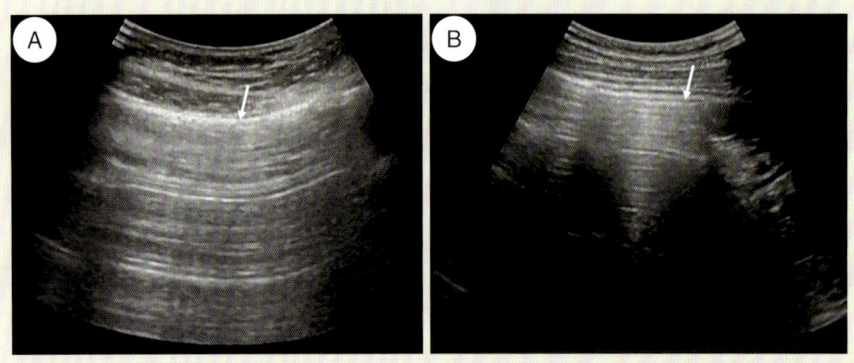

A、B.二维超声可见腹膜下方条带状强回声,与两侧腹膜带状回声连续,后方伴混响伪像,该强回声可随体位改变移动,不随呼吸移动。

图5-4-8 气腹的超声图像(标示图)

2. CT表现

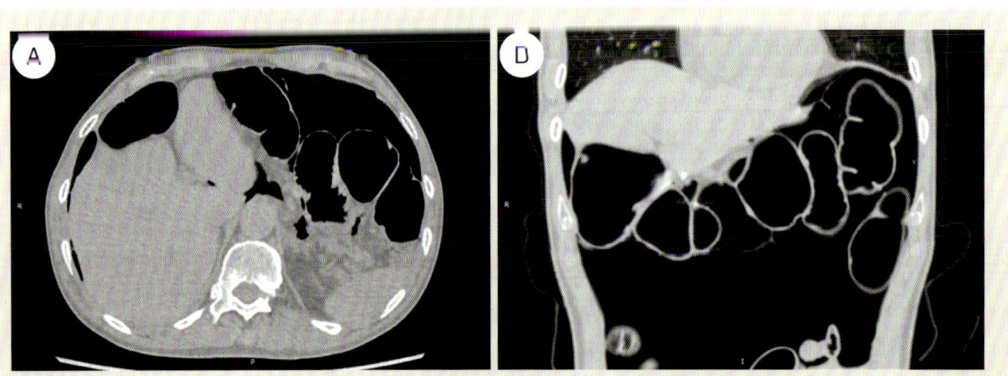

图5-4-9 气腹的CT图像(原始图)

第五章 腹壁、腹膜、腹腔病变

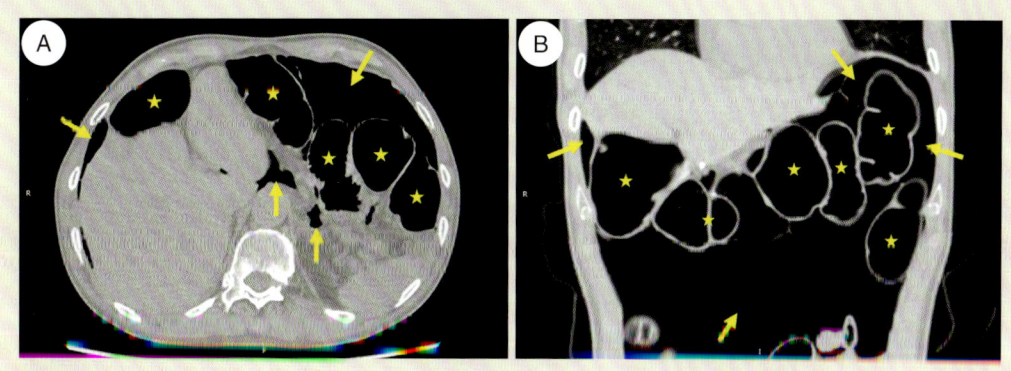

腹腔游离气体的显示需要使用比较宽的窗宽。横断面（图A）和冠状面（图B）图像示上腹腔可见大量游离气体（箭头），较多积气的结肠（五角星）显示清晰。

图5-4-10 气腹的CT图像（标示图）

【影像诊断要点分析及小结】

气腹[1]（pneumoperitoneum）即为腹腔内存在游离气体的状态，多由胃肠道穿孔等所致，急腹症患者常见，在腹部手术和创伤后的3周内也可见到腹腔内游离气体。

超声检查急腹症患者时应警惕腹腔游离气体，其超声诊断标准主要为：腹膜下条带状强回声、后方混响伪像及可移动性。当腹腔积气较少时，可嘱患者头高脚低（与水平面呈10°~20°），并左侧卧位，扫查右上腹，沿肝包膜寻找条带状强回声，必要时可使用高频探头使检出更敏感。

气腹X线影像：立位片在一侧或两侧膈下见与膈肌形态一致的新月形带状透亮影；"双壁征"（rigler sign）：大量气腹时，肠管壁的两侧在（肠道内气体和腹膜腔内气体）气体衬托下显示清晰。"镰状韧带征"：正常情况下镰状韧带不可见，当患者仰卧位腹腔内存在较多游离气体上升至肝脏前侧，围绕镰状韧带使其可见。

气腹CT可以良好显示，只需要使用比较宽的窗宽即可，或直接将图像切换至肺窗进行显示。但气腹的原因很多时候不容易直接显示，因为胃肠道穿孔后，肠管压力已经释放，穿孔部位的肠管往往是萎陷状态。如果已知患者有器质性病变，如肠道肿瘤，则穿孔部位通常在肿瘤近端（肿瘤堵塞肠腔，肿瘤近端肠腔压力最大）或肿瘤部位（特别是正在化疗时）；对于急腹症患者，需要重点观察的部位为胃和十二指肠球部（溃疡穿孔）、阑尾（坏疽性阑尾炎）和结肠（憩室穿孔，以盲、升结肠和乙状结肠多见）[2]。同时，一些间接征象，如急性穿孔时，穿孔部位附近的脂肪间隙往往相较其他区域更为模糊，也有助于辅助我们判读穿孔部位。

气腹可由多种原因造成，最常见的原因为消化道穿孔，X线检查可能会漏诊穿孔，即使立位照片能看到膈下游离气体也难以明确穿孔部位，CT应作为临床疑诊胃肠道穿孔患者的首选检查方法，其可明确穿孔部位及穿孔原因，为临床指定相应治疗策略提供参考。

参考文献

[1] TANNER T N, HALL B R, ORAN J. Pneumoperitoneum[J]. Surg Clin North Am, 2018, 98（5）: 915-932.

[2] KIM S H, SHIN S S, JEONG Y Y, et al. Gastrointestinal tract perforation: MDCT findings according to the perforation sites[J]. Korean J Radiol, 2009, 10（1）: 63-70.

第六章

常见消化系统疾病介入影像

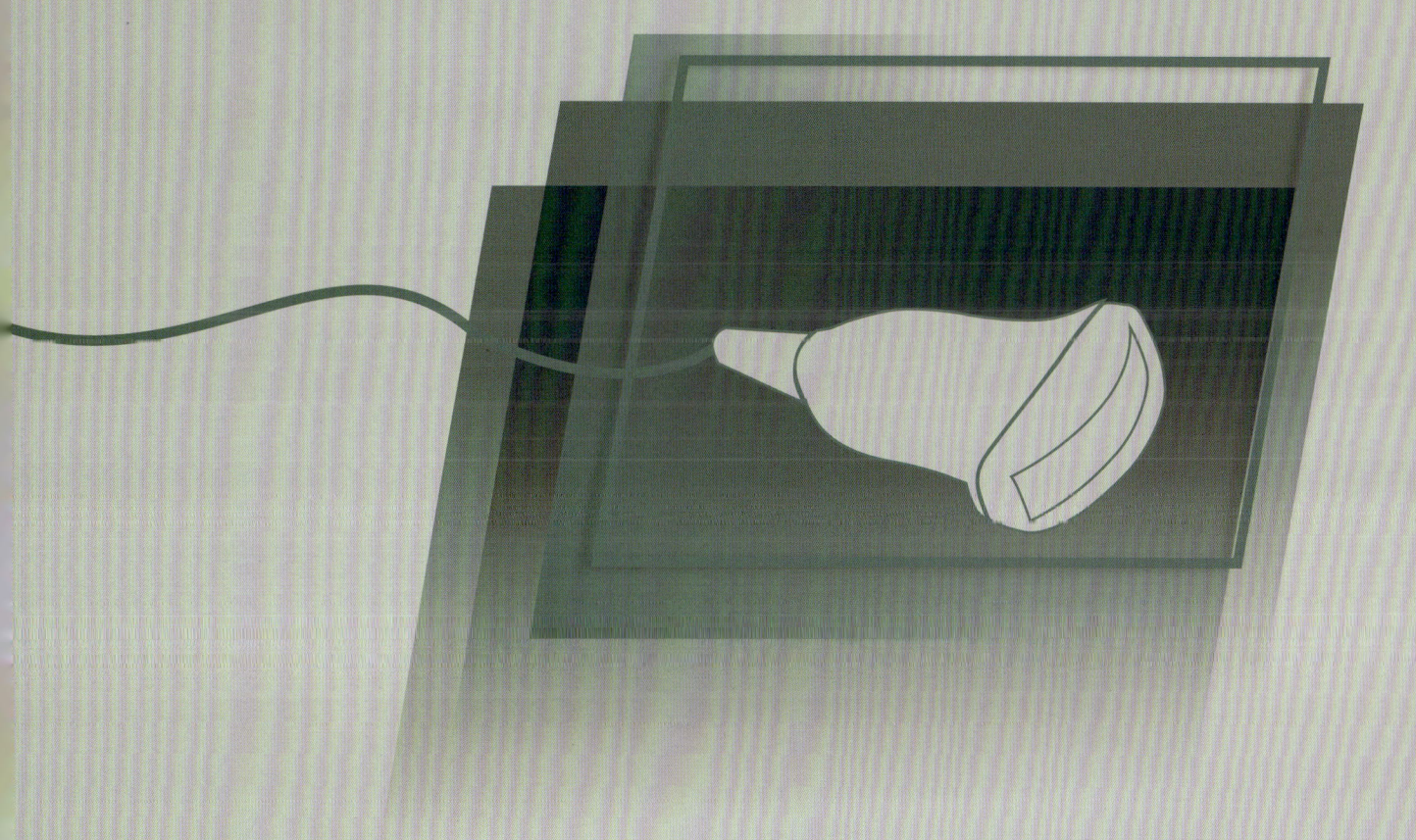

第一节 常见消化系统肿瘤性疾病

一、肝血管瘤

【病例概要】

患者女性，46岁，因"体检发现肝占位2年余，增大1周"来就诊。患者2年前体检发现肝占位，外院影像学检查提示肝占位性病变，考虑肝血管瘤可能性大，1周前行彩色多普勒超声检查提示肝右叶病灶较前增大，近期患者无诉肝区疼痛，无身目黄染，无发热、头晕、头痛等。

【图片资料】

1.CT表现

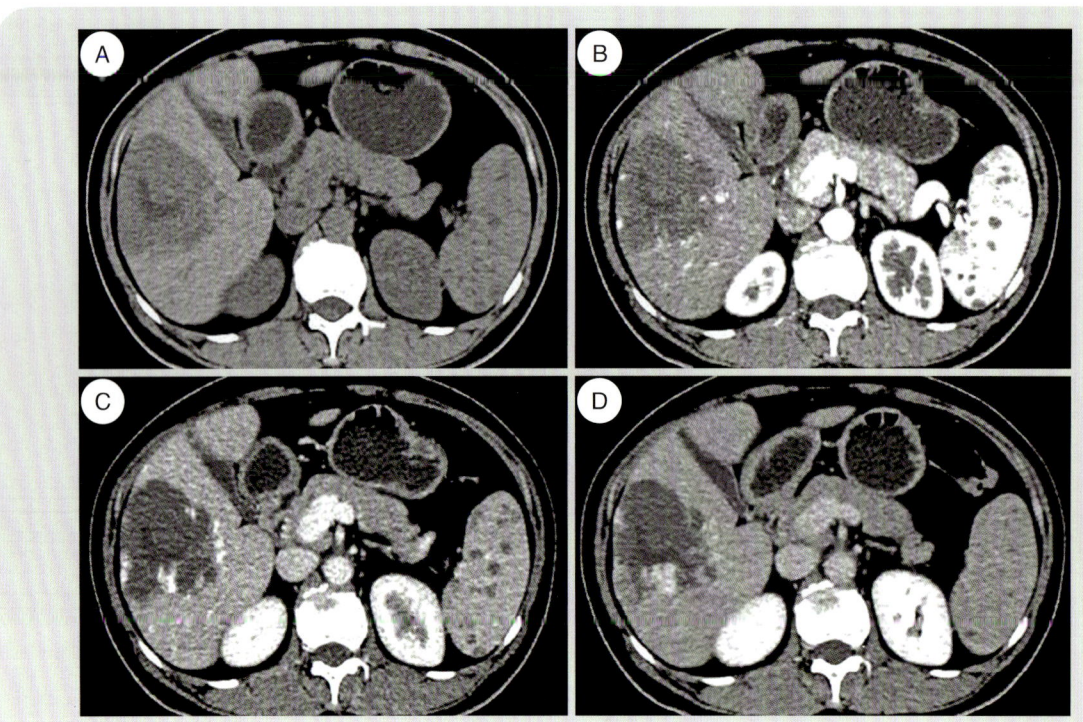

图6-1-1 肝血管瘤的CT平扫及增强图像（原始图）

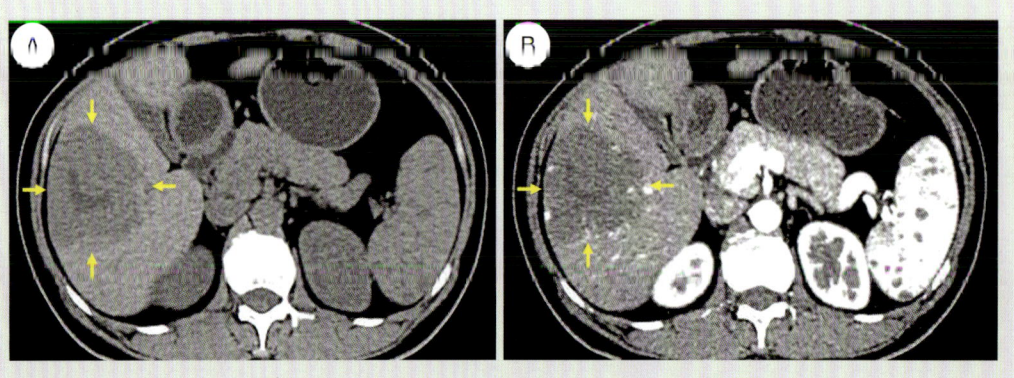

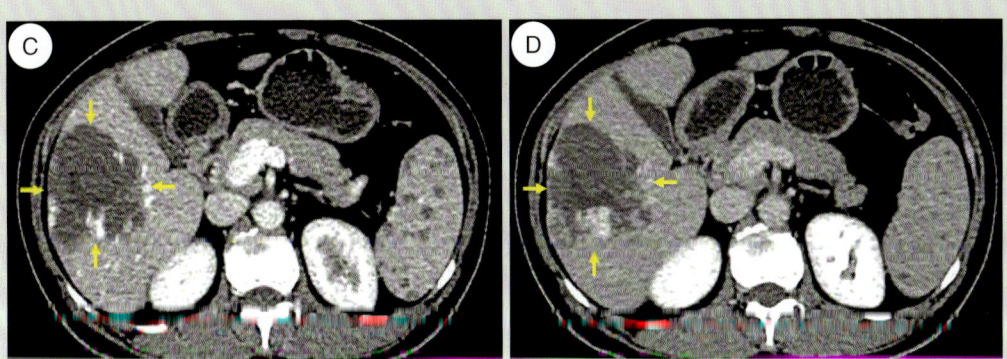

平扫（图A，箭头）于肝S5/6见一个类圆形稍低密度灶，增强扫描动脉期（图B，箭头）S5/6病灶呈边缘不规则结节样明显强化，程度与大动脉接近；门静脉期及延迟期（图C、图D，箭头）病灶强化向中央填充并趋于均匀，强化程度高于正常肝实质，中央可见坏死区。

图6-1-2 肝血管瘤的CT平扫及增强图像（标示图）

2.MRI表现

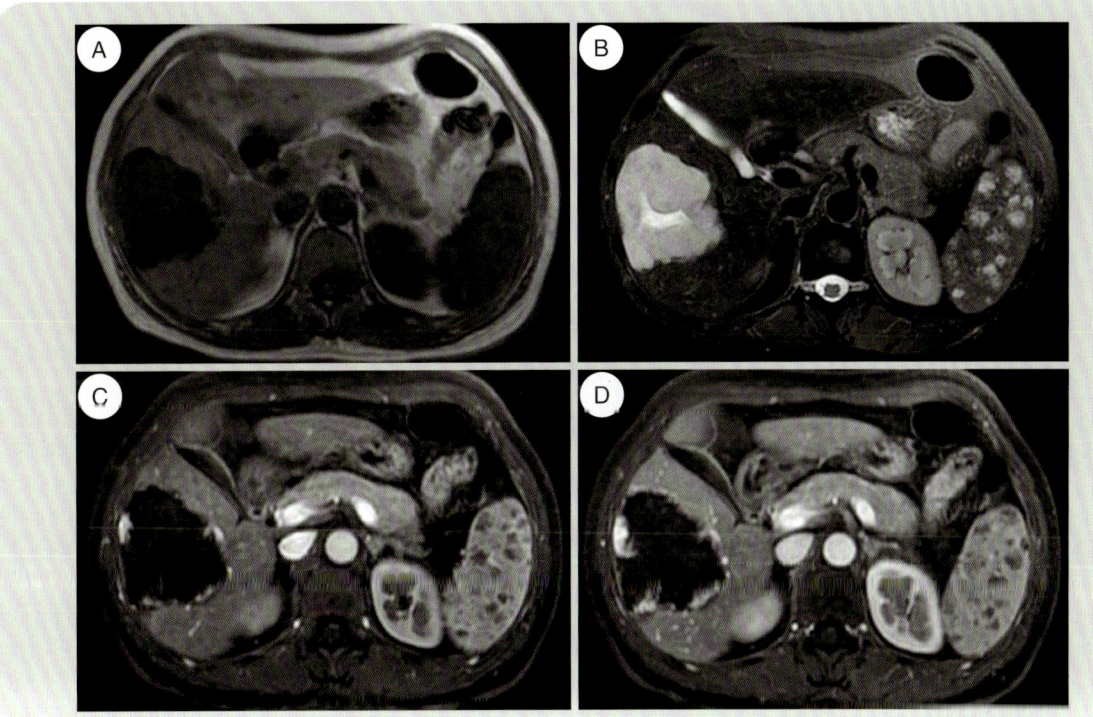

图6-1-3 肝血管瘤的MRI平扫及增强图像（原始图）

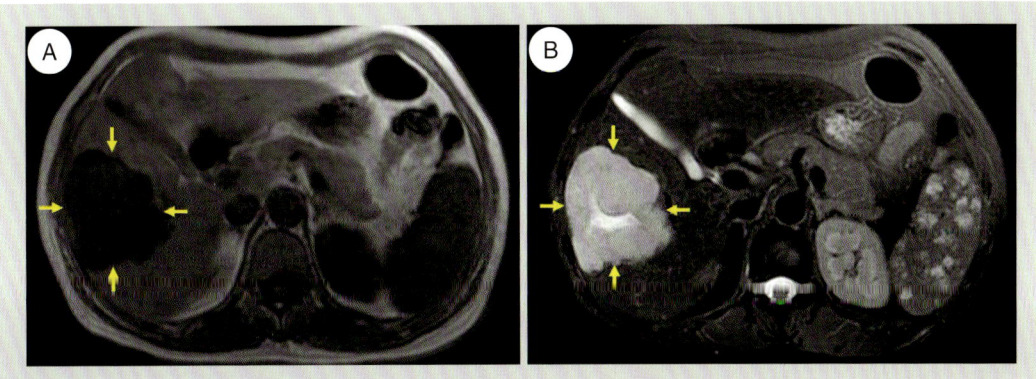

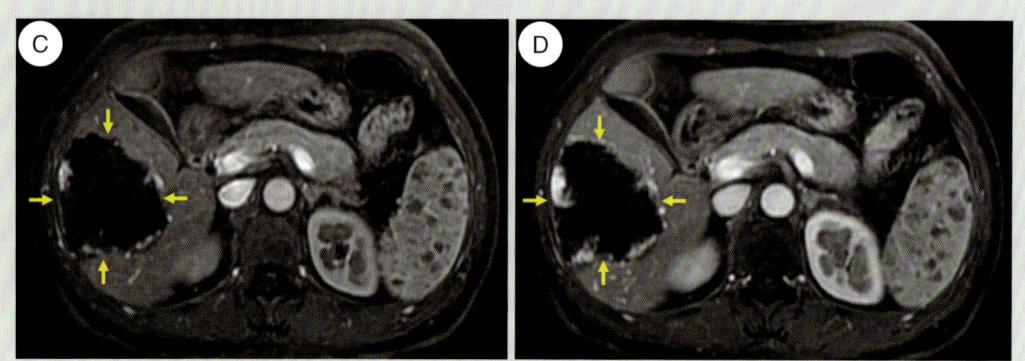

肝S5/6见一个类圆形异常信号影（箭头），边界清晰，T_1WI（图A，箭头）呈稍低信号，脂肪抑制T_2WI（图B，箭头）呈明显高信号，LAVA增强扫描早期（图C，箭头）呈边缘结节样明显强化，静脉期（图D，箭头）强化向中央填充且强化均匀，程度高于正常肝实质，中央可见坏死区。

图6-1-4　肝血管瘤的MRI平扫及增强图像（标示图）

3.DSA表现

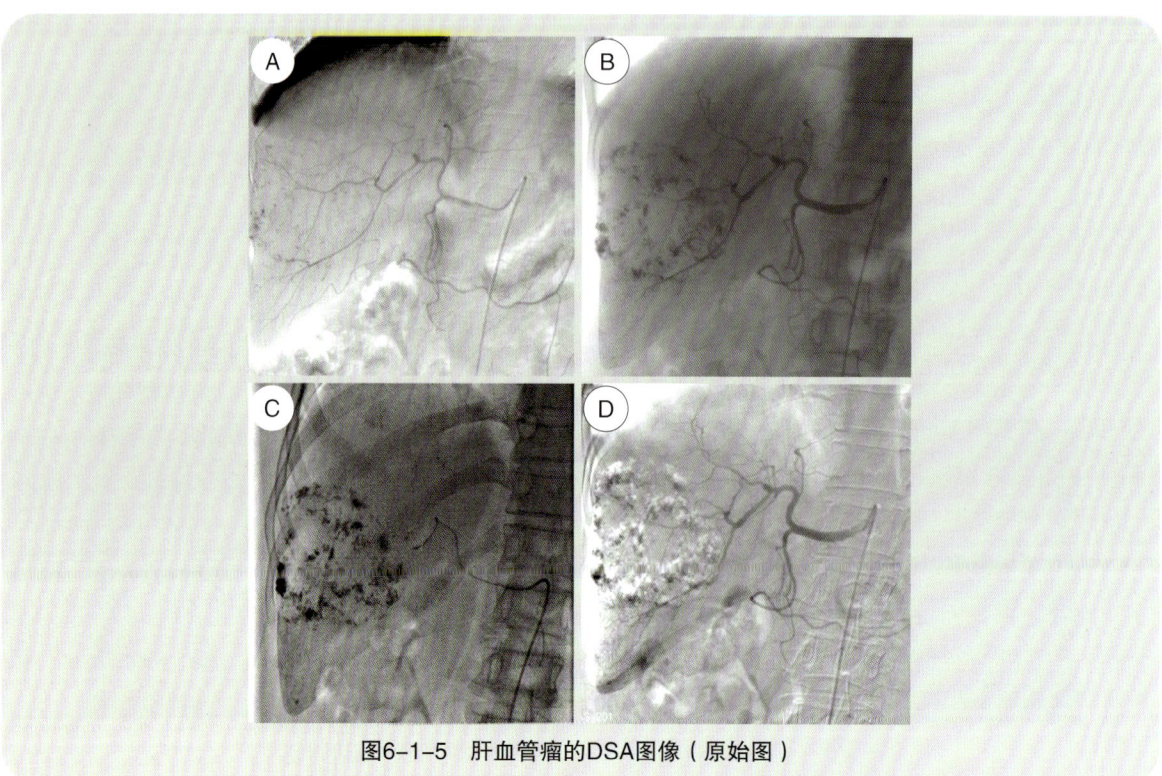

图6-1-5　肝血管瘤的DSA图像（原始图）

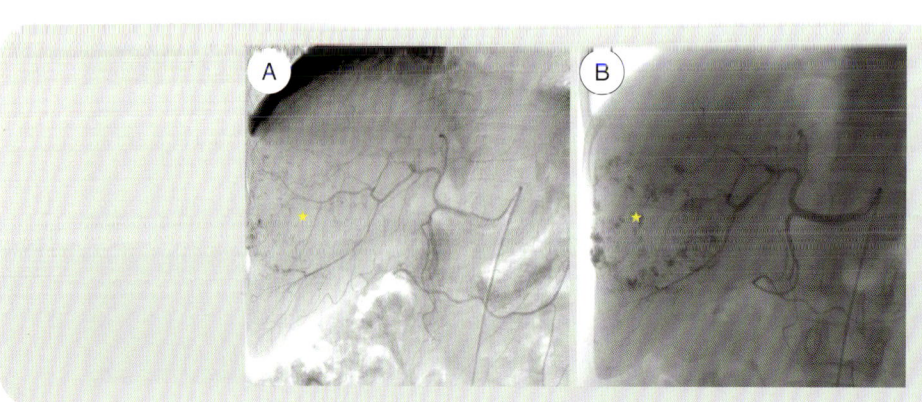

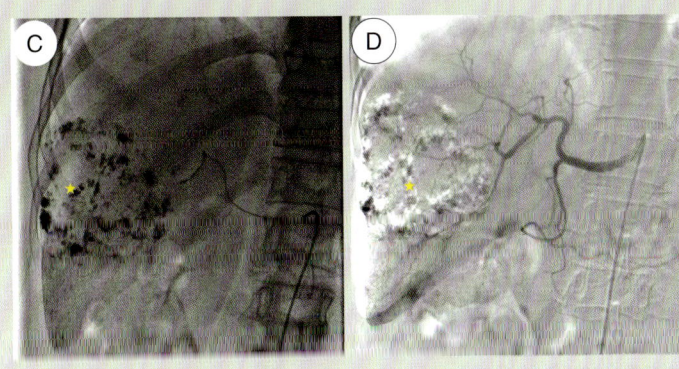

肝S5见一个片状染色影（五角星），动脉期（图A，五角星）呈棉花团样对比剂充盈，随时间延迟（图B，五角星）供血动脉增粗、扩张，可见血管池或湖样充盈，表现为"树上挂果征"。（图C，五角星）碘化油栓塞后的沉积表现，（图D，五角星）栓塞结束后再次造影见血管湖及血管瘤供血动脉消失、闭塞。

图6-1-6 肝血管瘤的DSA图像（标示图）

【影像诊断要点分析及小结】

肝血管瘤（hepatic hemangioma，HH）是一种中胚层衍生肿瘤，是由单层扁平内皮细胞构成的网格状结节或团块，其内充满血液，瘤体由肝动脉循环供血，部分患者伴有动静脉瘘。HH是最常见的肝脏良性肿瘤，通常在体检时被偶然发现。HH通常无症状，以单发病灶最为常见，生长较慢，且患者的肝功能无明显异常。少数生长倾向明显，当肿瘤体积较大时，患者可能出现非特异性症状，通常表现为腹痛、右上腹不适和胀满。肿瘤可压迫邻近结构引起恶心、早饱、餐后腹胀等其他症状。较少见的相关症状包括发热、黄疸、呼吸困难、高输出量性心力衰竭和胆道出血。此外，巨大HH可压迫肝静脉和（或）下腔静脉导致布-加综合征。HH还可能导致危及生命的凝血障碍，即Kasabach-Merritt综合征（血小板减少、DIC和全身性出血）；HH的另一种严重并发症是自发性或创伤性破裂出血，但发生风险极低。对于直径<5 cm的单发或多发（<5个）且直径<5 cm的HH，无临床症状可定期随访。对于存在危险因素或有症状的患者，根据瘤体的位置和大小综合判断，可以通过手术或其他非手术方式进行治疗[1]。

CT：HH平扫呈圆形或椭圆形低密度影，边界清楚，密度均匀。较大HH病灶中央可见更低密度区，呈星形或不规则形。CT值35～41 Hu。增强扫描大部分HH于动脉期可见边缘呈结节样强化，且环绕病灶周围，其密度和同层大血管密度相同，强化区进行性向中心扩展。延迟扫描病灶呈等密度填充，较大病灶的中心区可以始终不填充，与平扫时所见的中央更低密度区一致或更明显。等密度填充时间与病灶大小有关，病灶越大，所需时间越长。

MRI：血管瘤T1加权像呈低信号，T2加权像呈高信号（"灯泡征"）。增强扫描强化方式与CT类似。

DSA：为有创检查，较少用于HH诊断，为HH诊断的"金标准"。一般若瘤体巨大则出现"树上挂果征"。动脉期早期出现，持续时间长，可达20秒甚至更长，呈现颇有特征的"早出晚归"。其在鉴别肿瘤良恶性或并行栓塞治疗时有较好的应用价值[2]。

治疗：外科手术及介入微创手术为治疗HH的主要方式。外科手术切除是治疗症状性HH的主要方法，但创伤大，且术后可能出现胆漏、肠梗阻、消化道出血及感染等并发症。微创治疗操作简单、创伤小、术后恢复快，逐渐用于治疗HH。目前微创治疗HH的方法主要包括穿刺硬化术、消融术及肝动脉栓塞术（transcatheter arterial embolization，TAE）[3]。

参考文献

[1] LEON M, CHAVEZ L, SURANI S.Hepatic hemangioma: What internists need to know[J]. World J Gastroenterol, 2020, 26 (1): 11-20.

[2] 陈孝平, 夏锋, 李雪松.肝血管瘤诊断和治疗多学科专家共识（2019版）.临床肝胆病杂志, 2019, 35 (9).

[3] 夏咸成, 魏宁, 徐浩, 等.肝血管瘤影像学诊断与介入治疗研究进展[J]. 中国介入影像与治疗学. 2021, 18 (1): 56-59.

二、肝细胞癌（HCC）

【病例1概要】

患者男性，48岁，因"肝癌综合治疗2年余，AFP升高半月"入院。患者2年前确诊原发性肝癌，当地行经肝动脉灌注化疗栓塞术及靶向+免疫治疗，后行手术切除术，半月前患者于当地查AFP 110.15 ng/mL，遂来我院就诊。近期患者无诉肝区疼痛，无身目黄染，无明显体重减轻等不适。

【图片资料】

1.MRI表现

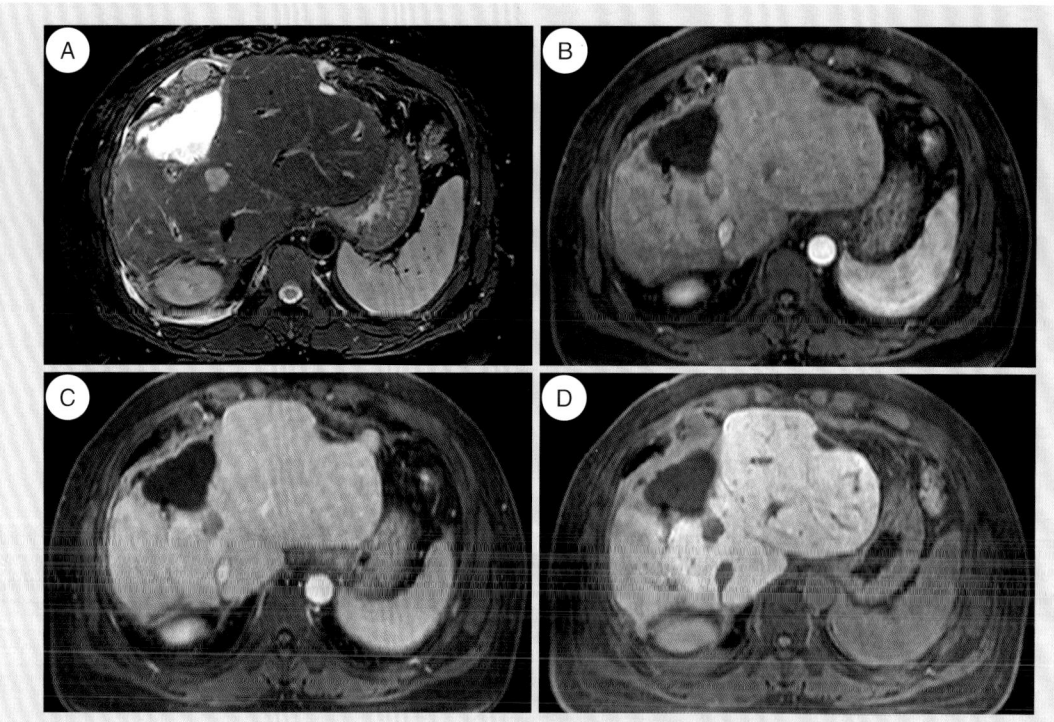

图6-1-7　HCC的MRI检查图像（原始图）

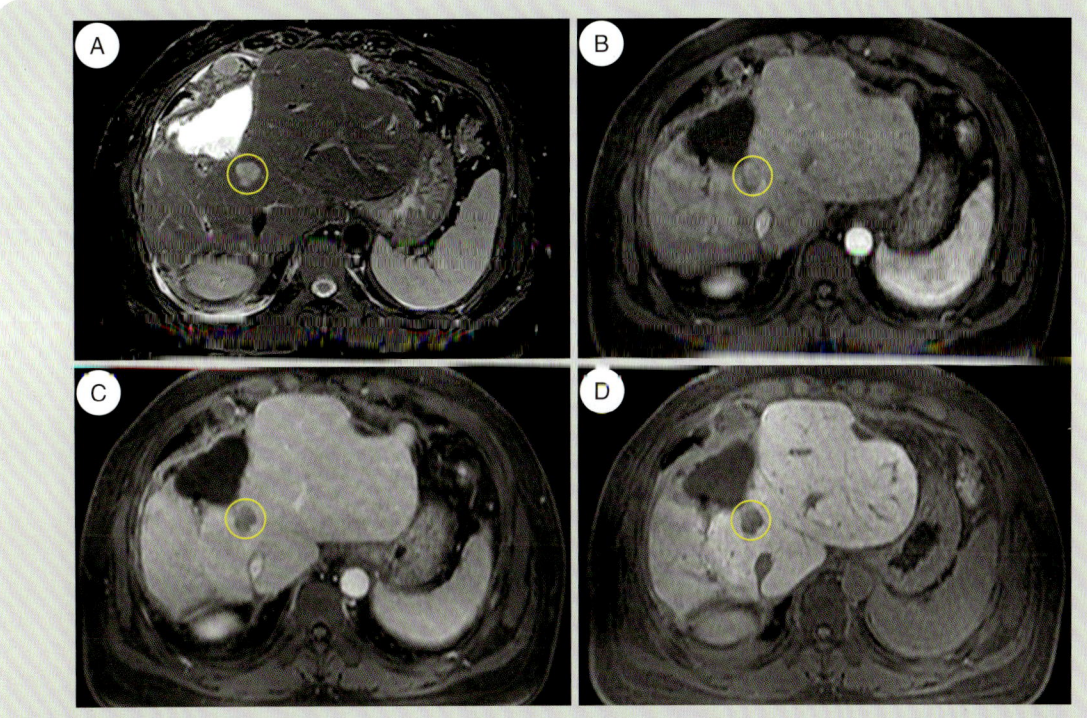

A.T_2WI示病灶呈高信号（黄圈）；B、C.动态增强扫描病灶强化特点与CT一致，呈"快进快出"表现（黄圈）；D.使用肝细胞特异性对比剂（普美显，Gd-EOB-DTPA）增强扫描延迟30分钟扫描，病灶呈低信号（黄圈）。

图6-1-8　HCC的MRI检查图像（标示图）

2.DSA表现

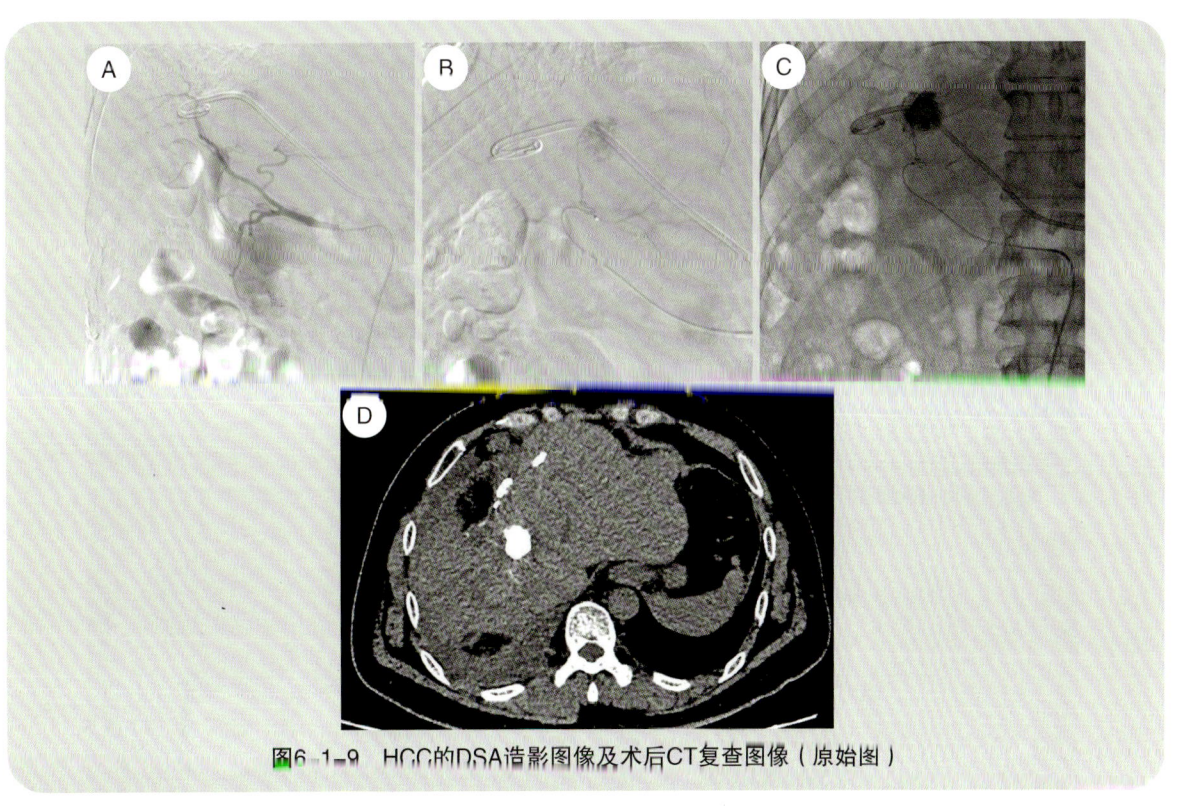

图6-1-9　HCC的DSA造影图像及术后CT复查图像（原始图）

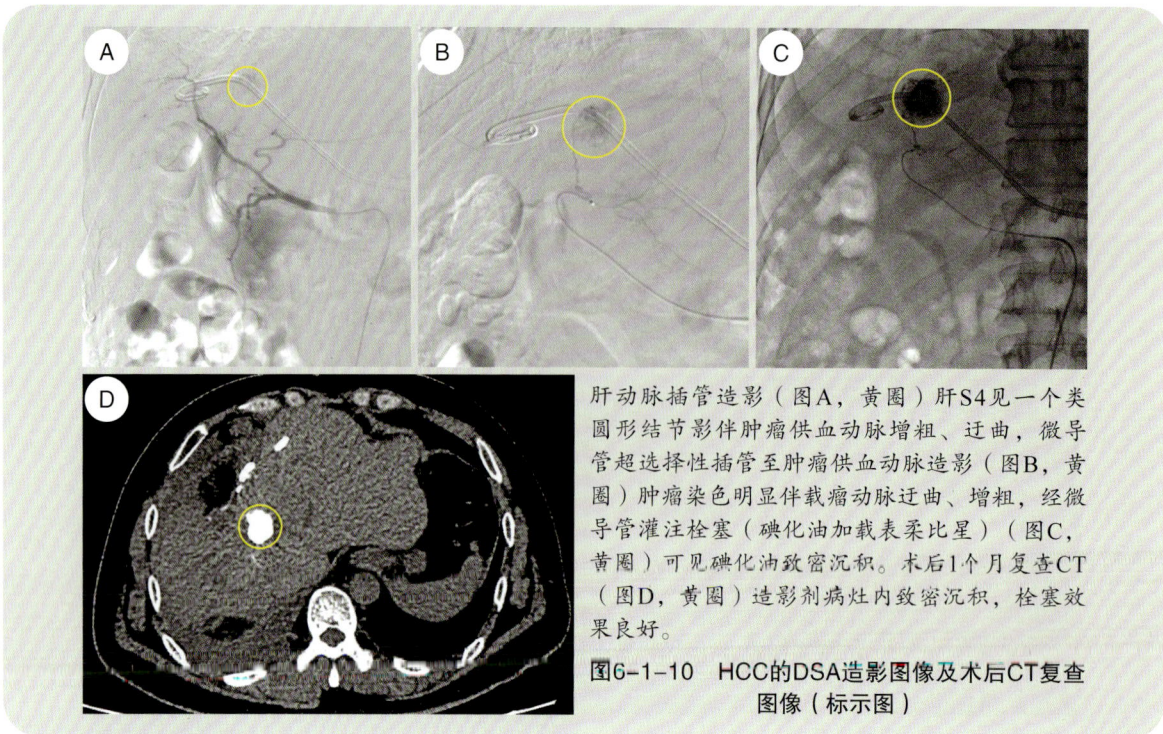

肝动脉插管造影（图A，黄圈）肝S4见一个类圆形结节影伴肿瘤供血动脉增粗、迂曲，微导管超选择性插管至肿瘤供血动脉造影（图B，黄圈）肿瘤染色明显伴载瘤动脉迂曲、增粗，经微导管灌注栓塞（碘化油加载表柔比星）（图C，黄圈）可见碘化油致密沉积。术后1个月复查CT（图D，黄圈）造影剂病灶内致密沉积，栓塞效果良好。

图6-1-10　HCC的DSA造影图像及术后CT复查图像（标示图）

【病例2概要】

患者男性，39岁，因"体检发现肝占位3天"入院。患者3天前当地体检发现肝占位性病变，为进一步治疗就诊于我院，我院CT检查提示肝占位性病变，原发性肝癌可能性大，实验室检查提示：血甲胎蛋白定量82 642.880 ng/mL。患者有乙肝病史20余年，未曾检查及抗病毒治疗。

【图片资料】

1.CT表现

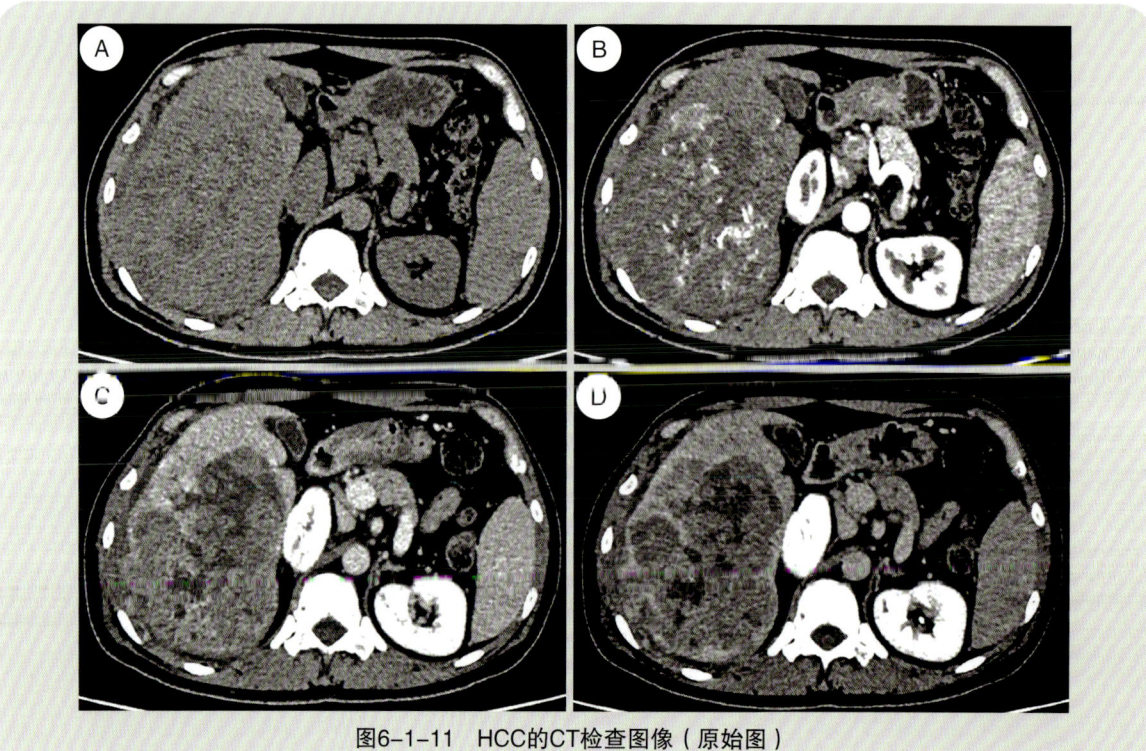

图6-1-11　HCC的CT检查图像（原始图）

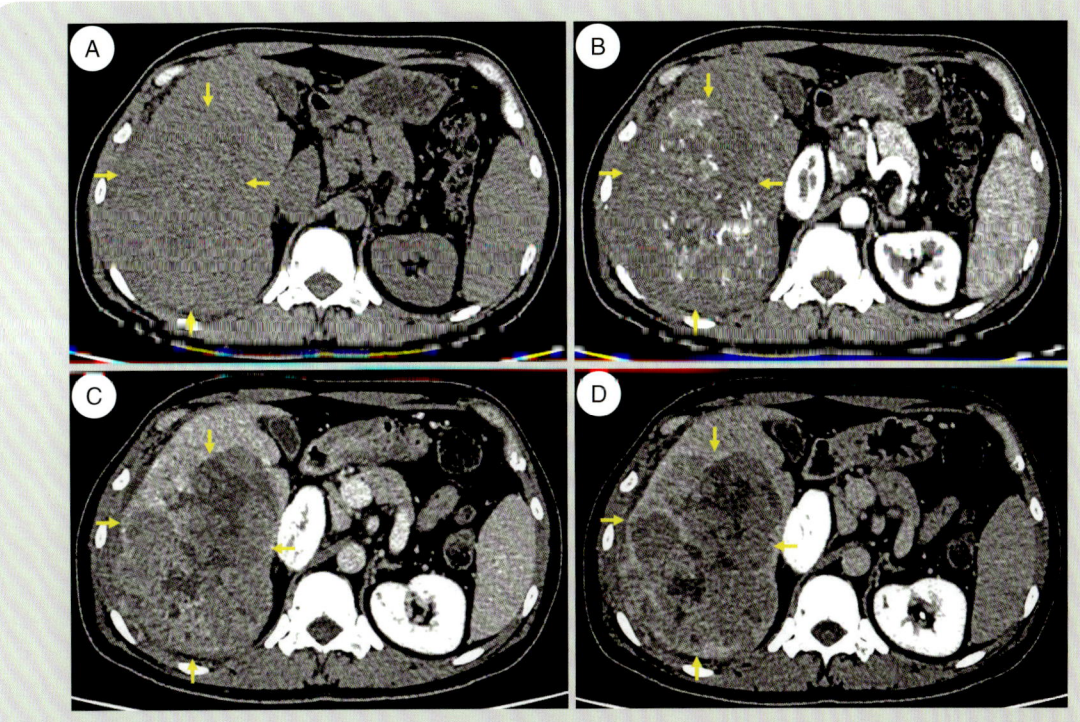

肝右叶见一巨大类圆形肿块影,部分边界清晰,平扫时呈不均匀低密度,内可见条片状更低密度影(图A,箭头);增强扫描呈不均匀明显强化,动脉期见迂曲供血小血管影,动脉期实性部分明显强化(图B,箭头),静脉期及延迟期实性部分强化程度减低,密度稍低于正常肝实质密度,强化方式呈快进快退,中央见不规则无强化区(图C、图D,箭头)。

图6-1-12　HCC的CT检查图像(标示图)

2.DSA造影表现

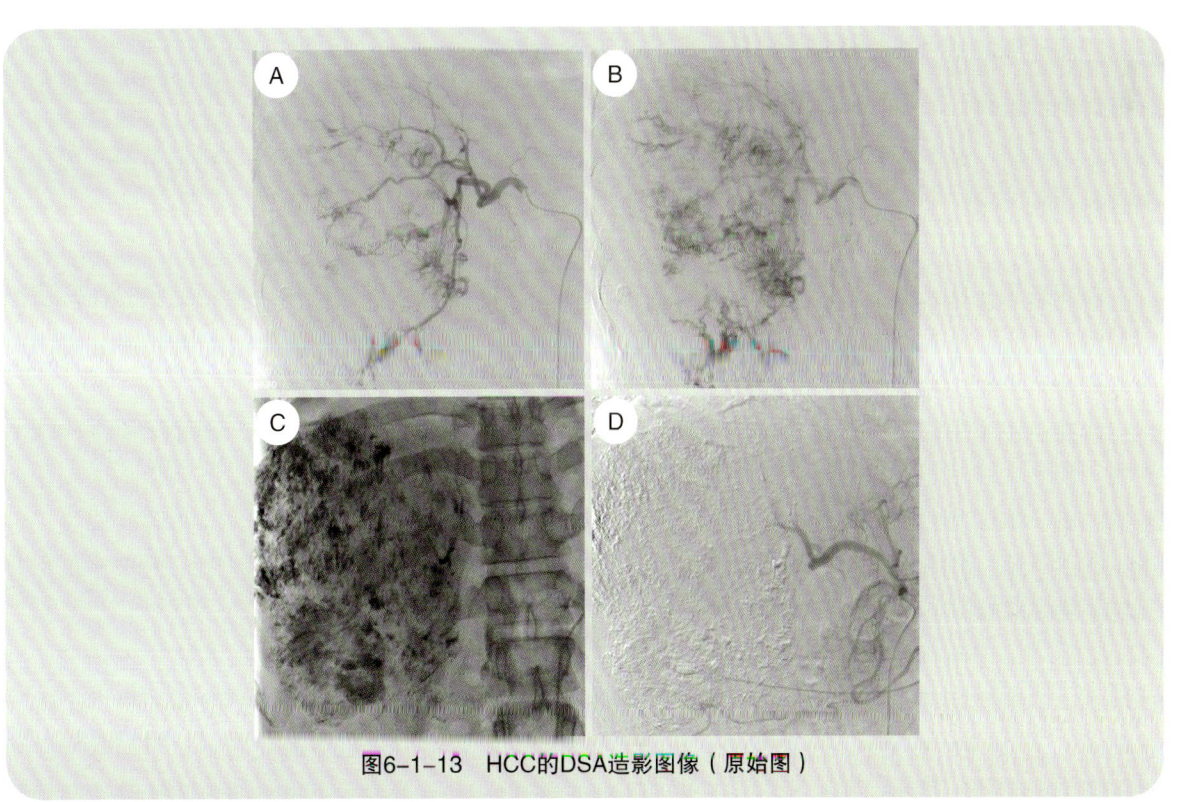

图6-1-13　HCC的DSA造影图像(原始图)

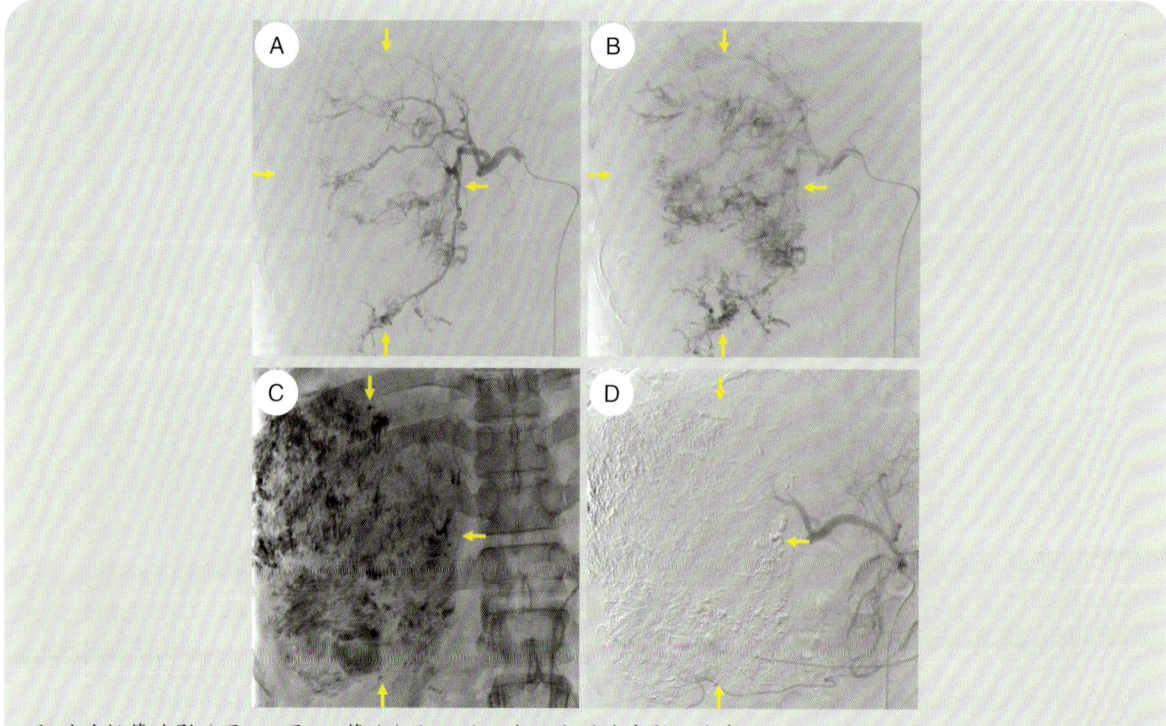

肝动脉插管造影（图A、图B，箭头）肝S4见一个巨块型肿瘤影，肿瘤供血动脉为肝右动脉分支及肝左动脉分支供血，供血动脉明显增粗、迂曲，随时间延迟，肿瘤染色更明显；微导管超选择性插管至肿瘤供血动脉造影，经微导管灌注栓塞（碘化油加载表柔比星）（图C，箭头）可见碘化油致密沉积。术后造影显示肿瘤染色影消失，肿瘤供血动脉闭塞（图D，箭头）及病灶内致密沉积，栓塞效果良好。

图6-1-14 HCC的DSA造影图像（标示图）

【影像诊断要点分析及小结】

肝细胞癌（HCC）是我国最常见的肝恶性肿瘤，其死亡率排名为恶性肿瘤的第二位。HCC多在慢性肝炎、肝硬化的基础上发生，呈实性占位性肿物，肿瘤新生血管增生杂乱、扭曲扩张，血供来源于肝动脉，可伴有动静脉瘘形成[1]。根据大体形态，HCC一般分为结节型、巨块型和弥漫型：①结节型，最多见；②巨块型，直径多>10 cm，可以是单个巨块，或是多个结节融合而成，中心易出血坏死；③弥漫型，较少见，许多小的癌结节遍布全肝，癌结节与肝硬化结节常难以鉴别。

临床表现：HCC早期症状不明显，多在筛查或影像学检查中发现，出现典型症状时往往属于中晚期，肝区疼痛为较常见的症状，余可表现为腹胀、乏力、消瘦等以及扪及上腹部肿块。

实验室检查：AFP升高对HCC诊断具有较高的特异性。

诊断：HCC的诊断主要依靠超声、超声造影、增强CT/MRI等影像学检查。影像学检查在HCC的临床诊断中占有举足轻重的地位，是为数不多可以依靠流行病学病史和典型影像学临床确诊的恶性肿瘤。临床上超声（造影）、增强CT/MRI可对大部分HCC做出准确诊断，获得肿瘤位置、大小、肝内子灶、肝内血管侵犯及肝外组织受侵的情况。增强MRI，尤其是肝实质特异性造影剂（普美显）增强MRI在小肝癌的鉴别诊断方面具有较大优势。

CT：平扫上绝大多数HCC呈稍低密度，也可为等密度或混合密度。较大肿瘤密度不均匀，内伴坏死、囊变及脂肪变性等低密度区，合并出血则为稍高密度区。增强扫描呈典型"快进快出"表现：肝动脉期肿瘤病灶强化显著，均匀或不均匀；肿瘤较大时可见供血血管影；门静脉期由于对比剂廓清较快，呈相对稍低密度；延迟期以稍低密度为主要表现。可见"假包膜征"。门静脉癌栓表现为门静脉主干或分支内的充盈缺损影[2]。

MRI：MRI表现与CT表现相似，T_1WI呈稍低或等信号，T_2WI呈稍高信号，当瘤内出现脂肪、坏死囊变、出血时，则表现相应信号，脂肪抑制序列表现为更清楚的稍高信号。增强扫描动脉期明显强化，门静脉期和延迟期消退，呈相对低信号[3]。

DSA：原发性肝癌腹腔动脉或肝动脉造影具有特征性表现。①肿瘤血管：形态不规则，粗细不均，走行迂曲，末梢呈丛、团状。②肿瘤染色：肿瘤中毛细血管被造影剂充盈后，呈边界清楚、密度均匀致密影，称肿瘤染色，一般与肿瘤大小相符。③正常血管受压移位表现。④动-静脉瘘：在动脉期即可发现门静脉或肝静脉分支显影，形成肝动脉-门静脉瘘和（或）肝动脉-肝静脉瘘。⑤门静脉或肝静脉癌栓：表现为门静脉或肝静脉充盈缺损或线条征改变[4]。

治疗：外科治疗（包括手术切除和肝移植）是早期HCC患者首选的治疗方法，能使患者获得长期生存乃至治愈。早期HCC还可选择局部消融治疗，可获得与手术切除相当的预后。肝动脉栓塞化疗在中期HCC发挥重要的治疗作用；而系统性治疗，包括基础肝病、抗肿瘤药物、支持对症及中医药治疗贯穿HCC的全程，尤其是作为晚期HCC的姑息治疗[2]。

预后：随着早期诊断、早期治疗和治疗技术的进步，肝癌手术切除率已大大提高，总体疗效显著提高，然而HCC即使获得根治性切除，5年内仍有60%~70%的患者出现转移、复发，故所有患者术后均需要接受密切观察和随访。

参考文献

[1] FORNER A, REIG M, BRUIX J.Hepatocellular carcinoma[J]. Lancet, 2018, 391（10127）: 1301-1314.

[2] AYUSO C, RIMOLA J, VILANA R, et al. Diagnosis and staging of hepatocellular carcinoma (HCC): current guidelines[J]. Eur J Radiol, 2018, 101: 72-81.

[3] JIANG H Y, CHEN J, XIA C C, et al. Noninvasive imaging of hepatocellular carcinoma: From diagnosis to prognosis[J]. World J Gastroenterol, 2018, 24（22）: 2348-2362.

[4] 郭启勇. 介入放射学[M]. 北京：人民卫生出版社，2017.

三、肝内胆管细胞癌（ICC）

【病例概要】

患者男性，59岁，因"上腹部不适2周，发现肝占位3天"入院。患者2周前无明显诱因出现上腹部不适，伴食欲缺乏、反酸、腹胀、食欲减退、厌油腻，进食后有中下腹部不适，间断胀痛感，无伴腰背部疼痛。当地医院MRI提示肝左叶病灶，考虑恶性肿瘤性病变。为求进一步治疗住院。患者自起病以来，食欲不振，精神、睡眠欠佳，二便无明显改变。

【图片资料】

1.CT表现

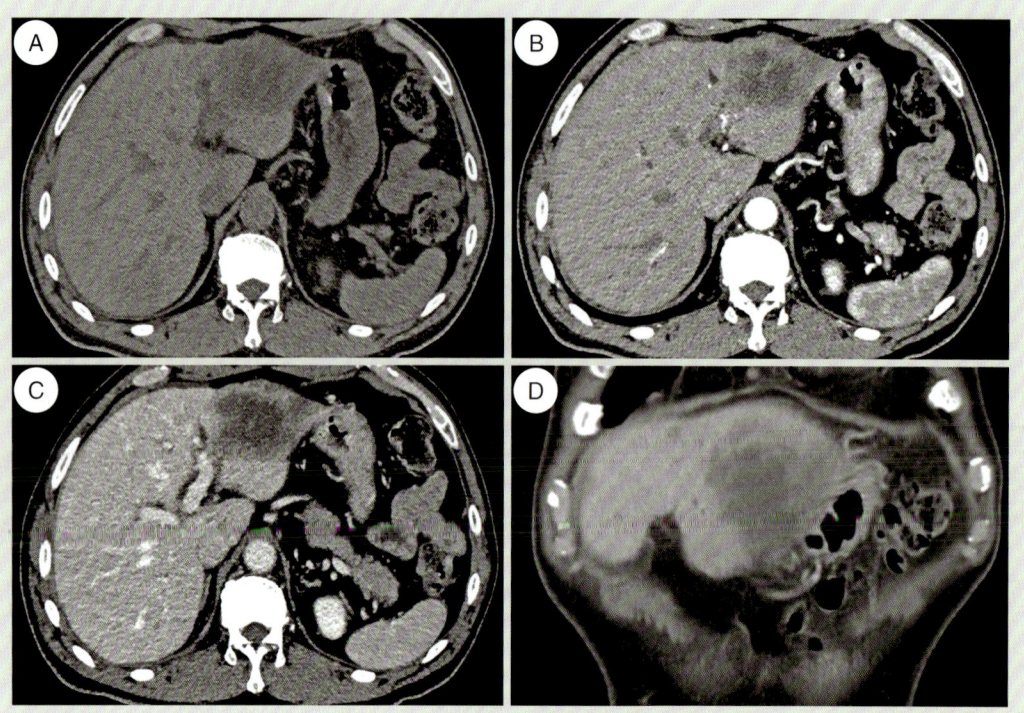

图6-1-15 ICC的CT检查图像（原始图）

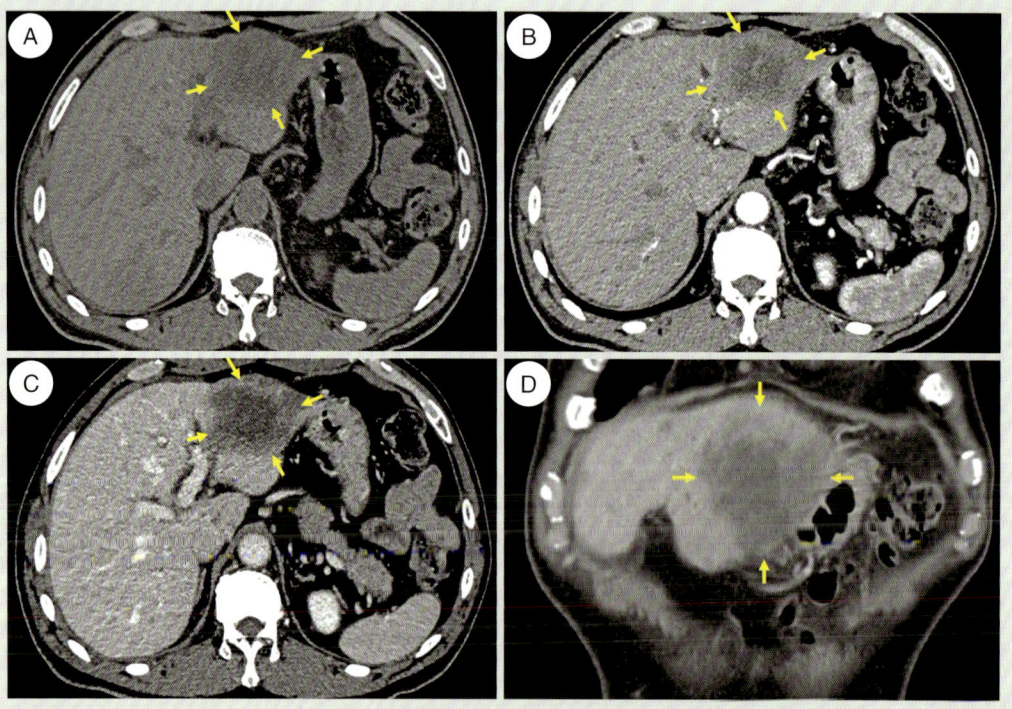

肝S7/2见斑片状稍低密度灶，边界欠清，内见片状低密度影，平扫呈稍低密度（图A，箭头），增强后动脉期强化不明显（图B，箭头），边缘可见增粗的肿瘤血管影，门静脉期及延迟期肿物呈不均匀延迟性强化，其内可见部分无强化区（图C、图D，箭头）。

图6-1-16 ICC的CT检查图像（标示图）

2.DSA造影及复查CT表现

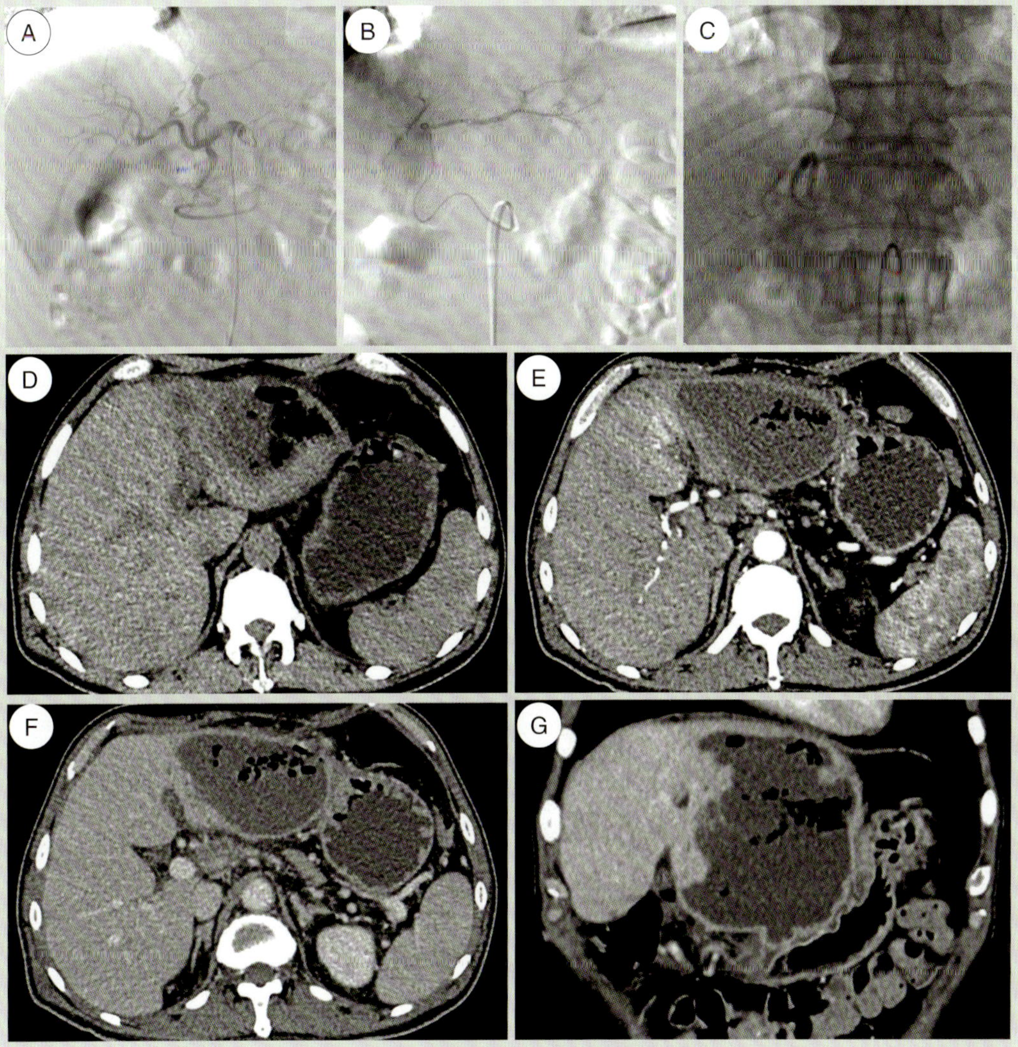

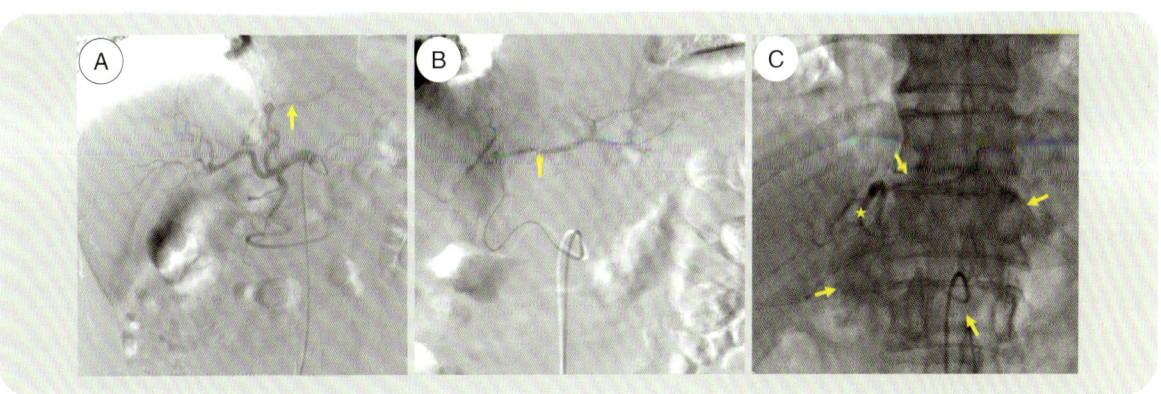

图6-1-17　ICC的DSA造影图像及术后CT复查图像（原始图）

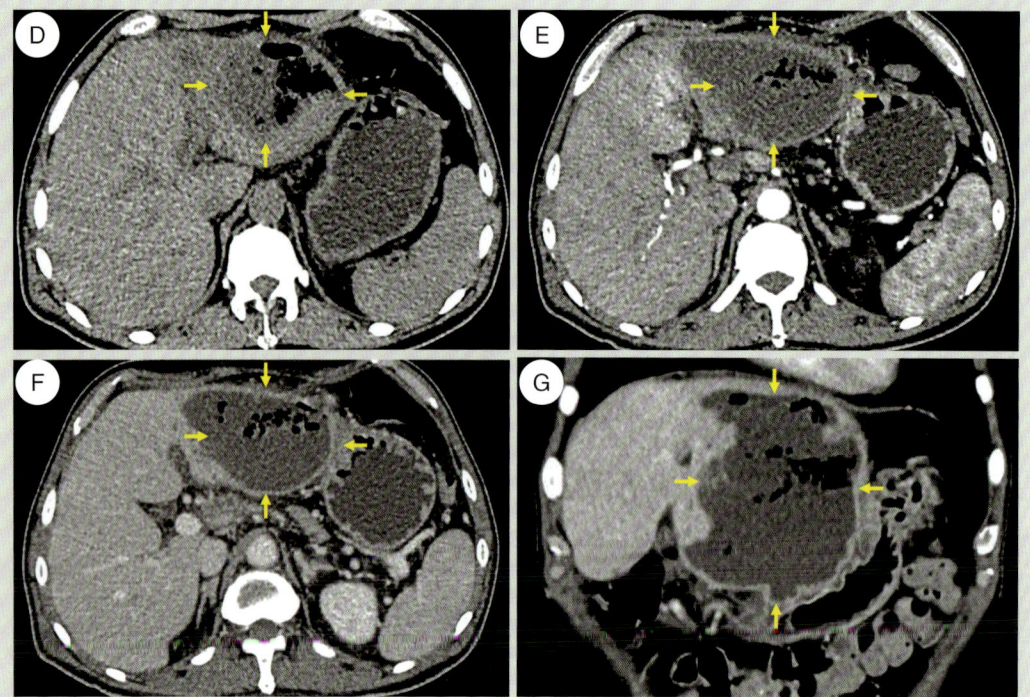

肝动脉插管造影示肝左动脉增粗（图A、图B，箭头），远端分支血管走形迂曲、紊乱，S2/3见一片状肿瘤染色影，微导管超选择性插管至肿瘤供血动脉，选用载药微球加载吉西他滨行肿瘤动脉化疗栓塞，栓塞结束后可见肿瘤供血动脉闭塞（图C，五角星），左肝局部可见片状肿瘤栓塞影（图C，箭头）。术后1个月复查增强CT可见肝S2/3见片状坏死影，边界清晰，内见片低密度影并少许积气形成，平扫呈低密度（图D，箭头），增强后扫描左肝病灶未见强化（图E～图G，箭头），肿瘤栓塞完整，栓塞后肿瘤完全坏死。

图6-1-18　ICC的DSA造影图像及术后CT复查图像（标示图）

【影像诊断要点分析及小结】

肝内胆管细胞癌（ICC）是指发生在肝内胆管上皮的恶性肿瘤，多发生在肝内末梢胆管，不包括发生在左、右肝管、胆总管的胆管癌，本病少见，约占原发性肝恶性肿瘤的3.25%[1]。

临床症状： 最常见的症状是右上腹疼痛和体重减轻，当出现胆管阻塞时，患者可出现黄疸症状，发生与肝末梢部位者多无明显症状。

实验室检查： AFP为阴性，CA19-9常为阳性，CA19-9的敏感性和特异性尚不理想，但仍具有辅助诊断价值，并可提示患者预后。

诊断： 影像学检查ICC与HCC有时不容易鉴别，CT发现边界不清的低密度肿块，对比增强后不均匀性延迟强化，肿瘤周围胆管扩张、肝门部淋巴结肿大，超声造影出现门静脉早期消退，MRI显示血管受侵犯，肿瘤标志物AFP阴性，而CA19-9阳性，应考虑胆管细胞癌可能。

CT与MRI： ①肿块型ICC。CT平扫肿瘤表现为较均匀的稍低密度肿块，可见分叶，增强后动脉期不均匀强化，门静脉期及延迟期可见延迟强化。可有肝包膜凹陷和肝内血管受侵。肿瘤细胞起源于胆管壁，可沿受累胆管播散、种植、在临近区域聚集成团生长形成卫星灶。MRI上T₂WI的信号取决于肿瘤细胞密集程度和血管性纤维基质的成分比例；增强扫描强化方式与CT类似，具有延迟、向心性强化特点。病灶周边肿瘤细胞密集，因此DWI显示弥散受限，DWI呈不规则环形稍高信号，病灶中心呈等低信号，相应ADC图上病灶周边呈等低信号，中心呈稍高信号。②胆管周浸润型ICC[2]。可见扩张或狭窄的外周胆管壁增厚，长轴平行于胆管走行，呈树枝形态，以远胆管常有扩张，受累胆管腔不规则，边界欠清，管腔不对称性狭窄，胆管壁异常强化，可见淋巴结肿大，受累胆管周可见软组织肿块。单纯肝内胆管周浸润型胆管细胞癌少见，常见于合并肿块型。胆管内生长型ICC[2]：肝内局限性/弥漫性胆管扩张，可见胆管内息肉样生长病变，增强扫描可见强化。

DSA：肝动脉造影可显示肝门部入肝血管与肿瘤的关系，肿瘤造影供血动脉走行迂曲紊乱，病灶强化不明显或轻度强化[3]。

治疗：治疗ICC有效的方法是手术切除，手术后3年生存率为16%~61%，5年生存率为24%~44%，放疗和化疗对本病的治疗效果有限，消融及125I放射性粒子也是ICC的重要治疗手段。

预后：ICC预后的不良因素包括肝内转移、淋巴结转移、血管侵犯和切缘阳性，未切除的病例中位生存期为3个月，综合治疗的患者平均生存期可达10.2个月[3]。

参考文献

[1] SHAIB Y，EL-SERAG H B.The epidemiology of cholangiocarcinoma [J]. Semin Liver Dis，2004，24（2）：115-125.

[2] CHEN T，CHANG X，LV K，et al. Contrast-enhanced ultrasound features of intrahepatic cholangiocarcinoma：a new perspective[J]. Sci Rep，2019，9（1）：19363.

[3] 郭启勇.介入放射学[M].北京：人民卫生出版社，2017.

四、肝转移性肿瘤

【病例1概要】

患者女性，59岁，因"升结肠癌伴肝转移术后2月余"入院。患者2个月前因升结肠癌于当地医院行升结肠癌根治术，术后行化疗方案化疗2程。1周前于当地行肝胆胰脾彩色多普勒超声提示：肝右叶转移瘤，较前相仿。上次出院以来患者无发热畏寒、无腹痛腹胀、无恶性呕吐、等不适，精神、睡眠、食欲可，二便正常。

【图片资料】

1.CT表现

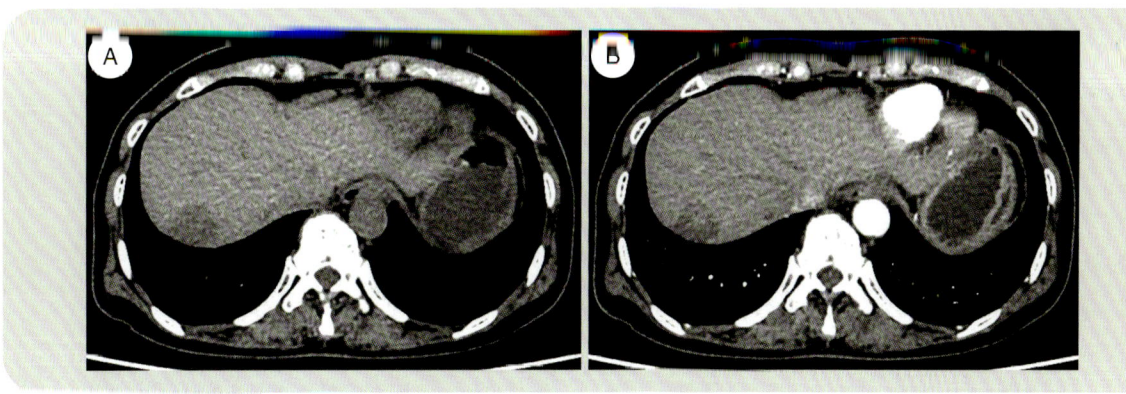

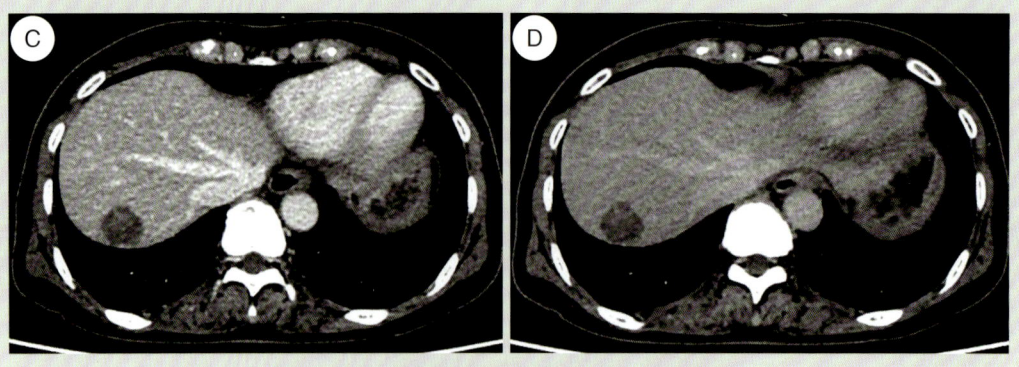

图6-1-19 结肠癌肝转移的CT图像（原始图）

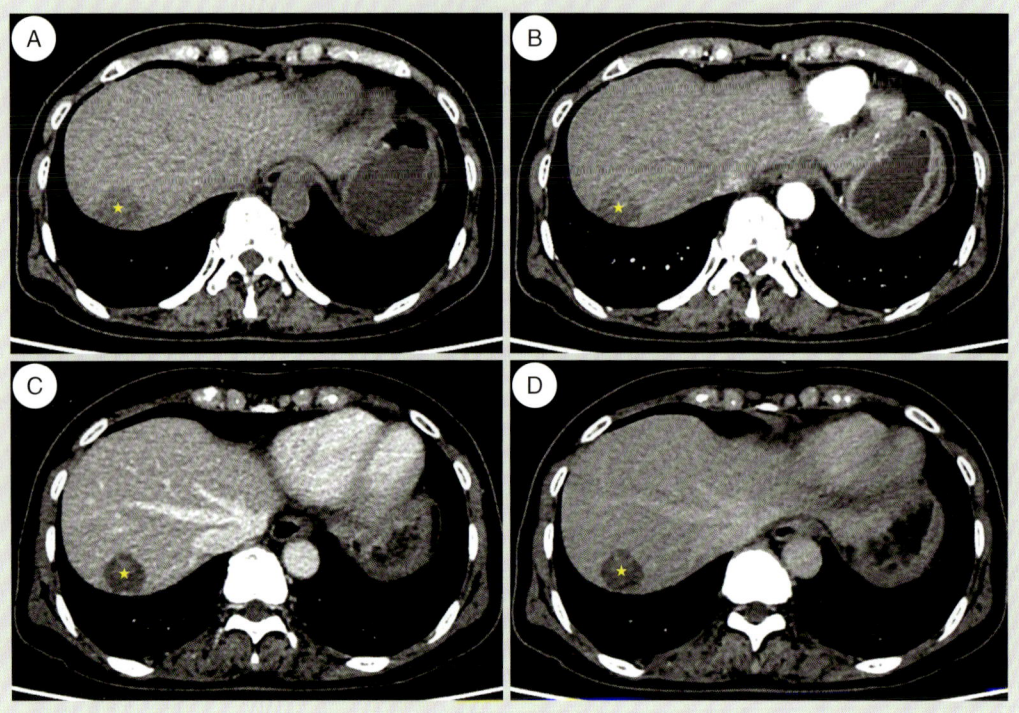

CT平扫肝S7包膜下见一个稍低密度结节（图A，五角星），密度均匀，增强扫描动脉期结节呈边缘强化（图B，五角星），呈"靶环征"；门静脉期及延迟期呈轻度较均匀强化，程度较前减低（图C、图D，五角星），边界趋于清晰。

图6-1-20 结肠癌肝转移的CT图像（标示图）

2.DSA表现及术后随访CT表现

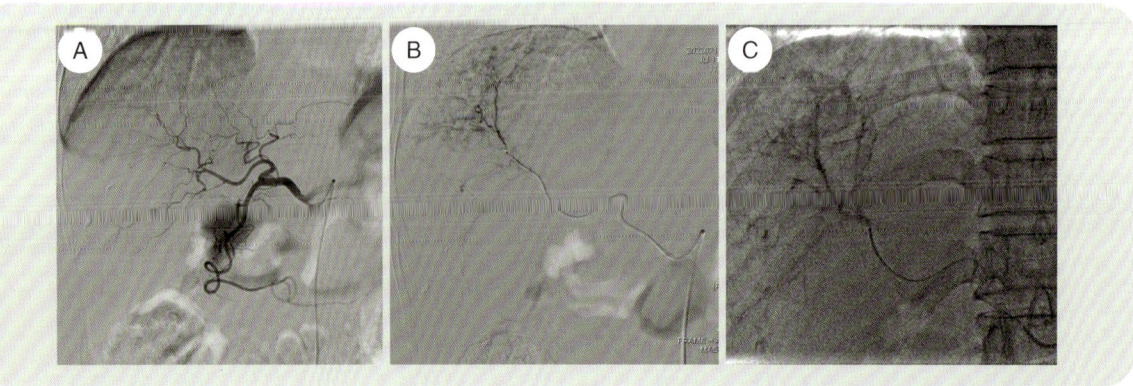

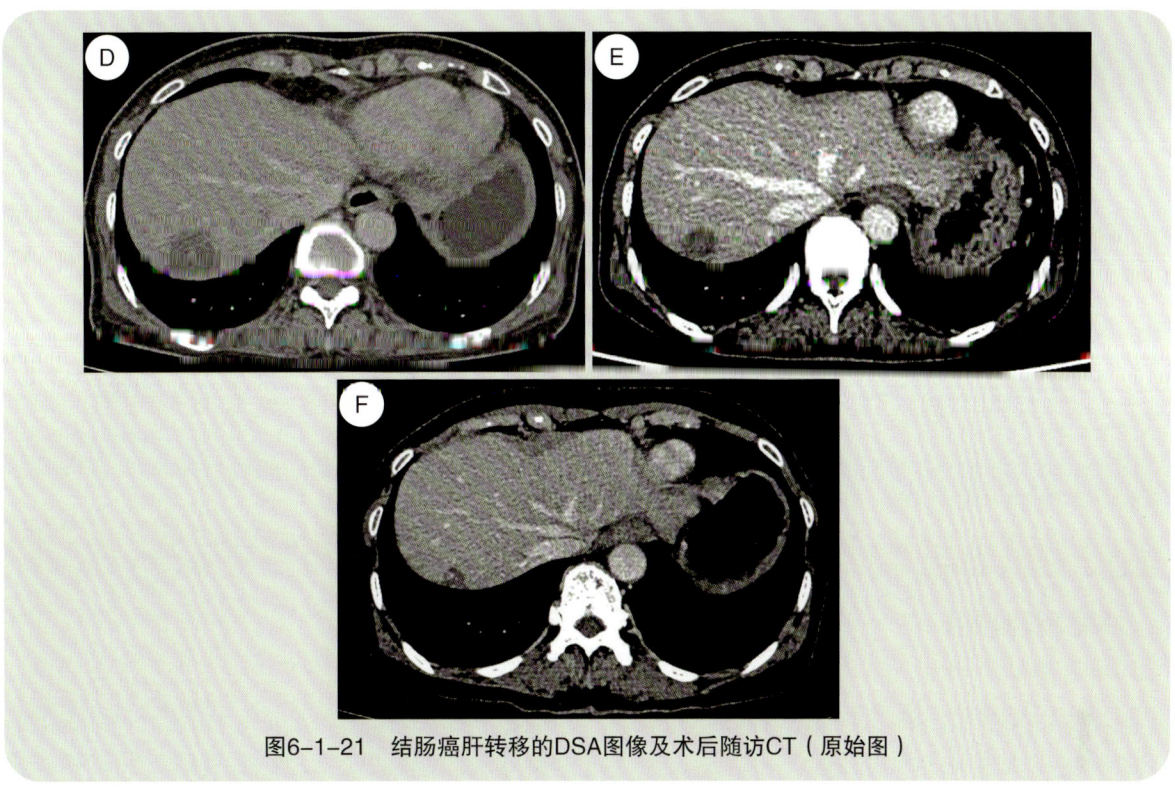

图6-1-21 结肠癌肝转移的DSA图像及术后随访CT（原始图）

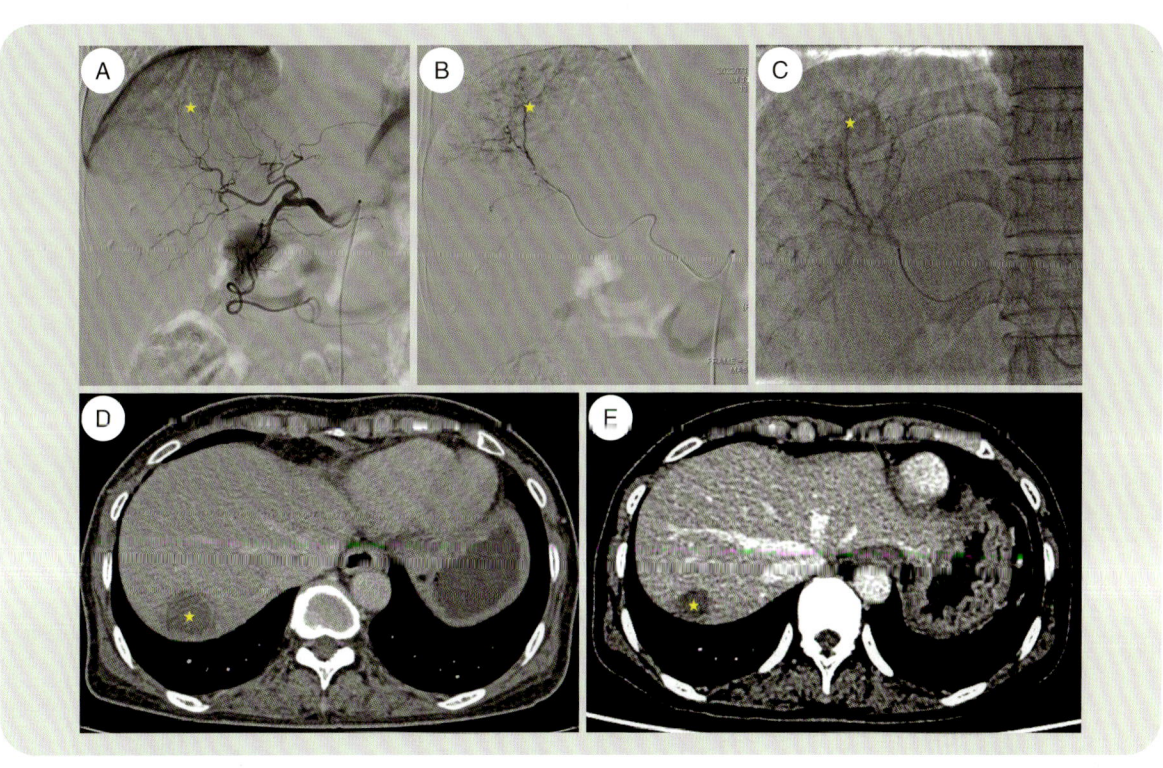

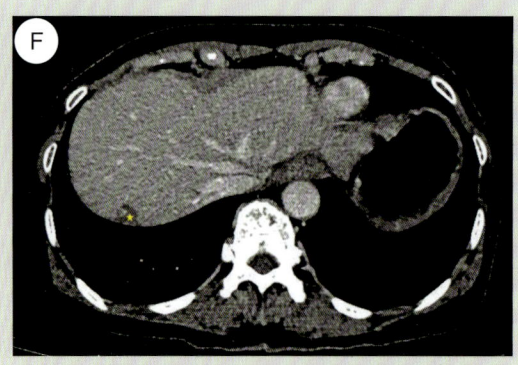

肝动脉插管造影（图A、图B，五角星）肝右动脉分支增粗，远端分支血管走形迂曲、紊乱，S7隐约可见一片状肿瘤染色影，选用载药微球加载伊立替康行肿瘤动脉化疗栓塞，栓塞结束后可见肿瘤沉积影（图C，五角星）。术后1个月（图D，五角星）复查增强CT可见肝S7肿瘤坏死并肿瘤周围水肿影，边界清晰，术后3个月（图E，五角星）S7病灶缩小，无活性成分，术后5个月（图F，五角星）可见S7病灶继续缩小并病灶内钙化斑形成。

图6-1-22　结肠癌肝转移的DSA图像及术后随访CT（标示图）

【病例2概要】

患者男性，84岁，因"发现右下腹肿块5月余"入院。患者5月余前无意中发现右下腹肿块，位置固定，无活动，触之不痛，无腹痛、腹胀，无血便、排便困难等不适，未予重视。4月余前右下腹肿块出现疼痛，程度较轻，可忍受，未予进一步处理。2周前于当地医院就诊，肠镜检查提示：（升结肠）近肝曲可见一巨大不规则肿物，表面糜烂、凹凸不平，质地脆，触之易出血，肿物环腔生长致管腔狭窄肠镜无法通过影响进一步观察。活检病理诊断：（升结肠肿物）中分化管状腺癌。为行进一步诊治来我院就诊。自起病以来，患者精神一般，睡眠尚可，大小便未见明显异常，近3个月体重下降约2 kg。

【图片资料】

1.CT表现

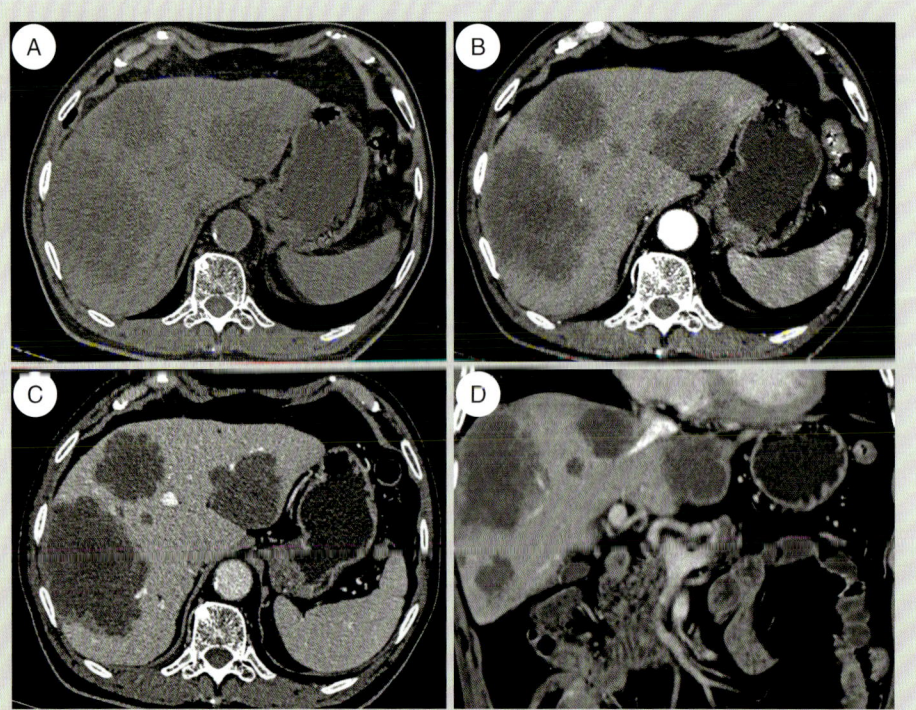

图6-1-23　结肠癌肝转移的CT图像（原始图）

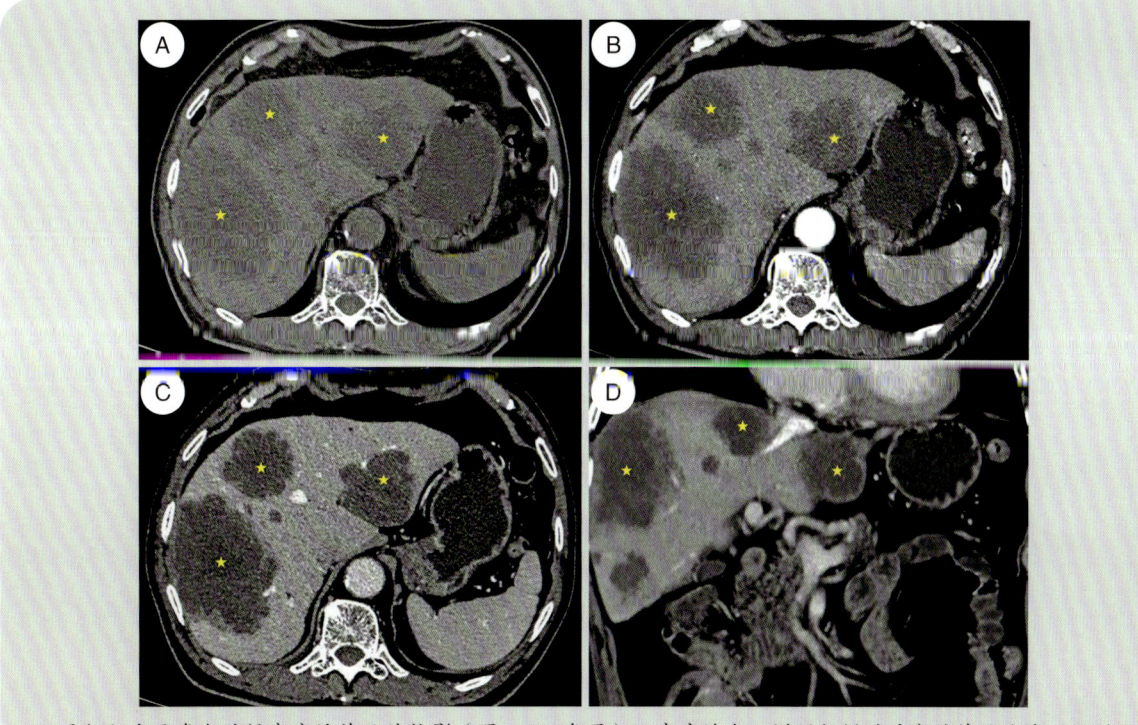

CT平扫肝内见多发稍低密度结节及肿物影（图A，五角星），密度均匀，增强扫描动脉期结节呈边缘不规则强化（图B，五角星）；门静脉期呈轻度较均匀强化，程度较前减低（图C、图D，五角星），边界趋于清晰。

图6-1-24　结肠癌肝转移的CT图像（标示图）

2.DSA造影及术后随访CT表现

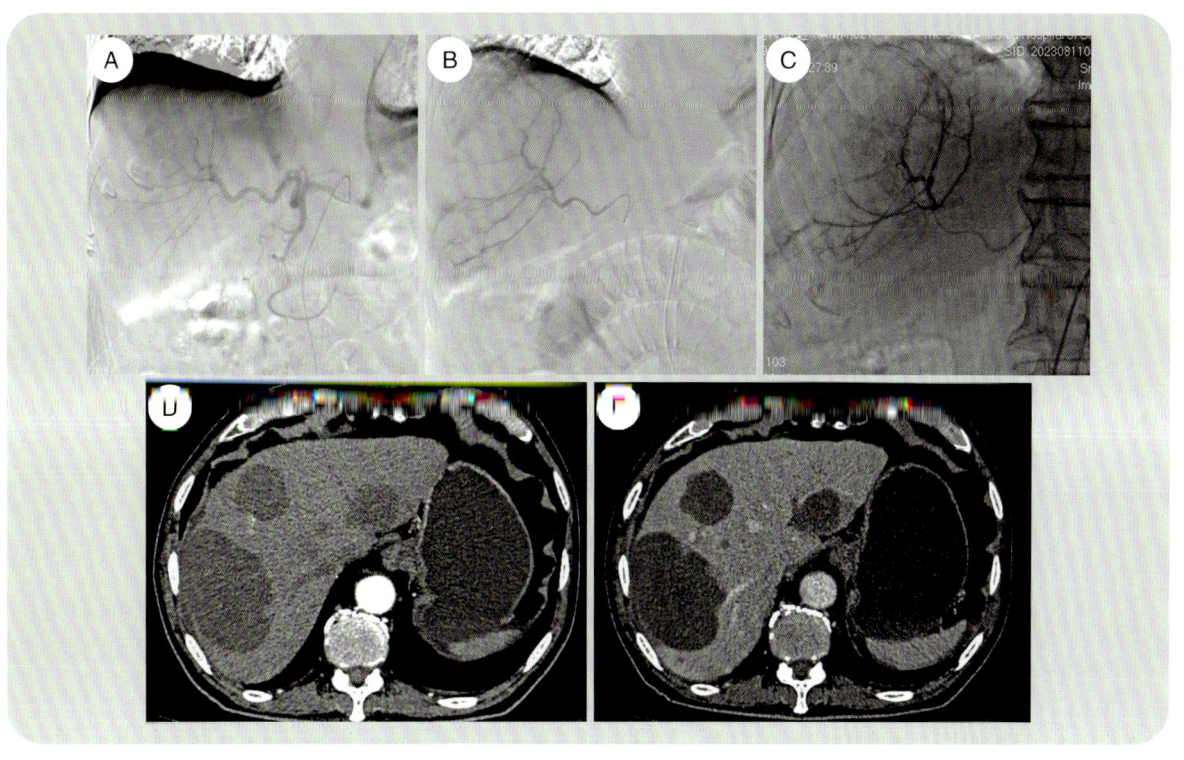

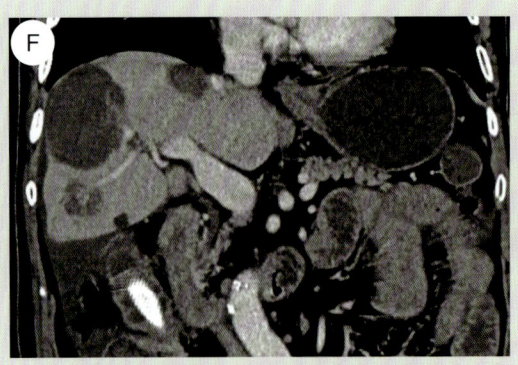

图6-1-25 结肠癌肝转移的DSA图像及术后随访CT（原始图）

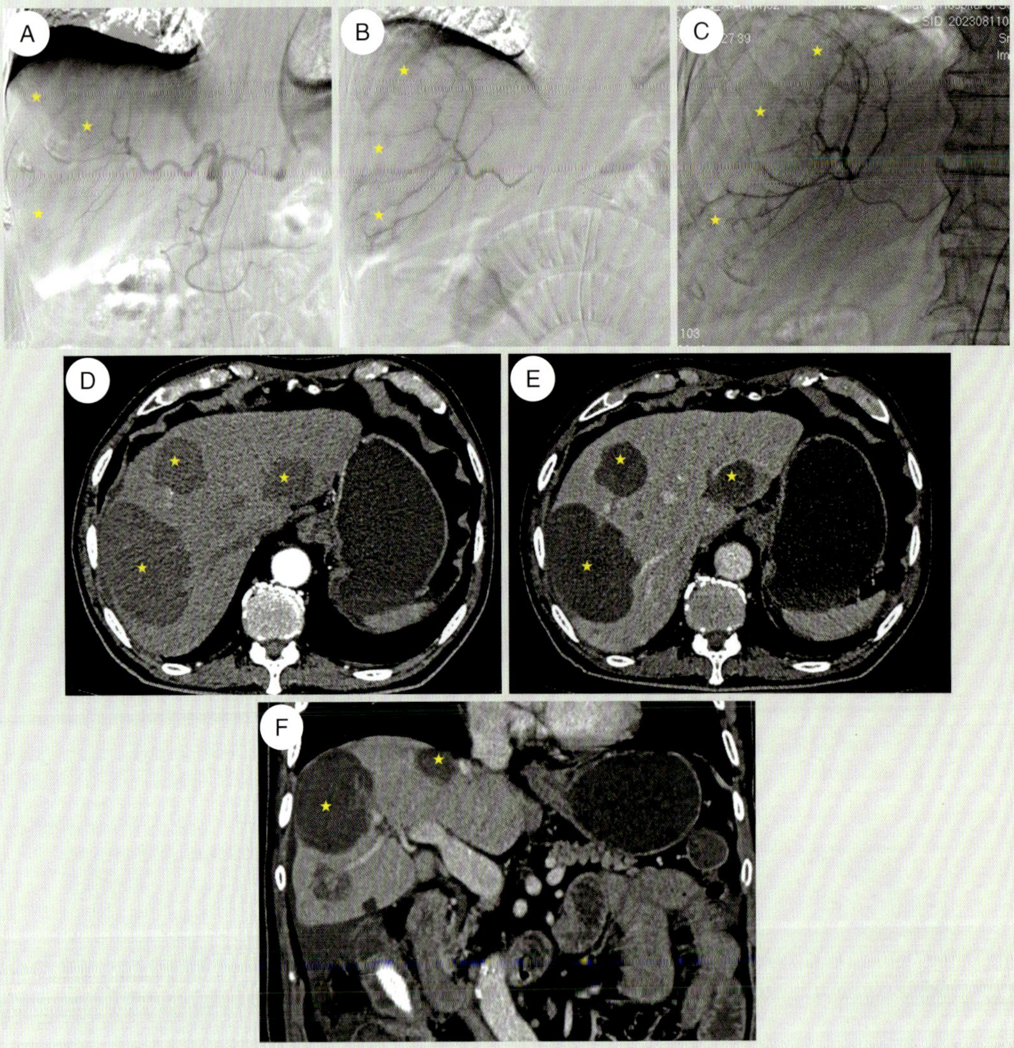

A、B.肝动脉插管造影示肝右动脉分支增粗，远端分支血管走形迂曲、紊乱，肝内可见多发片状肿瘤染色影（五角星）；C.选用载药微球加载伊立替康行肿瘤动脉化疗栓塞，栓塞结束后可见肿瘤沉积影（五角星）；D～F.行3程载药微球加载伊立替康化疗栓塞后复查增强CT可见肝内肿瘤坏死，边界清晰未见活性成分（五角星）。

图6-1-26 结肠癌肝转移的DSA图像及术后随访CT（标示图）

【影像诊断要点分析及小结】

恶性肿瘤的转移扩散有4条途径：①局部扩散；②淋巴道转移；③血道转移；④种植转移。消化系统恶性肿瘤常经门静脉血流转移至肝脏，是影响患者预后的重要因素。

临床表现：肝转移瘤临床症状早期多无特殊，病灶广泛转移时可出现消瘦、上腹部疼痛、黄疸等临床表现。

实验室检查：AFP升高者较少见，CEA、CA19-9、CA125等对消化系统、肺、卵巢等器官癌肿的肝转移具有诊断价值。

诊断：肝外原发肿瘤诊断明确，一旦发现肝内单发结节，做出肝转移瘤的判断比较容易。

CT：增强CT有检查速度快、扫描范围大的优势，是结肠癌患者术前分期及术后随访的常规检查，能够显示病变及邻近组织受累的情况、淋巴结或远处脏器转移等情况，有助于临床的分期、手术评估和随访。结直肠癌肝转移瘤主要表现为：平扫肝实质内单发或多发、大小不等、圆形或类圆形的低密度结节，对比增强扫描动脉期出现不规则边缘强化，延迟期强化减低。CT被临床作为筛选和确诊结直肠癌肝转移瘤的首选影像学方法，这得益于CT成像技术优势，即图像质量稳定、成像速度快、扫描范围大、空间分辨率高、普及程度高。二维及三维图像重建技术能够明确肿瘤所在位置，显示肝脏内血管胆管以及周围器官结构与肿瘤间的关系，为制订手术方案提供依据。但CT对诊断直径10 mm以下的转移瘤尚存在一定局限性[1]。

MRI：增强MRI，尤其是肝实质特异性造影剂的增强MRI扫查，对结直肠癌肝转移瘤的探查和诊断具有极高的价值，是无创影像学检查的"金标准"。结直肠癌肝转移瘤主要表现为：肝内单发或多发结节，T_1WI常表现为均匀低信号，T_2WI则呈稍高信号，DWI弥散受限。增强扫描表现为动脉期不规则环形强化，边界清楚。门静脉期及延迟期增强消退。MRI综合应用解剖学、功能学、动态增强扫描及肝脏细胞特异性成像等多参数扫描技术显著提高了肝转移瘤诊断准确性。对于肾功能不全的患者可作为备选影像学检查方案。但MRI成像时间长，高场磁共振扫描仪及肝脏特异性造影剂普及度低，扫描及诊断技术门槛高，费用也较高，因此需综合考虑患者实际情况选择适宜的检查技术[1-3]。

DSA：肝转移瘤DSA造影可分为：①富血供型：表现为供应肿瘤的肝动脉增粗、扭曲，瘤体内新生血管丰富且密度大、血管迂曲紊乱呈网状，实质期瘤体染色浓密且不规则，密度明显高于肝实质，与正常肝组织境界较清楚。瘤体较大者因中央坏死可呈现囊性染色。②乏血供型：表现为肿瘤供血动脉分支稀少、纤细，甚至无血管显示，部分血管被牵拉变直或弧形移位，实质期肿瘤染色淡薄或不显影，在正常肝实质染色的衬托下，瘤体呈现更低密度的充盈缺损。③中等血供型：瘤体供血血管介于富血供和乏血供之间，实质期瘤体染色略高于正常肝实质，境界大多清晰[4]。

治疗：对于单发的转移性肝肿瘤，最有效的治疗方法是肝切除；多发转移性肝肿瘤是否行肝切除，存在争议，当能够满足R0切除肿瘤且切除后保留足够的肝组织时，可选择手术，但需在多学科联合会诊讨论基础上做出最优方案选择。如为同步类，且原发癌和转移癌均可切除，可行同期手术切除，主要取决于患者身体情况和对手术耐受性和安全性的综合评估。分期手术又分原发灶优先还是转移灶优先，取决于影响患者生存和生活质量的主要因素。新辅助化疗可减小肿瘤的体积即降低体内微小转移灶的发生，可提高手术根治性切除率。消融治疗（以微波或射频为代表的热消融技术）是一种有效的局部治疗手段，对于直径<3 cm，数量<5个的结直肠癌肝转移瘤可以有效局部灭活肿瘤，获得与手术切除类似的局部和长期疗效，同时具有微创、精准、并发症少、费用低、可重复进行等优势。此外，对于多线化疗失败的肝转移瘤，药物洗脱微球经动脉化疗栓塞术也是非常有效的治疗手段；立体定位放疗等技术的发展，也成为特殊部位肿瘤的有效局

部治疗手段[5]。

预后：患者的预后与原发癌的性质、发生肝转移的时间、原发和转移癌发现时的严重程度、肿瘤对药物治疗的敏感性，以及个体因素相关。

参考文献

[1] TSILIMIGRAS D I, BRODT P, CLAVIEN P A, et al. Liver metastases[J]. Nat Rev Dis Primers, 2021, 7（1）：27.

[2] SHIN D S, INGRAHAM C R, DIGHE M K, et al. Surgical resection of a malignant liver lesion: what the surgeon wants the radiologist to know [J]. AJR Am J Roentgenol, 2014, 203（1）：W21-W33.

[3] DANET I-M, SEMELKA R C, LEONARDOU P, et al. Spectrum of MRI appearances of untreated metastases of the liver[J]. AJR Am J Roentgenol, 2003, 181（3）：809-817.

[4] 汪国祥, 杨肖华, 汪和平, 等. 胃肠道癌肝转移DSA表现与肝动脉化疗栓塞近期疗效的关系[J]. 临床肿瘤学杂志, 2013, 20（5）, 450-454.

[5] 国家卫生健康委员会医政司, 中华医学会肿瘤学分会. 中国结直肠癌诊疗规范（2023版）[J]. 协和医学杂志, 2023, 14（4）：706-733.

五、胃肠道间质瘤

【病例概要】

患者女性，66岁，因"右侧腹痛3月余，发现腹部占位1周"就诊。患者3个月前无明显诱因出现腹痛，右上腹为主，隐痛，可忍受，无放射痛，1周前患者当地医院超声检查提示右侧腹部实性占位，大小约7 cm×4 cm。为进一步治疗入院。

【图片资料】

1.CT表现

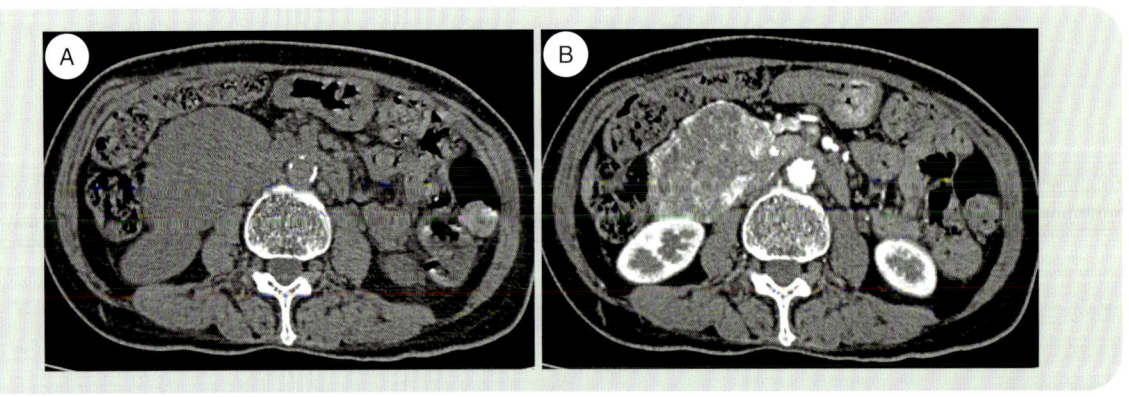

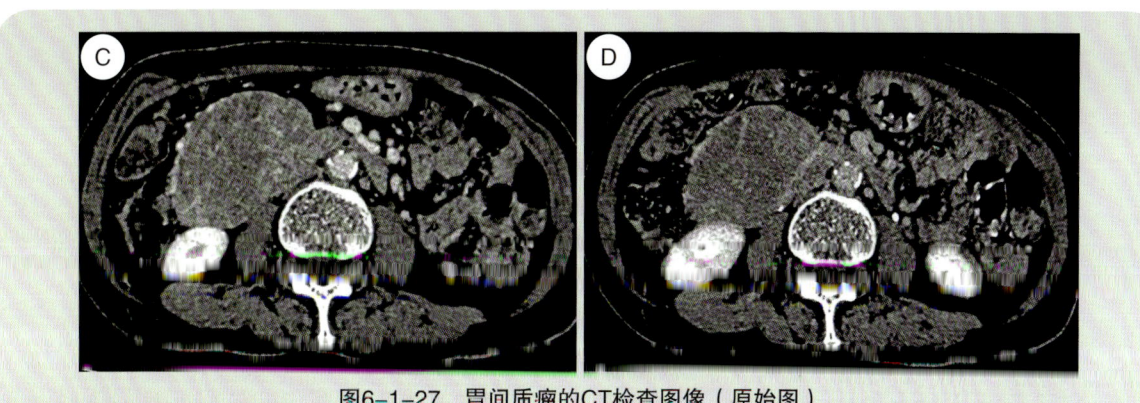

图6-1-27 胃间质瘤的CT检查图像（原始图）

右中腹见一团块状软组织肿物影（图A，五角星），密度欠均匀，增强扫描动脉期较明显不均匀强化（图B，五角星），瘤体内可见增粗的肿瘤血管影，静脉期及延迟期稍有减退（图C、图D，五角星），其内可见不规则无强化区。

图6-1-28 胃间质瘤的CT检查图像（标示图）

2.DSA表现

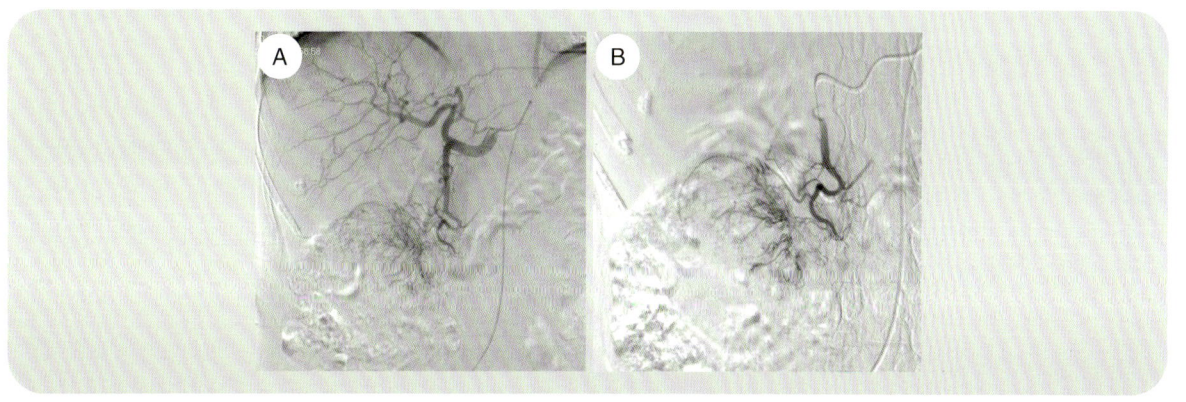

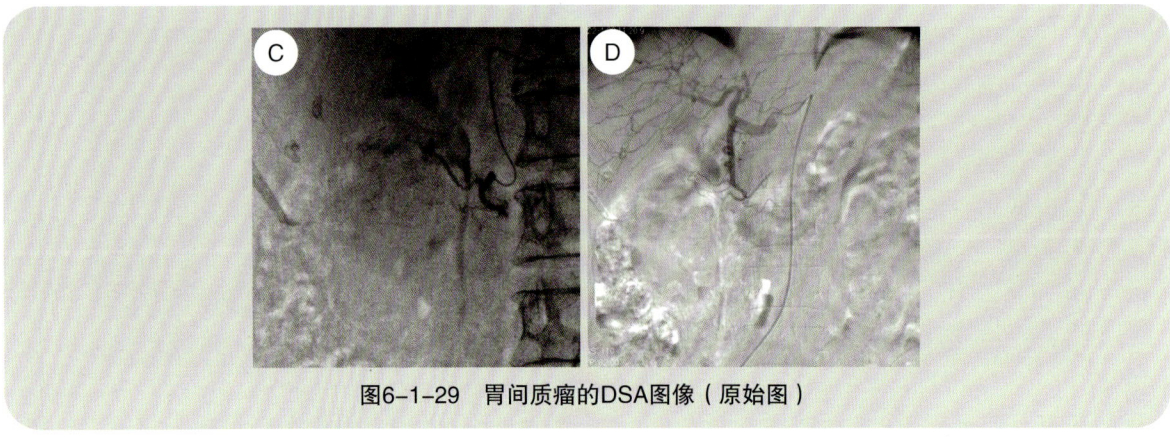

图6-1-29 胃间质瘤的DSA图像（原始图）

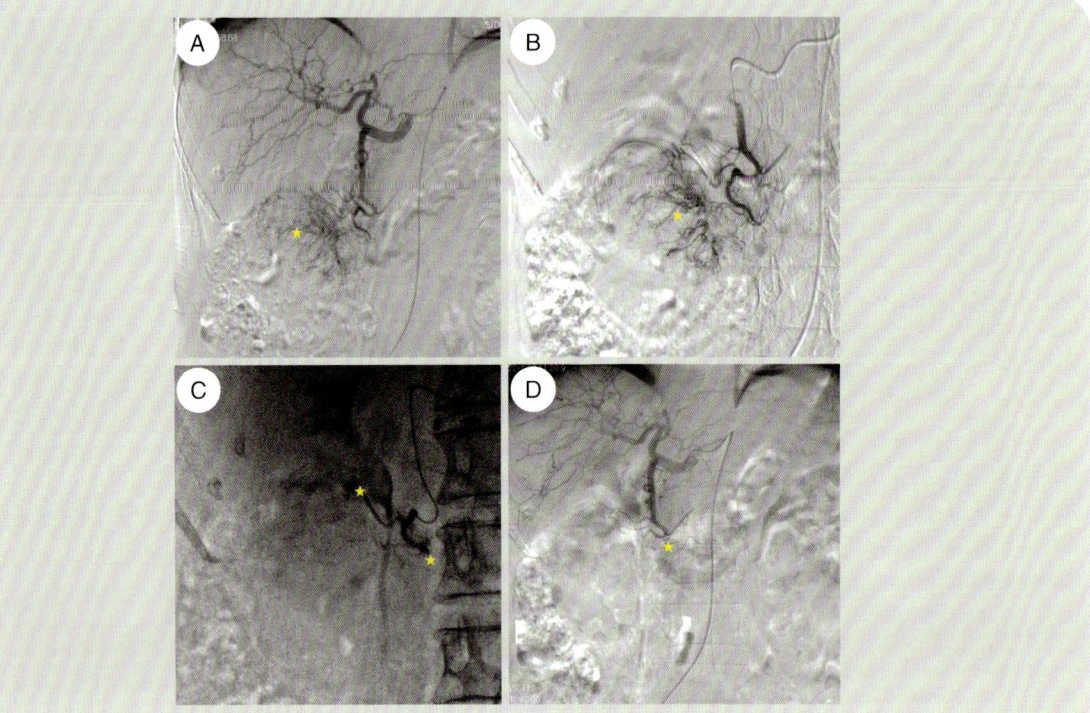

右中腹可见一团块状富血供肿物影，病灶内血管走形迂曲、紊乱（图A、图B，五角星），病变由十二指肠动脉分支供血，微导管超选择性插管至病变供血动脉，明胶海绵颗粒选择性栓塞病变供血动脉，至病变供血动脉完全闭塞（图C、图D，五角星）。

图6-1-30 胃间质瘤的DSA图像（标示图）

【影像诊断要点分析及小结】

胃肠道间质瘤（gastrointestinal stromal tumors，GIST）是胃肠道最常见的间叶源性肿瘤（流行病学及临床表现具体请参考本书第四章第2节胃间质瘤）。

胃间质瘤在CT及MRI上均有较为典型的影像学表现[1-2]，胃间质瘤发生于胃体、胃底部多见，胃窦部少见。良性者在CT上通常呈圆形或类圆形，直径小于5 cm，密度均匀，边界清晰，增强扫描通常轻度均匀强化；恶性者在CT上通常形态不规则，直径大于5 cm，囊变坏死多见，坏死部分可与空腔脏器相通，钙化少见，增强扫描强化明显，可伴有周围组织侵犯或远处转移，常见肝脏、腹膜、系膜等转移，淋巴结转移较少见。

小肠间质瘤（small intestinal stromal tumor）起源于肠道的Cajal细胞，是由特异的酪氨酸激酶受体或血小板衍生生长因子突变而引起的一种间叶源性肿瘤，多数为单发，呈类圆形或分叶形。小肠间质瘤主要的CT表现为多为外生型实性软组织肿块，部分内部可见囊性变，多呈圆形、类圆形，少数呈不规则形或分叶状。增强时，可呈轻度-明显强化，当肿瘤为低度危险性时增强扫描常可见显著均匀强化，黏膜面完整；潜在恶性及恶性肿瘤多呈现不均匀强化，并表现延迟强化特点，通常肿瘤黏膜面溃疡、内部坏死、形状不规则、边缘模糊浸润、供血/引流血管扩张、邻居脏器侵犯为小肠间质瘤高危险度影像征象[3]。小肠间质瘤DSA表现为圆形染色灶，边界清楚，对比剂弥散延迟，并见粗大引流静脉。

DSA：可清楚显示肿瘤的供血动脉，肿瘤的大小、范围及明确的部位，不受病变为腔内或腔外的限制，尤其反复下消化道出血患者，应尽早行选择性腹腔血管造影。血管造影对肿瘤的定性亦有帮助，恶性肿瘤形态不规则，瘤内可见杂乱无章血管、动-静脉瘘以及坏死无血管区等；良性肿瘤边界清楚，大多类圆形，染色均匀，无明显毛发样血管及动-静脉瘘，但可见粗大引流静脉，需与血管畸形和炎症相鉴别[4]。

治疗：GIST治疗上主要依靠手术和分子靶向药物，其预后与危险度分级、病理分期、治疗选择以及治疗后有无复发等因素相关。

参考文献

[1] LEVY A D，REMOTTI H E，THOMPSON W M，et al. Gastrointestinal stromal tumors：radiologic features with pathologic correlation[J]. Radiographics，2003，23（2）：283-304.

[2] KING D M.The radiology of gastrointestinal stromal tumours（GIST）[J]. Cancer Imaging，2005，5（1）：150-156.

[3] ZHOU C，DUAN X，ZHANG X，et al. Predictive features of CT for risk stratifications in patients with primary gastrointestinal stromal tumour[J]. Eur Radiol，2016 26（9）：3086-93.

[4] 方江平，胡汉金，戴家应，等.胃肠道间质瘤影像学诊断[J]. 罕少疾病杂志.2006（2）.

六、胃癌

【病例概要】

患者男性，24岁，因"胃癌化疗后半年余，再发黑便1天"入院。患者半年前因腹痛就诊于当地医院，胃镜检查病理提示低分化癌。给予化疗方案化疗，化疗期间患者反复黑便伴血红蛋白下降，给予输血等治疗。1天前患者自诉排黑便约400 mL，为进一步治疗入院。患者消瘦、贫血貌。入院血红蛋白47.0 g/L。

【图片资料】

1.CT表现

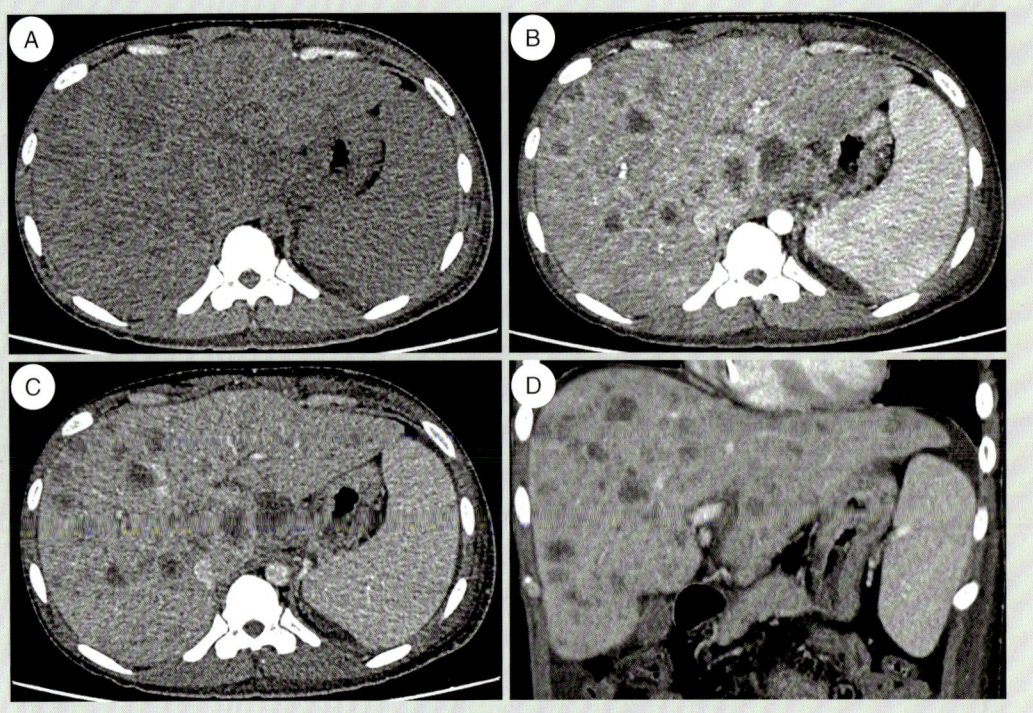

图6-1-31 胃癌的CT检查图像（原始图）

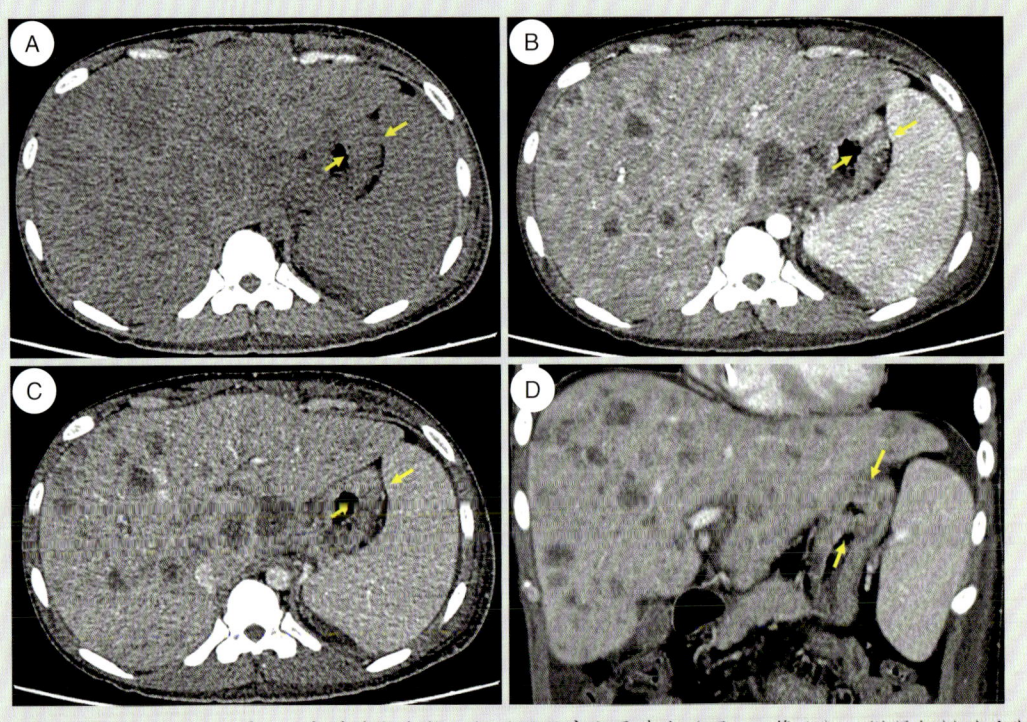

胃底胃体中上部胃壁不规则增厚，局部外缘欠光整，与周围器官分界清晰（图A，箭头），增强扫描动脉期可见病变较明显强化（图B，箭头），静脉期可见病灶强化减退（图C、图D，箭头），肝内可见多发低密度病灶，考虑胃癌肝转移。

图6-1-32 胃癌的CT检查图像（标示图）

2.DSA造影表现

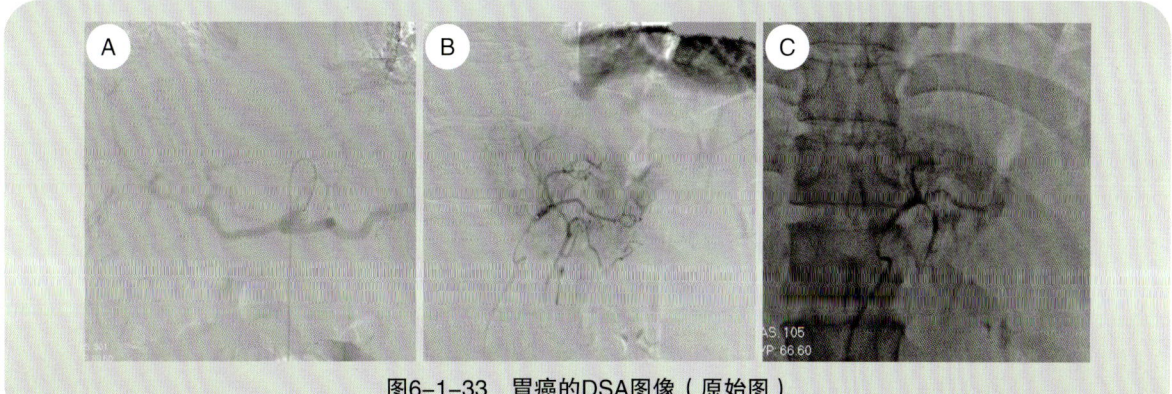

图6-1-33 胃癌的DSA图像（原始图）

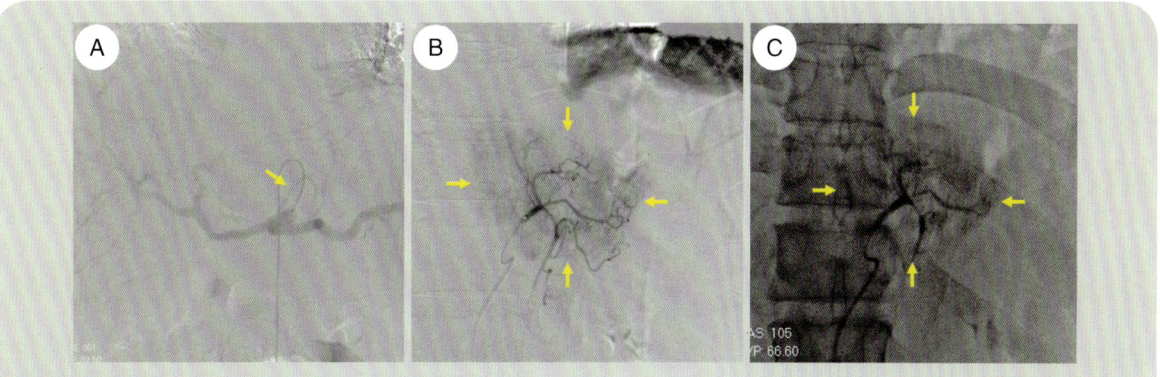

行动脉插管腹腔干造影示腹腔干分支胃左动脉增粗、迂曲（图A，箭头），微导管超选择性插管至胃左动脉造影示胃左动脉明显增粗，远端分支迂曲、紊乱，实质期可见片状肿瘤染色影（图B，箭头），选用明胶海绵颗粒行胃左动脉超选择性动脉栓塞至胃左动脉及分支血管"铸形"，栓塞完整，栓塞后可见片状肿瘤沉积影（图C，箭头）。

图6-1-34 胃癌的DSA图像（标示图）

3.胃镜表现

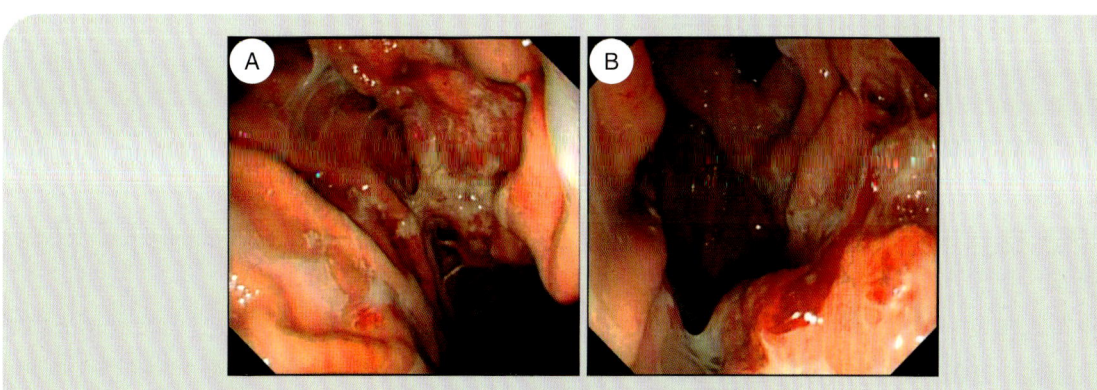

图6-1-35 胃镜检查图像（原始图）

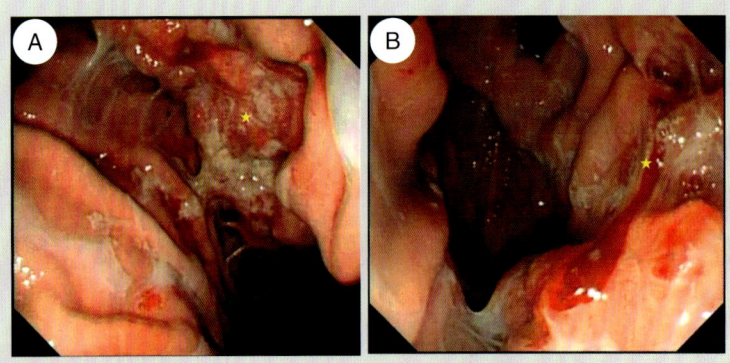

胃体上部前壁见不规则溃疡型病变（图A，五角星），表面凹凸不平，覆污秽苔，局部可见血性液体渗出（图B，五角星），考虑肿瘤出血。活检：低分化癌。

图6-1-36　胃镜检查图像（标示图）

【胃癌影像要点分析及小结】

胃癌是指原发于胃上皮源性恶性肿瘤。胃癌是最常见的恶性肿瘤之一，具有高发病率和高死亡率。2020年，我国新发胃癌47.9万例，相关死亡37.4万例[1]。我国早期胃癌占比很低，仅约20%，大多数发现时已是进展期胃癌，总体5年生存率不足50%。胃癌根据病理大体形态，分为早期胃癌（局限于黏膜或黏膜下层的浸润性癌，无论是否有淋巴结转移），进展期胃癌（组织侵达固有肌层或更深者，无论是否有淋巴结转移）[2]。

CT：检查对胃癌的主要价值在于肿瘤分期、治疗计划的制订及评价治疗效果与复查随访。胃癌的CT表现为胃壁不同程度增厚，可形成突向腔内的软组织肿块，常见征象为胃壁增厚且柔韧性消失而呈僵直硬化的改变，可呈凹凸不平或结节状；增强扫描病灶呈显著强化。而且CT的另一优势在于能了解胃癌组织向腔外累及和浸润的程度以及有无突破浆膜，与邻近脏器的关系，有无直接浸润肝左叶或胰腺，判断有无局部胃腔外淋巴结肿大及肝脏转移[2]。

DSA：一般不用于胃癌的检查，多数情况行胃肿瘤的化疗栓塞，尤其是胃癌患者出血，多行胃左、右动脉、胃十二指肠动脉及胃短动脉造影，明确出血责任动脉并栓塞止血，近年来一些研究也将胃左动脉灌注化疗栓塞术治疗贲门、胃底癌取得了不错的治疗效果[3]。

参考文献

[1] CAO W，CHEN H D，YU Y W，et al. Changing profiles of cancer burden worldwide and in China：a secondary analysis of the global cancer statistics 2020[J]. Chin Med J（Engl），2021，134（7）：783-791.

[2] 韩萍，丁春水. 医学影像诊断学[M]. 4版. 北京：人民卫生出版社，2017.

[3] 中华人民共和国国家卫生健康委员会医政医管局. 胃癌诊疗指南（2022年版）[J]. 中华消化外科杂志，2022，21（9）：1137-1164.

七、结肠癌

【病例概要】

患者男性，65岁，因"血便半年，确诊升结肠癌1周"入院。患者半年前无明显诱因出现血便，色鲜红，量不定，伴头晕、乏力、面色苍白，无里急后重感，遂就诊于当地医院，行结肠镜提示升结肠高分化腺癌。患者自起病以来，精神睡眠可，胃纳可，大便如上述，小便正常，近期体重下降10 kg。

【图片资料】

1.CT表现

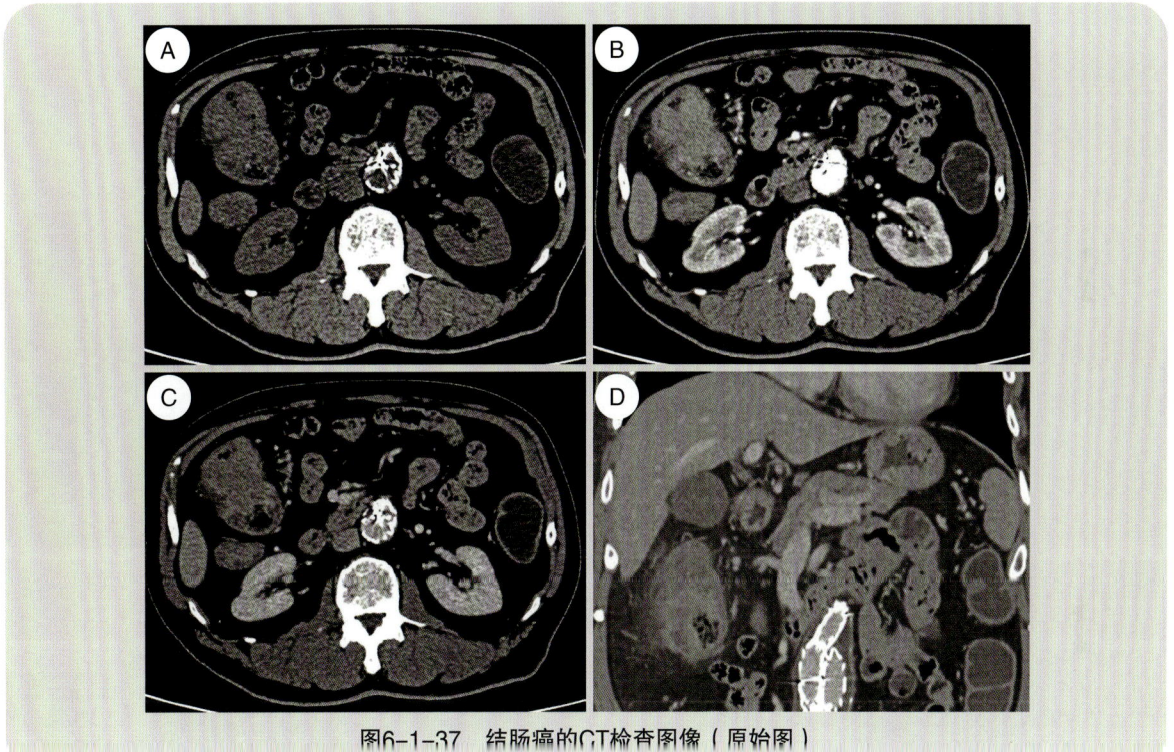

图6-1-37 结肠癌的CT检查图像（原始图）

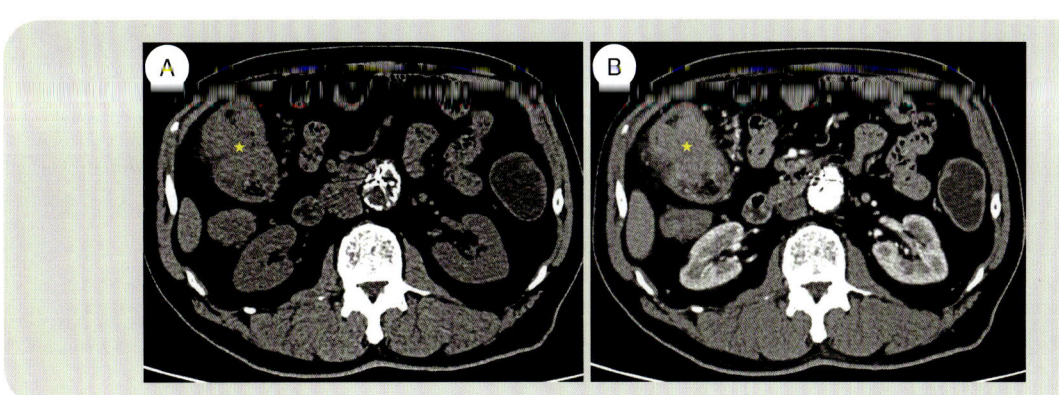

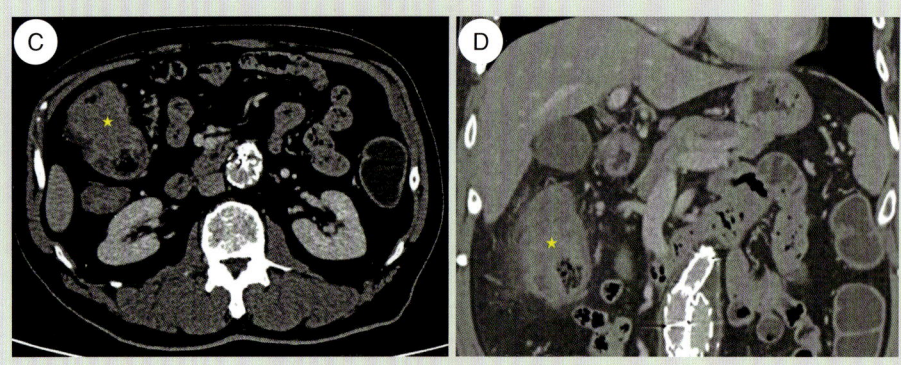

升结肠肠壁局部不均匀增厚，累及结肠全周，平扫密度均匀（图A，五角星），增强后明显强化，局部肠腔变窄并实性肿物占据肠腔（图B～图D，五角星）。病变肠管边缘稍毛糙，与邻近脏器分界尚清晰。外院肠镜病理提示：（升结肠）结肠高分化腺癌。

图6-1-38　结肠癌的CT检查图像（标示图）

2.DSA及术后随访CT表现

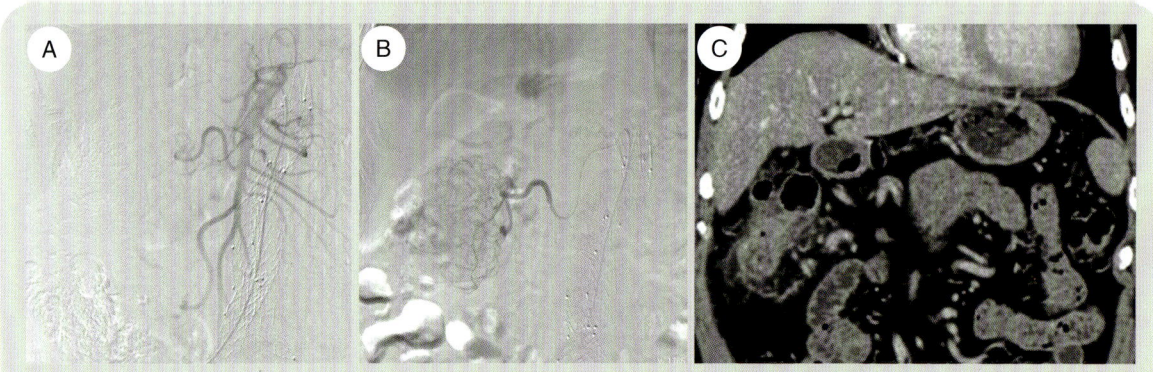

图6-1-39　升结肠癌的DSA造影图像（原始图）

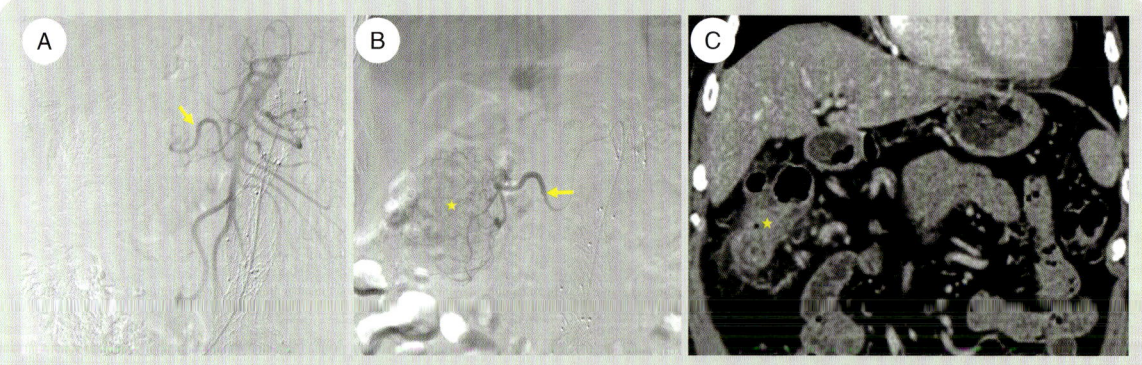

肠系膜上动脉插管造影示肠系膜上动脉分支血管右结肠动脉明显增粗、迂曲（图A，箭头），微导管超选择性插管至右结肠动脉造影示右结肠动脉增粗、迂曲（图B，箭头），远端分支血管走形紊乱，实质期可见升结肠局部"肿块样"病变显影（图B，五角星），选用化疗方案（奥沙利铂+亚叶酸钙+氟尿嘧啶）经右结肠动脉超选择性灌注化疗，3程后复查CT提示升结肠病变（图C，五角星）明显退缩，肠管狭窄缓解，病变肠管边缘清晰，与邻近脏器分界尚清晰。行外科手术一期切除。

图6-1-40　升结肠癌的DSA造影图像（标示图）

【影像诊断要点分析及小结】

结肠癌是消化系统最常见的恶性肿瘤之一。目前，结肠镜检查下活检为诊断"金标准"，诊断准确可靠，应用广泛。但存在患者依从性、耐受性差，不良反应及禁忌证较多的不足。尤其当结肠癌进入中晚期出现肠腔重度狭窄时，因结肠镜无法通过狭窄处，导致后续检查受阻；其次无法整体观察肠壁及肠腔外侵犯情况，对远处脏器及区域内外淋巴结转移也无法判断，因而肠镜在术前诊断与分期方面存在局限性。

结肠癌的典型CT表现主要为肠腔内软组织肿块、肠壁增厚及肠腔狭窄，增强扫描多数肿瘤呈明显均匀强化，部分较大肿瘤因内部坏死表现为不均匀强化；结肠癌早期局限于黏膜层或黏膜下层，随后发展侵及固有肌层和浆膜层，呈现肠腔内软组织肿块，也可纵向发展或环形浸润，表现为沿肠管长轴或环周管壁不规则增厚、肠腔偏心性狭窄；结肠癌向外侵犯突破浆膜层，表现为浆膜面毛糙、周围脂肪层模糊，浆膜外出现索条影或不规则结节影，如与周围器官间脂肪间隙消失，表明肿瘤已侵及周围脏器。胸部、腹部和骨盆CT被推荐用于评估肿瘤的局部范围或周围结构的浸润，评估肺、胸和腹腔淋巴结、肝脏、腹腔及其他器官的远处转移[1]。

DSA：结肠癌可选择经动脉区域灌注化疗术，常用于患者年龄较大，不能耐受全身经脉化疗的患者，结肠动脉造影可见明显肿瘤染色影，动脉化疗可以使肿瘤局部、胃肠壁内、淋巴内和门静脉内的抗癌药物浓度大大提高，从而提高了抗肿瘤效应，并减少对体循环的毒副作用[2]。

参考文献

[1] 中华人民共和国国家卫生健康委员会医政医管局，中华医学会肿瘤学分会. 中国结直肠癌诊疗规范（2020年版）[J]. 中国实用外科杂志，2020，40（6）：601-625.

[2] 顾晋，马朝来，朱建钢，等. 术前选择性动脉造影及灌注化疗在结直肠癌诊断和治疗中的价值[J]. 中华普通外科杂志，1999，14（3）：119-121.

八、直肠癌

【病例概要】

患者男性，59岁，因"直肠癌9月余，横结肠造口1月余"入院。患者9个月前因无明显诱因出现大便带血就诊于当地医院，肠镜检查病理提示中分化癌，自行口服中药治疗。1个月前因肠梗阻行横结肠双腔造口术。患者近期偶有咳嗽、咳痰，无胸闷、胸痛，无气促、心悸等不适。精神、胃纳及睡眠差。

【图片资料】

1.CT表现

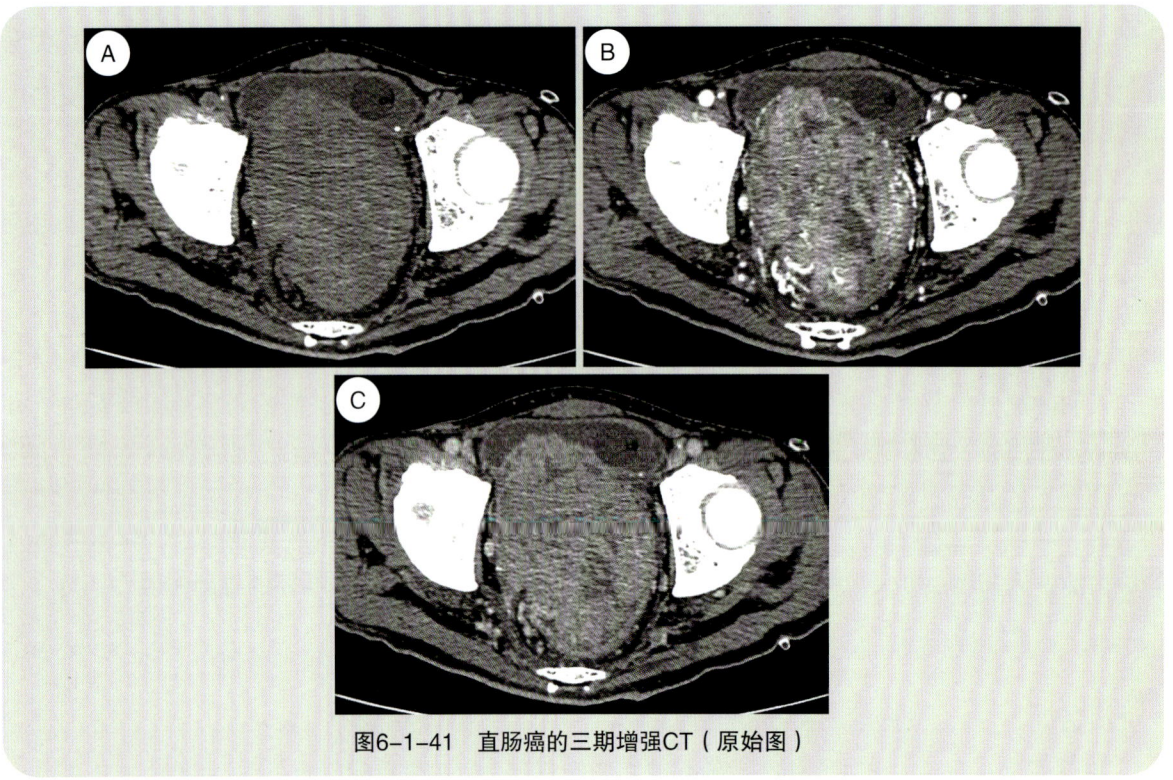

图6-1-41 直肠癌的三期增强CT（原始图）

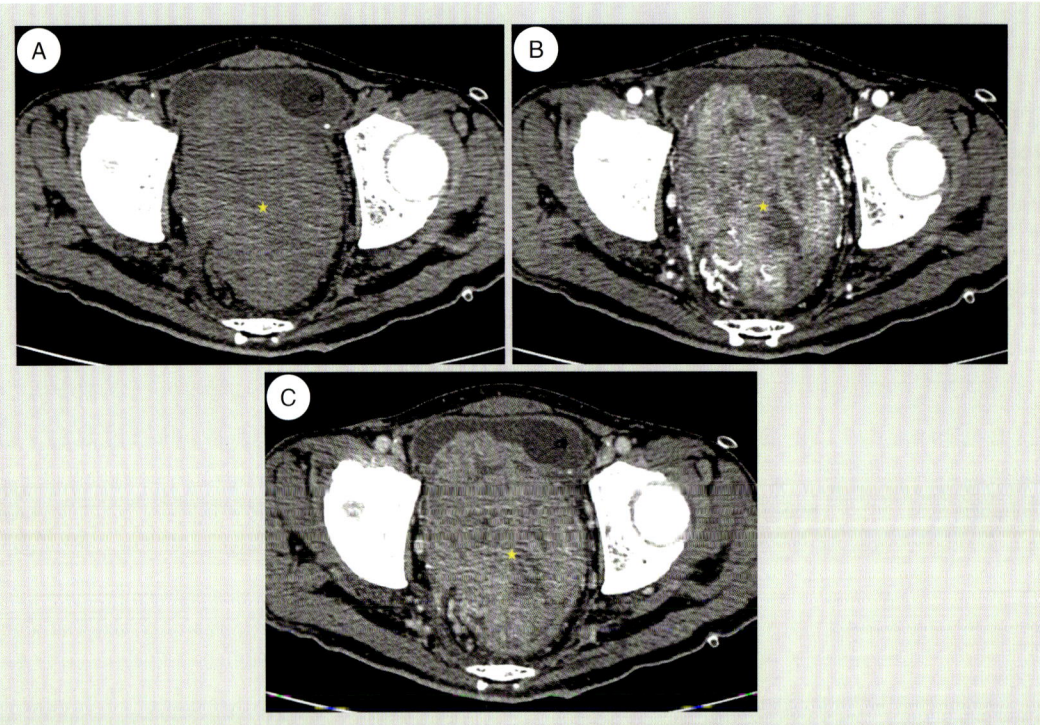

直肠肠壁内见一不规则混杂密度肿块，呈菜花状突向肠腔，表面不光整（图A，五角星）。增强扫描呈欠均匀明显强化，病变内可见无强化区，病变段肠管外缘毛糙，见小结节、条索状影突起（图B，五角星），邻近小静脉增粗、扭曲（图B、图C，五角星）。肿块向前推压，膀胱呈受压异位改变，膀胱内可见导尿管球囊。

图6-1-42 直肠癌的三期增强CT（标示图）

2.DSA造影表现

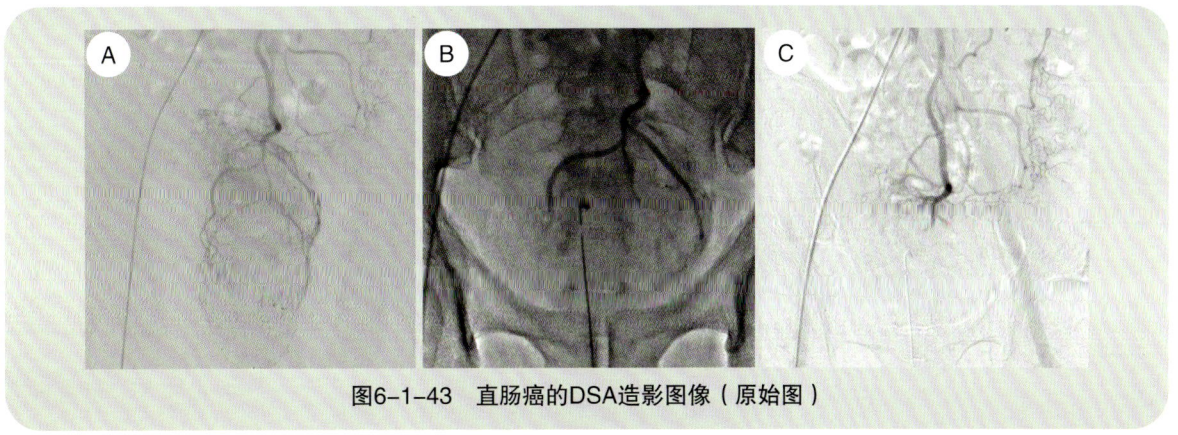

图6-1-43　直肠癌的DSA造影图像（原始图）

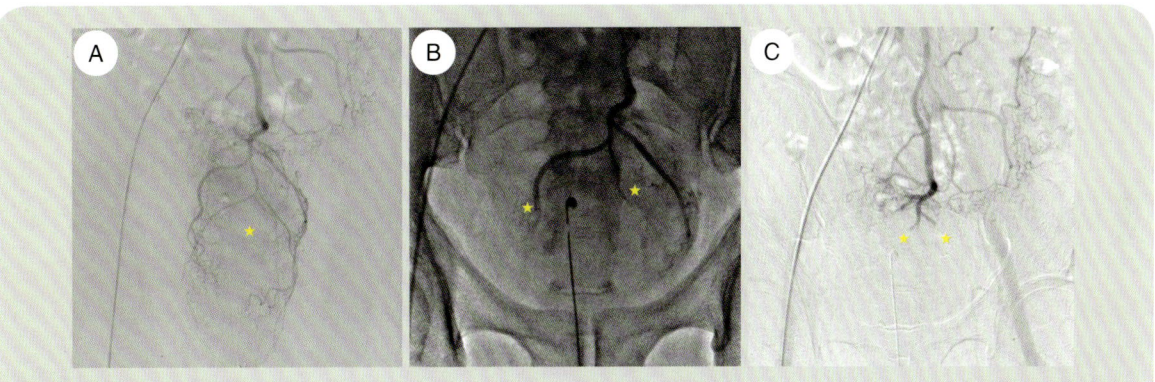

A.肠系膜下动脉插管行直肠上动脉造影示：直肠上动脉及分支血管增粗迂曲，实质期可见直肠团块状肿瘤染色影（五角星）；B、C.聚乙烯醇颗粒行直肠上动脉选择性栓塞，可见直肠上动脉"铸形"（五角星），造影可见直肠上动脉远端血管闭塞，栓塞效果良好。

图6-1-44　直肠癌的DSA造影图像（标示图）

3.肠镜表现

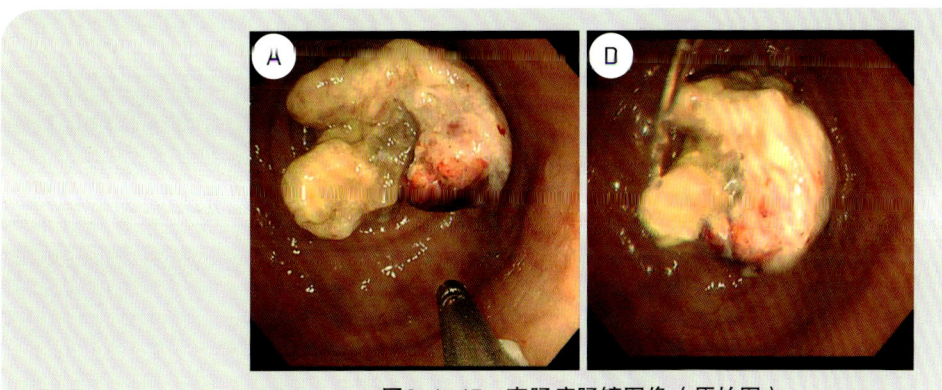

图6-1-45　直肠癌肠镜图像（原始图）

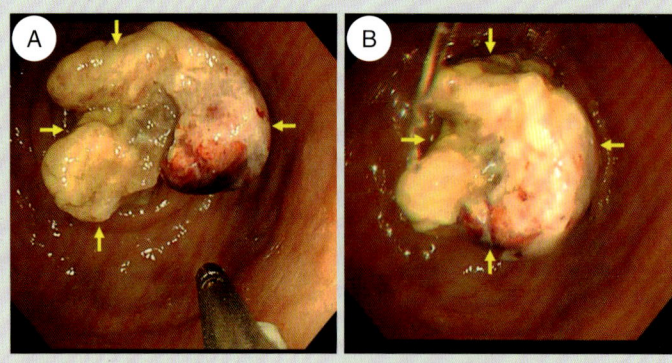

进镜至距肛缘5 cm见一不规则肿物堵塞肠腔（图A、图B，箭头），内镜难以通过，肿物表面污秽，给予多点活检，肿物质脆，活检易出血。

图6-1-46　直肠癌肠镜图像（标示图）

【影像诊断要点分析及小结】

直肠癌（rectal cancer，RC）是消化道最常见的恶性肿瘤之一，近年来发病年龄趋于年轻化，且发病率逐年上升[1-2]。我国直肠癌在消化道恶性肿瘤中仅次于胃癌，居第二位。发病率男性高于女性，45岁后明显升高[3]。

临床表现：直肠癌早期常较难发现，多表现为大便潜血试验阳性，大便带血或黏液便，随着病情发展可能会出现大便习惯及形状改变，肠管部分梗阻时常会出现腹痛、腹胀等。

诊断：直肠癌的诊断需结合临床症状、直肠指检、大便潜血试验、影像学检查进行综合评价，最终确诊主要依赖于肠镜下活检的病理诊断。

肠镜：主要用于观察病灶的位置及组织活检，内镜下组织活检是术前确诊的主要依据。但肠镜无法显示结直肠肿瘤局部的浸润情况，难以提供肿瘤分期的信息。

CT：能显示胸腹盆腔脏器情况，观察有无远处转移及淋巴结转移，对于患者M和N分期意义重大，但是CT很难显示结直肠肿瘤局部的浸润情况，对于肿瘤T分期准确性不高。

DSA：不用于直肠癌的诊断，常用于直肠肿瘤较大并有出血的患者的栓塞止血，造影可见直肠肿瘤强化明显，部分患者可见到造影剂外溢征象。

新辅助放化疗（neoadjuvant chemoradiotherapy，nCRT）：可以降期、缩小肿瘤，减小手术范围，减少局部复发和改善生存。按照指南的要求，近年来接受nCRT的直肠癌患者逐年上升[4]。

治疗：手术切除是直肠癌的主要治疗方法，中晚期可联合放化疗、靶向治疗等综合治疗。对于肿瘤体积较大且血供比较丰富的直肠癌患者，经导管超选择性直肠上动脉灌注化疗栓塞术也是目前介入治疗的新方法，可以迅速缩瘤，尤其对于直肠癌梗阻、出血的患者，化疗栓塞可尽早改善患者梗阻症状及解决出血问题，避免外科手术切除[4-5]。

参考文献

[1] SUNG H, FERLAY J, SIEGEL R L, et al. Global Cancer Statistics 2020：GLOBOCAN Estimates of Incidence and Mortality Worldwide for 36 Cancers in 185 Countries[J]. CA Cancer J Clin, 2021, 71（3）：209-249.

[2] KELLER D S, BERHO M, PEREZ R O, et al. The multidisciplinary management of rectal cancer[J]. Nat Rev Gastroenterol Hepatol, 2020, 17（7）：414-429.

[3] XIA C, DONG X, LI H, et al. Cancer statistics in China and United States, 2022: profiles, trends, and determinants[J]. Chin Med J (Engl), 2022, 135 (5): 584-590.

[4] 国家卫生健康委员会医政司, 中华医学会肿瘤学分会. 中国结直肠癌诊疗规范（2023版）[J]. 协和医学杂志, 2023, 14 (4): 706-733.

[5] 罗小聪. 动脉灌注化疗/栓塞治疗直肠癌的临床观察[J]. 中国社区医师: 医学专业, 2010, 12 (11): 1.

第二节 常见消化系统血管性疾病

一、肝脏血管性疾病

下腔静脉阻塞综合征

【病例概要】

患者女性,49岁,因"确诊胃癌1年余,腹胀及双下肢肿胀1周"就诊,1年前行腹腔镜下胃癌根治术,术后病理提示:中-低分化腺癌,浸润胃壁全层。1周前因腹胀及双下肢肿胀明显来院就诊。

【图片资料】

1.CT表现

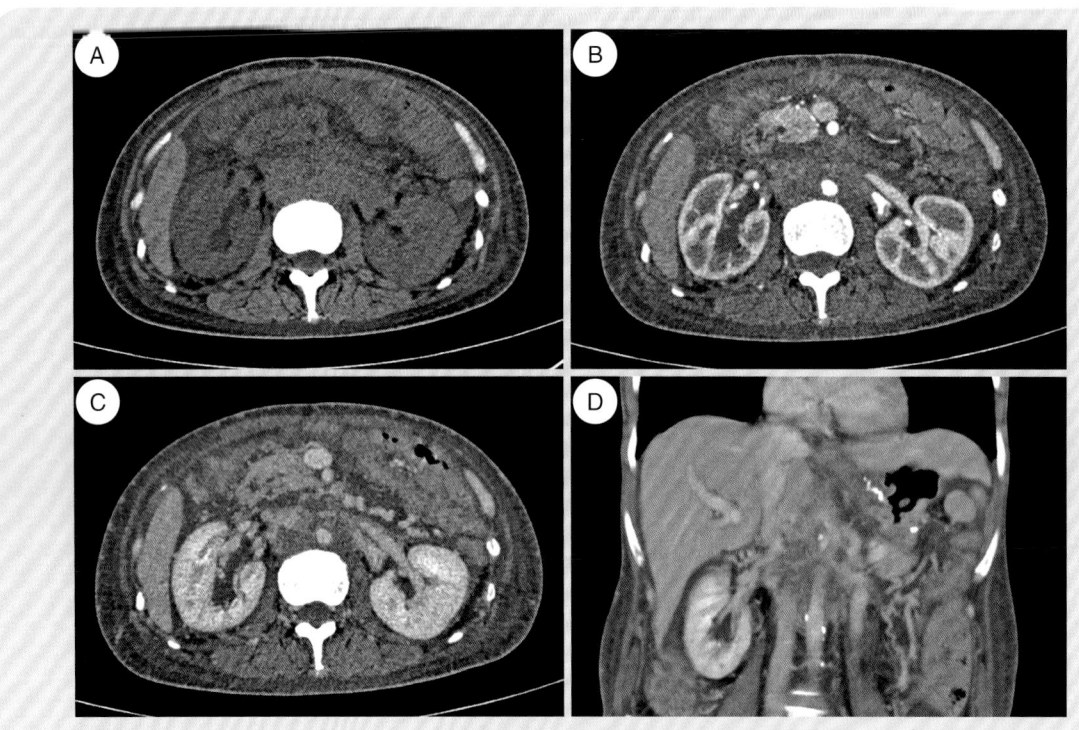

图6-2-1 下腔静脉阻塞综合征的CT图像(原始图)

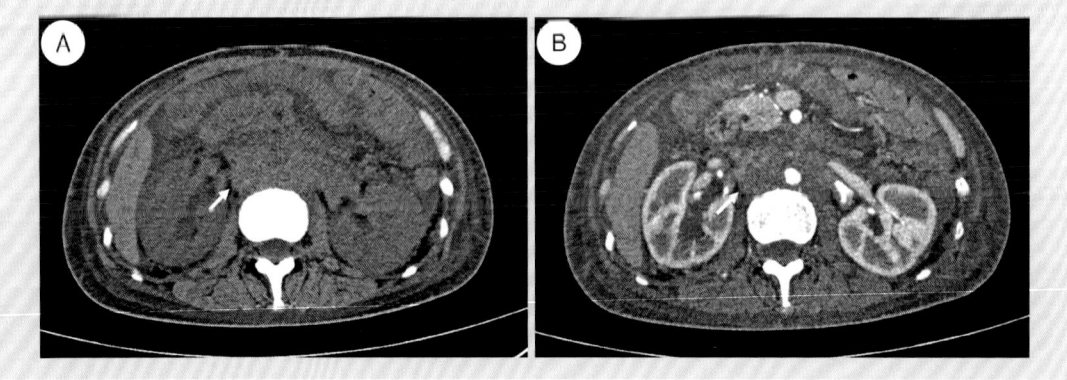

第六章 常见消化系统疾病介入影像

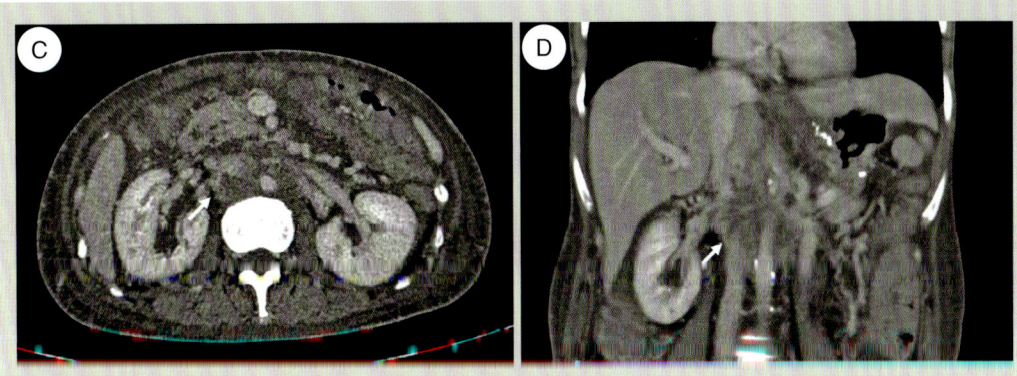

A~D.腹膜后、腹主动脉旁、脾动脉旁、第一肝门区多发淋巴结转移，较前增多、增大，包绕腹主动脉、双侧肾动脉、肠系膜上动脉及下腔静脉（箭头），伴部分动脉及下腔静脉局部管腔狭窄。肝门区、双侧肾上腺周围、胃底及脾门区、双侧附件区多发增粗、迂曲血管影，提示静脉曲张；全身皮下水肿。

图6-2-2　下腔静脉阻塞综合征的CT图像（标示图）

2.DSA造影表现

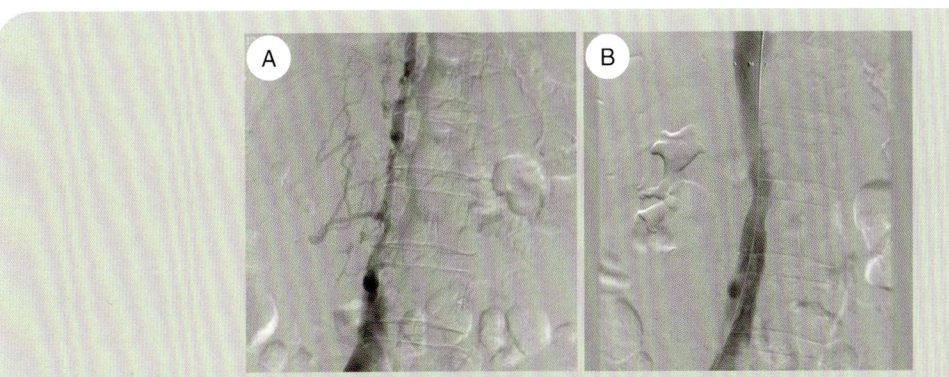

图6-2-3　下腔静脉阻塞综合征的DSA图像（原始图）

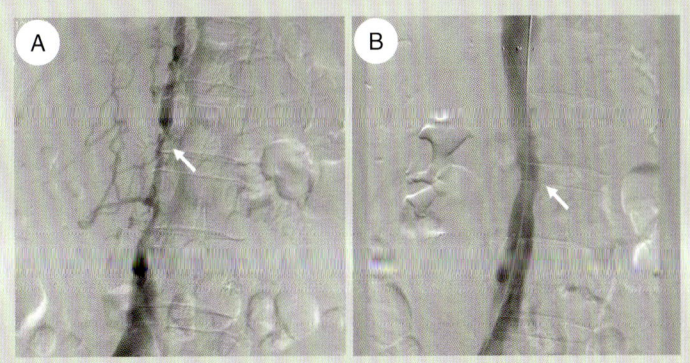

DSA造影所见：下腔静脉未见血流（图A，箭头），可见代偿增粗的椎旁静脉，置入下腔静脉支架释放系统，缓慢释放14 mm×8 cm支架，再次造影示支架内血流通畅（图B，箭头），造影剂经支架顺利汇入右心房，原代偿增粗的椎旁静脉未见显示。

图6-2-4　下腔静脉阻塞综合征的DSA图像（标示图）

【要点分析及小结】

下腔静脉阻塞综合征（inferior vena caval obstruction syndrome，IVCS）是指因下腔静脉受到邻近病变侵犯或腔内血栓形成等，导致下腔静脉部分或完全性阻塞，进而使得下腔静脉血液回流出现障碍而引起的一系列临床病症[1-2]。从既往临床工作上来看，该综合征多是因肝静脉流出道梗阻所致。病变涉及肝静脉、肝静脉汇入下腔静脉处以及下腔静脉汇入右心房的任何一段。在发生后，患者可能会出现肝脾肿大、腹痛、腹腔积液等临床症状，但在初期相对轻微，故而难以通过肉眼来进行诊断。同时，在实践中发现，该种疾病存在急性和慢性两种类型。按照生理变化可划分为原发性与继发性。原发性下腔静脉阻塞综合征是指肝静脉或肝静脉入口处先天性膜或隔形成阻塞；而继发性下腔静脉阻塞综合征是指肝静脉或下腔静脉因肿瘤、血栓形成或者外伤等疾病，出现了梗阻的现象。血管成形再通：可直接原位纠正下腔静脉梗阻，恢复生理性血流状态。经皮穿刺下腔静脉球囊扩张、支架成形已成为下腔静脉梗阻首选治疗方法；下腔静脉阻塞合并血栓时首选溶栓，之后根据阻塞的性质范围采取球囊扩张及支架置入[3-5]。

参考文献

[1] 赵晓宁，王黄黄，李毓萍，等. 下腔静脉阻塞综合征的超声诊断价值分析[J]. 中国超声医学杂志，2020，36（11）：1012-1015.

[2] 刘霞玲，庞皖，亓培君，等. 彩色多普勒超声在布加综合征经颈静脉肝内门体分流术疗效评估中的应用[J]. 医学影像学杂志，2020，30（10）：1855-1859.

[3] RACHAEL I M, NICHOLAS J, ALBERTO S, et al. A Systematic Review of the Safety and Efficacy of Inferior Vena Cava Stenting[J]. Eur J Vasc Endovasc Surg, 2023, 65（2）: 298-308.

[4] ADHAM N A, EFTHYMIOS D A, RABIH A C. Role of Venous Stenting for Iliofemoral and Vena Cava Venous Obstruction[J]. Surg Clin North Am, 2018, 98（2）: 361-371.

[5] FAISAL K, MATTHEW J A, HOMOYON M, et al. Review article: a multidisciplinary approach to the diagnosis and management of Budd-Chiari syndrome[J]. Aliment Pharmacol Ther, 2019, 49（7）: 840-863.

二、消化道出血

（一）胆道出血

【病例概要】

患者男性，58岁，肝癌介入治疗后1月余，呕血并黑便1周。

【图片资料】

DSA造影表现

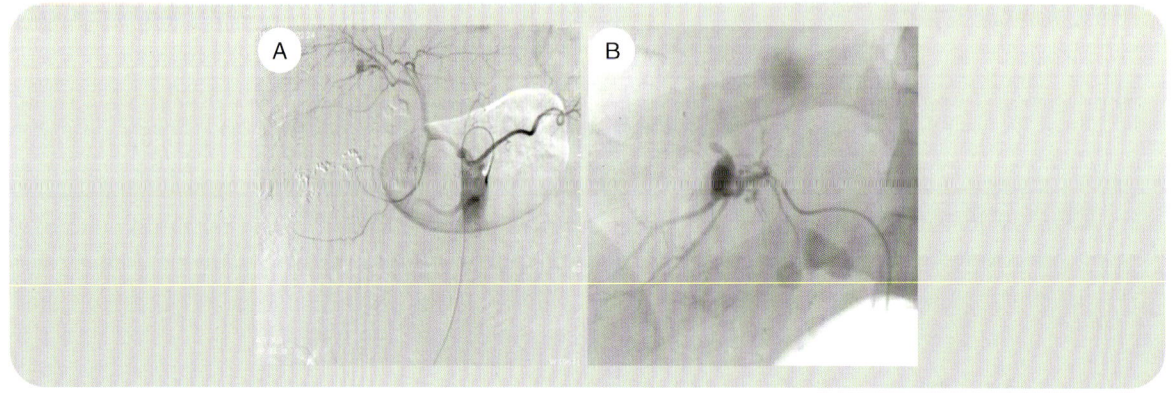

第六章 常见消化系统疾病介入影像

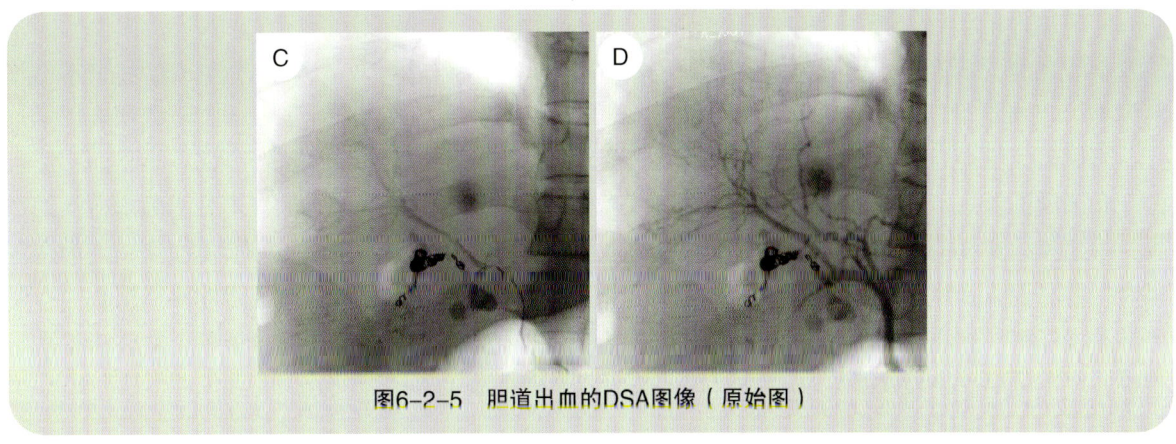

图6-2-5 胆道出血的DSA图像（原始图）

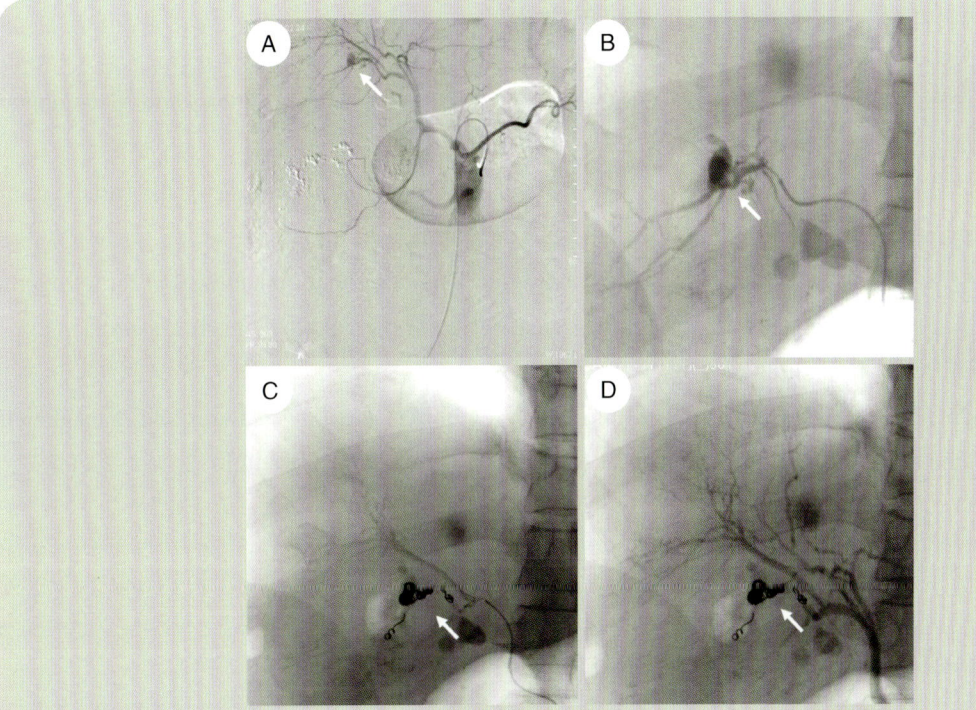

DSA造影所见动脉期肝右动脉分支局部呈类圆形突出（图A，箭头），可见造影剂外溢至肝内胆管（图B，箭头），考虑为假性动脉瘤破裂出血至胆道。逐取适量微弹簧圈（图C、图D，箭头）自出血动脉远端向近端逐渐释放以栓塞供血动脉。术后再次造影示假性动脉瘤及责任动脉完全闭塞，原造影剂外溢征象消失。

图6-2-6 胆道出血的DSA图像（标示图）

【胆道出血要点分析及小结】

胆道出血（Hemobilia）是指胆道和其邻近的血管由于病理性因素异常相通，致使血液经胆道系统进入消化道，是上消化道出血的常见原因。由于胆道与肝动脉、门静脉分支紧密并行，所以任何因素致使胆道与相邻的动、静脉形成内瘘都可发生胆道出血。病因分为医源性和非医源性两大类，医源性胆道出血的比例已达50%以上，超过了以往的非医源性胆道出血，成为首要病因[1]。

胆道出血的典型临床表现是腹部绞痛、梗阻性黄疸和上消化道出血，即Quincke三联征，临床特征为周期性反复出血。出血量少时，仅表现为黑便或大便潜血试验阳性，多无腹痛和黄染，每隔1~2周发作一次；大量出血时，多表现典型的Quincke三联征，周期性发作，可伴有失血性休克[1]。医源性胆道出血主要是发生在临床操作之后，表现为胆道引流管持续出现血性胆汁。此外，胆道出血呈间歇性、延迟性发作的特点，出血量从轻度的自限性到危及生命的不同表现[1]。

胆道出血的治疗以控制出血、消灭病灶、保持胆道通畅为核心，治疗方式取决于出血病因，涉及消化内科、肝胆外科、介入科、超声科等多学科的综合治疗。可分为非手术治疗和手术治疗两大类。出血量少、缓慢、无寒战发热、无黄疸、血流动力学稳定者，运用止血药物和抗生素治疗。当胆道大出血时，经导管动脉栓塞术（transcatheter arterial embolization，TAE）是目前广泛被接受和采纳的首选治疗方法，其止血成功率高达80%～100%[3]。对于DSA检查未见明确出血灶的患者，不建议栓塞任何肝动脉。肝移植和门静脉血栓的胆道出血患者不建议应用TAE治疗，因为这些患者门静脉侧支血流已受损，TAE容易导致广泛的肝缺血性损伤[4]。胆道出血的外科干预必须有明确的手术指征，即当胆道大出血伴失血性休克，DSA未发现出血灶或TAE治疗失败；合并化脓性胆管炎；已明确原发出血病灶，非手术治疗无效时应果断采取手术治疗[5]。

参考文献

[1] PARVINIAN A, FLETCHER J G, STORM A C, et al. Challenges in Diagnosis and Management of Hemobilia[J]. Radiographics, 2021, 41（3）: 802-813.

[2] BERRY R, HAN J Y, KARDASHIAN A A, et al. Hemobilia: Etiology, diagnosis, and treatment[J]. Liver Res, 2018, 2（4）: 200-208.

[3] MARYNISSEN T, MALEUX G, HEYE S, et al. Transcatheter arterial embolization for iatrogenic hemobilia is a safe and effective procedure: case series and review of the literature[J]. Eur J Gastroenterol Hepatol, 2012, 24（8）: 905-909.

[4] FENG W, YUE D, ZAIMING L, et al. Iatrogenic hemobilia: imaging features and management with transcatheter arterial embolization in 30 patients[J]. Diagn Interv Radiol, 2016, 22（4）: 371-377.

[5] 边巴顿珠，胡彦华. 胆道出血的临床诊治进展[J]. 肝胆胰外科杂志，2022，34（11）: 700-704.

（二）十二指肠动脉出血

【病例概要】

患者女性，78岁，呕血便血伴腹痛4天，腹痛加重1天。胃镜检查提示：消化道出血；胰腺假性囊肿穿刺引流术后愈合良好；慢性胃炎；十二指肠球炎。增强CT检查提示：胰颈-体部类圆形混杂密度影，性质待定，范围较前缩小、其内少许积血可能，动脉期见胃十二指肠动脉进入病灶内并局部造影剂外漏，提示活动性出血；病灶与胃体小弯侧分界不清，现胃腔内仍见少量积血，胃壁多个致密影考虑术后改变。

第六章 常见消化系统疾病介入影像

【图片资料】

1.CT表现

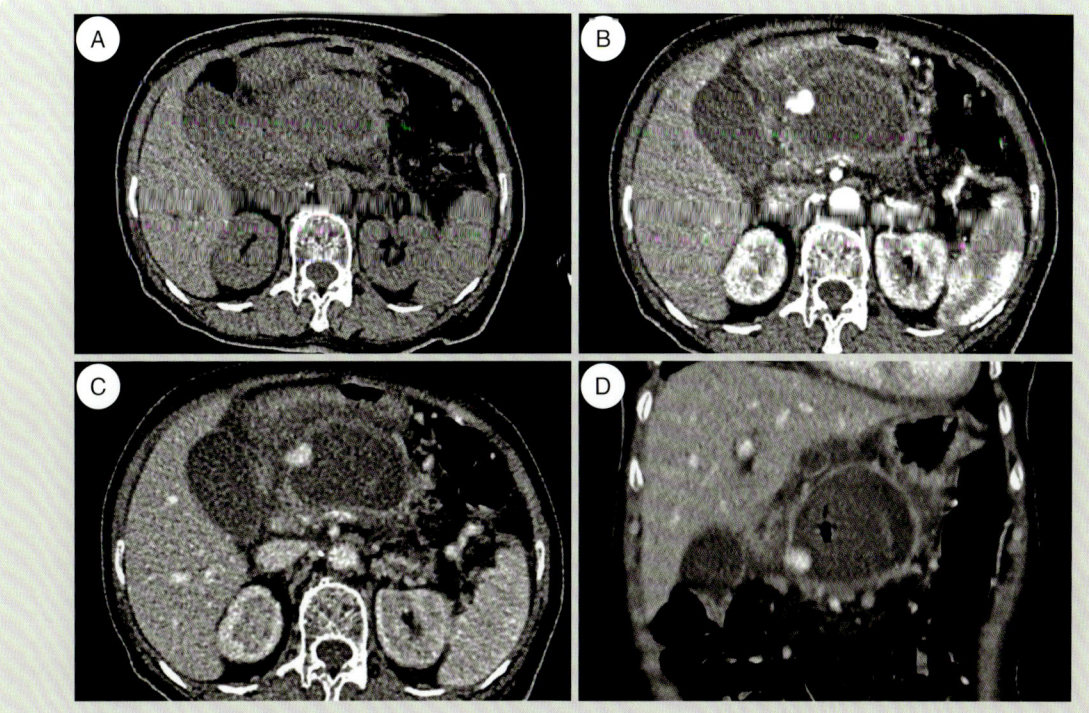

图6-2-7 十二指肠动脉出血的CT图像（原始图）

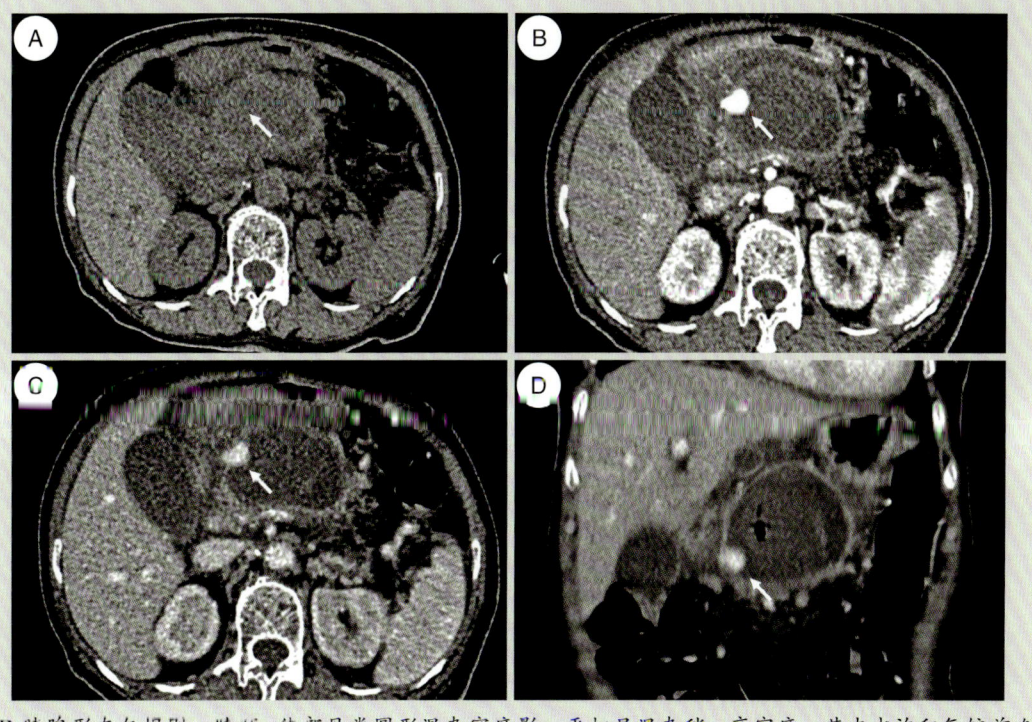

A~D.胰腺形态欠规则，胰颈—体部见类圆形混杂密度影，平扫呈混杂稍、高密度，其内少许积气较前略增多，动脉期见胃十二指肠动脉进入病灶内并见片状高密度影（箭头）。

图6-2-8 十二指肠动脉出血的CT图像（标示图）

2.DSA造影表现

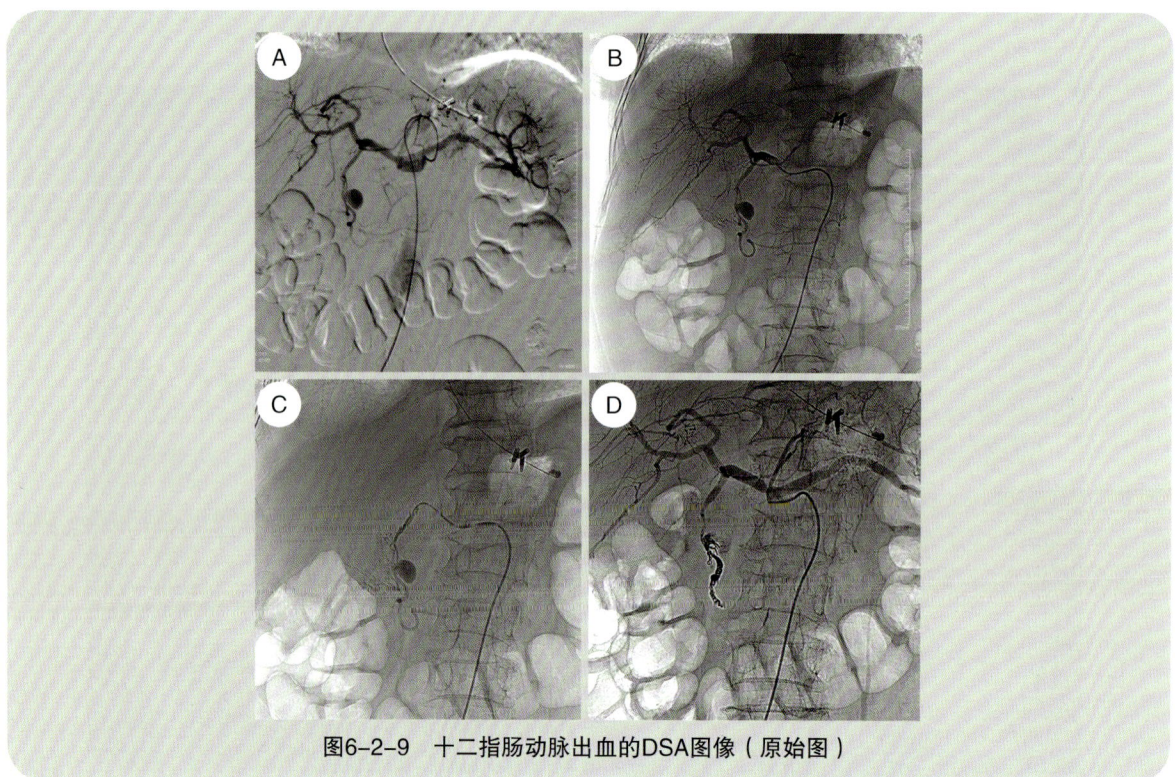

图6-2-9　十二指肠动脉出血的DSA图像（原始图）

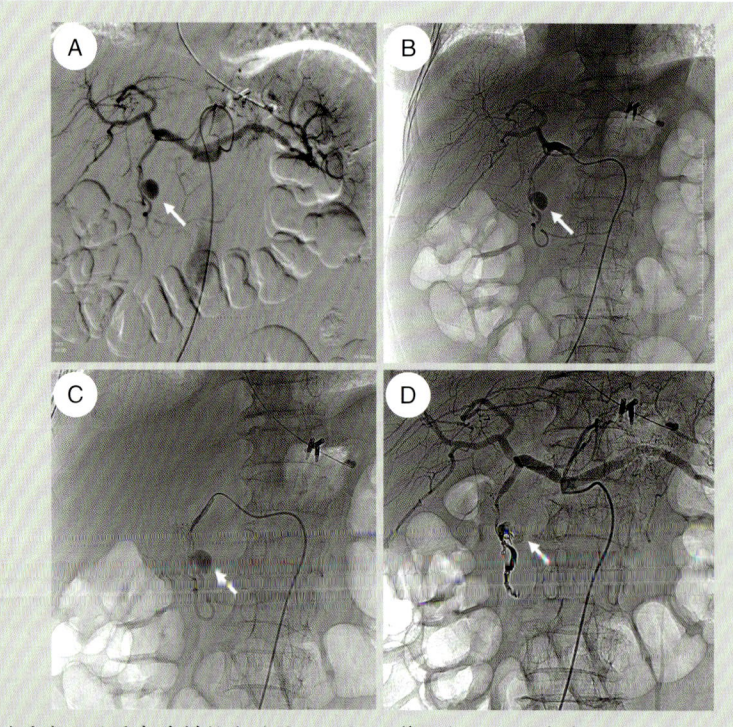

DSA造影所见：动脉期可见局部瘤样扩张（图A～图C，箭头），主要载瘤动脉为胃十二指肠动脉分支，考虑胃十二指肠动脉假性动脉瘤形成并出血。遂取适量弹簧圈联合组织胶栓塞载瘤动脉。术后再次造影示原假性动脉瘤未见显示（图D，箭头）。

图6-2-10　十二指肠动脉出血的DSA图像（标示图）

【十二指肠溃疡出血要点分析及小结】

十二指肠溃疡大出血为消化系统急诊常见疾病，其最常见的症状是腹痛、腹胀、呕血、便血或黄疸，严重者以失血性休克为主要症状就诊[1]。

十二指肠球部是溃疡最常见的发病部位，尤以球部后壁更常见，其发病原因与十二指肠动脉球部的血管解剖有直接关系。十二指肠球部的基底部的供血大多来源于胃网膜右动脉，十二指肠球部的后部供血大多来源于十二指肠上后动脉、上前动脉分支。胰十二指肠上前动脉及胰十二指肠上后动脉是胃十二指肠动脉的主要分支，且多有变异，胰十二指肠前动脉弓的血流是双向的，即以虚从胃十二指肠动脉（gastroduodenal artery，GDA）或肠系膜上动脉（superior mesenteric artery，SMA）供应的血液就可维持十二指肠的血运[2-4]。因此，术中即使完全栓塞胰十二指肠上前动脉，一般也不会引起十二指肠的缺血坏死，这也是介入栓塞止血的解剖学基础[5-7]。建议精细栓塞前需同时行胃十二指肠动脉及肠系膜上动脉造影[8]。

参考文献

[1] 彭志康，刘亚洪，卢蔚芳，等. 消化道出血的血管造影诊断与介入治疗的相关问题探讨[J]. 中国介入影像与治疗学，2012，09（2）：110-113.

[2] HOLME JB, NIELSEN DT, FUNCH-JENSEN P, et al. Transcatheter arterial embolization in patients with bleeding duodenal ulcer: an alternative to surgery[J]. Acta Radiol, 2006, 47（3）: 244-247.

[3] 周怡婷，曹建民. 腹部及盆腔急性出血的介入治疗[J]. 介入放射学杂志，2008，17（12）：884-887.

[4] 张应和，范真真，覃智颖，等. 胰头和十二指肠供血动脉及吻合支MSCT血管成像[J]. 放射学实践，2011（9）：966-969.

[5] KIM SW, KIM KH, JANG JY, et al. Practical guidelines for the preservation of the pancreaticoduodenal arteries during duodenum-preserving resection of the head of the pancreas: clinical experience and a study using resected specimens from pancreaticoduodenectomy[J]. Hepatogastroenterology, 2001, 48（37）: 264-269.

[6] 殷永芳，许继凡，郭涛，等. 胰头与十二指肠的血供关系及其临床意义[J]. 中国临床解剖学杂志，2013，31（6）：655-658.

[7] KEELING WB, ARMSTRONG PA, STONE PA, et al. Risk factors for recurrent hemorrhage after successful mesenteric arterial embolization[J]. Am Surg, 2006, 72（9）: 802-806; discussion 806-807.

[8] 陈源，李晓群，张健，等. 十二指肠溃疡并出血精细栓塞的疗效分析[J]. 现代医用影像学，2022，31（4）：600-603.

（三）胃出血

胃癌出血

【病例概要】

患者男性，73岁，确诊胃癌伴反复黑便半年余，加重1周。增强CT检查提示：胃体、胃窦处胃壁增厚，结合病史，考虑胃癌可能，病变周围淋巴结，转移待排；腹盆腔脂肪密度增高并盆腔少量积液，不能完全除外微种植可能；综上所述，拟CT分期：T3NxMx。

【图片资料】

1.CT表现

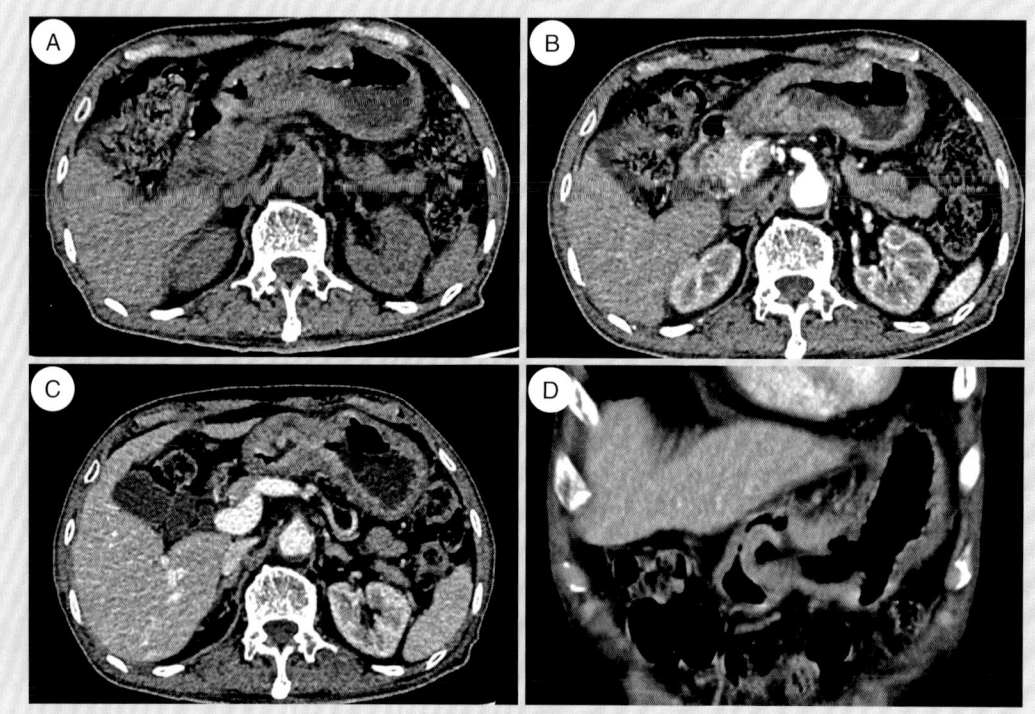

图6-2-11　胃癌出血的CT图像（原始图）

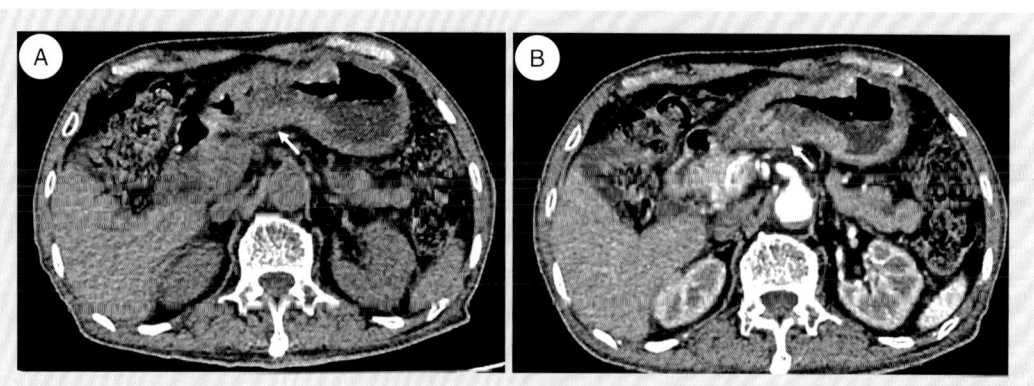

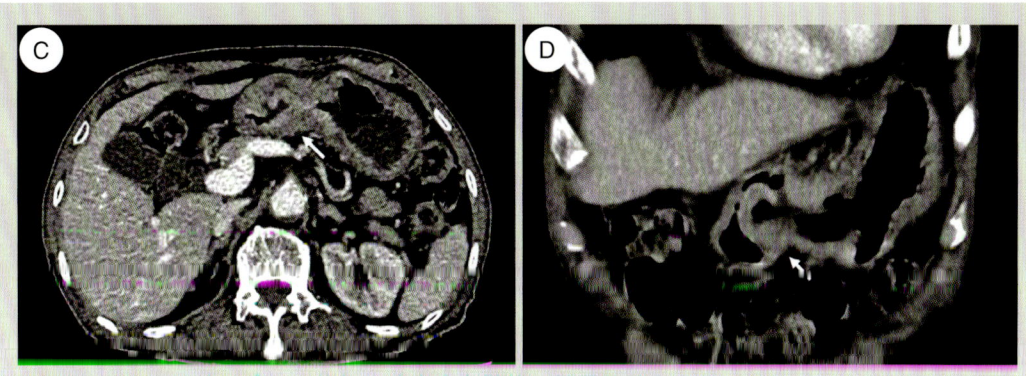

A~D.胃体、胃窦处胃壁增厚，呈软组织肿块凸向胃腔，胃壁外缘欠光整，周围脂肪间隙稍模糊，与胰腺分界尚清，增强扫描时明显不均匀强化（箭头）。

图6-2-12　胃癌出血的CT图像（标示图）

2.DSA表现

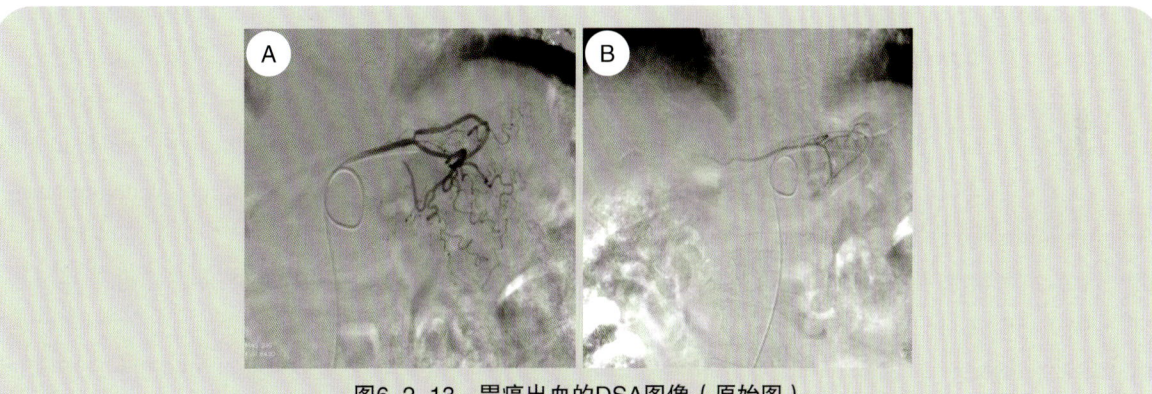

图6-2-13　胃癌出血的DSA图像（原始图）

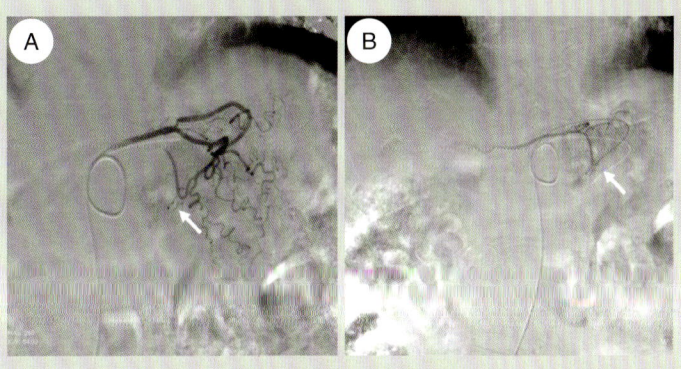

A、B.DSA造影所见胃左动脉动脉期见走形紊乱的迂曲血管影（箭头），实质期可见肿瘤染色影，并通过沟通支与胃右动脉相连。遂取适量聚乙烯醇微球联合明胶海绵栓塞肿瘤供血动脉。

图6-2-14　胃癌出血的DSA图像（标示图）

【胃癌出血要点分析及小结】

消化道肿瘤出血占上消化道出血的5%以上，其中胃癌最常见，占胃肠道恶性肿瘤出血的36%~58%[1]。胃癌早期多无特异性临床表现，确诊时90%以上已为进展期，多伴有局部组织、淋巴结或临近脏器转移，出血发生率为1%~8%[2]。胃癌伴消化道出血较难治疗，死亡率较高。

内镜止血被认为是胃肠道肿瘤出血的一线治疗，但有较高的出血复发率和适应证限制。但在这些情况下，如广泛的黏膜病变伴毛细血管出血、深溃疡血管直径大于2 mm、血管化丰富的肿瘤病灶等被认为不适合行内镜止血治疗。外科手术往往因病情较晚或出血发病急、患者体质状况差等因素而难以实施，存在较高的并发症发生率和死亡率。随着介入技术的不断进展[3-4]，导管栓塞术已在内镜难治性消化道出血包括胃癌肿瘤相关性出血的止血治疗中发挥了重要的作用[5-6]。

参考文献

[1] SHEIBANI S, KIM J J, CHEN B, et al. Natural history of acute upper GI bleeding due to tumours: short-term success and long-term recurrence with or without endoscopic therapy[J]. Aliment Pharmacol Ther, 2013, 38（2）: 144-150.

[2] MEEHAN T, STECKER M S, KALVA S P, et al. Outcomes of transcatheter arterial embolization for acute hemorrhage originating from gastric adenocarcinoma[J]. J Vasc Interv Radiol, 2014, 25（6）: 847-851.

[3] GRASSIA R, CAPONE P, IIRITANO E, et al. Non-variceal upper gastrointestinal bleeding: Rescue treatment with a modified cyanoacrylate[J]. World J Gastroenterol, 2016, 22（48）: 10609-10616.

[4] KODANI M, YATA S, OHUCHI Y, et al. Safety and Risk of Superselective Transcatheter Arterial Embolization for Acute Lower Gastrointestinal Hemorrhage with N-Butyl Cyanoacrylate: Angiographic and Colonoscopic Evaluation[J]. J Vasc Interv Radiol, 2016, 27（6）: 824-830.

[5] 国家卫生健康委员会. 胃癌诊疗规范（2018年版）[J]. 中华消化病与影像杂志（电子版），2019，9（3）: 118-144.

[6] 马坤, 梁定, 郭山峰, 等. 胃癌相关性消化道出血介入治疗疗效分析[J]. 现代肿瘤医学, 2018, 26（2）: 243-246.

（四）小肠出血

【病例概要】

患者男性，41岁，呕吐、便血4天，加重2天。增强CT检查提示：第3、第4组小肠交界处空肠局部肠壁结节，考虑动脉瘤可能性大；胃肠道大量积气扩张，考虑麻痹性肠梗阻并肠腔内较多积血。

【图片资料】

1.CT表现

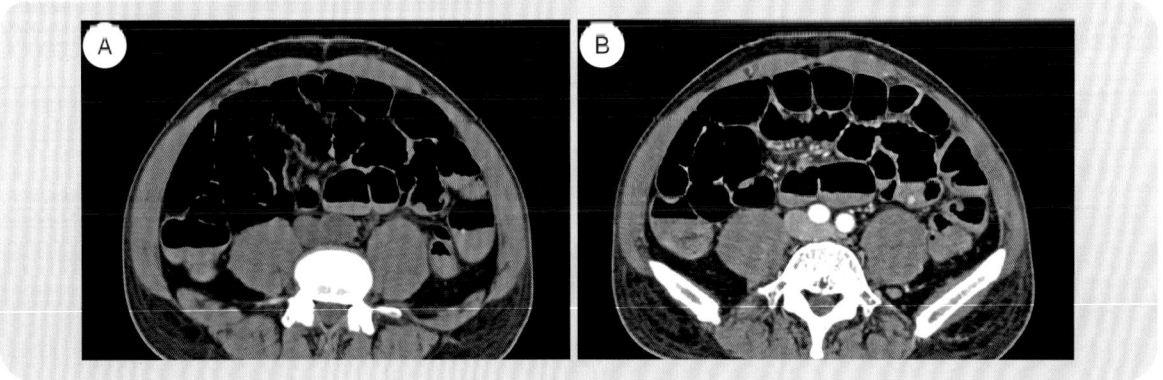

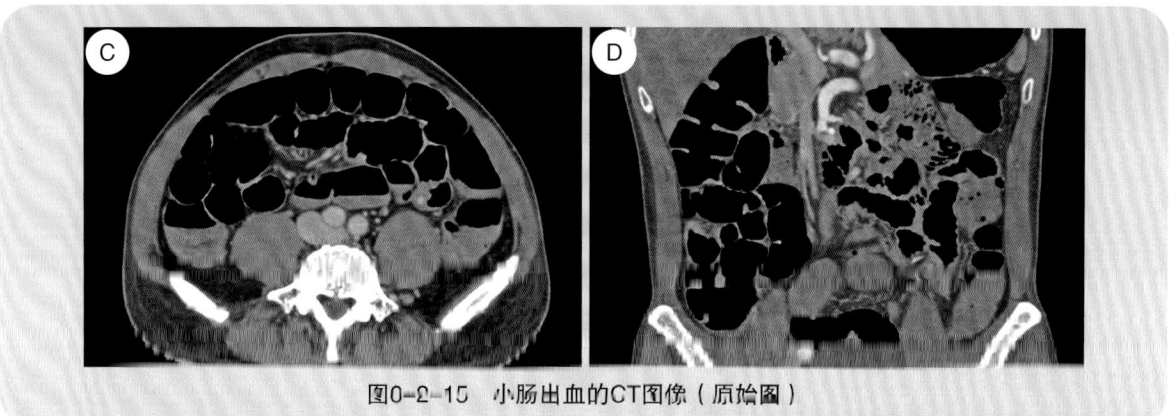

图6-2-15 小肠出血的CT图像（原始图）

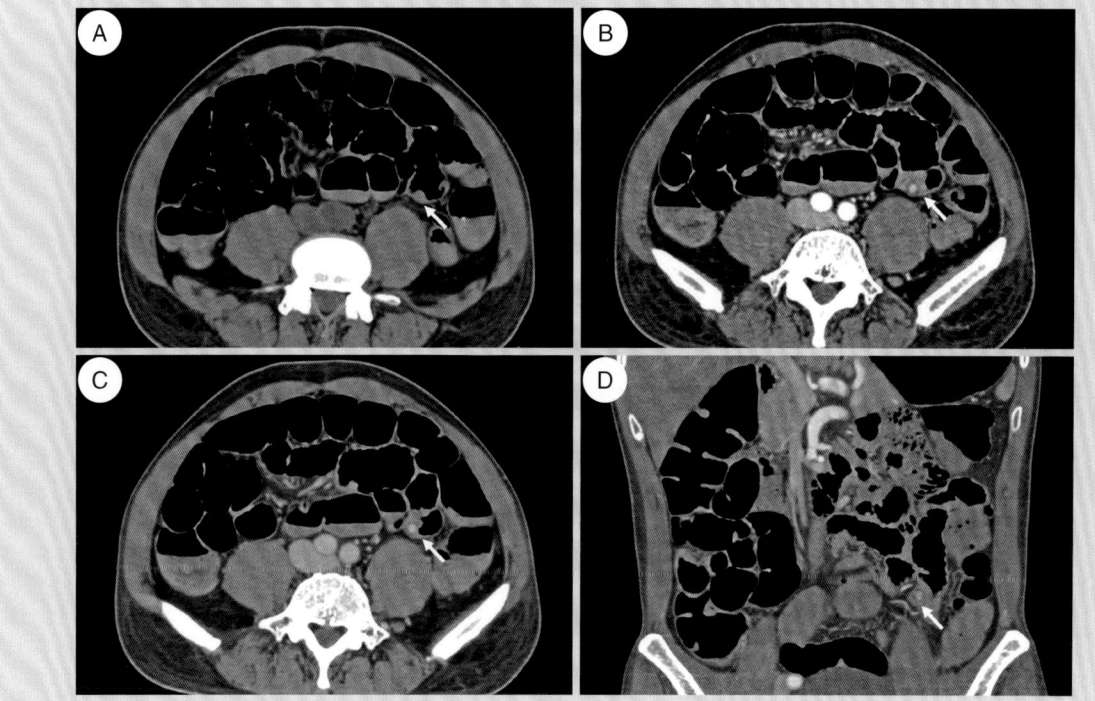

A~D.第3、第4组小肠交界处空肠局部肠壁增厚，见一结节灶（箭头），平扫呈稍低密度，增强扫描明显结节状强化，周围见环形强化减低影，考虑动脉瘤可能性大。

图6-2-16 小肠出血的CT图像（标示图）

2.DSA表现

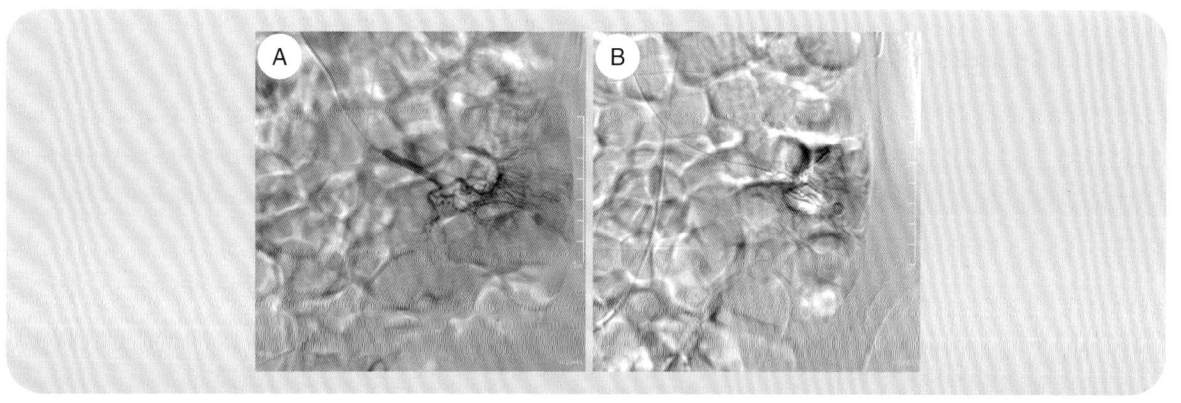

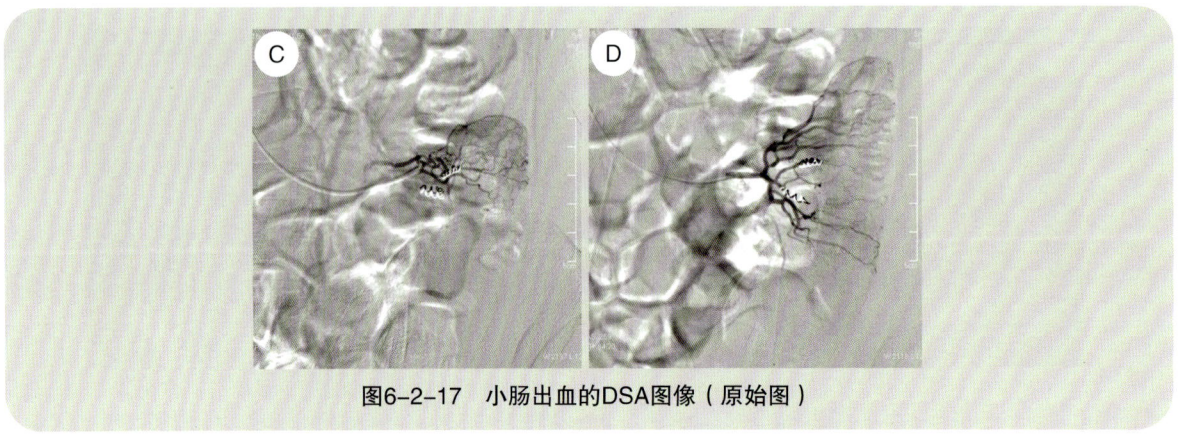

图6-2-17　小肠出血的DSA图像（原始图）

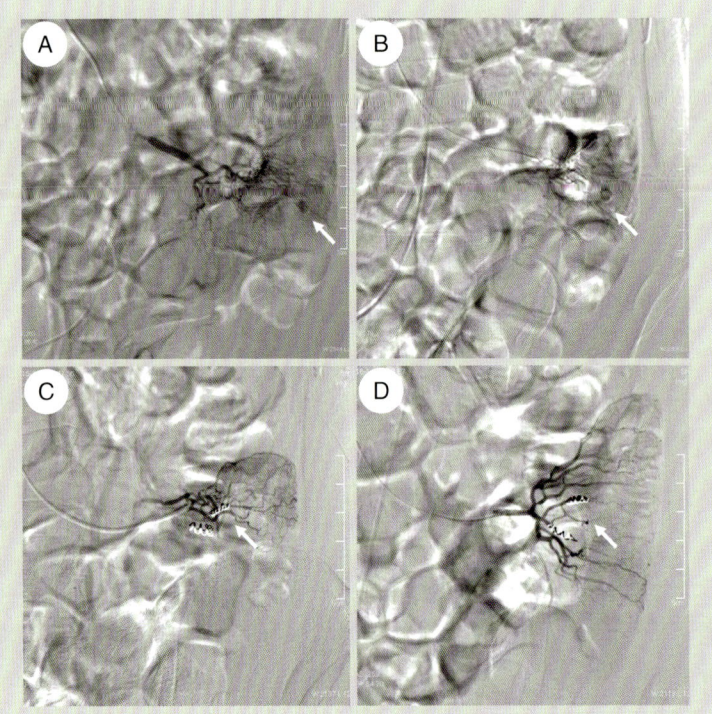

DSA造影所见动脉期肠系膜上动脉的回肠动脉分支（约为第3组小肠区域）远端分支血管增粗、走形迂曲，静脉期可见片状异常染色影，邻近可见供血动脉，静脉回流增粗，考虑为动静脉畸形，局部可见一类圆形出血灶（图A，箭头），可见大量造影剂外溢至肠腔。将微导管分别超选择性插管至上述供血动脉进一步明确后（图B，箭头），取适量聚乙烯颗粒及弹簧圈栓塞供血动脉。术后再次造影示原片状异常染色影及造影剂外溢征象消失（图C、图D，箭头）。

图6-2-18　小肠出血的DSA图像（标示图）

【小肠出血要点分析及小结】

小肠出血的病因多样，其中小肠血管畸形是小肠出血最常见的原因。小肠疾病分布部位与肠壁组织结构和生理学特点密切相关，小肠实体瘤以十二指肠和空肠起始20 cm处好发，淋巴瘤常见于末端回肠，血管畸形可发生在胃肠道任何部位，炎症性肠病空回肠受累程度不同，以空肠病变明显，其中非特异性炎症性肠病好发于回肠末端，憩室好发于回肠[1]。

随着超选择性动脉栓塞术的发展，介入治疗成功率逐渐提高且并发症下降。最近的一项70例患者的回顾性分析表明，介入治疗操作技术成功率为99%，初始临床成功率为71%，重复栓塞后的二次临床成功率为79%。肠栓塞的发生率为4%，大多数病例涉及小肠外的出血源[2]。

诊断上，首先考虑是否需做第二次胃肠镜检查，以除外胃和结肠出血；后首选视频胶囊内镜检查（video capsule endoscopy，VCE）及小肠CT造影（CTE）明确是不是小肠出血，阴性者可考虑行小肠镜检查明确出血部位；最后为手术探查及术中肠镜。对于活动性出血患者，根据出血的严重程度选择CTA或核素，对于需要治疗的患者首选DSA。治疗上，若能找到出血来源，首选内镜下治疗；若不能找到出血来源，给予药物支持治疗；手术治疗用于需行黏连松解术患者及预行深部小肠镜患者[3]。

参考文献

[1] 谈丰平，薛惠平，彭小华.37例小肠出血临床分析[J].中华消化内镜杂志，2001，18（3）：176-177.

[2] HONGSAKUL K，PAKDEEJIT S，TANUTIT P.Outcome and predictive factors of successful transarterial embolization for the treatment of acute gastrointestinal hemorrhage[J]. Acta Radiol，2014，55（2）：186-194.

[3] 陈川，李景南.小肠出血诊治进展[J].中国实用内科杂志，2018，38（12）：1194-1197.

（五）直肠出血

直肠癌出血

【病例概要】

患者女性，36岁，间断便血半年余，加重1天。增强CT检查提示：直肠中下段不规则增厚，周围系膜内多枚稍肿大淋巴结，直肠癌可能，拟CT分期：T3N+，请结合肠镜病理及MRI。肠镜检查提示：直肠肿物（待病理）；结肠多发息肉（冷切除术，待病理）；痔疮。

【图片资料】

1.CT表现

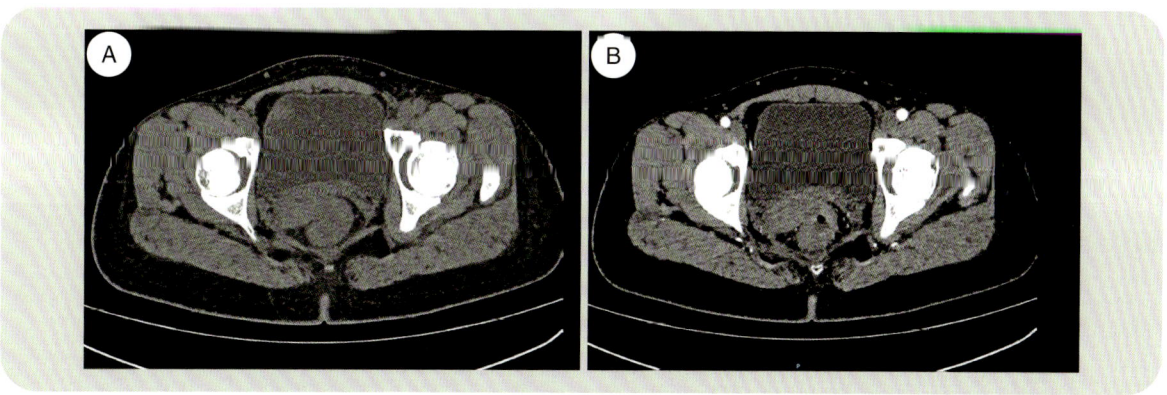

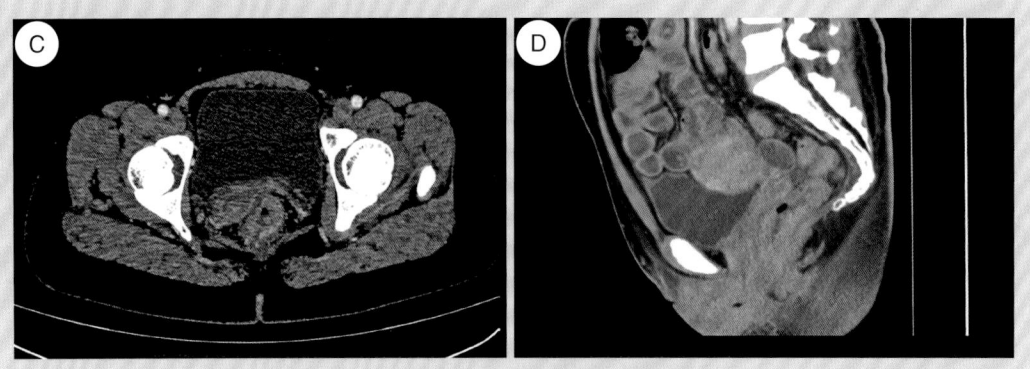

图6-2-19 直肠癌出血的CT图像（原始图）

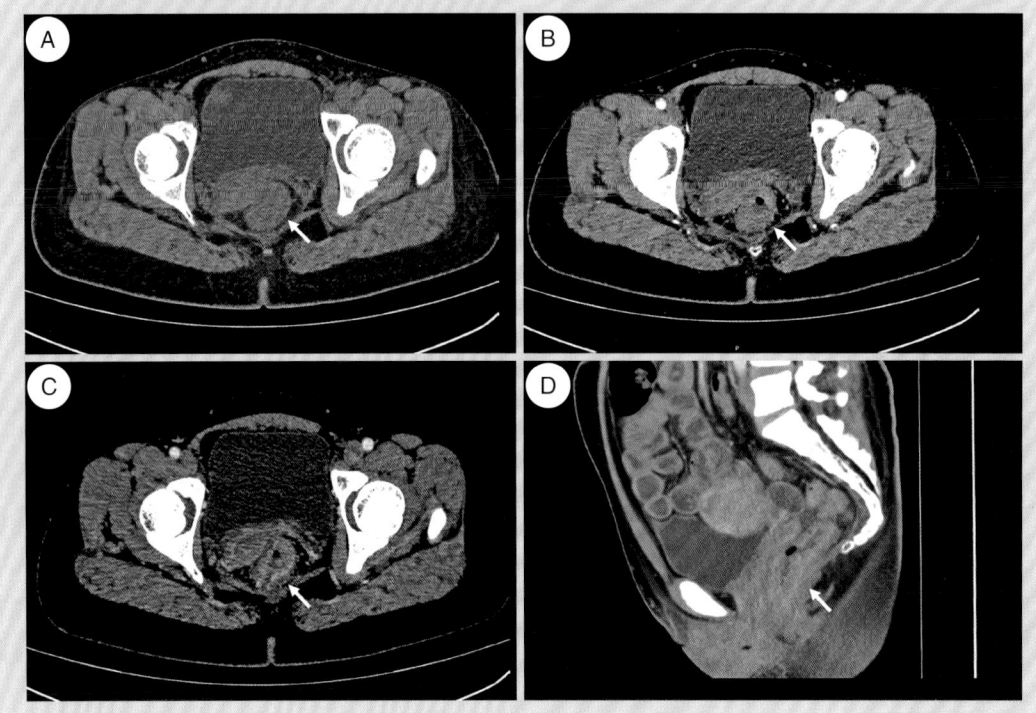

A～D.直肠下段肠壁不规则增厚，累及约1/2肠周，增强扫描呈轻中度强化（箭头）。病变肠壁外缘稍毛糙，与周围器官分界尚清。

图6-2-20 直肠癌出血的CT图像（标示图）

2.DSA表现

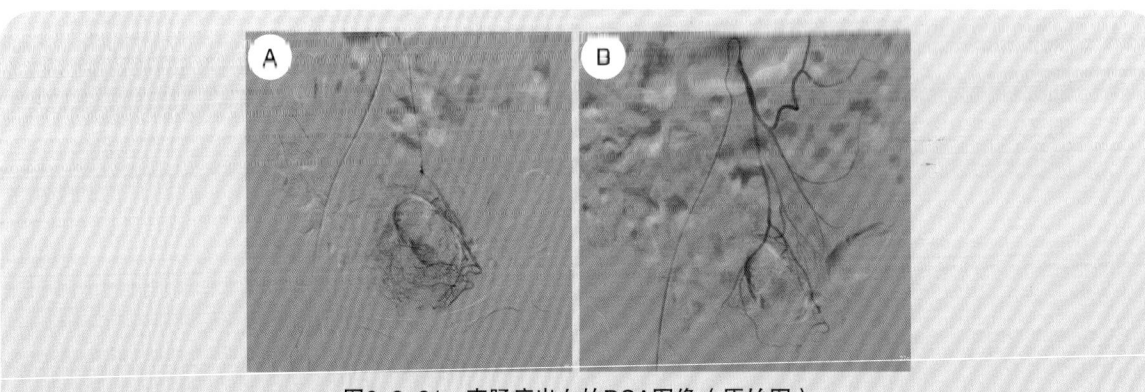

图6-2-21 直肠癌出血的DSA图像（原始图）

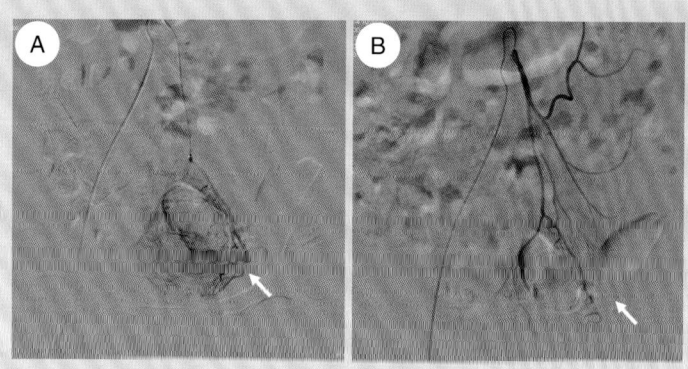

A、B.肠系膜下动脉分支的直肠上动脉，动脉期可见肿瘤染色影，并可疑造影剂浓聚（箭头）。该取适量明胶海绵栓塞肿瘤供血动脉。术后再次造影示原造影剂浓聚及肿瘤染色征象消失，肿瘤供血动脉闭塞。

图6-2-22 直肠癌出血的DSA图像（标示图）

【直肠出血要点分析及小结】

直肠出血在下消化道出血中占10%～25%，常见病因为痔疮、直肠癌、直肠炎症或溃疡、血管畸形等[1-3]。目前临床上将结肠镜作为诊断和治疗直肠出血的首选，但当出血量大危及生命或来不及肠道准备的紧急情况下，血液或大便内容物可能会掩盖确切或潜在的出血灶，导致内镜治疗失败或技术上无法成功，在这种情况下，血管腔内介入技术或许是唯一的选择。

直肠血管解剖和血流动力学研究[4]显示：直肠上动脉（superior rectal artery，SRA）作为直肠的主要供血动脉，是直肠出血血管腔内介入栓塞治疗的重要靶血管。栓塞治疗的目标是降低出血部位的动脉压力，以便止血，同时为了减少栓塞后肠道缺血的风险，应该超选择性最远的靶血管部位进行栓塞[5-6]。

参考文献

[1] OAKLAND K, CHADWICK G, EAST J E, et al. Diagnosis and management of acute lower gastrointestinal bleeding: guidelines from the British Society of Gastroenterology[J]. Gut, 2019, 68（5）: 776-789.

[2] GRECO L, ZHANG J, ROSS H.Surgical Options and Approaches for Lower Gastrointestinal Bleeding: When do we operate and what do we do[J]? Clin Colon Rectal Surg, 2020, 33（1）: 10-15.

[3] BAI Y, PENG J, GAO J, et al. Epidemiology of lower gastrointestinal bleeding in China: single center series and systematic analysis of Chinese literature with 53, 951 patients[J]. J Gastroenterol Hepatol, 2011, 26（4）: 678-682.

[4] SCHUURMAN J P, GO P M, BLEYS R L.Anatomical branches of the superior rectal artery in the distal rectum[J]. Colorectal Dis, 2009, 11（9）: 967-971.

[5] LV L S, GU J T.Super-selective arterial embolization in the control of acute lower gastrointestinal hemorrhage[J]. World J Clin Cases, 2019, 7（22）: 3728-3733.

[6] 于雪敏, 武建, 高建伟, 等. 超选择性直肠上动脉栓塞术在直肠出血中的应用[J]. 中国普通外科杂志, 2022, 31（10）: 1174-1180.

三、静脉出血

（一）食管胃底静脉曲张

【病例概要】

患者男性，56岁，因"反复呕血、黑便1天"就诊，患者于夜间无明显诱因出现呕血伴黑便，无明显头晕、头痛、肢体乏力、胸闷、心悸、气促，急诊CT检查示肝脏形态改变伴脾脏肿大，考虑肝硬化失代偿期；食管下段、胃底、脾门周围、前上腹壁下多发曲张静脉团，提示门静脉高压。

【图片资料】

1.CT表现

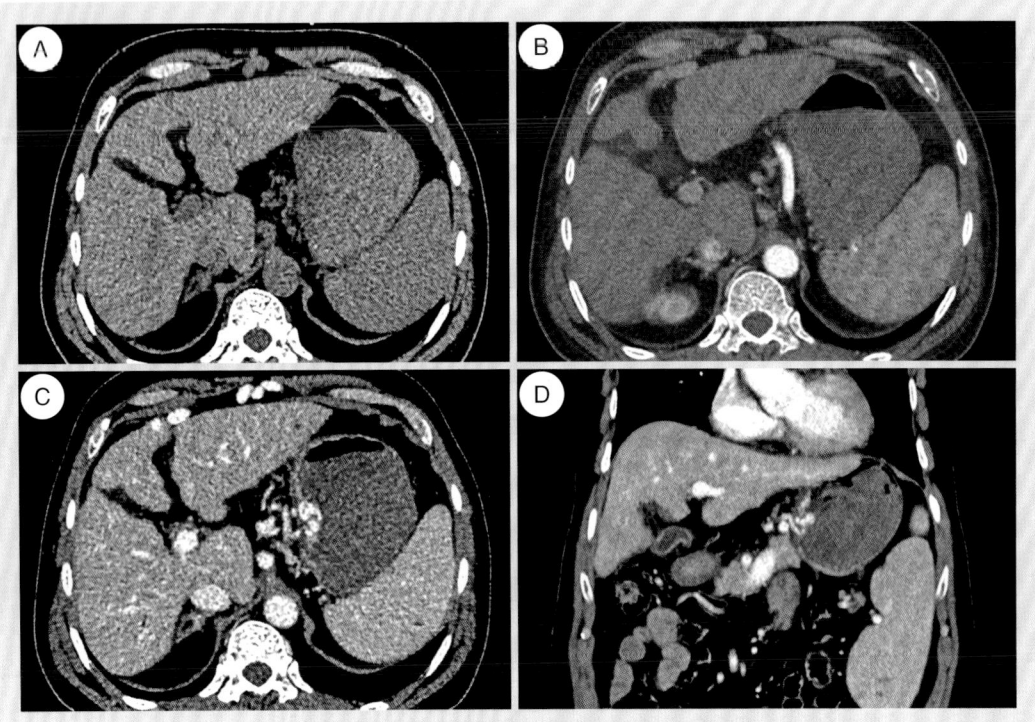

图6-2-23 食管胃底静脉曲张的CT表现（原始图）

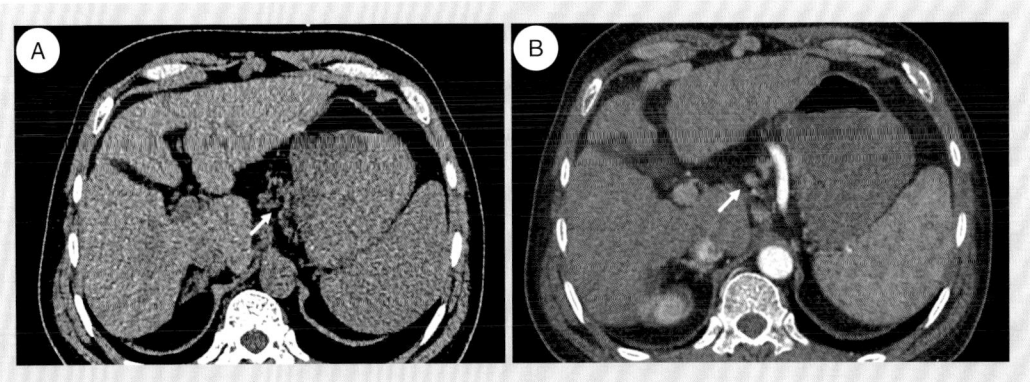

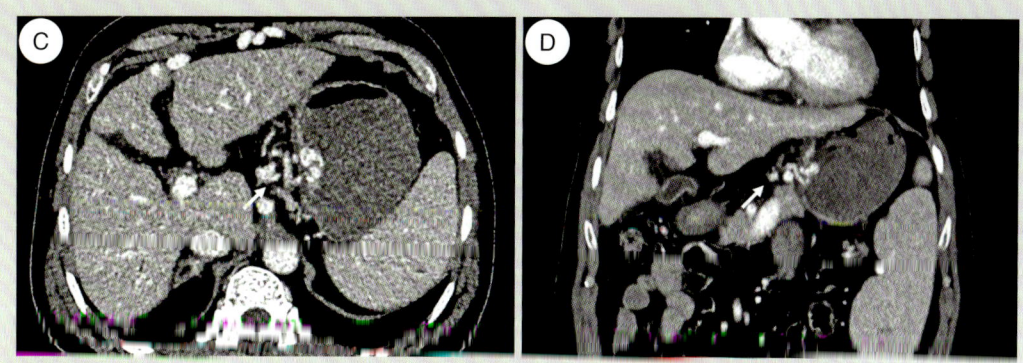

A~D.肝脏形态改变伴脾脏肿大，考虑肝硬化失代偿期；食管下段、胃底、脾门周围、前上腹壁下多发曲张静脉团（箭头），提示门静脉高压。

图6-2-24 食管胃底静脉曲张的CT表现（标示图）

2.DSA表现

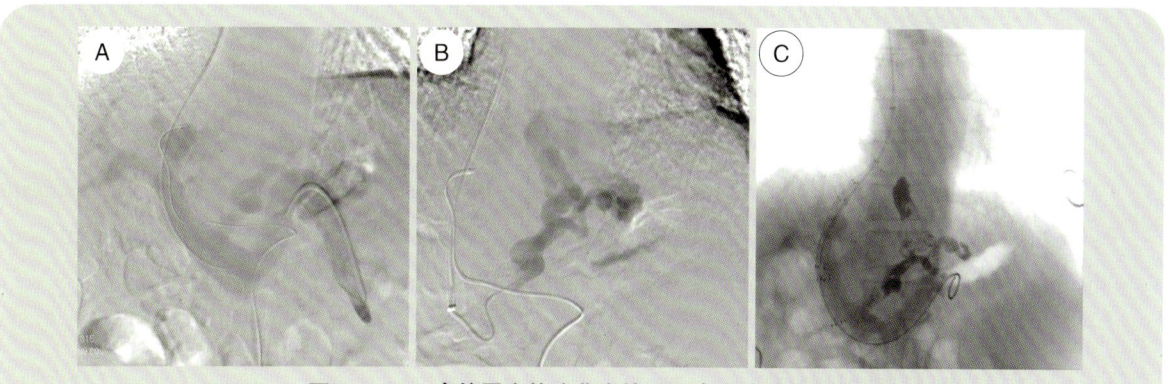

图6-2-25 食管胃底静脉曲张的DSA表现（原始图）

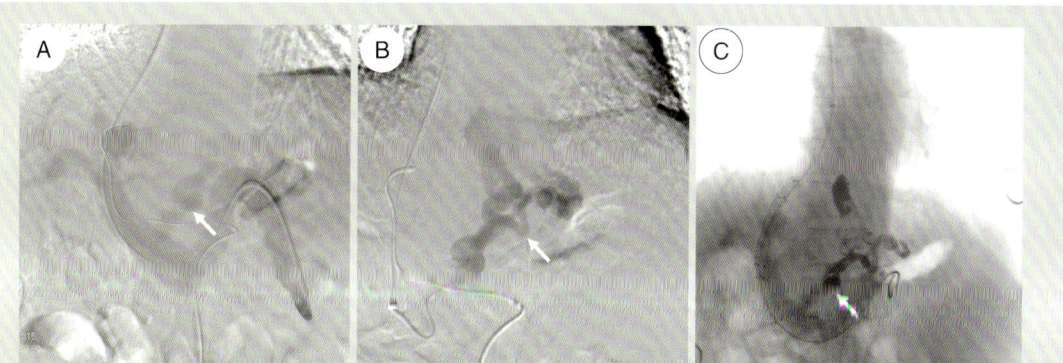

门静脉主干、肠系膜上静脉近段、脾静脉血流通畅，胃冠状静脉明显扩张（图A、图B，箭头），走形迂曲，可见离肝血流经胃冠状静脉回流至腔静脉。以碘油及组织胶水栓塞曲张胃冠状静脉（图C，箭头），栓塞完成后再次造影示胃冠状静脉完全栓塞，未见显影。置入支架至腔静脉-门静脉，再次行门静脉造影显示门脉血流通畅，经支架快速回流至下腔静脉。

图6-2-26 食管胃底静脉曲张的DSA表现（标示图）

【要点分析及小结】

食管胃底静脉曲张（esophageal and gastric varices，EGV）是指各种原因诱发的门静脉高压、血流阻力升高，主要表现为门体侧支循环[1-3]。EGV以肝硬化为主要诱因，EGV一旦发生破裂则易形成消化道急性出血，通常出血量较大，病情危急，严重的可能危及患者生命安全。

目前，临床上多采用内镜下曲张静脉套扎术（endoscopic variceal ligation，EVL）、胃冠状静脉栓塞术和经颈静脉肝内门体静脉分流术治疗肝硬化并发食管胃底静脉曲张的患者，其中EVL能有效套扎曲张静脉，从而达到预防食管胃底静脉曲张的目的，但单独套扎1~2次的效果不甚理想，需采用多次套扎才可获得长期的疗效[4-5]。

参考文献

[1] GINES P, KRAG A, ABRALDES J G, et al. Liver cirrhosis[J]. Lancet, 2021, 398（10308）: 1359-1376.

[2] SHEN Y, MA W, HANG Y, et al. Clinical application of liver stiffness measurement in patients with cavernous transformation of portal vein[J]. Exp Ther Med, 2021, 21（5）: 442.

[3] LIU C H, LIU S, ZHAO Y B, et al. Development and validation of a nomogram for esophagogastric variceal bleeding in liver cirrhosis: a cohort study in 1099 cases[J]. J Dig Dis, 2022, 23（10）: 597-609.

[4] 戴欢, 李凯, 朱永湘, 等. 内镜下套扎和注射硬化剂治疗乙型肝炎肝硬化并发食管胃底静脉曲张破裂出血患者疗效研究[J]. 实用肝脏病杂志, 2023, 26（1）: 87-90.

[5] WU W, ZHANG H, ZENG Z, et al. Comparison of transjugular intrahepatic portosystemic with endoscopic treatment plus anticoagulation for esophageal variceal bleeding and portal vein thrombosis in liver cirrhosis[J]. Scand J Gastroenterol, 2022, 57（12）: 1494-1502.

（二）区域性门静脉高压

【病例概要】

患者男性，38岁，因"反复腹痛1年余，加重半月"就诊，胸腹盆增强CT急性坏死性胰腺炎治疗后复查：仅胰头区见正常胰腺组织残留；胰腺区及周围发现包裹性积液/积脓，累及邻近结肠、十二指肠及胃壁；脾静脉局部明显狭窄，脾门、胃底区静脉曲张。胃镜提示胃底见大量串珠样曲张静脉，黏液呈湖黄绿色混浊，见少量暗红色血迹。胃体上部大弯侧见串珠样曲张静脉，黏膜表面有附有胆汁性黏液。

【图片资料】

1.CT表现

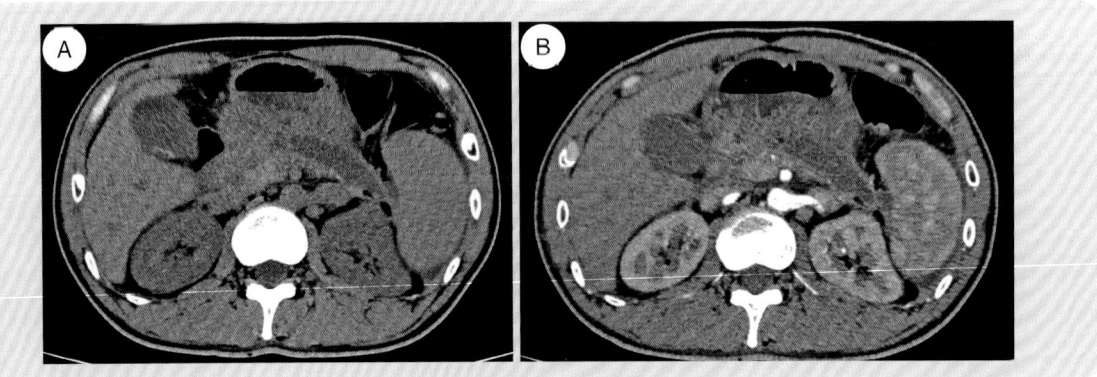

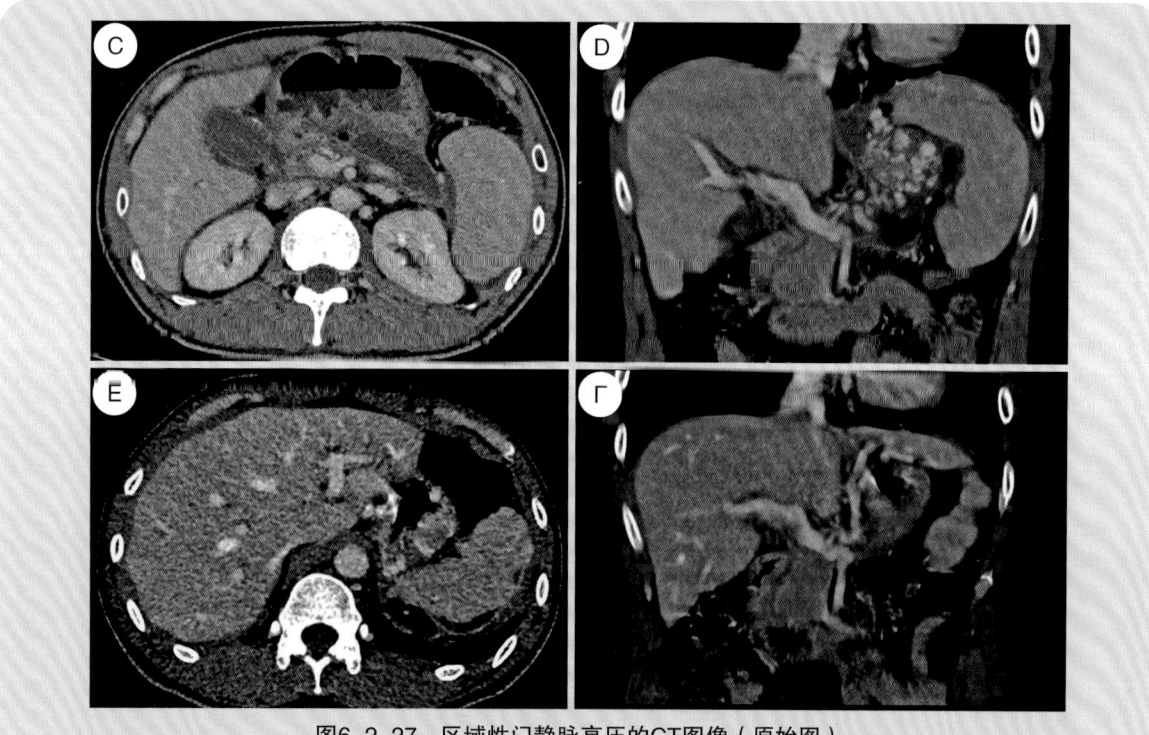

图6-2-27 区域性门静脉高压的CT图像（原始图）

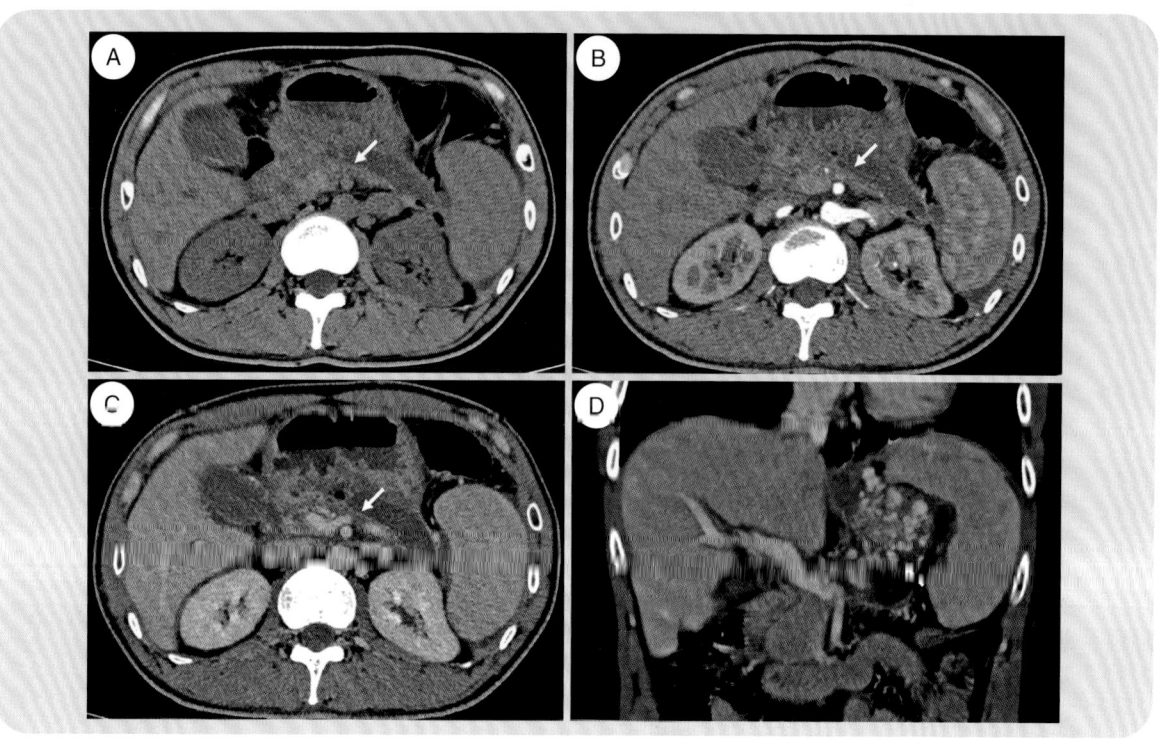

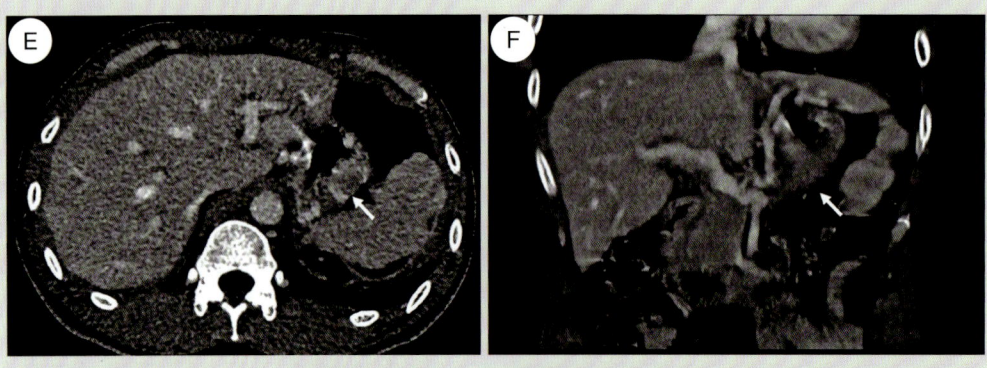

A~D.脾静脉局部明显狭窄，脾门、胃底可见迂曲增粗的静脉血管影（箭头）；E、F.脾动脉部分栓塞术后1年复查增强CT提示原脾门、胃底迂曲增粗的静脉血管影较前明显减少（箭头）。

图6-2-28　区域性门静脉高压的CT图像（标示图）

2.DSA表现

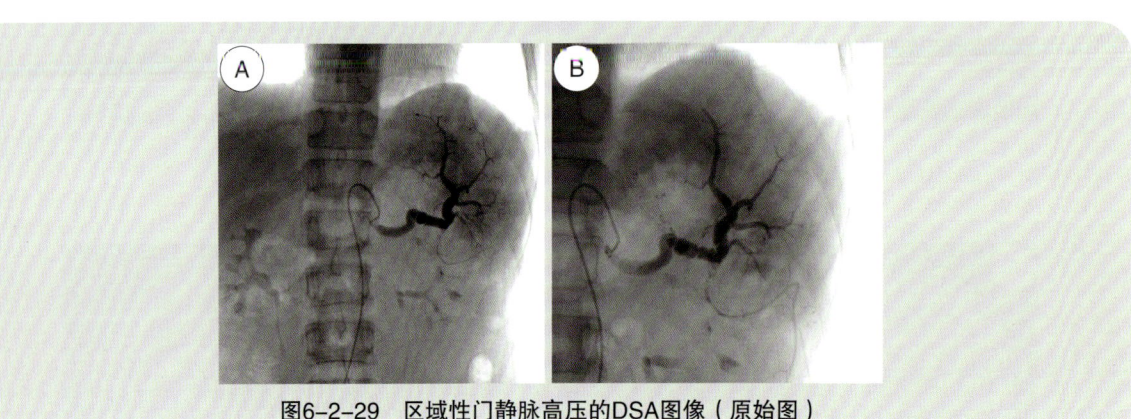

图6-2-29　区域性门静脉高压的DSA图像（原始图）

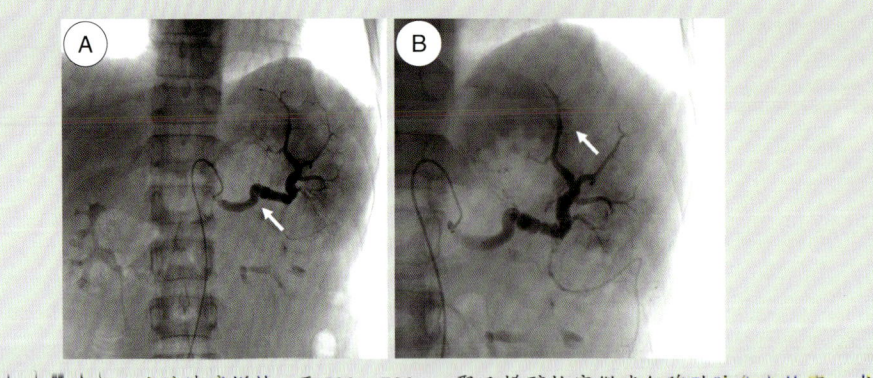

A、B.脾动脉粗大（箭头），血流速度增快，取500~700μm聚乙烯醇栓塞微球行脾动脉分支栓塞，术后造影示：脾动脉血流较前明显减慢，脾脏实质部分未见显影。

图6-2-30　区域性门静脉高压的DSA图像（标示图）

【要点分析及小结】

区域性门静脉高压症（regional portal hypertension，RPH）是由脾静脉阻塞或狭窄继发脾静脉回流障碍而导致的一类肝外型门静脉高压性疾病。1969年，Turrill等提出"左侧"肝外型门静脉高压的概念，既往大部分研究主要集中在急性、慢性胰腺炎引起的"孤立性脾静脉血栓"，故许多学者称其为胰腺性门静脉高压。RPH较为罕见，仅占肝外型门静脉高压的5%，却是一种危及生命的上消化道出血疾病，加之其临床表现类似于肝硬化性门静脉高压而常被误诊[1-2]。

RPH与肝硬化性门静脉高压患者不同，大多数患者无症状，肝功能正常。其临床表现主要包括原发病的表现和脾胃区门静脉高压的表现。不同的原发疾病导致临床表现的多样性，其中最常见的是胰源性疾病。大多数回顾性研究认为上腹部及腰背部疼痛是RPH最常见症状[3]。

应积极随访无症状的患者，部分RPH所致曲张静脉随胰腺原发疾病的治愈而缓解、消失。手术是治疗RPH最有效的方法。因为在处理原发疾病的同时，还可解决脾胃区门静脉高压，但手术时机的把握及术式选择仍是目前的难题。脾切除术（包括贲门周围血管离断术）是治疗RPH的主要手术方式，该术式治疗曲张静脉破裂出血可明显减少侧支循环静脉的血流量，减少或防止再出血的概率。上消化道大出血所致血流动力学紊乱、胰腺炎术后严重粘连或恶性肿瘤晚期RPH患者不能耐受脾脏切除术，越来越多的患者选择创伤性较小的介入方法，如选择性的脾动脉栓塞在治疗脾亢方面疗效确切，可有效减少脾静脉血液回流量，缓解胃底或食管下端静脉曲张的程度，相当于"内科性"脾切除的疗效。虽然介入治疗创伤小，可保留部分脾脏功能，但并不能从根本上解决问题，且术后易发生腹痛、脾脓肿、败血症、血肿、异位栓塞等"梗死后"综合征[4-5]。

参考文献

[1] KÖKLÜ S, YÜKSEL O, ARHAN M, et al. Report of 24 left-sided portal hypertension cases：a single-center prospective cohort study[J]. Digestive Diseases and Sciences，2005，50（5）：976-982.

[2] 楚毅，朱洪怡，霍继荣.68例左侧门静脉高压症临床特点分析及相关文献复习[J].胃肠病学和肝病学杂志，2012，7：652-655.

[3] PATRICK G N, JUAN CARLOS G P, GUADALUPE G T, et al. Vascular Liver Disorders, Portal Vein Thrombosis, and Procedural Bleeding in Patients With Liver Disease：2020 Practice Guidance by the American Association for the Study of Liver Diseases[J]. Hepatology，2021，73（1）：366-413.

[4] SONIA S, CONG W, SERGI G M, et al. Regression of portal hypertension： underlying mechanisms and therapeutic strategies[J]. Hepatol Int，2021，15（1）：36-50.

[5] YONG L, DAIMING F, GUOHONG H.Transjugular intrahepatic portosystemic shunt for portal hypertension：30 years experience from China[J]. Liver Int，2023，43（1）：18-33.

四、肠系膜上动脉夹层/狭窄/动脉瘤

（一）肠系膜上动脉夹层

【病例概要】

患者女性，55岁，确诊卵巢癌3月余；近期患者存在腹痛症状，以正中腹部为主。增强CT检查显示：肠系膜上动脉右壁可见一破口并可见瘤样突起，大小约10 mm×8 mm×20 mm，破口宽约5 mm。诊断为肠系膜上动脉夹层。

【图片资料】

1.CT表现

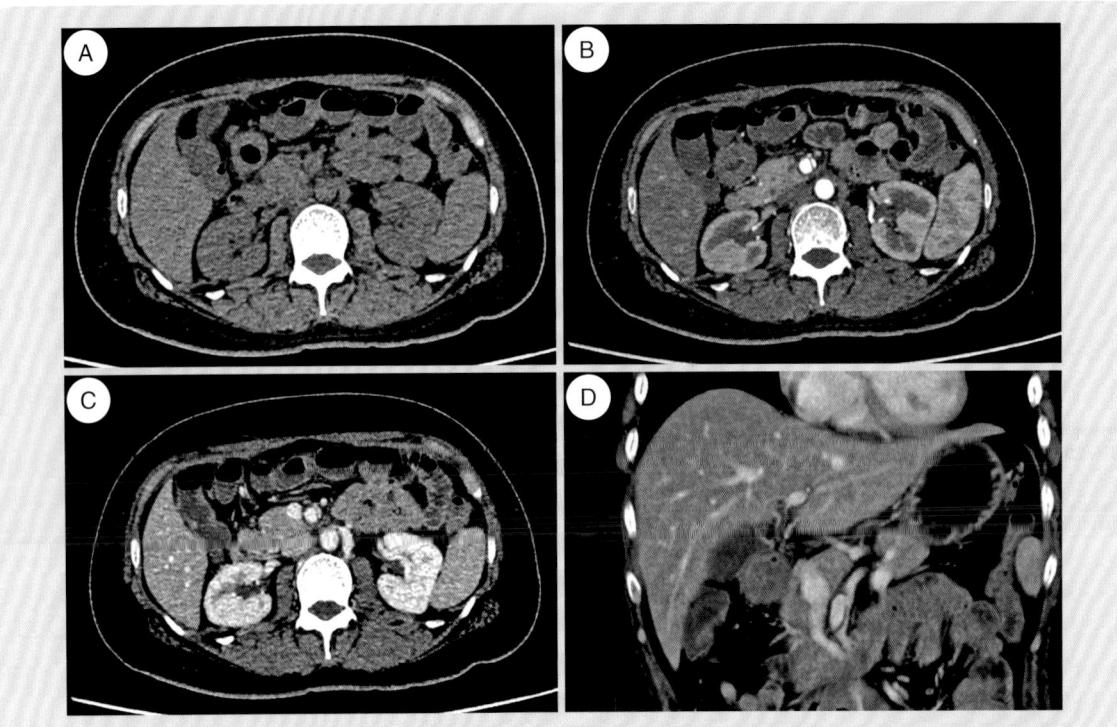

图6-2-31 肠系膜上动脉夹层的CT图像（原始图）

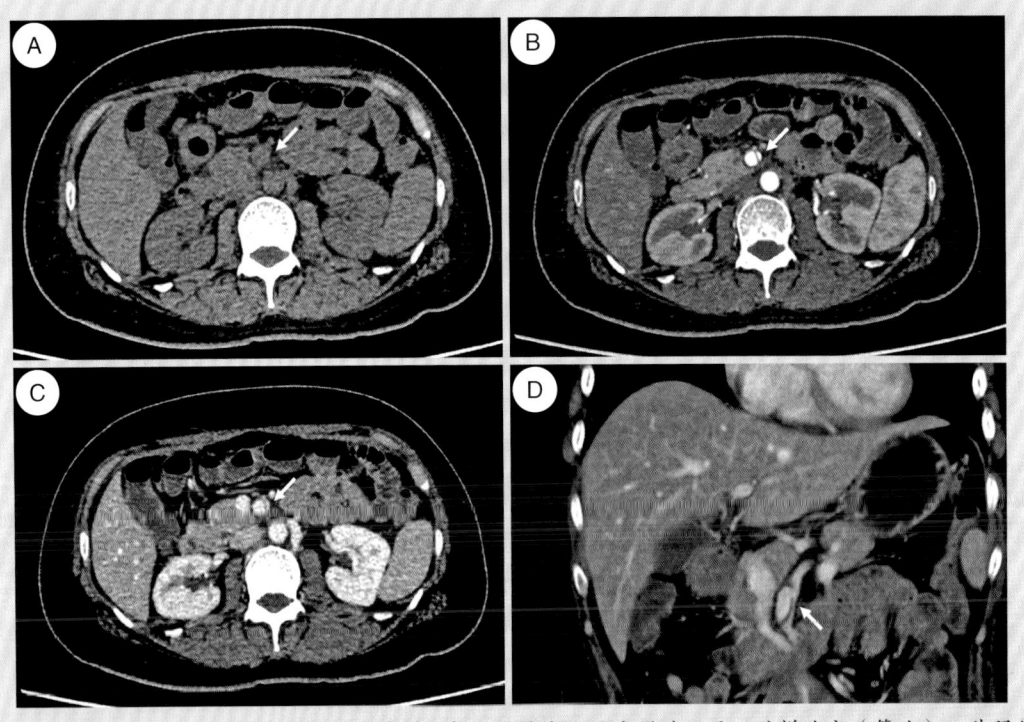

A~D.肠系膜上动脉右壁可见一破口并见瘤样突起，动脉期可见内膜片，呈双腔样改变（箭头），其强化程度与同一层面主动脉强化程度一致。

图6-2-32 肠系膜上动脉夹层的CT图像（标示图）

2.DSA表现

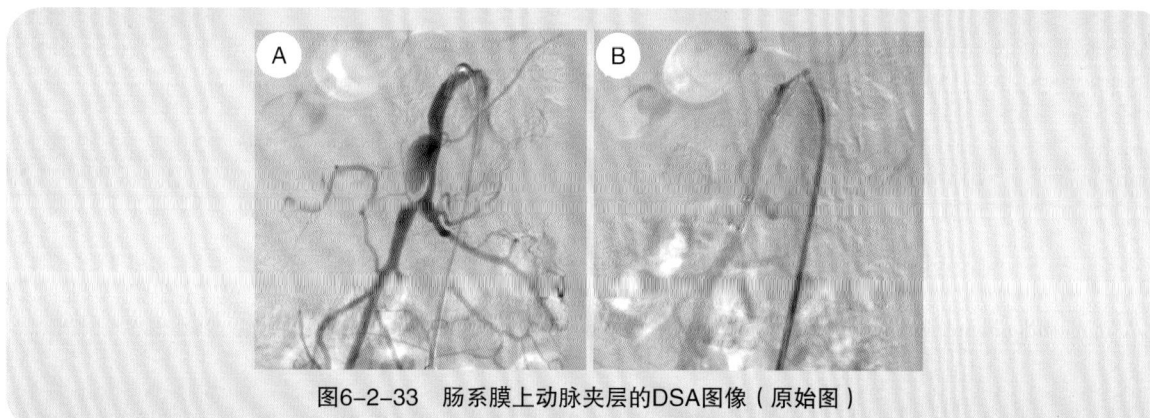

图6-2-33 肠系膜上动脉夹层的DSA图像（原始图）

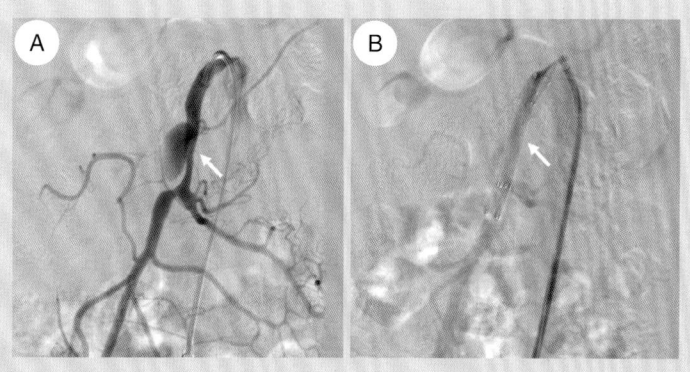

DSA造影所见：肠系膜上动脉走形正常，主干局部明显扩张，部分远端分支血管显影较淡，肠系膜上动脉夹层近端破口距离腹主动脉开口约3 cm，远端未见明确破口，中间可见一低密度撕裂内膜片影，真腔明显受压变细，未见明确造影剂外溢等出血征象（图A，箭头）。遂予行支架植入术，术后再次造影示支架位置及释放后扩张良好，原肠系膜上动脉夹层破口基本封闭，肠系膜上动脉远端分支显影明显好转（图B，箭头）。

图6-2-34 肠系膜上动脉夹层的DSA图像（标示图）

【肠系膜上动脉夹层要点分析及小结】

自发性孤立性肠系膜上动脉夹层（spontaneous isolated dissection of the superior mesenteric artery，SIDSMA）发生于肠系膜上动脉（superior mesenteric artery，SMA）内层的撕裂，使血液经破口流入内层与中层之间，形成两个管腔。自发性夹层是指病因不明，并非由创伤、医源性损伤或其他已知原因引起的夹层。孤立性夹层是指与其他夹层（如主动脉或腹腔动脉夹层）无关[1]。

临床表现多样，但缺乏特异性。可见症状，常为偶然发现，无症状者占文献中肠系膜上动脉夹层患者的10%以上[2]，该类患者大部分通过定期随访、观察[3]。在有症状患者中90%以上表现为腹痛[4]，其他症状包括恶心、呕吐、腹泻和便血，严重者可出现动脉破裂、腹膜炎、肠梗死，甚至死亡[5]。

有研究显示吸烟、高血压、SMA与远端主动脉成角可能与该病相关[6]。该病好发于SMA开口以远的1~3cm处，假腔可压迫真腔，导致真腔狭窄，进而引起肠道缺血。假腔本身可是开放或血栓形成，亦可形成动脉瘤。

肠系膜上动脉夹层治疗包括内科保守治疗、腔内治疗和外科手术治疗。腔内治疗主要适用于：①假腔无流出道，且直径≥2 cm，此时假腔破裂风险较大；②内科保守治疗失败，且无肠坏死；③SMA破裂者，尤其为SMA局限性破裂和紧急情况下需要抢救生命者。支架植入的患者术后应严格抗血小板治疗。由于目前无针对SMA支架植入后抗血小板治疗的高级别证据。因此，建议参考冠状动脉或外周血管疾病支架植入后抗血小板治疗方案："双抗"治疗1~12个月，即血栓素A2抑制剂（阿司匹林75~100 mg/d）联合P2Y12受体抑制剂（氯吡格雷75 mg/d）。外科手术治疗适应证：①肠坏死的患者；②SMA破裂患者；③不适合腔内治疗或腔内治疗失败的患者[7]。

参考文献

[1] QIU C, WU Z, HE Y, et al. Endovascular therapy versus medical treatment for spontaneous isolated dissection of the superior mesenteric artery[J]. Cochrane Database Syst Rev, 2022, 9（9）：CD014703.

[2] KIMURA Y, KATO T, INOKO M. Outcomes of treatment strategies for isolated spontaneous dissection of the superior mesenteric artery: a systematic review[J]. Ann Vasc Surg, 2018, 47: 284-290.

[3] KIMURA Y, KATO T, NAGAO K, et al. Outcomes and radiographic findings of isolated spontaneous superior mesenteric artery dissection[J]. Eur J Vasc Endovasc Surg, 2017, 53（2）：276-281.

[4] QIU C, HE Y, LI D, et al. Mid-Term results of endovascular treatment for spontaneous isolated dissection of the superior mesenteric artery[J]. Eur J Vasc Endovasc Surg, 2019, 58（1）：88-95.

[5] HEO S H, KIM Y W, WOO S Y, et al. Treatment strategy based on the natural course for patients with spontaneous isolated superior mesenteric artery dissection[J]. J Vasc Surg, 2017, 65（4）：1142-1151.

[6] WU Z, YI J, XU H, et al. The Significance of the Angle between Superior Mesenteric Artery and Aorta in Spontaneous Isolated Superior Mesenteric Artery Dissection[J]. Ann Vasc Surg, 2017, 45：117-126.

[7] 中国医师协会介入医师分会外周血管介入专业委员会. 孤立性肠系膜上动脉夹层诊治专家共识[J]. 中华放射学杂志, 2021, 55（4）：352-358.

（二）肠系膜上动脉狭窄

【病例概要】

患者女性，57岁，餐后上腹部疼痛或腹泻半年余。增强CT检查显示肠系膜上动脉起始部可见非钙化斑块，伴管腔重度狭窄（拟＞70%）。诊断为肠系膜上动脉狭窄。

【图片资料】

1.CT表现

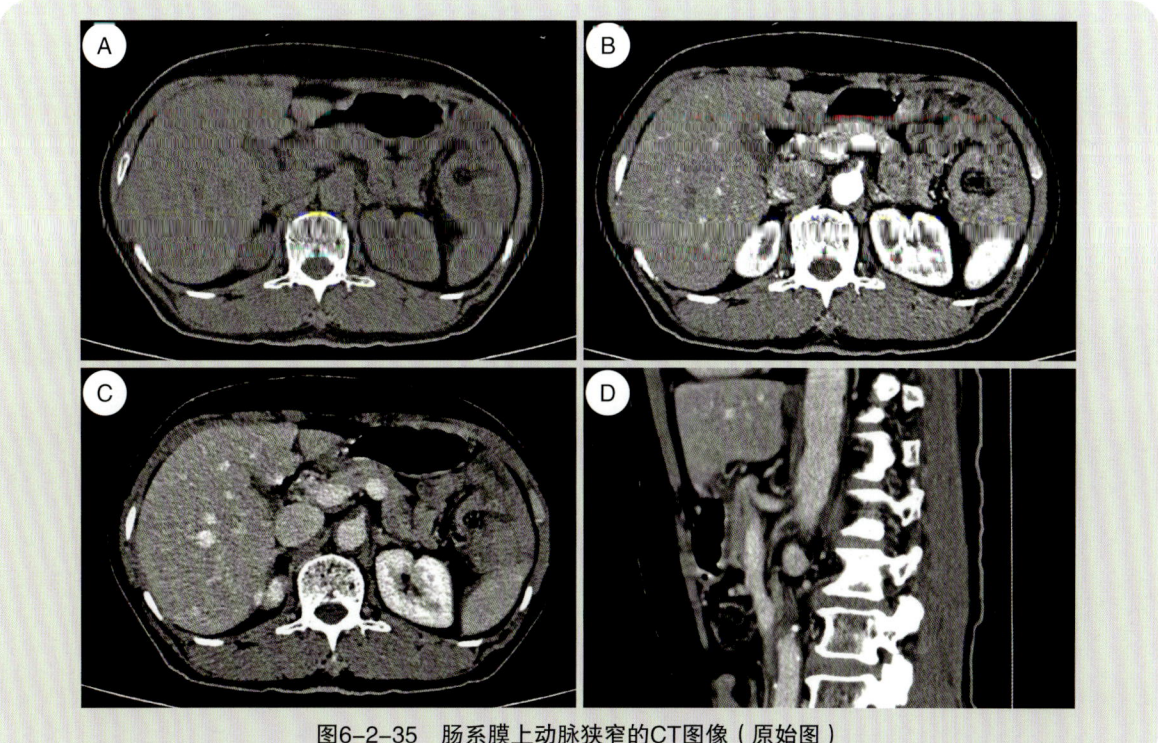

图6-2-35 肠系膜上动脉狭窄的CT图像（原始图）

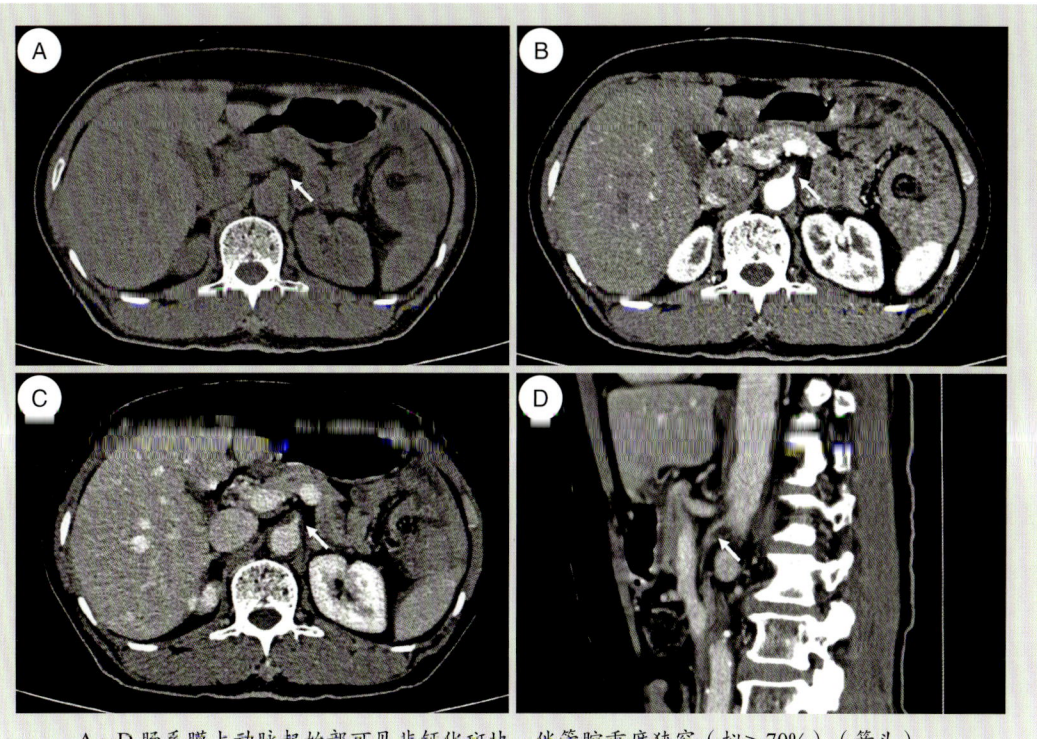

A~D.肠系膜上动脉起始部可见非钙化斑块，伴管腔重度狭窄（拟≥70%）（箭头）。

图6-2-36 肠系膜上动脉狭窄的CT图像（标示图）

2.DSA表现

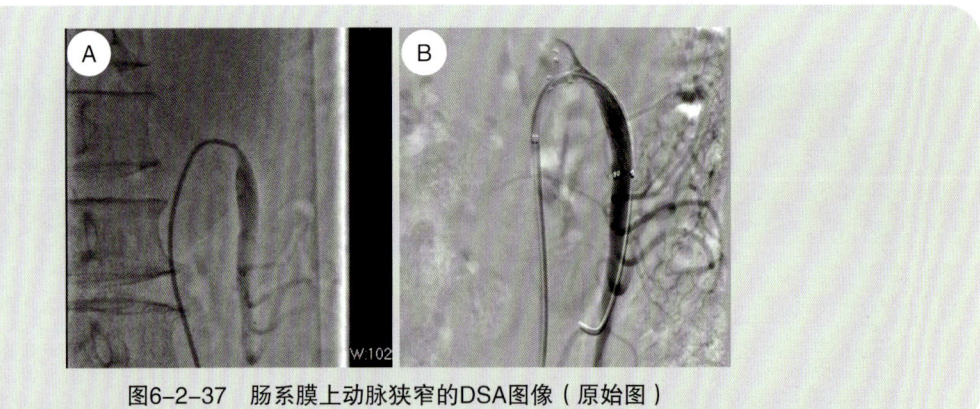

图6-2-37　肠系膜上动脉狭窄的DSA图像（原始图）

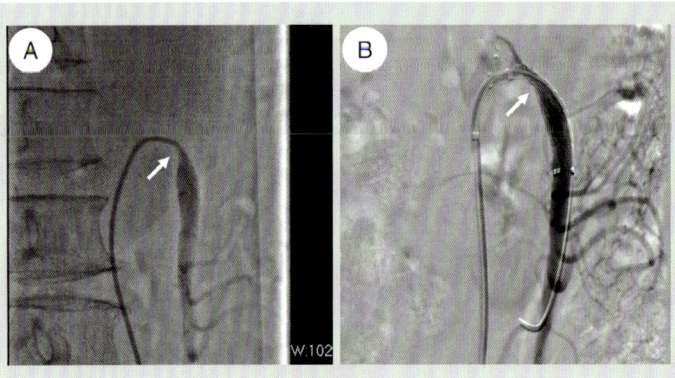

A.DSA造影所见肠系膜上动脉走形尚正常，开口处明显狭窄，狭窄程度约80%，远端分支走行正常、血管显影尚可（箭头）；B.遂予行腔内治疗，术后再次造影示支架位置及释放后扩张良好，原肠系膜上动脉开口处狭窄较前明显好转，肠系膜上动脉各分支显影良好（箭头）。

图6-2-38　肠系膜上动脉狭窄的DSA图像（标示图）

【肠系膜上动脉狭窄要点分析及小结】

肠系膜上动脉狭窄是指SMA因各种原因引起血管管腔狭窄、动脉血流受阻，从而导致相应肠道低灌注，进一步造成慢性或急性缺血症状。病因包括动脉粥样硬化、肌纤维发育不良、血栓闭塞性脉管炎、继发于心脏性疾病（如心房颤动、风湿性心脏病、感染性心内膜炎等）[1]。

慢性SMA狭窄患者，可无明显症状，或表现为饱餐后因不能满足肠道需要的血流量，而出现与进食有关的疼痛、体重下降、腹部血管杂音等[2]。急性SMA患者则表现为突发的剧烈腹痛，部分患者伴呕吐、腹泻或血便等，并渐进性出现麻痹性肠梗阻和腹膜刺激征[3]。

肠系膜上动脉狭窄治疗术包括内科保守治疗、腔内治疗和外科手术治疗。保守治疗主要用抗凝剂、溶栓剂、血管扩张剂，尽量缓解肠道痉挛，扩张肠系膜血管，以满足肠道血供。内科治疗适用于轻度狭窄者，一旦狭窄率大于75%或急性肠系膜上动脉闭塞，其疗效甚微。外科手术治疗有常规取栓术、肠系膜上动脉旁路术、肠切除术、二次手术等。腔内治疗根据病因包括血栓抽吸术、置管溶栓术、肠系膜上动脉支架植入等[4]。

腔内治疗主要适用于[5]：①慢性肠系膜上动脉狭窄有症状者；②影像学检查提示肠系膜上动脉狭窄率大于75%者；③心房颤动患者血栓脱落造成急性肠系膜上动脉栓塞；④内科保守治疗2周无效或腹痛、腹胀症状逐渐加重者；⑤外科治疗风险高或有外科治疗禁忌证者；⑥发生肠坏死应手术治疗，术后可继续行肠系膜上动脉支架植入开通血管或插管溶栓者。

参考文献

[1] BISHOP G J, LYDEN S P, RATCHFORD E V.Mesenteric artery stenosis[J]. Vasc Med, 2021, 26（1）: 113-116.

[2] BLAUW J, BULUT T, EENHOORN P, et al. Chronic mesenteric ischemia: when and how to intervene on patients with celiac/SMA stenosis[J]. J Cardiovasc Surg（Torino）, 2017, 58（2）: 321-328.

[3] KOTSIS T, CHRISTOFOROU P, NASTOS C, et al. Reversal of acute mesenteric ischemia by salvation of the meandering mesenteric artery with stenting of the left internal iliac artery[J]. Ann Vasc Surg, 2018, 46: 370.e1-370.e8.

[4] SARDAR P, WHITE C J. Chronic mesenteric ischemia: Diagnosis and management[J]. Prog Cardiovasc Dis, 2021, 65: 71-75.

[5] 李谈, 宋盛晗, 张望德, 等.血管腔内介入治疗肠系膜上动脉狭窄[J]. 中国医药导刊, 2011, 13（7）: 1188-1189.

（三）肠系膜上动脉瘤

【病例概要】

患者女性, 29岁, 上腹部持续性隐痛1月余。增强CT检查显示肠系膜上动脉近段见一局限性瘤样突起, 大小约16 mm×14 mm, 增强扫描明显均匀强化、同腹主动脉。诊断为肠系膜上动脉瘤。

【图片资料】

1.CT表现

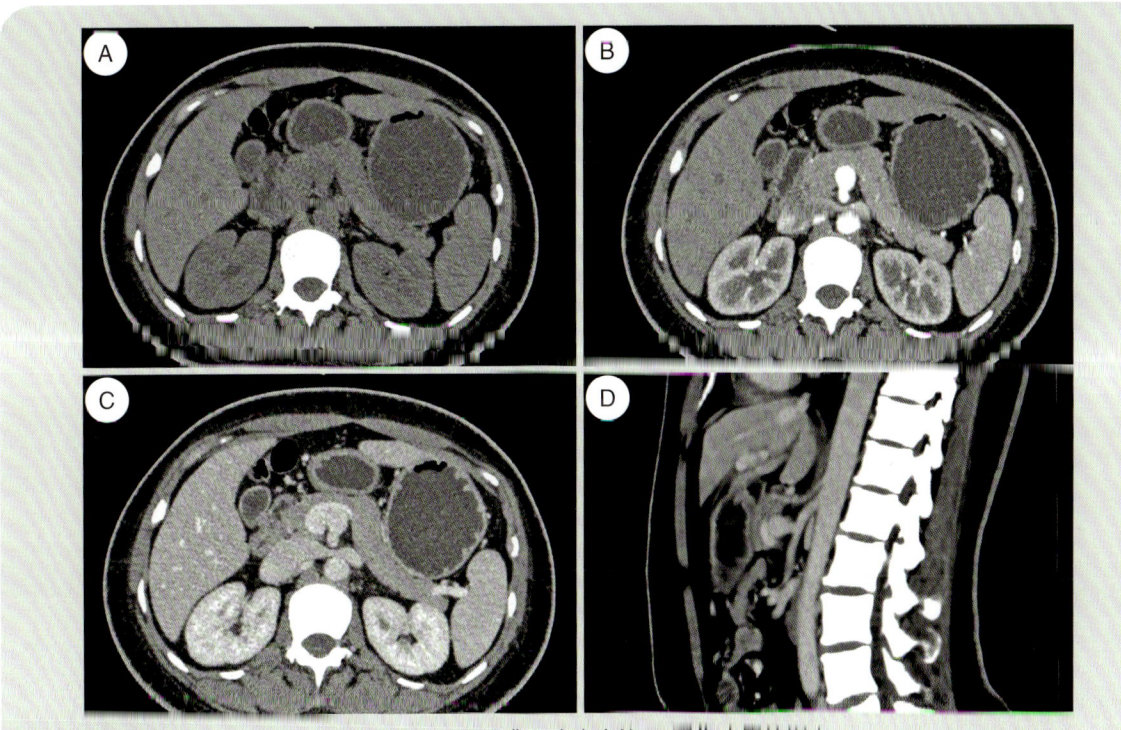

图6-2-39 肠系膜上动脉瘤的CT图像（原始图）

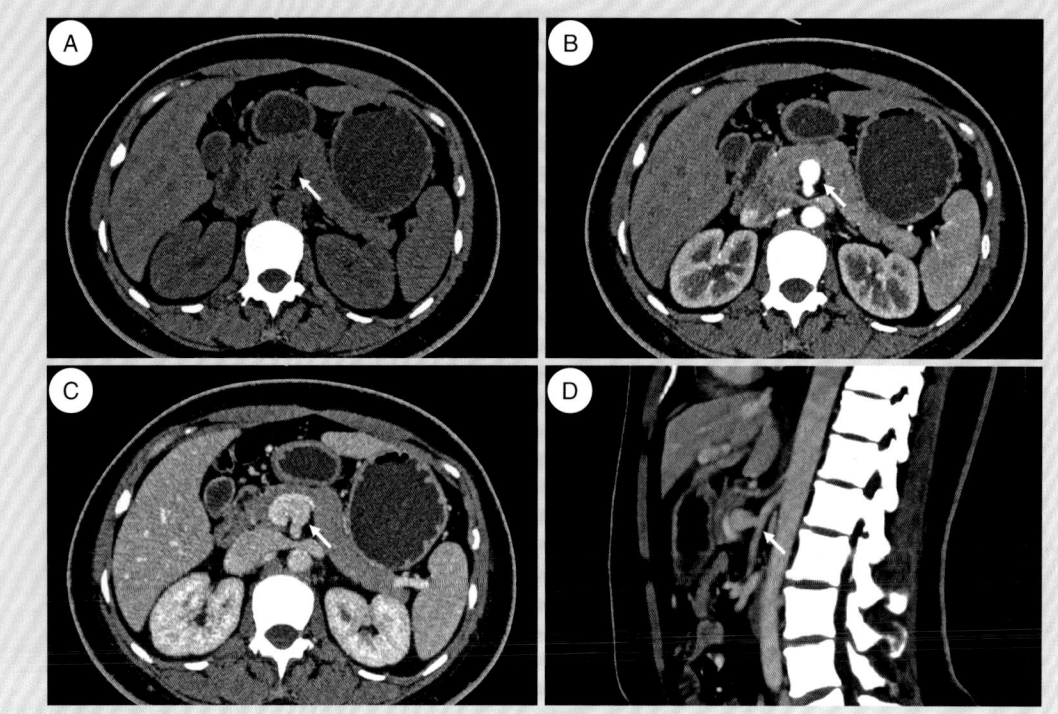

A～D.肠系膜上动脉近段见一局限性瘤样突起，大小约16 mm×14 mm，增强扫描明显均匀强化、同腹主动脉（箭头）。

图6-2-40　肠系膜上动脉瘤的CT图像（标示图）

2.DSA表现

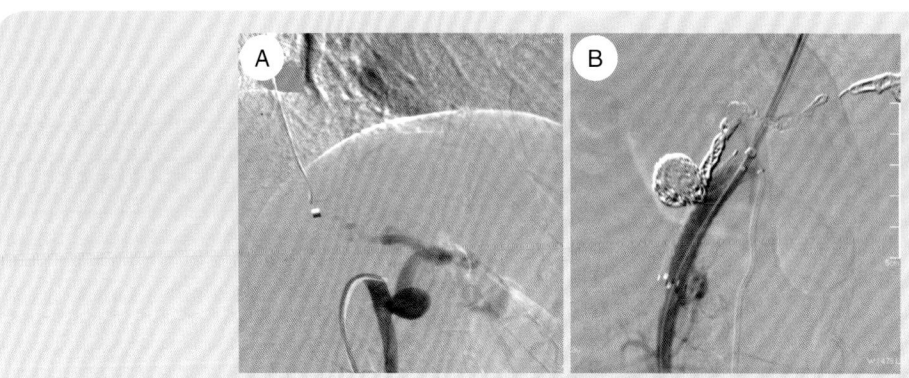

图6-2-41　肠系膜上动脉瘤的DSA图像（原始图）

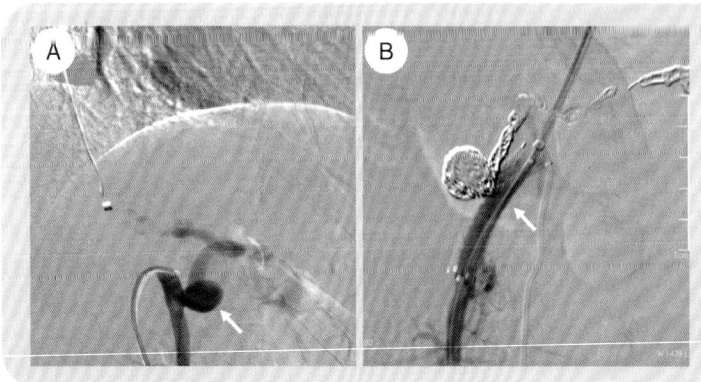

肠系膜上动脉近端呈瘤样扩张（图A，箭头），扩张血管远端发出脾动脉，余各分支血管未见明显异常，结合CT考虑为肠系膜上动脉瘤形成。遂予行腔内治疗，术后再次造影示原肠系膜上动脉瘤腔及远端脾动脉未见显影，肠系膜上动脉远端血流通畅（图B，箭头）。

图6-2-42　肠系膜上动脉瘤的DSA图像（标示图）

【肠系膜上动脉瘤要点分析及小结】

肠系膜上动脉瘤（superior mesenteric artery aneurysm，SMAA）是一类相对少见的内脏动脉瘤（visceral artery aneurysm，VAA）。SMAA占所有VAA的5.5%~7%，男性较多见[1]。SMAA的病因包括感染、动脉粥样硬化、动脉炎、胶原血管病、纤维肌性发育异常、血管畸形等[2]。

症状性SMAA患者最常表现为腹痛、恶心、呕吐等非特异性症状，其他全身症状包括食欲不振、体质量下降等[3]。感染性SMAA患者多为症状性病例，病程相对较短，可伴发热、感染、炎症指标异常以及相应原发感染相关的症状与体征（如心脏杂音、瓣膜赘生物形成、脓肿形成）[4]。SMAA可引起剧烈腹痛，伴或不伴肠缺血或内脏活动性出血表现，约50%的患者出现血流动力学不稳定[5]。

SMAA的治疗手段包括手术治疗和保守观察。传统开放手术术式包括动脉瘤结扎、动脉瘤切除联合肠系膜上动脉重建/肠段部分切除。血管腔内治疗创伤较小，适用于合并症复杂的病例或分支动脉瘤。动脉瘤栓塞和腔内覆膜支架植入是常见的介入治疗方法。

保守治疗指征为：①无症状动脉瘤；②瘤体直径<20 mm或伴明显附壁血栓；③拒绝行手术治疗者[3]。欧洲血管外科学会（European Society for Vascular Surgery，ESVS）肠系膜动脉疾病诊疗指南中，推荐SMAA的手术指征为：①瘤体直径>25 mm；②育龄期女性或肝移植受者；③症状性动脉瘤，保守治疗未能缓解或瘤体进行性增大；④感染性动脉瘤；⑤假性动脉瘤[6]。

参考文献

[1] Sharma G, Semel M E, McGillicuddy E A, et al. Ruptured and unruptured mycotic superior mesenteric artery aneurysms[J]. Ann Vasc Surg, 2014, 28（8）: 1931.e5-8.

[2] Venturini M, Marra P, Colombo M, et al. Endovascular treatment of visceral artery aneurysms and pseudoaneurysms in 100 patients: covered stenting vs transcatheter embolization[J]. J Endovasc Ther, 2017, 24（5）: 709-717.

[3] Zilun L, Henghui Y, Yang Z, et al. The management of superior mesenteric artery aneurysm: experience with 16 cases in a single center[J]. Ann Vasc Surg, 2017, 42: 120-127.

[4] Buchs N C, Skala K, Sierra J, et al. Mycotic aneurysm of the superior mesenteric artery[J]. Surgery, 2013, 153: 133-134.

[5] Stone W M, Abbas M, Cherry K J, et al. Superior mesenteric artery aneurysms: is presence an indication for intervention?[J]. J Vasc Surg, 2002, 36（2）: 234-237; discussion 237.

[6] 孙晓宁, 郑月宏. 肠系膜上动脉瘤的治疗策略[J]. 协和医学杂志, 2020, 11（5）: 537-541.

第三节 消化系统梗阻性疾病

一、食管梗阻

【病例1概要】

患者女性，67岁，主因食管癌术后6月余，吞咽困难2个月入院。既往行内镜下狭窄切开+异物钳除术仍未见好转。

最后诊断：①食管癌术后；②食管吻合口狭窄。

【图片资料】

1.胃镜表现

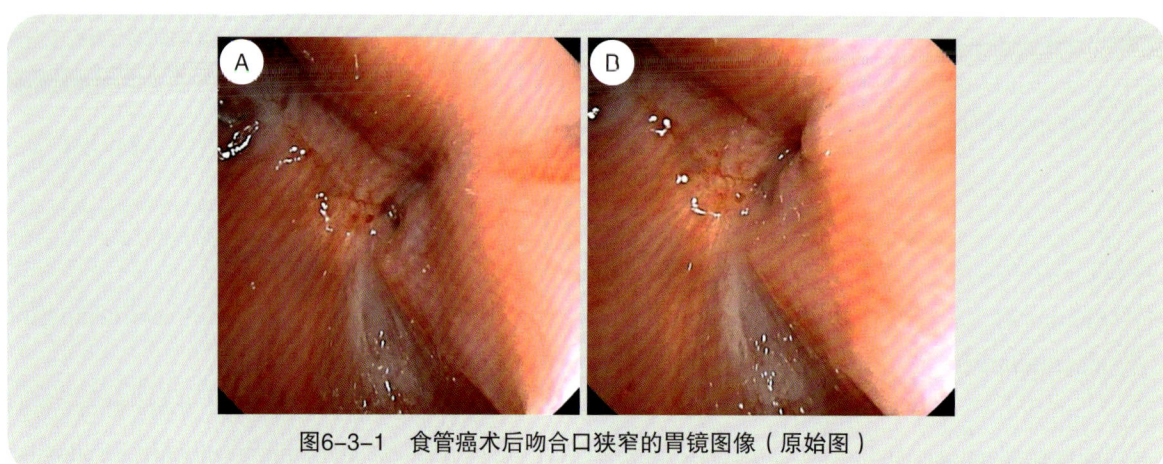

图6-3-1 食管癌术后吻合口狭窄的胃镜图像（原始图）

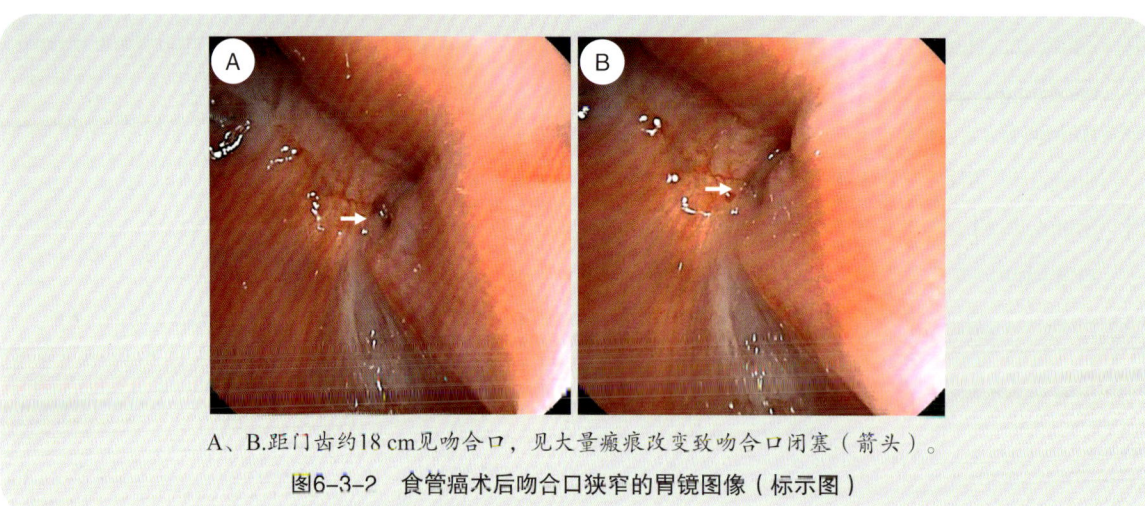

A、B.距门齿约18 cm见吻合口，见大量瘢痕改变致吻合口闭塞（箭头）。

图6-3-2 食管癌术后吻合口狭窄的胃镜图像（标示图）

2.CT表现

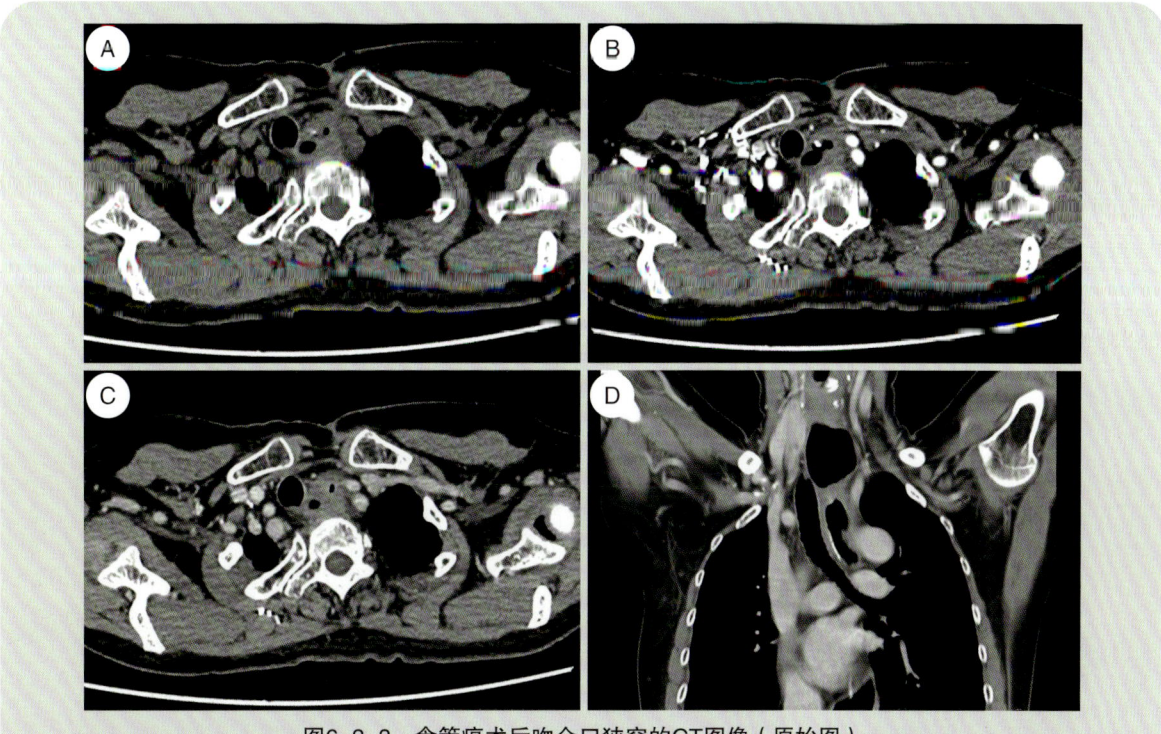

图6-3-3 食管癌术后吻合口狭窄的CT图像（原始图）

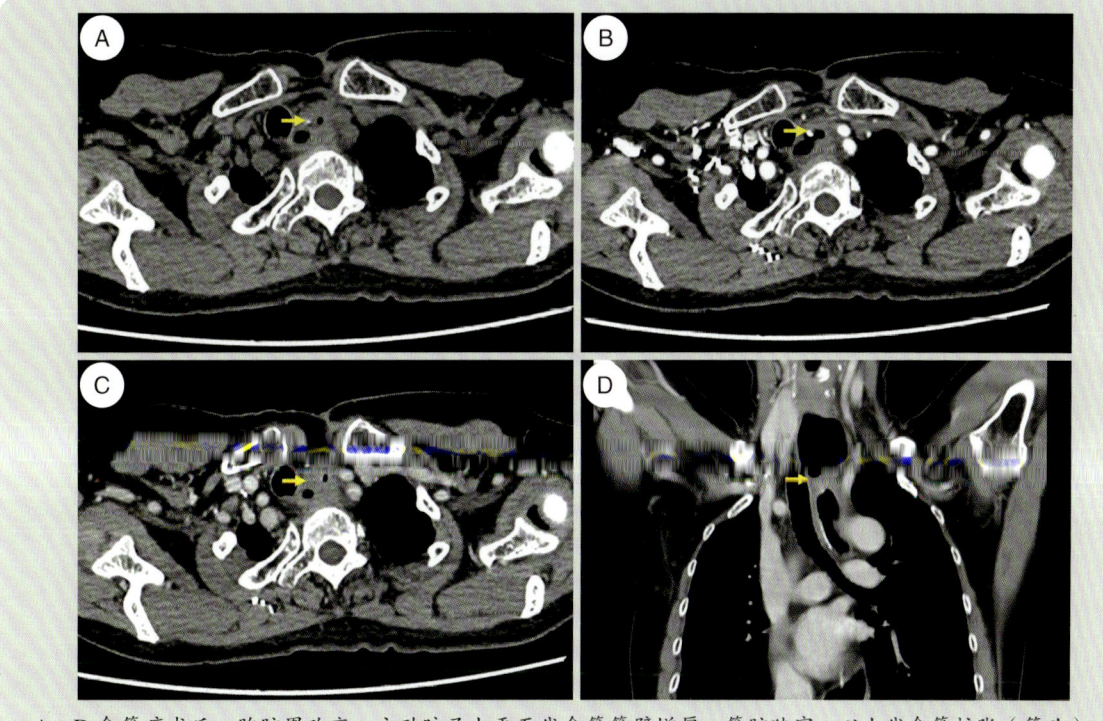

A~D.食管癌术后，胸腔胃改变。主动脉弓上平面代食管管壁增厚，管腔狭窄，以上代食管扩张（箭头）。

图6-3-4 食管癌术后吻合口狭窄的CT图像（标示图）

3.DSA术中及术后治疗表现

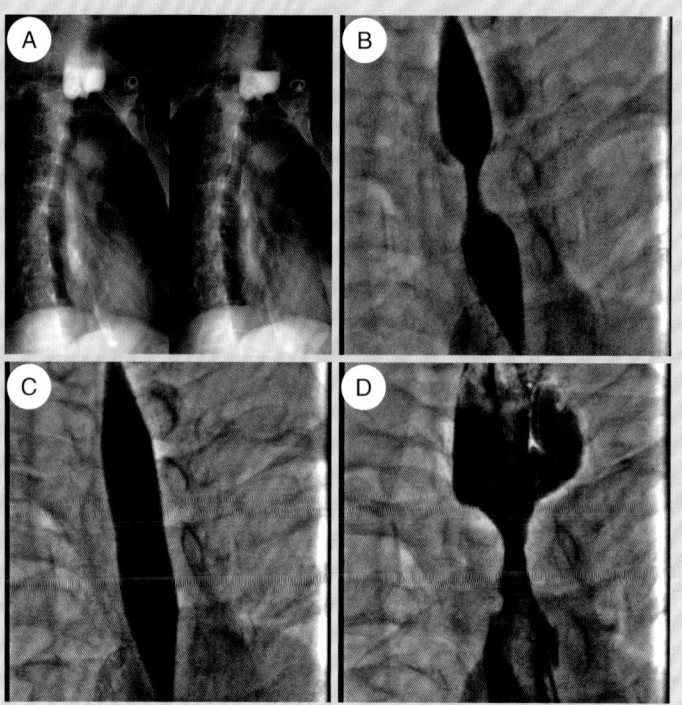

图6-3-5 食管癌术后吻合口狭窄的DSA及术后治疗图像（原始图）

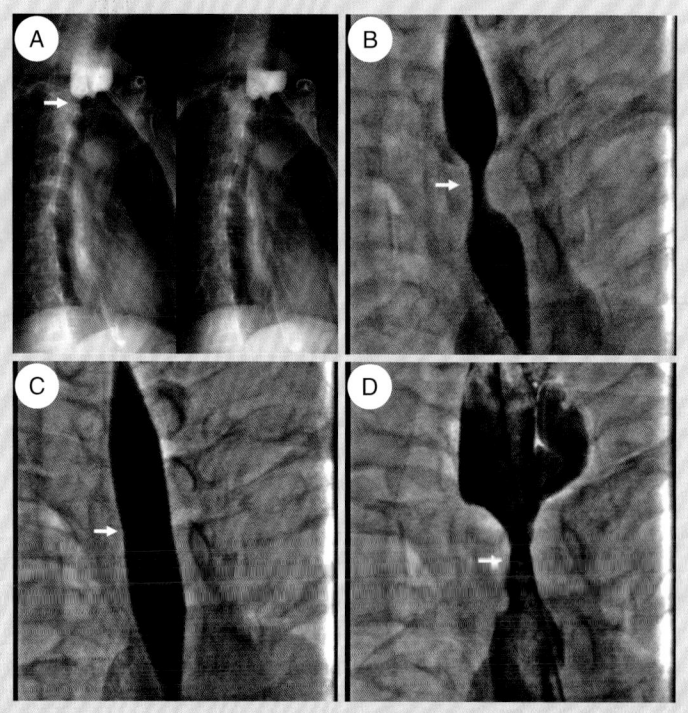

口服对比剂见食管上段肠管扩张、食管与胸腔胃吻合口狭窄、对比剂通过受阻（图A，箭头）。术中可见吻合口狭窄明显（图B，箭头），球囊扩张后吻合口狭窄明显改善（图C，箭头），扩张后再次造影可见对比剂经吻合口流入远端（图D，箭头）。

图6-3-6 食管癌术后吻合口狭窄的DSA及术后治疗图像（标示图）

【食管癌术后吻合口狭窄要点分析及小结】

食管良性狭窄是一种常见疾病，主要由多种原因引发，如食管大面积病变后的内镜黏膜下剥离术、外科手术后的吻合口狭窄、化学腐蚀、放射性损伤等。这些症状会导致患者吞咽困难、反流、胸骨后疼痛以及体重减轻等，严重影响了患者的生活质量[1-2]。

在治疗食管良性狭窄之前，明确病因至关重要。可能需要通过内镜下活检来排除恶性肿瘤等特殊病因。明确病因后，医师可以制订更有效的治疗方案，并评估食管扩张可能带来的穿孔风险。例如，对于由长期胃食管反流引起的食管狭窄，强有力的抑酸治疗可能是一个有效的手段[3]。

对于怀疑为复杂性食管狭窄的患者，建议进行食管造影检查以明确狭窄的具体位置和特征。复杂性食管狭窄的治疗更具挑战性，且易复发或难治。因此，在制定治疗策略时需要格外谨慎[4]。

目前，扩张治疗是食管良性狭窄的一线治疗方法。它通过机械张力撑开狭窄处的黏膜肌层来达到扩张的效果。然而，并非所有患者都适合接受扩张治疗。对于存在急性食管穿孔、凝血功能障碍或严重心肺疾病等情况的患者，需要权衡利弊后再做决定。在扩张治疗过程中，患者需要遵循一定的术前准备和术后护理指导。

尽管食管支架置入是一种可能的治疗手段，但由于其并发症发生率较高，且存在其他有效的治疗方法（如食管扩张术联合激素注射、内镜下切开术等），因此并不推荐作为食管良性狭窄的一线治疗方法。在选择治疗方法时，需要根据患者的具体情况进行综合考虑，以制订最佳的治疗方案。

参考文献

[1] 中国医院协会介入医学中心分会.食管癌术后良性吻合口狭窄的治疗共识[J].中华介入放射学电子杂志，2022，10（1）：1-10.

[2] 国家卫生健康委员会.食管癌诊疗规范（2018年版）[J].中华消化病与影像杂志（电子版），2019，9（4）：158-192.

[3] 朱新影，杜娟，刘政芳.食管支架置入术治疗食管良恶性疾病：2016年欧洲胃肠道内镜学会临床指南介绍[J].中华消化内镜杂志，2017，34（11）：817-818.

[4] Davis S J, Zhao L, Chang A C, et al. Refractory cervical esophagogastric anastomotic strictures: management and outcomes[J]. J Thorac Cardiovasc Surg, 2011, 141（2）：444-448.

【病例2概要】

患者男性，51岁，主要因"进行性吞咽困难1月"入院。完善肿瘤相关标志物，血癌胚抗原定量9.160 ng/mL。

最后诊断：①食管癌；②食管狭窄。

【图片资料】

1.胃镜表现

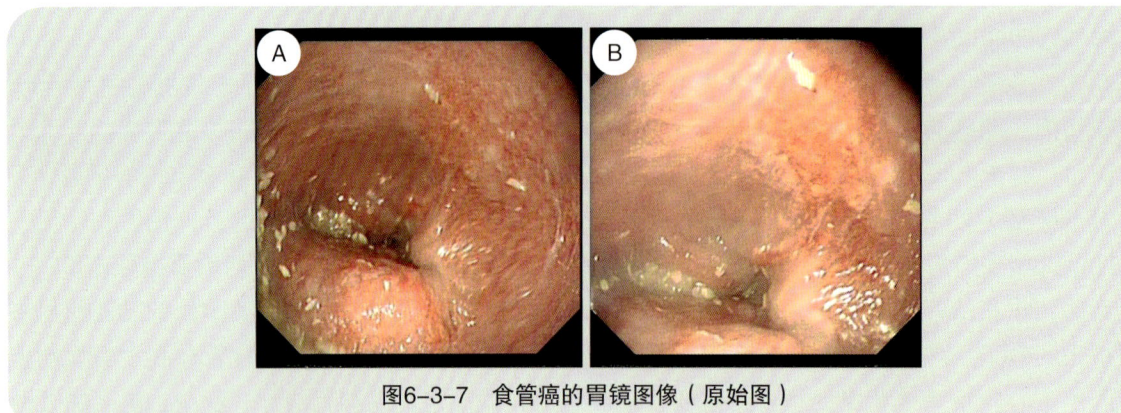

图6-3-7 食管癌的胃镜图像（原始图）

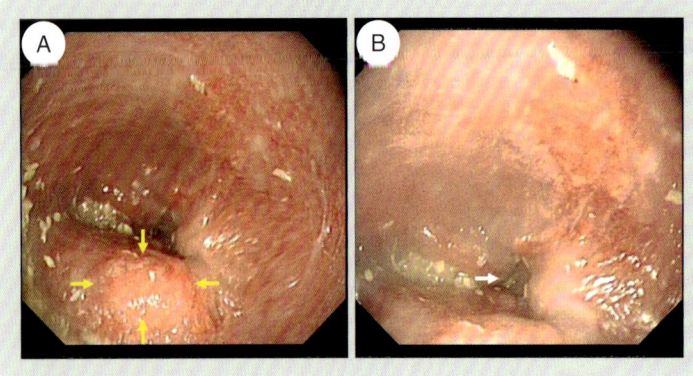

距门齿约36 cm处可见环周肿物肿物（图A，黄箭头），伴食管狭窄（图B，白箭头）。病理提示为食管癌。

图6-3-8 食管癌的胃镜图像（标示图）

2.CT表现

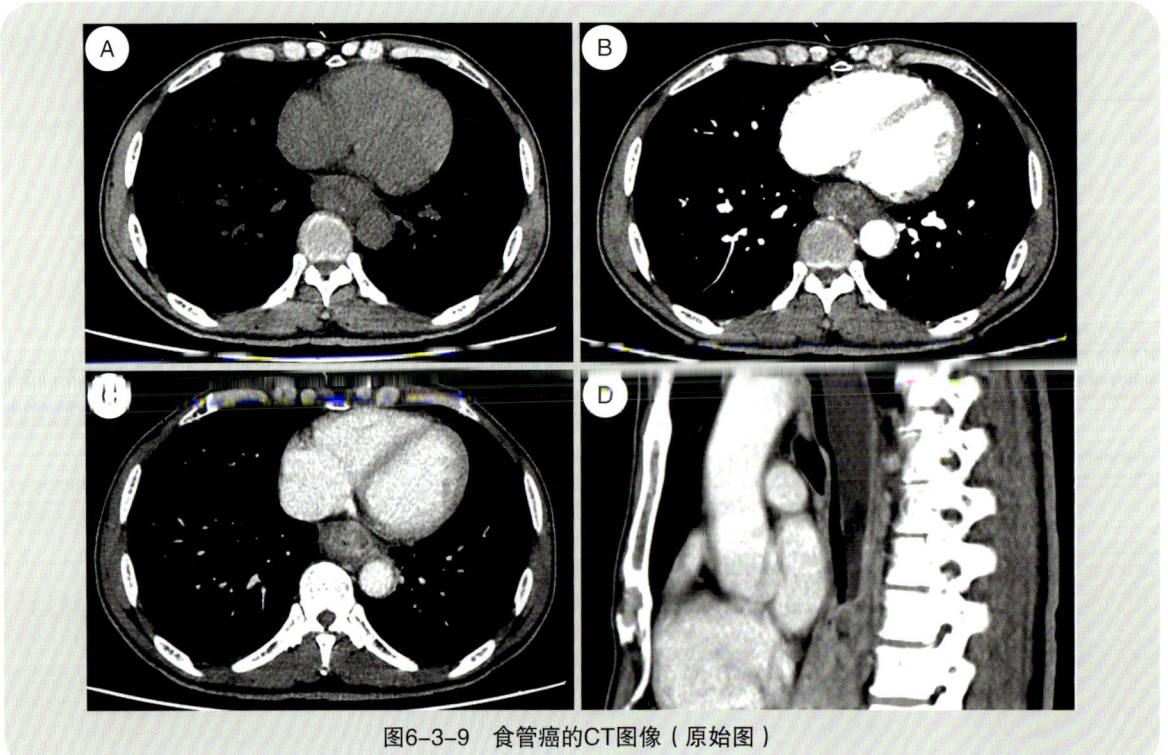

图6-3-9 食管癌的CT图像（原始图）

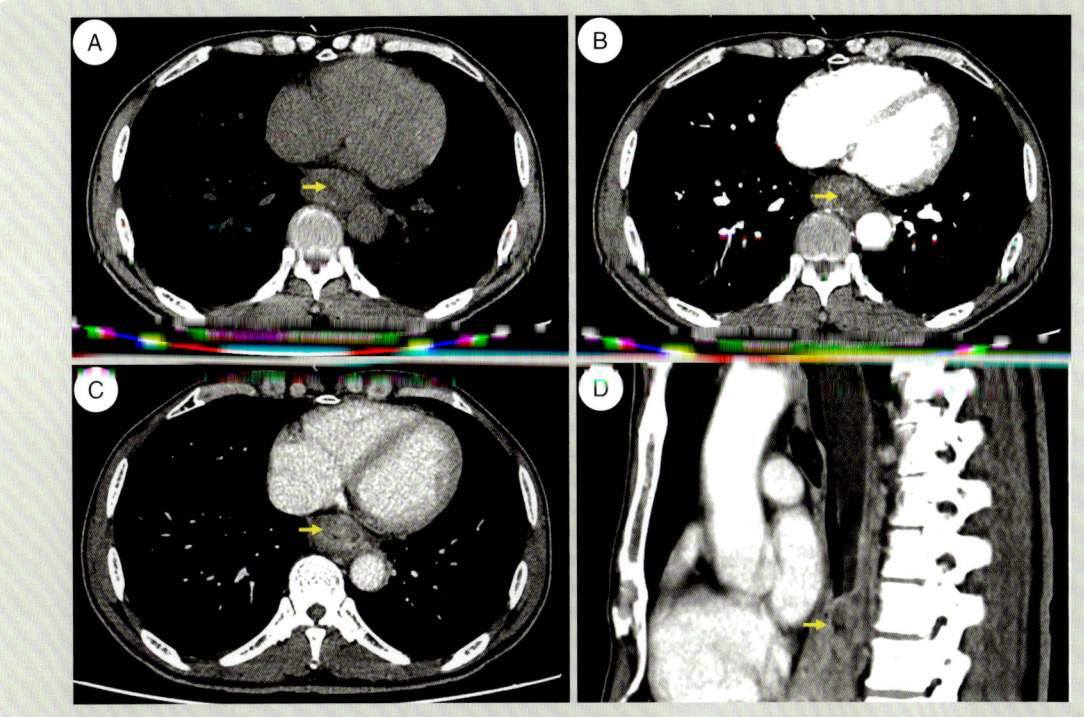

食管胸下段管壁增厚并呈软组织肿块影（图A～图D，箭头），病变食管腔狭窄，伴近端食管扩张积液（图A，箭头）。

图6-3-10 食管癌的CT图像（标示图）

3.DSA及治疗后表现

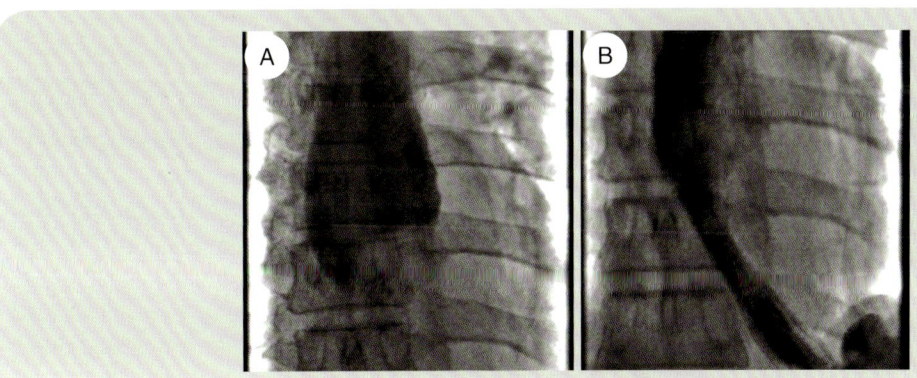

图6-3-11 食管癌的DSA及治疗后图像（原始图）

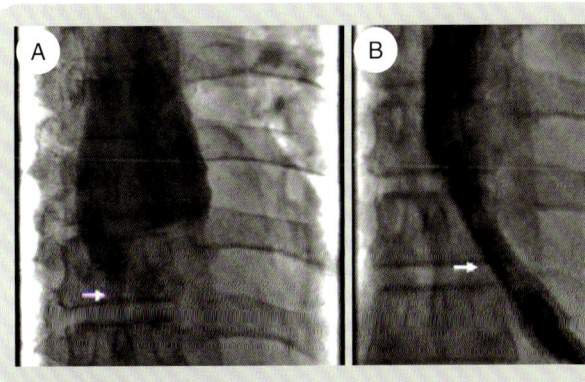

术中可见食管狭窄，对比剂无法进入远端胃腔内（图A，箭头），支架置入后再次造影可见对比剂经狭窄段流入远端胃腔内（图B，箭头）。

图6-3-12 食管癌的DSA及治疗后图像（标示图）

【食管癌合并梗阻要点分析及小结】

中晚期食管癌患者常会出现进行性吞咽困难这一典型症状，它不仅严重影响了患者的正常进食，更会导致营养不良等严重后果，从而对患者的治疗和康复造成不小的阻碍。在众多的治疗手段中，食管支架置入术凭借其能够迅速缓解吞咽困难的优势，脱颖而出。这种方法不仅能有效改善患者的营养状况，还能在很大程度上提升患者的生活质量，为中晚期食管癌患者提供了一种安全且高效的治疗选择。但食管支架置入也会产生一些并发症。为此，对于食管支架置入需要有充分且合理的术前评估[1-4]。

食管支架置入的适应证[1]：①无法手术切除的食管恶性梗阻；②食管气管瘘；③食管穿孔；④纵隔恶性肿瘤导致食管外压性梗阻；⑤食管癌术后恶性吻合口瘘。

食管支架置入的禁忌证：①无法纠正的凝血功能障碍；②心肺功能障碍无法耐受手术；③败血症；④严重气道受压的风险，为相对禁忌，可同时置入气管支架；⑤颈段食管癌为相对禁忌，因支架置入后有较高的移位率及难以忍受的异物感。

食管支架置入前需完善的检查包括：①内镜检查。内镜检查并活检可以明确病理诊断，了解食管肿瘤的大小、部位、形态及梗阻情况，提供初步临床分期信息。②影像学检查。其包括钡餐造影或气钡双重对比造影、CT及MRI检查。钡餐造影或气钡双重对比造影可以帮助了解食管肿瘤的部位、长度、梗阻程度等重要信息，同时还能揭示是否存在肿瘤溃疡及食管气管穿孔等情况。然而，对于存在食管气管瘘的患者，由于钡剂可能会增加急性肺部炎症的风险，可以选择让患者口服含碘造影剂来进行检查。薄层CT结合多平面重建，可清晰显示食管结构和狭窄形貌。MRI提供高软组织分辨率，揭示病灶范围、深度及与周围脏器的关系，评估淋巴结转移，有助于肿瘤分期。在食管支架置入中，CT重建图像可准确测量病变长度和与主动脉弓的距离，协助确定最佳支架长度。

支架选择：首选覆膜自膨式金属支架治疗食管狭窄。研究证实，相比自膨式塑料支架，覆膜支架效果更佳，且移位风险更低。选择支架时，需考虑肿瘤位置、长度及食管直径，确保支架比病变长3~4 cm，远端超狭窄段15~20 mm，近端高病变20 mm，以完全覆盖病变。

术后需告知患者，支架置入后可能有短暂胸痛，这通常是支架扩张压迫所致，一般持续数天，疼痛剧烈时可遵医嘱用阿片类药物止痛。同时，患者需注意早期或晚期可能的出血和食管-气管瘘风险，如有异常，应及时就医。

参考文献

[1] 中国医院协会介入医学中心分会. 食管癌支架置入临床应用专家共识[J]. 中华介入放射学电子杂志, 2020, 8 (4): 291-296.

[2] 国家卫生健康委员会. 食管癌诊疗规范 (2018年版)[J]. 中华消化病与影像杂志 (电子版), 2019, 9 (4): 158-192.

[3] 严烁, 曹燕, 姜昊声, 等. 覆膜支架联合介入化疗治疗恶性食管气管瘘的对照研究[J]. 介入放射学杂志, 2015 (4): 323-327.

[4] SPAANDER M C W, VAN DER BOGT R D, BARON T H, et al. Esophageal stenting for benign and malignant disease: European Society of Gastrointestinal Endoscopy (ESGE) Guideline-Update 2021[J]. ndoscopy, 2021, 53 (7): 751-762.

二、胃十二指肠梗阻

【病例1概要】

患者男性，71岁，因"确诊胃角癌伴域外淋巴结转移6月余，上腹胀痛伴呕吐1周"入院。

【图片资料】

1.CT表现

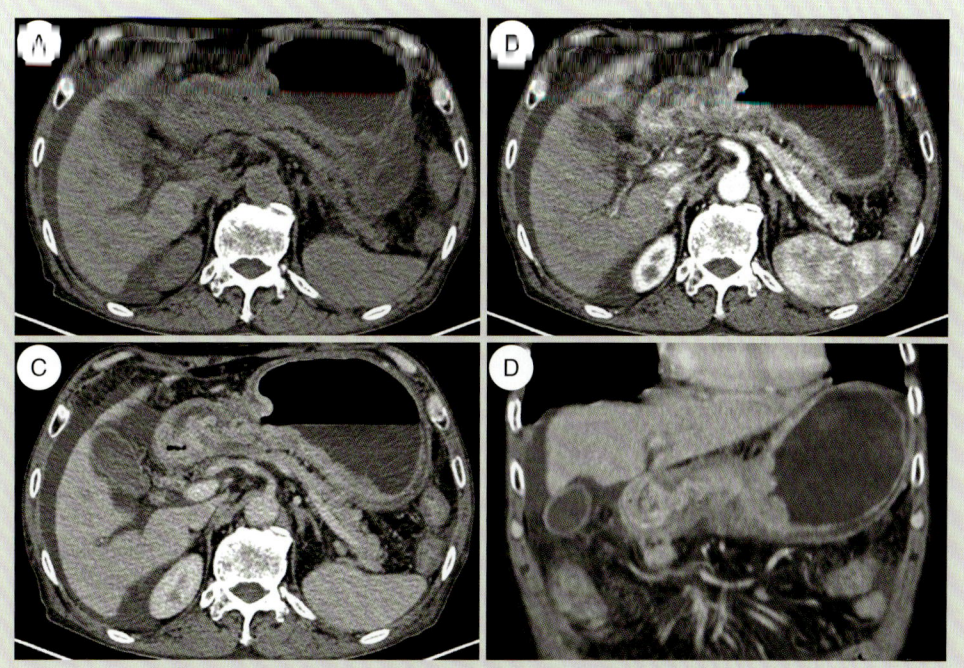

图6-3-13　胃恶性肿瘤的CT图像（原始图）

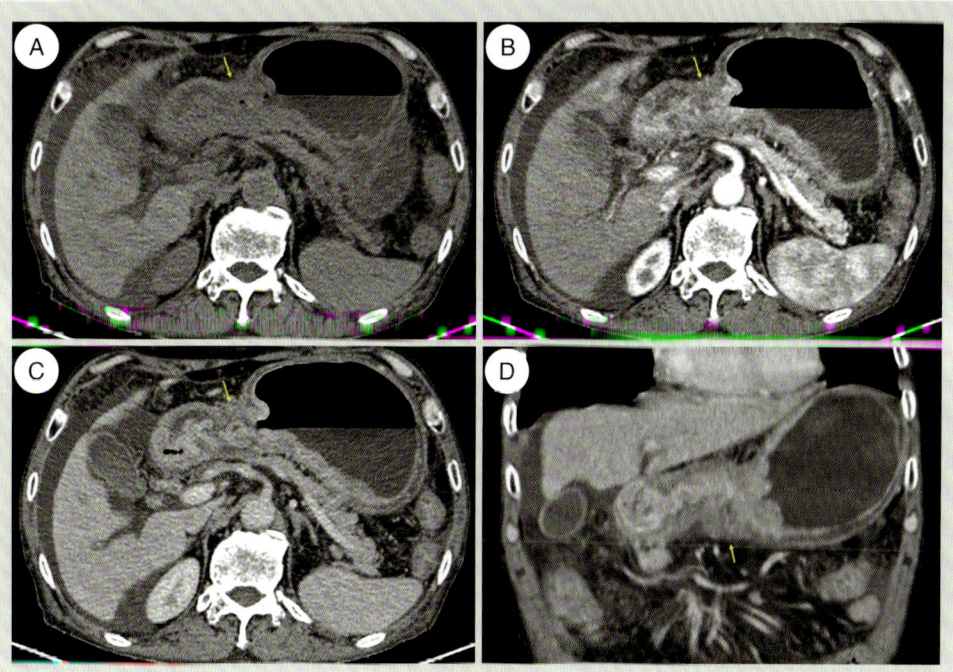

A~D.胃体-胃窦部胃壁不规则增厚（箭头），呈软组织肿块凸向胃腔，伴胃腔变窄，胃壁外缘不光整，周围脂肪间隙模糊，与胰腺分界关系紧密，尚未见明显侵犯，增强扫描时病灶明显不均匀强化。

图6-3-14　胃恶性肿瘤的CT图像（标示图）

2.消化道造影表现

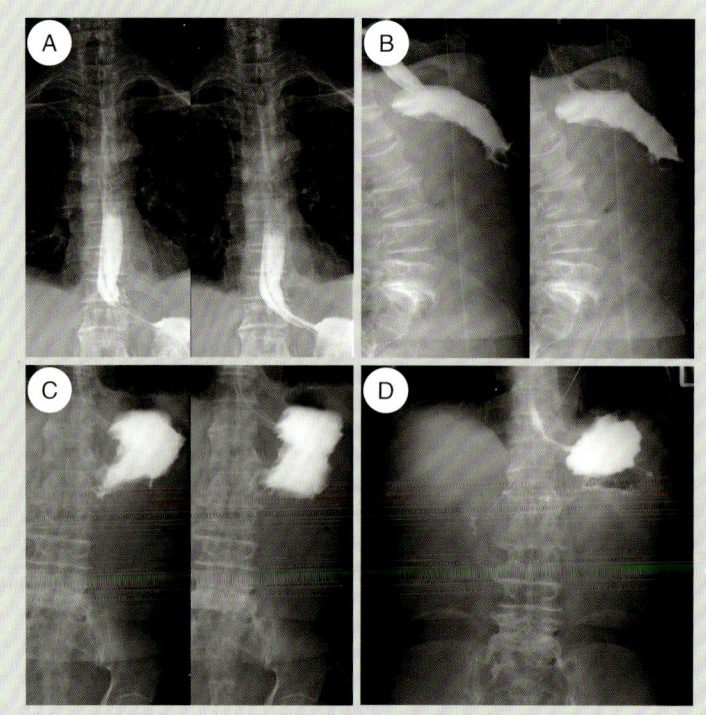

图6-3-15 胃恶性肿瘤的消化道造影图像（原始图）

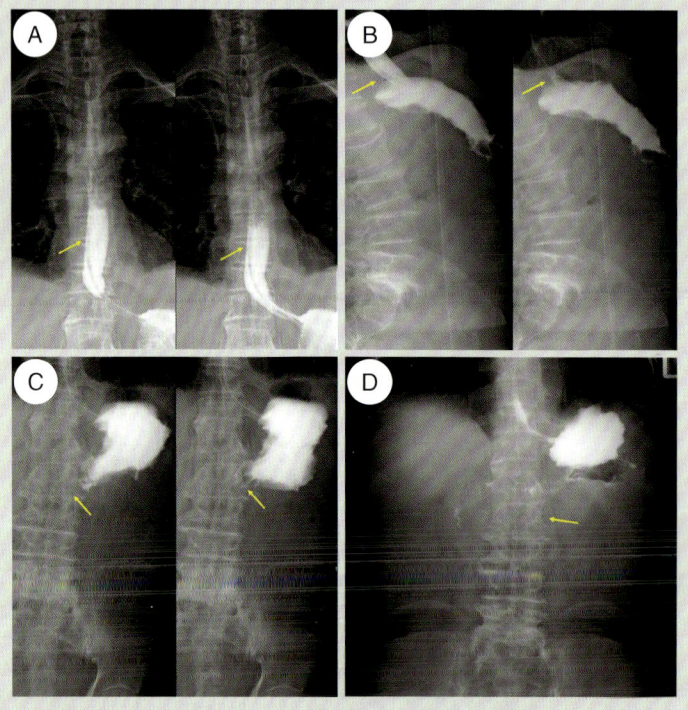

食管吞对比剂通畅，轮廓正常，黏膜规则，未见明显异常。贲门开放尚好，可见反流征（图A、图B，箭头）。皮革胃，全胃轮廓欠光滑，见不规则充盈缺损，黏膜中断，胃壁僵硬，胃窦腔明显变窄，对比剂呈细条状缓慢通过。幽门管变窄、僵硬（图C、图D，箭头）。仅见少许对比剂进入十二指肠，十二指肠显影欠佳，影响观察。

图6-3-16 胃恶性肿瘤的消化道造影图像（标示图）

3.DSA术中表现

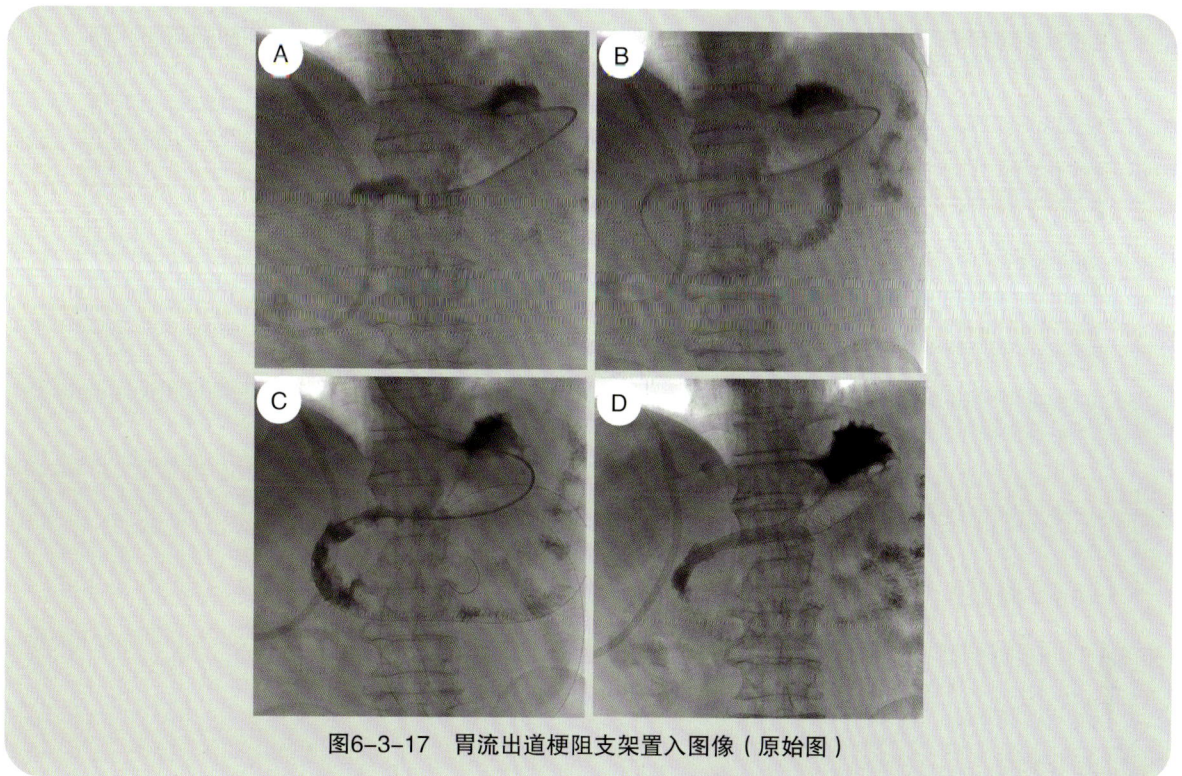

图6-3-17　胃流出道梗阻支架置入图像（原始图）

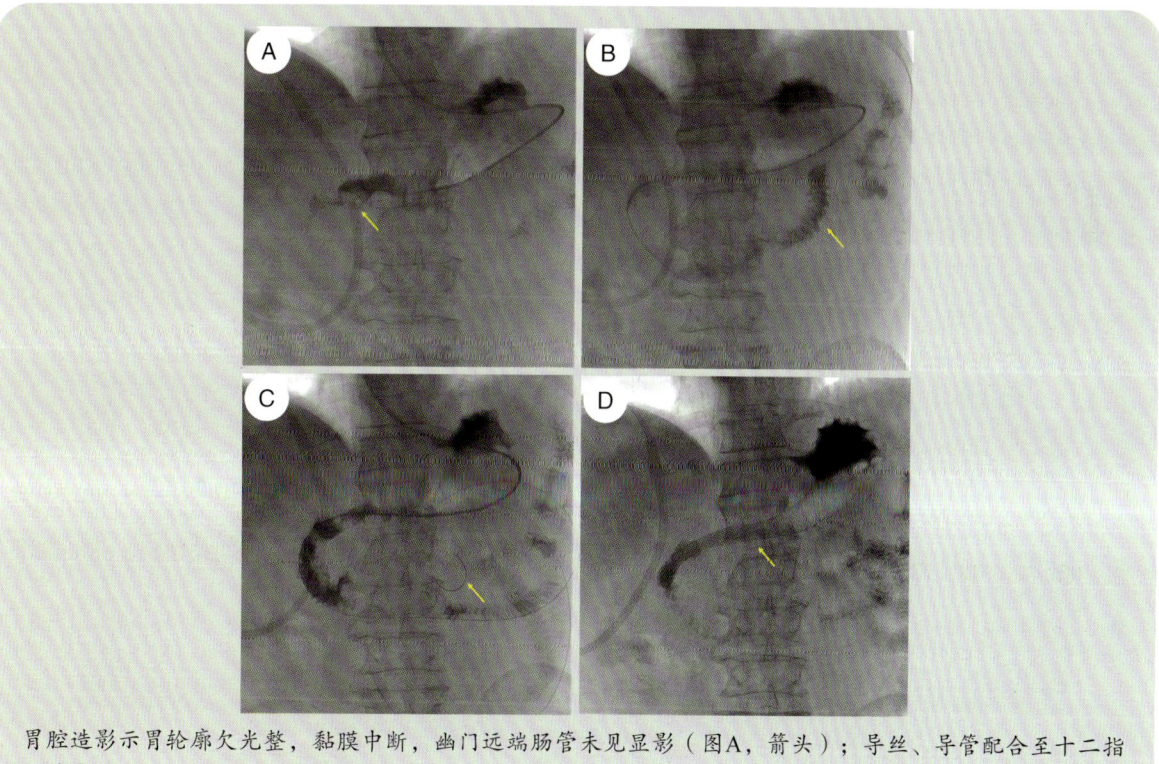

胃腔造影示胃轮廓欠光整，黏膜中断，幽门远端肠管未见显影（图A，箭头）；导丝、导管配合至十二指肠造影示十二指肠及远端空肠显影良好，未见明显异常（图B，箭头）；导丝导管配合将导丝放置在空肠（图C，箭头）；经导丝引入支架，支架置入术后可见对比剂通过（图D，箭头）。

图6-3-18　胃流出道梗阻支架置入图像（标示图）

4.腹平片表现

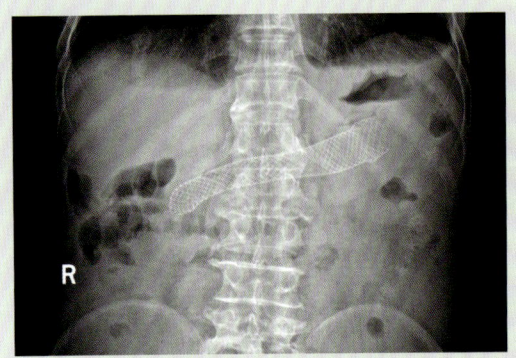
图6-3-19 流出道梗阻支架置入术后复查（原始图）

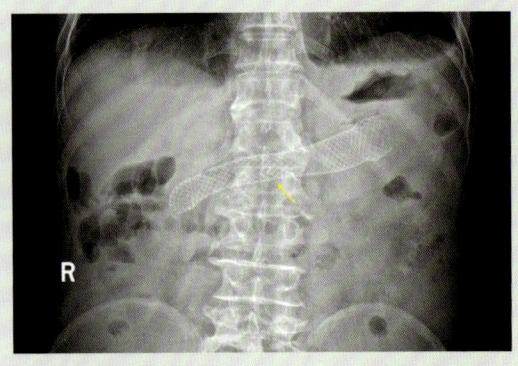
支架扩张程度及位置良好，原胃腔扩张消失（箭头）。R：右侧。
图6-3-20 流出道梗阻支架置入术后复查（标示图）

【病例2概要】

患者男性，60岁，因"胃癌术后1年余，进食困难1周余"入院。

【图片资料】

1.CT表现

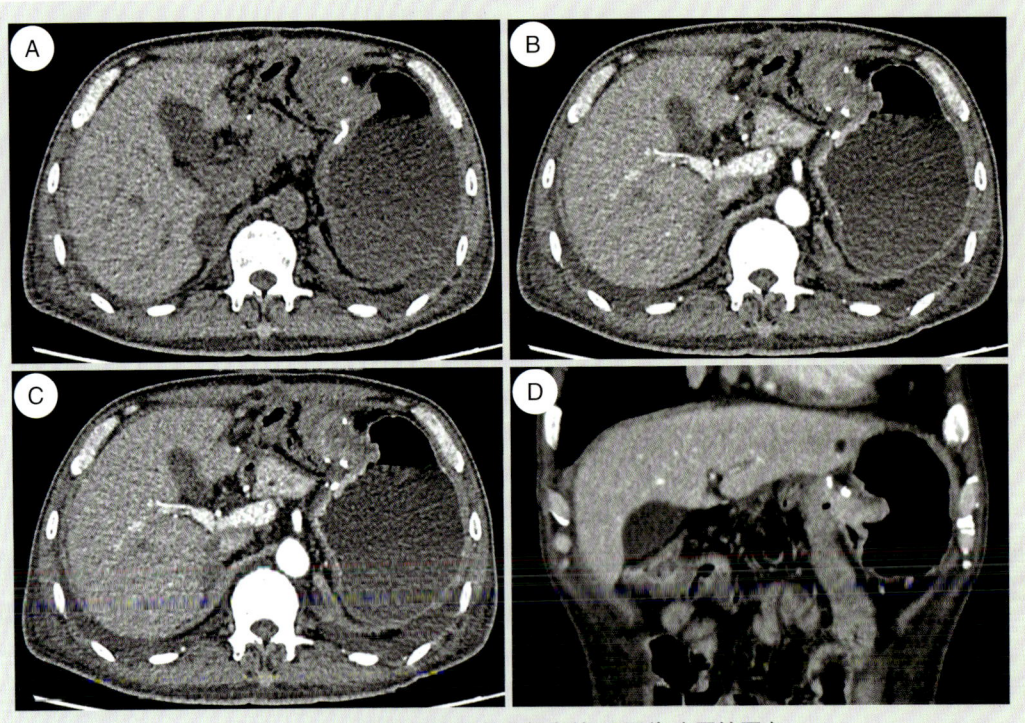
图6-3-21 胃恶性肿瘤术后复发的CT图像（原始图）

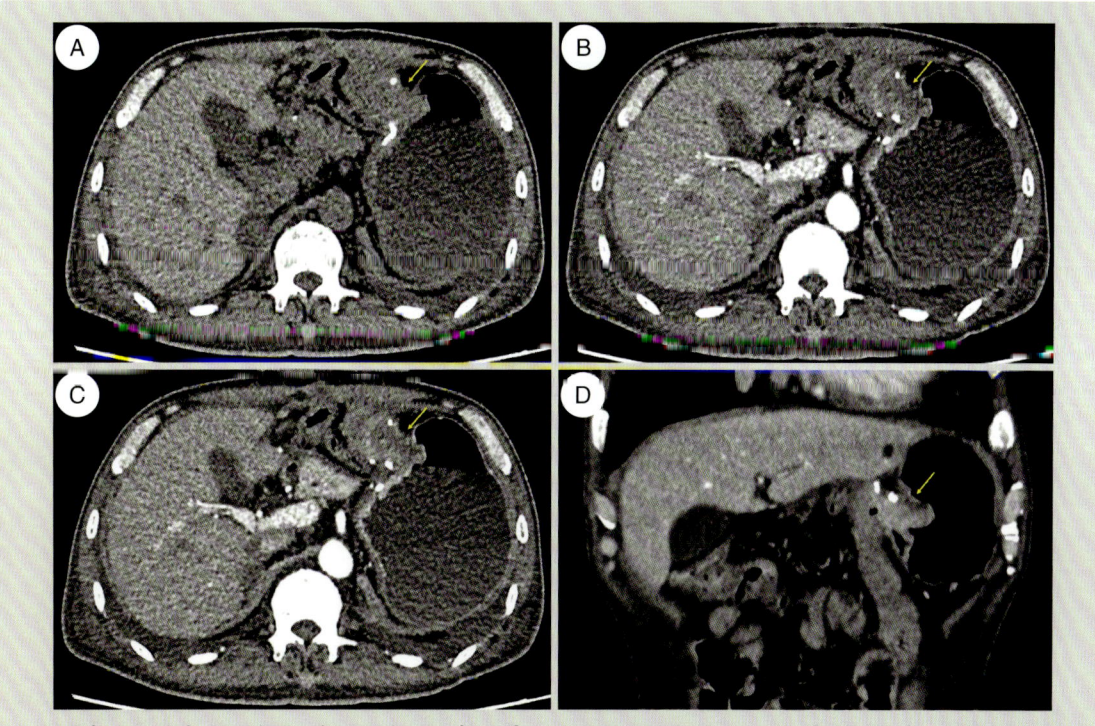

A~D.胃部分切除术后,残胃-空肠吻合口局部增厚,增强后呈不均匀强化;吻合口处狭窄,残胃及中下段食管明显扩张,其内液体潴留(箭头)。

图6-3-22 胃恶性肿瘤术后复发的CT图像(标示图)

2.消化道造影表现

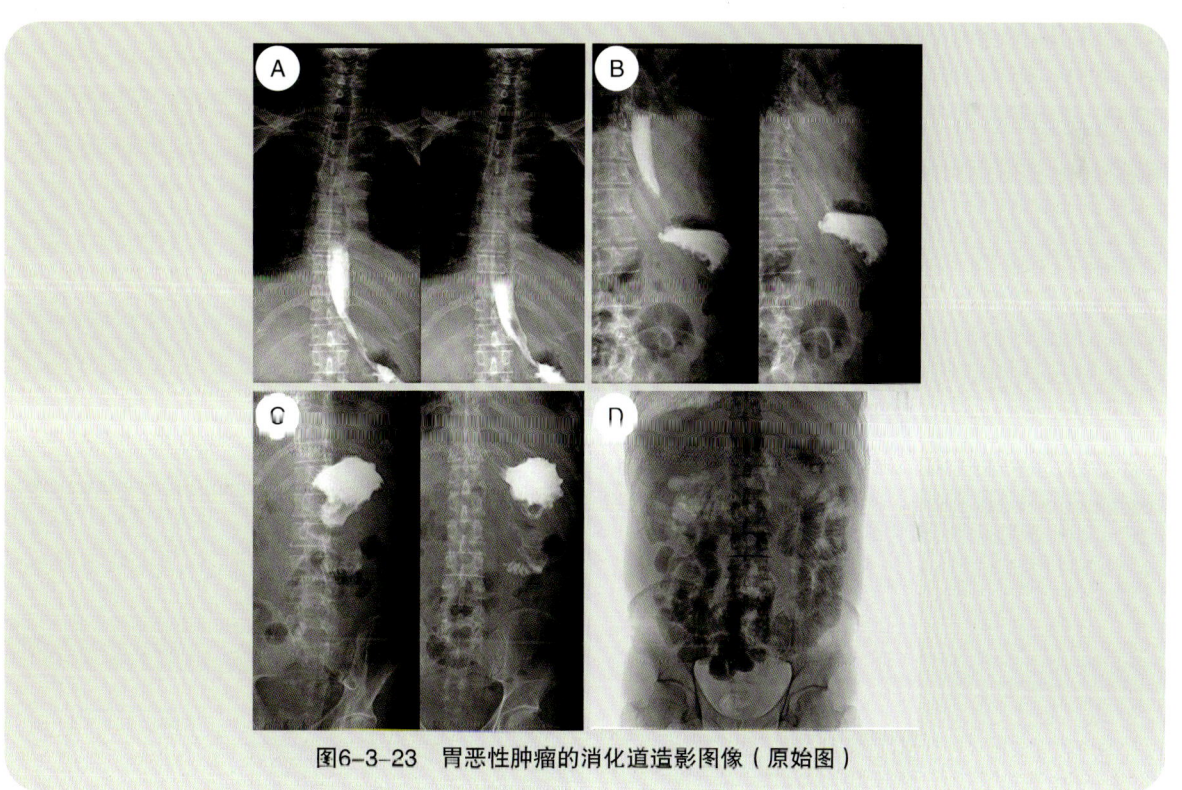

图6-3-23 胃恶性肿瘤的消化道造影图像(原始图)

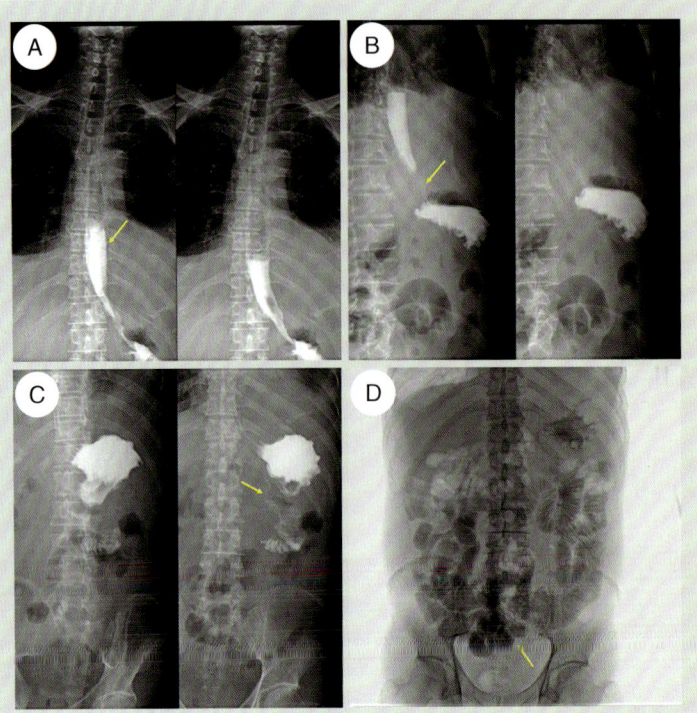

食管吞对比剂通畅，轮廓正常，黏膜未见明确破坏中断，未见充盈缺损及异常狭窄（图A，箭头）。贲门开放良好，残胃轮廓欠光整，吻合口稍窄、毛糙，对比剂通过缓慢（图B、图C，箭头）。少许近组小肠显影。约50分钟后复查，对比剂到5~6组小肠；约1小时40分钟后复查，对比剂到回盲部（图D，箭头）；所见各组小肠未见明显异常。

图6-3-24 胃恶性肿瘤的消化道造影图像（标示图）

3.DSA术中表现

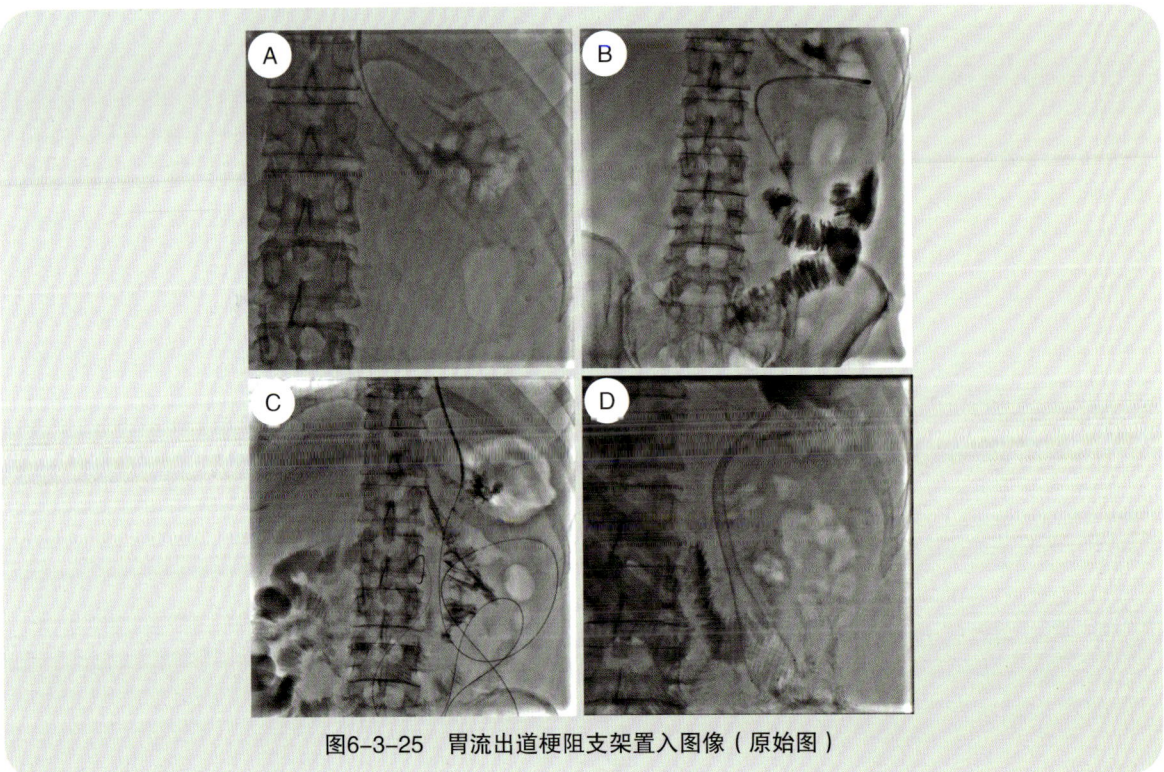

图6-3-25 胃流出道梗阻支架置入图像（原始图）

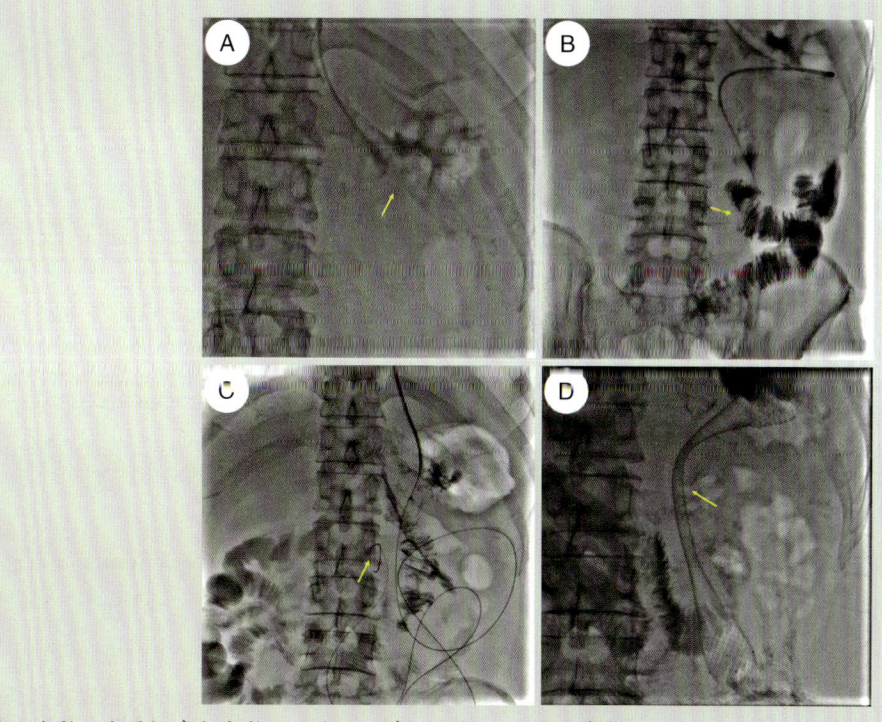

胃腔造影示残胃轮廓欠光整,吻合口狭窄、毛糙,远端肠管未见显影(图A,箭头);导丝、导管配合至吻合口远端小肠造影示吻合口远端小肠显影良好,未见明显异常(图B,箭头);导丝导管配合将导丝放置在吻合口远端小肠(图C,箭头);经导丝引入支架,支架置入术后可见对比剂通过(图D,箭头)。

图6-3-26　胃流出道梗阻支架置入图像(标示图)

4.术后腹平片表现

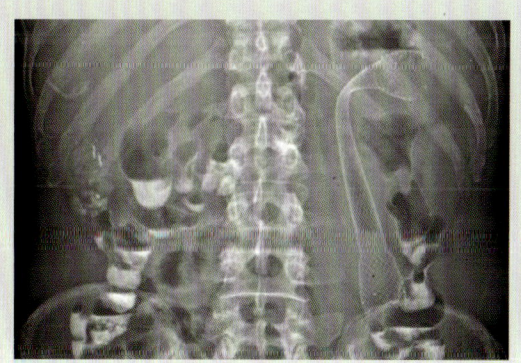

图6-3-27　胃流出道梗阻支架置入术后复查(原始图)

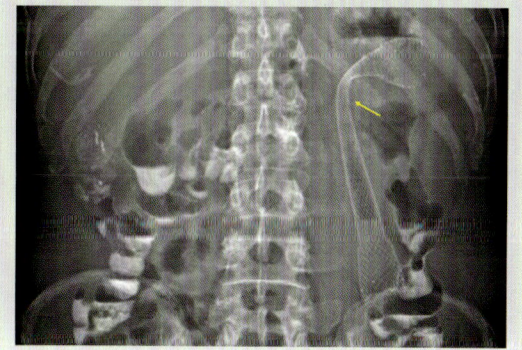

支架扩张良好,位于原位良好(箭头),伴残胃膨扩张消失。

图6-3-28　胃流出道梗阻支架置入术后复查(标示图)

【要点分析及小结】

胃十二指肠梗阻[1]是多种消化道良恶性疾病引起的并发症,常表现为恶心、难以控制的呕吐、脱水、腹痛和营养不良,严重影响患者的生活质量,它并非单纯的一种疾病,而是许多疾病进展到可导致胃流出道出现狭窄的一种临床和病理生理结果,按梗阻部位可分为幽门梗阻、十二指肠梗阻及术后胃肠吻合口梗阻。

胃十二指肠梗阻中约有60%为恶性疾病所致[2],胰腺癌、进展期胃癌是引起胃流出道梗阻的常见恶性肿瘤，15%～20%的无法切除胰腺癌患者可发生流出道梗阻，其他有壶腹周围癌、十二指肠癌、胆管癌和肝癌等。此外，其他肿瘤转移或压迫到胃流出道也可引起梗阻。

传统干预手段主要为外科手术，但恶性胃十二指肠梗阻患者平均预期寿命为7～20周，同时一般营养状态较差，难以耐受外科手术。为了有效应对这些问题，支架置入术应运而生，近年来支架置入对于恶性胃十二指肠梗阻已变得更加普遍、有效、安全且费用更低于胃空肠吻合术[3-4]，它不仅能够有效扩张狭窄的通道，恢复胃肠道的正常消化功能；还能够减轻肿瘤对邻近组织的压迫效应。总体而言，该技术为恶性胃十二指肠患者提供了一种微创且有效的治疗选择，不仅缓解了症状，还可能为患者带来更为舒适的生活体验。

参考文献

[1] 朱月永，庄则豪，董菁.消化内科医师查房手册[M].第2版.北京：化学工业出版社，2017.

[2] PAPANIKOLAOU I S, SIERSEMA P D.Gastric Outlet Obstruction：Current Status and Future Directions[J]. Gut Liver，2022，16（5）：667-675.

[3] YAMAO K, KITANO M, CHIBA Y.Endoscopic placement of covered versus uncovered self-expandable metal stents for palliation of malignant gastric outlet obstruction[J]. Gut，2021，70（7）：1244-1252.

[4] TRINGALI A, COSTA D, ANDERLONI A. Covered versus uncovered metal stents for malignant gastric outlet obstruction: a systematic review and meta-analysis[J]. Gastrointest Endosc，2020，92（6）：1153-1163.e9.

三、小肠梗阻

【病例1概要】

患者男性，49岁，因"主动脉夹层术后2月余，反复腹痛1月余"入院。患者合并夹层动脉瘤，外科手术及麻醉风险大，遂行鼻肠梗阻导管置入解除梗阻症状，术后患者恢复排气、排便。

【图片资料】

1.CT表现

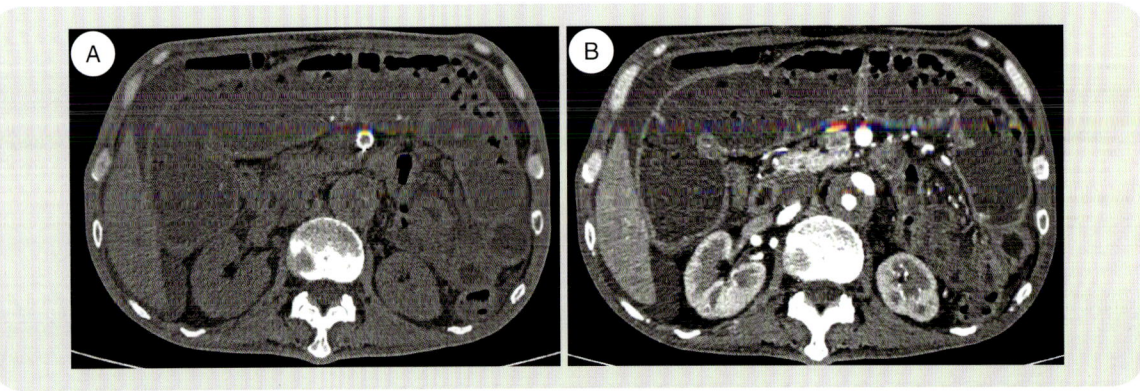

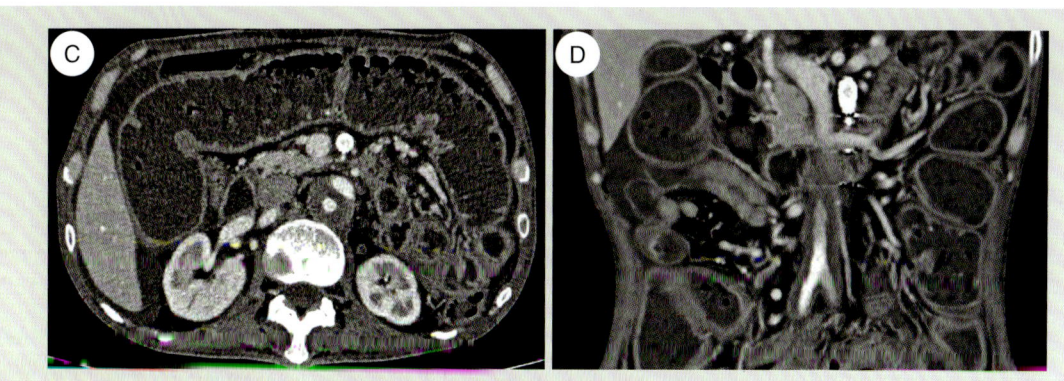

图6-3-29　肠梗阻的CT图像（原始图）

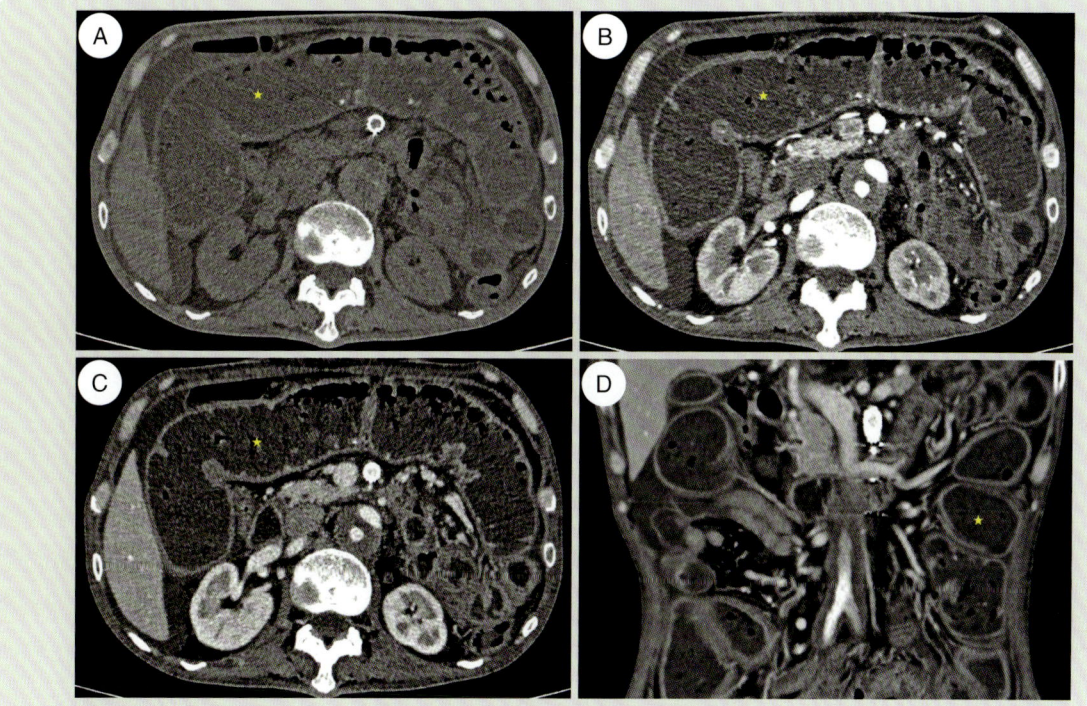

A～D,第3～6组小肠积气扩张，并部分管壁增厚，部分管腔稍狭窄，提示不全性肠梗阻（五角星）。

图6-3-30　肠梗阻的CT图像（标示图）

2.DSA术中表现

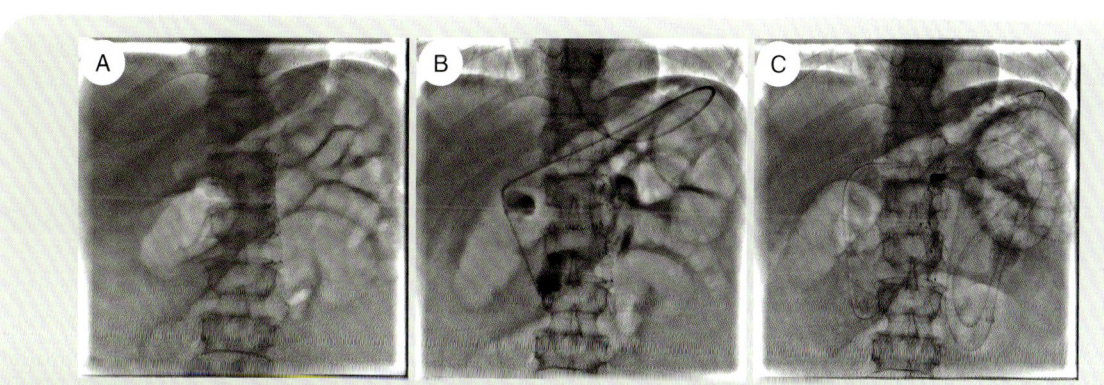

图6-3-31　DSA引导下经鼻肠梗阻导管置入图像（原始图）

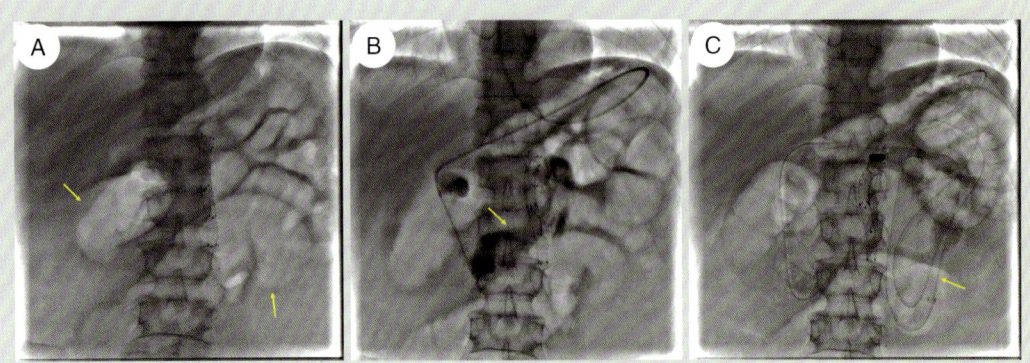

A.术前可见肠腔扩张积气影（箭头）；B.逐置入导丝、导管，导丝、导管配合至十二指肠肠腔造影可见远端肠管显影（箭头）；C.遂交换导丝，经导丝置入肠梗阻导管，置入长度为260 cm（箭头）。

图6-3-32　DSA引导下经鼻肠梗阻导管置入图像（标示图）

3.术后CT表现

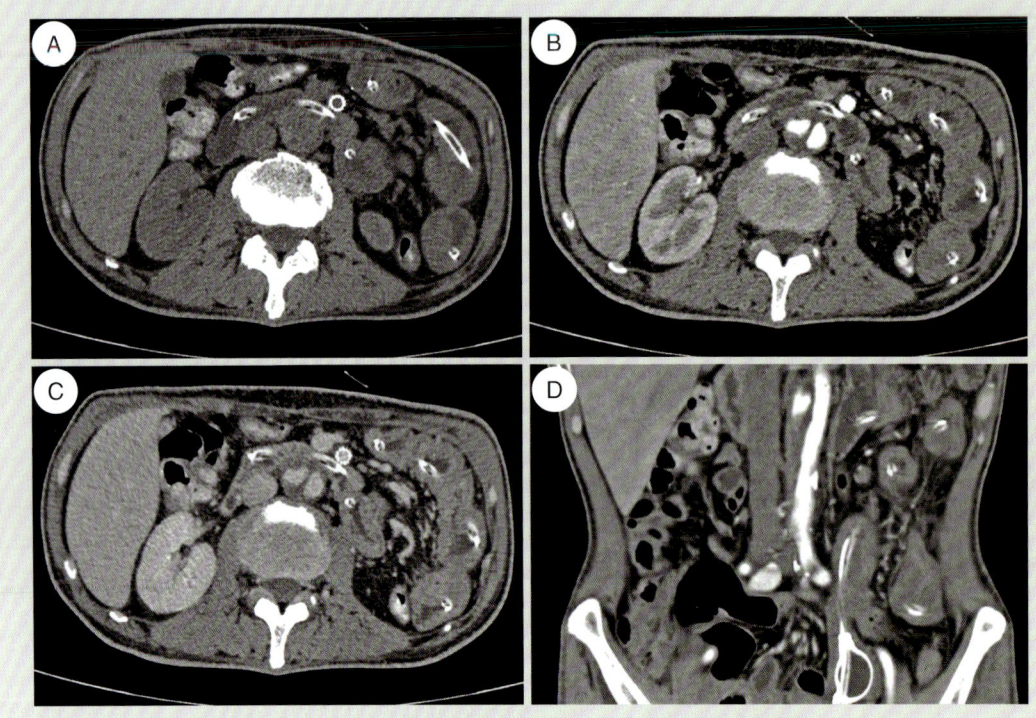

图6-3-33　经鼻肠梗阻导管置入术后CT图像（原始图）

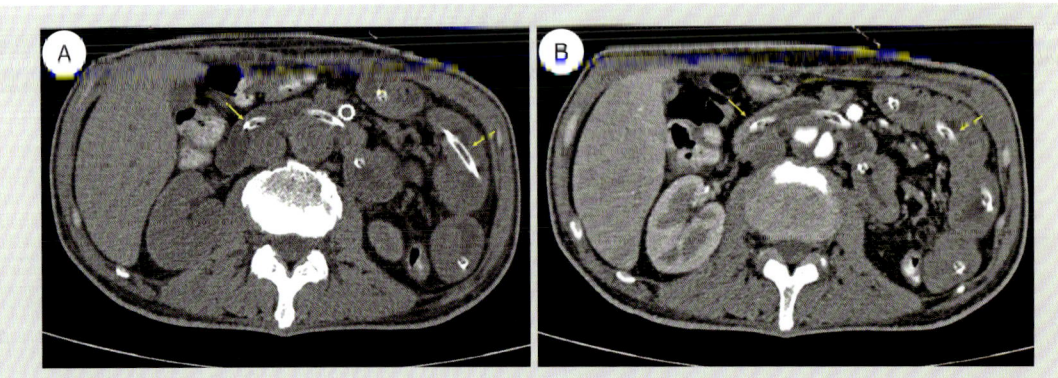

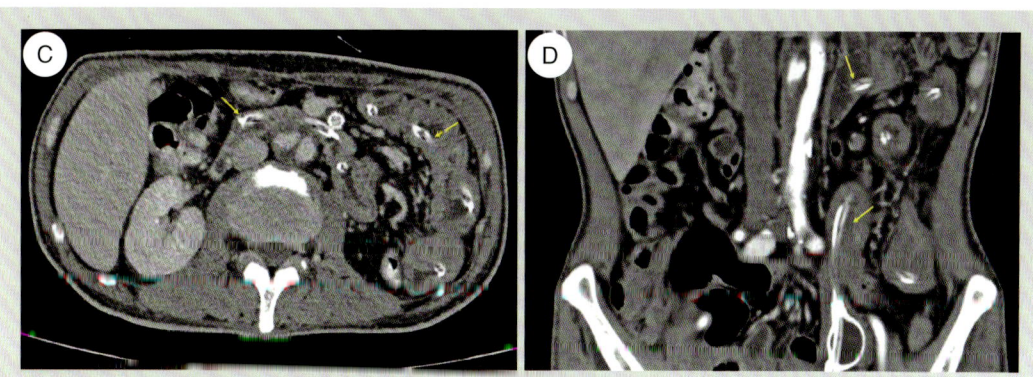

A~D.术后CT表现：小肠内可见肠梗阻导管留置影（箭头），原小肠扩张、积液基本消失。

图6-3-34 经鼻肠梗阻导管置入术后CT图像（标示图）

【病例2概要】

患者男性，64岁，因"乙状结肠癌治疗后10月余，反复腹胀20余天"入院。患者为乙状结肠癌广泛转移转化化疗中，目前合并肠梗阻，存在化疗禁忌，予患者行肠梗阻导管置入，术后患者恢复排气、排便并继续行化疗。

【图片资料】

1.腹部X线表现

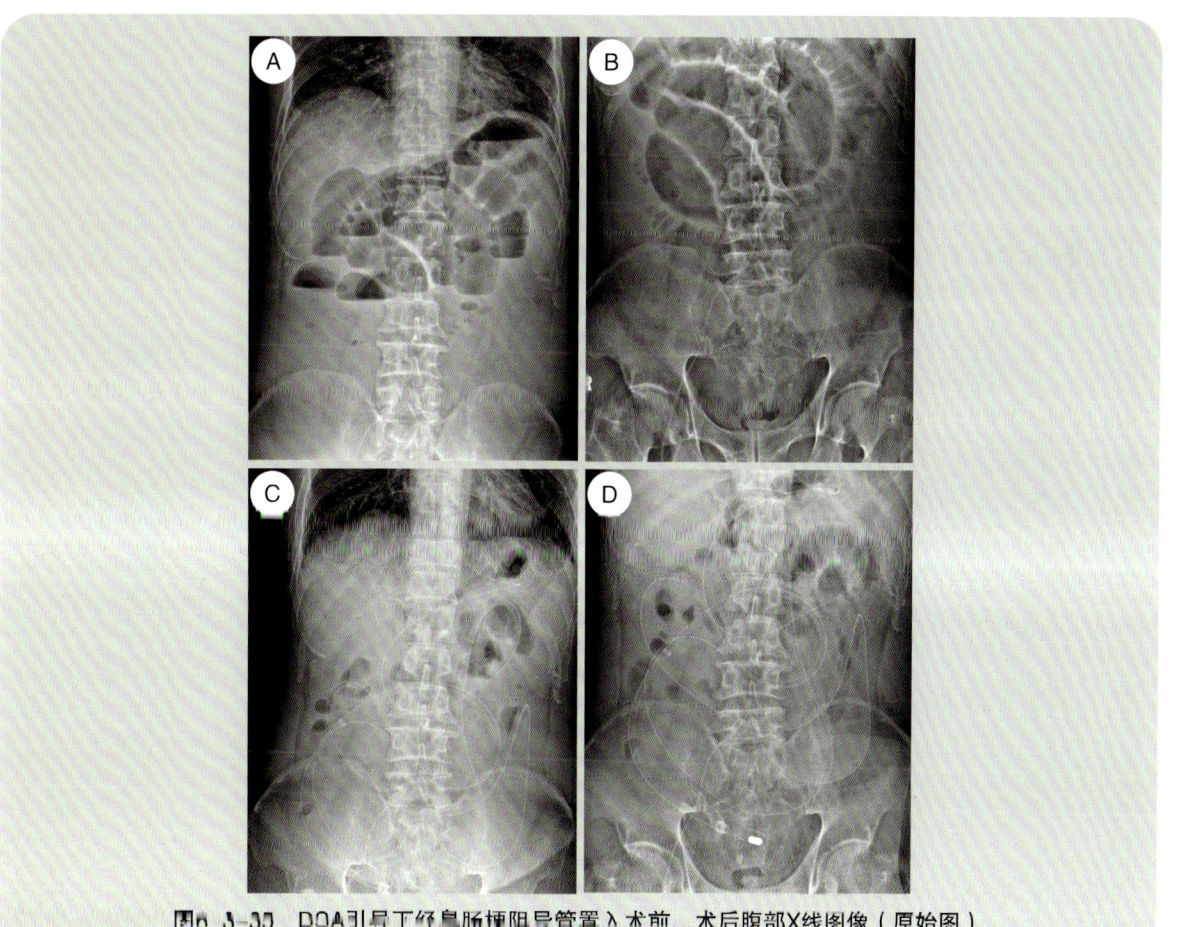

图6-3-35 DSA引导下经鼻肠梗阻导管置入术前、术后腹部X线图像（原始图）

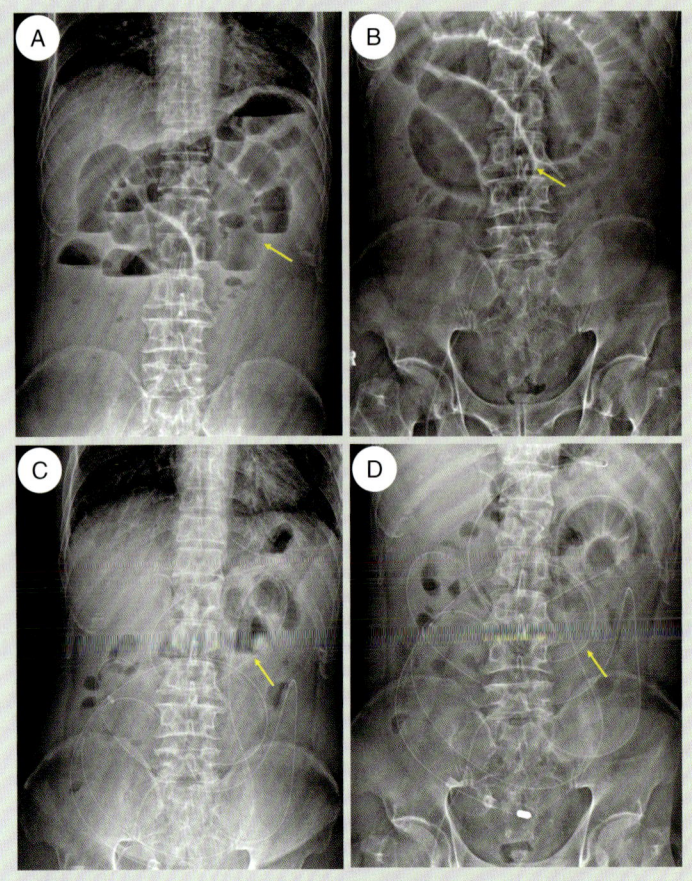

A、B.术前腹部立卧位表现：多段肠腔积气增多、扩张，多个气液平形成（箭头）；C、D.术前腹部立卧位表现：肠腔内可见肠梗阻导管影（箭头），原肠腔积气、扩张较前明显好转。

图6-3-36 DSA引导下经鼻肠梗阻导管置入术前、术后腹部X线图像（标示图）

2.DSA术中表现

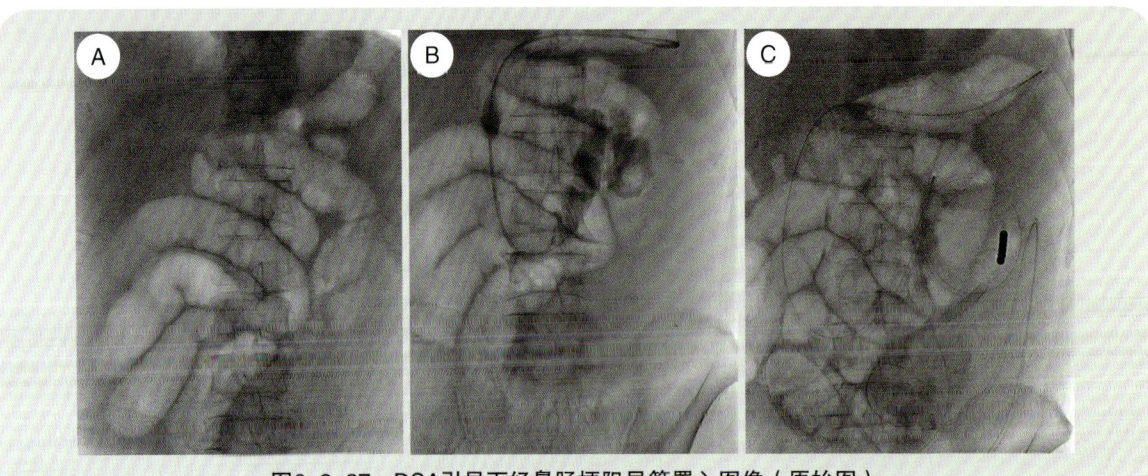

图6-3-37 DSA引导下经鼻肠梗阻导管置入图像（原始图）

第六章 常见消化系统疾病介入影像

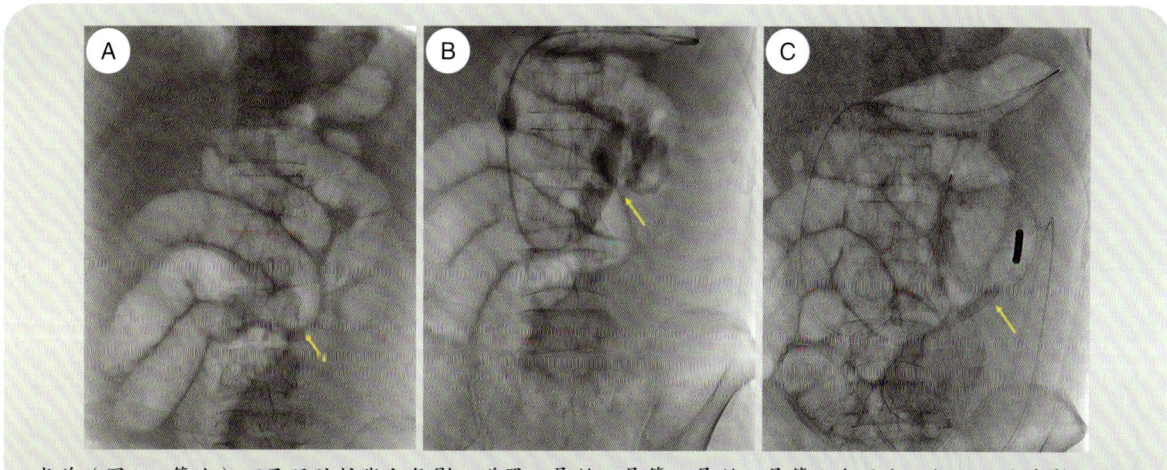

术前（图A，箭头）可见肠腔扩张积气影；遂置入导丝、导管，导丝、导管配合至十二指肠肠腔造影可见远端肠管显影（图B，箭头）；遂交换导丝，经导丝置入肠梗阻导管，置入长度为260 cm（图C，箭头）。

图6-3-38　DSA引导下经鼻肠梗阻导管置入图像（标示图）

【病例3概要】

患者女性，51岁，因"卵巢浆液性腺癌治疗7月余，间断性腹胀腹痛20余天"入院。患者为卵巢浆液性腺癌腹、盆腔广泛转移，术前肠梗阻明显，遂行肠梗阻导管置入，缓解肠腔压力后桥接外科手术。

【图片资料】

1.术前CT表现

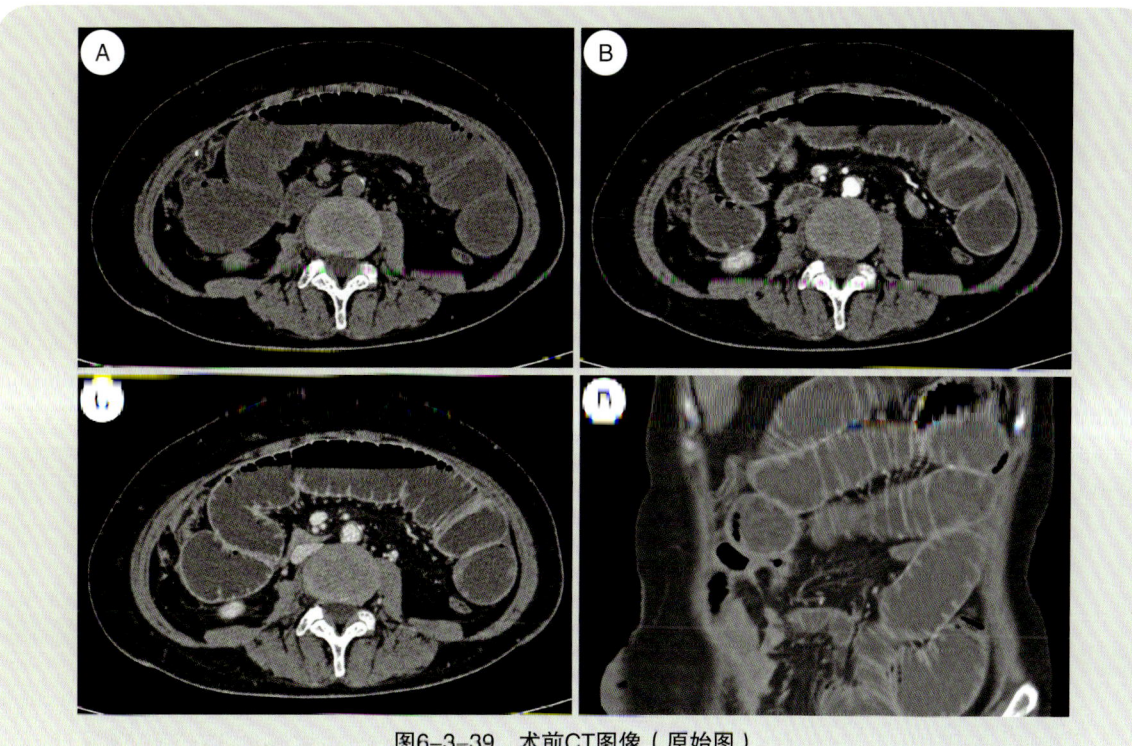

图6-3-39　术前CT图像（原始图）

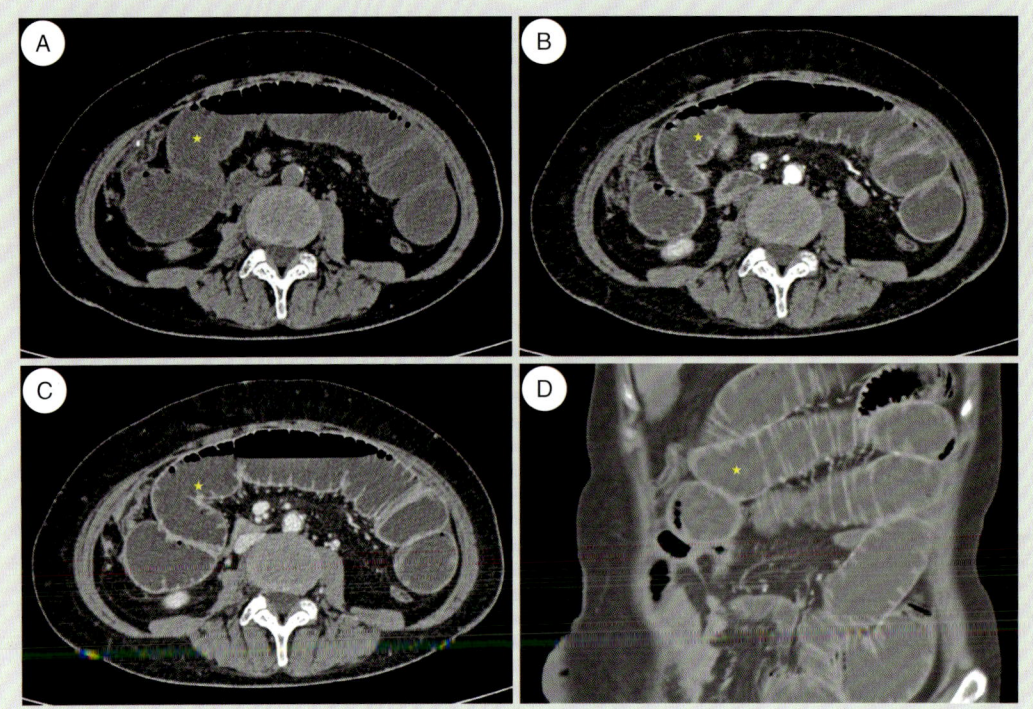

A~D.小肠积气扩张（五角星），并部分管壁增厚，部分管腔稍狭窄，提示不全性肠梗阻。

图6-3-40　术前CT图像（标示图）

2.DSA术中表现

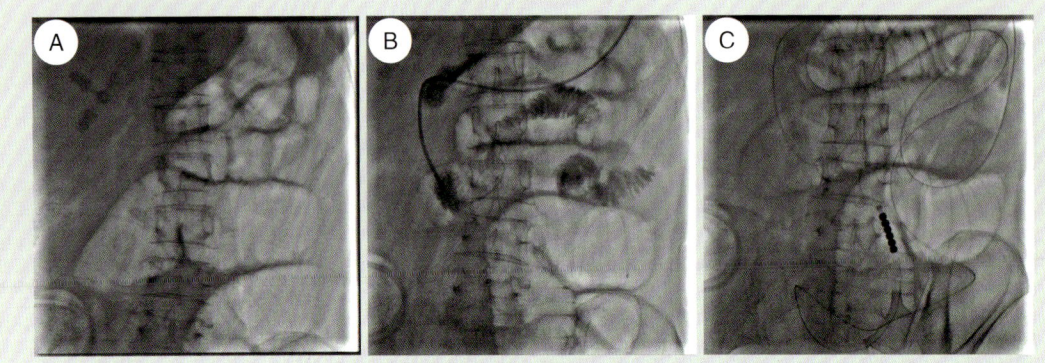

图6-3-41　DSA引导下经鼻肠梗阻导管置入图像（原始图）

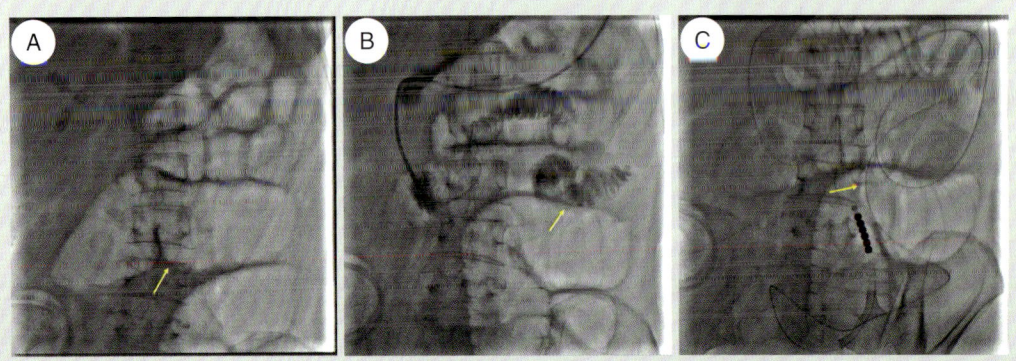

术前（图A，箭头）可见肠腔扩张积气影；遂置入导丝、导管，导丝、导管配合至十二指肠肠腔造影可见远端肠管显影（图B，箭头）；逐交换导丝，经导丝置入肠梗阻导管，置入长度为260 cm（图C，箭头）。

图6-3-42　DSA引导下经鼻肠梗阻导管置入图像（标示图）

3.术后CT表现

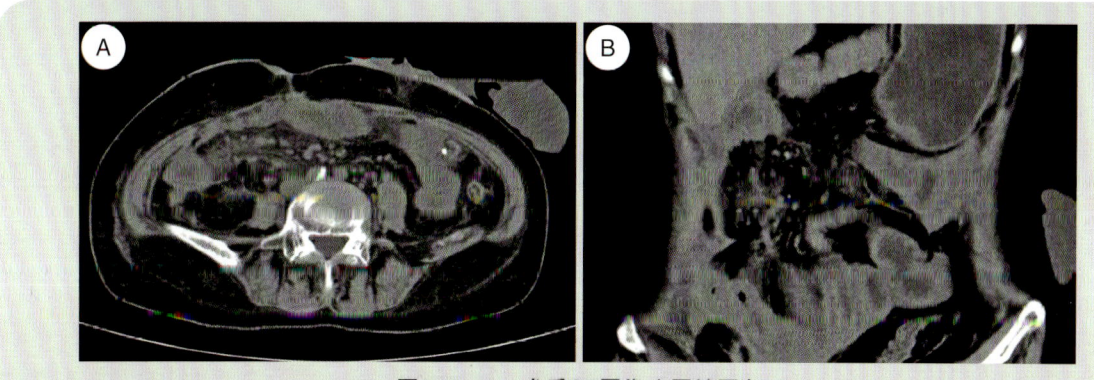

图6-3-43 术后CT图像（原始图）

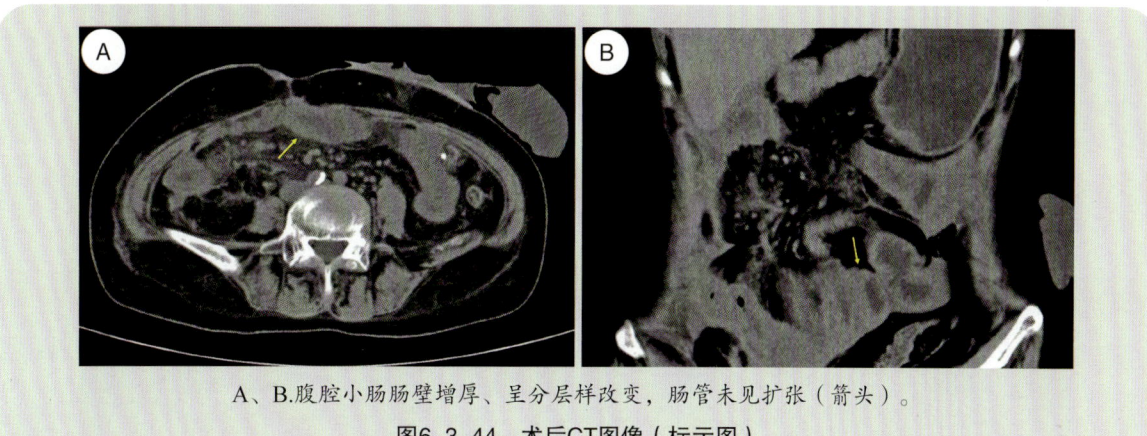

A、B.腹腔小肠肠壁增厚、呈分层样改变，肠管未见扩张（箭头）。

图6-3-44 术后CT图像（标示图）

【病例4概要】

患者男性，85岁，因"腹痛伴肛门停止排气排便1周"入院。

【图片资料】

1.术前CT表现

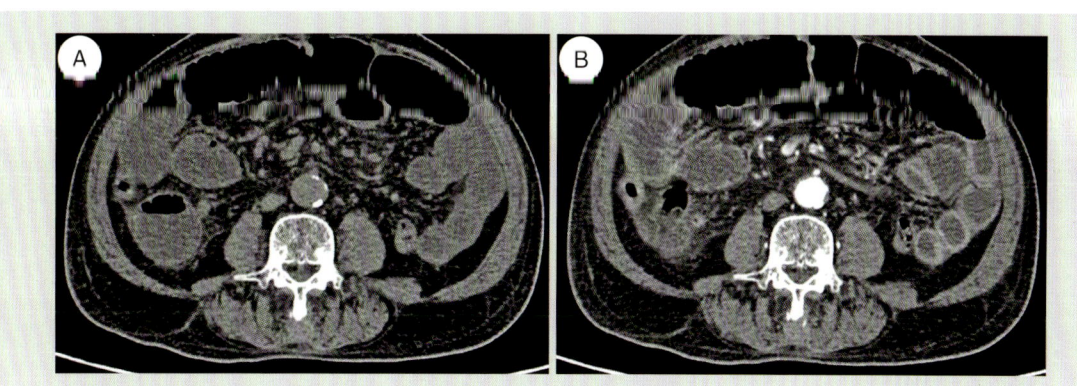

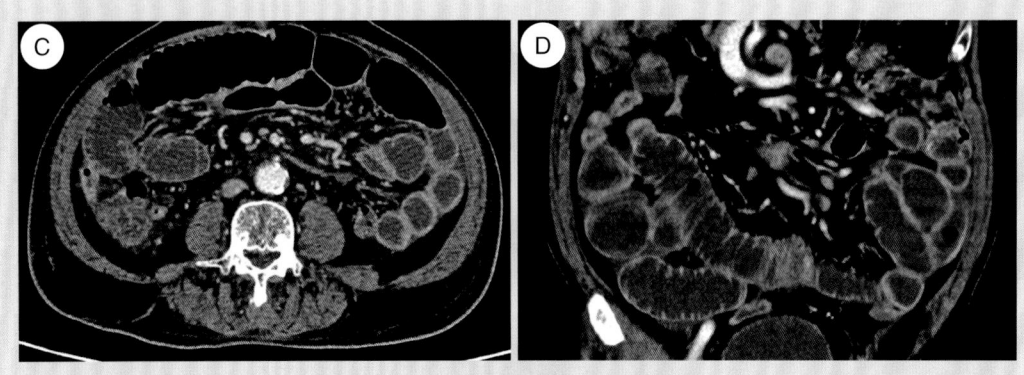

图6-3-45 术前CT图像（原始图）

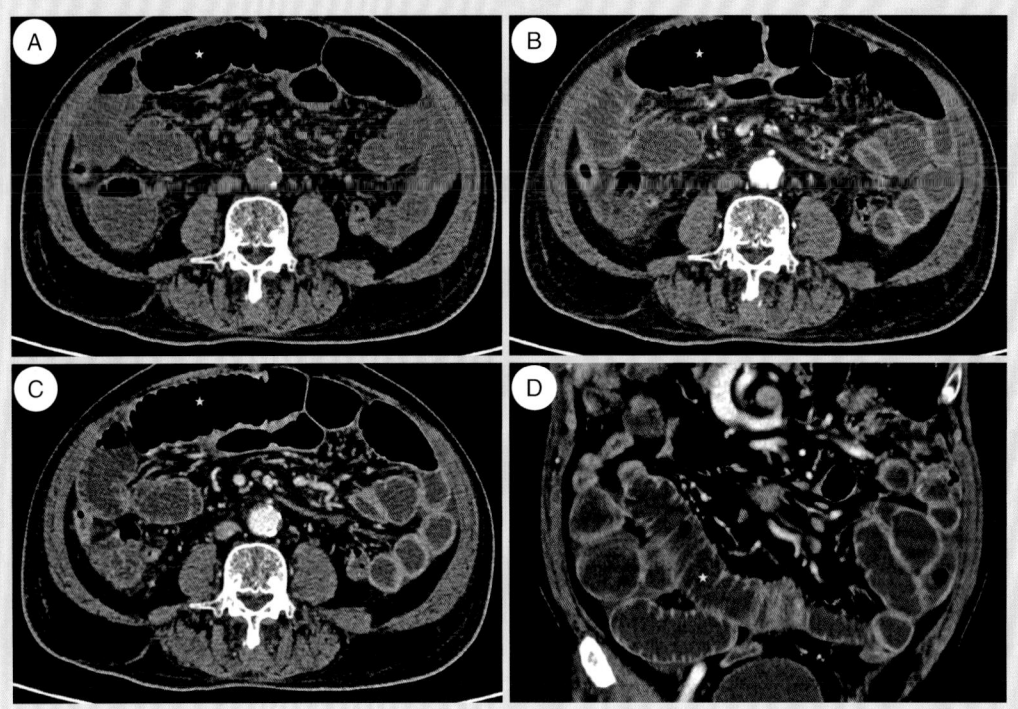

A~D.小肠积气扩张（五角星），并部分管壁增厚，部分管腔稍狭窄，提示不全性肠梗阻。

图6-3-46 术前CT图像（标示图）

2.DSA术中表现

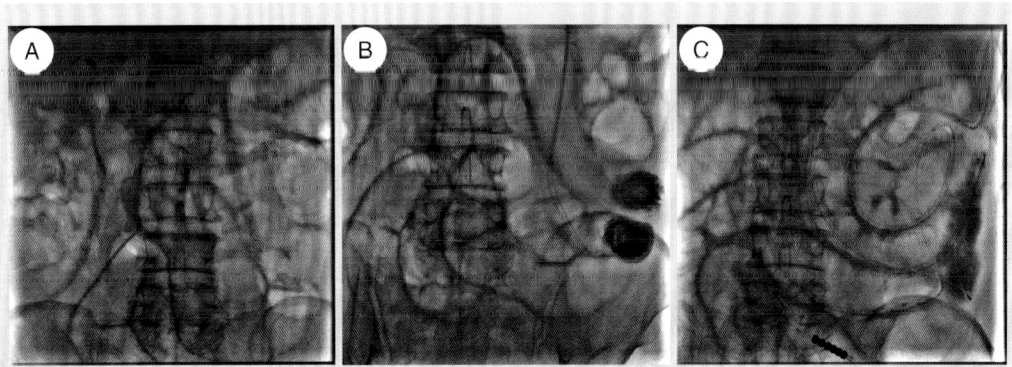

图6-3-47 DSA引导下经鼻肠梗阻导管置入图像（原始图）

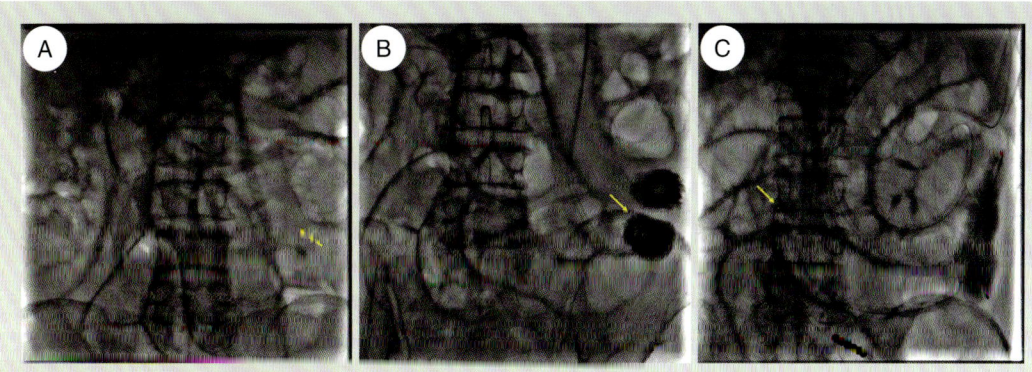

A.术前（箭头）可见肠腔扩张积气影；B.遂置入导丝、导管，导丝、导管配合至十二指肠肠腔造影可见远端肠管显影（图B，箭头）；C.遂交换导丝，经导丝置入肠梗阻导管，置入长度为260 cm（箭头）。

图6-3-48　DSA引导下经鼻肠梗阻导管置入图像（标示图）

3.腹部X线表现

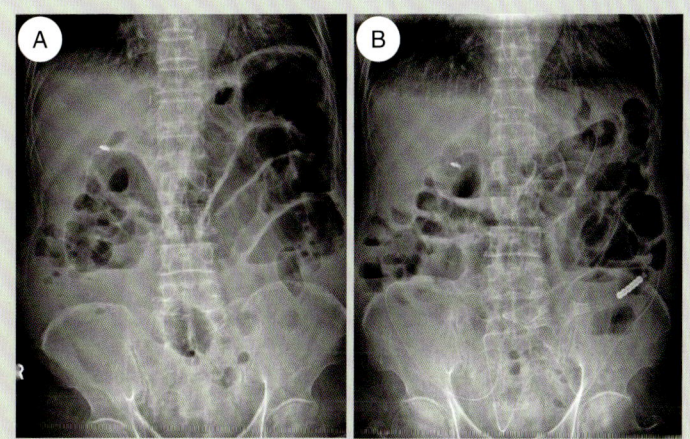

图6-3-49　DSA引导下经鼻肠梗阻导管置入术前、术后腹部X线图像（原始图）

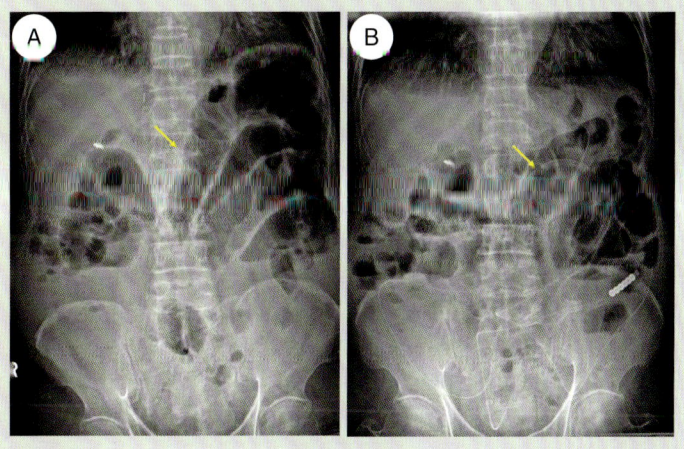

A.术前腹部立卧位表现（箭头）：多段肠腔积气增多、扩张，多个气液平形成；B.术前腹部立卧位表现（箭头）：肠腔内可见肠梗阻导管影，原肠腔积气、扩张较前明显好转。

图6-3-50　DSA引导下经鼻肠梗阻导管置入术前、术后腹部X线图像（标示图）

【要点分析及小结】

小肠梗阻（small intestinal obstruction）[1-3]是指由各种原因导致小肠内腔的阻塞或部分阻塞，使得食物和液体无法正常通过小肠，常见的症状为腹痛、呕吐、腹胀和肛门停止排气排便，按照病因可分为良性小肠梗阻和恶性小肠梗阻。常规治疗方法取决于患者的病因和临床情况，可能包括非手术治疗（如胃肠减压、输液）、手术干预（如切除肿瘤、修复粘连），以及止痛、抗生素等对症治疗。然而常规胃肠减压因留置胃管长度有限，小肠深部的潴留物难以引出，具有一定的局限性。

肠梗阻导管（long intestinal tube）[4-5]长度达3 m，主要规格包括16 Fr和18 Fr两种。不同于仅能引流胃内容物的胃管，肠梗阻导管能够深入远端小肠，直接引流包括吞咽和微生物产生的气体，以及因梗阻而过度分泌的消化液，这一过程有效促进了肠梗阻的缓解。其优势如下：一是高效减压，能直抵梗阻附近，持续抽出肠道积气积液，减轻肠管扩张，缓解肠道压力；二是快速缓解症状，减轻肠道压力后，能迅速缓解腹痛、腹胀、呕吐等不适，提升患者舒适度；三是促进肠功能恢复，肠道压力降低，血液循环改善，为肠道蠕动恢复创造条件，助患者肠道功能早日恢复；四是适用范围广，可用于单纯性、粘连性、麻痹性、不完全性肠梗阻，还能作为术前准备，为临床治疗提供更多选择。

在临床实践中，经鼻型肠梗阻导管在术前及术后的肠道减压中发挥着重要作用。对于大多数因单纯粘连导致的肠梗阻患者，留置导管5～7天后，随着梗阻的缓解，患者可拔管并出院避免外科手术。对于术后易发生粘连性肠梗阻的患者，肠梗阻导管可在外科手术中作为肠排列导管使用，并在术后数日至3～4周留置，直至肠道走行稳定，预防术后粘连性肠梗阻的发生。此外，对于恶性肠梗阻患者，肠梗阻导管减压后可作为过渡措施，改善患者生活质量，并为全身化疗或手术治疗提供可能。

参考文献

[1] GORE R M, SILVERS R I, THAKRAR K H, et al. Bowel obstruction[J]. Radiol Clin N Am, 2015, 53（6）: 1225-1240.

[2] 李宁, 姜军, 秦环龙. 小肠梗阻的诊断与治疗中国专家共识（2023版）[J]. 中华胃肠外科杂志, 2023, 26（5）: 401-409.

[3] MADARIAGA A, LAU J, GHOSHAL A. MASCC multidisciplinary evidence-based recommendations for the management of malignant bowel obstruction in advanced cancer[J]. Support Care Cancer, 2022, 30（6）: 4711-4728.

[4] LAI H, WU K, LIU Y, et al. Fluoroscopy-guided long intestinal tube placement for the treatment of malignant bowel obstruction[J]. Oncol Lett, 2019, 17（6）: 5154-5158.

[5] 刘洋, 彭泰, 万源, 等. 经鼻肠梗阻导管治疗不可切除结直肠癌腹膜转移所致肠梗阻的疗效及预后分析[J]. 中华介入放射学电子杂志, 2021, 9（4）: 388-394.

四、结直肠梗阻

【病例1概要】

患者男性，92岁，主因大便习性改变1年余，停止排便3天、伴腹痛1天入院。既往肠病理诊断为直肠中分化腺癌,未行抗肿瘤治疗。查体:腹部压痛,无明显反跳痛。

最后诊断:①直肠癌;②肠梗阻。

【图片资料】

1.CT表现

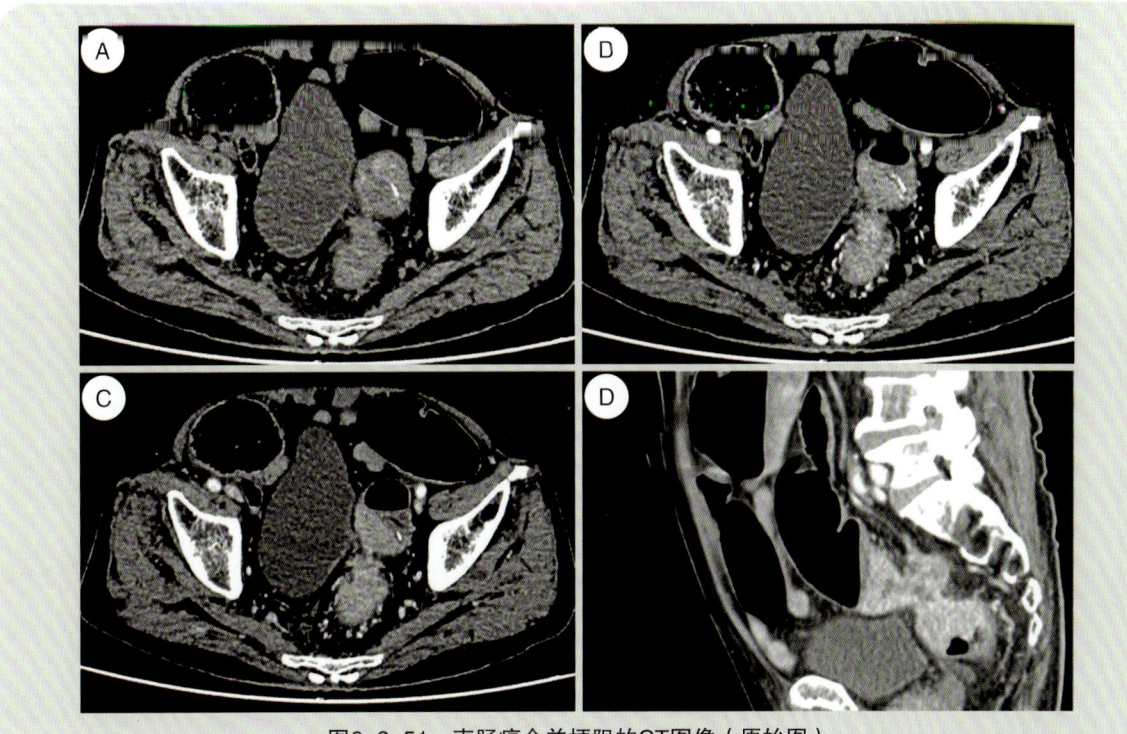

图6-3-51 直肠癌合并梗阻的CT图像(原始图)

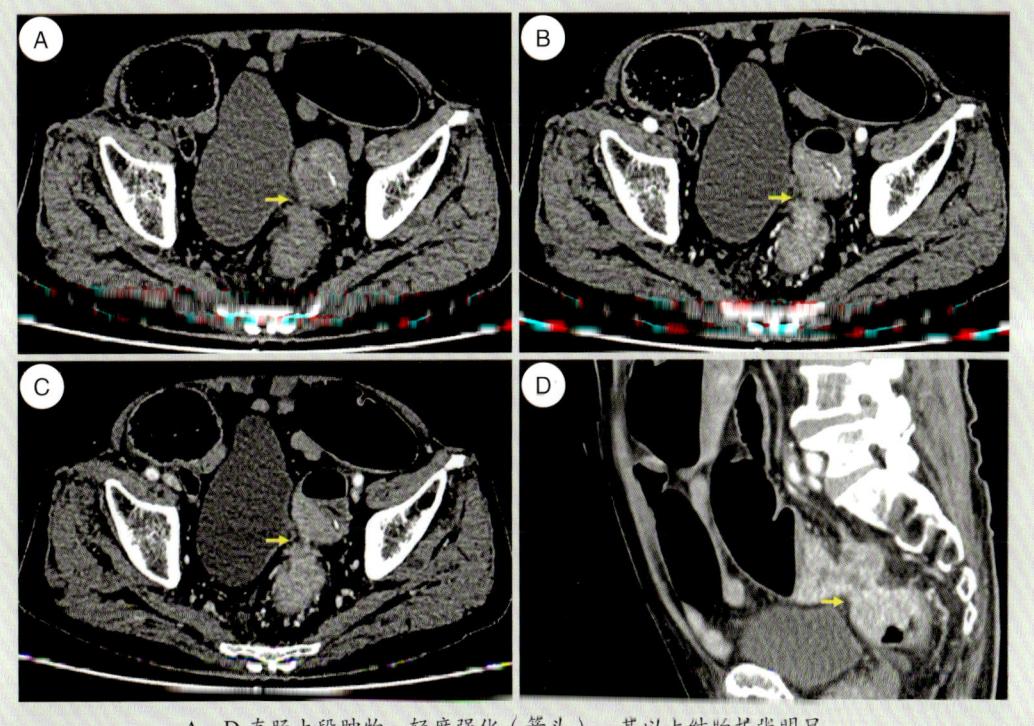

A~D.直肠上段肿物,轻度强化(箭头),其以上结肠扩张明显。

图6-3-52 直肠癌合并梗阻的CT图像(标示图)

2.DSA术中及术后治疗表现

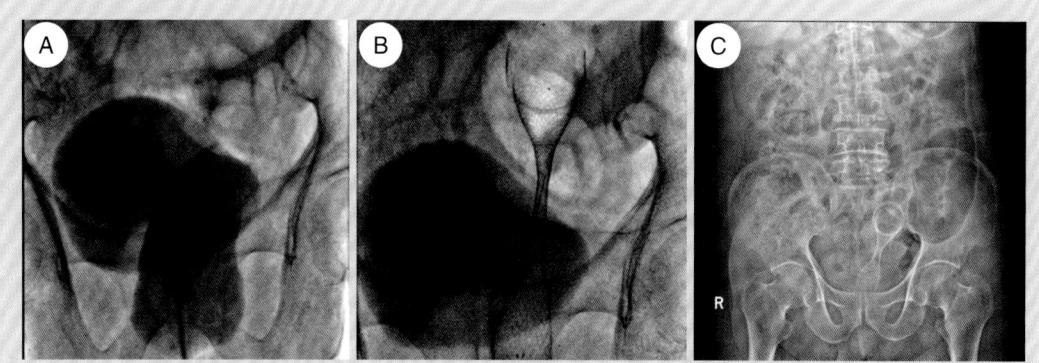

图6-3-53 直肠癌合并肠梗阻的DSA及术后治疗图像（原始图）

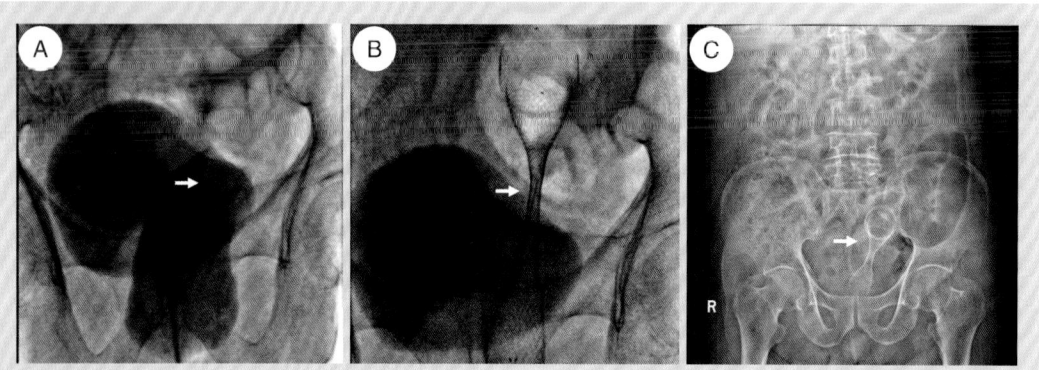

经肛造影可见对比剂无法通过梗阻点（图A，箭头），释放支架后梗阻部位支架上下缘均已覆盖狭窄段（图B，箭头）。术后腹部DR可见支架扩张良好（图C，箭头），肠管扩张情况较前明显好转。

图6-3-54 直肠癌合并肠梗阻的DSA及术后治疗图像（标示图）

【病例2概要】

患者男性，38岁，确诊结肠脾曲恶性肿瘤7月余，肛门排气、排便减少5天入院。查体：肛门停止排便、排气，腹部压痛明显，无明显反跳痛。

最后诊断：①结肠脾曲癌；②肠梗阻。

【图片资料】

1.CT表现

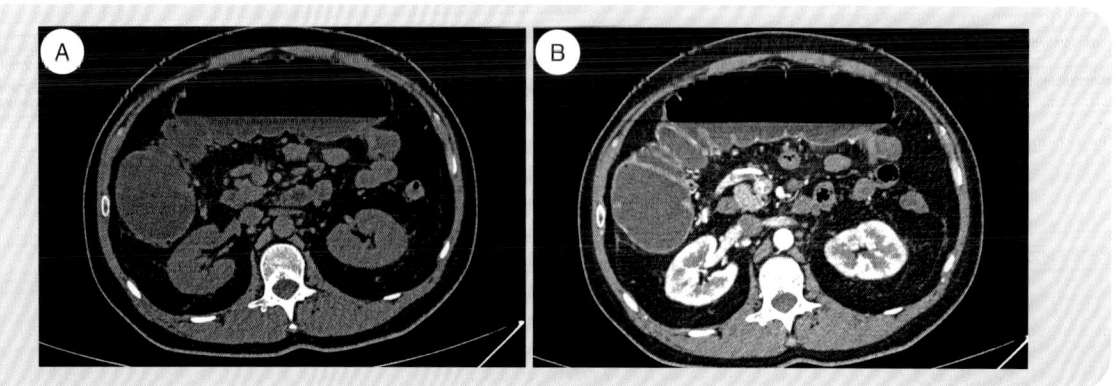

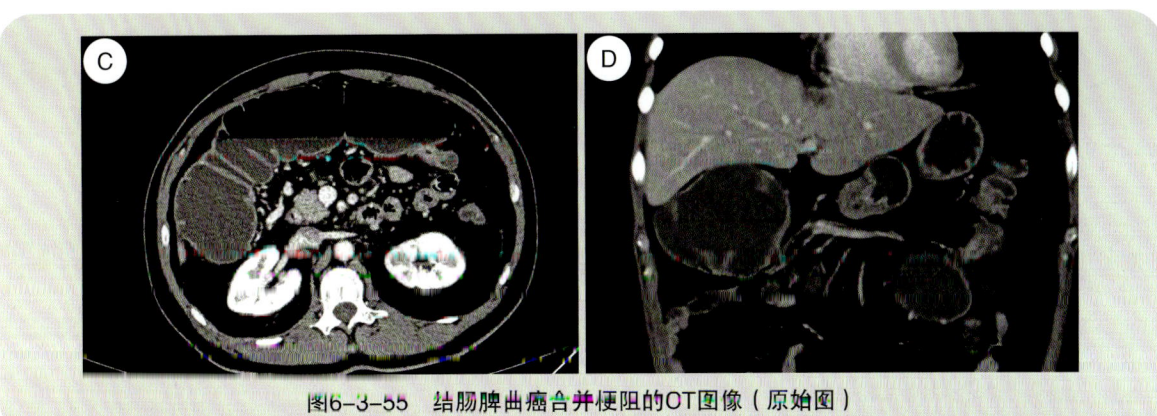

图6-3-55 结肠脾曲癌合并梗阻的CT图像(原始图)

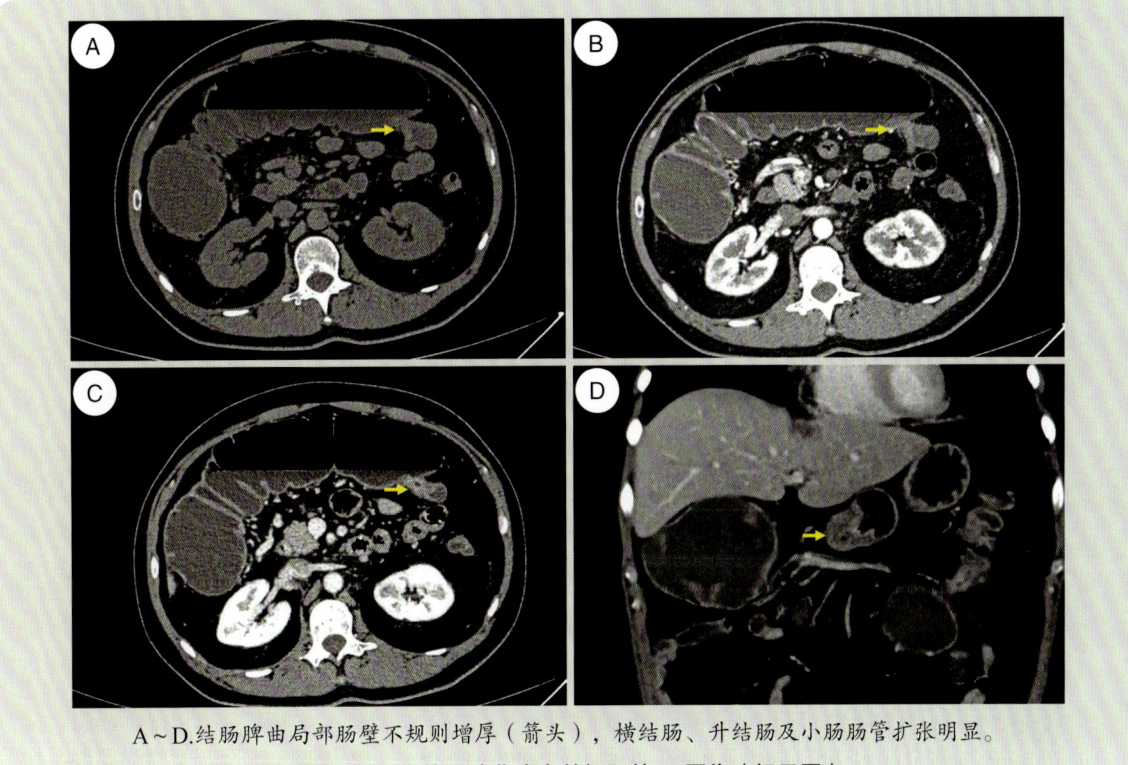

A~D.结肠脾曲局部肠壁不规则增厚(箭头),横结肠、升结肠及小肠肠管扩张明显。

图6-3-56 结肠脾曲癌合并梗阻的CT图像(标示图)

2.DSA术中及术后治疗表现

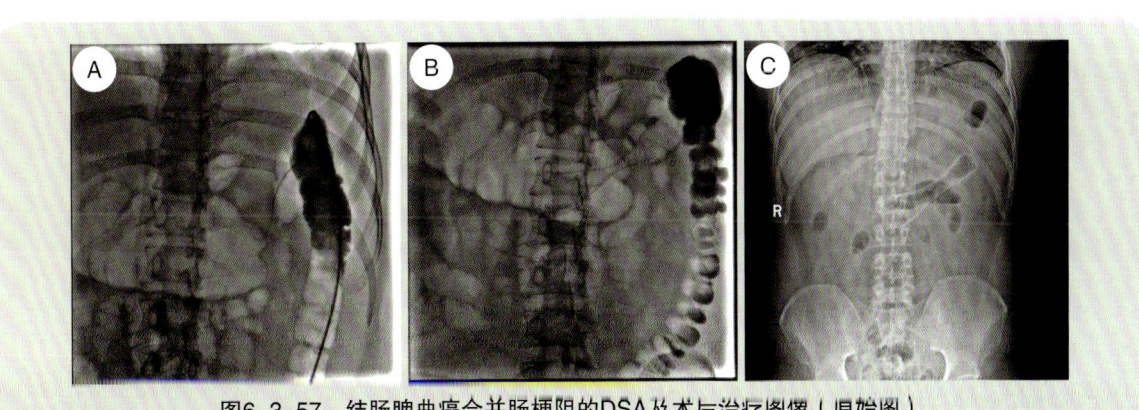

图6-3-57 结肠脾曲癌合并肠梗阻的DSA及术后治疗图像(原始图)

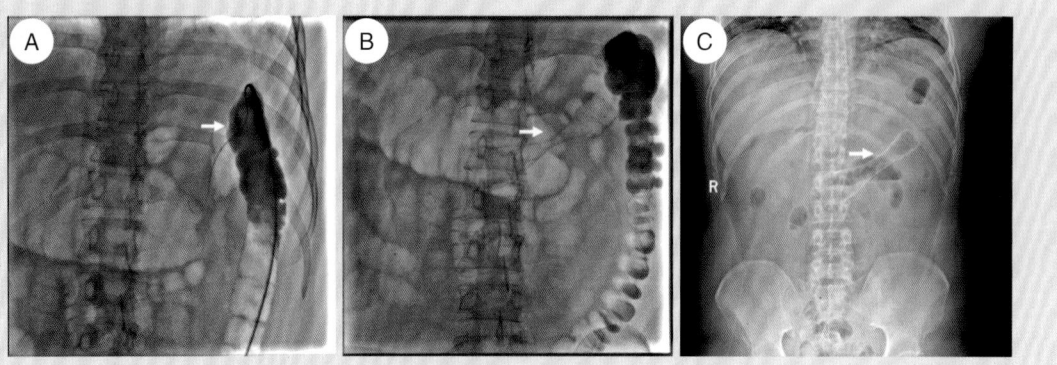

经肛造影可见对比剂无法通过梗阻点（图A，白箭头），远端横结肠可见积气。释放支架后梗阻部位支架上下缘均已覆盖狭窄段（图B，黄箭头）。术后腹部平片可见支架扩张良好（图C，黄箭头），肠管扩张情况较前明显好转。

图6-3-58　结肠脾曲癌合并肠梗阻的DSA及术后治疗图像（标示图）

【病例3概要】

患者女性，36岁，因确诊肠癌3个月，腹胀加重10余天入院。多线化疗后腹痛明显。查体：肛门停止排便、排气，腹部压痛明显，无明显反跳痛。

最后诊断：①结肠肝曲癌；②肠梗阻。

【图片资料】

1.CT表现

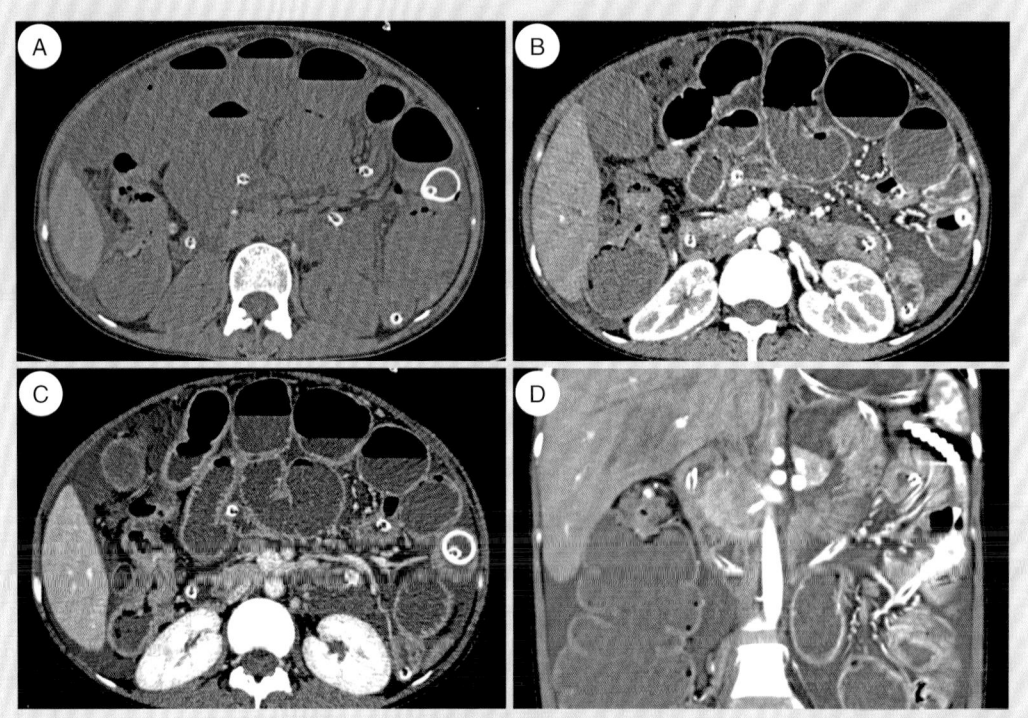

图6-3-59　结肠肝曲癌合并梗阻的CT图像（原始图）

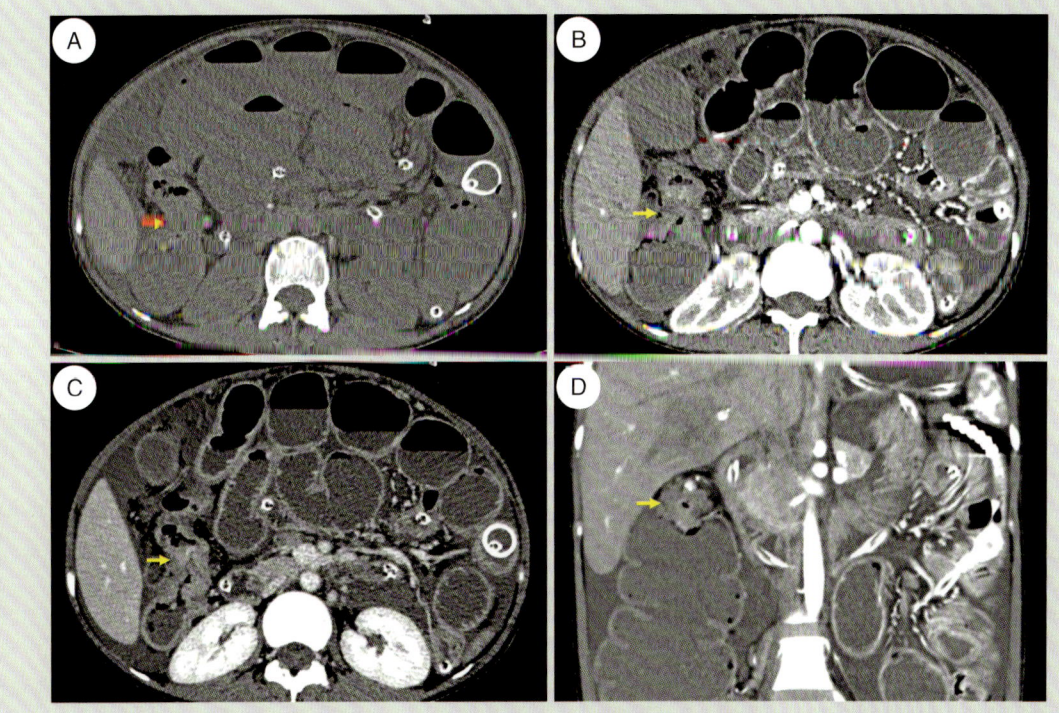

A~D.结肠肝曲局部肠壁不规则增厚（箭头），横结肠、升结肠及小肠肠管扩张明显。

图6-3-60 结肠肝曲癌合并梗阻的CT图像（标示图）

2.DSA术中及术后治疗表现

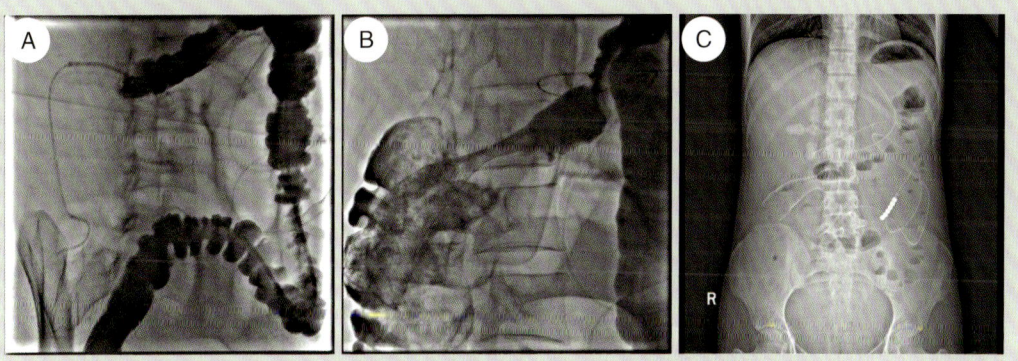

图6-3-61 结肠肝曲癌合并肠梗阻的DSA及术后治疗图像（原始图）

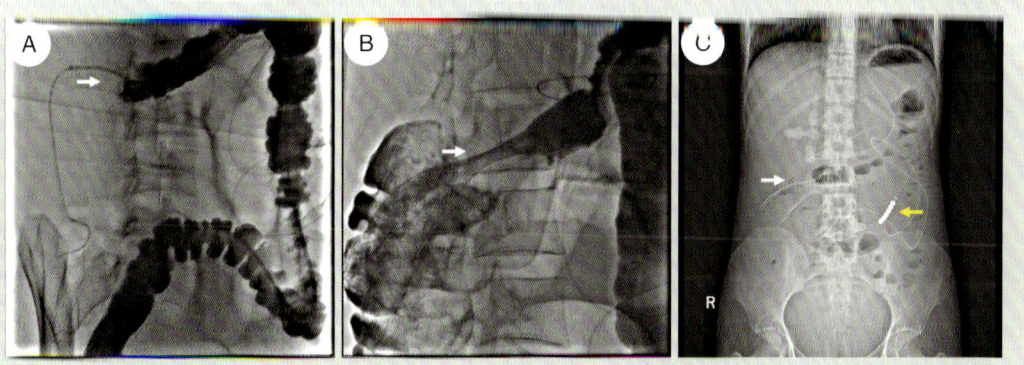

A.回肠造影可见对比剂不沿通过梗阻点（白箭头），远端横结肠可见积气；B.释放支架后梗阻部位支架上下缘均已覆盖狭窄段（白箭头）；C.术后腹部平片可见经鼻肠梗阻导管在位（黄箭头）及支架扩张良好（白箭头），肠管扩张情况较前明显好转。

图6-3-62 结肠肝曲癌合并肠梗阻DSA及术后治疗图像（标示图）

【结直肠癌合并梗阻介入治疗要点分析及小结】

8%～13%的结直肠癌患者会出现结肠梗阻[1]。肠梗阻、营养不良以及肿瘤进展这三者之间相互影响，构成了恶性肠梗阻病情发展的核心病理特征。肠梗阻发生后，肠管内的液体分泌量会增多，而吸收功能则会减弱。肠管的强烈蠕动可能导致肠管进一步受损，肠道菌群失调，肠管扩张，腹腔压力升高，这些因素共同形成了一个不可逆的恶性循环，是恶性肠梗阻患者直接死亡的主要原因[2]。

当怀疑恶性结肠梗阻时，推荐使用增强CT成像，其高敏感性和特异性有助于诊断梗阻、判断狭窄程度、识别病因，并提供分期信息。如CT无法确定病因，结肠镜检查可辅助评估狭窄原因，提高诊断准确性。具体诊断方法需结合患者情况。欧洲胃肠内窥镜协会（European Society of Gastrointestinal Endoscopy，ESGE）建议对阻塞性肿瘤进行内镜活检，然而在紧急情况下，例如在急性结肠梗阻的支架置入期间，不应持续追求恶性肿瘤的病理学确认[1]。

ESGE建议将结肠支架植入术作为恶性结肠梗阻姑息性治疗的首选治疗方法，同时对左半结肠恶性梗阻的患者来说，支架植入可以作为桥接手术的一种选择[1, 3]。结肠支架植入术唯一的绝对禁忌症是穿孔。此外，支架植入术不推荐用于肿瘤靠近肛缘（<5 cm）的患者，因为支架可能会刺激直肠，导致里急后重。同时，也不推荐预防使用结肠支架治疗结直肠癌。对于拟行结直肠支架植入的患者，推荐术前灌肠行肠道准备，以便支架植入。此外，ESGE建议根据狭窄的长度和肿瘤的位置选取合适的支架，其中支架最好覆盖狭窄边缘1.5～2 cm。

参考文献

[1] VAN HOOFT J E, VELD J V, ARNOLD D, et al. Self-expandable metal stents for obstructing colonic and extracolonic cancer: European Society of Gastrointestinal Endoscopy (ESGE) Guideline - Update 2020[J]. Endoscopy, 2020, 52 (5): 389-407.

[2] 中国抗癌协会，饶本强. 恶性肠梗阻治疗中国专家共识（2023年）[J]. 肿瘤代谢与营养电子杂志, 2023, 10 (6): 730-737.

[3] MATSUDA A, MIYASHITA M, MATSUMOTO S, et al. Comparison of long-term outcomes of colonic stent as "bridge to surgery" and emergency surgery for malignant large-bowel obstruction: a meta-analysis[J]. Ann Surg Oncol, 2015, 22 (2): 497-504.

第四节 消化系统疾病伴发病

一、脾大伴功能亢进

【病例概要】

患者男性，54岁，因"发现血小板减少2年余，TIPS术后1月余"就诊，增强CT提示：脾大、肝硬化。实验室检查：血小板计数$39.000×10^9$/L↓；白细胞计数$3.220×10^9$/L↓。

最后诊断：①脾大伴脾功能亢进；②TIPS术后；③肝硬化失代偿期；④门静脉高压；⑤慢性乙型病毒型肝炎。

【图片资料】

1.CT表现

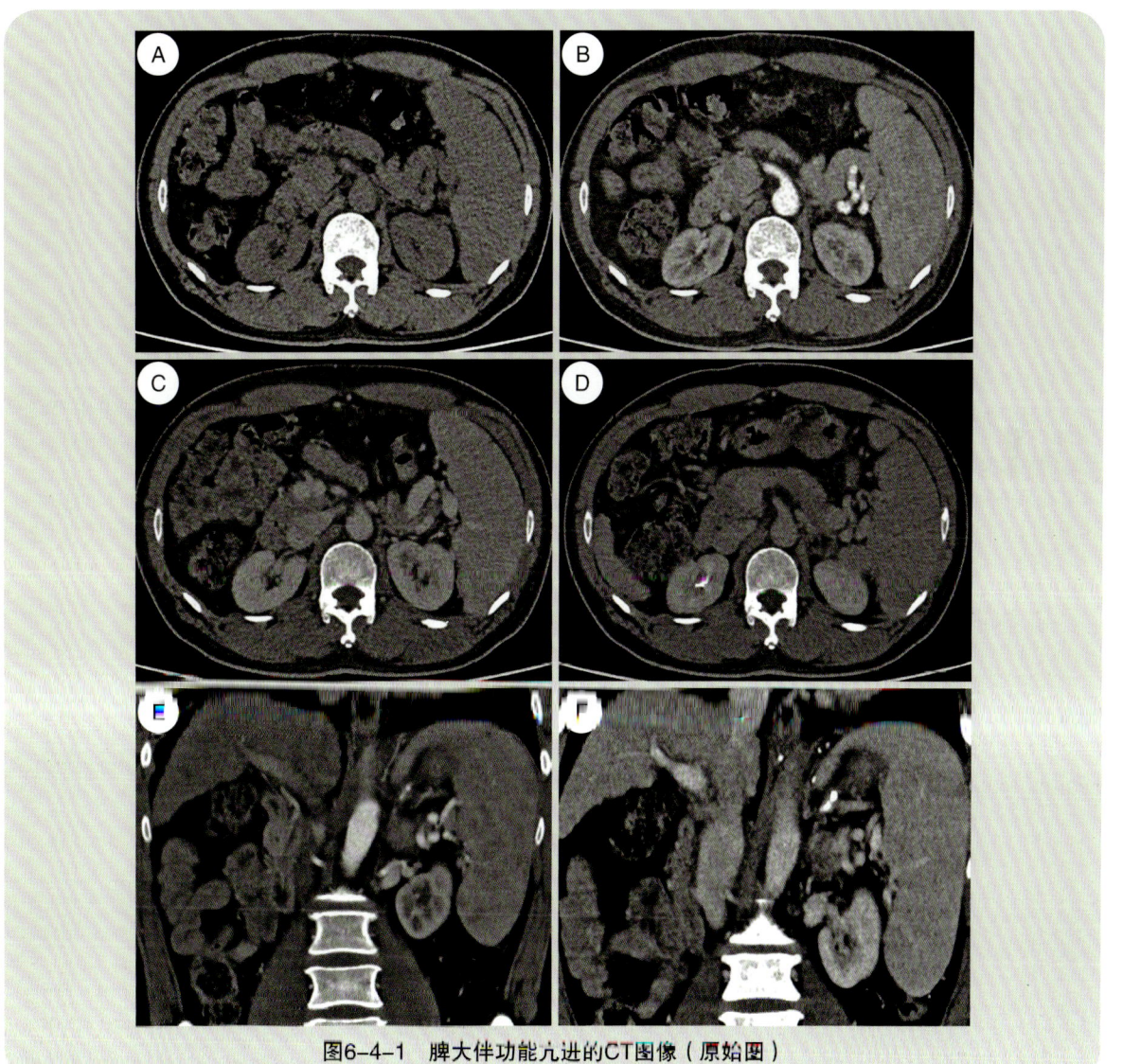

图6-4-1 脾大伴功能亢进的CT图像（原始图）

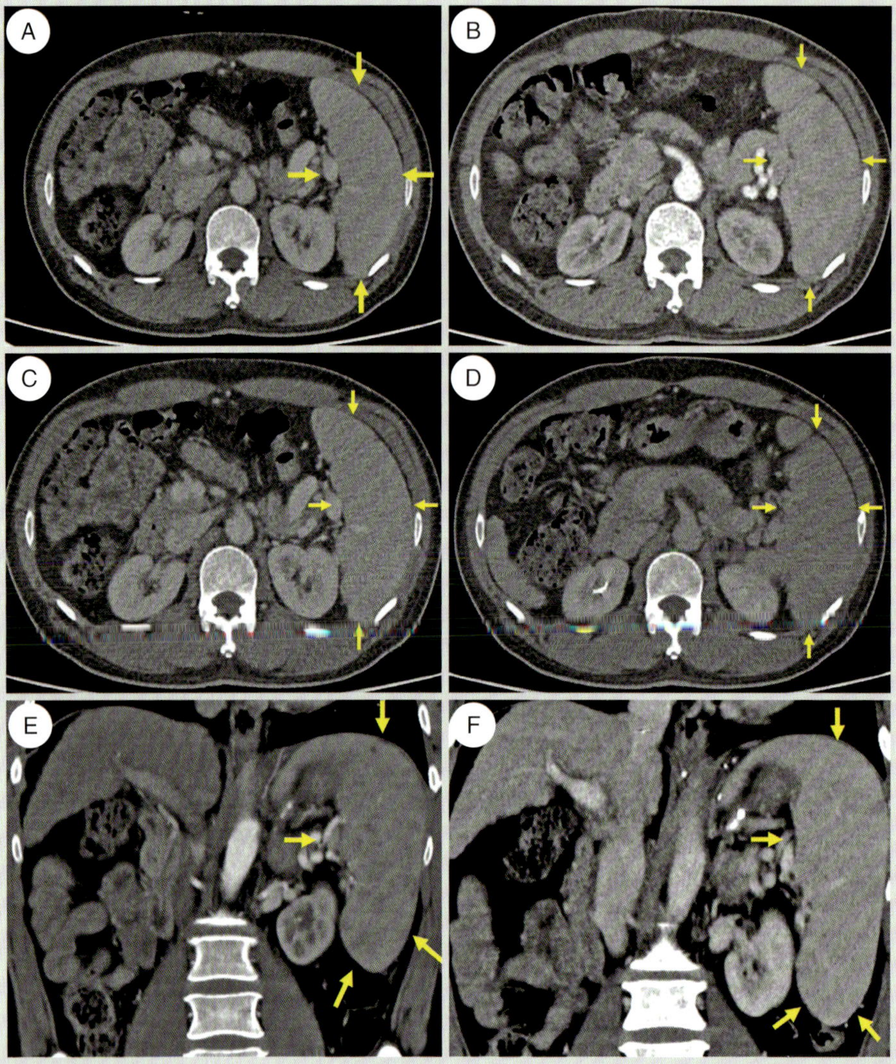

CT增强横断面（图A～图D，箭头）及冠状面（图E、图F，箭头）图像：脾脏明显增大，前后径约9个肋单元，下缘达L_3下缘水平。

图6-4-2　脾大伴功能亢进的CT图像（标示图）

2. DSA造影表现

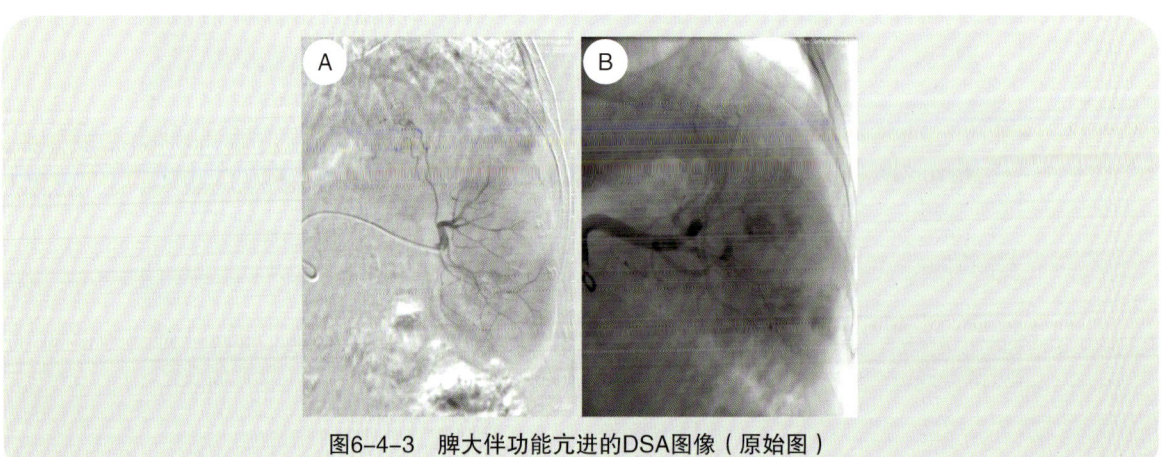

图6-4-3　脾大伴功能亢进的DSA图像（原始图）

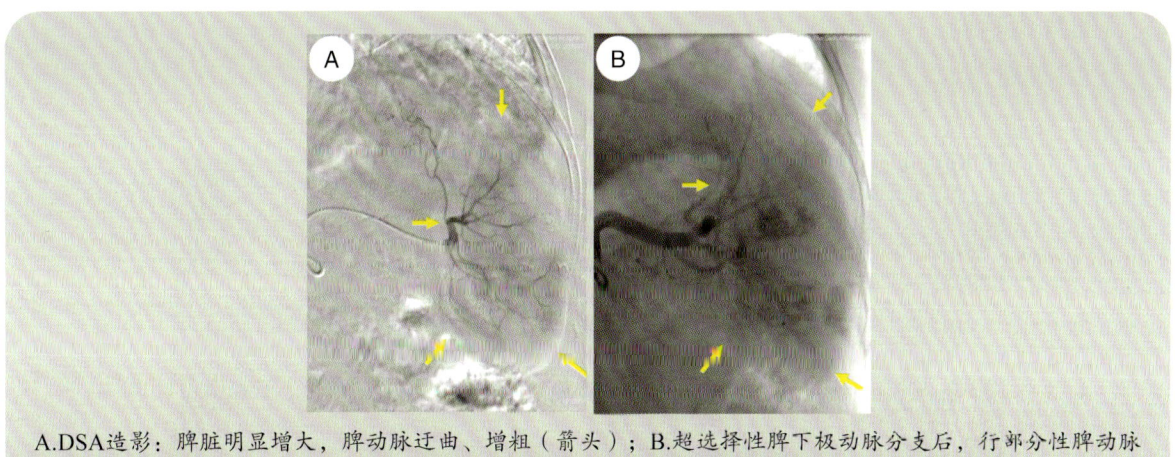

A.DSA造影：脾脏明显增大，脾动脉迂曲、增粗（箭头）；B.超选择性脾下极动脉分支后，行部分性脾动脉栓塞术（箭头）。

图6-4-4 脾大伴功能亢进的DSA图像（标示图）

【影像学总结】

CT诊断要点：①脾脏在任一径线上＞12 cm；②若在肝下缘消失的层面上，仍能见到脾下缘则可认为脾大；③厚度＞5 cm；④前缘超过锁骨中线；⑤下缘超出肋缘或低于左肾下极[2]。

动脉造影诊断要点：①脾脏体积明显增大；②脾脏明显增大，脾动脉迂曲、增粗，染色均匀。

【治疗及预后】

大多数脾大患者症状轻微，可保守治疗。当患者出现显著脾功能亢进或严重门静脉高压时可采用脾动脉栓塞治疗或手术切除脾脏，以减轻脾脏对血细胞的破坏、降低门静脉压力，常用于晚期肝硬化合并顽固性腹腔积液、低蛋白血症或反复消化道出血以及血细胞严重降低的患者[1]。

参考文献

[1] POZO A L, GODFREY E M, BOWLES K M. Splenomegaly: investigation, diagnosis and management [J]. Blood Rev, 2009, 23（3）: 105-111.

[2] 刘昆鹏，麻勇，姜洪池. 脾肿大等级判断建议与手术方式选择[J]. 中国实用外科杂志, 2019, 39（3）: 200-202.

二、锁骨下及下肢深静脉血栓

【病例1概要】

患者男性，71岁，因"膀胱癌综合治疗3个月，发现右上肢静脉血栓1天"就诊，发现双上肢不对称，右上肢明显肿胀，后症状逐渐加重，皮肤瘀紫，伴右侧颈部肿胀。我院急诊就诊，彩色多普勒超声检查提示输液港植入术后，右侧锁骨下静脉、腋静脉及贵要静脉近心端血栓并闭塞。

最后诊断：①右侧锁骨下静脉、腋静脉、贵要静脉血栓形成；②膀胱癌综合治疗后。

【图片资料】

1.CT表现

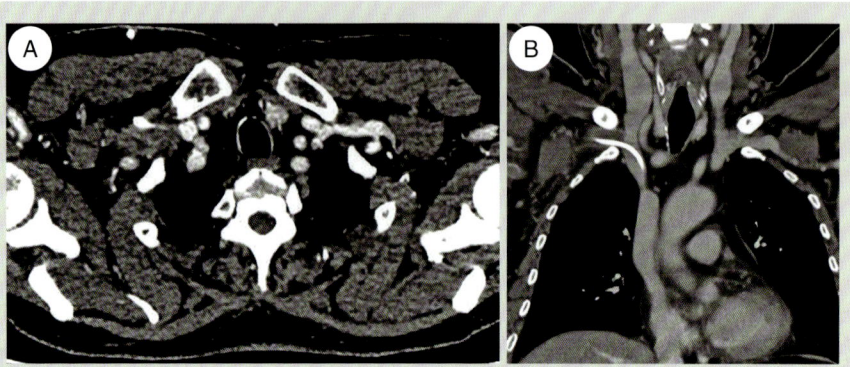

图6-4-5　锁骨下静脉血栓的CT图像（原始图）

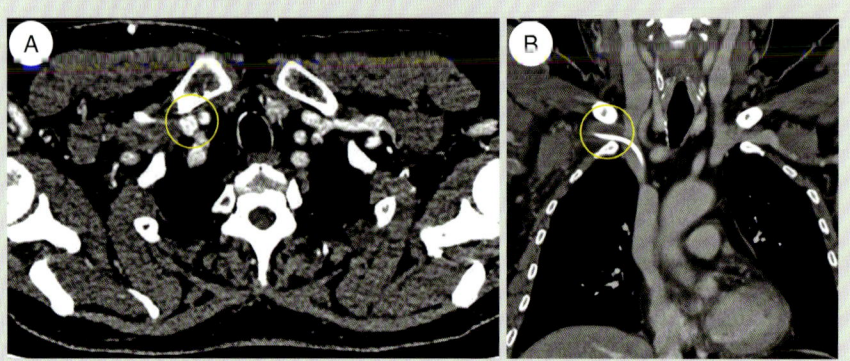

CT增强横断面（图A，黄圈）及冠状面（图B，黄圈）图像：右侧腋静脉-锁骨下静脉见充盈缺损。

图6-4-6　锁骨下静脉血栓的CT图像（标示图）

2.DSA造影表现

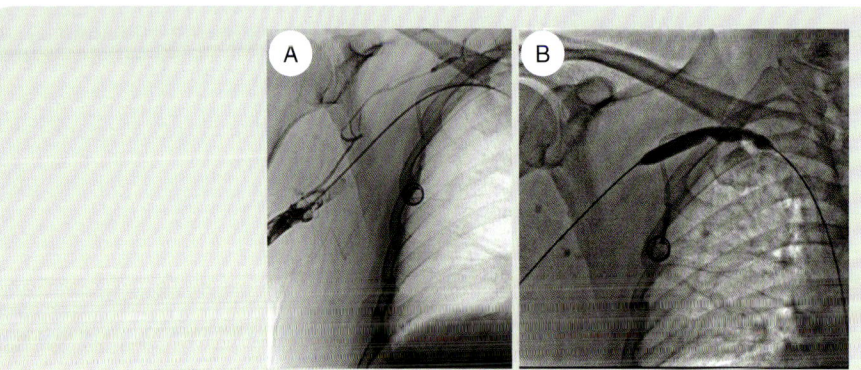

图6-4-7　锁骨下静脉血栓的术中DSA图像（原始图）

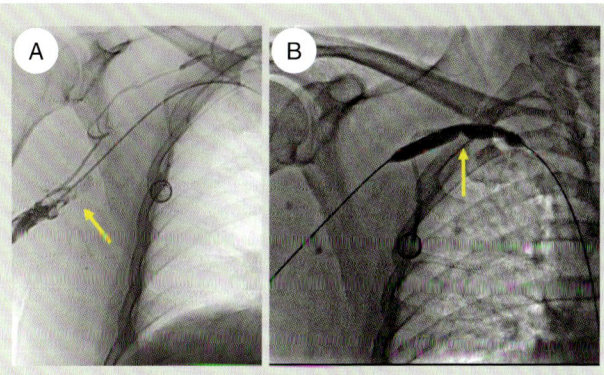

A.经右侧锁骨下静脉、腋静脉至右侧贵要静脉，行静脉造影示：右侧贵要静脉近心端、腋静脉及锁骨下静脉大量充盈缺损，伴周围侧支循环形成（箭头）；B.采用球囊导管对右侧贵要静脉近心端-腋静脉-锁骨下静脉狭窄段及血栓进行反复扩张，右侧锁骨下静脉近胸骨头段狭窄明显（箭头）。

图6-4-8 锁骨下静脉血栓的术中DSA图像（标示图）

【病例2概要】

患者女性，40岁，因"右下肢肿胀3天"就诊，门诊复查CT提示：右侧髂总-髂外静脉血栓形成。

最后诊断：①右下肢深静脉血栓形成；②直肠癌综合治疗后。

【图片资料】

1.CT表现

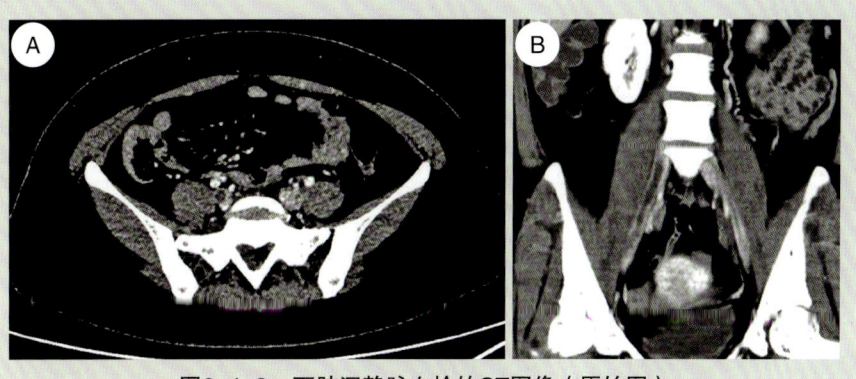

图6-4-9 下肢深静脉血栓的CT图像（原始图）

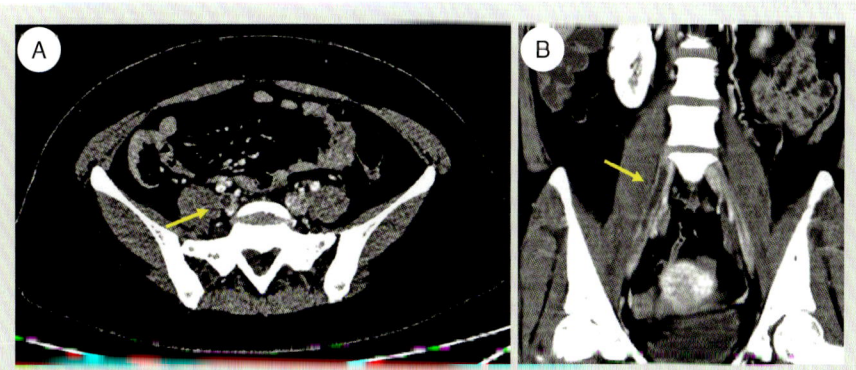

CT增强横断面（图A，箭头）及冠状面（图B，箭头）图像：右侧髂总-髂外静脉见条片状充盈缺损。

图6-4-10 下肢深静脉血栓的CT图像（标示图）

2.DSA造影表现

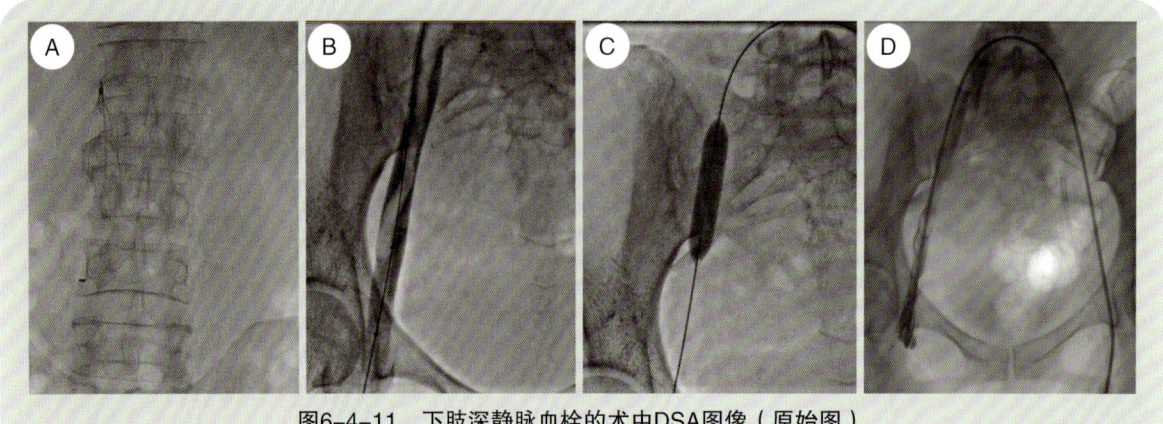

图6-4-11 下肢深静脉血栓的术中DSA图像（原始图）

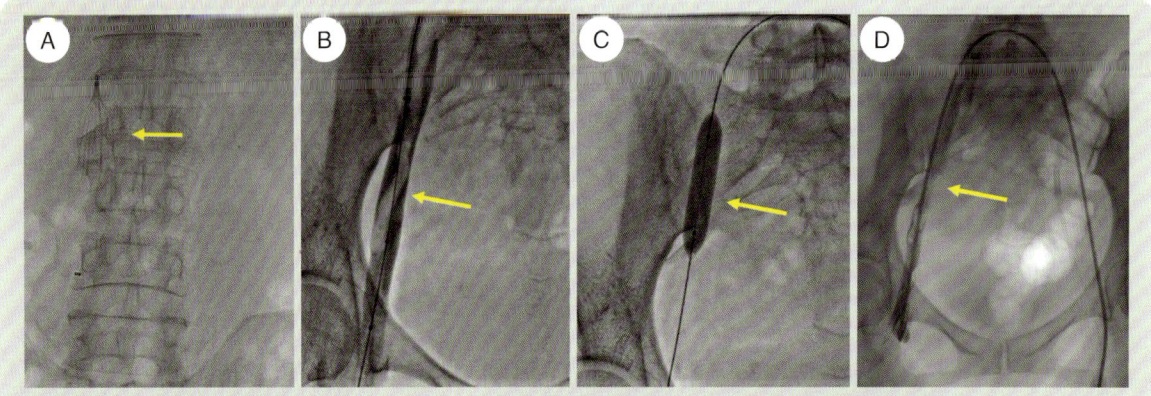

DSA静脉造影：置入下腔静脉滤器（图A，箭头）后，经右侧髂静脉至右侧股静脉造影示右侧股静脉-髂总静脉长段充盈缺损（图B，箭头），伴周围侧支循环形成。采用球囊导管对右侧股静脉-髂总静脉狭窄段及血栓进行反复扩张，术后狭窄明显好转（图C、图D，箭头）。

图6-4-12 下肢深静脉血栓的术中DSA图像（标示图）

【影像学总结】

静脉造影诊断要点：①相应静脉可见充盈缺损、部分伴侧枝循环形成；②球囊导管静脉扩张过程中可见明显狭窄。19世纪中期Virchow提出血栓形成主要是由于：血流瘀滞、内皮损伤、高凝状态（Virchow三联征）。目前根据发病时间，分为：①急性期：发病后14天以内。②亚急性期：发病15～30天。③慢性期：发病30天以后。④后遗症期：出现血栓后综合征症状（主要表现为肢体肿胀疼痛、浅静脉曲张、淤积性皮炎、色素沉着、静脉性溃疡等）。⑤慢性期或后遗症期急性发作：在慢性期或后遗症期基础上深静脉血栓再次急性发作[1-2]。治疗中要以抗凝为基础，配合溶栓、血栓抽吸、球囊扩张，对于血栓负荷较大、肺栓塞风险较高者，建议先留置腔静脉滤器，预防肺栓塞[3]。

参考文献

[1] LAW Y, CHAN Y C, CHENG S W K.Epidemiological updates of venous thromboembolism in a Chinese population[J]. Asian J Surg, 2018, 41（2）: 176-182.

[2] MIN S K, KIM J H, JOH J H.Diagnosis and Treatment of Lower Extremity Deep Vein Thrombosis: Korean Practice Guidelines[J]. Vasc Specialist Int, 2016, 32(3): 77-104.

[3] ORTEL T, NEUMANN I, AGENO W, et al. American Society of Hematology 2020 Guidelines for Management of Venous Thromboembolism: Treatment of deep vein thrombosis and pulmonary embolism[J]. Blood Advances, 2020, 4(19): 4693-4738.

三、胸/腹主动脉瘤

【病例概要】

患者男性，80岁，因"肛门停止排气、排便1天"就诊，入院后全腹部CT平扫+增强+CTA提示：腹主动脉瘤、结肠脾曲癌。

【图片资料】

1.CT表现

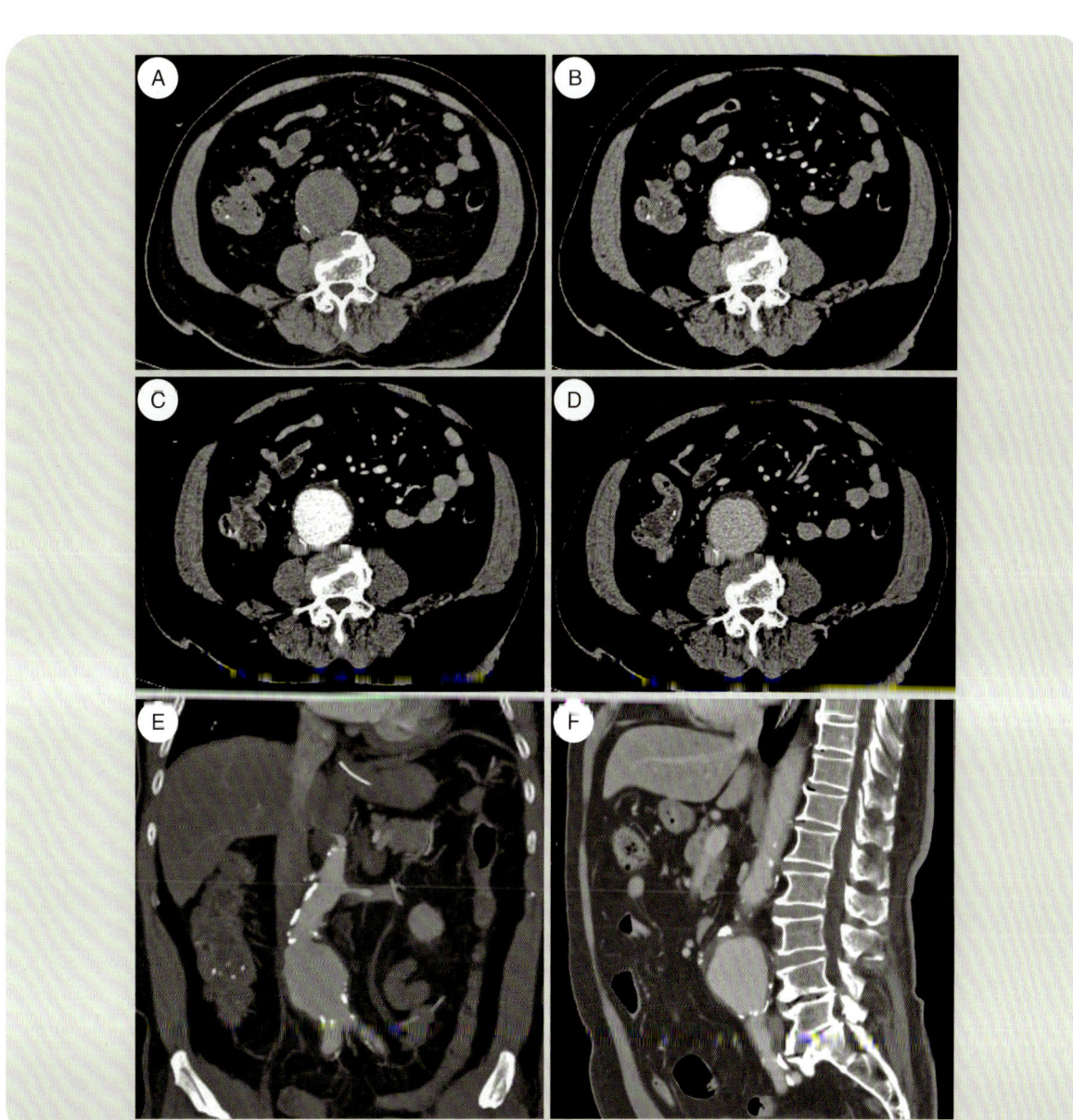

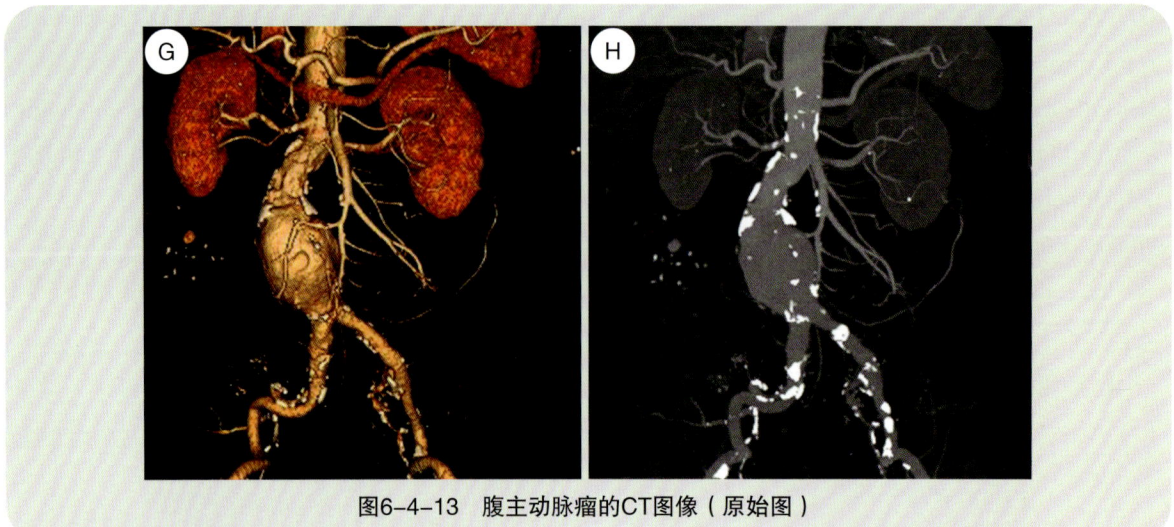

图6-4-13 腹主动脉瘤的CT图像（原始图）

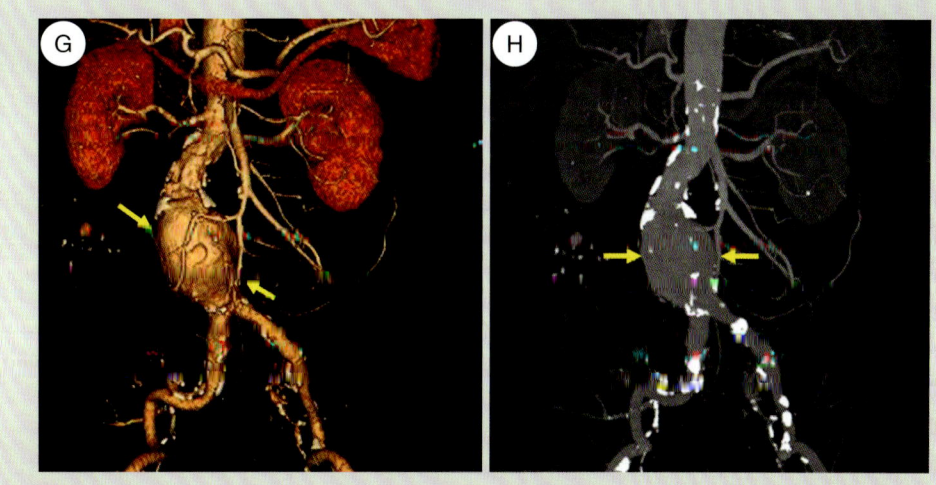

CT增强横断面（图A～图D，箭头）及冠矢状面（图E～图H，箭头）图像：腹主动脉局部扩张（$L_{3～4}$水平），最宽约49 mm。

图6-4-14　腹主动脉瘤的CT图像（标示图）

2.DSA造影表现

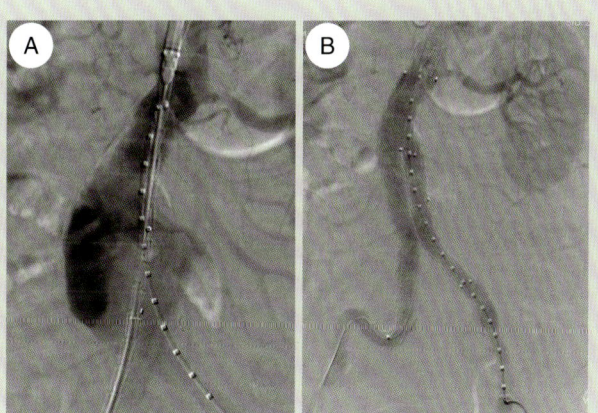

图6-4-15　腹主动脉瘤的术中DSA图像（原始图）

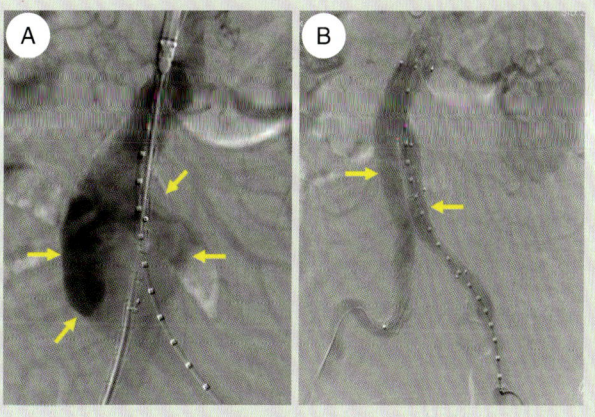

A.DSA静脉造影：腹主动脉呈梭形扩张，瘤体距离左肾动脉下缘约3 cm，瘤腔最大直径约5 cm，累及范围约65 mm（箭头）；B.支架腔内隔绝术后造影瘤腔未见显示，双髂动脉血流通畅（箭头）。

图6-4-16　腹主动脉瘤的术中DSA图像（标示图）

【影像学总结】

腹主动脉瘤（abdominal aortic aneurysm，AAA）定义为腹主动脉局限性扩张≥50%正常动脉直径。腹主动脉和髂动脉的直径与性别、年龄、种族、体表面积、动脉收缩和扩张等因素有关。参照国外诊断标准，腹主动脉直径＞30 mm时，临床可诊断为AAA。根据瘤壁结构，分为真性动脉瘤、假性动脉瘤和夹层动脉瘤。真性动脉瘤壁具有完整的动脉壁三层结构；假性动脉瘤瘤壁完整的动脉壁三层结构发生中断，血液经中断的血管壁流出动脉壁外，形成包裹性肿物；夹层动脉瘤是一种特殊类型的动脉瘤，由主动脉夹层发展而来，血流进入动脉壁中层引起血管壁的分离和血管直径扩张[1-2]。

大多数AAA患者的瘤体会逐渐增大。通常，瘤体直径＜4 cm时，年增长1~4 mm；瘤体直径在4~5 cm时，年增长4~5 mm；瘤体直径＞5 cm时，年增长＞5 mm，瘤体破裂率达20%；瘤体直径≥6 cm时，年增长7~8 mm，瘤体破裂率也增大至40%。破裂性AAA病死率高达90%。AAA瘤体较大时会压迫十二指肠引起上消化道梗阻症状。严重时，可侵犯十二指肠形成主动脉-十二指肠瘘，导致消化道大出血；还可压迫下腔静脉或肾静脉，发生腹主动脉-下腔静脉瘘或腹主动脉-肾静脉瘘，导致急性心力衰竭。AAA瘤腔内附壁血栓如脱落则将引起远端肢体栓塞[3]。

AAA切除和人造血管移植术是AAA的经典开放修复术（open repair）。对于全身状况良好、可以耐受手术的AAA患者，开放修复术是以前治疗的标准术式。AAA腔内修复术（endovascular abdominal aortic repair，EVAR）由于其微创、安全等优势越来越多地被用于临床。常规EVAR效果依赖于：①近端锚定区条件；②远端锚定区条件；③径路血管条件。锚定区长度、成角、形态、血管壁状况直接影响移植物释放后是否能够充分贴合不发生内漏。径路血管条件影响输送系统是否能够安全通过。不同类型支架对EVAR解剖适应证要求有所不同。复杂EVAR已逐步应用于治疗短瘤颈、近肾、肾上及胸腹主动脉瘤。核心技术是腔内重建分支动脉，包括烟囱技术、开窗技术和分支支架技术等[4]。

参考文献

[1] WANHAINEN A, VERZINI F, VANHERZEELE I, et al. Editor's Choice - European Society for Vascular Surgery（ESVS）2019 clinical practice guidelines on the management of abdominal aorto-iliac artery aneurysms[J]. Eur J Vasc Endovasc Surg, 2019, 57（1）: 8-93.

[2] CHAIKOF E L, DALMAN R L, ESKANDARI M K, et al. The Society for Vascular Surgery practice guidelines on the care of patients with an abdominal aortic aneurysm[J]. J Vasc Surg, 2018, 67（1）: 2-77.e2.

[3] 郭伟, 陈忠, 张韬, 等. 腹主动脉瘤诊断与治疗中国专家共识（2022版）[J]. 中国实用外科杂志, 2022, 42（4）.

[4] LEDERLE F A, JOHANSON G R, WILSON S E, et al. The aneurysm detection and management study screening program: validation cohort and final results. Aneurysm Detection and Management Veterans Affairs Cooperative Study Investigators[J]. Arch Intern Med, 2000, 160（10）: 1425-1430.